临床内科学与公共卫生

主编　潘若军　杨　辉　陈维达　宋　红
　　　顾　华　魏中振　陈晓光　吴姝婷

中国海洋大学出版社
·青岛·

图书在版编目（CIP）数据

临床内科学与公共卫生 / 潘若军等主编. -- 青岛：
中国海洋大学出版社，2024.6. -- ISBN 978-7-5670
-3914-8

Ⅰ．R5

中国国家版本馆CIP数据核字第20247G2Z82号

Clinical Internal Medicine and Public Health

出版发行	中国海洋大学出版社		
社　　址	青岛市香港东路23号	邮政编码	266071
出 版 人	刘文菁		
网　　址	http://pub.ouc.edu.cn		
电子信箱	369839221@qq.com		
订购电话	0532-82032573（传真）		
责任编辑	韩玉堂　李　燕	电　话	0532-85902349
印　　制	日照报业印刷有限公司		
版　　次	2024年6月第1版		
印　　次	2024年6月第1次印刷		
成品尺寸	185 mm×260 mm		
印　　张	34.75		
字　　数	880千		
印　　数	1～1000		
定　　价	208.00元		

编委会

EDITORIAL COMMITTEE

主　编　潘若军　杨　辉　陈维达　宋　红
　　　　　顾　华　魏中振　陈晓光　吴姝婷

副主编　韩秀山　周金华　张　燕　林应庚
　　　　　于德美　刘光曦　冯金柱　夏洪燕

编　委（按姓氏笔画排序）

于德美（湖北省恩施土家族苗族自治州恩施州中心医院）

冯金柱（山东省乐陵市中医院）

刘光曦（中国人民解放军陆军第八十集团军医院）

杨　辉（山东颐养健康集团肥城医院）

吴姝婷（四川省巴中市中心医院）

宋　红（山东省惠民县淄角镇卫生院）

张　燕（山东省淄博市沂源县燕崖镇卫生院）

陈晓光（山东省邹平市疾病预防控制中心）

陈维达（山东中医药大学附属医院）

林应庚（广东省东莞市清溪医院）

周金华（山东省广饶县乐安街道社区卫生服务中心）

姜晓燕（山东省莱阳市疾病预防控制中心）

夏洪燕（山东省邹平市魏桥镇卫生院）

顾　华（山东省日照市岚山区岚山头街道社区卫生服务中心）

韩秀山（山东省济南市天桥区疾病预防控制中心）

潘若军（山东省济宁市中西医结合医院）

魏中振（山东省滨州市惠民县魏集镇卫生院）

在人类健康的宏伟长河中，临床内科学与公共卫生犹如两条并行的河流，相互交织，共同构筑起健康守护的坚固屏障。临床内科学不仅是医学知识的宝库，更是医学实践的指南针，为广大医师提供了诊断疾病的锐利武器和治疗疾病的科学方法。然而，仅仅依靠临床内科学的力量，还不足以应对复杂多变的健康挑战。在全球化、城市化的背景下，传染病、慢性病等公共卫生问题日益凸显，对人类健康构成严重威胁。这时，公共卫生的作用就显得尤为重要。它通过对人群的健康状况进行监测和分析，及时发现健康隐患，采取有针对性的防控措施，有效阻断疾病的传播链条。由此可见，临床内科学与公共卫生的紧密合作，是健康事业发展的必然趋势。

当然，随着科技的进步和医学模式的转变，临床内科学与公共卫生也面临着新的挑战：在临床实践中，医师不仅需要关注患者的个体状况，还需要考虑到其所处的社会环境、生活习惯等因素对疾病的影响；公共卫生工作者需要借助临床内科学的知识和技术，以便更准确地评估人群的健康状况，制订更有效的防控策略。这种跨学科的合作，对广大医务工作者来说，既是挑战，也是机遇。因此，为帮助医务工作者更新知识、提高技能，以迎接挑战、把握机遇，我们特邀请一批专家编写了《临床内科学与公共卫生》一书。

本书旨在帮助广大内科医师形成严谨、缜密的临床诊疗思维，协助公共卫生管理人员完善公共卫生管理计划。本书内容分为内科疾病诊疗、公共卫生两大篇章：上篇从疾病的病因、临床表现、辅助检查等方面，系统讲解了多种常见内科疾病的诊疗方案；下篇从公共卫生多种技术应用、疾病防控与管理等方面全面阐述了公共卫生管理所涉及的诸多工作。本书语言简洁、内容新颖，兼具实用性、科学性与专业性,适合内科医师与公共卫生管理工作者阅读参考。

　　尽管在本书编撰过程中,各位编者对稿件进行了多次修改,但由于编者编写经验不足、编写风格不一,书中难免存在疏漏之处,敬请广大读者提出宝贵的修改意见,以期再版时修正完善。

《临床内科学与公共卫生》编委会
2024 年 3 月

Contents
目录

上篇　内科疾病诊疗

下篇　公共卫生

上篇　内科疾病诊疗

第一章 >> 内科疾病常见症状与体征

第一节 发 热

一、概述

(一)病因

引起发热的病因很多,按有无病原体侵入人体分为感染性发热和非感染性发热两大类。

1.感染性发热

各种病原体侵入人体后引起的发热称为感染性发热。引起感染性发热的病原体有细菌、病毒、支原体、立克次体、真菌、螺旋体及寄生虫。病原体侵入机体后可引起相应的疾病,无论急性还是慢性、局限性还是全身性均可引起发热。病原体及其代谢产物或炎性渗出物等外源性致热原,在体内作用致热原细胞如中性粒细胞、单核细胞及巨噬细胞等,使其产生并释放白细胞介素-1、干扰素、肿瘤坏死因子和炎症蛋白-1等而引起发热。感染性发热占发热病因的 $50\%\sim60\%$。

2.非感染性发热

由病原体以外的其他病因引起的发热称为非感染性发热。常见于以下原因。

(1)吸收热:由于组织坏死,组织蛋白分解和坏死组织吸收引起的发热称为吸收热。①物理和机械因素损伤,如大面积烧伤、内脏出血、创伤、大手术后,骨折和热射病等。②血液系统疾病,如白血病、恶性淋巴瘤、恶性组织细胞病、骨髓增生异常综合征、多发性骨髓瘤、急性溶血和血型不合输血等。③肿瘤性疾病,如各种恶性肿瘤。④血栓栓塞性疾病,含静脉血栓形成,如腘静脉、股静脉和髂静脉血栓形成;动脉血栓形成,如心肌梗死、脑动脉栓塞、肠系膜动脉栓塞和四肢动脉栓塞等;微循环血栓形成,如溶血性尿毒综合征和血栓性血小板减少性紫癜。

(2)变态反应性发热:变态反应产生时形成外源性致热原抗原抗体复合物,激活了致热原细胞,使其产生并释放白细胞介素-1、干扰素、肿瘤坏死因子和炎症蛋白-1等引起的发热。如风湿热、药物热、血清病和结缔组织病等。

(3)中枢性发热:有些致热因素不通过内源性致热原而直接损害体温调节中枢,使体温调定点上移后发出调节冲动,造成产热大于散热,体温升高,称为中枢性发热。①物理因素,如中暑等。②化学因素,如重度安眠药中毒等。③机械因素,如颅内出血和颅内肿瘤细胞浸润等。④功能性因素,如自主神经功能紊乱和感染后低热。

(4)其他:如甲状腺功能亢进、脱水等。

发热都是由于致热因素的作用使人体产生的热量超过散发的热量,引起体温升高超过正常范围。

(二)发生机制

1.外源性致热原的摄入

各种致病的微生物或它们的毒素、抗原抗体复合物、淋巴因子、某些致炎物质(如尿酸盐结晶和硅酸盐结晶)、某些类固醇、肽聚糖和多核苷酸等外源性致热原多数是大分子物质,侵入人体后不能通过血-脑屏障作用于体温调节中枢,但可通过激活血液中的致热原细胞产生白细胞介素-1等。白细胞介素-1等的产生:在各种外源性致热原侵入人体后,能激活血液中的中性粒细胞、单核-巨噬细胞和嗜酸性粒细胞等,产生白细胞介素-1、干扰素、肿瘤坏死因子和炎症蛋白-1。其中研究最多的是白细胞介素-1。

2.白细胞介素-1的作用部位

(1)脑组织:白细胞介素-1可能通过下丘脑终板血管器(此处血管为有孔毛细血管)的毛细血管进入脑组织。

(2)下丘脑视前区(POAH)神经元:白细胞介素-1亦有可能通过下丘脑终板血管器毛细血管到达血管外间隙(血-脑屏障外侧)的POAH神经元。

3.发热的产生

白细胞介素-1作用于POAH神经元或在脑组织内再通过中枢介质引起体温调定点上移,体温调节中枢再对体温重新调节,发出调节命令,一方面可能通过垂体内分泌系统使代谢增加和通过运动神经系统使骨骼肌阵缩(寒战),引起产热增加;另一方面通过交感神经系统使皮肤血管和立毛肌收缩,排汗停止,散热减少。这几方面作用使人体产生的热量超过散发的热量,体温升高,引起发热,一直达到体温调定点的新的平衡点。

二、发热的诊断

(一)发热的程度诊断

(1)低热:人体的体温超过正常,但低于38 ℃。

(2)中度热:人体的体温为38.1 ℃~39.0 ℃。

(3)高热:人体的体温为39.1 ℃~41.0 ℃。

(4)过高热:人体的体温超过41 ℃。

(二)发热的分期诊断

1.体温上升期

此期为白细胞介素-1作用于POAH神经元或在脑组织内通过中枢介质引起体温调定点上移,使体温调节中枢对体温重新调节,发出调节命令,再通过代谢增加,骨骼肌阵缩(寒战),使产热增加;皮肤血管和立毛肌收缩,使散热减少。因此产热超过散热使体温升高。体温升高的方式有骤升和缓升两种。

(1)骤升型:人体的体温在数小时内达到高热或以上,常伴有寒战。

(2)缓升型:人体的体温逐渐上升,在几天内达高峰。

2.高热期

此期为人体的体温达到高峰后的时期,体温调定点已达到新的平衡。

3.体温下降期

此期由于病因已被清除,体温调定点逐渐降到正常,散热超过产热,体温逐渐恢复正常。与体温升高的方式相对应的有两种体温降低的方式。

(1)骤降型:人体的体温在数小时内降到正常,常伴有大汗。

(2)缓降型:人体的体温在几天内逐渐下降到正常。体温骤升和骤降的发热常见疟疾、大叶性肺炎、急性肾盂肾炎和输液反应。体温缓升缓降的发热常见于伤寒和结核。

(三)发热的分类诊断

1.急性发热

发热的时间在 2 周以内为急性发热。

2.慢性发热

发热的时间超过 2 周为慢性发热。

(四)发热的热型诊断

把不同时间测得的体温数值分别记录在体温单上,将不同时间测得的体温数值按顺序连接起来,形成体温曲线,这些曲线的形态称热型。

1.稽留热

人体的体温维持在高热和以上水平达几天或几周。常见于大叶性肺炎和伤寒高热期。

2.弛张热

人体的体温在一天内都在正常水平以上,但波动范围在 2 ℃以上。常见于化脓性感染、风湿热、败血症等。

3.间歇热

人体的体温骤升到高峰后维持几小时,再迅速降到正常,无热的间歇时间持续一到数天,反复出现。常见于疟疾和急性肾盂肾炎等。

4.波状热

人体的体温缓升到高热并持续几天后,再缓降到正常,持续几天后再缓升到高热,反复多次。常见于布鲁杆菌病。

5.回归热

人体的体温骤升到高热并持续几天后,再骤降到正常,持续几天后再骤升到高热,反复数次。常见于恶性淋巴瘤和部分恶性组织细胞病等。

6.不规则热

人体的体温可高可低,无规律性。常见于结核病、风湿热等。

三、发热的诊断方法

(一)详细询问病史

1.现病史

(1)起病情况和患病时间:发热的急骤和缓慢,发热持续时间。急性发热常见细菌、病毒、肺炎支原体、立克次体、真菌、螺旋体及寄生虫感染。其他有结缔组织病、急性白血病、药物热等。长期发热的原因,除中枢性原因外,还可包括以下四大类。①感染是长期发热最常见的原因,常见于伤寒、副伤寒、亚急性感染性心内膜炎、败血症、结核病、阿米巴肝病、黑热病、急性血吸虫病等。在各种感染中,结核病是主要原因之一,特别是某些肺外结核,如深部淋巴结结核、肝结核、

②造血系统的新陈代谢率较高,有病理改变时易引起发热,如非白血性白血病、深部恶性淋巴瘤、恶性组织细胞病等。③结缔组织疾病如播散性红斑狼疮、结节性多动脉炎、风湿热等,可成为长期发热的疾病。④恶性肿瘤增长迅速,当肿瘤组织崩溃或附加感染时则可引起长期发热,如肝癌、结肠癌等早期常易漏诊。

(2)病因和诱因:常见的有流行性感冒、其他病毒性上呼吸道感染、急性病毒性肝炎、流行性乙型脑炎、脊髓灰质炎、传染性单核细胞增多症、流行性出血热、森林脑炎、传染性淋巴细胞增多症、麻疹、风疹、流行性腮腺炎、水痘、肺炎支原体肺炎、肾盂肾炎、胸膜炎、心包炎、腹膜炎、血栓性静脉炎、丹毒、伤寒、副伤寒、亚急性感染性心内膜炎、败血症、结核病、阿米巴肝病、黑热病、急性血吸虫病、钩端螺旋体病、疟疾、丝虫病、旋毛虫病、风湿热、血清病、系统性红斑狼疮、皮肌炎、结节性多动脉炎、急性胰腺炎、急性溶血、急性心肌梗死、恶性淋巴瘤、肉瘤、恶性组织细胞病、痛风发作、甲状腺危象、重度脱水、热射病、脑出血、白塞病、高温下工作等。

(3)伴随症状:有寒战、结膜充血、口唇疱疹、肝大、脾大、淋巴结肿大、出血、关节肿痛、皮疹和昏迷等。发热的伴随症状越多,越有利于诊断或鉴别诊断,所以应尽量询问和采集发热的全部伴随症状。寒战常见于大叶性肺炎、败血症、急性胆囊炎、急性肾盂肾炎、流行性脑脊髓膜炎、疟疾、钩端螺旋体病、药物热、急性溶血或输血反应等。结膜充血多见于麻疹、咽结膜热、流行性出血热、斑疹伤寒、钩端螺旋体病等。口唇单纯疱疹多出现于急性发热性疾病,如大叶性肺炎、流行性脑脊髓膜炎、流行性感冒等。淋巴结肿大见于传染性单核细胞增多症、风疹、淋巴结结核、局灶性化脓性感染、丝虫病、白血病、淋巴瘤、转移癌等。

2.既往史和个人史

如过去曾患的疾病、有无外伤、做过何种手术、预防接种史和过敏史等。个人经历,如居住地、职业、旅游史和接触感染史等。职业,如工种、劳动环境等。发病地区及季节,对传染病与寄生虫病特别重要。某些寄生虫病如血吸虫病、黑热病、丝虫病等有严格的地区性。斑疹伤寒、回归热、白喉、流行性脑脊髓膜炎等流行于冬春季节;伤寒、乙型脑炎、脊髓灰质炎则流行于夏秋季节;钩端螺旋体病的流行常见于夏收与秋收季节。麻疹、猩红热、伤寒等急性传染病病愈后常有较牢固的免疫力,第二次发病的可能性甚小。中毒型菌痢、食物中毒的患者发病前多有进食不洁饮食史;疟疾、病毒性肝炎可通过输血传染。阿米巴肝病可有慢性痢疾病史。

(二)仔细全面体检

(1)记录体温曲线:每天记录 4 次体温,以此判断热型。

(2)细致、精确、规范、全面和有重点的体格检查。

(三)准确的实验室检查

1.常规检查

血常规、尿常规、大便常规、红细胞沉降率和肺部 X 线片。

2.细菌学检查

可根据病情取血、骨髓、尿、胆汁、大便和脓液进行培养。

(四)针对性的特殊检查

1.骨髓穿刺和骨髓活检

骨髓穿刺和骨髓活检对血液系统的肿瘤和骨髓转移癌有诊断意义。

2.免疫学检查

免疫球蛋白电泳、类风湿因子、抗核抗体、抗双链 DNA 抗体等。

3.影像学检查

如超声波、计算机体层成像(CT)和磁共振成像(MRI)下摄像仪检查。

4.淋巴结活检

淋巴结活检对淋巴组织增生性疾病的确诊有诊断价值。

5.诊断性探查术

诊断性探查术对经过以上检查仍不能诊断的腹腔内肿块可慎重采用。

四、鉴别诊断

(一)急性发热

急性发热指发热在 2 周以内者。病因主要是感染,其局部定位症状常出现在发热之后。准确的实验室检查和针对性的特殊检查对鉴别诊断有很大的价值。如果发热缺乏定位,血白细胞计数不高或减低难以确定诊断的大多为病毒感染。

(二)慢性发热

1.长期发热

长期发热指中高度发热超过 2 周者。常见的病因有四类:感染、结缔组织疾病、肿瘤和恶性血液病。其中以感染多见。

(1)感染:常见的原因有伤寒、副伤寒、结核、败血症、肝脓肿、慢性胆囊炎、感染性心内膜炎、急性血吸虫病、传染性单核细胞增多症、黑热病等。

(2)结缔组织疾病:常见的原因有系统性红斑狼疮、风湿热、皮肌炎、贝赫切特综合征 、结节性多动脉炎等。

结缔组织疾病所致发热的特点:①多发于生育期的妇女;②多器官受累,表现多样;③血清中有高滴度的自身抗体;④抗生素治疗无效且易过敏;⑤水杨酸或肾上腺皮质激素治疗有效。

(3)肿瘤:常见于各种恶性肿瘤和转移性肿瘤。肿瘤所致发热的特点为无寒战、抗生素治疗无效、伴进行性消瘦和贫血。

(4)恶性血液病:常见于恶性淋巴瘤和恶性组织细胞病。恶性血液病所致发热的特点为常伴肝大、脾大、全血细胞计数减少和进行性衰竭,抗生素治疗无效。

2.慢性低热

慢性低热指低度发热超过 3 周者,常见的病因有器质性和功能性低热。

(1)器质性低热:①感染,常见的病因有结核、慢性泌尿系统感染、牙周脓肿、鼻旁窦炎、前列腺炎和盆腔炎等。注意进行有关的实验室检查和针对性的特殊检查对鉴别诊断有很大的价值。②非感染性发热,常见的病因有结缔组织疾病和甲亢。

(2)功能性低热:①感染后低热。急性传染病等引起高热,在治愈后由于体温调节中枢的功能未恢复正常,低热可持续数周,反复的体检和实验室检查未见异常。②自主神经功能紊乱。多见于年轻女性,一天内体温波动不超过 0.5 ℃,体力活动后体温不升反降,常伴颜面潮红、心悸、手颤、失眠等。并排除其他原因引起的低热后才能诊断。

(魏中振)

第二节 眩 晕

眩晕实际上是一种运动幻觉（幻动），发作时患者感到外界旋转而自身不动，或感环境静止而自身旋转，或两者并存，除旋转外有时则为身体来回摆动、上升下降、地面高低不平、走路晃动。多为阵发性，短暂，但也有持续数周、数月。除轻症外，通常均伴程度不等的恶心、呕吐、面色苍白、出汗、眼震、步态不稳，甚至不能坐立，严重时患者卧床不动，头稍转动症状加重。

一、病因

(一)外源性前庭障碍

因前庭神经系统（自内耳至脑干前庭神经核、小脑、大脑额叶）以外的病变或环境影响所致。

1.全身性疾病

心脏病如充血性心力衰竭、心肌梗死、心律不齐、主动脉瓣狭窄、病态窦房结综合征等，高血压和低血压，尤其是直立性低血压、颈动脉窦综合征，血管病如脉管炎、主动脉弓综合征，代谢病如糖尿病、低血糖，内分泌病如甲状腺及甲状旁腺功能不足、肾上腺皮质功能低下、月经、妊娠、绝经期或更年期等，以及贫血、真性红细胞增多症等。

2.药物中毒

耳毒性抗生素如链霉素、卡那霉素、庆大霉素等，其他如酒精、一氧化碳、铅、奎宁、水杨酸钠、苯妥英钠、卡马西平、镇静剂、三环类抗抑郁药等。

3.病灶感染

鼻窦炎、慢性咽炎、龋齿、耳带状疱疹等。

4.晕动病

晕船、晕车、晕飞机。

5.精神病

焦虑症、癔症、精神分裂症。

(二)周围性前庭障碍

周围性前庭障碍即前庭周围性、迷路性或耳源性眩晕，引起眩晕的直接病因在周围性前庭神经系统本身（半规管、椭圆囊、圆囊、前庭神经节、前庭神经）。

1.梅尼埃病

梅尼埃病或称膜迷路积水，主要有三大症状：眩晕、耳鸣、耳聋。多起病于中年，男女发病率相等，影响内耳耳蜗及前庭系统，多为单侧，10%～20%为双侧。起病突然，先有耳鸣、耳聋，随后出现眩晕，持续数分钟至数小时，伴恶心、呕吐等，发作后疲劳、无力、嗜睡；眩晕消失后，耳鸣亦消失，听力恢复。急性期过后，一切如常，或有数小时、数天的平衡失调，间歇期长短不一。起初耳鸣、耳聋可完全消失，但反复发作后，耳鸣持续，听力亦不再恢复，无其他神经症状。间歇期体检，只有听力与前庭功能障碍，眼震为急性发作期的唯一体征，发作过后眼震消失。

2.前庭神经元炎

起病于呼吸道或胃肠道病毒感染之后，为突然发作的视物旋转，严重眩晕伴恶心、呕吐及共济失调,但无耳鸣或耳聋。患者保持绝对静卧,头部活动后眩晕加重,持续数天至数周,消退很慢,急性期有眼震,慢相向病灶侧,一侧或双侧前庭功能减退,见于青年,有时呈流行性。

3.位置性眩晕

其特点是患者转头至某一位置时出现眩晕,20~30 s后消失,伴恶心、呕吐、苍白,几乎都与位置有关,绝对不会自发,不论头和身体活动的快慢,仰卧时转头或站立时头后仰均能引起发作,听力及前庭功能正常,其症状与伴发的眼震可在位置试验时重现。

大多数位置性眩晕的病变在末梢器官,如圆囊自发变性、迷路震荡、中耳炎、镫骨手术后、前庭动脉闭塞等(位置试验时有一过性眼球震颤,易疲劳,而眩晕较重),故称良性阵发性位置性眩晕。部分位置性眩晕病变在中枢,如听神经、小脑、第四脑室及颞叶肿瘤,多发性硬化,后颅凹蛛网膜炎,脑脊液压力增高等。位置试验:当头保持某一特定的位置时,眼震持续,但眩晕不明显。

4.迷路炎

迷路炎为中耳炎的并发症,按病情轻重可分为迷路周围炎、浆液性迷路炎和化脓性迷路炎三种,均有不同程度的眩晕。

5.流行性眩晕

在一段时期内,眩晕患者明显增加。其特点为起病突然,眩晕甚为严重,无耳蜗症状,痊愈后很少再发,以往无类似发作史。可能与病毒感染影响迷路的前庭部位有关。

(三)中枢性前庭障碍

中枢性前庭障碍即前庭中枢性眩晕,任何病变累及前庭径路与小脑及大脑颞叶皮质连接的结构都可表现眩晕。

1.颅内肿瘤

肿瘤直接破坏前庭结构,或当颅内压增高时干扰前庭神经元的血液供应均可产生眩晕。成人以胶质瘤、脑膜瘤和转移性肿瘤居多,这些肿瘤除有中枢性位置性眼震外可无其他体征。儿童应考虑髓母细胞瘤。第四脑室囊肿可产生阵发性眩晕伴恶心和呕吐,称Bruns征(改变头位时突然出现眩晕、头痛、呕吐,甚至意识丧失,颈肌紧张收缩呈强迫头位)。

听神经瘤患者最先出现耳鸣,听力减弱,常缓慢进行。眩晕不严重,多为平衡失调而非旋转感,无眼震,前庭功能减退或消失。当肿瘤自内听道扩展至脑桥小脑角时出现角膜反射消失,同侧颜面麻木;当前庭神经核受压时出现眼震;压迫小脑时可有同侧肢体共济失调;压迫舌咽、迷走神经时则有声嘶、吞咽困难、同侧软腭瘫痪,视盘水肿,面瘫常为晚期症状。

2.脑血管病

(1)小脑后下动脉闭塞:引起延髓背外侧部梗死,可出现眩晕、恶心、呕吐及眼震;病侧舌咽、迷走神经麻痹,表现为饮水呛咳、吞咽困难、声音嘶哑、软腭麻痹及咽反射消失,病侧小脑性共济失调及Horner征,病侧面部和对侧的躯肢痛觉减退或消失(交叉性感觉障碍),称Wallenberg综合征,此征常见于椎动脉血栓形成。

(2)迷路卒中:内听动脉分为耳蜗支和前庭支,前庭支受累产生眩晕、恶心、呕吐、虚脱,若耳蜗支同时受累则有耳鸣、耳聋,若为耳蜗支单独梗死则出现突发性耳聋。

(3)椎-基底动脉供血不足:典型症状为发作性眩晕和复视,常伴眼震,有时恶心、呕吐,眩晕发作可能是半规管或脑干前庭神经核供血不全影响所致。常见轻偏瘫、偏瘫伴脑神经麻痹,临床表现视脑干损害的不同平面而定,多为一侧下运动神经元型脑神经瘫痪,对侧轻偏瘫,为脑干病变的特征。可有"猝倒发作",突然丧失全身肌张力而倒地,意识清楚,由下部脑干或上部脊髓发作性缺血影响皮质脊髓束或网状结构功能所致。可有枕部搏动性痛,在发作时或梗死进展期还可见到下列症状。①同向偏盲(枕叶缺血或梗死);②幻听、幻视(与颞叶病变有关);③意识障碍,无动性缄默或昏迷;④轻偏瘫,伴颅神经障碍,辨距不良,共济失调,言语、吞咽困难(继发于脑干损害);⑤位置性眼震;⑥核间性眼肌瘫痪;⑦感觉障碍。眩晕作为首发症状时可不伴神经症状。若一次发作无神经症状,反复发作也无小脑、脑干体征时,那么椎-基底动脉供血不足的诊断就不能成立。

(4)锁骨下动脉盗血综合征:系指无名动脉或锁骨下动脉近端部分闭塞发生患侧椎动脉压力下降,血液反流以致产生椎-基底动脉供血不足症状。以眩晕和视力障碍最常见,其次为晕厥。患侧桡动脉搏动减弱,收缩压较对侧相差 2.7 kPa(20 mmHg)以上。锁骨下可听到血管杂音。

(5)小脑、脑干梗死或出血。

3.颞叶癫痫

眩晕较常见,前庭中枢在颞叶,该处刺激时产生眩晕先兆,或为唯一的发作形式,发作时严重旋转感,恶心、呕吐时间短暂。听觉中枢亦在颞叶,故同时可有幻听,也有其他幻觉,如幻嗅等。此外,有似曾相识,不真实感,视物变大,恐惧、愤怒、忧愁等精神症状。约 2/3 患者有大发作。病因以继发于产伤、外伤、炎症、缺血最常见,其他如肿瘤、血管畸形、变性等。

4.头部外伤

颅底骨折,尤其颞骨横贯骨折,病情严重,昏迷醒后发现眩晕。多数外伤后眩晕并无颅底骨折,具体损害部位不明。无论有无骨折,临床多为头痛、头晕、平衡失调,转头时更明显。若有迷路或第Ⅷ对脑神经损害,则有自发性眩晕。若脑干损伤,瞳孔不等大,形状改变,光反应消失,复视,眼震,症状持续数周、数月甚至数年。有的颅脑伤患者,出现持久的头晕、头痛、神经过敏、性格改变等,则与躯体及精神因素有关,称脑外伤后综合征。

5.多发性硬化

眩晕作为最初出现的症状占 25%,而在所有病例的病程中可占 75%。耳鸣、耳聋少见。眼震呈水平或垂直型。核间性眼肌麻痹(眼球做水平运动时不能内收而外展正常),其他为肢体无力,感觉障碍,深反射亢进,有锥体束征及小脑损害体征等。以多灶性、反复发作、病情波动为特征,85% 的患者脑脊液中 IgG 指数升高,头颅 CT 或 MRI 有助于诊断。

6.颈源性眩晕

眩晕伴颈枕痛,此外最显著的症状是颈项强直,有压痛,大多由颈椎关节强硬症骨刺压迫通过横突孔的椎动脉所致。

7.眼性眩晕

眼肌瘫痪复视时可产生轻度眩晕;屈光不正,先天性视力障碍,青光眼,视网膜色素变性等也可产生眩晕。

8.其他

延髓空洞症、遗传性共济失调等。

二、诊断

(一)明确是否为眩晕

病史应着重询问:发作时情况,有无自身或外界旋转感,发作与头位及运动的关系,起病缓急,程度轻重,持久或短暂等。鼓励患者详细描述,避免笼统地用"头晕"二字概括病情。询问伴随症状,有无恶心、呕吐、苍白、出汗,有无耳鸣、耳聋、面部和肢体麻木无力、头痛、发热,过去病史中应特别注意耳流脓、颅脑伤、高血压、动脉硬化、应用特殊药物等。根据病史,首先明确是眩晕,还是头重足轻、头晕眼花等一般性头晕。重度贫血、肺气肿咳嗽、久病后或者老年人突然由卧位或蹲位立起,以及神经症患者常诉头晕,正常人过分劳累也头晕,凡此等,都不是真正眩晕,应加以区别。

(二)区别周围性或中枢性眩晕

1.周围性(迷路性)眩晕

其特点是明确的发作性旋转感,伴恶心、呕吐、面色苍白、出汗、血压下降,并有眼震、共济失调等,眩晕与伴发症状的严重性成正比。前庭神经核发出的纤维与迷走神经运动背核等有广泛联系,因此病变时可引起反射性内脏功能紊乱。多突然开始,症状严重,数分钟到数小时症状消失,很少超过数天或数周(因中枢神经有代偿作用),发作时出现眼震,水平型或细微旋转型,眼球转向无病变的一侧时眼震加重。严重发作时患者卧床,头不敢转动,常保持固定姿势。因病变同时侵犯耳蜗,故伴发耳鸣和耳聋。本型眩晕见于梅尼埃病、迷路炎、内耳外伤等。

2.中枢性(脑性)眩晕

无严重旋转感,多为持续不平衡感,如步态不稳。不伴恶心、呕吐及其他自主神经症状,可有自发性眼震,若有位置性眼震则方向多变且不固定,眼震的方向及特征多无助于区别中枢或周围性眩晕,但垂直型眼震提示脑干病变,眼震持续时间较长。此外,常有其他脑神经损害症状。耳鸣、耳聋少见,听力多正常,冷热水反应(变温)试验亦多正常。眩晕持续时间长,数周、数月、甚至数年。见于椎-基底动脉供血不足、脑干或后颅凹肿瘤、脑外伤、癫痫等。

(三)检查

全面体检,着重前庭功能及听力检查,诸如错定物位试验、Romberg 征、变温试验等,测两臂及立、卧位血压,尤其查有无位置性眼震(患者仰卧,头悬垂于检查台沿之外 30°,头摆向左侧或右侧,每改变位置时维持 60 s)。正常时无眼震。周围性病变时产生的眩晕感与患者主诉相同,眼震不超过 15 s;中枢性位置性眼震无潜伏期。

此外,应有针对性地选择各项辅助检查,如听神经瘤患者腰椎穿刺约有 2/3 病例出现脑脊液蛋白增高。可摄 X 线片、头颅 CT 或 MRI 等。怀疑颈源性眩晕时可摄颈椎 X 线片。癫痫患者做脑电图检查。经颅超声多普勒(TCD)可了解颅内血管病变及血液循环情况。眼震电图、脑干诱发电位检查有助于前庭系统眩晕的定位诊断。

(杨　辉)

第三节　头　痛

狭义的头痛只是指颅顶部疼痛而言,广义的头痛可包括面、咽、颈部疼痛。对头痛的处理首先应找到产生头痛的原因。急性剧烈头痛与既往头痛无关,且以暴发起病或不断加重为特征者,提示有严重疾病存在,可带来不良后果。慢性或复发性头痛,成年累月久治不愈,多半属血管性或精神性头痛。临床上绝大部分患者是慢性或复发性头痛。

一、病因

(一)全身性疾病伴发的头痛

(1)高血压:头痛位于枕部或全头,跳痛性质,晨醒最重为高血压性头痛的特征,舒张压在17.3 kPa(130 mmHg)以上者较常见。

(2)肾上腺皮质功能亢进、原发性醛固酮增多症、嗜铬细胞瘤等,常引起持续性或发作性剧烈头痛,头痛与伴随儿茶酚胺释放时阵发性血压升高有关。

(3)颞动脉炎以50岁以上女性居多,头痛剧烈,常突然发作,并呈持续跳动性,一般限于一侧颞部,常伴有皮肤感觉过敏;受累的颞动脉发硬增粗,如管壁病变严重,颞动脉搏动消失,常有触痛,头颅其他血管也可发生类似病变。其可怕的并发症是单眼或双眼失明。本病不少患者伴有原因不明的风湿性肌肉-关节痛,可有夜汗、发热、红细胞沉降率加速、白细胞计数增多。

(4)甲状腺功能减退或亢进。

(5)低血糖:当发生低血糖时通常有不同程度的头痛,尤其是儿童。

(6)慢性充血性心力衰竭、肺气肿。

(7)贫血和红细胞增多症。

(8)心脏瓣膜病变:如二尖瓣脱垂。

(9)传染性单核细胞增多症、亚急性细菌性心内膜炎、艾滋病所致的中枢神经系统感染或继发的机会性感染。

(10)头痛型癫痫:脑电图有癫痫样放电,抗癫痫治疗有效,多见于儿童的发作性剧烈头痛。

(11)绝经期头痛:头痛是妇女绝经期常见的症状,常伴有情绪不稳、心悸、失眠、周身不适等症状。

(12)变态反应性疾病引起的头痛常从额部开始,呈弥漫性,双侧或一侧,每次发作都是接触变应原后而发生,伴有变态反应症状。头痛持续几小时甚至几天。

(13)急慢性中毒后头痛。①慢性铅、汞、苯中毒:其特点类似功能性头痛,多伴有头晕、眩晕、乏力、食欲减退、情绪不稳,以及自主神经功能紊乱。慢性铅中毒可出现牙龈边缘的蓝色铅线,慢性汞中毒可伴有口腔炎,牙龈边缘出现棕色汞线。慢性苯中毒伴有白细胞计数减少,血小板和红细胞计数也相继减少。②一氧化碳中毒。③有机磷农药中毒。④乙醇中毒:宿醉头痛是在大量饮酒后隔天早晨出现的持续性头痛,由于血管扩张所致。⑤颠茄碱类中毒:由于阿托品、东莨菪碱过量引起头痛。

(14)脑寄生虫病引起的头痛:如脑囊虫病通常是全头胀痛、跳痛,可伴恶心、呕吐,但无明显定位意义。脑室系统囊虫病头痛的显著特征为由于头位改变突然出现剧烈头痛发作,呈强迫头位伴眩晕及喷射性呕吐,称为Bruns征。流行病学史可以协助诊断。

(二)五官疾病伴发的头痛

1.眼

(1)眼疲劳:如隐斜、屈光不正,尤其是未纠正的老视等。

(2)青光眼:眼深部疼痛,放射至前额。急性青光眼可有眼部剧烈疼痛,瞳孔常不对称,病侧角膜周围充血。

(3)视神经炎:除视物模糊外并有眼内、眼后或眼周疼痛,眼过分活动时产生疼痛,眼球有压痛。

2.耳、鼻、喉

(1)鼻源性头痛:是指鼻腔、鼻窦病变引起的头痛,多为前额深部头痛,呈钝痛和隐痛,无搏动性,上午较重,下午减轻,一般都有鼻病症状,如鼻塞、流脓涕等。

(2)鼻咽癌:除头痛外常有耳鼻症状,如鼻衄、耳鸣、听力减退、鼻塞,以及脑神经损害(第Ⅴ、Ⅵ、Ⅸ、Ⅻ对较常见)及颈淋巴结转移等。

3.齿

(1)龋病或牙根炎可引起第2、3支三叉神经痛。

(2)Costen氏综合征:即颞颌关节功能紊乱,患侧耳前疼痛,放射至颞、面或颈部,伴耳阻塞感。

(三)头面部神经痛

1.三叉神经痛

疼痛不超出三叉神经分布范围,常位于口-耳区(自下犬齿向后扩展至耳深部)或鼻-眶区(自鼻孔向上放射至眼眶内或外),疼痛剧烈,来去急骤,约数秒钟即过。可伴面肌抽搐,流涎流泪,结膜充血,发作常越来越频繁,间歇期正常。咀嚼、刷牙、说话、风吹颜面均可触发。需区别系原发性或症状性三叉神经痛,后者检查时往往有神经损害体征,如颜面感觉障碍、角膜反射消失、颞肌咬肌萎缩等。病因有小脑脑桥角病变、鼻咽癌侵蚀颅底等。

2.眶上神经痛

位于一侧眼眶上部,眶上切迹处有持续性疼痛并有压痛,局部皮肤有感觉过敏或减退,常见于感冒后。

3.舌咽神经痛

累及舌咽神经和迷走神经的耳、咽支的感觉分布区域,疼痛剧烈并呈阵发性,但也可呈持续性,疼痛限于咽喉,或波及耳、腭甚至颈部,吞咽、伸舌均可促发。

4.枕神经痛

病变侵犯上颈神经感觉根或枕大神经或耳后神经,疼痛自枕部放射至头顶,也可放射至肩或同侧颞、额、眶后区域,疼痛剧烈,活动、咳嗽、喷嚏使疼痛加重,常为持续性痛,但可有阵发性痛,常有头皮感觉过敏,梳头时觉两侧头皮感觉不一样。病因不一,可见于受凉、感染、外伤、上颈椎类风湿病、寰枢椎畸形、小脑扁桃体下疝畸形(Arnold-Chiari畸形)、小脑或脊髓上部肿瘤。

5.其他

Tolosa-Hunt综合征,带状疱疹性眼炎等。

(四)颈椎病伤引起的头痛

1.颈椎关节强硬及椎间盘病

头痛位于枕部或下枕部,多钝痛,单侧或双侧,严重时波及前额、眼或颞部,甚至同侧上臂,起初间歇发作,后呈持续性,多发生在早晨,颈转动、咳嗽和用力时头痛加重。除由于颈神经根病变或脊髓受压引起者外神经体征少见,头和颈可呈异常姿势,颈活动受限,几乎总有枕下部压痛和肌痉挛,头顶加压可再现头痛。

2.类风湿关节炎和关节强硬性脊椎炎

枕骨下深部的间歇或持续疼痛,头前屈时呈锐痛和刀割样痛,头后仰或固定于两手间可暂时缓解,疼痛可放射至颜面部或眼。

3.枕颈部病变

寰枢椎脱位、寰枢关节脱位、寰椎枕化及颅底压迹均可产生枕骨下疼痛,屈颈或向前弯腰促发疼痛,平卧时减轻。小脑扁桃体疝、枕大孔脑膜瘤、上颈部神经纤维瘤、室管膜瘤、转移性瘤可牵拉神经根而产生枕骨下疼痛,向额部放射。头颅和脊柱本身病变诸如骨髓瘤、转移瘤、骨髓炎、脊椎结核、佩吉特病(变形性骨炎)引起骨膜痛,并产生反射性肌痉挛。

4.颈部外伤后

头痛剧烈,有时枕部一侧较重,持续性,颈活动时加重,运动受限,颈肌痉挛。

(五)颅内疾病所致头痛

1.脑膜刺激性头痛

自发性蛛网膜下腔出血,起病突然,多为全头痛,扩展至头、颈后部,呈"裂开样"痛,常有颈项强直。脑炎、脑膜炎时也为全面性头痛,伴有发热及颈项强直,脑脊液检查有助诊断。

2.牵引性头痛

由脑膜与血管或脑神经的移位或过牵引产生。见于颅内占位病变、颅内高压症和颅内低压症。各种颅内占位病变如硬膜下血肿、脑瘤、脑脓肿等均可产生头痛。脑瘤头痛,起初常是阵发性,早晨最剧,其后变为持续性,可并发呕吐。阻塞性脑积水引起颅内压增高,头痛为主要症状,用力、咳嗽、排便时头痛加重,常并发喷射性呕吐、脉缓、血压高、呼吸不规则、意识模糊、癫痫、视盘水肿等。颅内低压症见于腰穿后、颅脑损伤、脱水等,腰穿后头痛于腰穿后 48 小时内出现,于卧位坐起或站立后发生头痛,伴恶心、呕吐,平卧后头痛缓解,腰穿压力在 0.69 kPa(70 mmH$_2$O)以下,严重时无脑脊液流出,可伴有颈部僵直感。良性高颅内压性头痛具有颅内压增高的症状,急性或发作性全头痛,有呕吐、眼底视盘水肿,腰穿压力增高,头颅 CT 或 MRI 无异常。

(六)偏头痛

偏头痛可有遗传因素,以反复发作性头痛为特征,头痛程度、频度及持续时间可有很大差别,多为单侧,常有厌食、恶心和呕吐,有些病例伴情绪障碍。又可分为以下几种。

1.有先兆的偏头痛

占 10%～20%,青春期发病,有家族史,劳累、情绪因素、月经期等易发。发作前常有先兆,如闪光、暗点、偏盲,面、舌、肢体麻木等。继之以一侧或双侧头部剧烈搏动性跳痛或胀痛,多伴有恶心、呕吐、面色苍白、畏光或畏声。持续 2～72 h 恢复。间歇期自数天至十余年。

2.没有先兆的偏头痛

最常见,无先兆或有不清楚的先兆,见于发作前数小时或数天,包括精神障碍、胃肠道症状和体液平衡变化,面色苍白、头晕、出汗、兴奋、局部或全身水肿则与典型偏头痛相同,头痛可双侧,持续时间较长,自十多小时至数天,随年龄增长头痛强度变轻。

3.眼肌瘫痪型偏头痛

少见。头痛伴有动眼神经麻痹,常在持续性头痛 3～5 d 后,头痛强度减轻时麻痹变得明显,睑下垂最常见。若发作频繁,动眼神经偶可永久损害。颅内动脉瘤可引起单侧头痛和动眼神经麻痹。

4.基底偏头痛

少见。见于年轻妇女和女孩,与月经周期明显有关。先兆症状包括失明、意识障碍和各种脑干症状,如眩晕、共济失调、构音障碍和感觉异常,历时 20～40 min,继之剧烈搏动性枕部头痛和呕吐。

5.偏瘫型偏头痛

以出现偏瘫为特征,头痛消失后神经体征可保留一段时期。

(七)丛集性头痛

丛集性头痛为与偏头痛密切相关的单侧型头痛,男多于女,常在 30～60 岁起病,其特点是一连串紧密发作后间歇数月甚至数年。发作突然,强烈头痛位于面上部、眶周和前额,常在夜间发作,密集的短阵头痛每次 15～90 min;有明显的并发症状,包括球结膜充血、流泪、鼻充血,约20%患者同侧有 Horner 综合征(瞳孔缩小,但对光及调节反射正常,轻度上睑下垂,眼球内陷,患侧头面颈部无汗,颜面潮红,温度增高,系交感神经损害所致),发作通常持续 3～16 周。

(八)紧张型头痛

紧张型头痛包括发作性及慢性肌肉收缩性头痛或非肌肉收缩性痛(焦虑、抑郁)。患者叙述含糊的弥漫性钝痛和重压感、箍紧感,几乎总是双侧性。偏头痛的特征样单侧搏动性疼痛少见,无明显恶心、呕吐等伴随症状。慢性头痛可以持续数十年,导致焦虑、抑郁状态,失眠、噩梦、厌食、疲乏、便秘、体质量减轻等。镇痛剂短时有效,但长期服用反而可能造成药物依赖性头痛,生物反馈是较好的治疗方法。

(九)脑外伤后头痛

脑外伤后头痛指外伤恢复期后的慢性头痛,主要起源于颅外因素,如头皮局部瘢痕。可表现为肌肉收缩性痛、偏头痛、功能性头痛。有时并发转头时眩晕、恶心、变态反应和失眠。

二、诊断

(一)问诊

不少头痛病例的诊断(如偏头痛、精神性头痛等),主要是以病史为依据,特别要注意下列各点。

1.头痛的特点

(1)起病方式及病程:急、慢、长、短,发作性、持续性或在持续性基础上有发作性加重,注意发作时间长短及次数,以及头痛发作前后情况。

(2)头痛的性质及程度:压榨样痛、胀痛、钝痛、跳痛、闪电样痛、爆裂样痛、针刺样痛,加重或减轻的因素,头痛与体位的关系。

(3)头痛的部位:局部、弥散、固定、多变。

2.伴随症状

有无先兆(眼前闪光、黑矇、口唇麻木及偏身麻木、无力),恶心、呕吐、头晕、眩晕、出汗、排便,五官症状(眼痛、视力减退、畏光、流泪、流涕、鼻塞、鼻出血、耳鸣、耳聋),神经症状(抽搐、瘫痪、感觉障碍),精神症状(失眠、多梦、记忆力减退、注意力不集中、淡漠、忧郁等)及发热等。

3.常见病因

有无外伤、感染、中毒或精神因素、肿瘤病史。

(二)系统和重点检查

在一般检查、神经检查及精神检查中应着重以下几点。

(1)体温、脉搏、呼吸、血压的测量。

(2)眼、耳、鼻、鼻窦、咽、齿、下颌关节有无病变,特别注意有无鼻咽癌迹象。

(3)头、颈部检查:注意有无强迫头位,颈椎活动幅度如何。观察体位改变(直立、平卧、转头)

对头痛的影响。头颈部有无损伤、肿块、压痛、肌肉紧张、淋巴结肿大,有无血管怒张、发硬、杂音、搏动消失等。有无脑膜刺激征。

(4)神经检查:注意瞳孔大小、视力、视野,视盘有无水肿,头面部及肢体有无瘫痪和感觉障碍。

(三)分析方法

根据病史和体检的发现,对照前述病因分类中各种头痛的临床特点,进行细致考虑。一般而论,首先考虑是官能性还是器质性头痛。若属后者,分析是全身性疾病,还是颅内占位性病变,或非占位性病变引起的头痛,或颅外涉及眼、耳、鼻、喉、齿部疾病和头面部神经痛性头痛。对一时诊断不清者,应严密观察,定期复查,切忌"头痛医头",以免误诊。

(四)选择辅助检查

根据前述设想,推断头痛患者可能的病因,依照拟诊,选做针对性的辅助检查,如怀疑蛛网膜下腔出血,可检查脑脊液;怀疑脑瘤,可做头颅 CT 或 MRI;怀疑颅内感染,可行脑电图检查。

(杨　辉)

第四节　胸　　痛

胸痛是由多种疾病引起的一种常见症状,胸痛的程度与病情的轻重可无平行关系。因其可能表示患者存在严重的、有时甚至是威胁生命的疾病,故临床医师应重视这一主诉。评价胸痛的首要任务是区别呼吸系统疾病所致的胸痛还是其他系统疾病,尤其是心血管疾病所致的胸痛。疼痛的性质和发生的环境有助于区分心绞痛或心肌梗死的疼痛,体格检查、X 线检查和心电图检查通常可用于鉴别诊断。胸膜疼痛的典型表现是深呼吸或咳嗽使之加重,固定胸壁可使之被控制。如果产生胸腔积液,由于发炎的胸膜被隔开可使疼痛消失。胸膜摩擦音常伴随着胸膜疼痛,但也可单独发生。源于胸壁的疼痛也可因深呼吸或咳嗽而加重,但通常能通过局部触痛来鉴别。胸膜疼痛也可存在一些触痛(如肺炎链球菌肺炎伴胸膜疼痛),但通常轻微,定位不明确,并且只有深压才能引出。带状疱疹在出疹以前,可出现难以诊断的胸痛。

一、原因

(一)胸壁疾病
皮肤或皮下组织的化脓性感染、带状疱疹、肌炎、肋间神经炎和外伤等。

(二)胸腔脏器疾病
1.呼吸系统疾病
胸膜炎、胸膜肿瘤、肺梗死、自发性气胸、肺癌、肺炎、肺脓肿等。

2.循环系统疾病
心绞痛、急性心肌梗死、心肌病、心包炎、夹层主动脉瘤、心脏神经官能症等。

3.纵隔及食管疾病
纵隔炎、纵隔肿瘤、纵隔气肿、食管炎、食管肿瘤等。

（三）横膈及腹腔脏器疾病

膈胸膜炎、膈下脓肿、肝胆疾病、脾周围炎、脾梗死、急性胰腺炎等。

二、诊断思维

各种疾病所致的胸痛在疼痛部位、性质及持续时间等方面可有一定特点,有助于鉴别诊断。

（一）疼痛的部位

胸壁疾病的疼痛常固定于局部且有明显压痛;带状疱疹的疼痛沿神经走向分布;肋间神经疼痛限于该神经的支配区;心绞痛、心肌梗死时疼痛位于胸骨后和心前区且可放射至左肩和左臂内侧;食管、纵隔疾病常在胸骨后疼痛,还可向肩部或肩胛间区放射;膈下脓肿、膈胸膜炎时患侧下胸部疼痛,也可向同侧肩部及颈部放射;胸膜炎所致胸痛常在患侧胸廓运动度较大的侧胸壁下部位。

（二）疼痛的性质

肋间神经痛呈阵发性刀割样、触电样灼痛;神经根痛为刺痛;肌源性疼痛呈酸胀痛;骨源性疼痛呈锥刺痛;心绞痛呈压榨样痛;自发性气胸与急性干性胸膜炎多呈撕裂样痛或尖锐刺痛;食管炎多有灼热感或灼痛;肺癌则可有隐闷痛。

（三）疼痛的时间

肌源性疼痛常在肌肉收缩时加剧;食管疾病的疼痛常在吞咽动作时发生;胸膜炎的疼痛常在深吸气或咳嗽时加剧;心绞痛多在劳动或情绪激动时发生,持续数分钟,休息或含服硝酸甘油片后 1～2 min 迅速缓解;心肌梗死的胸痛可持续数小时至数天,休息及含服硝酸甘油片无效;骨源性疼痛或肿瘤所致的疼痛则为持续性的。

（四）伴随症状

胸痛伴高热者考虑肺炎;伴咳脓痰者考虑肺脓肿;胸痛突然发生伴呼吸困难者应想到自发性气胸;纵隔和食管疾病胸骨后疼痛常伴咽下困难;带状疱疹在病变的神经支配区先有皮肤变态反应,后出现成簇小丘疹和疱疹。

（五）年龄

青壮年胸痛者多注意肌源性胸痛、肋软骨炎、胸膜炎、肺炎、肺结核;中老年胸痛多考虑心血管疾病、肿瘤侵犯。

（杨　辉）

第五节　发　绀

一、发绀的概念

发绀是指血液中脱氧血红蛋白增多,使皮肤、黏膜呈青紫色的表现。广义的发绀还包括由异常血红蛋白衍生物(高铁血红蛋白、硫化血红蛋白)所致皮肤黏膜青紫现象。

发绀在皮肤较薄、色素较少和毛细血管丰富的部位如口唇、鼻尖、颊部与甲床等处较为明显,易于观察。

二、发绀的病因、发生机制及临床表现

发绀的原因有血液中还原血红蛋白增多和血液中存在异常血红蛋白衍生物两大类。

(一)血液中还原血红蛋白增多

血液中还原血红蛋白增多是发绀的主要原因。

血液中还原血红蛋白绝对含量增多。还原血红蛋白浓度可用血氧未饱和度表示,正常动脉血氧未饱和度为5%,静脉内血氧未饱和度为30%,毛细血管中血氧未饱和度约为前两者的平均数。每1g血红蛋白约与1.34 mL氧结合。当毛细血管血液的还原血红蛋白量超过50 g/L(5 g/dL)时,皮肤黏膜即可出现发绀。

1.中心性发绀

中心性发绀由心、肺疾病导致动脉血氧饱和度(SaO_2)降低引起。发绀的特点是全身性的,除四肢与面颊外,亦见于黏膜(包括舌及口腔黏膜)与躯干的皮肤,但皮肤温暖。中心性发绀又可分为肺性发绀和心性混血性发绀两种。

(1)肺性发绀。①病因:见于各种严重呼吸系统疾病,如呼吸道(喉、气管、支气管)阻塞、肺部疾病(肺炎、阻塞性肺气肿、弥漫性肺间质纤维化、肺淤血、肺水肿、急性呼吸窘迫综合征)和肺血管疾病(肺栓塞、原发性肺动脉高压、肺动静脉瘘)等。②发生机制:由于呼吸功能衰竭,通气或换气功能障碍,肺氧合作用不足,致使体循环血管中还原血红蛋白含量增多而出现发绀。

(2)心性混血性发绀。①病因:见于发绀型先天性心脏病,如法洛(Fallot)四联症、森门格(Eisenmenger)综合征等。②发生机制:心与大血管之间存在异常通道,部分静脉血未通过肺进行氧合作用,即经异常通道分流混入体循环动脉血中,如分流量超过心排血量的1/3,即可引起发绀。

2.周围性发绀

周围性发绀由周围循环血流障碍所致,发绀特点是常见于肢体末梢与下垂部位,如肢端、耳垂与鼻尖,这些部位的皮肤温度低、发凉,若按摩或加温耳垂与肢端,使其温暖,发绀即可消失。此点有助于与中心性发绀相互鉴别,后者即使按摩或加温,青紫也不消失。此型发绀又分为淤血性周围性发绀、缺血性周围性发绀和真性红细胞增多症3种。

(1)淤血性周围性发绀。①病因:如右心衰竭、渗出性心包炎、心脏压塞、缩窄性心包炎、局部静脉病变(血栓性静脉炎、上腔静脉综合征、下肢静脉曲张)等。②发生机制:由体循环淤血、周围血流缓慢,氧在组织中被过多摄取所致。

(2)缺血性周围性发绀。①病因:常见于重症休克。②发生机制:由于周围血管痉挛收缩,心排血量减少,循环血容量不足,血流缓慢,周围组织血流灌注不足、缺氧,致皮肤黏膜呈青紫、苍白。③局部血液循环障碍:如血栓闭塞性脉管炎、雷诺病、肢端发绀症、冷球蛋白血症、网状青斑、严重受寒等,由于肢体动脉阻塞或末梢小动脉强烈痉挛、收缩,可引起局部冰冷、苍白与发绀。

(3)真性红细胞增多症:所致发绀亦属周围性,除肢端外,口唇亦可发绀。其发生机制是红细胞过多,血液黏稠,致血流缓慢,周围组织摄氧过多,还原血红蛋白含量增高。

3.混合性发绀

中心性发绀与周围性发绀并存,可见于心力衰竭(左心衰竭、右心衰竭和全心衰竭),由肺淤血或支气管-肺病变,血液在肺内氧合不足,周围血流缓慢,毛细血管内血液脱氧过多所致。

（二）异常血红蛋白衍化物

血液中存在着异常血红蛋白衍化物（高铁血红蛋白、硫化血红蛋白），较少见。

1.药物或化学物质中毒所致的高铁血红蛋白血症

（1）发生机制：由于血红蛋白分子的二价铁被三价铁取代，致使失去与氧结合的能力，当血液中高铁血红蛋白含量达 30 g/L 时，即可出现发绀。此种情况通常由伯氨喹、亚硝酸盐、氯酸钾、碱式硝酸铋、磺胺类、苯丙砜、硝基苯、苯胺等中毒引起。

（2）临床表现：其发绀特点是急骤出现，暂时性，病情严重，经过氧疗青紫不减，抽出的静脉血呈深棕色，暴露于空气中也不能转变成鲜红色，若静脉注射亚甲蓝溶液、硫代硫酸钠或大剂量维生素 C，均可使青紫消退。分光镜检查可证明血中高铁血红蛋白的存在。由于大量进食含有亚硝酸盐的变质蔬菜而引起的中毒性高铁血红蛋白血症，也可出现发绀，称"肠源性青紫症"。

2.先天性高铁血红蛋白血症

患者自幼即有发绀，有家族史，而无心肺疾病及引起异常血红蛋白的其他原因，身体健康状况较好。

3.硫化血红蛋白血症

（1）发生机制：硫化血红蛋白并不存在于正常红细胞中。凡能引起高铁血红蛋白血症的药物或化学物质也能引起硫化血红蛋白血症，但患者须同时有便秘或服用硫化物（主要为含硫的氨基酸），在肠内形成大量硫化氢，此为先决条件。所服用的含氮化合物或芳香族氨基酸则起触媒作用，使硫化氢作用于血红蛋白，而生成硫化血红蛋白，当血中含量达 5 g/L 时，即可出现发绀。

（2）临床表现：发绀的特点是持续时间长，可达几个月或更长时间，因硫化血红蛋白一经形成，无论在体内或体外均不能恢复为血红蛋白，而红细胞寿命仍正常；患者血液呈蓝褐色，分光镜检查可确定硫化血红蛋白的存在。

三、发绀的伴随症状

（一）发绀伴呼吸困难

发绀伴呼吸困难常见于重症心、肺疾病，急性呼吸道阻塞，气胸；先天性高铁血红蛋白血症和硫化血红蛋白血症虽有明显发绀，但一般无呼吸困难。

（二）发绀伴杵状指（趾）

病程较长后出现，主要见于发绀型先天性心脏病及某些慢性肺内部疾病。

（三）急性起病伴意识障碍和衰竭

急性起病伴意识障碍和衰竭见于某些药物或化学物质急性中毒、休克、急性肺部感染等。

（杨　辉）

第六节　呼　吸　困　难

正常人平静呼吸时，其呼吸运动无须费力，也不易察觉。呼吸困难尚无公认的明确定义，通常是指伴随呼吸运动所出现的主观不适感，如感到空气不足、呼吸费劲等。体格检查时可见患者用力呼吸，辅助呼吸肌参加呼吸运动，如张口抬肩，并可出现呼吸频率、深度和节律的改变。严重呼吸困难时,可出现鼻翼翕动、发绀,患者被迫采取端坐位。许多疾病可引起呼吸困难,如呼吸系统疾病、心血管疾病、神经肌肉疾病、肾脏疾病、内分泌疾病(包括妊娠)、血液系统疾病、类风湿疾病以及精神情绪改变等。正常人运动量大时也会出现呼吸困难。

一、呼吸困难的临床类型

(一)肺源性呼吸困难

肺源性呼吸困难的两个主要原因是肺或胸壁顺应性降低引起的限制性缺陷和气流阻力增加引起的阻塞性缺陷。限制性呼吸困难的患者(如肺纤维化或胸廓变形)在休息时可无呼吸困难,但当活动使肺通气接近其最大受限的呼吸能力时,就有明显的呼吸困难。阻塞性呼吸困难的患者(如阻塞性肺气肿或哮喘),即使在休息时也可因努力增加通气而致呼吸困难,且呼吸费力而缓慢,尤其是在呼气时。尽管详细询问呼吸困难感觉的特性和类型有助于鉴别限制性和阻塞性呼吸困难,然而这些肺功能缺陷常是混合的,呼吸困难可显示出混合和过渡的特征。体格检查和肺功能测定可补充得之于病史的详细信息。体格检查有助于显示某些限制性呼吸困难的原因(如胸腔积液、气胸),肺气肿和哮喘的体征有助于确定其基础的阻塞性肺病的性质和严重程度。肺功能检查可提供限制性或气流阻塞存在的数据,可与正常值或同一患者不同时期的数据做比较。

(二)心源性呼吸困难

在心力衰竭早期,心排血量不能满足活动期间的代谢增加,因而组织和大脑酸中毒使呼吸运动大大增强,患者过度通气。各种反射因素,包括肺内牵张感受器,也可促成过度通气,患者气短,常伴有乏力、窒息感或胸骨压迫感。其特征是"劳力性呼吸困难",即在体力运动时发生或加重,休息或安静状态时缓解或减轻。

在心力衰竭后期,肺充血水肿,僵硬的肺脏通气量降低,通气用力增加。反射因素,特别是肺泡-毛细血管间隔内毛细血管旁感受器,有助于肺通气的过度增加。心力衰竭时,循环缓慢是主要原因,呼吸中枢酸中毒和低氧起重要作用。端坐呼吸是在患者卧位时发生的呼吸不舒畅,迫使患者取坐位。其原因是卧位时回流入左心的静脉血增加,而衰竭的左心不能承受这种增加的前负荷,其次是卧位时呼吸用力增加。端坐呼吸有时发生于其他心血管疾病,如心包积液。急性左心功能不全,患者常表现为阵发性呼吸困难。其特点是多在夜间熟睡时,因呼吸困难而突然憋醒,胸部有压迫感,被迫坐起,用力呼吸。轻者短时间后症状消失,称为夜间阵发性呼吸困难。病情严重者,除端坐呼吸外,尚可有冷汗、发绀、咳嗽、咳粉红色泡沫样痰,心率加快,两肺出现哮鸣音、湿性啰音,称为心源性哮喘。它是由各种心脏病发生急性左心功能不全,导致急性肺水肿所致。

(三)中毒性呼吸困难

糖尿病酸中毒产生一种特殊的深大呼吸类型,然而,由于呼吸能力储备完好,故患者很少主诉呼吸困难。尿毒症患者由于酸中毒、心力衰竭、肺水肿和贫血联合作用造成严重气喘,患者可主诉呼吸困难。急性感染时呼吸加快,是由于体温增高及血中毒性代谢产物刺激呼吸中枢引起的。吗啡、巴比妥类药物急性中毒时,呼吸中枢受抑制,使呼吸缓慢,严重时出现潮式呼吸或间停呼吸。

(四)血源性呼吸困难

由于红细胞携氧量减少,血含氧量减低,引起呼吸加快,常伴有心率加快。发生于大出血时的急性呼吸困难是一个需立即输血的严重指征。呼吸困难也可发生于慢性贫血,除非极度贫血,否则呼吸困难仅发生于活动期间。

（五）中枢性呼吸困难

颅脑疾病或损伤时，呼吸中枢受到压迫或供血减少，功能降低，可出现呼吸频率和节律的改变。病损位于间脑及中脑上部时出现潮式呼吸；中脑下部与脑桥上部受累时出现深快均匀的中枢型呼吸；脑桥下部与延髓上部病损时出现间停呼吸；累及延髓时出现缓慢不规则的延髓型呼吸，这是中枢呼吸功能不全的晚期表现；叹气样呼吸或抽泣样呼吸常为呼吸停止的先兆。

（六）精神性呼吸困难

癔症时，其呼吸困难主要特征为呼吸浅表频速，患者常因过度通气而发生胸痛、呼吸性碱中毒，易出现手足搐搦症。

二、呼吸困难的诊断思维

根据呼吸困难多种多样的临床表现可引导出对某些疾病的诊断思维。以下可供参考。

（一）呼吸频率

每分钟呼吸超过 24 次称为呼吸频率加快，见于呼吸系统疾病、心血管疾病、贫血、发热等。每分钟呼吸少于 10 次称为呼吸频率减慢，是呼吸中枢受抑制的表现，见于安眠药物中毒、颅内压增高、尿毒症、肝性脑病等。

（二）呼吸深度

呼吸加深见于糖尿病及尿毒症酸中毒；呼吸变浅见于肺气肿、呼吸肌麻痹及镇静剂过量。

（三）呼吸节律

潮式呼吸和间停呼吸见于中枢神经系统疾病和脑部血液循环障碍如颅内压增高、脑炎、脑膜炎、颅脑损伤、尿毒症、糖尿病昏迷、心力衰竭、高山病等。

（四）年龄性别

儿童呼吸困难应多注意呼吸道异物、先天性疾病、急性感染等；青壮年则应想到胸膜疾病、风湿性心脏病、结核；老年人应多考虑冠状动脉粥样硬化性心脏病（简称"冠心病"）、肺气肿、肿瘤等。癔症性呼吸困难较多见于年轻女性。

（五）呼吸时限

吸气性呼吸困难多见于上呼吸道不完全阻塞如异物、喉水肿、喉癌等，也见于肺顺应性降低的疾病如肺间质纤维化、广泛炎症、肺水肿等。呼气性呼吸困难多见于下呼吸道不完全阻塞，如慢性支气管炎、支气管哮喘、肺气肿等。大量胸腔积液、大量气胸、呼吸肌麻痹、胸廓限制性疾病则呼气、吸气均感困难。

（六）起病缓急

呼吸困难缓起者包括心肺慢性疾病，如肺结核、尘肺、肺气肿、肺肿瘤、肺纤维化、冠心病、先心病等。呼吸困难发生较急者有肺水肿、肺不张、呼吸系统急性感染、迅速增长的大量胸腔积液等。突然发生严重呼吸困难者有呼吸道异物、张力性气胸、大块肺梗死、成人呼吸窘迫综合征等。

（七）患者姿势

端坐呼吸见于充血性心力衰竭患者；一侧大量胸腔积液患者常喜卧向患侧；重度肺气肿患者常静坐而缓缓吹气；心肌梗死患者常叩胸作痛苦貌。

（八）劳力活动

劳力性呼吸困难是左心衰竭的早期症状，肺尘埃沉着症、肺气肿、肺间质纤维化、先天性心脏病往往也以劳力性呼吸困难为早期表现。

(九)职业环境

接触各类粉尘的职业是诊断尘肺的基础;饲鸽者、种蘑菇者发生呼吸困难时应考虑外源性过敏性肺泡炎。

(十)伴随症状

伴咳嗽、发热者考虑支气管-肺部感染;伴神经系统症状者注意脑及脑膜疾病或转移性肿瘤;伴霍纳(Horner)综合征者考虑肺尖瘤;伴上腔静脉综合征者考虑纵隔肿块;触及颈部皮下气肿时立即想到纵隔气肿。

（杨　辉）

第二章 >> 内科病证的中医诊断方法

第一节 望 诊

望诊是医师运用视觉观察患者的神色形态、局部表现,舌象、分泌物和排泄物色质的变化来诊察病情的方法。望诊应在充足的光线下进行,以自然光线为佳。

一、全身望诊

全身望诊主要是望患者的精神、面色、形体、姿态等,从而对病性的寒热虚实,病情的轻重缓急,形成总体的认识。

(一)望神

神,广义是指高度概括的人体生命活动的外在表现,狭义是指神志、意识、思维活动。望神即是通过观察人体生命活动的整体表现来判断病情。

1.得神

得神多见精力充沛,神志清楚,表情自然,言语正常,反应灵敏,面色明润含蓄,两目灵活明亮,呼吸顺畅,形体壮实,肌肉丰满等。

2.少神

少神多见于神气不足,精神倦怠,动作迟缓,气短懒言,反应迟钝,面色少华等。

3.失神

失神多见于神志昏迷,或烦躁狂乱,或精神萎靡;目睛呆滞或晦暗无光,转动迟钝;形体消瘦,或全身水肿;面色晦暗或鲜明外露;还可见到呼吸微弱,或喘促鼻扇,甚则猝然仆倒,目闭口开,手撒遗尿,或撮空理线,寻衣摸床等。

4.假神

假神多见于大病、久病、重病之人,精神萎靡,面色暗晦,声低气弱,懒言少食,病未好转,突然见精神转佳,两颊色红如妆,语声清亮,喋喋多言,思食索食等。也称"回光返照""残灯复明"。

(二)望色

望色是指通过观察皮肤色泽变化以了解病情的方法。能了解脏腑功能状态和气血盛衰、病邪的性质及邪气部位。

1.常色

正常的面色与皮肤色,包括主色与客色。

(1)主色:终生不变的色泽。

(2)客色:受季节、气候、生活和工作环境、情绪及运动的因素影响所致气色的短暂性改变。

2.病色

病色包括五色善恶与五色变化。五色善恶主要通过色泽变化反映出来,明润光泽而含蓄为善色;晦暗枯槁而显露为恶色。五色变化主要表现有青、赤、黄、白、黑五色,主要反映主病、病位、病邪性质和病机。

(1)青色:主寒证、痛证、惊风、血瘀。

(2)赤色:主热。

(3)黄色:主湿、虚、黄疸。

(4)白色:主虚、寒,失血。

(5)黑色:主肾虚、水饮、瘀血。

(三)望形体

形体指患者的外形和体质。

1.胖瘦

主要反映阴阳气血的偏盛偏衰的状态。

2.水肿

面浮肢肿而腹胀为水肿证;腹胀大如裹水,脐突、腹部有青筋是臌胀之证。

3.瘦瘪

大肉消瘦,肌肤干瘪,形肉已脱,为病情危重之恶病质。小儿发育迟缓,面黄肌瘦,或兼有胸廓畸形、前囟迟闭等,多为疳积之证。

(四)望动态

动态指患者的行、走、坐、卧、立等体态。

1.动静

阳证、热证、实证者多以动为主;阴证、寒证、虚证者多以静为主。

2.咳喘

呼吸气粗,咳嗽喘促,难于平卧,坐而仰首者,是肺有痰热,肺气上逆之实证;喘促气短,坐而俯首,动则喘甚,是肺虚或肾不纳气;身肿心悸,气短咳喘,喉中痰鸣,多为肾虚水泛,水气凌心射肺之证。

3.抽搐

多为动风之象。手足拘挛,面颊牵动,伴有高热烦渴者,为热盛动风。伴有面色萎黄,精神萎靡者为血虚风动;手指震颤蠕动者,多为肝肾阴虚,虚风内动。

4.偏瘫

猝然昏仆,不省人事,偏侧手足麻木,运动不灵,口眼㖞斜,为中风偏枯。

5.痿痹

关节肿痛,屈伸不利,沉重麻木或疼痛者多是痹证;四肢痿软无力,行动困难,多是痿证。

二、局部望诊

局部望诊是对患者的某些局部进行细致的观察,而了解病情的方法。

（一）望头面

头部过大过小均为异常,多由先天不足而致;囟门陷下或迟闭,多为先天不足或津伤髓虚;面肿者,或为水湿泛溢,或为风邪热毒;腮肿者,多为风温毒邪,郁阻少阳;口眼㖞斜者,或为风邪中络,或为风痰阻络,或为中风。

（二）望五官

1.望眼

眼部内应五脏,可反映五脏的情况。其中目眦血络属心,白睛属肺,黑睛属肝,瞳子属肾,眼胞属脾。望眼主要包括望眼神、色泽、形态的变化以了解人体气血盛衰的变化。

2.望耳

耳主要反映肾与肝胆情况。

3.望鼻

鼻主要反映肺与脾胃的情况。

4.望口唇

口唇主要反映脾胃的情况。

5.望齿龈

齿龈主要反映肾与胃的情况。

（三）望躯体

见瘿瘤者,为肝气郁结,气结痰凝;见瘰疬者,为肺肾阴虚,虚火灼津,或感受风火时毒,郁滞气血;项强者,为风寒外袭,经气不利,或为热极生风;鸡胸者,多为先天不足,或为后天失养;腹部深陷,多为久病虚弱,或为新病津脱;腹壁青筋暴露者,多属肝郁血瘀。

（四）望皮肤

主要观察皮肤的外形变化及斑疹、痘疮、痈疽、疔疖等情况。

（五）望毛发

主要为色泽、分布及有无脱落等情况。

三、望排出物

望排出物包括望排泄物和分泌物。如痰、涎、涕、唾,呕吐物,大小便等,通过观察性状、色泽、量的多少等辨别疾病的寒热虚实,脏腑的盛衰和邪气的性质。

四、望小儿指纹

望小儿指纹适用于3岁以内的小儿,与成人诊寸口脉具有相同的诊断意义。小儿指纹是手太阴肺经的分支,按部位可分为风、气、命三关。示指第一节为风关,第二节为气关,第三节为命关。正常指纹为红黄隐隐于示指风关之内。其临床意义可概括为纹色辨寒热,即红紫多为热证,青色主惊风或疼痛,淡白多为虚证;淡滞定虚实,即色浅淡者为虚证,色浓滞者为实证;浮沉分表里,即指纹浮显者多表证,指纹深沉者多为里证;三关测轻重,即指纹突破风关,显至气关,甚至显于命关表明病情渐重,若直达指端称为"透关射甲",为临床危象。

五、望舌

舌诊对了解疾病本质,指导辨证论治有重要意义。

望舌时应注意光线充足,以自然光线为佳。患者应自然伸舌,不可太过用力。并注意辨别染苔。正常舌象可概括为淡红舌,薄白苔,即舌质淡红明润,胖瘦适中,柔软灵活;舌苔薄白均匀,干湿适中,不黏不腻,揩之不去。

(一)望舌质

1.舌色

(1)淡白舌:舌色红少白多,色泽浅淡,多为阳气衰弱或气血不足,为血不盈舌,舌失所养而致。主虚证、寒证。

(2)红舌:舌色鲜红或正红,多由热邪炽盛,迫动血行,舌之血脉充盈所致。主热证。

(3)绛舌:舌色红深,甚于红舌。主邪热炽盛,主瘀。

(4)青紫舌:色淡紫无红者为青舌,舌深绛而暗是紫舌,二者常常并见。青舌主阴寒,瘀血;紫舌主气血壅滞,瘀血。

2.舌形

(1)老嫩:舌质粗糙,坚敛苍老,主实证或热证,多见于热病极期;浮胖娇嫩,或边有齿痕,主虚证或寒证,多见于疾病后期。

(2)胖瘦:舌体肥大肿胀为胖肿舌,舌体瘦小薄瘪为瘦瘪舌。

(3)芒刺:舌乳头增生、肥大高起,状如草莓星点,为热盛之象。

(4)裂纹:舌面有裂沟,深浅不一,浅如划痕,深如刀割,常见于舌面的前半部及舌尖侧,多因阴液耗伤。

(5)齿印:舌边有齿痕印记称为齿痕舌,多属气虚或脾虚。

(6)舌疮:以舌边或舌尖为多,形如粟粒,或为溃疡,局部红痛,多因心经热毒壅盛而成。

(7)舌下络脉:舌尖上卷,可见舌底两侧络脉,呈青紫色。若粗大迂曲,兼见舌有瘀斑瘀点,多为有瘀血之象。

3.舌态

(1)痿软:舌体痿软无力,伸卷不灵,多为病情较重。

(2)强硬:舌体板硬强直,活动不利,言语不清,称舌强。

(3)震颤:舌体震颤抖动,不能自主。常因热极生风或虚风内动所致。

(4)歪斜:舌体伸出时,舌尖向左或向右偏斜,多为风中经络,或风痰阻络而致。

(5)卷缩:舌体卷缩,不能伸出,多为危重之证。

(6)吐弄:舌体伸出,久不回缩为吐舌。舌体反复伸出舐唇,旋即缩回为弄舌,为心脾经有热所致。

(7)麻痹:舌体麻木,转动不灵称舌麻痹。常见于血虚风动或肝风挟痰等证。

(8)舌纵:舌体伸出,难以收回称为舌纵,多属危重凶兆。

(二)望舌苔

1.苔质

(1)厚薄:透过舌苔能隐约见到舌质者为薄,不见舌质者为厚。苔质的厚薄可反映病邪的浅深和轻重。苔薄者多邪气在表,病轻邪浅;苔厚者多邪入脏腑,病较深重。由薄渐厚,为病势渐增;由厚变薄,为正气渐复。

(2)润燥:反映津液之存亡。苔润表示津液未伤;太过湿润,水滴欲出者为滑苔,主脾虚湿盛或阳虚水泛。苔燥多为津液耗伤,或热盛伤津,或阴液亏虚。舌质淡白,口干不渴,或渴不欲饮,多为阳虚不运,津不上承。

(3)腐腻:主要反映中焦湿浊及胃气的盛衰情况。颗粒粗大,苔厚疏松,易于刮脱者,称为腐苔,多为实热蒸化脾胃湿浊所致;颗粒细小,状如豆腐渣,边缘致密而黏,中厚或糜点如渣,多为湿热或痰热所致;苔厚,刮之不脱者,称为腻苔,多为湿浊内蕴,阳气被遏所致。

2.苔色

(1)白苔:多主表证、寒证、湿证。

(2)黄苔:多主里证、热证。黄色越深,热邪越重。

(3)灰苔:多主痰湿、里证。

(4)黑苔:主里证,多见于病情较重者。苔黑干焦而舌红,多为实热内炽;苔黑燥裂,舌绛芒刺,为热极津枯;苔薄黑润滑,多为阳虚或寒盛。

3.苔形

舌苔布满全舌者为全苔,分布于局部者为偏苔,部分剥脱者为剥苔。全苔主痰湿阻滞;偏苔,多属肝胆病证;苔剥多处而不规则称花剥苔,主胃阴不足;小儿苔剥,状如地图者,多见于虫积;舌苔光剥,舌质绛如镜面,为肝肾阴虚或热邪内陷。

(潘若军)

第二节　闻　诊

闻诊是通过听声音和嗅气味来诊察疾病的方法。

一、听声音

(一)声音

实证和热证,声音重浊而粗、高亢洪亮、烦躁多言;虚证和寒证,声音轻清、细小低弱,静默懒言。

(二)语言

1.谵语

神志不清,语无伦次,语意数变,声音高亢。多为热扰心神之实证。

2.郑声

神志不清,声音细微,语多重复,时断时续。为心气大伤,精神散乱之虚证。

3.独语

喃喃自语,喋喋不休,逢人则止。属心气不足之虚证,或痰气郁结,清窍阻蔽所致。

4.狂言

精神错乱,语无伦次,不避亲疏。多为痰火扰心。

5.言謇

舌强语謇,言语不清。多为中风证。

(三)呼吸

1.呼吸

呼吸主要与肺肾病变有关。呼吸声高气粗而促,多为实证和热证;呼吸声低气微而慢,多为虚证和寒证。呼吸急促而气息微弱,为元气大伤的危重证候。

2.气喘

呼吸急促,甚则鼻翼翕动,张口抬肩,难以平卧,多为肺有实邪或肺肾两虚所致。

3.哮

呼吸时喉中有哮鸣音。哮证有冷热之别,多时发时止,反复难愈,多为宿痰内伏,或外邪所诱发。

4.上气

气促咳嗽,气逆呕呃。多为痰饮内停,或阴虚火旺,气道壅塞而致。

5.太息

时发长吁短叹,以呼气为主。多为情志抑郁,肝不疏泄。

(四)咳嗽

有声无痰为咳,有痰无声为嗽,有痰有声为咳嗽。暴咳声哑为肺实;咳声低弱而少气,或久咳喑哑,多为虚证。

(五)呕吐

胃气上逆,有声有物自口而出为呕吐,有声无物为干呕,有物无声为吐。虚证或寒证,呕吐来势徐缓,呕声低微无力;实证或热证,呕吐来势较猛,呕声响亮有力。

(六)呃逆

气逆于上,自咽喉出,其声呃呃,不能自主,俗称"打呃"。虚寒者,呃声低沉而长,气弱无力;实热者,呃声频发,高亢而短,响而有力。

二、嗅气味

(一)口气

酸馊者是胃有宿食;臭秽者,是脾胃有热,或消化不良;腐臭者,可为牙疳或内痈。

(二)汗气

汗有腥膻味为湿热蕴蒸;腋下汗臭者,多为狐臭。

(三)痰涕气味

咳唾浊痰脓血,味腥臭者为肺痈;鼻流浊涕,黄稠有腥臭为肺热鼻渊。

(四)二便气味

大便酸臭为肠有积热;大便溏薄味腥为肠寒;矢(屎)气奇臭为宿食积滞;小便臭秽黄赤为湿热;小便清长色白为虚寒。

(五)经带气味

白带气味臭秽,多为湿热;带下清稀腥腺多为虚寒。

(潘若军)

第三节　问　诊

问诊包括询问一般情况、主诉、既往史、个人生活史、家族史并围绕主诉重点询问现在证候等。

一、问寒热

(一)恶寒发热
恶寒与发热同时出现,多为外感病初期,是表证的特征。

(二)但寒不热
多为里寒证。新病畏寒为寒邪直中;久病畏寒为阳气虚衰。

(三)但热不寒
高热不退,为壮热,多为里热炽盛;按时发热,或按时热盛为潮热(日晡潮热者,为阳明腑实证;午后潮热,入夜加重,或骨蒸痨热者,为阴虚)。

(四)寒热往来
恶寒与发热交替而发,为正邪交争于半表半里,见于少阳病和疟疾。

二、问汗

主要诊察有是否汗出,汗出部位、时间、性质、多少等。

(一)表证辨汗
表实无汗,多为外感风寒;表证有汗,为表虚证或表热证。

(二)里证辨汗
汗出不已,动则加重者为自汗,多因阳气虚损,卫阳不固;睡时汗出,醒则汗止为盗汗,为阴虚内热;身大热大汗出,为里热炽盛,迫津外泄;汗热味咸,脉细数无力,为亡阴证;汗凉味淡,脉微欲绝者,为亡阳证。

(三)局部辨汗
头汗可因阳热或湿热;半身汗出者,多无汗部位为病侧,可因痰湿或风湿阻滞,或中风偏枯;手足心汗出甚者,多因脾胃湿热,或阴经郁热而致。

三、问疼痛

(一)疼痛的性质
新病疼痛,痛势剧烈,持续不解而拒按者为实证;久病疼痛,痛势较轻,时痛时止而喜按者为虚证。

(二)疼痛的部位
头痛,痛连项背,病在太阳经;痛在前额或连及眉棱骨,病在阳明经;痛在两颞或太阳穴附近,为少阳经病;头痛而重,腹满自汗,为太阴经病;头痛连及脑齿,指甲微青,为少阴经病;痛在巅顶,牵引头角,气逆上冲,甚则作呕,为厥阴经病。胸痛多为心肺之病。常见于热邪壅肺,痰浊阻肺,气滞血瘀,肺阴不足及肺痨、肺痈、胸痹等证。胁痛,多与肝胆病关系密切,可见于肝郁气滞、肝胆湿热、肝胆火盛、瘀血阻络及水饮内停等病证。脘腹痛,其病多在脾胃。可因寒凝、热结、气滞、血瘀、食积、虫积、气虚、血虚、阳虚所致。喜暖为寒,喜凉为热,拒按为实,喜按为虚。腰痛,或为寒湿痹证,或为湿热阻络,或为瘀血阻络,或为肾虚所致。四肢痛,多见于痹证。疼痛游走者,为行痹;剧痛喜暖者,为寒痹;重着而痛者,为湿痹;红肿疼痛者,为热痹。足跟或胫膝酸痛为气血亏虚,经气不利常见。

四、问饮食口味

主要问食欲好坏,食量多少,口渴饮水,口味偏嗜,冷热喜恶,呕吐与否等情况,以判断胃气有无及脏腑虚实寒热。

五、问睡眠

主要有失眠与嗜睡。不易入睡,或睡而易醒不能再睡,或睡而不酣,易于惊醒,甚至彻夜不眠者为失眠,为阳不入阴,神不守舍所致。时时欲睡,眠而不醒,精神不振,头沉困倦者为嗜睡,多见于痰湿内盛、困阻清阳、阳虚阴盛或气血不足。

六、问二便

主要了解二便的次数、便量、性状、颜色、气味以及便时有无疼痛、出血等方面。

七、问小儿及女性

(一)问小儿

主要应了解出生前后的情况,及预防接种和传染病史与传染病接触史,小儿常见致病因素有易感外邪、易伤饮食、易受惊吓等。

(二)问女性

应了解月经的初潮、月经周期、行经天数、经量、经色、经质、末次月经,或痛经、带下、妊娠、产育以及有无经闭或绝经年龄等情况。

(潘若军)

第四节　切　　诊

一、脉诊的部位和方法

脉诊的常用部位是手腕部的寸口脉,并分为寸、关、尺三部。通常以腕后高骨为标记,其内侧为关,关前(腕侧)为寸,关后(肘侧)为尺。其临床意义大致为左手寸候心、关候肝胆,右手寸候肺、关候脾胃,两手尺候肾。

以中指定关位,示指切寸位,环指(无名指)切尺位。诊脉时用轻力切在皮肤上称为浮取或轻取;用力不轻不重称中取;用重力切按筋骨间称为沉取或重取。诊脉时,医师的呼吸要自然均匀,以医师正常的一呼一吸的时间去计算患者的脉搏数。切脉的时间必须在 50 s 以上。

二、正常脉象

正常脉象:三部有脉,沉取不绝,一息四至(每分钟 70～80 次),不浮不沉,不大不小,从容和缓,流畅有力。临床所见斜飞脉、反关脉均为脉道位置的变异,不属于病脉。

三、常见病脉及主病

(一)浮脉

1.脉象

轻取即得,重按反减;举之有余,按之稍弱而不空。

2.主病

主表证,为卫阳与邪气交争,脉气鼓动于外而致。也见于虚证,多因精血亏损,阴不敛阳或气虚不能内守,脉气浮散于外而致。内伤里虚见浮脉,为虚象严重。

(二)洪脉

1.脉象

脉形宽大,状如波涛,来盛去衰。

2.主病

气分热盛。证属实证,乃邪热炽盛,正气抗邪有力,气盛血涌,脉道扩张而致。

(三)大脉

1.脉象

脉体阔大。但无汹涌之势。

2.主病

邪盛病进,又主正虚。根据脉之有力与无力,辨别邪正的盛衰。

(四)沉脉

1.脉象

轻取不应,重按始得。

2.主病

里证。里实证可见于气滞血瘀、积聚等,为邪气内郁,气血困阻,阳气被遏,不能浮应于外而致,多脉沉而有力按之不衰。里虚证,为气血不足,阳气衰微,不能运行营气于脉外所致,多脉沉无力。

(五)弱脉

1.脉象

轻取不应,重按应指细软无力。

2.主病

气血不足,元气耗损。阳气衰微鼓动无力而脉沉。阴血亏虚,脉道空豁而脉细无力。

(六)迟脉

1.脉象

脉来缓慢,一息脉动不足四至。

2.主病

寒证。脉迟无力,为阳气衰微的里虚寒证。脉迟有力,为里实寒证。

（七）缓脉

1.脉象

一息四至,应指徐缓。

2.主病

湿证、脾虚,亦可见正常人。

（八）结脉

1.脉象

脉来缓中时止,止无定数。

2.主病

主阴盛气结,寒痰瘀血,气血虚衰。实证者脉实有力,迟中有止,为实邪郁遏,心阳被抑,脉气阻滞而致。虚证者脉虚无力,迟中有止,为气虚血衰,脉气不相顺接所致。

（九）数脉

1.脉象

脉来急促,一息五至以上（每分钟90次以上）。

2.主病

热证。若数而有力,多因邪热鼓动,气盛血涌,血行加速而致。数而无力,多因精血亏虚、虚阳外越、致血行加速、脉搏加快。

（十）促脉

1.脉象

往来急促,数而时止,止无定数。

2.主病

实证多为阳盛热实或邪实阻滞,见脉促有力。前者因阳热亢盛,迫动血行而脉数,热灼阴津,津血衰少,致急行血气不相接续,故脉有歇止。后者由气滞、血瘀、痰饮、食积等有形之邪阻闭气机,脉气不相接续而致;虚证多为脏气衰败,可见脉促无力。多因阴液亏耗,真元衰惫,气血不相接续而致。

（十一）虚脉

1.脉象

举之无力,按之空虚,应指软弱。

2.主病

虚证,多见于气血两虚。因气虚则血行无力,血少则脉道空虚而致。

（十二）细脉

1.脉象

脉细如线,应指明显,按之不绝。

2.主病

主气血两虚,诸虚劳损,又主伤寒、痛甚及湿证。虚证因营血亏虚,脉道不充,血运无力而致。实证因暴受寒冷或疼痛,则脉道拘急收缩,细而弦紧。湿邪阻遏脉道,则见脉象细缓。

（十三）代脉

1.脉象

脉来迟缓力弱,时发歇止,止有定数。

2.主病

虚证多脉代而无力,良久不能自还,为脏气衰微,脉气不复所致。实证多脉代而有力,多为痹证、痛证、七情内伤、跌打损伤等邪气阻遏脉道,血行涩滞而致。

(十四)实脉

1.脉象

脉来坚实,三部有力,来去俱盛。

2.主病

实证。乃邪气亢盛,正气不衰,正邪剧烈交争,气血涌盛,脉道坚满而致。若虚证见实脉则为真气外越之险候。

(十五)滑脉

1.脉象

往来流利,应指圆滑,如盘走珠。

2.主病

痰饮、食积、实热。为邪正交争,气血涌盛,脉行通畅所致。脉滑和缓者,可见于青壮年的常脉和妇人的孕脉。

(十六)弦脉

1.脉象

形直体长,如按琴弦。

2.主病

肝胆病、诸痛、痰饮、疟疾。弦为肝脉,以上诸因致使肝失疏泄,气机失常,经脉拘急而致;老年人脉象多弦硬,为精血亏虚,脉失濡养而致。此外,春令平脉亦见弦象。

(十七)紧脉

1.脉象

脉来绷紧有力,屈曲不平,左右弹指,如牵绳转索。

2.主病

寒证、痛证、宿食。乃邪气内扰,气机阻滞,脉道拘急紧张而致。

(十八)濡脉

1.脉象

浮而细软。

2.主病

主诸虚,又主湿。

(十九)涩脉

1.脉象

脉细行迟,往来艰涩不畅,如轻刀刮竹。

2.主病

气滞血瘀,伤精血少,痰食内停。

四、按诊

按诊是医师用手直接触摸或按压患者某些部位,以了解局部冷热、润燥、软硬、压痛、肿块或其他异常变化,从而推断疾病部位、性质和病情轻重等情况的一种诊病方法。

(一)按胸胁

主要了解心、肺、肝的病变。

(二)按虚里

虚里位于左乳下心尖冲动处,反映宗气的盛衰。

(三)按脘腹

主要检查有无压痛及包块。腹部疼痛,按之痛减,局部柔软者为虚证;按之痛剧,局部坚硬者为实证。

(四)按肌肤

主要了解寒热、润燥、肿胀等内容。肌肤灼热为热证,清冷为寒证。

(五)按手足

诊手足的冷暖,可判断阳气的盛衰。

(六)按俞穴

通过按压某些特定俞穴以判断脏腑的病变。

(潘若军)

第三章 >> 内科病证的中医治疗

第一节 心 悸

　　心悸是指阴阳失调,气血失和,心神失养,出现心中悸动不安,甚则不能自主的一类病证。一般多呈阵发性,每因情绪波动或劳累过度而发。心悸发作时常伴不寐、胸闷、气短,甚则眩晕、喘促、心痛、晕厥。心悸包括惊悸和怔忡。

　　心悸的病名首见《黄帝内经》。《素问·本病论》曰:"热生于内,气痹于外,足胫疫疼,反生心悸。"《素问·气交变大论》对心悸的临床表现及脉象的变化亦有生动的描述,如"心憺憺大动""其动应衣""心怵惕""心下鼓""惕惕然而惊,心欲动""惕惕如人将捕之"。《素问·三部九候论》曰:"参伍不调者病……其脉乍疏乍数、乍迟乍疾者,日乘四季死。"最早认识到心悸,严重脉律失常与疾病预后的关系。在病因病机方面认识到宗气外泄,突受惊恐,复感外邪,心脉不通,饮邪上犯,皆可引起心悸。如《素问·平人气象论》曰:"乳之下,其动应衣,宗气泄也。"《素问·举痛论》曰:"惊则心无所倚,神无所归,虑无所定,故气乱矣。"《素问·痹论》曰:"脉痹不已,复感于邪,内舍于心……心痹者,脉不通,烦则心下鼓。"《素问·评热病论》曰:"诸水病者,故不得卧,卧则惊,惊则咳甚也。"汉代张仲景在《伤寒杂病论》中详述了"惊悸""心动悸""心中悸""喘悸""眩悸"的辨证论治纲领,如《伤寒论·辨太阳病脉证治》曰:"脉浮数者,法当汗出而愈。若下之,身重,心悸者,不可发汗,当自汗出乃解……伤寒二三日,心中悸而烦者,小建中汤主之""伤寒,脉结代,心动悸,炙甘草汤主之。"《金匮要略·血痹虚劳病脉证治》中提到"卒喘悸,脉浮者,里虚也";《金匮要略·痰饮咳嗽病脉证治》提到:"凡食少饮多,水停心下,甚者则悸……眩悸者,小半夏加茯苓汤主之。"《金匮要略·惊悸吐衄下血胸满瘀血病脉证治》中有"寸口脉动而弱,动即为惊,弱则为悸"。认为心悸的病因病机为惊扰、水饮、虚损、汗后受邪等,记载了心悸时结、代、促脉及其区别,所创之炙甘草汤、麻黄附子细辛汤、苓桂甘枣汤、桂甘龙牡汤、小半夏加茯苓汤等仍是目前临床辨证治疗心悸的常用方剂。

　　汉代以后,诸医家从心悸、惊悸、怔忡等不同方面都有所发挥,并不断补充完善了心悸的病因病机、治法方药。如宋代严用和《济生方·惊悸怔忡健忘门》首先提出怔忡病名,并对惊悸、怔忡的病因病机、病情演变、治法方药做了较详细的论述。认为惊悸乃"心虚胆怯之所致",治宜"宁其心以壮其胆气",选用温胆汤、远志丸作为治疗方剂;怔忡因心血不足所致,亦有因感受外邪及饮邪停聚而致者,惊悸不已可发展为怔忡,治疗"当随其证,施以治法"。朱丹溪认为"悸者怔忡之调",强调了虚与痰的致病因素,如《丹溪心法·惊悸怔忡》中认为"怔忡者血虚,怔忡无时,血少者多。有思虑便动,属虚。时作时止者,痰因火动"。明代《医学正传·惊悸怔忡健忘证》认为惊悸怔忡尚与肝胆有关,并对惊悸与怔忡加以鉴别。提出"怔忡者,心中惕惕然,动摇而不得安静,无时而作者是也;惊悸者,蓦然而跳跃惊动,而有欲厥之状,有时而作者是也"。明代《景岳全书·怔忡惊恐》中认为怔忡由阴虚劳损所致,指出"盖阴虚于下,则宗气无根而气不归源,所以在上则浮撼于胸臆,在下则振动于脐旁",生动地描述了心悸重证上及喉、下及腹的临床表现。其在治疗与护理上主张"速宜节欲节劳,切戒酒色。凡治此者,速宜养气养精,滋培根本",提出左归饮、右归饮、养心汤、宁志丸等至今临床广为应用的有效方剂。清代王清任、唐容川力倡瘀血致悸理论,开启了活血化瘀治疗心悸的先河。

一、病因病机

本病的发生既有体质因素、饮食劳倦或情志所伤,亦有因感受外邪或药物中毒所致。其虚证者,多因气血阴阳亏虚,引起阴阳失调、气血失和、心神失养;实证者常见痰浊、瘀血、水饮、邪毒,而致心脉不畅、心神不宁。

(一)感受外邪

正气内虚,感受温热邪毒,首先犯肺系之咽喉,邪毒侵心,耗气伤阴,气血失和,心神失养,发为心悸;或感受风寒湿邪,痹阻血脉,日久内舍于心,心脉不畅,发为心悸。正如叶天士所说:"温邪上受,首先犯肺,逆传心包。"及《素问·痹论》所云:"脉痹不已,复感于邪,内舍于心。"

(二)情志所伤

思虑过度,劳伤心脾,心血暗耗,化源不足,心失所养,发为心悸;恚怒伤肝,肝气郁结,久之气滞血瘀,心脉不畅,发为心悸,或气郁化火,炼液成痰,痰火上扰,心神不宁,发为心悸;素体心虚胆怯,暴受惊恐,致心失神、肾失志,心气逆乱,发为惊悸,日久则稍惊即悸,或无惊亦悸。正如《素问·举痛论》所云:"惊则心无所倚,神无所归,虑无所定,故气乱矣。"

(三)饮食不节

嗜食肥甘厚味,煎炸炙煿之品,或嗜酒过度,皆可蕴热化火生痰,痰火扰心,心神不宁,发为心悸;或饮食不节,损伤脾胃,脾运呆滞,痰浊内生,心脉不畅,而发心悸。正如唐容川所云:"心中有痰者,痰入心中,阻其心气,是以跳动不安。"

(四)体质虚弱

先天心体禀赋不足,阴阳失调,气血失和,心脉不畅,发为心悸;或素体脾胃虚弱,化源不足,或年老体衰,久病失养,劳欲过度,致气血阴阳亏虚,阴阳失调,气血失和,心失所养,而发为心悸。

(五)药物所伤

用药不当,或药物毒性较剧,损及于心,而致心悸。综上所述,心悸病因不外外感与内伤,其病机则不外气血阴阳亏虚,心失濡养;或邪毒、痰饮、瘀血阻滞心脉,心脉不畅,心神不宁。其病机关键为阴阳失调,气血失和,心神失养。其病位在心,但与肺、脾、肝、肾密切相关。

本证以虚证居多,或因虚致实,虚实夹杂。虚者以气血亏虚,气阴两虚,心阳不振,心阳虚脱,心神不宁为常见;实者则以邪毒侵心,痰火扰心,心血瘀阻,水饮凌心为常见。虚实可相互转化,如脾失健运,则痰浊内生;脾肾阳虚,则水饮内停;气虚则血瘀;阴虚常兼火旺,或夹痰热;实者日久,可致正气亏耗;久病则阴损及阳,阳损及阴,形成阴阳两虚等复杂证候。

二、诊断

（1）自觉心慌不安，神情紧张，不能自主，心搏或快速、或缓慢，或心跳过重，或忽跳忽止，呈阵发性或持续性。

（2）伴有胸闷不适，易激动，心烦，少寐，乏力，头晕等，中老年发作频繁者，可伴有心胸疼痛，甚则喘促、肢冷汗出，或见晕厥。

（3）脉象对心悸的诊断有重要意义。心悸者常见疾、促、结、代、迟、涩、雀啄等脉；听诊示心搏或快速，或缓慢，或忽跳忽止，或伴有心音强弱不匀等。

（4）发作常由情志刺激、惊恐、紧张、劳倦过度、饮酒饱食等因素而诱发。

三、相关检查

血液分析、测血压、X线胸片、心电图、动态心电图、心脏彩超检查等，有助于病因及心律失常的诊断。

四、鉴别诊断

（一）心痛

心痛除见心慌不安，脉结代外，必以心痛为主症，多呈心前区或胸骨后压榨样痛、闷痛，常因劳累、感寒、饱餐或情绪波动而诱发，多呈短暂发作。但甚者心痛剧烈不止，唇甲发绀，或手足青至节，呼吸急促，大汗淋漓，甚至晕厥，病情危笃。心痛常可与心悸合并出现。

（二）奔豚

奔豚发作之时，亦觉心胸躁动不安。《难经·五十六难》曰："发于小腹，上至心下，若豚状，或上或下无时。"称之为肾积。《金匮要略·奔豚气病脉证治》曰："奔豚病从少腹起，上冲咽喉，发作欲死，复还止，皆从惊恐得之。"故本病与心悸的鉴别要点为心悸为心中剧烈跳动，发自于心；奔豚乃上下冲逆，发自少腹。

（三）卑惵

《证治要诀·征忡》描述卑惵症状为"痞塞不欲食，心中常有所歉，爱处暗室，或倚门后，见人则惊避，似失志状"。卑惵病因为"心血不足"，虽有心慌，一般无促、结、代、疾、迟等脉出现，是以神志异常为主的疾病，与心悸不难鉴别。

五、辨证论治

（一）辨证要点

1.辨虚实

心悸证候特点多为虚实相兼，故当首辨虚实。虚当审脏腑气、血、阴、阳何者偏虚，实当辨痰、饮、瘀、毒何邪为主。其次，当分清虚实之程度。正虚程度与脏腑虚损情况有关，即一脏虚损者轻，多脏虚损者重。在邪实方面，一般来说，单见一种夹杂者轻，多种合并夹杂者重。

2.辨脉象

脉搏的节律异常为本病的特征性征象，故尚需辨脉象。如脉率快速型心悸，可有一息六至之数脉，一息七至之疾脉，一息八至之极脉，一息九至之脱脉，一息十至以上之浮合脉。脉率过缓型心悸，可见一息四至之缓脉，一息三至之迟脉，一息二至之损脉，一息一至之败脉，两息一至之夺精脉。脉律不整型心悸,脉象可见有数时一止,止无定数之促脉;缓时一止,止无定数之结脉;脉来更代,几至一止,止有定数之代脉,或见脉象乍疏乍数,忽强忽弱之雀啄脉。临床应结合病史、症状,推断脉症从舍。一般认为,阳盛则促,数为阳热。若脉虽数、促而沉细、微细,伴有面浮肢肿,动则气短,形寒肢冷,舌质淡者,为虚寒之象。阴盛则结,迟而无力为虚寒,脉迟、结、代者,一般多属阴类脉。其中,结脉表示气血凝滞,代脉常表示元气虚衰、脏气衰微。凡久病体虚而脉弦滑搏指者为逆,病情重笃而脉散乱模糊者为病危之象。

3.辨病与辨证相结合

对心悸的临床辨证应结合引起心悸原发疾病的诊断,以提高辨证准确性,如功能性心律失常所引起的心悸,常表现为心率快速型心悸,多属心虚胆怯,心神不宁于活动后反而减轻为特点;冠心病心悸,多为阴虚气滞,气虚气滞,或气阴两虚,肝气郁结,久之痰瘀交阻而致;病毒性心肌炎引起的心悸,初起多为风温先犯肺卫,继之热毒逆犯于心,随后呈气阴两虚、瘀阻络脉证;风湿性心肌炎引起的心悸,多由风湿热邪杂至,合而为痹,痹阻心脉所致;病态窦房结综合征多由心阳不振,心搏无力所致;慢性肺源性心脏病所引起的心悸,则虚实兼夹为患,多心肾阳虚为本,水饮内停为标。

4.辨惊悸怔忡

大凡惊悸发病,多与情志因素有关,可由骤遇惊恐,忧思恼怒,悲哀过极或过度紧张而诱发,多为阵发性,实证居多,但也存在内虚因素。病来虽速,病情较轻,可自行缓解,不发时如常人。怔忡多由久病体虚、心脏受损所致,无精神因素亦可发生,常持续心悸,心中惕惕,不能自控,活动后加重。病来虽渐,病情较重,每属虚证,或虚中夹实,不发时亦可见脏腑虚损症状。惊悸日久不愈,亦可形成怔忡。

(二)治疗原则

心悸由脏腑气血阴阳亏虚、心神失养所致者,治当补益气血,调理阴阳,以求气血调畅,阴平阳秘,配合应用养心安神之品,促进脏腑功能的恢复。心悸因于邪毒、痰浊、水饮、瘀血等实邪所致者,治当清热解毒、化痰蠲饮、活血化瘀,配合应用重镇安神之品,以求邪去正安,心神得宁。临床上心悸表现为虚实夹杂时,当根据虚实轻重之多少,灵活应用清热解毒、益气养血、滋阴温阳、化痰蠲饮、行气化瘀、养心安神、重镇安神之法。

(三)分证论治

1.心虚胆怯

(1)主症:心悸不宁,善惊易恐,稍惊即发,劳则加重。

(2)兼次症:胸闷气短,自汗,坐卧不安,恶闻声响,失眠多梦而易惊醒。

(3)舌脉:舌质淡红,苔薄白;脉动数,或细弦。

(4)分析:心为神舍,心气不足易致神浮不敛,心神动摇,失眠多梦;胆气怯弱则善惊易恐,恶闻声响;心胆俱虚则更易为惊恐所伤,稍惊即悸;心位胸中,心气不足,胸中宗气运转无力,故胸闷气短;气虚卫外不固则自汗;劳累耗气,心气益虚,故劳则加重。脉动数或细弦为气血逆乱之象。

(5)治法:镇惊定志,养心安神。

(6)方药:安神定志丸加琥珀、磁石、朱砂。方中龙齿、琥珀、磁石镇惊宁神,朱砂、茯神、菖蒲、远志安神定惊,人参补益心气。兼见心阳不振,加附子、桂枝;兼心血不足,加熟地、阿胶;心悸气短,动则益甚,气虚明显时,加黄芪以增强益气之功;气虚自汗加麻黄根、浮小麦、瘪桃干、乌梅;气虚夹瘀者,加丹参、桃仁、红花;气虚夹湿,加泽泻,重用白术、茯苓;心气不敛,加五味子、酸枣仁、柏子仁,以收敛心气,养心安神;若心气郁结,心悸烦闷,精神抑郁,胸胁胀痛,加柴胡、郁金、合欢皮、绿萼梅、佛手。

2.心脾两虚

(1)主症:心悸气短,失眠多梦,思虑劳心则甚。

(2)兼次症:神疲乏力,眩晕健忘,面色无华,口唇色淡,纳少腹胀,大便溏薄,或胸胁胀痛,善太息。

(3)舌脉:舌质淡,苔薄白;脉细弱,或弦细。

(4)分析:心脾两虚主要指心血虚、脾气弱之气血两虚证。思虑劳心,暗耗心血,或脾气不足,生化乏源,皆可致心失血养,心神不宁,而见心悸、失眠多梦。思虑过度可劳伤心脾,故思虑劳心则甚。血虚则不能濡养脑髓,故眩晕健忘;不能上荣肌肤,故面色无华,口唇色淡。纳少腹胀,大便溏薄,神疲乏力,均为脾气虚之表现。气血虚弱,脉道失充,则脉细弱。肝气郁结则胸胁胀痛,善太息,脉弦。

(5)治法:补血养心,益气安神。

(6)方药:归脾汤。方中当归、龙眼肉补养心血;黄芪、人参、白术、炙甘草益气以生血;茯神、远志、酸枣仁宁心安神;木香行气,使补而不滞。气虚甚者重用人参、黄芪、白术、炙甘草,少佐肉桂,取少火生气之意;血虚甚者加熟地、白芍、阿胶。若心动悸脉结代,气短,神疲乏力,心烦失眠,五心烦热,自汗盗汗,胸闷,面色无华,舌质淡红少津,苔少或无,脉细数,为气阴两虚,治以益气养阴,养心安神,用炙甘草汤加减。本方益气补血,滋阴复脉。若兼肝气郁结,胸胁胀痛,泛酸、善太息,可改用逍遥散合左金丸为煎剂,以补益气血,调达肝郁,佐金以平木。

3.阴虚火旺

(1)主症:心悸少寐,眩晕耳鸣。

(2)兼次症:形体消瘦,五心烦热,潮热盗汗,腰膝酸软,咽干口燥,小便短黄,大便干结,或急躁易怒,胁肋胀痛,善太息。

(3)舌脉:舌红少津,苔少或无;脉细数或促。

(4)分析:肾阴亏虚,水不济火,以致心火亢盛,扰动心神,故心悸少寐;肾主骨生髓,腰为肾之府,肾虚则髓海不足,骨骼失养,故腰膝酸软,眩晕耳鸣;阴虚火旺,虚火内蒸,故形体消瘦,五心烦热,潮热盗汗,口干咽燥,小便短黄,大便干结;舌红少津,少苔或无苔,脉细数或促,为阴虚火旺之征。若肝气郁结,肝火内炽则急躁易怒,胁肋胀痛,善太息。

(5)治法:滋阴清火,养心安神。

(6)方药:天王补心丹或朱砂安神丸。阴虚心火不亢盛者,用天王补心丹。方中生地黄、玄参、麦冬、天冬养阴清热;当归、丹参补血养心;人参补益心气;朱砂、茯苓、远志、枣仁、柏子仁养心安神;五味子收敛心气;桔梗引药上行,以通心气。合而用之有滋阴清热,养心安神之功。汗多加山茱萸。若阴虚心火亢盛者,用朱砂安神丸。方中朱砂重镇安神;当归、生地黄养血滋阴;黄连清心泻火。合而用之有滋阴清火,养心安神之功。因朱砂有毒,不可过剂。本证亦可选用黄连阿胶汤。若肾阴亏虚,虚火妄动,梦遗腰酸者,此乃阴虚相火妄动,治当滋阴降火,方选知柏地黄丸加味,方中知母、黄柏清泻相火,六味地黄丸滋补肾阴,合而用之有滋阴降火之功。若兼肝郁,急躁易怒,胁肋胀痛,善太息,治法为养阴疏肝,可在六味地黄丸基础上加枳壳、青皮,常可获效。

4.心阳不振

(1)主症:心悸不安,动则尤甚,形寒肢冷。

（2）兼次症：胸闷气短，面色白，自汗，畏寒喜温，或伴心痛。

（3）舌脉：舌质淡，苔白；脉虚弱，或沉细无力。

（4）分析：久病体虚，损伤心阳，心失温养，则心悸不安；不能温煦肢体，故面色白，肢冷畏寒。胸中阳气虚衰，宗气运转无力，故胸闷气短。阳气不足，卫外不固，故自汗出。阳虚则无力鼓动血液运行，心脉痹阻，故心痛时作。舌质淡，脉虚弱无力，为心阳不振之征。

（5）治法：温补心阳。

（6）方药：桂枝甘草龙骨牡蛎汤。方中桂枝、炙甘草温补心阳，生龙齿、生牡蛎安神定悸。心阳不足，形寒肢冷者，加黄芪、人参、附子；大汗出者，重用人参、黄芪、浮小麦、山茱萸、麻黄根；或用独参汤煎服；兼见水饮内停者，选加葶苈子、五加皮、大腹皮、车前子、泽泻、猪苓；夹有瘀血者，加丹参、赤芍、桃仁、红花等；兼见阴伤者，加麦冬、玉竹、五味子；若心阳不振，以心动过缓为著者，酌加炙麻黄、补骨脂、附子，重用桂枝。如大汗淋漓，面青唇紫，肢冷脉微，气喘不能平卧，为亡阳征象，当急予独参汤或参附汤，送服黑锡丹，或参附注射液静脉注射或静脉滴注，以回阳救逆。

5.水饮凌心

（1）主症：心悸眩晕，肢面水肿，下肢为甚，甚者咳喘，不能平卧。

（2）兼次症：胸脘痞满，纳呆食少，渴不欲饮，恶心呕吐，形寒肢冷，小便不利。

（3）舌脉：舌质淡胖，苔白滑；脉弦滑，或沉细而滑。

（4）分析：阳虚不能化水，水饮内停，上凌于心，故见心悸；饮溢肢体，故见水肿。饮阻于中，清阳不升，则见眩晕；阻碍中焦，胃失和降，则脘痞，纳呆食少，恶心呕吐。阳气虚衰，不能温化水湿，膀胱气化失司，故小便不利。舌质淡胖，苔白滑，脉弦滑或沉细而滑，为水饮内停之象。

（5）治法：振奋心阳，化气利水。

（6）方药：苓桂术甘汤。本方通阳利水，为"病痰饮者，当以温药和之"的代表方剂。方中茯苓淡渗利水，桂枝、炙甘草通阳化气，白术健脾祛湿。兼见纳呆食少，加谷芽、麦芽、神曲、山楂、鸡内金；恶心呕吐，加半夏、陈皮、生姜；尿少肢肿，加泽泻、猪苓、防己、葶苈子、大腹皮、车前子；兼见肺气不宣，水饮射肺者，表现胸闷、咳喘，加杏仁、前胡、桔梗以宣肺，加葶苈子、五加皮、防己以泻肺利水；兼见瘀血者，加当归、川芎、刘寄奴、泽兰叶、益母草；若肾阳虚衰，不能制水，水气凌心，症见心悸，咳喘，不能平卧，尿少水肿，可用真武汤。

6.心血瘀阻

（1）主症：心悸不安，胸闷不舒，心痛时作。

（2）兼次症：面色晦暗，唇甲青紫。或兼神疲乏力，少气懒言；或兼形寒肢冷；或兼两胁胀痛，善太息。

（3）舌脉：舌质紫暗，或舌边有瘀斑、瘀点；脉涩或结代。

（4）分析：心血瘀阻，心脉不畅，故心悸不安，胸闷不舒，心痛时作；若因气虚致瘀者，则气虚失养，兼见神疲乏力，少气懒言；若因阳气不足致瘀者，则阳虚生外寒而见形寒肢冷；若因肝气郁结，气滞致瘀者，则因肝郁气滞而兼见两胁胀痛，善太息，脉络瘀阻，故见面色晦暗，唇甲青紫；舌紫暗，舌边有瘀斑、瘀点，脉涩或结代，为瘀血内阻之征。

（5）治法：活血化瘀，理气通络。

（6）方药：桃仁红花煎。方中桃仁、红花、丹参、赤芍、川芎活血化瘀；延胡索、香附、青皮理气通络；生地黄、当归养血和血。合而用之有活血化瘀，理气通络之功。若因气滞而血瘀者，酌加柴胡、枳壳、郁金；若因气虚而血瘀者，去理气药，加黄芪、党参、白术；若因阳虚而血瘀者，酌加附子、桂枝、生姜;夹痰浊,症见胸闷不舒,苔浊腻者,酌加瓜蒌、半夏、胆南星;胸痛甚者,酌加乳香、没药、蒲黄、五灵脂、三七等。瘀血心悸亦可选丹参饮或血府逐瘀汤治疗。

7.痰浊阻滞

(1)主症:心悸气短,胸闷胀满。

(2)兼次症:食少腹胀,恶心呕吐,或伴烦躁失眠,口干口苦,纳呆,小便黄赤,大便秘结。

(3)舌脉:苔白腻或黄腻;脉弦滑。

(4)分析:痰浊阻滞心气,故心悸气短;气机不畅,故见胸闷胀满;痰阻气滞,胃失和降,故食少腹胀,恶心呕吐;痰郁化火,则见口干口苦,小便黄赤,大便秘结,苔黄腻等热象;痰火上扰,心神不宁,故烦躁失眠;痰多、苔腻、脉弦滑,为内有痰浊之象。

(5)治法:理气化痰,宁心安神。

(6)方药:导痰汤。方中半夏、陈皮、制南星、枳实理气化痰;茯苓健脾祛痰;远志、酸枣仁宁心安神。纳呆腹胀,兼脾虚者,加党参、白术、谷芽、麦芽、鸡内金;心悸伴烦躁口苦,苔黄,脉滑数,系痰火上扰,心神不宁,可加黄芩、苦参、黄连、竹茹,制南星易胆南星,或用黄连温胆汤;痰火伤津,大便秘结,加大黄、瓜蒌;痰火伤阴,口干盗汗,舌质红,少津,加麦冬、天冬、沙参、玉竹、石斛;烦躁不安,惊悸不宁,加生龙骨、生牡蛎、珍珠母、石决明以重镇安神。

8.邪毒侵心

(1)主症:心悸气短,胸闷胸痛。

(2)兼次症:发热,恶风,全身酸痛,神疲乏力,咽喉肿痛,咳嗽,口干渴。

(3)舌脉:舌质红,苔薄黄;脉浮数,或细数,或结代。

(4)分析:感受风热毒邪,侵犯肺卫,邪正相争,故发热恶风,全身酸痛,咽喉肿痛,咳嗽;表证未解,邪毒侵心,心体受损,耗气伤律,故心悸气短,胸闷胸痛,神疲乏力,口干口渴;舌红,苔薄黄,脉浮数,或细数,或结代,为风热毒邪袭表、侵心,气阴受损之征。

(5)治法:辛凉解表,清热解毒。

(6)方药:银翘散加减。方中金银花、连翘辛凉解表,清热解毒;薄荷、荆芥、豆豉疏风解表,透热外出;桔梗、牛蒡子、甘草宣肺止咳,利咽消肿;淡竹叶、芦根甘凉清热,生津止渴。合而用之有辛凉解表,清热解毒之功。若热毒甚,症见高热,咽喉肿痛,加板蓝根、大青叶、野菊花、紫花地丁等清热解毒之品;胸闷、胸痛者,加丹皮、赤芍、丹参等活血化瘀之品;口干口渴甚者,加生地黄、玄参;若热盛耗气伤阴,症见神疲,气短,脉细数,或结代者,合生脉散益气养阴,敛心气。若感受湿热之邪,湿热侵心,症见心悸气短,胸闷胸痛,腹泻,腹痛,恶心呕吐,腹胀纳呆,舌质红,苔黄腻者,治当清热祛湿,芳香化浊,方选甘露消毒丹或葛根芩连汤加减。若热病后期,邪毒已去,气阴两虚者,治当益气养阴,方选生脉散加味。

六、转归预后

心悸的转归预后与病因、诱因、发展趋势及发作时对血流动力学的影响密切相关。心悸因受惊而起,其病程短,病势浅,全身情况尚好,一般在病因消除或经过适当治疗或休息之后便能逐渐痊愈;但亦有惊悸日久不愈,逐渐变成怔忡。若因脏腑受损,功能失调,气血阴阳亏虚所致心悸,则病程较长,病势较重,经积极合理治疗亦多能痊愈。如出现下列情况则预后较差:心悸而汗出不止,四肢厥冷,喘促不得卧,下肢水肿,面青唇紫,脉微欲绝者,属心悸喘脱证,预后严重;心悸而出现各种怪脉(严重心律失常之脉象)者;心悸突然出现昏厥抽搐者;心悸兼有真心痛者。以上情况皆是病情严重之证候,均应及时治疗和监护,密切观察病情变化。

七、临证要点

(1)在辨证论治基础上选加经现代药理研究有抗心律失常作用的中草药,可进一步提高疗效,如快速型心律失常加用益母草、苦参、黄连、莲子心、延胡索,以及中成药"黄杨宁"等;缓慢型心律失常加用麻黄、细辛、熟附子、桂枝,以及中成药"心宝"等。

(2)功能性心律失常,多为肝气郁结所致,特别是因情志而发者,当在辨证基础上加郁金、佛手、香附、柴胡、枳壳、合欢皮等疏肝解郁之品,往往取得良好效果。

(3)根据中医"久病必虚""久病入络"的理论,心悸日久当补益与通络并用。

(4)临证如出现严重心律失常,如室上性心动过速、快速心房纤颤、Ⅲ度房室传导阻滞、室性心动过速、严重心动过缓、病态窦房结综合征等,导致较严重的血流动力学异常者,当及时运用中、西医两法加以救治。

(5)病毒性心肌炎是20余年来发病率较高的一种心律失常性疾病,常危及青少年的身体健康,对于这种病毒感染性心肌炎症,中医药有显著的优势。在治疗中要把握以下三点:①咽炎一天不除,病毒性心肌炎一天不辍;②气阴两虚贯穿疾病的始终;③阳气易复,阴血难复。

(潘若军)

第二节　胸　痹

胸痹是指以胸部闷痛,甚则胸痛彻背,短气喘息不得卧为主要临床表现的一种病证。

胸痹临床表现或轻或重,轻者仅偶感胸闷如窒或隐痛,呼吸欠畅,病发短暂轻微;重者则有胸痛,呈压榨样绞痛,严重者心痛彻背,背痛彻心,疼痛剧烈。常伴有心悸、气短、呼吸不畅,甚至喘促、悸恐不安等。多由劳累、饱餐、寒冷及情绪激动而诱发,亦可无明显诱因或安静时发病。

胸痹的临床表现最早见于《黄帝内经》。《灵枢·五邪篇》指出:"邪在心,则病心痛。"《素问·藏气法时论》亦说:"心病者,胸中痛,胁支满,胁下痛,膺背肩胛间痛,两臂内痛"。《素问·缪刺论》又有"卒心痛""厥心痛"之称。《素问·厥论篇》还说:"真心痛,手足青至节,心痛甚,且发夕死,夕发旦死。"把心痛严重,并迅速造成死亡者,称为"真心痛",亦即胸痹的重证。汉·张仲景在《金匮要略·胸痹心痛短气病脉证治》篇说:"胸痹之病,喘息咳唾,胸背痛,短气,寸口脉沉而迟,关上小紧数,瓜蒌薤白白酒汤主之。""胸痹不得卧,心痛彻背者,瓜蒌薤白半夏汤主之。"正式提出了"胸痹"的名称,并进行专门的论述,把病因病机归纳为"阳微阴弦",即上焦阳气不足,下焦阴寒气盛,认为乃本虚标实之证。宋金元时期,有关胸痹的论述更多。如《圣济总录·胸痹门》有"胸痹者,胸痹痛之类也……胸脊两乳间刺痛,甚则引背胛,或彻背膂"的症状记载。《太平圣惠方》将心痛、胸痹并列,在"治卒心痛诸方""治久心痛诸方""治胸痹诸方"等篇中,收集治疗本病的方剂较多,组方当中,芳香、辛散、温通之品,常与益气、养血、滋阴、温阳之品相互为用,标本兼顾,丰富了胸痹的治疗内容。到了明清时期,对胸痹的认识有了进一步提高。如《症因脉治·胸痛论》:"歧骨之上作痛,乃为胸痛"。"内伤胸痛之因,七情六欲,动其心火,刑及肺金;或怫郁气逆,伤其肺道,则痰凝气结;或过饮辛热,伤其上焦,则血积于内,而闷闷胸痛矣"。又如《玉机微义·心痛》

中揭示胸痹不仅有实证,亦有虚证;尤其是对心痛与胃脘痛进行了明确的鉴别。

在治疗方面,《黄帝内经》提出了针刺治疗的穴位和方法,《灵枢·五味》篇还有"心病宜食薤"的记载;《金匮要略》强调以宣痹通阳为主;《世医得效方·心痛门》提出了用苏合香丸芳香温通的方法"治卒暴心痛"。后世医家总结前人的经验,又提出了活血化瘀的治疗方法,如《证治准绳·诸痛门》提出用大剂桃仁、红花、降香、失笑散等治疗失血心痛;《时方歌括》用丹参饮治心腹诸痛;《医林改错》用血府逐瘀汤治疗胸痹心痛等。这些方法为治疗胸痹开辟了广阔的途径。

现代医学的冠状动脉粥样硬化性心脏病(心绞痛、心肌梗死)、心包炎、二尖瓣脱垂综合征、病毒性心肌炎、心肌病、慢性阻塞性肺气肿等疾病,出现胸痹的临床表现时,可参考本节进行辨证论治。

一、病因病机

胸痹发生多与寒邪内侵、饮食失调、情志失节、劳倦内伤、年迈体虚等因素有关。其病机分虚实两端,实为气滞、寒凝、血瘀、痰浊,痹阻胸阳,阻滞心脉;虚为气虚、阴伤、阳衰,脾、肝、肾亏虚,心脉失养。

(一)寒邪内侵

素体阳虚,胸阳不振,阴寒之邪乘虚而入,寒主收引,寒凝气滞,抑遏阳气,胸阳不展,血行瘀滞不畅,而发本病。如《诸病源候论》曰:"寒气客于五脏六腑,因虚而发,上冲胸间,则胸痹。"《类证治裁·胸痹》曰:"胸痹,胸中阳微不运,久则阴乘阳位,而为痹结也。"阐述了本病由阳虚感寒而发作。

(二)情志失节

郁怒伤肝,肝失疏泄,肝郁气滞,甚则气郁化火,灼津成痰;忧思伤脾,脾失健运,津液不布,遂聚成痰。气滞、痰郁交阻,既可使血行失畅,脉络不利,而致气血瘀滞,又可导致胸中气机不畅,胸阳不运,心脉痹阻,心失所养,不通则痛,而发胸痹。《杂病源流犀烛·心病源流》曰:"总之七情之由作心痛,七情失调可致气血耗逆,心脉失畅,痹阻不通而发心痛。"

(三)饮食失调

饮食不节,嗜酒或过食肥甘生冷,以致脾胃损伤,运化失健,聚湿成痰,上犯心胸,痰阻脉络,胸阳失展,气机不畅,心脉闭阻,而成胸痹。

(四)劳倦内伤

思虑过度,心血暗耗,或肾阴亏虚,不能滋养五脏之阴,水不涵木,不能上济于心,心肝火旺,使心阴内耗,阴液不足,心火燔炽,不汲肾水,脉道失润;或劳倦伤脾,脾虚转输失职,气血生化乏源,无以濡养心脉,拘急而痛;或积劳伤阳,心肾阳微,阴寒痰饮乘于阳位,鼓动无力,胸阳失展,血行涩滞,而发胸痹。

(五)年迈体虚

久病体虚,暴病伤正;或中老年人,肾气不足,精血渐衰,以致心气不足,心阳不振,肾阳虚衰,不能鼓舞五脏之阳,血脉失于温煦,痹阻不畅,心胸失养而酿成本病。

胸痹的病位在心,然其发病多与肝、脾、肾三脏功能失调有关,如肾虚、肝郁、脾失健运等。

胸痹的主要病机为心脉痹阻,病理变化主要表现为本虚标实,虚实夹杂。本虚有气虚、血虚、阳虚、阴虚,又可阴损及阳,阳损及阴,而表现出气阴两虚,气血双亏,阴阳两虚,甚至阳微阴竭,心阳外越;标实为气滞、血瘀、寒凝、痰阻,且又可相兼为病,如气滞血瘀,寒凝气滞,痰瘀交阻等。本病多在中年以后发生,发作期以标实表现为主,并以血瘀为突出特点,缓解期主要见心、脾、肾气血阴阳之亏虚,其中又以心气虚最为常见。

二、诊断要点

(一)症状

(1)以胸部闷痛为主症,多见膻中或心前区憋闷疼痛,甚则痛彻左肩背、咽喉、胃脘部、左上臂内侧等部位;呈反复发作性或持续不解,常伴有心悸、气短、自汗,甚则喘息不得卧。

(2)胸闷胸痛一般持续几秒到几十分钟,休息或服药后大多可迅速缓解;严重者可见突然发病,心跳加快,疼痛剧烈,持续不解,汗出肢冷,面色苍白,唇甲青紫,或心律失常等证候,并可发生猝死。

(3)多见于中年以上,常因情志抑郁恼怒,操劳过度,多饮暴食,气候变化等而诱发。亦有无明显诱因或安静时发病者。

(二)检查

心电图检查可见 ST 段改变等阳性改变,必要时可做动态心电图、心功能测定、运动试验心电图等。周围血象白细胞总数、红细胞沉降率、血清酶学检查,有助于进一步明确诊断。

三、鉴别诊断

(一)胃脘痛

心在脘上,脘在心下,故有胃脘当心而痛之称,以其部位相近。尤胸痹之不典型者,其疼痛可在胃脘部,极易混淆。但胸痹以闷痛为主,为时极短,虽与饮食有关,休息、服药常可缓解;胃痛发病部位在上腹部,局部可有压痛,以胀痛为主,持续时间较长,常伴有食少纳呆、恶心呕吐、泛酸嘈杂等消化系统症状。做 B 超、胃肠造影、胃镜、淀粉酶检查,可以鉴别。

(二)悬饮

悬饮、胸痹均有胸痛。但胸痹为当胸闷痛,可向左肩或左臂内侧等部位放射,常因受寒饱餐、情绪激动、劳累而突然发作,持续时间短暂;悬饮为胸胁胀痛,持续不解,多伴有咳唾,肋间饱满,转侧不能平卧,呼吸时疼痛加重,或有咳嗽、咳痰等肺系证候。

(三)胁痛

疼痛部位在两胁部,以右胁部为主,肋缘下或有压痛点。疼痛特点或刺痛不移,或胀痛不休,或隐隐作痛,很少短暂即逝,可合并厌油腻、发热、黄疸等症。肝胆 B 超、胃镜、肝功能、淀粉酶检查有助区分。

(四)真心痛

真心痛乃胸痹的进一步发展。症见心痛剧烈,甚则持续不解,伴有肢冷汗出,面色苍白,喘促唇紫,手足青至节,脉微欲绝或结代等危重急症。

四、辨证

胸痹首先辨别虚实,分清标本。发作期以标实为主,缓解期以本虚为主。

标实应区别气滞、血瘀、寒凝、痰浊的不同。闷重而痛轻,兼见胸胁胀满,憋气,善太息,苔薄白,脉弦者,多属气滞;胸部窒闷而痛,伴唾吐痰涎,苔腻,脉弦滑或弦数者,多属痰浊;胸痛如绞,遇寒则发,或得冷加剧,伴畏寒肢冷,舌淡苔白,脉细,为寒凝心脉;刺痛固定不移,痛有定处,夜间多发,舌紫黯或有瘀斑,脉结代或涩,由心脉瘀滞所致。

本虚又应区别阴阳气血亏虚的不同。心胸隐痛而闷,因劳累而发,伴心慌、气短、乏力,舌淡胖嫩,边有齿痕,脉沉细或结代者,多属心气不足;若绞痛兼见胸闷气短,四肢厥冷,神倦自汗,脉沉细,则为心阳不振;隐痛时作时止,缠绵不休,动则多发,伴口干,舌淡红而少苔,脉细而数,则属气阴两虚表现。

胸痹的疼痛程度与发作频率及持续时间与病情轻重程度密切相关。疼痛持续时间短暂,瞬息即逝者多轻;持续时间长,反复发作者多重;若持续数小时甚至数天不休者常为重症或危候。

一般疼痛发作次数多少与病情轻重程度呈正比。若疼痛遇劳发作,休息或服药后能缓解者为顺症;服药后难以缓解者常为危候。

(一)寒凝心脉

证候:卒然心痛如绞,心痛彻背,背痛彻心,心悸气短,喘不得卧,形寒肢冷,面色苍白,冷汗自出,多因气候骤冷或骤感风寒而发病或加重,苔薄白,脉沉紧或沉细。

分析:寒邪侵袭,阳气不运,气机阻痹,故见卒然心痛如绞,或心痛彻背,背痛彻心,感寒则痛甚;阳气不足,故形寒肢冷,面色苍白;胸阳不振,气机受阻,故见喘不得卧,心悸气短;苔薄白,脉沉紧或沉细,均为阴寒凝滞,阳气不运之候。

(二)气滞心胸

证候:心胸满闷,隐痛阵发,痛无定处,时欲太息,情绪波动时容易诱发或加重,或兼有脘痞胀满,得嗳气或矢气则舒,苔薄或薄腻,脉细弦。

分析:郁怒伤肝,肝失疏泄,气滞上焦,胸阳失展,心脉不和,故心胸满闷,隐痛阵发,痛无定处;情志不遂则气机郁结加重,故心痛加重,而太息则气机稍畅,心痛稍减;肝郁气结,木失条达,横逆犯脾,脾失健运则脘痞胀满;苔薄或薄腻,脉细弦为肝气郁结之象。

(三)心血瘀阻

证候:心胸剧痛,如刺如绞,痛有定处,甚则心痛彻背,背痛彻心,或痛引肩背,伴有胸闷心悸,日久不愈,可因暴怒、劳累而加重,面色晦暗,舌质暗红或紫黯,或有瘀斑,苔薄脉弦涩或促、结、代。

分析:气机阻滞,瘀血内停,络脉不通,不通则痛,故见心胸剧痛,如刺如绞,痛有定处,甚则心痛彻背,背痛彻心,或痛引肩背,伴有胸闷,日久不愈;瘀血阻塞,心失所养,故心悸不宁,面色晦暗;暴怒伤肝,气机逆乱,气滞血瘀更重,故可因暴怒而加重;舌质暗红或紫黯,或有瘀斑,苔薄,脉弦涩或促、结、代均为瘀血内阻之候。

(四)痰浊闭阻

证候:胸闷重而心痛,痰多气短,倦怠肢重,遇阴雨天易发作或加重,伴有纳呆便溏,口黏恶心,咯吐痰涎,舌体胖大且边有齿痕,苔白腻或白滑,脉滑。

分析:痰浊内阻,胸阳失展,气机痹阻,故胸闷重而疼痛,痰多气短;阴雨天湿气更甚,故遇之易发作或加重;痰浊困脾,脾气不运,故倦怠肢重,纳呆便溏,口黏恶心;咯吐痰涎,舌体胖大,有齿痕,苔白腻或滑,脉滑,均为痰浊闭阻之象。

(五)心肾阴虚

证候:心痛憋闷,灼痛心悸,五心烦热,潮热盗汗,或头晕耳鸣,腰膝酸软,口干便秘,舌红少津,苔薄或剥,脉细数或促代。

分析:心肾不交,虚热内灼,气机不利,血脉不畅,故心痛时作,灼痛或憋闷;久病或热病伤阴,暗耗心血,血虚不足以养心,则心悸;阴虚生内热,则五心烦热,潮热盗汗;肾阴虚,则见头晕耳鸣,腰膝酸软;口干便秘,舌红少苔,脉细数或促代,均为阴虚有热之象。

(六)心肾阳虚

证候:心悸而痛,胸闷气短,自汗,动则更甚,神倦怯寒,面色㿠白,四肢不温或肿胀,舌质淡胖,苔白或腻,脉沉细迟。

分析:阳气虚衰,胸阳不振,气机痹阻,血行瘀滞,血脉失于温煦,故见胸闷心痛,心悸气短,自汗,动则耗气更甚;阳虚不足以温运四肢百骸,则神倦怯寒,面色㿠白,四肢不温;肾阳虚,不能制水,故四肢肿胀;舌质淡胖,苔白或腻,脉沉细迟均为阳气虚衰之候。

(七)气阴两虚

证候:心胸隐痛,时作时休,胸闷气促,心悸自汗,动则喘息益甚,倦怠懒言,面色少华,舌质淡红,苔薄白,脉虚细缓或结代。

分析:思虑伤神,劳心过度,损伤心气,阴血亏耗,血瘀心脉,故见胸闷隐痛,时作时休,心悸气促,倦怠懒言等;心气虚,则自汗;气血不荣于上,则面色少华;淡红舌,脉虚细缓,均为气阴两虚之征。

五、治疗

本病的治疗原则应先治其标,后治其本,先从祛邪入手,然后再予扶正,必要时可根据虚实标本的主次,兼顾同治。标实当泻,针对气滞、血瘀、寒凝、痰浊而疏理气机,活血化瘀,辛温通阳,泄浊豁痰,尤重活血通脉治法;本虚宜补,权衡心脏阴阳气血之不足,有无兼见肺、肝、脾、肾等脏之亏虚,补气温阳,滋阴益肾。

(一)中药治疗

1.寒凝心脉

治法:辛温散寒,宣通心阳。

处方:枳实薤白桂枝汤合当归四逆汤加减。

两方皆能辛温散寒,助阳通脉。前方重在通阳理气,用于胸痹阴寒证,心中痞满,胸闷气短者;后方则以温经散寒为主,用于血虚寒厥证,见胸痛如绞,手足不温,冷汗自出,脉沉细者。方中桂枝、细辛温散寒邪,通阳止痛;薤白、瓜蒌化痰通阳,行气止痛;当归、芍药养血活血;芍药与甘草相配,缓急止痛;枳实、厚朴、理气通脉;大枣养脾和营。共成辛温散寒,通阳止痛之功。

若阴寒极盛之胸痹重症,胸痛剧烈,心痛彻背,背痛彻心,痛无休止,当用温通散寒之法,予乌头赤石脂丸加荜茇、高良姜、细辛等治疗。方中以乌头雄烈刚燥,散寒通络止痛;附子、干姜温阳逐寒;蜀椒温经下气开郁;为防药物过于辛散,配赤石脂入心经,而固摄收涩阳气。若痛剧而四肢不温,冷汗自出,可含化苏合香丸或麝香保心丸,以芳香化浊,温通开窍,每获即速止痛效果。

另外,可选用苏冰滴丸,每次2～4粒,每天3次。

2.气滞心胸

治法:疏调气机,活血通络。

处方:柴胡疏肝散加减。

本方疏肝理气,适用于肝气郁结、气滞上焦、胸阳失展、血脉失和之胸胁疼痛。方用四逆散去枳实,加香附、枳壳、川芎、陈皮行气疏肝,和血止痛。其中柴胡与枳壳相配可升降气机;白芍与甘草同用可缓急舒脉止痛;香附、陈皮以增强理气解郁之功;川芎为血中之气药,既可活血又能调畅气机。全方共奏疏调气机、和血通脉之功效。根据需要,还可选用木香、沉香、降香、檀香、延胡索、砂仁、厚朴等芳香理气及破气之品,但不可久用,以免耗散正气。

若气郁日久化热,出现心烦易怒,口干便秘,舌红苔黄,脉弦数等证者,用丹栀逍遥散疏肝清热;便秘严重者,用当归龙荟丸以泻郁火;如胸闷、心痛明显,为气滞血瘀之象,可合用失笑散,以增强活血行瘀,散结止痛之作用。

另外,可选用冠心苏合丸,每次 3 g,每天 2 次。

3.心血瘀阻

治法:活血化瘀,通脉止痛。

处方:血府逐瘀汤加减。

本方祛瘀通脉,行气止痛,用于胸中瘀阻,血行不畅,心胸疼痛,痛有定处,胸闷、心悸之胸痹。方中当归、川芎、桃仁、红花、赤芍活血化瘀,疏通血脉;柴胡、桔梗与枳壳、牛膝配伍,升降结合,调畅气机,开胸通阳,行气活血;生地黄养阴而调血燥。诸药共成祛瘀通脉、行气止痛之剂。

若瘀血痹阻重症,胸痛剧烈,可加乳香、没药、丹参、郁金、降香等加强活血理气之力;若血瘀、气滞并重,胸闷痛甚者,加沉香、檀香、荜茇等辛香理气止痛药物;若寒凝血瘀或阳虚血瘀者,症见畏寒肢冷,脉沉细或沉迟者,加肉桂、细辛、高良姜、薤白等温通散寒之品,或人参、附子等温阳益气之品;若伴有气短乏力、自汗、脉细缓或结代,乃气虚血瘀之象,当益气活血,用人参养营汤合桃红四物汤加减,重用人参、黄芪等益气祛瘀之品。

还可选用三七、苏木、泽兰、鸡血藤、益母草、水蛭、王不留行、丹皮等活血化瘀药物,加强祛瘀疗效。但破血之品应慎用,且不可久用、多用,以免耗伤正气。在应用活血、破血类药物时,必须注意有无出血倾向或征象,一旦发现,立即停用,并予以相应处理。

另外,可选用活心丸,每次含服或吞服 1～2 丸。

4.痰浊阻闭

治法:通阳化浊,豁痰宣痹。

处方:瓜蒌薤白半夏汤合涤痰汤加减。

两方均能温通豁痰,前方通阳行气,用于痰阻气滞,胸阳痹阻者;后方健脾益气,豁痰开窍,用于脾虚失运,痰阻心窍者。方中瓜蒌、薤白化痰通阳,行气止痛;半夏、胆南星、竹茹清热化痰;人参、茯苓、甘草健脾益气;石菖蒲、陈皮、枳实理气宽胸。全方共奏通阳化饮、泄浊化痰、散结止痛之功。

若痰浊郁而化热,证见咳痰黄稠,便干,苔黄腻者,可用黄连温胆汤加郁金清化痰热而理气活血;痰热兼有郁火者,加海浮石、海蛤壳、黑山栀、天竺黄、竹沥化痰火之胶结;大便干结,加生大黄通腑逐痰;痰瘀交阻,证见胸闷如窒,心胸隐痛或绞痛阵发,苔白腻,舌暗紫或有瘀斑,当通阳化痰散结,加血府逐瘀汤;若痰浊闭塞心脉,卒然剧痛,可用苏合香丸。

5.心肾阴虚

治法:滋阴清热,养心和络。

处方:天王补心丹合炙甘草汤。

两方均为滋阴养心之剂;前方以养心安神为主,治疗心肾两虚,阴虚血少者;后方以养阴复脉见长,用于气阴两虚,心动悸,脉结代之症。方中以生地黄、玄参、天冬、麦冬滋水养阴以降虚火;人参、炙甘草、茯苓益助心气;桂枝、大枣补气通阳,寓从阳引阴之意;柏子仁、酸枣仁、五味子、远志交通心肾,养心安神,化阴敛汗;丹参、当归身、芍药、阿胶滋养心血而通心脉;桔梗、辰砂为引使之品。本方能使心阴复,虚火平,血脉利,则心胸灼痛得解。

若阴不敛阳,虚火内扰心神,心烦不寐,舌尖红少津者,可用酸枣仁汤清热除烦安神;若不效者,再予黄连阿胶汤,滋阴清火,宁心安神。若兼见风阳上扰,用珍珠母、灵磁石、石决明、琥珀等重镇潜阳之品,或用羚羊钩藤汤加减;心肾阴虚者,兼见头晕耳鸣,腰膝酸软,遗精盗汗,口燥咽干,用左归饮补益肾阴,填精益髓,或河车大造丸滋肾养阴清热;若心肾真阴欲竭,当用大剂西洋参、鲜生地黄、石斛、麦冬、山萸肉等急救真阴,并佐用生牡蛎、乌梅肉、五味子、甘草等酸甘化阴,且敛其阴。

另外,可选滋心阴口服液,每次 10 mL,每天 2 次。

6.心肾阳虚

治法:温振心阳,补益阳气。

处方:参附汤合右归饮加减。

两方均能补益阳气,前方大补元气,温补心阳;后方温肾助阳,补益精气。方中人参、姜、枣、炙甘草大补元气,以益心气复脉;附子辛热,温补真阳,肉桂振奋心阳;熟地、山萸肉、枸杞子、杜仲、山药为温肾助阳、补益精气之要药。

若兼肾阳虚,可合金匮肾气丸,或用六味地黄丸滋阴固本,从阴引阳,共为温补肾阳之剂;心肾阳衰,不能化气行水,水饮上凌心肺,加用真武汤;若阳虚欲脱厥逆者,用四逆加人参汤,温阳益气,回阳救逆;若阳虚寒凝而兼气滞血瘀者,可选用薤白、沉香、降香、檀香、香附、鸡血藤、泽兰、川芎、桃仁、红花、延胡索、乳香、没药等偏于温性的理气活血药物。

另外,可选用麝香保心丸,每次含服或吞服 1~2 粒。

7.气阴两虚

治法:益气养阴,活血通脉。

处方:生脉散合人参养营汤加减。

上方皆能补益心气。生脉散长于益心气,敛心阴,适用于心气不足,心阴亏耗者;人参养营汤补气养血,安神宁心,适用于胸闷气短,头昏神疲。方中人参、黄芪、炙甘草大补元气,通经利脉;肉桂通心阳,散寒气,疗心痛,纳气归肾;麦冬、五味子滋养心阴,收敛心气;熟地、当归、白芍养血活血。配茯苓、白术、陈皮、远志,补后天之本,滋气血生化之源,以宁心定志。

若兼见神疲乏力,纳呆,失眠多梦等,可用养心汤加半夏曲、茯苓以健脾和胃,补益心脾,养心安神;若气阴两虚,兼见口燥咽干,心烦失眠,舌红,用生脉散合归脾汤加减;兼有气滞血瘀者,可加川芎、郁金以行气活血;兼见痰浊之象者,可用茯苓、白术、白蔻仁以健脾化痰。

另外,可选用补心气口服液,每天 10 mL,每天 2 次;或滋心阴口服液,每次 10 mL,每天 2 次。

(二)针灸治疗

1.基本处方

心俞、巨阙、膻中、内关、郄门。

心俞、巨阙属俞募相配,膻中、心俞前后相配,通调心气;内关、郄门同经相配,宽胸理气,缓急止痛。

2.加减运用

(1)寒凝心脉证:加厥阴俞、通里、气海以温经散寒、宣通心阳。背俞穴、气海可加灸,余穴针用平补平泻法。

(2)气滞心胸证:加阳陵泉、太冲以疏肝理气、调畅气机,针用泻法。余穴针用平补平泻法。若脘痞胀满甚者,加中脘以健脾和中、疏导中州气机,针用平补平泻法。

(3)心血瘀阻证:加膈俞、血海、阴郄以活血化瘀、通脉止痛。诸穴针用平补平泻法。

(4)痰浊阻闭证:加太渊、丰隆、足三里、阴陵泉以通阳化浊、豁痰宣痹。诸穴针用平补平泻法。

(5)心肾阴虚证:加肾俞、太溪、三阴交、少海以滋阴清热、养心和络,针用补法。余穴针用平补平泻法。

(6)心肾阳虚证:加肾俞、气海、关元、百会、命门以振奋心肾之阳。诸穴针用补法,关元、气海、命门、背俞穴可加灸。

(7)气阴两虚证:加足三里、气海、阴郄、少海以益气养阴、活血通脉。诸穴针用补法。

3.其他

(1)耳针疗法:取胸、神门、心、肺、交感、皮质下,每次选3～5穴,用捻转手法强刺激,一般每穴捻1～2 min左右,留针15～20 min,可以每隔5 min捻转1次。

(2)电针疗法:取内关、神门、胸上段夹脊穴,通电刺激5～15 min,采用密波,达到有麻、电放射感即可。

(3)穴位注射疗法:取内关、郄门、间使、少海、心俞、足三里、三阴交,用复方当归(10%葡萄糖稀释)、维生素 B$_{12}$ 0.25 mg,复方丹参注射液等,每次选2～3穴,每穴注射0.5～1.0 mL,隔天1次。

(4)皮内针疗法:取内关、心俞、厥阴俞、膈俞,每次选1对,埋针1～3 d,冬天可延长到5～7 d。

(潘若军)

第三节 不 寐

不寐,即一般所谓"失眠",古代文献中亦有称为"不得卧"或"不得眠"者,是以经常不易入寐为特征的一种病证。不寐的证情不一,有初就寝即难以入寐;有寐而易醒,醒后不能再寐;亦有时寐时醒,寐而不稳,甚至整夜不能入寐等。

不寐的原因很多,如思虑劳倦,内伤心脾;阳不交阴,心肾不交;阴虚火旺,肝阳扰动;心胆气虚及胃中不和等,均可影响心神而导致不寐。张景岳将其概括为"有邪"与"无邪"二类。他说:"寐本乎阴,神其主也。神安则寐,神不安则不寐;其所以不安者,一由邪气之扰,一由营气之不足耳。有邪者多实,无邪者皆虚。"张氏所称的"有邪""无邪",主要是指由于机体内在气血、精神、脏腑功能的失调,或痰热的影响而言。因此,不寐的治疗原则,应着重在内脏的调治,如调补心脾、滋阴降火、益气宁神和胃化痰等。

本病常兼见头晕、头痛、心悸、健忘,以及精神异常等证。凡以不寐为主证的为本节讨论范围,其并见于其他疾病过程中的不寐则从略。

一、病因病机

(1)思虑劳倦,伤及心脾,心伤则阴血暗耗,神不守舍,脾伤则无以生化精微,血虚难复,不能上奉于心,致心神不安,而成不寐。正如张景岳所说:"劳倦思虑太过者,必致血液耗亡,神魂无主,所以不眠。"《类证治裁》也说:"思虑伤脾,脾血亏损,经年不寐。"可见心脾不足而致失眠的,关键在于血虚。所以失血不复、妇人产后、久病虚弱,以及老人的不寐,大都与血虚有关。

(2)禀赋不足,房劳过度,或久病之人,肾阴耗伤,不能上承于心,水不济火,则心阳独亢;或五志过极,心火内炽,不能下交于肾,故肾阴虚则志伤,心火盛则神动,心肾失交而神志不宁,因而不寐。正如徐东皋所说:"有因肾水不足,真阴不升,而心火独亢,不得眠者。"《金匮》所举的"虚烦不得眠",当亦属于此类。此外,也有肝肾阴虚,肝阳偏盛,相火上亢,心君受扰,神魂不安于宅而致不寐者。

(3)心胆虚怯,遇事易惊,神魂不安,亦能导致不寐。形成心胆虚怯的原因有二:一为体质柔弱,心胆素虚,善惊易恐,夜寐不安,如《沈氏尊生书》所说,"心胆俱怯,触事易惊,睡梦纷纭,虚烦不寐";一为暴受惊骇,情绪紧张,终日惕惕,渐致胆怯心虚而不寐。二者又每每相互为因。

(4)饮食不节,肠胃受伤,宿食停滞,或积为痰热,壅遏中宫,致胃气不和而卧不得安。这就是《黄帝内经》所说:"胃不和则卧不安。"《张氏医通》更具体指出:"脉滑数有力不眠者,中有宿滞痰火,此为胃不和则卧不安。"

综上所述,导致不寐的原因虽多,总与心脾肝肾诸脏有关。因血之来源,由于水谷精微所化,上奉于心,则心得所养;受藏于肝,则肝体柔和;统摄于脾,则生化不息;调节有度,化而为精,内藏于肾,肾精上承于心,心气下交于肾,则神安志宁。若思虑、忧郁、劳倦等,伤及诸脏,精血内耗,彼此影响,每多形成顽固性的不寐。

二、辨证施治

不寐有虚实之分,证候表现也各有不同,当审其邪正虚实而施治。大抵虚证多由于阴血不足,重在心脾肝肾;宜补益气血,壮水制火。实证多因食滞痰浊,责在胃腑;当消导和中,清降痰火。实证病久,则精神萎顿,食欲缺乏,亦可转成虚证。

(一)心脾血亏

主证:多梦易醒,心悸健忘,体倦神疲,饮食无味,面色少华,舌淡苔薄,脉象细弱。

证候分析:由于心脾亏损,血少神不守舍,故多梦易醒,健忘心悸。血不上荣,故面色少华而舌质色淡。脾失健运,则饮食无味。生化之源不足,血少气衰,故四肢倦怠,精神萎疲而脉见细弱。

治法:补养心脾以生血气。

方药:归脾汤为主,养血以宁心神,健脾以畅化源。不效,可与养心汤同用,方中五味子、柏子仁有助于宁神养心。如兼见脘闷纳呆,舌苔滑腻者,乃脾阳失运,湿痰内生,可选用半夏、陈皮、茯苓、肉桂等(肉桂对脉涩者尤为相宜),温运脾阳而化内湿,然后再用前法调补。

(二)阴亏火旺

主证:心烦不寐,头晕耳鸣,口干津少,五心烦热,舌质红,脉细数;或有梦遗、健忘、心悸、腰酸等证。

证候分析:肾水不足,心火独亢,故心烦不寐,健忘,心悸,腰酸。口干津少,五心烦热,舌红,脉细数,均是阴亏于下,虚火上炎之征。肝肾阴亏,相火易动,故见眩晕、耳鸣、梦遗等证。

治法:壮水制火,滋阴清热。

方药:黄连阿胶汤、朱砂安神丸、天王补心丹等,随证选用。三方同为清热安神之剂,黄连阿胶汤重在滋阴清火,适用于阴虚火旺及热病后之心烦失眠;朱砂安神丸亦以黄连为主,方义相似,做丸便于常服;天王补心丹重在滋阴养血,对阴虚而火不太旺者最宜。如由于肝火偏盛的,可用琥珀多寐丸,方以羚羊角、琥珀为主,有清肝安神之功。

(三)心胆气虚

主证:心悸多梦,时易惊醒,舌色淡,脉象弦细。

证候分析:心虚则神摇不安,胆虚则善惊易恐,故心悸多梦而易醒。舌色淡,脉弦细,亦为气血不足之象。

治法:益气镇惊,安神定志。

方药:安神定志丸、酸枣仁汤随证选用。前方以人参益气,龙齿镇惊为主。后者重用枣仁,酸能养肝,肝与胆相为表里,养肝亦所以补胆之不足;知母能清胆而宁神。证情较重者,二方可以同用。

(四)胃中不和

主证:失眠,脘闷嗳气,腹中不舒,苔腻脉滑,或大便不爽,脘腹胀痛。

证候分析:脾胃运化失常,食滞于中,升降之道受阻,故脘闷嗳气,舌苔腻,腹中不舒,因而影响睡眠。宿滞内停,积湿生痰,因痰生热,故脉见滑象。便燥腹胀,亦是热结之征。

治法:消导和胃为主,佐以化痰清热。

方药:先用保和汤以消导积滞。如食滞已化,而胃气不和,不能成寐者,可用半夏秫米汤以和胃安神。如兼见痰多胸闷,目眩口苦,舌苔黄腻,脉滑数者,乃痰热内阻,可用温胆汤以化痰清热;如心烦,舌尖红绛,热象较著者,再加山栀、黄连以清火宁神。

此外,若病后虚烦不寐,形体消瘦,面色㿠白,容易疲劳,舌淡,脉细弱,或老年人除一般衰弱的生理现象外,夜寐早醒而无虚烦之证的,多属气血不足,治宜养血安神,一般可用归脾汤。亦有病后血虚肝热而不寐的,宜用琥珀多寐丸。心肾不交,心火偏旺者,可用交泰丸,方中以黄连清火为主,反佐肉桂之温以入心肾,是引火归元之意。

本证除上述药物治疗外,可配合气功、针灸等疗法,则效果更佳。此外,患者还必须消除顾虑及紧张情绪,心情应该舒畅,寡嗜欲,戒烦恼,临睡前宜少谈话、少思考、避免烟酒浓茶等品,每天应有适当的体力劳动或体育锻炼,这些都是防治不寐的有效方法。单独依靠药物,而不注意精神及生活方面的调摄,往往影响疗效。

(潘若军)

第四节 健　　忘

健忘是指以记忆力减退,遇事善忘为主要临床表现的一种病证,亦称"喜忘""善忘""多忘"等。

关于本病的记载,《素问·调经论》有载:"血并于下,气并于上,乱而喜忘。"《伤寒论·辨阳明病脉证并治》有载:"阳明证,其人善忘者,必有蓄血,所以然者,本有久瘀血。"自宋代《圣济总录》中称"健忘"后,本病名沿用至今。

历代医家认为本证病位在脑,与心脾肾虚损、气血阴精不足密切相关,亦有因气血逆乱、痰浊上扰所致。

宋·陈无择《三因极一病证方论·健忘证治》曰:"脾主意与思,意者记所往事,思则兼心之所为也……今脾受病,则意舍不清,心神不宁,使人健忘,尽心力思量不来者是也。"

元代《丹溪心法·健忘》认为:"健忘精神短少者多,亦有痰者"。

清·林佩琴《类证治裁·健忘》指出:"人之神宅于心,心之精依于肾,而脑为元神之府,精髓之海,实记性所凭也。"明确指出了记忆与脑的关系。

清·汪昂《医方集解·补养之剂》曰:"人之精与志,皆藏于肾,肾精不足则肾气衰,不能上通于心,故迷惑善忘也。"

清·陈士铎《辨证录·健忘门》亦指出:"人有气郁不舒,忽忽有所失,目前之事,竟不记忆,一如老人之健忘,此乃肝气之滞,非心肾之虚耗也。"

现代医学的神经衰弱、神经官能症、脑动脉硬化等疾病,出现健忘的临床表现时,可参考本节进行辨证论治。

一、病因病机

本病多由心脾不足,肾精虚衰所致。

盖心脾主血,肾主精髓,思虑过度,伤及心脾,则阴血损耗;房事不节,精亏髓减,则脑失所养,皆能令人健忘。高年神衰,亦多因此而健忘。

故本病证以心、脾、肾虚损为主,但肝郁气滞、瘀血阻络、痰浊上扰等实证亦可引起健忘。

二、诊断要点

脑力衰弱,记忆力减退,遇事易忘。现代医学的神经衰弱,脑动脉硬化及部分精神心理性疾病中出现此症状者,亦可作为本病的诊断依据。

三、辨证

健忘可见虚实两大类,虚证多见于思虑过度,劳伤心脾,阴血损耗,生化乏源,脑失濡养,或房劳,久病年迈,损伤气血阴精,肾精亏虚,导致健忘;实证则见于七情所伤,久病入络,致瘀血内停,痰浊上蒙。临床以本虚标实,虚多实少,虚实兼杂者多见。

(一)心脾不足

证候:健忘失眠,心悸气短,神倦纳呆,舌淡,脉细弱。

分析:思虑过度,耗心损脾。心气虚则心悸气短;脾气虚则神倦纳呆;心血不足,血不养神则健忘失眠;舌淡,脉细为心脾两虚之征。

(二)痰浊上扰

证候:善忘嗜卧,头重胸闷,口黏,呕恶,咳吐痰涎,苔腻,脉弦滑。

分析:喜食肥甘,损伤脾胃,脾失健运,痰浊内生,痰湿中阻,则胸闷,咳吐痰涎,呕恶;痰浊重着黏滞,故嗜卧,口黏;痰浊上扰,清阳闭阻,故善忘;苔腻,脉弦滑为内有痰浊之象。

(三)瘀血闭阻

证候:突发健忘,心悸胸闷,伴言语迟缓,神思欠敏,表现呆钝,面唇暗红,舌质紫黯,有瘀点,脉细涩或结代。

分析:肝郁气停,瘀血内滞,脉络被阻,气血不行,血滞心胸,心悸胸闷;神识受攻,则突发健忘,神思不敏;脉络血瘀,气血不达清窍,则表现迟钝;唇暗红,舌紫黯,有瘀点,脉细涩或结代均为瘀血闭阻之象。

(四)肾精亏耗

证候:遇事善忘,精神恍惚,形体疲惫,腰酸腿软,头晕耳鸣,遗精早泄,五心烦热,舌红,脉细数。

分析:年老精衰,或大病,纵欲致肾精暗耗,髓海空虚,则遇事善忘,精神恍惚;精衰则血少,上不达头,则头晕耳鸣;下不荣体,则形体疲惫;肾虚则腰酸腿软;精亏则遗精早泄;五心烦热,舌红,脉细数均为肾之阴精不足之象。

四、治疗

本病以本虚标实,虚多实少,虚实夹杂者多见。治疗当以补虚泻实,以补益为主。

(一)中药治疗

1.心脾不足

治法:补益心脾。

处方:归脾汤加减。

本方具有补益心脾作用,用于心脾不足引起的健忘。方中人参、炙黄芪、白术、生甘草补脾益气;当归身、龙眼肉养血和营;茯神、远志、酸枣仁养心安神;木香调气,使补而不滞。

2.痰浊上扰

治法:降逆化痰,开窍解郁。

处方:温胆汤加减。

方中半夏、苍术、竹茹、枳实化痰泄浊;白术、茯苓、甘草健脾益气;加菖蒲、郁金开窍解郁。

3.瘀血痹阻

治法:活血化瘀。

处方:血府逐瘀汤加减。

方中桃仁、红花、当归、生地黄、赤芍、牛膝、川芎化瘀养血活血;柴胡、枳壳、桔梗行气以助血行;甘草益气扶正。

4.肾精亏耗

治法:补肾益精。

处方:河车大造丸加减。

方中紫河车大补精血;熟地黄、杜仲、龟甲、牛膝益精补髓;天门冬、麦门冬滋补阴液;人参益气生津;黄柏清相火。加菖蒲开窍醒脑;酸枣仁、五味子养心安神。

(二)针灸治疗

1.基本处方

四神聪透百会、神门、三阴交。

四神聪透百会,穴在巅顶,百会属督脉,督脉入络脑,针用透刺法,补脑益髓,养神开窍;神门为心之原穴,三阴交为足三阴经交会穴,二穴相配,补心安神,以助记忆。

2.加减运用

(1)心脾不足证:加心俞、脾俞、足三里以补脾益心。诸穴针用补法。

(2)痰浊上扰证:加丰隆、阴陵泉以蠲饮化痰,针用平补平泻法。余穴针用补法。

(3)瘀血闭阻证:加合谷、血海以活血化瘀,针用平补平泻法。余穴针用补法。

(4)肾精亏耗证:加心俞、肾俞、太溪、悬钟以填精益髓。诸穴针用补法。

(三)其他针灸疗法

1.耳针疗法

取心、脾、肾、神门、交感、皮质下,每次取 2~3 穴,中等刺激,留针 20~30 min,隔天 1 次,10 次为 1 个疗程,或用王不留行籽贴压,每隔 3~4 d 更换 1 次,每天按压数次。

2.头针疗法

取顶颞后斜线、顶中线、颞后线、额旁 1 线、额旁 2 线、额旁 3 线、枕上旁线,平刺进针后,快速捻转,120~200 次/分钟,留针 15~30 min,间歇运针 2~3 次,每天 1 次,10~15 次为 1 个疗程。

3.皮肤针疗法

取胸部夹脊穴,用梅花针由上至下叩刺,轻中等度刺激,每天或隔天 1 次,10 次为 1 个疗程。

五、转归预后

针刺和中药治疗本病有较好的疗效,如配合心理治疗则效果更佳。对老年人之健忘,疗效一般。本节所述健忘,是指后天失养,脑力渐至衰弱者,先天不足,生性愚钝的健忘不属于此范围。

（潘若军）

第五节 痴 呆

痴呆是多由髓减脑消或痰瘀痹阻脑络,神机失用而引起在无意识障碍状态下,以呆傻愚笨、智能低下、善忘等为主要临床表现的一种脑功能减退性疾病。轻者可见神情淡漠,寡言少语,反应迟钝,善忘等;重者为终日不语,或闭门独居,或口中喃喃,言词颠倒,或举动不经,忽笑忽哭,或不欲食,数天不知饥饿等。

《左传》对本病有记载,曰:"成十八年,周子有兄而无慧,不能辨菽麦,不知分家犬""不慧,盖世所谓白痴。"晋代《针灸甲乙经》以"呆痴"命名。唐代孙思邈在《华佗神医密传》中首载"痴呆"病名。明代《景岳全书·杂证谟》有"癫狂痴呆"专篇,指出本病由多种病因渐致而成;临床表现具有"千奇百怪""变易不常"的特点;病位在心以及肝胆二经;若以大惊猝恐,一时偶伤心胆而致失神昏乱者,宜七福饮或大补元煎主之;本病"有可愈者,有不可愈者,亦在乎胃气元气之强弱"。陈士铎《辨证录》立有"呆病门",认为"大约其始也,起于肝气之郁;其终也,由于胃气之衰",对呆病症状描述也甚详,且提出"开郁逐痰、健胃通气"为主的治法,用洗心汤、转呆丹、还神至圣汤等。《石室秘录》曰:"治呆无奇法,治痰即治呆也。"王清任《医林改错·脑髓说》曰:"高年无记性者,脑髓渐空。"另外,古人在中风与痴呆的因果关系方面也早有认识,《灵枢·调经论》曰:"血并于上,气并于下,乱而善忘。"《临证指南医案》指出:"中风初起,神呆遗尿,老人厥中显然。"《杂病源流犀烛·中风》进而指出:"有中风后善忘。"是中医较早有关血管性痴呆的记载。

西医学诊断的老年性痴呆、脑血管性痴呆及混合性痴呆、代谢性脑病、中毒性脑病等,可参考本节进行辨证论治。

一、病因病机

痴呆有因老年精气亏虚,渐成呆傻,亦有因情志失调、外伤、中毒等引起者。虚者多因气血不足,肾精亏耗,导致髓减脑消,脑髓失养;实者常见痰浊蒙窍、瘀阻脑络、心肝火旺,终致神机失用而致痴呆。临床多见虚实夹杂证。

(一)脑髓空虚

脑为元神之府,神机之源,一身之主,而肾主骨生髓通于脑。老年肝肾亏损或久病血气虚弱,肾精日亏,则脑髓空虚,心无所虑,精明失聪,神无所依而使灵机记忆衰退,出现迷惑愚钝,反应迟钝,发为痴呆。此类痴呆发病较晚,进展缓慢。

(二)气血亏虚

《素问·灵兰秘典论》:"心者,君主之官,神明出焉。"《灵枢·天年》曰:"六十岁心气始衰,苦忧悲。"年迈久病损伤于中,或情志不遂木郁克土,或思虑过度劳伤心脾,或饮食不节损伤脾胃,皆可致脾胃运化失司,气血生化乏源。心之气血不足,不能上荣于脑,神明失养则神情涣散,呆滞善忘。

(三)痰浊蒙窍

《石室秘录》云:"痰气最盛,呆气最深。"久食肥甘厚味,肥胖痰湿内盛;或七情所伤,肝气久郁克伐脾土;或痫、狂久病积劳,均可使脾失健运,痰湿上扰清窍,脑髓失聪而致痴呆。

(四)瘀阻脑络

七情久伤,肝气郁滞,气滞则血瘀;或中风、脑部外伤后瘀血内阻,均可瘀阻脑络,脑髓失养,神机失用,发为痴呆。

(五)心肝火旺

年老精衰,髓海渐空,复因烦恼过度,情志相激,水不涵木,肝郁化火,肝火上炎;或水不济火,心肾不交,心火独亢,扰乱神明,发为痴呆。

总之,痴呆病位在脑,与肾、心、肝、脾四脏功能失调相关,尤以肾虚关系密切。其基本病机为髓减脑消,痰瘀痹阻,火扰神明,神机失用。其证候特征以肾精、气血亏虚为本,以痰瘀痹阻脑络邪实为标。其病性不外乎虚、痰、瘀、火。

虚,指肾精、气血亏虚,髓减脑消;痰,指痰浊中阻,蒙蔽清窍;瘀,指瘀血阻痹,脑脉不通;火,指心肝火旺,扰乱神明。痰、瘀、火之间相互影响,相互转化,如痰浊、血瘀相兼而致痰瘀互结;肝郁、痰浊、血瘀均可化热,而形成肝火、痰热、瘀热,上扰清窍;若进一步发展耗伤肝肾之阴,水不涵木,阴不制阳,则肝阳上亢,化火生风,风阳上扰清窍,使痴呆加重。虚实之间也常相互转化,如实证的痰浊、瘀血日久,损伤心脾,则气血不足,或伤及肝肾,则阴精不足,均使脑髓失养,实证由此转化为虚证;虚证病久,气血亏乏,脏腑功能受累,气血运行失畅,或积湿为痰,或留滞为瘀,又可因虚致实,虚实兼夹而成难治之候。

二、诊断

(1)痴呆是一种脑功能减退性疾病,临床以呆傻愚笨、智能低下、善忘等为主要表现。本病记忆力障碍是首发症状,先表现为近记忆力减退,进而表现为远记忆力减退。

(2)起病隐匿,发展缓慢,渐进加重,病程一般较长。患者可有中风、头晕、外伤等病史。

三、相关检查

神经心理学检查,颅脑 CT、MRI、脑电图、生化等检查,有助于明确病性。

四、鉴别诊断

(一)郁病

郁病是以情志抑郁不畅,胸闷太息,悲伤欲哭或胸胁、胸背、脘胁胀痛,痛无定处,或咽中如有异物不适为特征的疾病;主要因情志不舒、气机郁滞所致,多见于中青年女性,也可见于老年人,尤其是中风过后常并发郁病,郁病无智能障碍症状。而痴呆可见于任何年龄,虽亦可由情志因素引起,但其以呆傻愚笨为主,常伴有生活能力下降或人格障碍,症状典型者不难鉴别。

部分郁病患者常因不愿与外界沟通而被误认为痴呆,取得患者信赖并与之沟通后,两者亦能鉴别。

(二)癫证

癫证是以沉默寡言、情感淡漠、语无伦次、静而多喜为特征的精神失常疾病,俗称"文痴",可因气、血、痰邪或三者互结为患,以成年人多见。痴呆则属智能活动障碍,是以神情呆滞、愚笨迟钝为主要表现的脑功能障碍性疾病。另一方面,痴呆的部分症状可自制,治疗后有不同程度的恢复;重证痴呆患者与癫证在临床证候上有许多相似之处,临床难以区分,CT、MRI 检查有助于鉴别。

(三)健忘

健忘是指记忆力差,遇事善忘的一种病证,其神识如常,晓其事却易忘,但告知可晓,多见于中老年患者;由于外伤、药物所致健忘,一般经治疗后可以恢复。而痴呆老少皆可发病,以神情呆滞或神志恍惚,不知前事或间事不知、告知不晓为主要表现,虽有善忘但仅为兼伴症,其与健忘之"善忘前事"有根本区别。

健忘可以是痴呆的早期临床表现,这时可不予鉴别,健忘病久也可转为痴呆,CT、MRI 检查有助于两者的鉴别。

五、辨证论治

(一)辨证要点

本病乃本虚标实之证,临床上以虚实夹杂者多见。本虚者不外乎精髓、气血;标实者不外乎痰浊、瘀血、火邪。无论为虚为实,都能导致脏腑功能失调,以及髓减脑消。因而辨证当以虚实或脏腑失调为纲领,分清虚实,辨明主次。

1.辨虚实

本病病因虽各有不同,但终不出虚实两大类。虚者,以神气不足、面色失荣、形体枯瘦、言行迟弱为特征,并结合舌脉、兼次症,分辨气血、肾精亏虚;实者,智能减退、反应迟钝,兼见痰浊、瘀血、风火等表现。由于病程较长,证情顽固,还需注意虚实夹杂的病机属性。

2.辨脏腑

本病病位主要在脑,但与心、肝、脾、肾相关。若年老体衰、头晕目眩、记忆认知能力减退、神情呆滞、齿枯发焦、腰膝酸软、步履艰难,为病在脑与肾;若兼见双目无神,筋惕肉𬌗,毛甲无华,为病在脑与肝肾;若兼见食少纳呆,气短懒言,口涎外溢,四肢不温,五更泻泄,为病在脑与脾肾;若兼见失眠多梦,五心烦热,为病在脑与心肾。

(二)治疗原则

虚者补之,实者泻之。补虚益损,解郁散结是其治疗大法。脾肾不足,髓海空虚之证,宜培补先天、后天,以冀脑髓得充,化源得滋;对于气郁血瘀痰滞者,气郁应开,血瘀应散,痰滞应清,以冀气充血活,窍开神醒。

(三)分证论治

1.髓海不足

主症:耳鸣耳聋,记忆模糊,失认失算,精神呆滞。

兼次症:发枯齿脱,腰脊酸痛,骨痿无力,步履艰难,举动不灵,反应迟钝,静默寡言。

舌脉:舌瘦色淡或色红,少苔或无苔,多裂纹;脉沉细弱。

分析:肾主骨生髓,年高体衰,肾精渐亏,脑髓失充,灵机失运,故见精神呆滞,举动不灵,反应迟钝,记忆模糊,失认失算等痴呆诸症。肾开窍于耳,其华在发,肾精不足,故耳鸣耳聋,发枯易脱。腰为肾府,肾主骨,精亏髓少,骨骼失养,故见腰脊酸痛,骨痿无力、步履艰难;齿为骨之余,故齿牙动摇,甚则早脱。舌瘦色淡或色红,苔少或无苔,多裂纹,脉沉细弱为精亏之象。

治法:补肾益髓,填精养神。

方药:七福饮加减。方中重用熟地滋阴补肾,营养先天之本;合当归养血补肝;人参、白术、炙甘草益气健脾,强壮后天之本;远志、杏仁、宣窍化痰。本方填补脑髓之力尚嫌不足,应选加鹿角胶、龟板胶、阿胶、紫河车、猪骨髓等血肉有情之品,还可以本方加减制蜜丸或膏剂以图缓治,或可用参茸地黄丸或河车大造丸补肾益精。

若肝肾阴虚,年老智能减退,腰膝酸软,头晕耳鸣者,可去人参、白术、紫河车、鹿角胶,加怀牛膝、生地黄、枸杞子、女贞子、制首乌;若兼言行不一,心烦溲赤,舌质红,少苔,脉细而弦数,是肾精不足,水不制火而心火妄亢,可用六味地黄丸加丹参、莲子心、菖蒲等清心宣窍;也有舌质红而苔黄腻者,是内蕴痰热,干扰心窍,可加用清心滚痰丸去痰热郁结,俟痰热化净,再投滋补之品;若肾阳亏虚,症见面白无华,形寒肢冷,口中流涎,舌淡者,加熟附片、巴戟天、益智仁、淫羊藿、肉苁蓉等。

2.气血亏虚

主症:呆滞善忘,倦怠嗜卧,神思恍惚,失认失算。

兼次症:少气懒言,口齿含糊,词不达意,心悸失眠,多梦易惊,神疲乏力,面唇无华,爪甲苍白,纳呆食少,大便溏薄。

舌脉:舌质淡胖边有齿痕;脉细弱。

分析:心主神明,心之气血亏虚,神明失养,故见呆滞善忘,神思恍惚,失认失算等痴呆症状。心血不足,心神失养,故心悸失眠、多梦易惊;血虚不荣肌肤爪甲,故面唇无华、爪甲苍白。气虚则少气懒言,神疲乏力,倦怠嗜卧;脾气不足,胃气亦弱,故纳呆食少;脾气亏虚,水湿不化,故大便溏薄。气血亏虚,脉道失充,故脉细弱。

治法:益气养血,安神宁志。

方药:归脾汤加减。方中以人参、黄芪、白术、甘草补脾益气;当归养肝血而生心血;茯神、枣仁、龙眼肉养心安神;远志交通心肾而定志宁心;木香理气醒脾,以防益气补血之药滋腻滞气。

纳呆食少,加谷芽、麦芽、鸡内金、山楂等消食;纳呆伴头重如裹,时吐痰涎,头晕时作,舌苔腻,加陈皮、半夏、生薏苡仁、白豆蔻健脾化湿和胃;纳呆伴舌红少苔,加天花粉、玉竹、麦冬、生麦芽养阴生津;失眠多梦,加夜交藤、合欢皮;若舌质偏暗,舌下有青筋者,加入川芎、丹参等以养血活血;若伴情绪不宁,易忧善愁者,可加郁金、合欢皮、绿萼梅、佛手等理气解郁之品。

3.痰浊蒙窍

主症:终日无语,表情呆钝,智力衰退,口多涎沫。

兼次症:头重如裹,纳呆呕恶,脘腹胀痛,痞满不适,哭笑无常,喃喃自语,呆若木鸡。

舌脉:舌质淡胖有齿痕,苔白腻;脉滑。

分析:痰浊壅盛,上蒙清窍,脑髓失聪,神机失运,而致表情呆钝、智力衰退、呆若木鸡等症。痰浊中阻,中焦气机不畅,脾胃受纳运化失司,故脘腹胀痛、痞满不适、纳呆呕恶。痰阻气机,清阳失展,故头重如裹。口多涎沫,舌质淡胖有齿痕,苔腻,脉滑均为痰涎壅盛之象。

治法:健脾化浊,豁痰开窍。

方药:洗心汤加减。方中党参、甘草培补中气;半夏、陈皮健脾化痰;附子助阳化痰;茯神、枣仁宁心安神,神曲和胃。

若纳呆呕恶,脘腹胀痛,痞满不适以脾虚明显者,重用党参、茯苓,可配伍黄芪、白术、山药、麦芽、砂仁等健脾益气之品;若头重如裹,哭笑无常,喃喃自语,口多涎沫以痰湿重者,重用陈皮、半夏,可配伍制南星、莱菔子、佩兰、白豆蔻、全瓜蒌、贝母等理气豁痰之品;痰浊化热,上扰清窍,舌质红,苔黄腻,脉滑数者,将制南星改用胆南星,并加瓜蒌、栀子、黄芩、天竺黄、竹沥;若伴有肝郁化火,灼伤肝血心阴,症见心烦躁动,言语颠倒,歌笑不休,甚至反喜污秽,或喜食炭灰,宜用转呆丹加味,本方在洗心汤基础上,加用当归、白芍柔肝养血,丹参、麦冬、天花粉滋养心胃阴液,用柴胡合白芍疏肝解郁,用柏子仁合茯苓、枣仁加强养心安神之力;属风痰瘀阻,症见眩晕或头痛,失眠或嗜睡,或肢体麻木阵作,肢体无力或肢体僵直,脉弦滑,可用半夏白术天麻汤;脾肾阳虚者,用金匮肾气丸,加干姜、黄芪、白豆蔻等。

4.瘀血内阻

主症:言语不利,善忘,易惊恐,或思维异常,行为古怪。

兼次症:表情迟钝,肌肤甲错,面色黧黑,甚者唇甲紫黯,双目暗晦,口干不欲饮。

舌脉:舌质暗,或有瘀点瘀斑;脉细涩。

分析:瘀阻脑络,脑髓失养,神机失用,故见表情迟钝,言语不利,善忘,思维异常,行为古怪等痴呆症状。瘀血内阻,气血运行不利,肌肤失养,故肌肤甲错,面色黧黑,甚者唇甲紫黯。口干不欲饮,舌质暗或有瘀点瘀斑,脉细涩均为瘀血之象。

治法:活血化瘀,通络开窍。

方药:通窍活血汤加减。方中麝香芳香开窍,活血散结通络;桃仁、红花、赤芍、川芎活血化瘀;葱白、生姜合菖蒲、郁金以通阳宣窍。

如瘀血日久,血虚明显者,重用熟地、当归,再配伍鸡血藤、阿胶、鳖甲、蒸首乌、紫河车等以滋阴养血;气血不足,加党参、黄芪、熟地、当归益气补血;气虚血瘀为主者,宜补阳还五汤加减;若见肝郁气滞,加柴胡、枳实、香附疏肝理气以行血;久病血瘀化热,致肝胃火逆,症见头痛、呕恶等,应加钩藤、菊花、夏枯草、栀子、竹茹等清肝和胃之品;若痰瘀交阻伴头身困重,口流涎沫,纳呆呕恶,舌紫黯有瘀斑,苔腻,脉滑,可酌加胆南星、半夏、莱菔子、瓜蒌以豁痰开窍;病久入络者,宜加蜈蚣、僵蚕、全蝎、水蛭、地龙等虫类药以疏通经络,同时加用天麻、葛根;兼见肾虚者,可加益智仁、补骨脂、山药。

5.心肝火旺

主症:急躁易怒,善忘,判断错误,言行颠倒。

兼次症:眩晕头痛,面红目赤,心烦不寐,多疑善虑,心悸不安,咽干口燥,口臭口疮,尿赤便干。

舌脉:舌质红,苔黄;脉弦数。

分析:脑髓空虚,复因心肝火旺,上扰神明,故见善忘,判断错误,言行颠倒,多疑善虑等痴呆之象。心肝火旺,上犯巅顶,故头晕头痛;气血随火上冲,则面红目赤。肝主疏泄,肝性失柔,情志失疏,故急躁易怒。心肾不交则心烦不寐、心悸不安。口臭口疮、口干舌燥、尿赤便干为火甚伤津之象,舌质红、苔黄,脉弦数均为心肝火旺之候。

治法:清热泻火,安神定志。

方药:黄连解毒汤加减。方中黄连可泻心火;黄芩、栀子清肝火;黄柏清下焦之火。加用生地黄清热滋阴,菖蒲、远志、合欢皮养心安神,柴胡疏肝。本方大苦大寒,中病即止,不可久服,脾肾虚寒者慎用。

若心火偏旺者用牛黄清心丸;大便干结者加大黄、火麻仁。

六、预后转归

痴呆的病程一般较长。虚证患者,若长期服药,积极接受治疗,部分精神症状可有明显改善,但不易根治;实证患者,及时有效地治疗,待实邪去,方可获愈。虚中夹实者,病情往往缠绵,更需临证调理,方可奏效。

(潘若军)

第六节　嘈　　杂

一、概念

嘈杂俗名"嘈心""烧心症",是指胃中空虚,似饥非饥,似辣非辣,似痛非痛,胸膈懊憹,莫可名状的一种病症,常兼有嗳气、吐酸等,亦可单独出现,常见于西医学的功能性消化不良、反流性食管炎、慢性胃炎和消化性溃疡等疾病中。因胃癌、胆囊炎等疾病引起的嘈杂不在本病证讨论范围。

二、病因病机

嘈杂主要由饮食不节、情志不和、脾胃虚弱和营血不足等因素导致痰热、肝郁、胃虚、血虚,从而发生嘈杂。

(一)病因

1.饮食不节

饮食不节,暴饮暴食,损伤脾胃;或过食辛辣香燥,醇酒肥甘,或生冷黏滑难消化之食物,积滞中焦,痰湿内聚,郁而化热,痰热内扰而成嘈杂。

2.情志不和

肝主疏泄,若忧郁恼怒,使肝失条达,横逆反胃,致肝胃不和,气失顺降而致嘈杂。

3.脾胃虚弱

由于脾胃素虚,或病后胃气未复,阴分受损,或过食寒凉生冷,损伤脾阳,以致胃虚气逆,扰乱中宫而致嘈杂。

4.营血不足

由于素体脾虚,或思虑过度,劳伤心脾,或因失血过多,皆能造成营血不足,使胃失濡润,心失所养,致嘈杂萌生。

(二)病机

(1)病因病机:脾胃虚弱为本,胃失和降为发病关键。

脾胃虚弱,可导致痰饮内生,或土虚木乘,若湿热或痰热久恋,日久阴液暗耗,或热病之后津液受戕,胃阴不足,濡润失司,致和降无能;或体质素弱,形瘦胃薄,复加生冷伤胃,饥饱伤脾,中气更馁,运化无力,水饮留滞,亦可导致嘈杂发生。嘈杂的病因病机脾胃虚弱为本,痰湿、热邪、气郁等为标,胃失和降为发病关键。

(2)嘈杂病位在胃,其发病与脾、肝关系密切。

脾主运化,胃主受纳,脾为胃运化水谷精微,脾宜升则健,胃宜降则和,而脾胃土的健运又有赖于肝木的正常疏泄。大凡经常饥饱不一或饮食不节,日积月累,脾胃运化失常,致湿热或痰热中阻,胃失通降之职;或性格内向,常常郁郁寡欢,致肝失条达,横逆犯胃,肝胃不和,胃失和降,均可引发嘈杂。

三、诊断与病证鉴别

(一)诊断依据

(1)胃脘部空虚感,似饥非饥,似辣非辣,似痛非痛,胸膈懊憹等症状,可伴有上腹部压痛。

(2)可伴有泛酸,嗳气,恶心,食欲缺乏,胃痛等上消化道症状。

(3)多有反复发作病史,发病前多有明显的诱因,如天气变化、情志不畅、劳累、饮食不当等。

(4)胃镜、上消化道钡餐等理化检查有明确的胃十二指肠疾病,并排除其他引起上腹部疼痛的疾病。

(二)辅助检查

电子胃镜、上消化道钡餐,可做急、慢性胃炎,胃十二指肠溃疡病等的诊断,并可与胃癌做鉴别诊断;幽门螺杆菌(Hp)检测、血清胃泌素含量测定、血清壁细胞抗体测定、胃蛋白酶原测定及内因子等检查有利于慢性胃炎的诊断;肝功能、血尿淀粉酶、血脂肪酶化验和肝胆脾胰彩超、CT、MRI 等检查可与肝、胆、胰疾病做鉴别诊断;血常规、腹部 X 线检查可与肠梗阻、肠穿孔等做鉴别诊断。

(三)病证鉴别

1.嘈杂与胃痛

嘈杂是指胃内似饥非饥、似痛非痛,莫可名状的证候,常兼有嗳气、恶心、吐酸、干哕、胃痛等症。胃痛是指胃脘部感觉有隐痛、胀痛、刺痛、灼痛等不适的证候。嘈杂与胃痛的共同点是两者均属于胃脘部不适之证,其病因病机为饮食劳倦、肝气犯胃等以致损伤脾胃而发病。而鉴别的关键在于能否准确表达出症状,也就是说,嘈杂者无法清楚地说明自己的痛苦,但一般比疼痛症状较轻,也可发生于疼痛的前期;而胃痛则能准确表达清楚其部位、性质,一般发病较急,时好时犯。

2.嘈杂与吞酸

《张氏医通·嘈杂》曰:"嘈杂与吞酸一类,皆由肝气不舒……中脘有饮则嘈,有宿食则酸。"指出嘈杂与吞酸病位相同,并具有相同的肝气不舒的病机,区别在于病因不同:嘈杂为饮邪所致,而吞酸的关键在于有宿食留滞。从临床实践来看,两者的临床表现明显不同,后者常自觉有酸水上泛,前者主要是胃中空虚,似饥非饥之状,但两者也可同时出现。引起嘈杂、吞酸的原因很多,也有由同一原因的不同表现。

四、辨证论治

(一)辨证思路

1.辨虚实

本病首先当分虚实。实证分为胃热(痰热)证与肝胃不和证,虚证又可分为胃气虚、脾胃虚寒、胃阴虚及血虚。胃热者,嘈杂而兼恶心吐酸,口渴喜冷,舌质红,舌苔黄或干,脉多滑数;肝胃不和者,胃脘嘈杂如饥,似有烧灼感,胸闷懊憹,嗳气或泛酸,两胁不舒,发作与情绪关系较大,舌红,苔薄白,脉细弦;胃气虚者,嘈杂时作时止,兼口淡无味,食后脘胀,体倦乏力,舌淡,苔白,脉虚;脾胃虚寒者,嘈杂,多见泛吐清水或酸水,或兼恶心、呕恶,食少,腹胀,便溏,甚则形寒,舌淡,苔白,脉细弱;胃阴虚者,嘈杂时作时止,饥而不欲食,口干舌燥,舌质红,少苔或无苔,脉细数;血虚者,嘈杂而兼血虚征象。

2.辨寒热

次当辨寒热,胃热(痰热)证属实热证,胃阴虚证阴虚化热时,可出现五心烦热等而形成虚热证,胃气虚进一步发展,可见畏寒肢冷等而形成脾胃虚寒证。

3.辨脏腑

嘈杂痛病位主要在胃,但与肝、脾关系密切。辨证时要注意辨别病变脏腑的不同。如肝郁气滞致病导致肝胃不和嘈杂,其发病多与情志因素有关,痛及两胁,心烦易怒、嗳气频频;胃气虚证及脾气虚弱,中阳不振所致嘈杂,常伴食欲缺乏、便溏,面色少华,舌淡脉弱等脾胃虚弱或虚寒之征象;口苦、泛酸,食油腻后加重者,多为胃热(痰热)证。

4.辨病势缓急轻重顺逆

凡嘈杂起病急骤者,病程较短,多由饮食不节,过食生冷,暴饮暴食,饮酒恼怒、情绪激动诱发,致寒伤中阳,食滞不化,肝气郁结,胃失和降而致嘈杂;凡嘈杂起病缓慢,疼痛渐发,病程较长。多由脾胃虚弱,失于调治,或重病大病,损伤脾胃,造成中气不足,升降失司,脾虚不能运化滞浊,胃气不和而致嘈杂。

嘈杂经过正确的治疗,病邪祛除,正气未衰,嘈杂可很快好转,嘈杂持续时间缩短,复发减少,多为顺象。若治疗不能坚持,或延误诊治,或复感新病邪,急性嘈杂发展为慢性嘈杂,经常复发,间隔时间缩短,嘈杂时间可长达数年。嘈杂若失治则可延为便闭、三消、噎膈之症,故应及时诊治,谨防恶变可能。

(二)治疗原则

脾胃位居中焦,胃气宜通、宜降、宜和,通则胃气降,降则气机和,和则纳运正常,纳运和,则嘈杂自陈,故治疗嘈杂应抓住通、降、和三法。在治疗嘈杂的过程中,应时时注意顾护胃气。

(三)分证论治

1.胃热(痰热)证

症状:嘈杂而兼恶心吐酸,口渴喜冷,心烦易怒,或胸闷痰多,多食易饥,或似饥非饥,胸闷不思饮食;舌质红,舌苔黄或干,脉多滑数。

病机分析:胃热嘈杂,多由饮食伤胃,湿浊内留,积滞不化;或肝气失畅,郁而化热,气机不利,痰热内扰中宫,故出现心烦易怒、口渴、胸闷吞酸等症状;舌红苔黄,脉滑数,为热邪犯胃之象。

治法:清胃降火,和胃除痰。

代表方药:黄连温胆汤加减。方中以黄连、半夏为君,黄连直泻胃火,半夏降逆和胃化痰,与黄连配伍辛开苦降,宣通中焦;以寒凉清降的竹茹、枳实为臣清胆胃之热,降胆胃之逆,既能泻热化痰,又可降逆和胃;佐以陈皮理气燥湿,茯苓健脾渗湿,使湿祛而痰消;取少量生姜辛以通阳,甘草益脾和胃,调和诸药,共为使药。此方应去大枣不用,因大枣性味甘温,有滋腻之性。诸药合用,可使痰热清,胆胃和,诸症可愈。

加减:胃痛者加延胡索、五灵脂;腹胀者加川厚朴、莱菔子;嗳气者加代赭石、旋覆花;泛酸者加瓦楞子、海螵蛸;纳呆者加山楂、神曲;便秘者加大黄;舌红郁热者加黄芩;苔腻湿重者加苍术、佩兰;热盛者,可加黄芩、山栀等,以增强其清热和胃功效。

2.肝胃不和证

症状:胃脘嘈杂如饥,似有烧灼感,胸闷懊憹,嗳气或泛酸,两胁不舒,发作与情绪关系较大。妇女可兼经前乳胀,月经不调;舌质红,苔薄白,脉细弦。

病机分析:肝主疏泄,若忧郁恼怒,使肝失条达,横逆犯胃,致肝胃不和,气失顺降,而致嘈杂。

治法:抑木扶土。

代表方药:四逆散加减。方中佛手、枳壳、白芍、绿萼梅疏肝抑木,石斛、白术、茯苓、甘草健脾胃补中气,瓦楞子、蒲公英抑酸护膜清热。

加减:妇女兼经前乳胀,月经不调者,可予丹栀逍遥散,两胁胀痛明显者,可加香橼、延胡索以增强疏肝理气作用。

3.胃气虚证

症状:嘈杂时作时止,兼口淡无味,食后脘胀,体倦乏力;舌淡,苔白,脉虚。

病机分析:胃者水谷之海,五脏六腑皆禀气于胃,如因素体虚弱,劳倦或饮食所伤,以致胃虚气逆,扰乱中宫,故见嘈杂。

治法:补益胃气。

代表方药:四君子汤加味。方中党参、白术、茯苓、甘草长于补中气,健脾胃;怀山药、白扁豆增强健脾之效。

加减:兼气滞者,加木香、砂仁调气和中;胃寒明显者,加干姜温胃散寒。

4.脾胃虚寒证

症状:嘈杂,多见泛吐清水或酸水,或兼恶心,呕恶,食少,腹胀,便溏,甚则形寒,中脘冰冷感,水声辘辘;面色萎黄或少华;舌质淡,苔白,脉细弱。

病机分析:脾胃虚弱,失于调治,或重病大病,损伤脾胃,造成中气不足,升降失司,脾虚不能运化滞浊,胃气不和而致嘈杂。

治法:温中健脾,理气和胃。

代表方药:四君子汤合二陈汤加减。方中党参、白术、茯苓、甘草、怀山药、黄芪等益气健脾;

陈皮、半夏、木香、砂仁理气和胃;炒苡仁、白扁豆健脾渗湿。

加减:若寒痰停蓄胸膈,或为胀满少食而为嘈杂者,宜和胃二陈煎,或和胃饮。若脾胃虚寒,停饮作酸嘈杂者,宜温胃饮,或六君子汤。若脾肾阴分虚寒,水泛为饮,作酸嘈杂者,宜理阴煎,或金水六君煎。

5.胃阴虚证

症状:嘈杂时作时止,饥而不欲食,食后饱胀,口干舌燥,大便干燥;舌质红,少苔或无苔,脉细数。

病机分析:胃阴不足,胃失濡养,胃失和降,胃虚气逆,故见嘈杂,饥而不欲食,食后饱胀,口干舌燥,大便干燥,舌红,少苔或无苔,脉细数为胃阴不足之象。

治法:滋养胃阴。

代表方药:益胃汤加减。方中沙参、麦冬、生地黄、玉竹、石斛、冰糖甘凉濡润,益胃生津,冀胃阴得复而嘈杂自止。

加减:胃脘胀痛者,可加玫瑰花、佛手、绿萼梅、香橼等理气而不伤阴之品;食后堵闷者,可加鸡内金、麦芽、炒神曲等以消食健胃;大便干燥者,加瓜蒌仁、火麻仁、郁李仁等润肠通便;阴虚化热者,可加天花粉、知母、黄连等清泄胃火;泛酸者,可加煅瓦楞子、海螵蛸等以制酸。

6.血虚证

症状:嘈杂而兼面黄唇淡,心悸头晕,夜寐多梦,善忘,舌质淡,苔薄白,脉细弱。

病机分析:营血不足,心脾亏虚,胃失濡养,故见嘈杂。心失血养,故心悸,夜寐梦多;脑失血濡,故头晕,善忘;面黄唇淡,舌淡,脉细弱均为血虚之征。

治法:益气补血,补益心脾。

代表方药:归脾汤加减。方中取四君子汤补气健脾,使脾胃强健而气血自生,乃补血不离健脾之意;木香理气,生姜、大枣调和营卫,龙眼、酸枣仁、远志养心安神,用于血虚嘈杂,甚为合拍。

加减:兼气虚者,可加黄芪、党参、白术、茯苓以健脾益气;泛吐清水者加吴茱萸、高良姜;便溏甚者加薏苡仁;腹胀明显者加枳壳、厚朴。

(四)其他疗法

1.单方验方

(1)煅瓦楞30 g,炙甘草10 g,研成细粉末,每次3 g,每天3次口服。

(2)海螵蛸15 g,浙贝母15 g,研成细粉末,每次2 g,每天3次口服。

(3)煅瓦楞15 g,海螵蛸15 g,研成细粉末,每次2 g,每天3次口服。

(4)鸡蛋壳去内膜洗净,炒黄,研成细粉末,每次2 g,每天2次口服。

(5)龙胆草1.5 g,炙甘草3 g,水煎2次,早晚分服。

2.常用中成药

(1)香砂养胃丸。

功用主治:温中和胃。用于胃脘嘈杂,不思饮食,胃脘满闷或泛吐酸水。

用法用量:每次3 g,每天3次。

(2)胃复春。

功用主治:健脾益气,活血解毒。用于脾胃虚弱之嘈杂。

用法用量:每次4片,每天3次。

(3)养胃舒。

功用主治:滋阴养胃,行气消导。用于口干、口苦、食欲缺乏、消瘦等阴虚嘈杂证。

用法用量:每次1~2包,每天3次。

(4)小建中颗粒。

功用主治:温中补虚,缓急止痛。用于脾胃虚寒,脘腹疼痛,喜温喜按,吞酸的嘈杂。

用法用量:每次15 g,每天3次。

3.针灸疗法

胃热者选穴:足三里、梁丘、公孙、内关、中脘、内庭;脾胃虚寒者选穴:足三里、梁丘、公孙、内关、中脘、气海、脾俞;胃寒者选穴:足三里、梁丘、公孙、内关、中脘、梁门;肝郁者选穴:足三里、梁丘、公孙、内关、中脘、期门、太冲;胃阴不足者选穴:足三里、梁丘、公孙、内关、中脘、三阴交、太溪。

操作:毫针刺,实证用泻法,虚证用补法,胃寒及脾胃虚寒宜加灸。

4.外治疗法

(1)取吴茱萸25 g,将吴茱萸研末,过200目筛,用适量食醋和匀,外敷涌泉穴,每天1次,每次30 min。

(2)取吴茱萸5 g,白芥子3 g,研为细末,用纱布包扎,外敷中脘穴,每次20 min,并以神灯(TDP治疗仪)照射。

五、临证参考

(一)明确诊断,掌握预后

明确诊断是采取正确治疗的前提。嘈杂所对应的相关疾病整体预后较好,但萎缩性胃炎、胃溃疡等疾病为胃癌前状态性疾病,有潜在恶变的可能性,应根据病变的轻重程度,及时复查,明确病情的转归,及时更改治疗方案。慢性胃炎伴重度异型增生患者需及时行内镜或手术治疗;消化性溃疡注意有无合并出血、幽门梗阻或癌变者,如出现这些合并症,当中西医结合治疗。

(二)判断病情的特点,注意辨证辨病相结合

嘈杂治疗上应注意辨证辨病相结合,辨证时必须注意辨别病情的轻重缓急、病性的寒热虚实,审察气血阴阳,观察整个病程中的症情转化,做到随证化裁。同时,采用理化检查以明确疾病诊断,病证结合,进一步判断疾病的特点,既不延误病情,又能针对性地指导治疗。如对于消化性溃疡,考虑到其致病因素主要为胃酸,在辨证施治的基础上可配合使用制酸护膜、生肌愈疡的药物,如白及、乌贼骨、瓦楞子、浙贝母等;对于萎缩性胃炎,应注意濡润柔养,兼以活血通络,切勿刚燥太过;对于胃食管反流病,则应注意泄肝和胃降逆。

(三)结合胃镜及组织病理特点选用药物

胃镜及组织病理检查为中医辨证施治提供了更客观、更丰富的临床资料,治疗时应不忘结合胃镜病理特点治疗。如伴有幽门螺杆菌(Hp)感染的患者,特别是根除失败的患者,在西医标准三联根除Hp治疗方案的基础上,我们可以配合黄连、黄芩、黄芪、党参等扶正清热解毒中药治疗,以冀提高Hp的根除率;对于慢性萎缩性胃炎伴有肠上皮化生或异型增生者,在辨证论治的基础上,可予健脾益气,活血化瘀中药,并适当选用白花蛇舌草、半枝莲、半边莲、藤梨根等抗癌中药,并告知患者定期复查胃镜及组织病理;伴有食管、胃黏膜糜烂者,在配伍三七粉、白及、乌贼骨、煅瓦楞等制酸护膜药物。

六、预防调护

(1)注意在气候变化的季节里及时添加衣被,防寒保暖。

（2）一日三餐定时定量,细嚼慢咽,避免进食过烫、过冷的食物和辛辣刺激性食品,避免进食过咸、过酸及甜腻的食物,戒烟酒等。

（3）慎用对胃黏膜有损伤的药物,如非甾体抗炎药、糖皮质激素、红霉素等。

（4）保持心情舒畅,保持正常的生活作息规律,避免劳累过度。

（潘若军）

第七节 胃 缓

一、概念

胃缓是由于长期饮食失调,或劳倦过度等,使中气亏虚,脾气下陷、肌肉瘦削不坚,固护升举无力,以致胃体下坠。以脘腹坠胀作痛,食后或站立时加重为主症的病证。本病主要指西医学中的胃下垂。各种慢性病中出现的胃肠功能障碍等类似病症者不在本病证范围。

二、病因病机

胃缓主要由饮食不节,内伤七情,劳倦过度,或先天禀赋薄弱等因素导致脾胃虚弱,中气下陷,升降失和,使形体瘦削,肌肉不坚所引起。

（一）病因

1.饮食不节,损伤脾胃

饮食不节,暴饮暴食,饥饱无常,损伤脾胃;或五味过极,辛辣无度,肥甘厚腻,过嗜烟酒,蕴湿生热,伤脾碍胃;或嗜食寒凉生冷,损伤脾阳,水谷不能化生精微,停痰留饮。均可因脾胃失和而致胃缓。

2.情志失调,内伤脾胃

情志怫逆,木郁不达,横逆犯胃,以致肝胃不和;忧思伤脾,脾失健运,胃失和降,升降失和致胃缓。

3.禀赋不足,脾胃虚弱

素体禀赋不足,或劳倦内伤、或久病产后等原因损伤脾胃,脾胃虚弱,中阳不足,虚寒内生,胃失温养;或因热病伤阴,或因胃热火郁,灼伤胃阴,或久服香燥之品,耗伤胃阴,或汗吐下太过,胃阴受损,胃失濡养;纳食减少,味不能归于形,形体瘦削,肌肉不坚而形成胃缓。

（二）病机

1.病机关键为脾胃失和,升降失常

脾主升,胃主降;脾主运化,胃主受纳,脾胃失和即表现为脾胃这一对矛盾的功能紊乱,或为脾气下陷,或为胃气上逆,或脾不运化,或胃不受纳。饮食不节,损伤脾胃,湿热痰饮内生;或情志失调,内伤脾胃;或禀赋不足,劳倦内伤、久病产后损伤脾胃,胃失温养或濡养,导致脾胃虚弱,中气下陷,升降失和而形成胃缓。

2.病位在胃,与肝脾肾密切相关

本病病位在胃,与肝、脾、肾相关。脾胃同居中焦,互为表里,共为后天之本。生理上两者纳运互用,升降协调,燥湿相济,阴阳相合,病理上也相互影响。肝与胃是木土乘克的关系,若肝气郁滞,势必克脾犯胃,致气机郁滞,胃失通降;肝气久郁,或化火伤阴,或成瘀入络,或伤脾生痰,使胃缓缠绵难愈。肾为胃之关,脾胃运化腐熟,全赖肾阳之温煦,若肾阳不足,可致脾肾阳虚,中焦虚寒,胃失温养;若肾阴亏虚不能上济于胃,则胃失于濡养。

3.病理性质有虚实寒热之异,且可相互兼夹

胃缓,本为虚证,脾胃气虚,脾胃阳虚或脾胃阴虚,脾胃脏腑功能失调,常导致气滞、热郁、血瘀、食积、湿阻、饮停,临床多见虚实夹杂。本病主要的病理因素气滞、热郁、血瘀、食积、湿阻、饮停等,可单一致病,又可相兼为病,亦可相互转化,出现如气病及血等情况。

三、诊断与病证鉴别

(一)诊断依据

(1)不同程度的上腹部饱胀感,食后尤甚,腹胀可于餐后、站立过久和劳累后加重,平卧时减轻,腹部疼痛呈隐痛或胀痛,无周期性及节律性。

(2)常伴有厌食、嗳气、便秘、腹痛及消瘦、头晕、乏力等胃肠功能失调的症状及全身虚弱表现。

(3)起病缓慢,多发生于瘦长体形,经产妇及消耗性疾病进行性消瘦等。饮食不节、情志不畅、劳累等均为诱发因素。

(4)上消化道X线钡餐造影检查可见胃小弯角切迹、胃幽门管低于髂嵴连线水平;胃呈长钩形或无张力型,上窄下宽,胃体与胃窦靠近,胃角变锐。胃的位置及张力均低,整个胃几乎位于腹腔左侧。

根据站立位胃角切迹与两侧髂嵴连线的位置,将胃下垂分为3度:轻度,角切迹的位置低于髂嵴连线下1~5 cm;中度,角切迹的位置位于髂嵴连线下5.1~10.0 cm;重度,角切迹的位置低于髂嵴连线下10 cm以上。

(二)辅助检查

上消化道钡餐是目前诊断的主要方法,饮水B超检查也具有辅助诊断作用。电子胃镜、上消化道钡餐,可排除胃黏膜糜烂,胃十二指肠溃疡病,胃癌等病变并明确诊断;肝功能、淀粉酶化验和B超、CT、MRI等检查可与肝、胆、胰疾病做鉴别诊断;血常规、腹部X线检查可与肠梗阻、肠穿孔等做鉴别诊断;血糖、甲状腺功能检查可与糖尿病、甲状腺疾病做鉴别诊断。

(三)病证鉴别

1.胃缓与胃痞

胃缓与胃痞均以脘腹痞满为主症,但胃缓的脘腹痞满多见于饭后,同时可兼见胀急疼痛,或胃脘部常有形可见,与一般的痞满不同。

2.胃缓与胃痛

胃缓可见脘腹痞满及疼痛,但胃缓之胃脘疼痛多为坠痛,餐后、站立过久和劳累后加重,平卧时减轻,呈隐痛或胀痛,无周期性及节律性,与一般胃痛不难鉴别。

四、辨证论治

(一)辨证思路

1.辨虚实

脾胃气虚者,病势绵绵,多伴有食欲缺乏,纳后脘胀,神疲乏力,舌淡胖有齿印,脉弱;脾虚气

陷者,脘腹重坠作胀,食后益甚,或便意频数,肛门重坠,或脱肛,或小便混浊,或久泄不止;脾肾阳虚者,脘腹胀满,食后更甚,喜温喜按,食少便溏,畏冷肢凉,胃中振水,呕吐清水,腰酸,舌淡胖,苔白滑,脉沉弱。脾虚阴损者,胃脘痞满,食后更显,神疲乏力,气短懒言,咽干口燥,烦渴欲饮,午后颧红,小便短少,大便干结,舌体瘦薄,苔少而干,脉虚数。脾胃脏腑功能失调,常导致气滞、热郁、血瘀、食积、湿阻、饮停;气滞者,痛无定处,时发时止,胃痛且胀,多由情志诱发;热郁者,舌红苔黄,口臭泛酸,得热则甚,脉数;血瘀者,病久痛有定处,痛如针刺,入夜尤甚,舌紫黯或有瘀斑,脉涩。食积者,多有饮食不节史,可伴嗳腐泛酸,大便秘结;湿阻者,苔厚而腻,脉滑;饮停者,胃中振水,泛吐涎沫或呕吐清水,舌淡胖,苔白滑;临床多见虚实夹杂,相兼为病。

2.辨寒热

脾虚气陷,脾肾阳虚多见虚寒征象,表现为病程较久,脘腹痞满,隐隐而痛,喜温喜按,伴泛吐清水,遇寒痛甚,得温痛减,饮食喜温,舌苔白滑,脉象弦紧或舌淡苔薄,脉弱等特点;气滞郁而化热,湿阻或食积久而化热,阴液不足等均可见热之征象,如脘腹胀满,按之不适,口苦,厌食,舌苔黄腻或咽干口燥,午后颧红,小便短少,大便干结,舌体瘦薄,苔少而干,脉虚数。

3.辨脏腑

胃缓病位主要在胃,但与肝、脾、肾密切相关,辨证时要注意辨别病变脏腑的不同。脾胃虚弱,中气下陷所致胃缓,常见脘腹重坠作胀,食后益甚,或便意频数,肛门重坠,或脱肛;脾肾阳虚胃缓,常伴喜温喜按,食少便溏,畏冷肢凉,胃中振水,呕吐清水,腰膝酸软;肝郁气滞、肝胃郁热等致病多与情志因素有关,脘腹胀满,胸胁满闷,心烦易怒,嗳气频频。

(二)治疗原则

根据胃缓的病机,其治疗原则以益气升阳,行气降逆为主。凡脾气虚弱,治以健脾益气;脾气不升或中气下陷,宜益气升阳;胃失和降,气机不利,上逆为呕、为哕,则宜行气降逆;胃缓多为虚中夹实,因脾阳不足而痰饮内停,治以温化痰饮;因气机阻滞,久而入络有瘀血者,治以活血化瘀;因脾胃升降失调,寒热夹杂或湿热蕴结者,治宜辛开苦泄。

(三)分证论治

1.脾虚气陷证

症状:脘腹重坠作胀,食后益甚,或便意频数,肛门重坠,或脱肛,或小便混浊,或久泄不止,神疲乏力,食少,消瘦,便溏,眩晕,舌淡,脉弱。

病机分析:脾胃气虚,升降失司,中气下陷,故脘腹重坠作胀,食后益甚,或便意频数,肛门重坠,或脱肛,或久泄不止;脾虚运化无力,故食少便溏;脾胃为气血生化之源,脾主四肢,脾失健运,清阳不升,生化不足,故神疲乏力,消瘦,眩晕;舌淡,脉弱亦为脾虚之征。

治法:补气升陷。

代表方药:补中益气汤合升陷汤加减。黄芪、党参、白术、当归、炙甘草益气健脾生血,柴胡、升麻、桔梗升举清阳,枳壳、陈皮理气和胃降逆。

加减:兼肝郁气滞,加柴胡、香附、厚朴、槟榔;泛酸,加左金丸、乌贼骨、煅瓦楞;瘀血阻滞,加丹参、蒲黄、五灵脂、三七;湿热中阻,加茵陈、佩兰、豆蔻、黄连;食积纳呆,加焦山楂、麦芽、谷芽、神曲;泄泻便溏,加仙鹤草、炒山药、芡实、莲子。

2.脾肾阳虚证

症状:脘腹胀满,食后更甚,喜温喜按,食少便溏,畏冷肢凉,胃中振水,呕吐清水,腰酸,舌淡胖,苔白滑,脉沉弱。

病机分析:脾主运化,脾主四肢,脾肾阳虚,运化失司,故脘腹胀满,食后更甚,喜温喜按,食少便溏;四肢失于温煦,故畏冷肢凉;脾胃虚寒,痰饮内生,胃失和降故胃中振水,呕吐清水;腰为肾之府,肾阳虚衰故腰酸;舌淡胖,苔白滑,脉沉弱亦为脾肾阳虚,痰饮内停之征。

治法:温补脾肾。

代表方药:附子理中汤合苓桂术甘汤加减。干姜、附子、党参温补脾肾,桂枝、白术、炙甘草、茯苓以温化水饮。

加减:腰酸明显,加杜仲、牛膝、淫羊藿、续断;呕吐清水,加陈皮、半夏;久泄不止,加石榴皮(壳)、煨诃子、罂粟壳、芡实、莲子。

3.脾虚阴损证

症状:胃脘痞满,食后更显,神疲乏力,气短懒言,咽干口燥,午后颧红,小便短少,大便干结,舌体瘦薄,苔少而干,脉虚数。

病机分析:脾胃气阴两虚,脾胃气虚,健运失常,故胃脘痞满,食后更显,神疲乏力,气短懒言;胃津不足,津液不能上承,故咽干口燥;阴虚内热,故午后颧红;阴液亏虚,化源不足,大肠失于濡润,故小便短少,大便干结;舌体瘦薄,苔少而干,脉虚数均为气阴亏虚,虚中有热之征。

治法:补脾益胃。

代表方药:参苓白术散合益胃汤加减。太子参、生黄芪、炙甘草、山药补脾益气,玉竹、麦冬、石斛益胃生津,佛手、桔梗理气和胃。

加减:失眠多梦,加夜交藤、酸枣仁、柏子仁、茯神;大便干结,加火麻仁、冬瓜仁、瓜蒌、杏仁。

(四)其他疗法

1.单方验方

(1)苍术 15 g,加水武火煮沸 3 min,改用文火缓煎 20 min,亦可直接用沸水浸泡,少量频饮,用于脾虚湿阻者。

(2)枳实 12 g,水煎服,用于脾虚气滞者。

(3)黄芪 30 g,砂仁 10 g(布包),乌鸡半只,共煲至烂熟,去砂仁,加盐调味,饮汤吃肉,用于脾虚气陷者。

(4)黄芪 30 g,陈皮 9 g,猪肚 1 只,猪肚洗净,将黄芪、陈皮用纱布包好放入猪肚中,麻线扎紧,加水文火炖煮,熟后去掉药包,趁热食肚饮汤,用于中气不足、脾胃虚弱者。

(5)桂圆肉 30 g,加水煮沸后备用,将鸡蛋 1 个打入碗内,用煮好的桂圆肉水冲入蛋中搅匀,煮熟食用,每天早、晚各 1 次,用于脾胃阳虚者。

(6)乌龟肉 250 g,炒枳壳 15 g,共煲汤,加盐调味,吃肉饮汤,用于胃阴亏虚者。

2.常用中成药

(1)补中益气丸。

功用主治:补中益气,升阳举陷。用于脾胃虚弱、中气下陷所致的体倦乏力、食少腹胀、便溏久泻、肛门下坠。

用法用量:每次 6 g,每天 3 次。

(2)枳术宽中胶囊。

功用主治:健脾和胃,理气消痞。用于脾虚气滞引起的脘胀、呕吐、反胃、纳呆、反酸等。

用法用量:饭后服用。每次 3 粒,每天 3 次。

(3)香砂养胃丸。

功用主治:温中和胃。用于不思饮食,胃脘满闷或泛吐酸水。

用法用量:每次 3 g,每天 3 次。

(4)胃苏颗粒。

功用主治:理气消胀,和胃止痛。用于胃脘胀痛。

用法用量:每次 15 g,每天 3 次。

(5)保和丸。

功用主治:消食,导滞,和胃。用于食积停滞,脘腹胀满,嗳腐吞酸,不欲饮食。

用法用量:每次 8 粒,每天 2 次。

(6)理中丸。

功用主治:温中祛寒,补气健脾。用于胃下垂属脾胃虚寒者。

用法用量:每次 9 g,每天 2~3 次。

(7)金匮肾气丸。

功用主治:温补肾阳,化气行水。用于肾阳虚损引起的脘腹胀满,腰膝酸软,小便不利,畏寒肢冷。

用法用量:每次 6 g,每天 2 次。

(8)胃乐宁。

功用主治:养阴和胃。用于胃阴亏虚引起的痞满,腹胀。

用法用量:每次 1 片,每天 3 次。

(9)达立通颗粒。

功用主治:清热解郁,和胃降逆,通利消滞,用于肝胃郁热所致痞满证,症见胃脘胀满、嗳气、食欲缺乏、胃中灼热、嘈杂泛酸、脘腹疼痛、口干口苦;运动障碍型功能性消化不良见上述症状者。

用法用量:温开水冲服,1 次 1 袋,1 天 3 次。于饭前服用。

3.针灸疗法

(1)针刺:针足三里、中脘、关元、中极、梁门、解溪、脾俞、胃俞等穴。

(2)灸法:灸足三里、天枢、气海、关元等穴。

(3)耳针:用毫针柄在耳郭的胃肠区按压,寻找敏感点,然后在此点上加压 2~3 min,每天 1 次。

4.外治疗法

(1)外敷法:①取升麻研粉与石榴皮适量捣烂,制成 1 枚直径 1 cm 的药球,置于患者神阙穴,胶布固定。患者取水平卧位,将水温 60 ℃的热水袋熨敷肚脐,每次半小时以上,每天 3 次。②用蓖麻子仁 98%、五倍子末 2%,按此比例打成烂糊,制成每颗约 10 g,直径 1.5 cm 的药饼备用。用时在百会穴剃去与药饼等大头发 1 块,将药饼紧贴百会穴上,纱布绷带固定,每天早、中、晚各 1 次,每次 10 min 左右,以感觉温热而不烫痛皮肤为度。

(2)推拿疗法:患者先取俯卧位,医师双手由患者 T_3~L_5 两侧揉捏 2~3 遍,用右肘尖分别在脊柱两旁按压肝俞、胆俞、脾俞、胃俞等穴 2~3 遍,双手掌根同时由腰部向背部弹性快速推按 4~5 遍。转仰卧位,医师双手掌自下而上反复波形揉压腹部 2~3 遍,然后用拇指点压中脘、天枢、气海、关元、气冲、足三里、内关各 1 min,每次约按摩 30 min,每天 1 次,2 个月为 1 个疗程。

五、临证参考

(一)以虚为主,虚中兼实

临床上胃缓多以虚为主,脾胃气虚是其发病的根本,临床常见脾虚气陷,脾肾阳虚,脾虚阴损等证型。但可因体质、药物、饮食、情志、气候等多种因素,在疾病发展过程中易出现痰饮、食积、气滞、血瘀等证候,治疗应善于抓主症,解决主要矛盾,因虚致实者当以补虚为主,佐以祛邪;以实为著者当以祛邪为主,佐以补虚。

(二)病在脾胃,涉及肝肾

生理上,脾胃同居中焦,脾以升为健;胃以降为和,两者升降相因,为气机升降之枢纽。病理情况下,脾胃气机升降失常,脾气不能升清,则胃气不能降浊;胃气失于和降,则脾的运化功能失常。治疗时注意调畅中焦气机,恢复脾胃受纳运化之职,以合"治中焦如衡,非平不安"的用药原则,常用方法有补中益气法、益胃养阴法、辛开苦降法等。肝属木,脾胃属土,土壅木郁,土虚木乘,临床上常见肝脾不和及肝胃不和,故从肝论治胃缓也十分重要。叶天士提出"醒胃必先制肝""培土必先制木"的用药原则。在具体用药中,又当区分肝气郁滞、肝郁化火、肝阴不足等不同的病理机制,给予疏肝、清肝、泄肝、柔肝和平肝等治疗。肾为胃之关,脾胃运化腐熟,全赖肾阳之温煦,若肾阳不足,可致脾肾阳虚,中焦虚寒;若肾阴亏虚不能上济于胃,则胃失于濡养而脾虚阴损。胃缓久病勿忘补肾,适当参以补肾之品。

(三)内外兼治,综合治疗

胃缓多病程较长,以虚为主,患者餐后脘腹坠胀,食欲缺乏,消瘦,若单纯以汤药长期调养,患者的依从性较差。因此,治疗胃缓应内服与外治结合,内服以汤药浓煎,多次频服,或以膏散剂型;外治以敷贴、针灸、推拿,兼以自我锻炼。

(四)合理营养,增强信心

胃缓者多脘腹坠胀,食欲缺乏,消瘦,存在营养不良,久而影响康复的信心,出现焦虑或抑郁的情绪。膳食应荤素搭配,食材新鲜,营养合理,做工精细;忌肥甘厚腻、粗糙不易消化之物。也要注意调节患者的情绪,并得到患者家庭的支持,以增强康复的信心。

六、预防调护

(1)加强体育锻炼,如仰卧起坐、俯卧撑等可增加肌力,有助于防治本病。

(2)饮食营养丰富,烹调以蒸、煮、炖为主,宜少吃多餐,餐后宜平卧少许时间;进餐定时,细嚼慢咽,禁止暴饮暴食,避免进食不易消化的食物,如坚硬、粗糙、油腻及粗纤维的食品。

(3)经产多胎易致腹壁松弛,应计划生育,少生优生。

(4)保持心情舒畅,生活作息规律,避免过度劳累。

(潘若军)

第八节 胃 痛

胃痛是指以胃脘部近心窝处疼痛为主要临床表现的一种病证。又称胃脘痛。

《黄帝内经》对本病的论述较多,如《灵枢·邪气脏腑病形》曰:"胃病者,腹䐜胀,胃脘当心而痛。"最早记载了"胃脘痛"的病名;又《灵枢·厥病》云:"厥心痛,腹胀胸满,心尤痛甚,胃心痛也。"所论"厥心痛"的内容,与本病有密切的关系。

《黄帝内经》还指出造成胃脘痛的原因有受寒、肝气不舒及内热等,《素问·举痛论》曰:"寒气客于肠胃之间、膜原之下,血不得散,小络急引故痛。"《素问·六元正纪大论》曰:"木郁之发,民病胃脘当心而痛。"《素问·气交变大论》曰:"岁金不及,炎火通行,复则民病口疮,甚则心痛。"迨至汉代,张仲景在《金匮要略》中则将胃脘部称为心下、心中,将胃病分为痞证、胀证、满证与痛证,对后世很有启发。如"心中痞,诸逆心悬痛,桂枝生姜枳实汤主之。""按之心下满痛者,此为实也,当下之,宜大柴胡汤"。书中所拟的方剂如大建中汤、大柴胡汤等,都是治疗胃脘痛的名方。《仁斋直指方》对胃痛的原因已经认识到"有寒,有热,有死血,有食积,有痰饮,有虫"等不同。《备急千金要方·心腹痛》在论述九痛丸功效时指出,其胃痛有虫心痛、疰心痛、风心痛、悸心痛、食心痛、饮心痛、寒心痛、热心痛、去来心痛九种。

对于胃脘痛的辨证论治,《景岳全书·心腹痛》分析极为详尽,对临床颇具指导意义,指出:"痛有虚实……辨之之法,但当察其可按者为虚,拒按者为实;久痛者多虚,暴病者多实;得食稍可者为虚,胀满畏食者为实;痛徐而缓,莫得其处者多虚,痛剧而坚,一定不移者为实;痛在肠脏,中有物有滞者多实,痛在腔胁经络,不干中脏,而牵连腰背,无胀无滞者多虚。脉与证参,虚实自辨。"除此之外,还须辨其寒热及有形无形。《丹溪心法·心脾痛》在论述胃痛治法时指出"诸痛不可补气"的观点,对后世影响很大,而印之临床,这种提法尚欠全面,后世医家逐渐对其进行纠正和补充。

《证治汇补·胃脘痛》对胃痛的治疗提出"大率气食居多,不可骤用补剂,盖补之则气不通而痛愈甚。若曾服攻击之品,愈后复发,屡发屡攻,渐至脉来浮大而空者,又当培补",值得借鉴。

古代文献中所述胃脘痛,在唐宋以前医籍多以"心痛"代之,宋代之后,医家对胃痛与心痛相混谈提出质疑,至金元《兰室秘藏》首立"胃脘痛"一门,明确区分了胃痛与心痛,至明清时期胃痛与心痛得以进一步区别开来。如《证治准绳·心痛胃脘痛》就指出:"或问丹溪言心痛即胃脘痛然乎?曰:心与胃各一脏,其病形不同,因胃脘痛处在心下,故有当心而痛之名,岂胃脘痛即心痛者哉!《医学正传·胃脘痛》亦云:"古方九种心痛……详其所由,皆在胃脘,而实不在于心也。"

现代医学的急、慢性胃炎,消化性溃疡,胃神经官能症,胃癌等疾病,以及部分肝、胆、胰疾病,出现胃痛的临床表现时,可参考本节进行辨证论治。

一、病因病机

胃痛的发生,主要责之于外邪犯胃、饮食伤胃、情志不畅和先天脾胃虚弱等,致胃气郁滞,胃失和降,不通则痛。

(一)外邪犯胃

外邪之中以寒邪最易犯胃,夏暑之季,暑热、湿浊之邪也间有之。邪气客胃,胃气受伤,轻则气机壅滞,重则和降失司,而致胃脘作痛。寒主凝滞,多见绞痛;暑热急迫,常致灼痛;湿浊黏腻,常见闷痛。

(二)饮食伤胃

若纵恣口腹,过食肥甘,偏嗜烟酒,或饥饱失调,寒热不适,或用伤胃药物,均可伐伤胃气,气机升降失调而作胃痛。尤厚味及烟酒,皆湿热或燥热之性,易停于胃腑伤津耗液为先,久则损脾。

(三)情志不畅

情志不舒,伤肝损脾,亦致胃痛。如气郁恼怒则伤肝,肝失疏泄条达,横犯脾胃,而致肝胃不和或肝脾不和,气血阻滞则胃痛;忧思焦虑则伤脾,脾伤则运化失司,升降失常,气机不畅也致胃痛。

(四)脾胃虚弱

身体素虚,劳倦太过,久病不愈,可致脾胃不健,运化无权,升降转枢失利,气机阻滞,而致胃痛;或因胃病日久,阴津暗耗,胃失濡养,或伴中气下陷,气机失调;或因脾胃阳虚,阴寒内生,胃失温养,均可导致胃痛。

胃痛与胃、肝、脾关系最为密切。胃痛初发多属实证,病位主要在胃,间可及肝;病久常见虚证,其病位主要在脾;亦有虚实夹杂者,或脾胃同病,或肝脾同病。

胃痛病因虽有上述不同,病性尚有虚实寒热、在气在血之异,但其发病机制有其共性,即所谓"不通则痛"。胃为阳土,喜润恶燥,主受纳、腐熟水谷,以降为顺。胃气一伤,初则壅滞,继则上逆,此即气滞为病。其中首先是胃气的壅滞,无论外感、食积均可引发;其次是肝胃气滞,即肝气郁结,横逆犯胃所造成的气机阻滞。另外,气为血帅,气行则血行,气滞日久,必致血瘀,也即久患者络之意;"气有余便是火",气机不畅,可蕴久化热,火能灼伤阴津,或出血之后,血脉瘀阻而新血不生,致阴津亦虚,均可致胃痛加重,每每缠绵难愈。脾属阴土,喜燥恶湿,主运化,输布精微,以升为健,与胃互为表里,胃病延久,可内传于脾。脾气受伤,轻则中气不足,运化无权;继则中气下陷,升降失司;再则脾胃阳虚,阴寒内生,胃络失于温养。若胃痛失治误治,血络损伤,还可见吐血、便血等证。

二、诊断要点

(一)症状

胃脘部疼痛,常伴有食欲缺乏,痞闷或胀满,恶心呕吐,吞酸嘈杂等。发病常与情志不遂、饮食不节、劳累、受寒等因素有关。起病或急或缓,常有反复发作的病史。

(二)检查

上消化道 X 线钡餐造影、纤维胃镜及病理组织学检查等,有助诊断。

三、鉴别诊断

(一)胃痞

二者部位同在心下,但胃痞是指心下痞塞,胸膈满闷,触之无形,按之不痛的病证。胃痛以痛为主,胃痞以满为患,且病及胸膈,不难区别。

(二)真心痛

心居胸中,其痛常及心下,出现胃痛的表现,应高度警惕,防止与胃痛相混。典型真心痛为当胸而痛,其痛多刺痛、剧痛,且痛引肩背,常有气短、汗出等症,病情较急,如《灵枢·厥病》曰:"真心痛,手足青至节,心痛甚,旦发夕死,夕发旦死。"中老年人既往无胃痛病史,而突发胃脘部位疼痛者,当注意真心痛的发生。胃痛部位在胃脘,病势不急,多为隐痛、胀痛等,常有反复发作史。X 线、胃镜、心电图及生化检查有助鉴别。

四、辨证

胃痛的主要部位在上腹胃脘部近心窝处,往往兼见胃脘部痞满、胀闷、嗳气、吐酸、纳呆、胁胀、腹胀,甚至出现呕血、便血等症。常反复发作,久治难愈。至于临床辨证,当分虚实两类。实证多痛急拒按,病程较短;虚证多痛缓喜按,缠绵难愈,这是辨证的关键。

(一)寒邪客胃

证候:胃痛暴作,得温痛减,遇寒加重;恶寒喜暖,口淡不渴,或喜热饮,舌淡,苔薄白,脉弦紧。

分析:寒凝胃脘,气机阻滞,则胃痛暴作,得温痛减,遇寒加重;阳气被遏,失去温煦,则恶寒喜暖,口淡不渴,或喜热饮;舌淡,苔薄白,脉弦紧,为内寒之象。

(二)饮食伤胃

证候:胃脘疼痛,胀满拒按,嗳腐吞酸,或呕吐不消化食物,其味腐臭,吐后痛减,不思饮食,大便不爽,得矢气及便后稍舒,舌苔厚腻,脉滑。

分析:饮食积滞,阻塞胃气,则胃脘疼痛,胀满拒按;食物不化,胃气上逆,则嗳腐吞酸,或呕吐不消化食物,其味腐臭,吐后痛减;胃失和降,腑气不通,则不思饮食,大便不爽,得矢气及便后稍舒;舌质淡,苔厚腻,脉滑,为饮食内停之征。

(三)肝气犯胃

证候:胃脘胀痛,连及两胁,攻撑走窜,每因情志不遂而加重,善太息,不思饮食,精神抑郁,夜寐不安,舌苔薄白,脉弦滑。

分析:肝气郁结,横逆犯胃,肝胃气滞,故胃脘胀痛;胁为肝之分野,故胃痛连胁,攻撑走窜;因情志不遂加重气机不畅,故以息为快;胃失和降,受纳失司,故不思饮食;肝郁不舒,则精神抑郁,夜寐不安;舌苔薄白,脉弦滑为肝胃不和之象。

(四)湿热中阻

证候:胃脘灼热而痛,得凉则减,遇热加重。伴口干喜冷饮,或口臭不爽,口舌生疮。甚至大便秘结,排便不畅,舌质红,苔黄少津,脉滑数。

分析:胃气阻滞,日久化热,故胃脘灼痛,得凉则减,遇热加重,口干喜冷饮或口臭不爽,口舌生疮;胃热久积,腑气不通,故大便秘结,排便不畅;舌质红,苔黄少津,脉象滑数,为胃热蕴积之象。

(五)瘀血停胃

证候:胃脘疼痛,状如针刺或刀割,痛有定处而拒按,入夜尤甚。病程日久,胃痛反复发作而不愈,面色晦暗无华,唇黯,舌质紫黯或有瘀斑,脉涩。

分析:气滞则血瘀,或吐血、便血之后,离经之血停积于胃,胃络不通,而成瘀血,瘀血停胃,故疼痛状如针刺或刀割,固定不移,拒按;瘀血不净,新血不生,故面色晦暗无华,唇黯;舌质紫黯,或有瘀点、瘀斑,脉涩,为血脉瘀阻之象。

(六)胃阴亏耗

证候:胃脘隐痛或隐隐灼痛,伴嘈杂似饥,饥不欲食,口干不思饮,咽干唇燥,大便干结,舌体瘦,质嫩红,少苔或无苔,脉细而数。

分析:气郁化热,热伤胃津,或瘀血积留,新血不生,阴津匮乏,阴津亏损则胃络失养,故见胃脘隐痛;若阴虚有火,则可见胃中灼痛隐隐;胃津亏虚则胃纳失司,故嘈杂似饥,知饥而不欲纳食;阴液亏乏,津不上承,故咽干唇燥;阴液不足则肠道干涩,故大便干结;舌体瘦舌质嫩红,少苔或无苔,脉细而数,皆为胃阴不足而兼虚火之象。

(七)脾胃虚寒

证候:胃脘隐痛,遇寒或饥时痛剧,得温或进食则缓,喜暖喜按。伴面色不华,神疲肢怠,四末不温,食少便溏,或泛吐清水。舌质淡而胖,边有齿痕,苔薄白,脉沉细无力。

分析:胃病日久,累及脾阳。脾胃阳虚,故胃痛绵绵,遇寒或饥时痛剧,得温熨或进食则缓,喜

73

暖喜按;气血虚弱,故面色不华,神疲肢怠;阳气虚不达四末,故四肢不温;脾虚不运,转输失常,故食少便溏;脾阳不振,寒湿内生,饮邪上逆,故泛吐清水;舌质淡而胖,边有齿痕,苔薄白,脉沉细无力,为脾胃虚寒之象。

五、治疗

治疗以理气和胃止痛为主,审证求因,辨证施治。邪盛以祛邪为急,正虚以扶正为先,虚实夹杂者,则当祛邪扶正并举。虽有"通则不痛"之说,但决不能局限于狭义的"通"法,要从广义的角度理解和运用"通"法。属于胃寒者,散寒即所谓通;属于血瘀者,化瘀即所谓通;属于食停者,消食即所谓通;属于气滞者,理气即所谓通;属于热郁者,泻热即所谓通;属于阴虚者,益胃养阴即所谓通;属于阳虚者,温运脾阳即所谓通。

(一)中药治疗

1.寒邪客胃

治法:温胃散寒,行气止痛。

处方:香苏散合良附丸加减。

方中高良姜、吴茱萸温胃散寒;香附、乌药、陈皮、木香行气止痛。

如兼见恶寒、头痛等风寒表证者,可加苏叶、藿香等以疏散风寒,或内服生姜汤、胡椒汤以散寒止痛;若兼见胸脘痞闷,胃纳呆滞,嗳气或呕吐者,是为寒夹食滞,可加枳实、神曲、鸡内金、制半夏、生姜等以消食导滞,降逆止呕。若寒邪郁久化热,寒热错杂,可用半夏泻心汤辛开苦降,寒热并调。

中成药可选用良附丸、胃痛粉等。

2.饮食伤胃

治法:消食导滞,和胃止痛。

处方:保和丸加减。

方中神曲、山楂、莱菔子消食导滞;茯苓、半夏、陈皮和胃化湿;连翘散结清热。

若脘腹胀甚者,可加枳实、砂仁、槟榔等以行气消滞;若胃脘胀痛而便闭者,可合用小承气汤或改用枳实导滞丸以通腑行气;胃痛急剧而拒按,伴见苔黄燥,便秘者,为食积化热成燥,则合用大承气汤以泻热解燥,通腑荡积。

中成药可选用加味保和丸、枳实消痞丸等。

3.肝气犯胃

治法:疏肝解郁,理气止痛。

处方:柴胡疏肝散加减。

方中柴胡、芍药、川芎、郁金、香附疏肝解郁;陈皮、枳壳、佛手、甘草理气和中。

若胃痛较甚者,可加川楝子、延胡索以加强理气止痛作用;嗳气较频者,可加沉香、旋覆花以顺气降逆;泛酸者加乌贼骨、煅瓦楞子中和胃酸。痛势急迫,嘈杂吐酸,口干口苦,舌红苔黄,脉弦或数,乃肝胃郁热之证,改用化肝煎或丹栀逍遥散加黄连、吴茱萸以疏肝泻热和胃。

中成药可选用气滞胃痛冲剂、胃苏冲剂等。

4.湿热中阻

治法:清化湿热,理气和胃。

处方:清中汤加减。

方中黄连、栀子清热燥湿;制半夏、茯苓、草豆蔻祛湿健脾;陈皮、甘草理气和中。

湿偏重者加苍术、藿香燥湿醒脾;热偏重者加蒲公英、黄芩清胃泻热;伴恶心呕吐者,加竹茹、橘皮以清胃降逆;大便秘结不通者,可加大黄(后下)通下导滞;气滞腹胀者加厚朴、枳实以理气消胀;纳呆少食者,加神曲、谷芽、麦芽以消食导滞。

中成药可选用清胃和中丸。

5.瘀血停胃

治法:理气活血,化瘀止痛。

方药:失笑散合丹参饮加减。

前方以五灵脂、蒲黄活血祛瘀,通利血脉以止痛;后方重用丹参活血化瘀,檀香、砂仁行气止痛。

若因气滞而致血瘀,气滞仍明显时,宜加理气之品,但忌香燥太过。若血瘀而兼血虚者,宜合四物汤等养血活血之味。若血瘀而兼脾胃虚衰者,宜加炙黄芪、党参等健脾益气以助血行。若瘀血日久,血不循常道而外溢出血者,应参考吐血、便血处理。

中成药可选用九气拈痛丸。

6.胃阴亏耗

治法:滋阴益胃,和中止痛。

处方:益胃汤合芍药甘草汤加减。

方中沙参、玉竹补益气阴;麦冬、生地黄滋养阴津;冰糖生津益胃;芍药、甘草酸甘化阴,缓急止痛。

若气滞仍著时,加佛手、香橼皮、玫瑰花等轻清畅气而不伤阴之品;津伤液亏明显时,可加芦根、天花粉、乌梅等以生津养液;大便干结者,加火麻仁、郁李仁、瓜蒌仁等润肠之品。若兼肝阴亦虚,症见脘痛连胁者,可加白芍、枸杞、生地黄等柔肝之品,也可用一贯煎化裁为治。

中成药可选用养胃舒胶囊。

7.脾胃虚寒

治法:温中健脾。

方药:黄芪建中汤加减。

方中以黄芪补中益气、饴糖益气养阴为君;以桂枝温阳气、芍药益阴血为臣;以生姜温胃、大枣补脾为佐;炙甘草调和诸药,共奏温中健脾,和胃止痛之功。

若阳虚内寒较重者,也可用大建中汤化裁,或加附子、肉桂、荜茇等温中散寒;兼泛酸者,可加黄连汁炒吴茱萸、煅瓦楞、海螵蛸等制酸之品;泛吐清水时,可予小半夏加茯苓汤或苓桂术甘汤合方为治;兼见血虚者,也可用归芪建中汤治之。若胃脘坠痛,证属中气下陷者,可用补中益气汤化裁为治。

此外,临床上胃强脾弱,上热下寒者也不少见,症状除胃脘疼痛以外,还可见恶心呕吐,嗳气,肠鸣便溏或大便秘结,舌质淡,苔薄黄腻,脉细滑等,治疗时,可选用半夏泻心汤、黄连理中汤或乌梅丸等以调和脾胃,清上温下。

中成药可选用人参健脾丸、参苓白术丸等。

(二)针灸治疗

1.基本处方

中脘、内关、足三里。中脘、足三里募合相配,内关属心包经,历络三焦,通调三焦气机而和胃,三穴远近结合,共同调理胃腑气机。

2.加减运用

(1)寒邪客胃证:加神阙、梁丘以散寒止痛,神阙用灸法。余穴针用平补平泻法。

(2)饮食伤胃证:加梁门、建里、璇玑以消食导滞。诸穴针用泻法。

(3)肝气犯胃证:加期门、太冲以疏肝理气,针用泻法。余穴针用平补平泻法。

(4)湿热中阻证:加阴陵泉、内庭以清利湿热,阴陵泉针用平补平泻法。余穴针用泻法。

(5)瘀血停胃证:加膈俞、阿是穴以化瘀止痛,针用泻法。余穴针用平补平泻法,或加灸法。

(6)胃阴亏耗证:加胃俞、太溪、三阴交以滋阴养胃。诸穴针用补法。

(7)脾胃虚寒证:加神阙、气海、脾俞、胃俞以温中散寒,神阙用灸法。余穴针用补法,或加灸法。

3.其他

(1)指针疗法:取中脘、至阳、足三里等穴,以双手拇指或中指点压、按揉,力度以患者能耐受并感觉舒适为度,同时令患者行缓慢腹式呼吸,连续按揉3~5 min即可止痛。

(2)耳针疗法:取胃十二指肠、脾、肝、神门、下脚端,每次选用3~5穴,毫针浅刺,留针30 min;或用王不留行籽贴压。

(3)穴位注射疗法:根据中医辨证,分别选用当归注射液、丹参注射液、参附注射液或生脉注射液等,也可选用维生素 B_1 或维生素 B_{12} 注射液,按常规取2~3穴,每穴注入药液2~4 mL,每天或隔天1次。

(4)埋线疗法。取穴:肝俞、脾俞、胃俞、中脘、梁门、足三里。方法:将羊肠线用埋线针植入穴位内,无菌操作,每月1次,连续3次。适用于慢性胃炎之各型胃痛症者。

(5)兜肚法:取艾叶30 g,荜茇、干姜各15 g,甘松、山柰、细辛、肉桂、吴茱萸、延胡索、白芷各10 g,大茴香6 g,共研为细末,用柔软的棉布折成15 cm直径的兜肚形状,将上药末均匀放入,紧密缝好,日夜兜于中脘穴或疼痛处,适用于脾胃虚寒胃痛。

(潘若军)

第九节　反　　胃

反胃是以脘腹痞胀,宿食不化,朝食暮吐,暮食朝吐为主要临床表现的一种病。

一、历史沿革

反胃又称胃反。胃反之名,首见于汉代张仲景《金匮要略·呕吐哕下利病脉证治》篇。宋代《太平圣惠方·治反胃呕吐诸方》则称之为"反胃"。其后亦多以反胃名之。

《金匮要略·呕吐哕下利病脉证治》中说:"趺阳脉浮而涩,浮则为虚,涩则伤脾;伤脾则不磨,朝食暮吐,暮食朝吐,宿谷不化,名为胃反。"明确指出本病的病机主要是脾胃损伤,不能腐熟水谷。有关治疗方面,提出了使用大半夏汤和茯苓泽泻汤,至今仍为临床所常用。

隋代巢元方《诸病源候论·胃反候》对《金匮要略》之说有所发挥,将病因病机归纳为血气不足、胃寒停饮、气逆胃反,指出"荣卫俱虚,其血气不足,停水积饮,在胃脘则脏冷,脏冷则脾不磨,脾不磨则宿谷不化,其气逆而成胃反也"。

唐代王冰在《素问》注文中更将本病精辟总结为"食入反出,是无火也"。宋代《圣济总录·呕吐门》也说:"食久反出,是无火也。"

金元时期,朱丹溪《丹溪心法·翻胃》提出血虚、气虚、有热、有痰之说,治法方药则更趋丰富全面。

明代张景岳对于反胃的病因、病机、辨证、治法、方药等有了系统性的阐发,他在《景岳全书·反胃》一节中说:"或以酷饮无度,伤于酒湿,或以纵食生冷,败其真阳;或因七情忧郁,竭其中气;总之,无非内伤之甚,致损胃气而然。"又说:"反胃一证,本属火虚,盖食入于胃,使胃暖脾强,则食无不化,何至复出……然无火之由,则犹有上中下三焦之辨,又当察也。若寒在上焦,则多为恶心或泛泛欲吐者,此胃脘之阳虚也。若寒在中焦,则食入不化,每食至中脘,或少顷或半日复出者,此胃中之阳虚也。若寒在下焦,则朝食暮吐,暮食朝吐,乃以食入幽门,丙火不能传化,故久而复出,此命门之阳虚也""虚在上焦,微寒呕吐者,惟姜汤为最佳,或橘皮汤亦可,虚在中焦而食入反出者,宜五君子煎、理中汤……虚在下焦而朝食暮吐……其责在阴,非补命门以扶脾土之母,则火无以化,土无以生,亦犹釜底无薪,不能腐熟水谷,终无济也。宜六味回阳饮,或人参附子理阴煎,或右归饮之类主之。此屡用之妙法,不可忽也""反胃由于酒湿伤脾者,宜葛花解醒汤主之,若湿多成热,而见胃火上冲者,宜黄芩汤或半夏泻心汤之类主之。"其中补命门火之说是他对本病治疗上的一大创见。

明代李中梓根据临床实际,进一步丰富了反胃的辨证内容。他在《医宗必读·反胃噎膈》中说:"反胃大都属寒,然不可拘也。脉大有力,当作热治,脉小无力,当作寒医。色之黄白而枯者为虚寒,色之红赤而泽者为实热,以脉合证,以色合脉,庶乎无误。"

清代李用粹《证治汇补·反胃》对七情致病认识较为深刻。他说:"病由悲愤气结,思虑伤脾……皆能酿成痰火,妨碍饷道而食反出。"对反胃的病因病机,做了新的补充。清代陈士铎《石室秘录·噎膈反胃治法》说:"夫食入于胃而吐出,似乎病在胃也,谁知肾为胃之关门,肾病而胃始病。"这种看法,与张景岳补命门以扶脾土的观点基本相同。清代沈金鳌《杂病源流犀烛·噎塞反胃关格源流》言:"反胃原于真火衰微,胃寒脾弱,不能纳谷,故早食晚吐,日日如此,以饮食入胃,既抵胃之下脘,复返而出也。若脉数,为邪热不杀谷,乃火性上炎,多升少降也"。同时指出:"亦有瘀血阻滞者,亦有虫而反出者,亦有火衰不能生土,其脉沉迟者。"进一步丰富了对反胃病因病机的认识。

以上所引各家之说,从不同的方面对反胃作了阐述,使本病的辨证论治内容日趋完善。

二、范围

西医学的胃十二指肠溃疡病,胃十二指肠憩室,急慢性胃炎,胃黏膜脱垂症,十二指肠郁积症,胃部肿瘤,胃神经症等等,凡并发胃幽门部痉挛、水肿、狭窄,或胃动力紊乱引起胃排空障碍,而在临床上出现脘腹痞胀,宿食不化,朝食暮吐,暮食朝吐等症状者,均可参照本节内容辨证论治。

三、病因病机

反胃多由饮食不节,酒色过度,或长期忧思郁怒,损伤脾胃之气,并产生气滞、血瘀、痰凝阻胃,使水谷不能腐熟,宿食不化,导致脘腹痞胀,胃气上逆,朝食暮吐,暮食朝吐。

(一)脾胃虚寒

饥饱失常,嗜食寒凉生冷,损及脾阳,以致脾胃虚寒,不能消化谷食,终至尽吐而出。思虑不解,或久病劳倦多可伤脾,房劳过度则伤肾。脾伤则运化无能不能腐熟水谷,肾伤则命火衰微,不能温煦脾土,则脾失健运,谷食难化而反。

(二)痰浊阻胃

酒食不节、七情所伤、房室、劳倦等病因,均可损伤脾胃,因之水谷不能化为精微而成湿浊,积湿生痰,痰阻于胃,逐使胃腑失其通降下行之功效,宿食不化而成反胃。

(三)瘀血积结

七情所伤,肝胃气滞,或遭受外伤,或手术创伤等原因可导致气滞血瘀。胃络受阻,气血不和,胃腑受纳、和降功能不及,饮食积结而成反胃。

(四)胃中积热

多由于长期大量饮酒,吸烟,嗜食膏粱厚味,经常进食大量辣椒等辛烈之品,均可积热成毒,损伤胃气,而成反胃之证。抑或痰浊阻胃,瘀血积结,郁久化热。邪热在胃,火逆冲上,不能消化饮食,而见朝食暮吐,暮食朝吐。此即《素问·至真要大论篇》病机十九条中所说"诸逆冲上,皆属于火""诸呕吐酸……皆属于热"之意。

由此可见,本病病位在胃,脾胃虚寒、不能腐熟水谷是导致本病的最主要因素,但同时与肝、脾、肾等脏腑密切相关。除气滞、气逆外,还有痰浊、水饮、积热、瘀血等病理因素共同参与发病过程,而且各种病因病机之间往往相互转化。痰浊、水饮多为脾胃虚寒所致;痰浊、瘀血等可使气虚、气滞、食停,同时也可郁久化热;诸因均可久病入络,而成瘀血积结。

四、诊断与鉴别诊断

(一)诊断

1.发病特点

反胃在临床上较为常见,患者以成年人居多,男女性别差异不大,对老年患者要特别提高警惕,注意是否有癌肿等病存在。

2.临床表现

本病一般多为缓起,先有胃脘疼痛,吐酸,嘈杂,食欲缺乏,食后脘腹痞胀等症状,若迁延失治或治疗不当,病情则进一步加剧,逐渐出现脘腹痞胀加剧,进食后尤甚,饮食不能消化下行,停积于胃腑,终致上逆而呕吐。其呕吐的特点是朝食暮吐,暮食朝吐,呕出物多为未经消化的食物,或伴有痰涎血缕;严重患者亦可呕血。

患者每因呕吐而不愿进食,人体缺乏水谷精微之濡养,日见消瘦,面色萎黄,倦怠无力。由于饮食停滞于胃脘不能下行,按压脘部则感不适,有时并可触及包块;振摇腹部,可听到漉漉水声。

脉象,舌质,舌苔,则每随其或寒或热,或虚或实而表现不同,可据此作为进一步的辨证依据。

(二)鉴别诊断

1.呕吐

从广义言,呕吐可以包括反胃,而反胃也主要表现为呕吐。但一般呕吐多是食已即吐,或不食亦吐,呕吐物为食物、痰涎、酸水等,一般数量不多。反胃则主要是朝食暮吐,暮食朝吐,患者一般进食后不立即呕吐,但因进食后,食物停积于胃腑,不能下行,至一定时间,则尽吐而出,吐后始稍感舒畅。所吐出的多为未经消化的饮食,而且数量较多。

2.噎膈

噎膈是指吞咽时哽噎不顺,饮食在胸膈部阻塞不下,和反胃不同。反胃一般多无吞咽哽噎,饮食不下是饮食不能下通幽门,在食管则无障碍。噎膈则主要表现为吞咽困难,饮食不能进入贲门。噎膈虽然也会出现呕吐,但都是食入即吐,呕吐物量不多,经常渗唾痰涎,据此亦不难做出鉴别。

五、辨证

(一)辨证要点

1.注意呕吐的性质和呕吐物的情况

反胃的主要特征是朝食暮吐,暮食朝吐,因此在辨证中必须掌握这一特点。要详细询问病史,例如呕吐的时间、呕吐的次数、呕吐物性状及多少等,这对于辨证很有价值。

2.要细辨反胃的证候

反胃的辨证可概括为寒、热、痰、瘀四个主要证型。除从呕吐物的性质内容判断外,其他症状、脉象、舌质、舌苔、患者过去和现在的病史、身体素质等,均有助于辨证。

(二)证候

1.脾胃虚寒

症状:食后脘腹胀满,朝食暮吐,暮食朝吐,吐出宿食不化及清稀水液,吐尽始觉舒适,大便溏少,神疲乏力,面色青白,舌淡苔白,脉细弱。甚者面色苍白,手足不温,眩晕耳鸣,腰膝酸软,精神萎靡。舌淡白,苔白滑,脉沉细无力。

病机分析:此证之主要病机是脾胃虚寒,即胃中无火。因胃中无火,胃失腐熟通降之职,不能消化与排空,乃出现朝食暮吐,暮食朝吐,宿食不化之症状,一旦吐出,消除停积,故吐后即觉舒适。《素问·至真要大论篇》云:"诸病水液,澄澈清冷,皆属于寒。"患者吐出清稀水液,故云属寒,大便溏少,神疲乏力,面色青白,亦属脾胃虚寒;舌淡白,脉弱,均为阳气虚弱之症。其严重者面色苍白,手足不温,舌质淡白,脉沉细无力,为阳虚之甚;腰膝酸软,眩晕耳鸣属肾虚;精神萎靡属肾精不足神气衰弱之征。这些表现,是由肾阳衰弱,命火不足,火不生土,脾失温煦而致,此属脾肾两虚之证,较前述之脾胃虚寒更为严重。

2.胃中积热

症状:食后脘腹胀满,朝食暮吐,暮食朝吐,吐出宿食不化及混浊酸臭之稠液,便秘,溺黄短,心烦口渴,面红。舌红干,舌苔黄厚腻,脉滑数。

病机分析:朝食暮吐,暮食朝吐,宿食不化,是属反胃之症。《素问·至真要大论篇》说:"诸转反戾,水液浑浊,皆属于热。"今患者吐出混浊酸臭之液,故属于热证。内热消烁津液,故口渴便秘,小便短黄;内热熏蒸,故心烦,面红。舌红干,苔黄厚,脉滑数,皆为胃中积热之征。

3.痰浊阻胃

症状:经常脘腹胀满,食后尤甚,上腹或有积块,朝食暮吐,暮食朝吐,吐出宿食不化,并有或稠或稀之痰涎水饮,或吐白沫,眩晕,心下悸。舌苔白滑,脉弦滑,或舌红苔黄浊,脉滑数。

病机分析:有形痰浊,阻于中焦,故不论已食未食,常见脘腹胀满。呕吐白色痰涎水饮或白沫,乃痰浊之征;痰浊积于中焦,故可见上腹部积块;眩晕乃因痰浊中阻,清阳不升所致;心下悸为痰饮阻于心下;舌苔白滑,脉弦滑,是痰证之特征;舌红,苔黄浊,脉滑数者,是属痰郁化热的表现。

4.血瘀积结

症状:经常脘腹胀满,食后尤甚,上腹或有积块,朝食暮吐,暮食朝吐,吐出宿食不化,或吐黄沫,或吐褐色浊液,或吐血便血,上腹胀满刺痛拒按,上腹部积块坚硬,推之不移。舌质暗红或兼有瘀点,脉弦涩。

病机分析:有形之瘀血,阻于胃关,影响胃气通降下行,故不论已食未食,常见腹部胀满;吐黄沫或褐液,解黑便,皆由瘀血阻络,血液外溢所致;腹胀刺痛属血瘀;上腹积块坚硬,推之不移,舌暗有瘀点,脉涩等皆为血瘀之征。

六、治疗

(一)治疗原则

1.降逆和胃

以降逆和胃为基本原则,阳气虚者,合以温中健脾,阴液亏者,合以消养胃阴,气滞则兼以理气,有瘀血或痰浊者,兼以活血祛痰。病去之后,当以养胃气、胃阴为主。如此,方能巩固疗效,利于健康。

2.注意服药时机

掌握服药的时机,也是治疗反胃的一个关键。由于反胃患者,宿食停积胃腑,若在此时服药,往往不易吸收,影响药效。故反胃患者应在空腹时服药,或在宿食吐净后再服药,疗效较佳。

(二)治法方药

1.脾胃虚寒

治法:温中健脾,和胃降逆。

方药:丁蔻理中汤加减。方中以党参补气健脾,干姜温中散寒;寒多以干姜为君,虚多以党参为君;辅以白术健脾燥温;甘草补脾和中,加白豆蔻之芳香醒胃,丁香之理气降浊,共奏温阳降浊之功。

吐甚者,加半夏、砂仁,以加强降逆和胃作用。病久脾肾阳虚者,可在上方基础上,加入温补命门之药,如附子、肉桂、补骨脂、吴茱萸之类;如寒热错杂者,可用乌梅丸。

除上述方药之外,尚可用丁香透膈散或二陈汤加味。如《证治汇补·反胃》说:"主以二陈汤,加藿香、蔻仁、砂仁、香附、苏梗;消食加神曲、麦芽;助脾加人参、白术;抑肝加沉香、白芍;温中加炮姜、益智仁;壮火加肉桂、丁香,甚用附子理中汤,或八味丸。"又介绍用伏龙肝水煎药以补土,糯米汁以泽脾,代赭石以镇逆。《景岳全书·反胃》用六味回阳饮,或人参附子理阴煎,或右归饮之类,皆经验心得之谈,可供临床参考。

2.胃中积热

治法:清胃泻热,和胃降浊。

方药:竹茹汤加减。方中竹茹、栀子清胃泻热,兼降胃气;半夏、陈皮、枇杷叶和胃降浊。

热重可加黄芩、黄连;热积腑实,大便秘结,可加大黄、枳实、厚朴以降泄之。

久吐伤津耗气,气阴两虚,表现反胃而唇干口燥,大便干结,舌红少苔,脉细数者,宜益气生津养阴,和胃降逆,可用大半夏汤加味。《景岳全书·反胃》谓:"反胃出于酒湿伤脾者,宜葛花解酒汤主之;若湿多成热,而见胃火上冲者,宜黄芩汤,或半夏泻心汤主之。"

3.痰浊阻胃

治法:涤痰化浊,和胃降逆。

方药:导痰汤加减。方中以半夏、南星燥湿化痰浊;陈皮、枳实以和胃降逆;茯苓、甘草以渗湿健脾和中。

痰郁化热者,宜加黄芩、黄连、竹茹;若体尚壮实者可用礞石滚痰丸攻逐顽痰。痰湿兼寒者,可加干姜、细辛;吐白沫者,其寒尤甚,可加吴茱萸汤;脘腹痞满、吐而不净者可选《证治汇补》木香调气散(白豆蔻、丁香、木香、檀香、藿香、砂仁、甘草)行气醒脾、化浊除满。

吐出痰涎如鸡蛋清者,可加人参、白术、益智仁,以健脾摄涎。如《杂病源流犀烛·噎膈反胃关格源流》云:"凡饮食入胃,便吐涎沫如鸡子白,脾主涎,脾虚不能约束津液,故痰涎自出,非参、术、益智不能摄也。"

4.瘀血积结

治法:祛瘀活血,和胃降浊。

方药:膈下逐瘀汤加减。方中以香附、枳壳、乌药理气和胃,气为血帅,气行则血行;复以川芎、当归、赤芍以活血;桃仁、红花、延胡索、五灵脂以祛瘀;丹皮以清血分之伏热。可再加竹茹、半夏以加强降浊作用。

吐黄沫,或吐血,便血者,可加降香、田七以活血止血;上腹剧痛者可加乳香、没药;上腹结块坚硬者,可加鳖甲、牡蛎、三棱、莪术。

(三)其他治法

(1)九伯饼:天南星、人参、半夏、枯矾、枳实、厚朴、木香、甘草、豆豉为末,老米打糊为饼,瓦上焙干,露过,每服一饼,细嚼,以姜煎平胃散下,此方加阿魏甚效。

(2)壁虎(即守宫)1～2只(去腹内杂物捣烂),鸡蛋1个。用法:将鸡蛋一头打开,装入壁虎,仍封固蒸熟,每天服1个,连服数天。

(3)雪梨1个、丁香50粒,梨去核,放入丁香,外用纸包好,蒸熟食用。

七、转归及预后

反胃之证,可由胃痛、嘈杂、泛酸等证演变而来,一般起病缓慢,变化亦慢。临床所分四证,可以独见,亦可兼见。

病初多表现为单纯的脾胃虚寒或胃中积热,其病变在无形之气,温之清之,适当调治,较易治疗。

患病日久,反胃频繁,除影响进食外,还可损伤胃阴,常在脾胃虚寒的同时并见气血、阴液亏虚;同时多为本虚而标实,或见寒热错杂,或合并痰浊阻胃或瘀血积结,其病变在有形之积,耗伤气血更甚,较难治疗。此时治疗应注重温清同进,补泻兼施,用药平稳,缓缓图之。

久治不效,应警惕癌变可能。年高体弱者,发病之时已是脾肾两亏,全身日见衰弱,四种证候可交错兼见,进而发展为真阴枯竭或真火衰微之危症,则预后多不良。

八、预防与护理

要注意调节饮食,戒烟酒刺激之品,保持心情舒畅,避免房事劳倦。出现胃痛、嘈杂、泛酸之证者,应及时诊治,尽量避免贪食竹笋和甜腻等食品,以免变生反胃。得病之后,饮食宜清淡流质,避免粗硬食物;患者呕吐之时,应扶助患者以利吐出。药汁宜浓缩,空腹服。中老年患者一旦出现反胃,应注意排除癌肿可能。

(潘若军)

第十节 噎膈

噎膈是指以吞咽食物梗噎不顺,重则食物不能进入胃腑,食入即吐为主要临床表现的一种病证。噎,指吞咽时梗塞不顺;膈,指格拒,食物不能下,下咽即吐。噎较轻,是膈之前期表现,在临床中往往二者同时出现,故并称噎膈。

膈之病名,首见于《黄帝内经》。《素问·阴阳别论》篇指出"三阳结,谓之膈"。《灵枢·上膈》篇曰:"脾脉……微急为膈中,食饮之而出,后沃沫"。在《黄帝内经》的许多章节中还记述了本病证的病因、病位、传变及转归,认识到其发病与精神因素、阳结等有关,所病脏腑多在胃脘,对后世治疗启迪很大。隋朝对此病有进一步的认识,如巢元方《诸病源候论·痞膈病诸候·气膈候》中认为:"此由阴阳不和,脏气不理,寒气填于胸膈,故气噎塞不通,而谓之气噎"。并将噎膈分为气、忧、食、劳、思五噎;忧、恚、气、寒、热五膈。唐宋以后将噎膈并称,孙思邈《备急千金要方·噎塞论》引《古今录验》,对五噎的证候,做了详细描述:"气噎者,心悸,上下不通,噎哕不彻,胸胁苦满"。至明清时期对其病因病机的认识较为全面,如李用粹在《证治汇补·噎膈》篇中曰:"有气滞者,有血瘀者,有火炎者,有痰凝者,有食积者,虽有五种,总归七情之变,由气郁化火,火旺血枯,津液成痰,痰壅而食不化也"。这些理论至今仍有重要的指导意义。

现代医学的食管癌、贲门癌,以及贲门痉挛、贲门弛缓、食管憩室、反流性食管炎、弥漫性食管痉挛、胃神经官能症等疾病,出现噎膈的临床表现时,可参考本节进行辨证论治。

一、病因病机

噎膈之病,主要为七情内伤,饮食不节,年老体弱等原因,致使气、痰、瘀相互交阻,日久津气耗伤,食管失于润养,胃失通降而见噎膈。

(一)七情内伤

由于忧思恼怒,情志不遂,肝郁气滞,肝气横犯脾胃,脾伤则气结,运化失司,水湿内停,滋生痰浊,痰气相搏,阻于食管,食管不利或狭窄而见噎膈;肝伤则气郁,气郁则血凝,瘀血阻滞食管,饮食噎塞难下而成噎膈。

(二)饮食不节

因过食肥甘辛辣燥热之品,或嗜酒过度,造成胃肠积热,则津伤血燥,以致食管干涩而成噎膈。或常食发霉、粗糙之品,损伤食管脾胃而致噎膈。

(三)久病年老

由于大病久病,或年老气虚,或阴损及阳,久则脾肾衰败,阳气虚衰,运化无力,浊气上逆,壅阻食管咽喉,则吞咽困难而成噎膈。

噎膈之病位在食管,属胃所主,其病变脏腑又与肝、脾、肾有密切关系,因三脏与胃、食管皆有经络联系。脾为胃行其津液,若脾失健运,可聚湿生痰,阻于食管。胃气之和降,赖于肝气之条达,若肝失疏泄,则胃失和降,气机郁滞,久则气滞血瘀,食管狭窄。中焦脾胃赖于肾阴的濡养和肾阳的温煦,若肾阴不足,失于濡养,或脾肾衰败,阳气虚弱,运化受阻,浊气上逆均可发为噎膈。

噎膈之病因病机复杂,但主要为七情内伤,饮食不节,日久则气郁生痰,气滞血阻,滞于食管而见噎膈;其次为年老体弱等原因,致阴津亏虚,气血枯燥,食管失于润养,干涩难下而见噎膈。但时常虚实交错,相互影响,互为因果,因而使病证极为复杂,病情缠绵难愈。

二、诊断要点

(一)症状

初起咽部或食管内有异物感,进食时有停滞感,继则咽下梗噎,重则食不得咽下或食入即吐。常伴有胃脘不适,胸膈疼痛,甚则形体消瘦,肌肤甲错,精神疲惫等。

(二)检查

口腔与咽喉检查,食管、胃的 X 线检查,食管与胃的内镜及病理组织学检查,食管脱落细胞检查以及 CT 检查有助于早期诊断。

三、鉴别诊断

(一)梅核气

噎膈与梅核气两者均见吞咽过程中梗塞不舒的症状。梅核气自觉咽喉中有物梗塞,吐之不出,咽之不下,但饮食咽下顺利,无噎塞感,系气逆痰阻于咽喉所致。噎膈则饮食咽下时梗阻难下,甚则不通。

(二)反胃

噎膈与反胃两者均有食入复出的症状,但反胃饮食能顺利咽下入胃,经久复出,朝食暮吐,暮食朝吐,宿谷不化,病证较噎膈轻,预后较好。

四、辨证

首先辨清噎膈的虚实。气滞血瘀,痰浊内阻者为实;津枯血燥,气虚阳弱者为虚。新病多实,或实多虚少;久病多虚,或虚中夹实。吞咽困难,梗塞不顺,胸膈胀痛者多实;食管干涩,饮食难下,或食入即吐者多虚。然而临证时,多为虚实相杂,应注意详辨。噎膈以正虚为本,夹有气滞、痰阻、血瘀等为标实。初起以标实为主,可见梗塞不舒,胸膈胀满、疼痛等气血郁滞之证。后期以正虚为主,出现形体消瘦,皮肤枯燥,舌红少津等津亏血燥之候;面色㿠白,形寒气短,面浮足肿等气虚阳微之证。临证时应仔细辨明标本的轻重缓急,利于辨证施治。

(一)气滞痰阻

1.证候

咽食梗阻,胸膈痞满,甚则疼痛,随情志变化可加重或减轻,伴有嗳气呃逆,呕吐痰涎,口干咽燥,大便干涩;舌质红,苔薄腻,脉弦滑。

2.分析

由于气滞痰阻于食管,食管不利,则咽食困难,胸膈痞满,遇情绪舒畅可减轻,精神抑郁则加重;气结津液不能上承,且郁热伤津,故口干咽燥;津不下润则大便干涩;痰气交阻,胃气上逆,则嗳气呃逆,呕吐痰涎;舌质红,苔薄腻,脉弦滑,为气郁痰阻,兼有郁热伤津之象。

(二)瘀血阻滞

1.证候

吞咽梗阻,胸膈疼痛,食不得下,甚则滴水难进,食入即吐,或吐出物如赤豆汁,兼面色黯黑,肌肤枯燥,形体消瘦,大便坚如羊屎,或便血,舌质紫暗,或舌红少津,脉细涩。

2.分析

血瘀阻滞食管或胃口,道路狭窄,故吞咽困难,胸膈疼痛,食不得下,食入即吐;久病阴伤肠燥,故大便干结,坚如羊屎;久瘀伤络,血渗脉外,则吐物如赤豆汁,或便血;长期饮食不入,化源告竭,肌肤失养,故形体消瘦,肌肤枯燥;面色黯黑,为瘀血阻滞之征;舌质紫暗,少津,脉细涩为血亏瘀结之象。

(三)津亏热结

1.证候

进食时咽喉梗涩而痛,水饮可下,食物难进,或入食即吐,兼胸背灼痛,五心烦热,口干咽燥,形体消瘦,肌肤枯燥,大便干结。舌质红而干,或有裂纹,脉弦细数。

2.分析

由于胃津亏耗,不能上润,故进食时咽喉梗涩而痛;热结痰凝,阻塞食管,故食物反出;热结灼阴,津亏失润,则口干咽燥,大便干结;胃不受纳,无以化生精微,故五心烦热,形体消瘦,肌肤枯燥;舌红而干,或有裂纹,脉弦细而数,均为津亏热结之象。

(四)脾肾阳衰

1.证候

长期吞咽受阻,饮食不下,胸膈疼痛,面色㿠白,形瘦神衰,气短畏寒,面浮足肿,泛吐清涎,腹胀便溏,舌淡苔白,脉细弱。

2.分析

噎膈日久,阴损及阳,脾肾阳衰,饮食无以受纳和运化,浊气上逆,故吞咽受阻,饮食不下,泛吐涎沫;脾肾衰败,化源衰微,肌体失养,故面色㿠白,形瘦神衰;阳气衰微,寒湿停滞,气短畏寒,面浮肢肿,腹胀便溏;舌淡苔白,脉细弱,均为脾肾阳衰之象。

五、治疗

噎膈的治疗在初期重在治标,宜以行气化痰、活血祛瘀为主;中、后期重在治本,以滋阴润燥、补气温阳为主。但本病表现极为复杂,常常虚实交错,治疗时应根据病情区分主次,全面兼顾。

(一)中药治疗

1.气滞痰阻

(1)治法:化痰解郁,润燥降气。

(2)处方:启膈散(《医学心悟》)。方中丹参、郁金、砂仁理气化痰,解郁宽胸;沙参、贝母、茯苓润燥化痰,健脾和中;荷叶蒂和胃降逆;杵头糠治卒噎。

痰湿较重可加瓜蒌、天南星、半夏以助化痰之力;若津液耗伤加麦冬、石斛、天花粉以润燥;若郁久化热,心烦口干者,加黄连、栀子、山豆根;若津伤便秘者加桃仁、蜂蜜以润肠通便。

2.瘀血阻滞

(1)治法:活血祛瘀,滋阴养血。

(2)处方:通幽汤(《脾胃论》)。方中生地黄、熟地、当归身滋阴润肠,解痉止痛;桃仁、红花活血祛瘀,通络止痛;甘草益脾和中;升麻升清降浊。

若胸膈刺痛,酌加三七、丹参、赤芍、五灵脂活血祛瘀,通络止痛;胸膈闷痛,加海藻、昆布、贝母、瓜蒌软坚化痰,宽胸理气;若呕吐痰涎,加莱菔子、生姜汁以温胃化痰。

3.津亏热结

(1)治法:滋阴养血,润燥生津。

(2)处方:沙参麦冬汤(《温病条辨》)加减。方中沙参、麦冬、玉竹滋补津液;桑叶、天花粉养阴泻热;扁豆、甘草安中和胃;可加玄参、生地黄、石斛以助养阴之力;加栀子、黄连、黄芩以清肺胃之热。

若肠燥失润,大便干结,可加当归、瓜蒌仁、生首乌润肠通便;若腹中胀满,大便不通,胃肠热盛,可用人参利膈丸或大黄甘草汤泻热存阴,但应中病即止,以免耗伤津液;若食管干涩,口燥咽干,可用滋阴清膈饮以生津养胃。

4.脾肾阳衰

(1)治法:温补脾肾,益气回阳。

(2)处方:补气运脾汤(《统旨方》)加减。方中人参、黄芪、白术、茯苓、甘草补脾益气;砂仁、陈皮、半夏和胃降逆;加旋覆花降逆止呕;加附子、干姜温补脾阳;加枸杞子、杜仲温养肝肾,填充精血。若气阴两虚加石斛、麦冬、沙参以滋阴生津。

若中气下陷、少气懒言可用补中益气汤;若气血两亏、心悸气短可用十全大补汤加减。

在此阶段,阴阳俱竭,如因阳竭于上而水谷不入,阴竭于下而二便不通,称为关格,系开合之机已废,为阴阳离决的一种表现,当积极救治。

(二)针灸治疗

1.基本处方

取穴:天突、膻中、内关、上脘、膈俞、足三里、胃俞、脾俞。天突散结利咽,宽贲门;膻中、内关宽胸理气,降逆止吐;上脘和胃降逆,调气止痛;膈俞利膈宽胸;足三里、胃俞、脾俞和胃扶正。

2.加减运用

(1)气滞痰阻证:加丰隆、太冲以理气化痰,针用泻法。余穴针用平补平泻法。

(2)瘀血阻滞证:加合谷、血海、三阴交以行气活血,针用泻法。余穴针用平补平泻法。

(3)津亏热结证:加天枢、照海以滋补津液、泻热散结,针用补法。余穴针用平补平泻法。

(4)脾肾阳衰证:加命门、气海、关元以温补脾肾、益气回阳,诸穴针用补法,或加灸法。

3.其他

(1)耳针疗法:取神门、胃、食管、膈,用中等刺激,每天1次,10次为1个疗程,或贴压王不留行籽。

(2)穴位注射疗法:取足三里、内关,用维生素 B_1、维生素 B_6 注射液,每穴注射 1 mL,每 3 d 注射1次,10次为1个疗程。

(潘若军)

第十一节 呃 逆

呃逆是以喉间呃呃有声,声短而频,不能自控为主要临床表现的一种病证。古称"哕",又称"哕逆",俗称打嗝。

呃逆在《黄帝内经》中称"哕",并阐发了其病机,《素问·宣明五气》篇曰:"胃气上逆,为哕。"

同时记载了三种简便的治疗方法，如《灵枢·杂病》云："哕，以草刺鼻，嚏而已；无息而立迎引之，立已；大惊之，亦可已。"至元·朱丹溪始称"呃"，《丹溪心法·呃逆》篇曰："古谓之哕，近谓之呃，乃胃寒所生，寒气自胃而呃上。亦有热呃，亦有其他病发呃者"。至明代统称"呃逆"，《景岳全书·呃逆》篇曰："而呃之大要，亦惟三者而已，则一曰寒呃，二曰热呃，三曰虚脱之呃。"对本病分类可谓提纲挈领。清·李用粹《证治汇补·呃逆》篇，将呃逆分为火、寒、痰、虚、瘀五种，并对每种呃逆的临床表现进行了较详细的论述，至今仍有一定的临床指导意义。

现代医学的单纯性膈肌痉挛、胃肠神经官能症、食管癌、胃炎、胃扩张、肝硬化晚期、脑血管病、尿毒症等疾病，以及胃、食管手术后或其他原因引起的膈肌痉挛，出现呃逆的临床表现时，可参考本节进行辨证论治。

一、病因病机

呃逆的病因多为饮食不当、情志不舒和正气亏虚等，或突然吸入冷空气而引发呃逆。其病机主要是胃失和降，胃气上逆，动膈冲喉。

(一)外感寒邪

外感寒邪，胃中吸入冷气，寒遏胃阳，气机不利，气逆动膈，上冲于喉，发出呃呃之声，不能自制。

(二)饮食不当

由于过食生冷，或因病而服寒凉药物过多，寒气蕴结中焦，损伤胃阳，胃失温煦，或过食辛辣煎炒之物，或醇酒厚味，或因病过用温补之剂，燥热内生，胃火炽盛，胃失和降，反作上逆，发生呃逆。

(三)情志不舒

因恼怒太过，肝失条达，气机不利，以致肝气横逆犯胃，胃失和降，气逆动膈。或因肝气郁结，不能助脾运化，聚湿生痰；或因忧思伤脾，脾失健运，滋生痰湿；或因气郁化火，灼津成痰；或素有痰饮内停，复因恼怒，皆可致逆气挟痰，上犯动膈而发生呃逆。

(四)体虚病后

禀赋不足，年老体弱，久病肾虚，或劳累太过耗伤中气，脾阳失温，胃气虚衰，清气不升，浊气不降，气逆动膈冲喉而发生呃逆。或过汗、吐、下，虚损误攻，妇人产后，或热病伤阴，使胃阴不足，失于润养，和降失职，虚火上炎动膈冲喉而发生呃逆。

呃逆之病位在膈，病变关键脏腑在胃，与肺、肝、脾、肾诸脏有关。膈位于肺胃之间，膈上为肺，膈下为胃，二脏与膈位置邻近，经脉又相连属。若肺失肃降或胃气上逆，皆可致膈间气机不利，逆气动膈，上冲喉间，发出呃呃之声。手太阴肺之经脉，起于中焦，下络大肠，还循胃口，上膈属肺，将胃、膈、肺三者紧密相连。另外，胃之和降，还赖于肝之条达，若肝气郁滞，横逆犯脾胃，气逆动膈，亦成呃逆。肺胃之气的和降，又赖于肾气的摄纳，若久病伤肾，肾失摄纳，则肺胃之气不能顺降，上逆动膈而发呃逆。可见呃逆病机关键在于胃失和降，胃气上逆，动膈冲喉。胃气上逆，除胃本身病变外，同时与肺气肃降，肾气摄纳，肝气条达之功能紊乱等均有关系。

二、诊断要点

(一)症状

自觉气逆上冲，喉间呃呃连声，声短而频，不能自制为主证，其呃声或高或低，发作间隔或疏或密,间歇时间不定。伴有胸膈痞闷,胃脘不舒,嘈杂灼热,腹胀嗳气,心烦不寐等症状。多与受凉,过食寒凉、辛辣,或情志郁怒等诱发因素有关。偶发性的呃逆,或病危胃气将绝时之呃逆,为短暂症状,不列为呃逆病。

(二)检查

X线胃肠钡透及内镜等检查有助于诊断。必要时检查肝、肾功能、B超、心电图、CT等有助于鉴别诊断。

三、鉴别诊断

(一)嗳气

嗳气与呃逆同属胃气上逆之证,嗳气声音低缓而长,可伴酸腐气味,气排出后自感舒适,病势较缓,多在饱食、情志不畅时发病。而不同于呃逆喉间呃呃连声,声短而频,不能自制。

(二)干呕

干呕与呃逆同属胃气上逆之证,干呕患者可见呕吐之状,但有声无物,或有少量痰涎而无食物吐出。干呕之声为呕声,也不同于呃逆的呃呃连声,声短而频。

四、辨证

辨证时首先要分清功能性呃逆、病理性呃逆。若因受寒或肝郁出现短暂的呃逆,又无明显兼症,可不治自愈。非器质性病变引起的呃逆为功能性疾病,经治可愈。若呃逆反复发作,并有明显的兼症,或出现在其他慢性病症的过程中,可视为病理性呃逆,当辨证治疗。首先辨清此病的寒热虚实。寒者呃声沉缓有力,得热则减,遇冷加重,伴胃脘不适,苔白脉缓;热者呃声洪亮,声高短促,伴口臭烦渴,便秘溲赤,苔黄脉大;虚者呃声低长,时断时续,体虚脉弱;实者呃声洪亮,连续发作,脉弦有力等。

(一)胃寒气逆

1.证候

呃逆声沉缓有力,得热则减,遇寒加重,喜食热饮,恶食冷饮,膈间及胃脘痞满不适,或有冷感,口淡不渴;舌质淡,苔白或白滑,脉象迟缓。多在过食生冷,受凉、受寒后发病。

2.分析

由过食生冷或受凉等,致寒积中焦,胃气为寒邪阻遏,胃失和降,上逆动膈冲喉而成呃逆;胃中实寒,故呃声沉缓有力;胃气不和,故脘膈痞闷不适。得热则减,遇寒更甚者,是因寒气得温则行,遇寒则凝之故;口淡不渴,舌苔白,脉迟缓者,均属胃中有寒之象。

(二)胃火上逆

1.证候

呃声洪亮,冲逆而出,口臭烦渴,多喜冷饮,尿黄便秘;舌红苔黄或黄燥,脉滑数。多在过食辛辣,或饮酒等后发病。

2.分析

由于嗜食辛辣烤制及醇酒厚味之品,或过用温补药物,或素体阳盛再加辛辣等品,久则胃肠积热化火,胃火上冲,故呃声洪亮,冲逆而出;阳明热盛,灼伤胃津,故口臭烦渴而喜冷饮;热邪内郁,肠间燥结,故大便秘结,小便短赤;舌苔黄,脉滑数,均为胃热内盛之象。

(三)气逆痰阻

1.证候

呃逆连声,呼吸不利,脘胁胀满,或肠鸣矢气,可伴恶心嗳气,头目昏眩,脘闷食少,或见形体肥胖,平时多痰;舌苔薄腻,脉象弦滑。常在抑郁恼怒后加重,情志舒畅时缓解。

2.分析

因七情所伤,肝气郁结,失于条达,横犯脾胃,胃气上冲动膈而成呃逆;肝郁气滞,故胸胁胀满不舒;气郁日久化火,灼津成痰,或因肝木克脾,脾失健运,聚湿成痰,痰气互结,阻于肺则呼吸不利,阻于胃则恶心嗳气,阻于肠则肠鸣矢气;清气不升,浊阴不降,故见头目昏眩;舌苔薄腻,脉象弦滑,皆为气逆痰阻之象。

(四)脾胃虚寒

1.证候

呃声低沉无力,气不得续,泛吐清水,面色苍白,手足欠温,伴有脘腹冷痛,食少乏力,或见腰膝无力,大便稀溏或久泻。舌淡苔白,脉沉细而弱。

2.分析

若饮食不节或劳倦伤中,使脾胃阳气受损;或素体阳虚,脾胃无力温养,脾胃升降失调,则胃气上逆,故呃声低弱无力,气不得续。脾胃俱虚,运化无力,则食少乏力;阳虚则水饮停胃,故泛吐清水;若久病及肾,肾阳衰微,则腰膝无力,便溏久泻;手足不温,舌淡苔白,脉沉而细,均为阳虚之象。

(五)胃阴不足

1.证候

呃声短促,气不连续,口干舌燥,烦渴少饮,伴不思饮食,或食后饱胀,大便干燥;舌质红少苔,或有裂纹,脉细而数。

2.分析

由于热病或郁火伤阴,或辛温燥热之品耗损津液,使胃中津液不足,胃失濡养,难以和降,气逆扰膈,故呃声短促,虚则气不连续;胃阴耗伤不能上润,则见口干舌燥,烦渴少饮;脾胃虚弱,运化无力,故见不思饮食,食后饱胀;津液耗伤,大肠失润,故大便干燥;舌质红,苔少而干,脉细数,均为阴虚之象。

五、治疗

呃逆治疗当以和胃、降逆、平呃为主。但要根据病情的寒热虚实之偏重不同,分别以寒则温之,热则清之,实则泻之,虚则补之。若重病中出现呃逆,治当大补元气,或滋阴养液以急救胃气。

(一)中药治疗

1.胃寒气逆

(1)治法:温中散寒,降逆止呃。

(2)处方:丁香散(《古今医统》)。方中丁香辛温,散寒暖胃为君,柿蒂味苦,下气降逆止呃为臣,二者相合,温中散寒,降逆止呃,两者相得益彰,疗效甚好,为临床治疗呃逆常用要药;佐以良姜温中散寒,宣通胃阳;使以炙甘草和胃益气。

若兼痰湿者,症见脘闷腹胀不舒,可加半夏、厚朴、陈皮等和降胃气,化痰导滞;兼表寒者,加苏叶、藿香以散寒解表,和胃降逆。

寒呃日久,中阳受伤可选用丁香柿蒂汤,以益气温中,降逆止呃;日久虚寒呃逆,可选用加味四逆汤,以补阳散寒,降逆止呃。

另可选用朴沉化郁丸,每次9g,每天2次,温开水送服;或用荜澄茄、良姜各等份,研末,加醋少许调服,每天1剂,连用3d。

2.胃火上逆

(1)治法:清热和胃,降逆止呃。

(2)处方:竹叶石膏汤(《伤寒论》)。方中竹叶、生石膏辛凉甘寒,清泻胃火为主药;佐以法半夏和胃降逆;人参、麦冬养胃生津;粳米、甘草益胃和中。

若胃气不虚者去人参,常加柿蒂、竹茹降逆止呃;便秘者则合小承气汤,用大黄、枳实、厚朴通利大便,釜底抽薪,此乃上病下治之法;若中焦积热日久伤阴,可选用清胃散以清泻胃火,凉血养阴,降逆止呃。

另可用左金丸,每次9g,每天2次,温开水送服;或用柿蒂、黄连各10g,水煎内服治疗热呃。

3.气逆痰阻

(1)治法:理气化痰,降逆止呃。

(2)处方:旋覆代赭石汤(《伤寒论》)方中旋覆花下气消痰,代赭石重镇降逆,二药相配,一轻一重,共成和降之功为主药;法半夏、生姜化痰和胃,佐以人参补中益气;甘草、大枣和中并引药归经。

如胃气不虚,可去人参、甘草、大枣,以防壅滞气机,加木香以行气止呃;若痰湿明显,可加陈皮、茯苓、浙贝以醒脾化痰;若兼热象,可加黄芩、竹茹以清热化痰。

本型还可选用木香顺气丸,每次6g,每天2次,温开水冲服;疏肝丸,每次1丸,每天2次,温开水送服。

4.脾胃虚寒

(1)治法:温补脾胃,和中降逆。

(2)处方:理中丸(《伤寒论》)加减。方中干姜温中祛寒为主药;辅以人参、白术、炙甘草健脾益胃;加入刀豆甘温,温中下气,善治呃逆;丁香、白豆蔻辛温芳香,行气暖胃,宽膈止呃。

若寒甚者,加附子温中祛寒;肾阳不足者加肉桂、山萸肉等以温肾补脾。本型也可选用附子理中丸,每次1丸,每天2次,温开水送服。

5.胃阴不足

(1)治法:益气养阴,和胃止呃。

(2)处方:益胃汤(《温病条辨》)加减。方中沙参、麦冬、玉竹、生地黄、冰糖甘润养阴益胃;可酌加柿蒂、刀豆、枇杷叶等顺气降逆。全方合用以达益气养阴、和胃止呃之效。

若神疲乏力,气阴两虚者,可加沙参、白术、山药;若食欲缺乏、腹胀加炒麦芽、炒谷芽等;若阴虚火旺,咽喉不利加石斛、芦根以养阴清热。

本型也可选用枇杷膏,每次10g,每天3次,温开水冲服;或用大补阴丸,每次1丸,每天2次,温开水送服。

(二)针灸治疗

1.基本处方

取穴:膈俞、内关、膻中、中脘、足三里。

膈俞利膈止呃;内关宽胸利膈,畅通三焦气机;膻中宽胸理气,降逆止呃;中脘、足三里和胃降逆。

2.加减运用

(1)胃寒气逆证:加梁门、气海以温胃散寒、疏通膈气、降逆止呃,针用补法,或加灸法。余穴针用平补平泻法,或加灸法。

(2)胃火上逆证:加内庭以清泻胃火、降逆止呃。诸穴针用泻法。

(3)气逆痰阻证:加太冲、阴陵泉以降逆化痰。诸穴针用平补平泻法。

(4)脾胃虚寒证:加关元、命门以温补中焦、和胃止呃。诸穴针用补法,或加灸法。

(5)胃阴不足证:加胃俞、三阴交以养阴止呃。诸穴针用补法。

3.其他

(1)耳针疗法:取耳中、胃、神门、肝、心,毫针强刺激,留针 30 min,每天 1 次;也可采用耳针埋藏或用王不留行籽贴压法。

(2)拔罐法:取中脘、梁门、气海,或用膈俞、肝俞、胃俞,每次留罐 15～20 min,每天 1～2 次。

(3)穴位贴敷法:用麝香粉 0.5 g,放入神阙穴内,用伤湿止痛膏固定,适用于实证呃逆,尤其以肝郁气滞者取效更捷;或用吴茱萸 10 g,研细末,用醋调成膏状,敷于双侧涌泉穴,胶布或伤湿止痛膏固定,可引气火下行,适用于各种呃逆,对肝、肾气逆引起的呃逆尤为适宜。

(4)指压疗法:翳风、攒竹、内关、天突,任取 1 穴,用拇指或中指重力按压,以患者能耐受为度,连续按揉 1～3 min,同时令患者深吸气后屏住呼吸,常能立即止呃;或取 T_2～L_1 双侧夹脊穴、肺俞-肾俞的膀胱经,先用拇指或掌根摩揉,再提捏膀胱经 3～5 遍,后用拇指点按双侧膈俞 1～2 min。

（潘若军）

第四章

老年病的中西医结合治疗

第一节 老年心力衰竭

心力衰竭为各种心脏病的严重阶段,发病率高,5年存活率与恶性肿瘤相仿。老年人常同时并存多系统、多器官疾病,机体内环境稳定性发生改变,各器官储备功能显著下降,因此,老年人心力衰竭临床表现错综复杂,治疗矛盾多,预后差。随着我国人口老龄化的快速增长,心血管病危险人群基数巨大,心力衰竭已成为危害老年人群健康的重大问题。

一、病理生理

老年人心力衰竭的病理生理改变主要表现为心脏结构和功能的老化。

(一)心脏结构的老化

研究表明心脏重量随年龄增长而增加,老年人心脏重量的增加主要是心肌细胞肥大,而心肌细胞数量却随年龄增长而减少。从30岁到70岁,心肌细胞总量大约减少了35%。由于心肌细胞肥大和结缔组织沉积致心室壁增厚,以左室后壁增厚最为显著,左心腔相对变小。也有证据表明随年龄增长会逐渐出现心房的肥大。心脏含有大量产生胶原蛋白和弹性蛋白的成纤维细胞,且数量随年龄增长而增加,从而引起心肌顺应性下降,僵硬度增加。衰老心脏心包下脂肪沉积增多,引起心包增厚并出现僵硬,进一步使心脏舒张顺应性下降。心内膜由于受血流压力及应力的影响,出现增厚、胶原纤维、弹力纤维增生以及瓣膜增厚、钙化。老年退行性瓣膜钙化主要累及主动脉瓣及二尖瓣,导致瓣膜狭窄及关闭不全。年龄相关性心脏传导系统改变主要表现为细胞数目的减少以及胶原、脂肪组织的沉积。从60岁开始,心脏窦房结的起搏细胞数量会有显著的下降。

(二)心脏功能的老化

和年轻人相比,老年人静息状态下心室每搏输出量与其相当或略高,左室射血分数也没有随年龄的增长而发生显著变化。由此看来,健康老年人静息状态下心脏收缩功能保留得较好。和收缩功能相比,老年人静息状态下心脏舒张功能变化较为明显。从20~80岁,左室舒张早期充盈速率降低了50%。另外,衰老心脏的心肌细胞摄取细胞内钙存在障碍,也会导致松弛延缓。心脏传导系统的老化,易导致心率减慢和心脏节律紊乱。休息时心率减慢,而使心脏易发生异位心律失常。

运动状态下交感神经系统激活，儿茶酚胺（去甲肾上腺素和肾上腺素）释放作用于心脏的β-肾上腺素能受体，引起心率加快，心肌收缩力增强。随着年龄的增加，血液循环中去甲肾上腺素清除下降以及从各器官系统进入血液循环的儿茶酚胺的增多，引起血液循环中儿茶酚胺水平的升高。长期暴露于高水平的儿茶酚胺可以导致β-肾上腺素能受体信号转导途径敏感性下降，从而限制老年人运动时心率的增快。另外，衰老心脏的窦房结起搏细胞数量逐渐减少及冲动发放减少，也导致其运动时心脏对交感神经刺激的反应性降低，从而限制其达到运动时最大心率。研究发现，心排血量随年龄增长呈直线下降，71～80岁与21～30岁相比约下降40%，每年约下降1%。

二、病因和诱因

(一)多病因性

冠心病、高血压病是老年人心力衰竭最常见的原因。Framingham研究显示，老年人心力衰竭患者中约70%以上为高血压和（或）冠心病引起。老年人往往同时患有多种疾病，如冠心病、高血压性心脏病、肺心病、退行性心脏瓣膜病、贫血性心脏病等。老年人心力衰竭也可以是两种或两种以上心脏病共同作用的结果，以其中一种为主要原因，其他参与并加重心力衰竭，使病情复杂化。

(二)左室射血分数正常的心力衰竭(HFNEF)多

左室射血分数(LVEF)正常或接近正常(LVEF＞45%或LVEF＞50%)，但有症状和（或）体征的心力衰竭，临床主要指舒张性心力衰竭，由于左室松弛缓慢及僵硬度增加导致舒张功能不全引起。

(三)医源性心力衰竭发生率高

老年人心脏储备能力下降，因快速大量输液，摄取钠盐过量等因素可突然诱发心力衰竭。

(四)诱因多样化

老年人心力衰竭常见诱因与其他年龄组相同，但由于老人心脏储备功能差，更易诱发心力衰竭。其中以呼吸道感染（尤其是肺炎），急性心肌缺血最为常见；其次为心律失常，如快速心房颤动，阵发性室上性心动过速等；其他诱因包括劳累、情绪激动、饱餐、肺栓塞、肾功能不全等。

三、临床表现

(一)症状不典型

由于老年人反应较差，往往合并肝、肺、肾、甲状腺等疾病，并伴随有认知功能的下降，使得部分患者已处于中度心力衰竭可完全无症状，而一旦受到某种因素诱发，即可发生重度心力衰竭，危及生命。老年人发生急性左心衰竭时，由于心排血量下降，造成脑供血不足，可出现神经精神症状如意识障碍、失眠等。老年人心力衰竭还可表现为呼吸系统症状如慢性咳嗽，消化系统症状如腹胀、恶心、呕吐等。有些老年人白天进食或活动后出现阵发性呼吸困难，与夜间阵发性呼吸困难具有相同的临床意义。

(二)体征特异性差

肺部湿啰音、体位性水肿、第三心音或第四心音奔马律是老年人心力衰竭的常见体征。由于老年人常有多种疾病并存，心力衰竭体征的敏感性及特异性均有不同程度下降，应加强综合判断。老年人重度肺气肿可导致心浊音界缩小、杂音强度减弱、不易听到奔马律及肝下移造成肝大的假象。老年人可能因伴有窦房结功能低下或病态窦房结综合征,发生心力衰竭时心率不快,甚至表现为心动过缓。老年人心力衰竭时易合并肺部感染,肺部湿啰音不能视为心力衰竭的体征。老年人踝部水肿还见于活动少、慢性下肢静脉功能不全、低蛋白血症、药物的使用(特别是钙拮抗剂)等。

(三)易合并其他脏器功能障碍

由于老年人各脏器储备功能明显下降,心力衰竭时易合并其他脏器功能障碍,如心律失常、肾功能不全、水电解质及酸碱失衡、脑供血不足、认知功能障碍等。

(四)临床表现复杂化

老年人常同时合并呼吸系统、消化系统、泌尿系统以及贫血、脑血管病等多种基础疾病,使临床表现复杂化。

四、诊断和鉴别诊断

(一)重视心力衰竭的不典型表现

详细的病史采集与体格检查可对心力衰竭的临床诊断提供重要的依据。然而由于老年人往往不能准确地提供病史,心力衰竭的症状不典型,且合并多种疾病相互影响,掩盖或加重心力衰竭的症状及体征,导致诊断困难,容易误诊漏诊。老年人急性心肌缺血或急性心肌梗死时可无胸痛,合并心力衰竭时对心力衰竭的病因诊断困难。有些老年人即使存在心力衰竭,但活动时并不感明显气短,而表现为极度疲倦,需结合病史、体征、辅助检查等综合判断。

(二)寻找早期诊断征象

老年人心力衰竭的早期诊断较困难,下列情况有助于老年人心力衰竭的早期诊断。

(1)轻微体力劳动即出现心慌、气短、胸闷、疲乏,因而不愿活动。

(2)干咳,白天站立位或坐位时较轻,平卧或夜间卧床后加重。

(3)睡眠中突然胸闷憋气,垫高枕头或坐起感觉呼吸顺畅,喜右侧卧位,难以用呼吸道感染解释。

(4)白天尿量减少,夜尿增多,体重增加。

(5)休息时脉搏增加 20 次/分钟,呼吸增加 5 次/分钟。

(6)双肺底部细湿啰音,呈移动性。

(7)颈静脉充盈,肝大。

(8)心电图:V_1 导联 P 波终末电势阳性,ST-T 段动态改变,期前收缩增多。

(9)X 线检查:双肺纹理增粗,心影增大或见到 Kerley B 线。

(三)重视 BNP/NT-proBNP 在诊断中的意义

2009 年,美国 ACC/AHA 指南突出了 BNP 或 NT-proBNP 在心力衰竭诊断中的作用,对于呼吸困难的患者,均应测定 BNP 或 NT-proBNP。研究表明,老年心力衰竭患者血浆 BNP/NT-proBNP 浓度明显高于非心力衰竭患者,测定血浆 BNP 有助于老年人心源性与非心源性急性呼吸困难的鉴别。然而,对于老年、女性,特别是合并多器官功能障碍者,如肾功能不全、肝功能不全、代谢紊乱、严重肺部感染、肺栓塞等,常有 BNP/NT-proBNP 增高的现象,因此在诊断时应结合临床确定。

(四)明确老年人心力衰竭的类型

收缩性心力衰竭和舒张性心力衰竭的药物治疗有原则上不同,诊断时必须明确老年人心力衰竭的类型。收缩性心力衰竭是指心室收缩功能障碍使心脏收缩期排空能力减退而导致心排血量减少,其特点是心室腔扩大、收缩末期容积增大和左室射血分数降低。舒张性心力衰竭即HFNEF,是指心肌松弛和(或)顺应性降低使心室舒张期充盈障碍而导致心排血量减少,其特点是心肌肥厚、心室腔大小和左室射血分数正常。

HFNEF 多见于老年、女性、肥胖患者,起病可急骤,病情迅速恶化,通常由重度高血压或急性心肌缺血所致,心房颤动也是常见的诱因。ESC 专家共识提出 HFNEF 新的诊断标准如下。

1.充血性心力衰竭的症状或体征

包括劳力性呼吸困难、疲乏、肺部啰音、肝大、踝部水肿等。对于无体液潴留体征的呼吸困难患者,如果 NT-proBNP<120 pg/mL 或 BNP<100 pg/mL,基本可排除心力衰竭可能。

2.正常和轻度异常的左室收缩功能

该共识中将 LVEF>50% 作为左室收缩功能正常和轻度异常的分界值,同时左室舒张末期容积指数和左室收缩末期容积指数分别不能超过 97 mL/m² 和 49 mL/m²。

3.舒张功能不全的证据

创伤性检查技术测定的指标,左室舒张末压>2.1 kPa(16 mmHg),或平均肺小动脉楔压>1.6 kPa(12 mmHg),或左室舒张时间指数>48 ms,或左室僵硬度常数>0.27。有创性检查技术测定的指标是舒张功能不全的确切证据。非创伤性血流多普勒、组织多普勒技术测定的指标:舒张早期二尖瓣流速与二尖瓣环间隔处心肌舒张速度比值 E/E'>15。若 15>E/E'>8,则需要其他非创伤性指标辅助诊断,包括:①超声血流多普勒技术测定指标,二尖瓣舒张早期与舒张晚期血流速度比值 E/A 比值<0.5,或减速时间(DT)>280 ms,或左房容积指数(LAVI)>40 mL/m²,或左室质量指数(LVMI)>122 g/m²(女)或>149g/m²(男),或心房颤动;② NT-proBNP>220 pg/mL 或 BNP>200 pg/mL。若 NT-proBNP>220 pg/mL 或 BNP>200 pg/mL,合并E/E'>8 或超声血流多普勒技术测定的相关指标异常也是左室松弛、充盈、舒张期扩张度或僵硬度异常的证据。

(五)鉴别诊断

1.劳力性呼吸困难

劳力性呼吸困难也可由阻塞性肺气肿、肺栓塞、身体虚弱或肥胖等引起,这些情况老年人均常见。夜间阵发性呼吸困难也可由支气管哮喘急性发作引起。

2.肺底湿啰音

肺底湿啰音还可见于慢性支气管炎、肺炎,支气管扩张等,一般心力衰竭引起的肺部湿啰音大多为双侧性,偶尔呈单侧或亦有哮鸣音。老年人心力衰竭合并慢性肺部疾病鉴别诊断存在困难时,以下情况支持心力衰竭的诊断:咳嗽及呼吸困难突然出现或加重、夜间阵发性呼吸困难、呼吸困难加重时肺底湿啰音异常增多且随体位变化、应用血管扩张剂或利尿剂后症状迅速缓解。

3.颈静脉充盈

颈静脉充盈亦可由肺气肿、纵隔肿瘤或上腔静脉压迫综合征等原因引起。

4.下肢水肿

老年人下肢水肿常可因下肢静脉曲张、静脉炎、淋巴性水肿、肾脏或肝脏疾病、药物使用等引起,而心脏阳性体征如心脏扩大等有助于鉴别诊断。

五、西医治疗

(一)急性心力衰竭的治疗

1.一般处理

(1)体位:静息时明显呼吸困难者应采取半卧位或端坐位,双腿下垂以减少回心血量,降低心脏前负荷。

(2)吸氧:应尽早采用,使患者血氧饱和度≥95%(伴慢性阻塞性肺病者血氧饱和度>90%)。必要时还可采用无创性或气管插管呼吸机辅助通气治疗。研究表明,无创正压通气可改善氧合和呼吸困难,缓解呼吸肌疲劳、降低呼吸功耗,增加心排血量,是目前纠正急性心力衰竭低氧血症、改善心脏功能的有效方法。

(3)饮食:进食易消化食物,避免一次大量进食,不要饱餐。在总量控制下,可少量多餐。

(4)出入量:肺淤血、体循环淤血及水肿明显者应严格限制饮水量和静脉输液速度,对于无明显低血容量患者每天摄入液体量一般宜在1 500 mL以内,不要超过2 000 mL。保持每天水出入量负平衡约500 mL,严重肺水肿者负平衡1 000~2 000 mL/d,甚至可达3 000~5 000 mL/d,以减少水钠潴留和缓解症状。应注意防止发生低血容量、低血钾和低血钠等。

2.药物治疗

(1)镇静剂:用于严重急性心力衰竭早期阶段的治疗,特别是伴有疼痛、烦躁不安及呼吸困难的患者。在静脉通路建立后立即给予吗啡3 mg,必要时可重复给药一次。吗啡可减轻急性心力衰竭患者呼吸困难等症状,并可增强合并应用无创通气的效果。应注意监测呼吸,注意可能出现的低血压、心动过缓、高度房室传导阻滞及二氧化碳潴留。

(2)支气管解痉剂:常用药物为氨茶碱或二羟丙茶碱。此类药物不宜用于冠心病如急性心肌梗死或不稳定型心绞痛所致的急性心力衰竭患者。

(3)利尿剂:伴有液体潴留症状的急性或慢性失代偿性心力衰竭患者应给予利尿剂治疗。根据个体差异以产生充分利尿效应达到最佳容量状态为目标,以缓解淤血的症状和体征(水肿、颈静脉压升高、呼吸困难)为最佳剂量。以不产生症状性低血压和肾功能进行性恶化为宜。老年人,特别是高龄老人,如果以前未使用利尿剂,第一次用量宜小,如呋塞米10 mg静脉注射,以后根据情况进行调整。

(4)血管扩张剂:建议早期应用于左室收缩功能不全,如冠心病,高血压性心脏病所致的急性左心衰竭。血压正常但存在低灌注状态或有淤血体征且尿量减少的患者,血管扩张剂应作为一线用药。在使用血管扩张剂时应当注意以下问题:①血管扩张剂禁用于心脏瓣膜狭窄的患者,以免加重肺淤血,导致心排血量的减少;②硝酸酯类推荐用于冠心病引起的心力衰竭患者,硝普钠用于高血压性心力衰竭患者;③硝普钠的应用需要根据血压调整用药剂量,由小剂量开始逐渐增加至有效剂量。

奈西立肽是一种重组人BNP,具有扩张静脉、动脉和冠状动脉的作用,降低心脏前、后负荷,增加心排血量。此外还可增加钠盐排泄和抑制肾素-血管紧张素-醛固酮系统和交感神经系统,但无直接正性肌力作用。研究表明,急性心力衰竭患者静脉输注奈西立肽可降低左室充盈压或肺毛细血管楔压、增加心排血量,改善呼吸困难和疲劳症状。鉴于奈西立肽用于急性心力衰竭患者的临床使用经验有限,而且迄今缺乏其优于硝酸盐类的明确证据,安全性也不确定,所以一般不作为治疗急性心力衰竭的一线药物。

(5)血管紧张素转换酶抑制剂(ACEI):急性心力衰竭的急性期、病情尚未稳定的患者不宜应用。急性心肌梗死后的急性心力衰竭患者可以使用,口服起始剂量宜小。ACEI类药物应谨慎用于心排血量处于边缘状态的患者,因其可以减少肾小球滤过;与非甾体抗炎药联合用药时,对ACEI耐受性下降。

(6)正性肌力药物:此类药物适用于低心排血量综合征,如伴症状性低血压或心排血量降低伴有循环淤血的患者,可缓解组织低灌注所致的症状,保证重要脏器的血液供应。血压较低和对血管扩张药物及利尿剂不耐受或反应不佳的患者尤其有效。

1)洋地黄制剂:洋地黄能改善临床症状,提高患者生活质量,仍然是治疗心力衰竭的基本药物。由于老年人肾功能减退,其次是心肌钾和镁的耗竭而增加心肌对洋地黄的敏感性,故用药期间应监测肾小球滤过率、血钾及血清地高辛浓度以指导治疗,避免发生洋地黄中毒,因此,老年人剂量应减少。一般应用毛花苷 C 0.2~0.4 mg 缓慢静脉注射,2~4 h 后可以再用 0.2 mg,伴快速心室率的心房颤动患者可酌情适当增加剂量。

2)非洋地黄类正性肌力药物:包括 β 肾上腺素能激动剂和磷酸二酯酶抑制剂,能增加心肌收缩力及外周血管扩张作用,但因其增加死亡率和室性心律失常发生率远高于洋地黄类,故不宜作一线药物,主要适用于终末期和难治性心力衰竭而常规治疗无效者,可短期静脉应用。

左西孟旦是一种钙增敏剂,与传统意义的正性肌力药物不同,它并不增加细胞内钙离子浓度,通过结合于心肌细胞上的肌蛋白 C 促进心肌收缩,还通过介导 ATP 敏感的钾通道而发挥血管舒张作用和轻度抑制磷酸二酯酶的效应。其正性肌力作用独立于 β 肾上腺素能刺激,可用于正接受 β-受体阻滞剂治疗的患者。临床研究表明,急性心力衰竭患者应用本药静脉滴注可明显增加心排血量和每搏量,降低肺毛细血管楔压、全身血管阻力和肺血管阻力;冠心病患者不增加病死率。用法:首剂 12~24 μg/kg 静脉注射(>10 min),继以 0.1 μg/(kg·min)静脉滴注 24 h,可酌情减半或加倍。对于收缩压<13.3 kPa(100 mmHg)的患者,不需要负荷剂量,可直接用维持剂量,以防止发生低血压。

(二)慢性心力衰竭的治疗

1.重视病因和诱因的治疗

2/3 的心力衰竭患者合并冠心病,应尽量逆转可治疗的心肌缺血。心律失常可导致心力衰竭恶化,需要积极治疗。感染、缺氧等诱因亦在老年人心力衰竭的发生发展中起重要作用,应尽快纠正。

2.药物治疗

(1)地高辛:地高辛虽不能提高生存率,但能改善左室功能和运动耐量,从而降低心力衰竭的住院率和致残率。老年人由于肾功能减退和分布容积缩小,因而老年人用量要小,最好根据肌酐清除率计算维持量。伴有心肌淀粉样变的老年人,对地高辛特别敏感,极易发生中毒反应,应使用非洋地黄类强心剂治疗。洋地黄中毒最常见的毒性反应是胃肠道症状和室性心律失常,也易出现神经系统症状。

(2)利尿剂:利尿剂对缓解心力衰竭的充血症状十分有效,只要有容量负荷过重的表现(如肺淤血和水肿)就宜应用利尿剂,但它可激活肾素-血管紧张素-醛固酮系统,导致电解质紊乱而诱发心律失常和洋地黄中毒。老年人用利尿剂要从小剂量开始,逐渐增量,一旦体液潴留症状消失,以最小有效剂量长期维持。应以体重和尿量作为监测疗效和调整剂量的依据,避免利尿不足和利尿过度。

（3）ACEI类药物：ACEI类药物不仅能缓解心力衰竭的症状，而且能降低病死率和提高生活质量。ACEI类药物最基本的作用是抑制神经内分泌的激活、逆转左心室肥厚、防止心室重构，从而阻止或延缓心力衰竭的病理生理过程。

由于ACEI类药物可引起低血压、肾功能损害和咳嗽等不良反应，使其在老年人心力衰竭患者的应用受限，而且剂量偏小，没有达到应有的效果。临床研究表明，目标剂量在降低病死率和住院复合危险方面优于小剂量组，用药时应尽可能达到目标剂量，而且多数老年患者对此剂量有较好的耐受性。

为了确保ACEI类药物在老年患者中的安全应用，必须注意以下几点：①用药前避免过度利尿，纠正低钠血症和低血容量；②小剂量开始，逐渐增量，如卡托普利6.25 mg，2～3次/天，密切观察血压和血肌酐水平，如能耐受则每隔3～7 d剂量增倍一次，直到达到最大耐受量或目标剂量后长期服用。由于ACEI类药物起效较慢，有时需数周或数月才显示治疗效应，因而不能根据症状改善与否来调节剂量，而只能以血压、血肌酐水平作为调整的依据。不能耐受ACEI治疗者可用血管紧张素Ⅱ受体阻滞剂（ARB），因两者主要不良反应大致相似，仍需密切观察。

（4）β-受体阻滞剂：β-受体阻滞剂因有负性肌力作用，一直被视为心力衰竭的禁忌证。近来研究表明，在地高辛（可不用）、利尿剂和血管紧张素转换酶抑制剂的基础上，加用β-受体阻滞剂可进一步改善临床症状、降低病死率和住院率，从而确立了它在心力衰竭治疗中的地位。常用的β-受体阻滞剂有美托洛尔、比索洛尔和卡维地洛，它们具有不同的药理学特性。现已证明，老年收缩性心力衰竭患者应用β-受体阻滞剂具有与非老年患者相似的疗效和耐受性。

老年收缩性心力衰竭患者应用β-受体阻滞剂应注意以下几点。①病情要稳定：β-受体阻滞剂不是心力衰竭的急救药，它不能用于急性心力衰竭患者。只有通过强心、利尿和扩血管治疗，病情相对稳定，且无禁忌证，方可考虑用药。②低起点、慢增量：由于β-受体阻滞剂早期效应是拮抗儿茶酚胺的正性肌力作用，老年收缩性心力衰竭患者用药时要小心。从小剂量开始，如美托洛尔6.25 mg，每天2次；比索洛尔1.25 mg，每天1次；卡维地洛3.125 mg，每天2次，密切观察尿量、体质量、血压和心率等指标，如能耐受则每隔每2～4周倍增剂量1次，逐渐增至最大耐受量或目标剂量，然后长期维持治疗。只要清醒静息心率≥50次/分钟，就可继续用药。长期用药是利用其阻断儿茶酚胺的毒性作用，达到逆转心室重构、提高射血分数、阻止发展为终末期心力衰竭的目的。地高辛与β-受体阻滞剂合用时，应注意二者对心率和传导的协同作用。

（三）射血分数正常的心力衰竭的药物治疗

1.利尿剂

利尿剂可减少血容量和回心血量，降低左房压力，减轻肺淤血和外周液体储留，改善临床症状。但应避免利尿剂剂量过大而引起低血压及外周组织低灌注。

2.硝酸酯类药物

硝酸酯类药物可降低心脏前、后负荷，减轻肺淤血，改善舒张功能，缓解临床症状。但应小剂量应用，依据患者病情变化调整其剂量，避免因左室舒张末压力下降过大，导致心排血量下降。

3.β-受体阻滞剂

目前还没有明确β-受体阻滞剂在HFNEF患者治疗中的地位。β-受体阻滞剂可以降低心率，延长舒张期充盈时间，增加舒张末容积，但可能会恶化其变时能力，因此使用需小心谨慎，并严密随访。β-受体阻滞剂还具有负性肌力作用，降低心肌氧耗，抑制交感神经的血管收缩作用，从而降低后负荷。但不主张用于心力衰竭急性期。

4.血管紧张素转换酶抑制剂及血管紧张素Ⅱ受体阻滞剂类药物

血管紧张素转换酶抑制剂(ACEI)及血管紧张素Ⅱ受体阻滞剂(ARB)可拮抗肾素-血管紧张素-醛固酮系统及交感神经系统活性,抑制血管紧张素Ⅱ发挥作用,逆转左室重构,并减弱血管紧张素Ⅱ对冠脉的收缩作用,降低心脏后负荷,改善心肌缺血。HFNEF患者使用ACEI及ARB类药物并没有像左室射血分数降低的心力衰竭治疗效果显著,但是在没有明确证据支持其他替代治疗之前,ACEI及ARB类药物仍是HFNEF患者控制血压的一线药物,特别是同时合并糖尿病或动脉粥样硬化性血管疾病时。

5.钙通道阻滞剂(CCB)

非二氢吡啶类钙通道阻滞剂可以使心肌细胞内Ca^{2+}减少,降低室壁张力,降低心脏后负荷,降低心率,延长舒张期,增加左室充盈,提高心脏、血管松弛和顺应性。二氢吡啶类CCB可反射性引起心动过速,故不主张应用。

6.醛固酮拮抗剂

醛固酮是引起心肌和血管纤维化的强有力的刺激因子。醛固酮拮抗剂具有抗心肌纤维化,延缓或逆转左室肥厚,减轻水钠潴留,降低血压,改善左室舒张功能的作用。

7.正性肌力药物

洋地黄抑制肌浆网的钙泵,使细胞质内游离Ca^{2+}浓度升高,增加心肌收缩力和心肌氧耗,恶化舒张功能,故不主张应用。

(四)终末期心力衰竭的非药物治疗

对于等待心脏移植的难治性心力衰竭患者应考虑接受机械辅助装置治疗作为术前治疗的过渡。针对我国的临床实际,不能接受心脏移植治疗的难治性心力衰竭患者,尤其对已接受正规治疗但仍无法脱离静脉正性肌力药物的患者,应考虑采用植入式辅助装置作为永久性的机械辅助治疗措施。

心力衰竭患者在接受了最佳药物治疗后症状仍未改善的情况下可以考虑采用心脏再同步化(CRT)和心室再同步心脏复律除颤器(CRT-D)治疗。关于埋藏式心律转复除颤器(ICD)的植入以及CRT、CRT-D的使用原则等同于成年人心力衰竭的使用原则。老年心力衰竭患者由于合并症较多,在某些药物的选择和用量上往往受到一些限制,但应用三腔起搏器治疗老年心力衰竭患者未见有特殊的禁忌证。

基因治疗及干细胞移植的效果还有待于进一步研究和发展。

六、中医治疗

(一)急性心力衰竭

1.阳虚水泛证

症状:憋喘、呼吸困难,端坐呼吸,不能平卧或夜间发作性呼吸困难,咯吐白色或粉红色泡沫痰,心悸怔忡,颜面或下肢浮肿,面色青灰或晦暗;舌淡黯、体胖,苔白厚腻,脉沉数或沉迟,或结、代、促,或雀啄。

治法:温阳活血,利水强心。

选方:方用真武汤合葶苈大枣泻肺汤或参附汤和五苓散加减。

方剂组成:制附子12 g,肉桂10 g,红参另8 g,黄芪30 g,白术15 g,白芍15 g,茯苓15 g,泽兰泻各25 g,益母草25 g,葶苈子包煎25 g,红花15 g,地龙20 g。

2.阴竭阳脱证

症状:喘悸不休,呼多吸少,抬肩撷肚,不能平卧,身冷肢厥,汗出如油或汗出如珠,昏愦谵妄;舌淡紫或绛而萎,苔白腻或剥脱,脉微欲绝,或散涩,或浮大无根。

治法:养阴救逆,回阳固脱。

选方:方用参附汤合生脉散加减。急用参附注射液静脉注射后静脉滴注参附注射液或参麦注射液。

方剂组成:制附子12 g,肉桂10 g,红参另15 g,麦冬25 g,炙甘草15 g,五味子15 g,煅龙骨30 g,煅牡蛎30 g。

3.专方专药

(1)破格救心汤。

方剂组成:附子30～100 g(甚至可达200 g),干姜60 g,炙甘草60 g,高丽参10～30 g(另煎浓汁对服),山萸净肉60～120 g,生龙牡粉30 g,磁石粉30 g,麝香0.5 g(分次冲服)。

煎服方法:病势缓者,加冷水2 000 mL,文火煮取1 000 mL,5次分服,2 h 1次,日夜连服1～2剂,病势危急者,开水武火急煎,随煎,随喂,或鼻饲给药,24 h内,不分昼夜频频喂服用1～3剂。

方解:破格重用附子、山萸肉加麝香而成。方中四逆汤为中医学急救剂,心衰患者,病情错综复杂,不但阳气衰微,而且阴液内竭,故加人参,成为四逆加人参汤,大补以元气,滋阴和阳,益气生津。当心衰垂危,患者全身功能衰竭,五脏六腑表里三焦,已被重重阴寒所困,生死存亡,系于一发之际,阳回则生,阳去则死。非破格重用附子纯阳之品的大辛大热之性,不以雷霆万钧之力,不能斩关夺门,破阴回阳,而挽垂绝之生命。"山萸肉为救脱第一要药"方中尤以山萸肉一味,"大能收敛元气,固涩滑脱,收涩之中,兼具调畅之性。故又通利九窍,流畅血脉,敛正气而不敛邪气"。山萸肉可适应一切心衰虚中夹瘀的特征,用之,可助附子固守已复之阳,挽五脏气血之脱失。而龙牡二药,为固肾摄精、收敛元气要药;磁石吸纳上下,维系阴阳;麝香,急救醒神要药,开中有补,《中药大辞典》载现代药理实验研究证实,小量麝香对中枢神经系统,呼吸、循环系统均有兴奋作用,且对心衰、呼吸衰竭、血压下降、冠心病心绞痛发作,均有可靠疗效。

功效:挽垂绝之阳,救暴脱之阴。

主治:凡内外妇儿各科危急重症,或大吐大泻,或吐衄便血,妇女血崩,或外感寒温,大汗不止,或久病气血耗伤殆尽导致阴竭阳亡,元气暴脱,心衰休克,生命危急(一切心源性、中毒性、失血性休克及急症导致循环衰竭),症见冷汗淋漓,四肢冰冷,面色㿠白或萎黄、灰败,唇、舌、指甲青紫,口鼻气冷,喘息抬肩,口开目闭,二便失禁,神识昏迷,气息奄奄,脉象沉微迟弱,一分钟50次以下,或散乱如丝,雀啄屋漏,或脉如潮沸,数急无伦,一分钟120次以上,还可用于古代医籍所载心、肝、脾、肺、肾五脏绝症和七怪脉等必死之症。

加减:四肢乏力、腰酸者加肾四味(枸杞子、菟丝子、补骨脂、淫羊藿);痰多者加三生饮(生半夏、生南星、菖蒲)。

(2)小青龙汤。

组成:麻黄9 g,芍药9 g,细辛3 g,干姜3 g,炙甘草6 g,桂枝6 g,五味子3 g,半夏9 g。

功用:解表散寒,温肺化饮。

主治:外寒里饮证。恶寒发热,头身疼痛,无汗,喘咳,痰涎清稀而量多,胸痞,或干呕,或痰饮喘咳,不得平卧,或身体疼重,头面四肢浮肿,舌苔白滑,脉浮。

方解:麻黄、桂枝相须为君,发汗散寒以解表邪,且麻黄又能宣发肺气而平喘咳,桂枝化气行水以利里饮之化。干姜、细辛为臣,温肺化饮,兼助麻、桂解表祛邪。素有痰饮,脾肺本虚,故佐以五味子以敛肺止咳,芍药和营养血,二药与辛散之品相配,一散一收,既可增强止咳平喘之功,又可制约诸药辛散温燥太过之弊。半夏燥湿化痰,和胃降逆,亦为佐药。炙甘草兼为佐使之药,既可益气和中,又能调各辛散酸收之品。药虽八味,配伍严谨,散中有收,开中有合,使风寒解,水饮去,宣降复,则诸症自平。

理论依据:①肺主行水,通调水道:肺气宣发,将津液布散至全身以濡润之,司腠理开合,调节汗液排泄。肺气肃降,将体内津液下输至肾,经肾和膀胱气化作用,生成尿液而排出体外。如肺通调水道功能减退,就可导致水湿停聚,产生痰饮、尿少、水肿等病变。②肺朝百脉,主治节:朝百脉指肺具有助心行血的作用,即全身血液都通过经脉而聚会于肺,通过肺的呼吸,进行气体交换,然后输布全身。“治节”指治理和调节。《素问》曰:“肺者,相傅之官,治节出焉”。指肺主呼吸运动,治理调节全身气机,辅助心脏,推动和调节血液运行,随肺的宣发肃降,治理和调节津液的输布和排泄。

临床应用:小青龙汤作为张仲景经方,用于治疗“风寒束表,痰饮停胸”疗效卓越。现用于治疗急性左心衰竭,辅助强心利尿剂清除肺部啰音卓有成效。

注意事项:小青龙汤的生麻黄应可改为炙麻黄。心衰病机为本虚标实。叶天士在《临证指南医案》中早已明确指出对于“久咳久喘患者,麻黄有耗散肺气之弊,不可轻易投之”。

4.中药针剂

(1)参麦注射液:参麦注射液主要药物为红参、麦冬。红参能提高心肌耐缺氧能力及心肌收缩力,促进心肌细胞 DNA 合成,并对损伤心肌超微结构有保护作用。麦冬可稳定心肌细胞膜,减少胞浆酶外漏,同时有正性肌力作用。用法:30～50 mL 加入葡萄糖注射液 250 mL 中静脉滴注,每天 1 次,连用 2 周。

(2)参附注射液:主要有红参、附子提取物组成。有效成分为人参皂苷、乌头碱等,有益气固脱、回阳救逆之功。参附注射液对心肌细胞膜 ATP 酶活性有明显抑制,能增强心肌收缩力,改善心功能;并能改善血液流变学特性,降低心肌耗氧量,具有双向调节心率、抗炎、抗寒、提高机体抗病能力等作用。

(二)慢性心力衰竭

慢性心力衰竭辨证分型概括为:心气亏虚,气虚血瘀证,气阴两虚、心血瘀阻证及阳虚血瘀证等四个证型。

1.心气亏虚

症状:劳累性呼吸困难、气短,心悸乏力,倦怠懒言,自汗,纳呆;舌淡或有紫气,体胖,苔白,脉细弱无力,或涩或结。

治法:益气养心。

选方:保元汤加味或自制制剂强心合剂。

方剂组成:黄芪 50 g,党参 15 g,肉桂 8 g,红花 15 g,生姜 10 g,炒白术 15 g,当归 15 g,黄精 10 g,地龙 20 g,茯苓 10 g,葛根 20 g,五味子 8 g。

2.气虚血瘀证

症状:劳累性呼吸困难、气短,疲乏无力,偶有胸痛,心悸气短,腹胀纳呆,胁下痞块,或下肢轻度浮肿,唇甲不华或青紫,发色不泽,心悸少寐,颜面青黑;舌淡黯或淡紫,苔薄白,脉涩或细涩。

治法:益气活血养心。

选方:自制制剂强心合剂或补阳还五汤加减。

方剂组成:黄芪 50 g,生晒参 6 g,肉桂 8 g,红花 15 g,桃仁 12 g,炒白术 15 g,当归 15 g,黄精 10 g,益母草 20 g,地龙 20 g,茯苓 20 g,葛根 20 g。

3.气阴两虚、心血瘀阻证

症状:劳累性呼吸困难、心悸气短,气短乏力,活动后尤甚,形体消瘦,口干不欲饮,五心烦热,两颧黯红;舌淡红或舌尖红,苔少或无苔,脉细数或疾或促,或结或代。

治法:益气养阴,活血强心。

选方:方用生脉散或炙甘草汤加减,或选用参麦注射液或生脉注射液。

方剂组成:黄芪 30 g,生晒参 6 g,生地 15 g,麦冬 15 g,黄精 15 g,炙甘草 10 g,当归 15 g,白芍 15 g,五味子 15 g,地龙 20 g,阿胶烊化 20 g,红花 15 g。

4.阳虚血瘀证

症状:呼吸困难,稍动即喘甚,甚则不能平卧,心悸怔忡,疲倦乏力,畏寒肢冷,面色青灰或晦暗,腹胀纳呆,肢体浮肿;舌淡黯或有瘀斑,体胖,苔白腻或白滑,脉沉细或结、代。

治法:益气温阳,活血强心。

选方:方用参附汤合济生肾气丸加减;或自制制剂心衰合剂。

方剂组成:制附子 8 g,桂枝 8 g,红参另 10 g,黄芪 30 g,白芍 15 g,麦冬 15 g,泽泻 20 g,丹皮 15 g,淫羊藿 15 g,益母草 20 g,当归 15 g,茯苓 15 g,车前子包 15 g,红花 15 g。

慢性心力衰竭运用中医药治疗具有明显的优势,其中的整体论治可以均衡、有效地改善患者的各种临床症状,改善患者的预后,另外还可减缓西药不良反应,缩短调整时间。

(陈维达)

第二节　老年脑出血

一、病因

(一)高血压

高血压是脑出血最常见的原因。脑内动脉壁薄弱,厚度和颅外同等大小的静脉类似,中层和外膜较相同管径的颅外动脉薄,没有外弹力膜。豆纹动脉、丘脑穿通动脉等自大动脉近端直角分出,因其距离大动脉甚近,承受压力高,冲击性大,因此容易发生粟粒状动脉瘤、微夹层动脉瘤,受高压血流冲击易破裂出血。这些微动脉瘤发生在小动脉的分叉处,多数分布于基底节的穿通动脉供应区和壳核、苍白球、外囊、丘脑及脑桥,并与临床常见的出血部位相符合,少数分布于大脑白质和小脑。长期高血压病和动脉硬化导致血管内膜缺血受损,通透性增高,血浆蛋白脂质渗入内膜下,在内皮细胞下凝固,在内膜下与内弹力层之间形成呈均匀、嗜伊红无结构物质,弹力降低,脆性增加,血管玻璃样变和纤维素样坏死,使动脉壁坏死和破裂。高血压引起远端血管痉挛,小血管缺氧坏死,引起斑点样出血及水肿,可能为子痫时高血压脑出血的机制。无长期高血压病史出现的急性血压增高的患者,其血管功能及结构没有应对血压增高的储备,血压急剧增高时处于高灌注状态,脑出血危险增加,如寒冷脑出血及麻将桌脑出血。

(二)脑血管淀粉样变性

β淀粉样蛋白沉积在脑膜和皮质及小脑的细小动脉中层和外膜,血管中外膜被淀粉样蛋白取代,弹力膜和中膜平滑肌消失,是 70 岁以上脑出血的主要原因之一。老年人脑出血 12%～15%和淀粉样血管病相关,常发生于老年非高血压病自发脑叶出血患者。出血部位多发生在脑叶如额叶顶叶,易反复发生,多灶性出血机会高。尸检证实 90 岁以上患者 50%以上存在脑淀粉样血管病。

(三)其他

脑动脉粥样硬化,动脉瘤,脑血管畸形,脑动脉炎,梗死性出血,血液病(白血病、再生障碍性贫血、血友病和血小板减少性紫癜等),脑底异常血管网(Moyamoya 病),抗凝/溶栓治疗,静脉窦血栓形成、夹层动脉瘤、原发/转移性肿瘤内新生血管破裂或侵蚀正常脑血管等均可引起脑出血,维生素 B_1 缺乏可引起斑片状出血。

二、危险因素

(一)不可干预改变的危险因素

1.年龄

队列研究显示,随着年龄增长脑出血危险性增加,年龄每增加 10 岁脑出血风险成倍增加。

2.性别

女性妊娠期和产后 6 周内脑出血相对危险度达 28。

3.种族

中国脑出血占全部脑血管病构成比为 17.1%～39.4%,日本男性和女性分别为 26%和29%,原因可能与高血压病患病率高和控制差有关。黑人脑出血发病率为 50/10 万,是白人的2 倍。

(二)可以干预改变的危险因素

1.高血压

高血压为脑出血最重要的危险因素,在美洲、欧洲、亚太地区研究结果是一致的。尤其是年龄大于 55 岁,吸烟,降血压药物依从性差的个体危险性大。病例对照研究显示同年龄组有高血压病患者脑出血风险值为 5.71 倍,血压控制后脑出血风险平行下降。

2.糖尿病

脑出血后高血糖增加早期死亡危险,脑出血患者合并糖尿病住院死亡率增加 1 倍。

3.吸烟

吸烟者脑出血相对危险度为 1.58。

4.血脂异常

年龄大于 65 岁血清总胆固醇水平低于 4.62 mmol/L(178 mg/dL)脑出血相对风险为 2.7,且发病 2 d 内死亡率增加。

5.饮酒

大量饮酒增加发生脑出血风险。

6.抗凝治疗

欧美 10%～12%脑出血患者服华法林,口服抗凝药物脑出血相对危险增加 7～10 倍,抗凝药相关脑出血住院死亡率接近50%。

7.微出血

磁共振成像显示微出血可能为脑出血危险因素,随年龄增加微出血增多,研究显示脑出血患者64%可见微出血灶,有微出血患者出血量大,是无微出血患者的3倍。

8.毒品

如可卡因、安非他命与脑出血相关,尤其见于年轻人群。

9.血液透析治疗

回顾性分析显示长期血液透析治疗随访13年,脑出血发生率是正常人群的5倍。前瞻性研究慢性血液透析患者脑出血相对危险度是10.7。

10.肿瘤

转移性黑色素瘤是最容易出血肿瘤(17/23),原发肿瘤中少突胶质细胞瘤和星形细胞瘤出血率为29.2%。

三、病理生理特点

出血部位50%～60%位于壳核,丘脑、脑叶、脑干、小脑各10%。壳核出血常常向内压迫内囊,丘脑出血向外压迫内囊,向内破入脑室系统,向下可影响丘脑下部和中脑。高血压病、淀粉样血管病、动脉瘤、动静脉畸形常导致血管破裂,出血量大;血液病、动脉炎及部分梗死后出血常为点片状出血,临床症状轻。

脑出血后,细胞毒性物质如血红蛋白、自由基、蛋白酶等释出,兴奋性氨基酸释放增加,细胞内离子平衡破坏,血-脑屏障破坏;血浆成分进入细胞间质,渗透压增高,引起血管源性水肿;血肿溶出物如蛋白质、细胞膜降解产物、细胞内大分子物质使细胞间液渗透压增高,加重脑水肿。离血肿越近水肿越重。一般水肿2～3 d达到高峰,稳定3～5 d,最长可持续2～3周。

病理所见,出血侧脑组织肿胀,脑沟变浅,血液可破入脑室系统或蛛网膜下腔,出血灶为圆形或卵圆形空腔,内充满血液或血块,周围为坏死脑组织或软化带,有炎细胞浸润。血肿周围脑组织受压,水肿明显,使周围脑组织和脑室受压移位变形和脑疝形成,幕上出血挤压丘脑下部和脑干,使之受压变形和继发出血,出现小脑天幕疝;如颅内压增高明显或脑干小脑大量出血引起枕骨大孔疝,脑疝是脑出血死亡的直接死亡原因。

新鲜出血呈红色,急性期后血块溶解形成含铁血黄素为棕色,吞噬细胞清除含铁血黄素和坏死脑组织,胶质增生,小出血灶形成胶质瘢痕,大出血灶形成中风囊,囊内有含铁血黄素和透明液体。

四、临床表现

(一)一般表现

1.发病形式

大多数发生于50岁以上,急性起病,一般起病1～2 h内出血停止。病前常有情绪激动、体力活动等使血压升高的因素。1/3患者出血后血肿扩大,易发生在血压显著增高、有饮酒史、肝病或凝血功能障碍患者,病后未安静卧床或长途搬运,早期不适当用甘露醇过度脱水治疗可能是血肿扩大的促发因素。

2.意识障碍

除小量出血外,大多数有不同程度意识障碍。

3.头痛和恶心呕吐

最重要的症状之一,50%患者发病时出现剧烈头痛,脑叶和小脑出血头痛重,深部出血和小量脑出血可以无头痛,或者头痛较轻未得到注意。因脑实质为非痛觉敏感结构,只有当脑血管受到机械牵拉、脑膜痛觉敏感纤维受到刺激、或三叉血管系统受到血液刺激方可引起头痛。老年人痛觉敏感性低,往往无头痛。呕吐出现常常提示颅内压增高或继发脑室出血,如继发应激性溃疡,呕吐物可为咖啡色。

4.癫痫发作

发生于10%患者,常常为部分性发作。我院回顾性分析显示脑出血后癫痫发生率为4.33%,其中脑叶出血和脑室出血达10%,合并癫痫发作患者病死率高。

5.脑膜刺激征

出血破入蛛网膜下腔或脑室系统可以出现颈部强直和Kernig征。

6.颅内压增高

大量出血及周围水肿可出现颅内压增高表现,包括深沉鼾声呼吸或潮式呼吸,脉搏慢而有力,收缩压高,大小便失禁,重症者迅速昏迷,呼吸不规则,心率快、体温高,可在数天内死亡。

（二）局灶症状和体征

1.壳核出血

高血压脑出血的最常见部位,占脑出血50%~60%,多为豆纹动脉外侧支破裂,症状体征取决于出血量和部位,向内压迫内囊出现偏瘫、偏身感觉障碍、偏盲及凝视麻痹等。小量出血:不伴头痛呕吐等,与腔隙性脑梗死不易鉴别,只有影像学检查才能检出。壳核前部出血可以出现对侧轻偏瘫,主侧半球出现非流利型失语和失写,非优势半球出现忽视,壳核后部出血可出现对侧偏身感觉障碍;同向性偏盲。中等量出血:常出现头痛,半数以上出现凝视麻痹和呕吐,可有意识障碍,对侧中枢性面舌瘫,对侧肢体偏瘫,对侧同向偏盲,偏身感觉障碍。大量出血:迅速昏迷,呕吐,双眼看向病灶侧,对侧完全瘫痪,恶化迅速,双侧病理征,压迫脑干上部出现瞳孔扩大呼吸不规则,去脑强直甚至死亡。

2.丘脑出血

占脑出血10%,原因多为高血压脑出血。临床表现特点:感觉障碍重,深感觉障碍突出,感觉过敏和自发性疼痛。优势半球丘脑出血半数出现丘脑型失语,表现为语音低沉缓慢,自发性语言减少或不流畅,错语和重复语言等,情感淡漠。非优势半球出血可出现对侧忽视和疾病感缺失,出血量大影响内囊出现对侧偏瘫,可出现锥体外系症状如运动减少、震颤、肌张力障碍、舞蹈/手足徐动/投掷样动作。出血累及中脑可出现眼球垂直运动障碍,瞳孔异常,眼球分离等。向下发展影响丘脑下部出现尿崩、血压变化、应激性溃疡等。

3.尾状核头部出血

较少见,临床表现似蛛网膜下腔出血,头痛呕吐脑膜刺激征,可无局灶体征,临床常常误诊。有时可见到不自主运动、手足徐动和扭转痉挛。向后扩展影响内囊出现对侧偏瘫。

4.脑叶出血

位于各脑叶皮质下白质,多因淀粉样脑血管病、脑血管畸形、脑底异常血管网病、动脉瘤、凝血功能障碍引起,高血压性脑出血少见。额叶、顶叶常见,颞叶、枕叶可发生,常见多叶受累。临床表现为突然发病,头痛恶心呕吐,可有脑膜刺激征,出血近皮质癫痫性发作较其他部位多见,可出现精神异常如淡漠、欣快、错觉和幻觉。额叶出血的表现:对侧运动障碍,Broca失语,情绪淡漠,欣快,记忆和智能障碍,行为幼稚,出现摸索、吸吮、强握等。顶叶出血表现:对侧肢体感觉障碍,轻偏瘫,优势半球出现 Gerstmann 综合征(手指失认,失左右,失算、失写)等,非优势半球出现失用症。颞叶出血:偏盲或象限盲,优势半球出现 Wernicke 失语,性格和情绪改变。枕叶出血:偏盲或象限盲,视物变形。

5.脑桥出血

约占脑出血 10%,最凶险的脑出血,常位于脑桥中部水平。小量出血意识常清醒,症状包括同侧面神经和展神经麻痹,对侧肢体偏瘫,可有凝视麻痹。出血量大时症状很快达高峰,表现为深度昏迷,四肢瘫痪,去大脑强直,头眼反射消失,瞳孔可缩小至针尖样,凝视麻痹,双侧锥体束征,多数有呼吸异常,可有中枢性高热,可在 1～2 d 内死亡。

6.小脑出血

占脑出血 10%,常见为高血压引起,其次为动静脉畸形、血液病、肿瘤和淀粉样血管病等。突发枕部疼痛,频繁呕吐,眩晕,平衡功能障碍,眼震,共济失调,吟诗样语言,构音障碍,脑膜刺激征。脑干受压出现脑神经麻痹,对侧偏瘫,昏迷,严重时枕骨大孔疝死亡。压迫第四脑室脑脊液循环受阻出现高颅内压表现:头痛加重,意识障碍。

7.脑室出血

小量出血表现为头痛呕吐,脑膜刺激征,血性脑脊液,CT 可见脑室积血。大量出血出现突然头痛、呕吐,迅速进入昏迷或昏迷逐渐加深,双侧瞳孔缩小甚至针尖样瞳孔,四肢肌张力增高,病理反射阳性,早期出现去大脑强直,血压不稳,脑膜刺激征阳性;常出现丘脑下部受损的症状及体征,如上消化道出血、中枢性高热、大汗、血糖增高、尿崩症等;预后不良。

(三)老年人脑出血的临床特点

病因中淀粉样血管病较为常见,脑叶出血多见,意识障碍重,头痛程度相对较轻甚至无头痛,因老年人常见不同程度的脑萎缩,故相同出血量脑疝机会低,因多合并心肺肾等脏器功能减退,故并发症多。临床观察证实高龄老年人脑出血死亡率高,致残率高,85 岁以上组和 85 岁以下组比较,意识障碍更多见(64% 和 43%),住院死亡率高(50% 和 27%),出院时中等和严重神经功能缺损比例高(89% 和 58%)。80 岁以上高龄老人高血压脑出血的临床特点包括:更少患者合并肥胖和糖尿病,收缩期、舒张期和平均血压较低,更多患者血肿破入脑室,丘脑出血更常见,多变量分析结果显示,年龄、入院时格拉斯哥昏迷评分(Glasgow coma scale)低、出血量大和幕下出血为住院死亡的独立预测因素。

五、辅助检查

(一)影像学检查

突然起病神经系统局灶症状,收缩压明显增高,头痛,呕吐,意识水平下降,数分钟或数小时内进行性加重,高度提示脑出血,强烈建议神经影像学检查。美国 AHA/ASA2011 建议 CT/MRI 均可作为首选检查。CT 检查对急性出血高度敏感可以作为"金标准"。磁共振梯度回波 T_2 和磁敏感成像(SWI)对急性出血敏感性和 CT 相似,对慢性期和陈旧性出血敏感性高于 CT 检查。因耗时、费用、患者耐受性、临床状况、提供可能性限制了磁共振检查的应用比例。

1.CT 表现

是诊断脑出血安全有效的方法,平扫显示圆形或卵圆形均匀高密度影,边界清楚,CT 值 75～80 Hu,可确定出血量、部位、占位效应,是否破入脑室或蛛网膜下腔,脑室及周围组织受压情况,中线移位情况,有无梗阻性脑积水,周围水肿呈低密度改变。随着血红蛋白降解,血肿信号逐渐降低,3～6周变为等密度影,随着出血吸收,2～3个月后表现为低密度囊腔。2～4周血肿周围可出现环状强化。

CT检查也能说明脑出血的自然史。脑出血起病后数小时内的神经系统表现恶化部分原因是活动性出血,在起病3 h内行头颅CT检查的患者,在随后的CT复查中发现28%～38%患者血肿扩大1/3以上。血肿扩大预示临床恶化、致残率和死亡率增加。因此鉴别哪些患者血肿有扩大趋势为脑出血研究的关注点之一。CT血管造影(CTA)和CT增强扫描显示在血肿内造影剂渗漏为预测血肿扩大高危表现。有研究前瞻性观察39例脑出血,发病3 h内行CTA检查,13例发现有造影剂渗漏造成的斑点征(spot sign),11例发生了血肿扩大(血肿扩大30%或6 mL以上),对血肿扩大的敏感性、特异性、阳性预测值和阴性预测值分别为91%、89%、77%和96%。2009年有研究者评估CTA所见的斑点征+CT增强后扫描所见的造影剂渗漏相加对血肿扩大的敏感性、阴性预测值提高至94%和97%。

2.MRI

可发现CT不能确定的脑干或小脑小量出血,能分辨病程4～5周后CT不能辨认的脑出血,区别陈旧性脑出血与脑梗死,显示血管畸形流空现象。可根据血肿信号的动态变化(受血肿内血红蛋白变化的影响)判断出血时间,对水肿判断较CT更为敏感。血肿演变规律:超急性期(24 h内),细胞内期,为氧合血红蛋白,T_1WI显示为等或略高信号,质子密度相略高信号,T_2WI为高信号,数小时后出现血肿周围水肿,T_1低信号,T_2高信号;急性期(1～3 d),红细胞内期,主要为去氧血红蛋白期,顺磁性物质,T_1WI和T_2WI均为低信号,质子相略高信号,周围水肿明显;亚急性早期(4～7 d),正铁血红蛋白,顺磁性物质,细胞内期,T_1WI高信号,T_2WI低信号围绕高信号水肿带;亚急性晚期(8～14 d),正铁血红蛋白细胞外期,T_1WI/T_2WI均为高信号,可有低信号含铁血黄素环;慢性期(2周后),铁蛋白和含铁血黄素期,细胞外期,T_1WI/T_2WI均为低信号。上述演变过程从血肿周围向中心发展。

3.脑出血急性期梯度回波T_2和SWI

均表现为边界清楚的极低信号,或表现为边界清楚的极低信号环,内部为略高信号或低信号区内混杂小点、斑片状高信号。SWI对于早期出血更加敏感,最早发现病灶的时间是发病23 min,与CT比较,脑出血患者SWI显示病灶的敏感度、特异度和准确度均为100%。

4.关于陈旧性微出血

梯度回波T_2和SWI均可显示陈旧微出血灶,为直径2～5 mm圆形或斑点状的极低信号,周围无水肿,原因是小血管壁严重损害时血液渗漏所致,主要病理变化是微小血管周围的含铁血黄素沉积或吞噬有含铁血黄素的单核细胞。含铁血黄素作为一种顺磁性物质,可引起局部磁场不均匀,导致局部组织信号去相位,但常规MRI对这种信号变化不敏感而难以显示病变,GRE-T_2WI和SWI对局部磁场不均匀高度敏感.从而可以发现常规MRI难以发现的脑微出血,SWI较梯度回波T_2成像发现微出血更加敏感。微出血最多见于皮质-皮质下区域和基底节-丘脑区域,这些位置也是有症状性脑出血的好发部位,如多发微出血在皮质和皮质下区域,淀粉样血管病变的可能性大,基底节丘脑区域高血压引起的可能性大,而小脑和脑干较少见。脑微出血通常无相应的临床症状和体征,见于高血压、缺血性或出血性卒中患者,脑栓塞患者少见,正常老年人发生率为5.0%～7.5%,其主要的危险因素有高血压、老年及其他原因所致的脑小动脉病变等。脑多发微出血可作为脑血管病变的标志,常和腔隙性脑梗死和脑白质疏松伴随。有系统分析

1 460例脑出血和3 817例缺血性卒中/短暂性脑缺血发作患者,结果显示应用华法林者出现多发微出血的相对风险为8.0,应用抗血小板聚集药物相对风险为5.7;所有抗栓治疗开始时存在微出血患者,随访发生脑出血的相对风险为12.1。微出血常常与脑淀粉样变性所致的颅内出血相伴随,微出血的存在可能表明患者的微血管有易于出血的倾向,这使影像学技术成为在缺血性卒中后是否采取抗血小板治疗或抗凝治疗的一个可能证据。

5.MRA/MRV和CTA/CTV

如CT存在蛛网膜下腔出血、血肿形状不规则、水肿范围超出了早期出血的比例、非常见出血部位、静脉窦显示异常信号提示静脉窦血栓形成和其他结构异常如团块等,提示为高血压以外原因引起出血,MRA/MRV和CTA/CTV在鉴别出血的原因包括动静脉畸形、肿瘤、静脉系血栓形成、脑底异常血管网等比较敏感。

6.数字减影脑血管造影(DSA)

如果临床和非侵入性检查高度怀疑血管性原因如血管畸形、动脉瘤、脑基底异常血管网、静脉窦血栓形成等引起,可以考虑DSA检查明确原因。

7.影像学检查建议

快速CT或MRI成像区别缺血性和出血性卒中;CTA和CT增强扫描可以考虑作为识别血肿扩大的手段;当临床和影像学证据怀疑脑内结构病灶如血管畸形和肿瘤等时,CTA、CTV、增强CT、增强MRI、MRA、MRV可能会有帮助。

(二)腰穿检查

脑脊液压力增高,均匀血性脑脊液。仅在没有条件或患者不能行影像学检查,无明显颅内压增高和脑疝征象时进行,以免诱发脑疝风险。

(三)经颅多普勒超声检查

简便无创,是床边监测脑血流动力学的重要方法。可以监测有无血管痉挛,以及颅内压增高时的脑血流灌注情况,提供血管畸形和动脉瘤等线索。

六、诊断和鉴别诊断

大多数发生于50岁以上的高血压患者,常在体力活动或情绪紧张时发病,病情进展迅速;症状包括头痛、恶心呕吐、意识障碍,可有癫痫发作;局灶症状和体征包括偏身感觉障碍、偏身运动障碍、偏盲、凝视麻痹、失语等;提示脑出血可能,头颅CT或MRI见脑实质内出血改变可以确诊。应与以下情况鉴别。

(一)与脑梗死鉴别

脑梗死常为安静状态或睡眠中发病,数小时或1~3 d达高峰,意识障碍较轻,头颅CT扫描见低密度影可以鉴别。和脑梗死出血转化鉴别,脑梗死低密度影范围按血管供血范围,出血多为点状、斑片状或沿皮质分布,少部分表现为圆形或类圆形血肿,脑梗死前可有短暂性脑血发作史,部分患者有心房颤动史。

(二)高血压脑出血与其他原因脑出血鉴别

正常血压老年人,脑叶多发出血,反复发生的脑出血史,可有家族史,提示脑淀粉样血管病。脑血管畸形脑出血多为年轻人,常见出血位于脑叶,影像学检查可有血管异常表现,确诊需脑血管造影。脑瘤出血前可能已存在神经系统局灶症状和体征,出血位于非高血压脑出血的常见部位,早期出血周围水肿明显。溶栓治疗所致出血有近期溶栓治疗史,出血多位于脑叶和脑梗死病灶附近。抗凝治疗所致出血常位于脑叶,出血量大。

(三)与外伤后脑出血鉴别

外伤史不明确,尤其是老年人头痛轻,可表现为硬膜外血肿、硬膜下血肿和对冲伤,病情进行性加重,出现脑部受损的表现如意识障碍,头痛、恶心、呕吐,瞳孔改变和偏瘫等。头颅 CT 可见颅骨骨板下方出现梭形或新月形高或等密度影,可见颅骨骨折线和脑挫裂伤。

(四)与蛛网膜下腔出血鉴别

发病年龄 30～60 岁多见,主要病因为动脉瘤和血管畸形,一般活动或情绪激动后发病,起病急骤,数分钟达高峰,剧烈头痛,脑膜刺激征阳性,可见眼玻璃体下出血,头颅 CT 见脑池、脑沟、蛛网膜下腔内高密度影,一般无局灶体征。表现突然起病主要表现为意识障碍的患者应与中毒(镇静安眠药物、乙醇、一氧化碳)及代谢性疾病(低血糖、高血糖、肝性脑病、肺性脑病、尿毒症等)鉴别,存在相关病史,神经系统局灶体征不明显,相关的实验室检查,头颅 CT 扫描可鉴别。脑炎等中枢神经系统疾病可表现为意识障碍,可以有局灶体征及脑膜刺激征,结合有无发热、影像学表现、出血部位、腰穿有无感染征象鉴别。

七、西医治疗

(一)院前处理

保持呼吸道通畅,血压循环支持,转运到最近的医疗机构,获知患者起病的准确时间或者可知患者正常的最后时间,急救系统应提前告知医院急诊室患者达到时间,以便尽量缩短等候 CT 时间。到达急诊室后对疑诊为脑出血患者医师应尽快了解患者发病时间,脑血管病危险因素(高血压、糖尿病、高脂血症、吸烟等),服药情况包括抗凝药物如华法林、抗血小板药物、抗高血压药物、兴奋剂、拟交感药物(可卡因等),最近外伤或手术史特别是颈动脉内膜切除术或支架植入术(可以引起过度灌注),有无痴呆(与血管淀粉样变性有关),酒精和毒品使用史;凝血功能障碍相关有关疾病如肝病、血液病。体格检查应获得以下资料:量化的神经功能障碍评估如 NIHSS 评分、格拉斯哥昏迷评分(GCS)等。血常规、血尿酸、肌酐、血糖、心电图,胸部 X 线检查,肌酐和血糖水平高与血肿扩大和预后不佳有关;PT 或 INR(华法林相关出血特点出血量大,血肿扩大危险性高,残疾率和死亡率高)。青中年脑出血患者毒物学筛查可卡因和其他拟交感药物滥用;生育期女性检查尿妊娠试验。

(二)一般处理及对症治疗

脑出血 24 h 内有活动性出血或血肿扩大可能,尽量减少搬运,就近治疗,一般应卧床休息2～4 周,避免情绪激动及血压升高;严密观察体温、脉搏、呼吸、血压、意识状态等生命体征变化;保持呼吸道通畅,昏迷患者应将头歪向一侧,以利于口腔分泌物及呕吐物流出,并可防止舌根后坠阻塞呼吸道,随时吸出口腔内的分泌物和呕吐物,必要时行气管切开;吸氧,有意识障碍、血氧饱和度下降或有缺氧现象的患者应给予吸氧,使动脉氧饱和度保持在 90% 以上;鼻饲,昏迷或有吞咽困难者在发病第 2～3 d 即应鼻饲;过度烦躁不安者使用镇静剂,便秘者使用缓泻剂,预防感染。加强护理,保持肢体功能位。

(三)纠正凝血功能紊乱

严重的凝血因子缺乏或血小板减少患者给予相应的凝血因子或血小板是必要的。在美国抗凝剂相关脑出血占 12%～14%,这些患者尽快停用抗凝剂,给予静脉应用维生素 K,可能需时数小时才能纠正 INR 至正常范围。凝血酶原复合物浓缩剂(PCCs)含凝血因子 Ⅱ、Ⅶ、Ⅹ 及 Ⅸ,可以快速补充所缺乏的凝血因子,数个临床试验证实可以在数分钟内纠正 INR,可以作为口服抗凝剂相关脑出血选择之一。关于 rFⅦa 问题:Mayer 及同事曾在新英格兰医学杂志上发表了文章,观察 399 例发病 3 h 内的经 CT 证实的脑出血患者,发病 4 h 内随机给予安慰剂、rFⅦa 40 μg/kg、rFⅦa 80 μg/kg、rFⅦa 160 μg/kg。与安慰剂组比较,三个治疗组血肿扩大分别减少 3.3 mL、4.5 mL 和 5.8 mL。安慰剂组死亡或严重残疾(MRS 4～6 分)69%,三个治疗组分别为 55%、49%、54%(有显著性差异)。90 d 死亡率安慰剂组为 29%,三个治疗组合并为 18%,严重血栓栓塞事件(主要为心肌梗死和脑梗死)治疗组 7%,安慰剂组 2%,文章结论脑出血发病 4 h 内给予重组活化凝血因子Ⅶ虽然增加了血栓栓塞事件,仍可以减少血肿扩大,降低死亡率,改善功能预后。此研究 rFⅦa 对脑出血治疗可能获得益处得到了神经科学界的关注,Mayer 等人的研究组发表了 FAST 试验结果,多中心随机安慰剂对照观察 841 例发病 4 h 内的脑出血患者分别给予 rFⅦa 20 μg/kg(276 例)和 80 μg/kg(297 例)及安慰剂(268 例),结果显示两种剂量药物均可减少血肿扩大,但增加了血栓栓塞事件的风险,因此未见到明显改善临床预后。后分析显示,80 μg/kg 组动脉血栓栓塞事件明显高于小剂量组和安慰剂组,与动脉性血栓栓塞事件相关因素包括年龄、大剂量应用 rFⅦa、发病时有心肌或脑缺血征象、既往服用抗血小板药物。回顾性分析 101 例华法林相关颅内出血应用 rFⅦa 1 个月内血栓栓塞事件发生率为 12.8%,与 FAST 试验相仿。因此 ASA/AHA 指南鼓励进一步的临床试验选择有血肿扩大风险,低血栓栓塞风险的脑出血亚组患者为实验对象观察是否可能获益。

(四)预防下肢静脉血栓

在肢体瘫痪不能活动患者脑出血发病后数天且出血停止后,可予皮下注射小剂量低分子肝素,给予间歇性充气加压泵加弹力袜预防静脉血栓栓塞。

(五)处理血压

急性脑出血时血压升高是颅内压增高情况下机体保持脑血流量的自动调节机制。血压过高可使血肿扩大,过低使脑灌注压降低,加重血肿周围组织损害,可参考病前血压水平调整血压。如果收缩压>26.7 kPa(200 mmHg)或平均动脉压>20.0 kPa(150 mmHg),考虑静脉持续泵入降压药物,每 5 min 测血压;如果收缩压>24.0 kPa(180 mmHg)或平均动脉压>17.3 kPa(130 mmHg),同时存在颅内压增高,监测颅内压并间歇或持续给予静脉降压药物,保持脑灌注压≥60 mmHg;如果收缩压>24.0 kPa(180 mmHg)或平均动脉压>17.3 kPa(130 mmHg),无颅内压增高的证据,给予中等程度降压[平均动脉压 14.7 kPa(110 mmHg)或目标血压21.3/12.0 kPa(160/90 mmHg)],每 15 min 测量血压。

(六)抗癫痫药物

不建议预防性使用抗癫痫药物,如临床有癫痫发作或脑电图监测有癫痫波,给予抗癫痫药物治疗。

(七)颅内压监测和处理

成人颅内压(intracranial pressure,ICP)增高是指 ICP 超过 2.0 kPa(200 mmH₂O)。ICP 增高是急性脑卒中的常见并发症,是脑卒中患者死亡的主要原因之一。脑血管患者出现头痛、呕吐、视盘水肿,脑脊液压力增高提示颅内压增高。其治疗的目的是降低颅内压,防止脑疝形成。颅内压增高的常见原因包括脑室出血引起的脑积水和血肿及其周围水肿引起的团块效应,故小的血肿和少量的脑室出血通常不需降颅内压治疗。脑出血的降颅内压治疗包括避免引起 ICP 增高的其他因素,如激动、用力、发热、癫痫、呼吸道不通畅、咳嗽、便秘等。必须根据颅内压增高的程度和心肾功能状况选用脱水剂的种类和剂量。

1.甘露醇

甘露醇是最常使用的脱水剂,一般用药后 10 min 开始利尿,2～3 h 作用达高峰,维持 4～6 h,有反跳现象。可用 20%甘露醇 125～250 mL 快速静脉滴注,6～8 h 1 次,一般情况应用 5～7 d 为宜。颅内压增高明显或有脑疝形成时,可加大剂量,快速静推,使用时间也可延长。使用时应注意心肾功能,特别是老年患者大量使用甘露醇易致心肾衰竭,应记出入量,观察心律及心率变化。

2.呋塞米

一般用 20～40 mg 静脉注射,6～8 h 1 次,易导致水、电解质紊乱特别是低血钾,应高度重视,与甘露醇交替使用可减轻两者的不良反应。

3.甘油果糖

甘油果糖也是一种高渗脱水剂,起作用的时间较慢,约 30 min,但持续时间较长(6～12 h)。可用 250～500 mL 静脉滴注,每天 1～2 次,脱水作用温和,一般无反跳现象,并可提供一定的热量,肾功能不全者也可考虑使用。

4.皮质类固醇激素

虽可减轻脑水肿,但易引起感染、升高血糖、诱发应激性溃疡,故多不主张使用。

5.清蛋白

大量清蛋白(20 g,每天 2 次),可佐治脱水,但价格较贵,可酌情考虑使用。

如脑出血患者 GCS≤8,且存在脑疝证据,或明显脑室内出血或脑积水证据,可以考虑监测颅内压,脑室引流管置入侧脑室可以引流脑脊液降低颅内压,放入脑实质的装置可以监测颅内压变化,保持灌注压 6.7～9.3 kPa(50～70 mmHg),主要不良反应为感染和出血,536 例颅内压监测显示感染率为 4%,颅内出血率为 3%。有临床试验显示原发或继发脑室出血患者脑室内应用尿激酶、链激酶或 rt-PA 可以加速血块溶解,更易使血液引流出从而减低残疾率和死亡率,需要进一步的临床试验证实。

(八)手术治疗

1.手术适应证

(1)小脑出血>10 mL,神经系统表现症状恶化或脑干受压和(或)脑室系统受压出现脑积水表现,应尽快实行出血清除,不建议单独行脑室引流术。

(2)脑叶出血>30 mL,距表面<1 cm 可以考虑颅骨切开血肿清除术。

2.手术禁忌证

出血后病情进展迅猛,短时间陷入深度昏迷,发病后血压持续增高 26.7/16.0 kPa 以上,严重的心肝肺肾等疾病和凝血功能障碍者。立体定向或内镜微创碎吸术无论是否使用溶栓药物,目前的证据效果不肯定,有待于进一步观察。目前无明确证据显示超早期幕上血肿清除术可以改善功能或降低死亡率,极早期的手术因为可以诱发再出血可能有害。

(九)防治并发症

包括感染、应激性溃疡、心脏损害、肾衰竭、中枢性高热。低钠血症除脱水利尿药物及进食量减少外,主要为中枢性低钠血症包括抗利尿激素分泌异常综合征和脑性耗盐综合征,前者因抗利尿激素分泌减少,尿钠排出增加,肾对水的重吸收增加,导致低血钠、低血渗透压而产生的一系列神经受损的临床表现,无脱水表现,治疗限水 800～1 200 mL 补钠,后者为神经系统损伤致肾保钠功能下降,尿钠进行性增多,血容量减少而引起的低钠血症,轻度脱水征,治疗补钠补水。

(十)康复治疗

早期肢体功能位,病情平稳后尽早进行康复治疗,包括肢体康复、言语康复和精神心理康复治疗。

八、中医治疗

(一)治疗原则

镇肝息风、活血化瘀、通腑泻热、豁痰开窍为基本治疗原则。

(二)辨证论治

1.中经络

(1)肝阳暴亢:半身不遂,偏身麻木,舌强言謇或不语,或口舌歪斜,眩晕头痛,面红目赤,口苦咽干,心烦易怒,尿赤便干;舌质红或红绛,脉弦有力。

治法:平肝息风,育阴潜阳。

选方:天麻钩藤饮或羚角钩藤汤加减。

中成药可选用安宫牛黄丸或醒脑静注射液等。

(2)痰热腑实,风痰上扰:半身不遂,口舌歪斜,言语謇涩或不语,偏身麻木,腹胀便秘,头晕目眩,咯痰或痰多;舌质黯红,苔黄或黄腻,脉弦滑。

治法:通腑泻热,化痰通络。

选方:星蒌承气汤加减。

中成药可选用安宫牛黄丸或醒脑静注射液等,亦可大承气汤灌肠。

2.中脏腑

(1)闭证:突然昏仆,不省人事,半身不遂,鼻鼾痰鸣,面红目赤,肢体强痉拘急,躁扰不宁,两手握固;舌质红绛,舌苔黄腻或干腻,脉弦数或滑数有力。

治法:清热化痰,醒神开窍。

选方:羚羊角汤加减。

中成药可分别选用安宫牛黄丸、至宝丹、苏合香丸鼻饲,醒脑静注射液等。

(2)脱证:突然神昏或昏愦,肢体瘫软,手撒肢冷汗多,重则周身湿冷,气息微弱,面色苍白,瞳神散大,二便失禁;舌痿,舌质淡紫,或舌体卷缩,苔白腻,脉微欲绝。

治法:益气回阳、扶正固脱。

选方:参附汤加减。

中成药可分别选用生脉注射液、参附注射液等。

3.针灸治疗

(1)热证:针刺人中、百会、涌泉、十宣等穴。

(2)亡阴:针刺人中、内关、复溜,灸神阙等穴。

(3)亡阳:灸人中、百会、涌泉、足三里等穴。

(陈维达)

第五章　心内科疾病的西医诊疗

第一节　原发性高血压

高血压是一种以体循环动脉压升高为主要表现的临床综合征,是最常见的心血管疾病。可分为原发性及继发性两大类。在绝大多数患者中,高血压的病因不明,称之为原发性高血压,又称高血压病,占总高血压患者的 95％以上;在不足 5％的患者中,血压升高是某些疾病的一种临床表现,本身有明确而独立的病因,称之为继发性高血压。

我国高血压的发病率较高,1991 年全国高血压的抽样普查显示,血压＞18.7/12.0 kPa(140/90 mmHg)的人占 13.49％,美国＞18.7/12.0 kPa(140/90 mmHg)的人占 24％。在我国高血压的致死率和致残率也较高。

我国高血压的知晓率、治疗率和控制率均较低。据 2000 年的资料,我国高血压的知晓率为 26.3％,治疗率为 21.2％,控制率为 2.8％。

一、病因和发病机制

原发性高血压的病因尚未完全阐明,目前认为是在一定的遗传背景下多种后天环境因素作用使正常血压调节机制失代偿所致。

(一)遗传和基因因素

高血压病有明显的遗传倾向,据估计人群中至少 20％的血压变异是由遗传决定的。流行病学研究提示高血压发病有明显的家族聚集性。双亲无高血压、一方有高血压或双亲均有高血压,其子女高血压发生率分别为 3％、28％和 46％。单卵双生的同胞血压一致性较双卵双生同胞更为明显。

(二)环境因素

高血压可能是遗传易感性和环境因素相互影响的结果。体质量超重、膳食中高盐和中度以上饮酒是国际上已确定且亦为我国的流行病学研究证实的与高血压发病密切相关的危险因素。

国人平均体质量指数(BMI)中年男性和女性分别为 21.0～24.5 和 21～25,近 10 年国人的 BMI 均值及超重率有增加的趋势。BMI 与血压呈显著相关,前瞻性研究表明,基线 BMI 每增加 1 kg/m^2,高血压的发生危险 5 年内增加 9％。每天饮酒量与血压呈线性相关。

膳食中钠盐摄入量与人群血压水平和高血压病患病率呈显著相关性。每天为满足人体生理平衡仅需摄入 0.5 g 氯化钠。国人食盐量每天北方为 12～18 g,南方为 7～8 g,高于西方国家。每人每天食盐平均摄入量增加 2 g,收缩压和舒张压分别增高 0.3 kPa(2.0 mmHg)和 0.2 kPa(1.5 mmHg)。我国膳食钙摄入量低于中位数人群中,膳食钠/钾比值亦与血压呈显著相关。

(三)交感神经活性亢进

交感神经活性亢进是高血压发病机制中的重要环节。动物实验表明,条件反射可形成狗的神经精神源性高血压。长期处于应激状态如从事驾驶员、飞行员、外科医师、会计师、电脑等职业者高血压的患病率明显增加。原发性高血压患者中约 40% 循环中儿茶酚胺水平升高。长期的精神紧张、焦虑、压抑等所致的反复应激状态及对应激的反应性增强,使大脑皮质下神经中枢功能紊乱,交感神经和副交感神经之间的平衡失调,交感神经兴奋性增加,其末梢释放儿茶酚胺增多。

(四)肾素-血管紧张素-醛固酮系统(RAAS)

人体内存在两种 RAAS,即循环 RAAS 和局部 RAAS。血管紧张素Ⅱ(AngⅡ)是循环 RAAS 的最重要成分,通过强有力的直接收缩小动脉或通过刺激肾上腺皮质球状带分泌醛固酮而扩大血容量,或通过促进肾上腺髓质和交感神经末梢释放儿茶酚胺,均可显著升高血压。此外,体内其他激素如糖皮质激素、生长激素、雌激素等升高血压的途径亦主要经 RAAS 而产生。近年来发现,很多组织,例如血管壁、心脏、中枢神经、肾脏肾上腺中均有 RAAS 各成分的 mRNA 表达,并有 AngⅡ受体和盐皮质激素受体存在。

引起 RAAS 激活的主要因素:肾灌注减低,肾小管内液钠浓度减少,血容量降低,低钾血症,利尿药及精神紧张,寒冷,直立运动,等等。

目前认为,醛固酮在 RAAS 中占有不可缺少的重要地位。它具有依赖于 AngⅡ的一面,又有不完全依赖于 AngⅡ的独立作用,特别是在心肌和血管重塑方面。它除了受 AngⅡ的调节外,还受低钾、促肾上腺皮质激素(ACTH)等的调节。

(五)血管重塑

血管重塑既是高血压所致的病理改变,也是高血压维持的结构基础。血管壁具有感受和整合急、慢性刺激并做出反应的能力,其结构处于持续的变化状态。高血压伴发的阻力血管重塑包括营养性重塑和肥厚性重塑两类。血压因素、血管活性物质和生长因子及遗传因素共同参与了高血压血管重塑的过程。

(六)内皮细胞功能受损

血管管腔的表面均覆盖着内皮组织,其细胞总数几乎和肝脏相当,可看作人体内最大的脏器之一。内皮细胞不仅是一种屏障结构,而且具有调节血管舒缩功能、血流稳定性和血管重塑的重要作用。血压升高使血管壁剪切力和应力增加,去甲肾上腺素等血管活性物质增多,可明显损害内皮及其功能。内皮功能障碍可能是高血压导致靶器官损害及其合并症的重要原因。

(七)胰岛素抵抗

高血压病患者中约有半数存在胰岛素抵抗现象。胰岛素抵抗指的是机体组织对胰岛素作用敏感性和(或)反应性降低的一种病理生理反应,还使血管对体内升压物质反应增强,血中儿茶酚胺水平增加。高胰岛素血症可影响跨膜阳离子转运,使细胞内钙升高,加强缩血管作用。此外,还可影响糖、脂代谢及脂质代谢。上述这些改变均能促使血压升高,诱发动脉粥样硬化病变。

二、病理解剖

高血压的主要病理改变是动脉的病变和左心室的肥厚。随着病程的进展,心、脑、肾等重要脏器均可累及,其结构和功能因此发生不同程度的改变。

(一)心脏

高血压病引起的心脏改变主要包括左心室肥厚和冠状动脉粥样硬化。血压升高和其他代谢内分泌因素引起心肌细胞体积增大和间质增生,使左心室体积和质量增加,从而导致左心室肥厚。血压升高和冠状动脉粥样硬化有密切的关系。冠状动脉粥样硬化病变的特点为动脉壁上出现纤维素性和纤维脂肪性斑块,并有血栓附着。随斑块的扩大和管腔狭窄的加重,可产生心肌缺血;斑块的破裂、出血及继发性血栓形成等可堵塞管腔造成心肌梗死。

(二)脑

脑小动脉尤其颅底动脉环是高血压动脉粥样硬化的好发部位,可造成脑卒中,颈动脉的粥样硬化可导致同样的后果。近半数高血压病患者脑内小动脉有许多微小动脉瘤,这是导致脑出血的重要原因。

(三)肾

高血压持续5~10年,即可引起肾脏小动脉硬化(弓状动脉硬化及小叶间动脉内膜增厚,入球小动脉玻璃样变),管壁增厚,管腔变窄,进而继发肾实质缺血性损害(肾小球缺血性皱缩、硬化,肾小管萎缩,肾间质炎性细胞浸润及纤维化),造成良性小动脉性肾硬化症。良性小动脉性肾硬化症发生后,由于部分肾单位被破坏,残存肾单位为代偿排泄废物,肾小球即会出现高压、高灌注及高滤过("三高"),而此"三高"又有两面性,若持续存在又会促使残存肾小球本身硬化,加速肾损害的进展,最终引起肾衰竭。

三、临床特点

(一)血压变化

高血压病初期血压呈波动性,血压可暂时性升高,但仍可自行下降和恢复正常。血压升高与情绪激动、精神紧张、焦虑及体力活动有关,休息或去除诱因血压便下降。随病情迁延,尤其是在并发靶器官损害或有合并症之后,血压逐渐呈稳定和持久升高,此时血压仍可波动,但多数时间血压处于正常水平以上,情绪和精神变化可使血压进一步升高,休息或去除诱因并不能使之有效下降和恢复正常。

(二)症状

大多数患者起病隐袭,症状缺如或不明显,仅在体检或因其他疾病就医时才被发现。有的患者可出现头痛、心悸、后颈部或颞部搏动感,还可表现为神经官能症状如失眠、健忘或记忆力减退、注意力不集中、耳鸣、情绪易波动或发怒及神经质等。病程后期心脑肾等靶器官受损或有合并症时,可出现相应的症状。

(三)并发症的表现

左心室肥厚的可靠体征为抬举性心尖冲动,表现为心尖冲动明显增强,搏动范围扩大及心尖冲动左移,提示左心室增大。主动脉瓣区第2心音可增加,带有金属音调。合并冠心病时可发生心绞痛,心肌梗死,甚至猝死。晚期可发生心力衰竭。

脑血管并发症是我国高血压病最为常见的并发症,年发病率为120/10万~180/10万,是急性心肌梗死的4~6倍。早期可有一过性脑缺血发作(TIA),还可发生脑血栓形成、脑栓塞(包括腔隙性脑梗死)、高血压脑病及颅内出血等。长期持久血压升高可引起良性小动脉性肾硬化症,从而导致肾实质的损害,可出现蛋白尿、肾功能损害,严重者可出现肾衰竭。

眼底血管被累及可出现视力进行性减退,严重高血压可促使形成主动脉夹层并破裂,常可致命。

四、实验室和特殊检查

(一)血压的测量

测量血压是诊断高血压和评估其严重程度的主要依据。目前评价血压水平的方法有以下3种。

1.诊所偶测血压

诊所偶测血压(简称"偶测血压")系由医护人员在标准条件下按统一的规范进行测量,是目前诊断高血压和分级的标准方法。应相隔 2 min 重复测量,以 2 次读数平均值为准,如 2 次测量的收缩压或舒张压读数相差超过 0.7 kPa(5 mmHg),应再次测量,并取 3 次读数的平均值。

2.自测血压

采用无创半自动或全自动电子血压计在家中或其他环境中患者给自己或家属给患者测量血压,称为自测血压,它是偶测血压的重要补充,在诊断单纯性诊所高血压,评价降压治疗的效果,改善治疗的依从性等方面均极其有益。

3.动态血压监测

一般监测的时间为 24 h,测压时间间隔白天为 30 min,夜间为 60 min。动态血压监测提供24 h,白天和夜间各时间段血压的平均值和离散度,可较为客观和敏感地反映患者的实际血压水平,且可了解血压的变异性和昼夜变化的节律性,估计靶器官损害与预后,比偶测血压更为准确。

动态血压监测的参考标准正常值:24 h 低于 17.3/10.7 kPa(130/80 mmHg),白天低于18.0/11.3 kPa(135/85 mmHg),夜间低于 16.7/10.0 kPa(125/75 mmHg)。夜间血压均值一般较白天均值低 10%～20%。正常血压波动曲线形状如长柄勺,夜间 2～3 时处于低谷,凌晨迅速上升,6～8 时和16～18 时出现两个高峰,之后缓慢下降。早期高血压患者的动态血压曲线波动幅度较大,晚期患者波动幅度较小。

(二)尿液检查

肉眼观察尿的透明度、颜色,有无血尿;测比重、pH、蛋白和糖含量,并做镜检。尿比重降低(<1.010)提示肾小管浓缩功能障碍。正常尿液 pH 在 5.0～7.0。某些肾脏疾病如慢性肾炎并发的高血压可在血糖正常的情况下出现糖尿,系由于近端肾小管重吸收障碍引起。尿微量蛋白可采用放免法或酶联免疫法测定,其升高程度,与高血压病程及合并的肾功能损害有密切关系。尿转铁蛋白排泄率更为敏感。

(三)血液生化检查

测定血钾、尿素氮、肌酐、尿酸、空腹血糖、血脂,还可检测一些选择性项目如血浆肾素活性(PRA)、醛固酮。

(四)X 线胸片

早期高血压患者可无特殊异常,后期患者可见主动脉弓迂曲延长、左心室增大。X 线胸片对主动脉夹层、胸主动脉及腹主动脉缩窄有一定的帮助,但进一步确诊还需做相关检查。

(五)心电图检查

体表心电图对诊断高血压患者是否并发左心室肥厚、左心房(简称"左房")负荷过重和心律失常有一定帮助。心电图诊断左心室肥厚的敏感性不如超声心动图,但对评估预后有帮助。

(六)超声心动图(UCG)检查

UCG 能可靠地诊断左心室肥厚,其敏感性较心电图高 7～10 倍。左心室重量指数(LVMI)是一项反映左心肥厚及其程度的较为准确的指标,与病理解剖的符合率和相关性较高。UCG 还可评价高血压患者的心脏功能,包括收缩功能、舒张功能。如疑有颈动脉、外周动脉和主动脉病变,应做血管超声检查;疑有肾脏疾病的患者,应做肾脏 B 超。

(七)眼底检查

眼底检查可发现眼底的血管病变和视网膜病变。血管病变包括变细、扭曲、反光增强、交叉压迫及动静脉比例降低。视网膜病变包括出血、渗出、视盘水肿等。高血压眼底改变可分为4 级。

Ⅰ级:视网膜小动脉出现轻度狭窄、硬化、痉挛和变细。

Ⅱ级:小动脉呈中度硬化和狭窄,出现动脉交叉压迫症,视网膜静脉阻塞。

Ⅲ级:动脉中度以上狭窄伴局部收缩,视网膜有棉絮状渗出、出血和水肿。

Ⅳ级:视盘水肿并有Ⅲ级眼底的各种表现。

高血压眼底改变与病情的严重程度和预后相关。Ⅲ和Ⅳ级眼底,是急进型和恶性高血压诊断的重要依据。

五、诊断和鉴别诊断

高血压患者应进行全面的临床评估。评估的方法是详细询问病史、做体格检查和实验室检查,必要时还要进行一些特殊的器械检查。

(一)诊断标准和分类

如表 5-1 所示,根据世界卫生组织高血压专家委员会(WHO/ISH)确定的标准和我国高血压防治指南的规定,18 岁以上成年人高血压定义:在未服抗高血压药物的情况下收缩压≥18.7 kPa(140 mmHg)和(或)舒张压≥12.0 kPa(90 mmHg)。患者既往有高血压史,目前正服用抗高血压药物,血压虽已低于 18.7/12.0 kPa(140/90 mmHg),也应诊断为高血压;患者收缩压与舒张压属于不同的级别时,应按两者中较高的级别分类。

表 5-1 WHO 血压水平的定义和分类

类别	收缩压/mmHg	舒张压/mmHg
理想血压	<120	<80
正常血压	<120	<85
正常高值	130～139	85～89
1 级高血压(轻度)	140～159	90～99
亚组:临界高血压	140～149	90～94
2 级高血压(中度)	160～179	100～109
3 级高血压(重度)	≥180	≥110
单纯收缩期高血压	≥140	<90
亚组:临界收缩期高血压	140～149	<90

注:1 mmHg=0.133 kPa

(二)高血压的危险分层

高血压是脑卒中和冠心病的独立危险因素。高血压病患者的预后和治疗决策不仅要考虑血压水平,还要考虑到心血管疾病的危险因素、靶器官损害和相关的临床状况,并可根据某几项因素合并存在时对心血管事件绝对危险的影响,做出危险分层的评估,即将心血管事件的绝对危险性分为 4 类:低危、中危、高危和极高危。在随后的 10 年中发生一种主要心血管事件的危险性低危组、中危组、高危组和极高危组分别为低于 15％、15％～20％、20％～30％和高于 30％(见表 5-2)。

表 5-2　影响预后的因素

心血管疾病的危险因素	靶器官损害	合并的临床情况
用于危险性分层的危险因素:	1.左心室肥厚(心电图、超声心动图或 X 线)	脑血管疾病:
1.收缩压和舒张压的水平(1～3 级)	2.蛋白尿和(或)血浆肌酐水平升高 106～177 μmol/L(1.2～2.0 mg/dL)	1.缺血性脑卒中
2.男性＞55 岁	3.超声或 X 线证实有动脉粥样硬化斑块(颈、髂、股或主动脉)	2.脑出血
3.女性＞65 岁	4.视网膜普遍或灶性动脉狭窄	3.短暂性脑缺血发作(TIA)
4.吸烟		心脏疾病:
5.胆固醇＞5.72 mmol/L (2.2 mg/dL)		1.心肌梗死
6.糖尿病		2.心绞痛
7.早发心血管疾病家族史(发病年龄男＜55 岁,女＜65 岁)		3.冠状动脉血运重建
加重预后的其他因素:		4.充血性心力衰竭
1.高密度脂蛋白胆固醇降低		肾脏疾病:
2.低密度脂蛋白胆固醇升高		1.糖尿病肾病
3.糖尿病伴微量清蛋白尿		2.肾衰竭(血肌酐水平＞177μmol/L 或 2.0 mg/dL)
4.葡萄糖耐量减低		血管疾病:
5.肥胖		1.夹层动脉瘤
6.以静息为主的生活方式		2.症状性动脉疾病
7.血浆纤维蛋白原增高		3.重度高血压性视网膜病变:出血或渗出、视盘水肿

高血压危险分层的主要根据是弗明翰研究中心的平均年龄 60 岁(45～80 岁)患者随访10 年心血管疾病死亡、非致死性脑卒中和心肌梗死的资料。但西方国家高血压人群中并发的脑卒中发病率相对较低,而心力衰竭或肾脏疾病较常见,故这一危险性分层仅供我们参考(见表 5-3)。

表 5-3　高血压病的危险分层

危险因素和病史	血压(kPa)		
	1 级	2 级	3 级
Ⅰ 无其他危险因素	低危	中危	高危
Ⅱ 1～2 个危险因素	中危	中危	极高危
Ⅲ ≥3 个危险因素或靶器官损害或糖尿病	高危	高危	极高危
Ⅳ 并存的临床情况	极高危	极高危	极高危

(三)鉴别诊断

在确诊高血压病之前应排除各种类型的继发性高血压,因为有些继发性高血压的病因可消除,其原发疾病治愈后,血压即可恢复正常。常见的继发性高血压有下列几种类型。

1.肾实质性疾病

慢性肾小球肾炎、慢性肾盂肾炎、多囊肾和糖尿病肾病等均可引起高血压。这些疾病早期均有明显的肾脏病变的临床表现,在病程的中后期出现高血压,至终末期肾病阶段高血压几乎都和肾功能不全相伴发。因此,根据病史、尿常规和尿沉渣细胞计数不难与原发性高血压的肾脏损害相鉴别。肾穿刺病理检查有助于诊断慢性肾小球肾炎;多次尿细菌培养和静脉肾盂造影对诊断慢性肾盂肾炎有价值。糖尿病肾病者均有多年糖尿病史。

2.肾血管性高血压

单侧或双侧肾动脉主干或分支病变可导致高血压。肾动脉病变可为先天性或后天性。先天性肾动脉狭窄主要为肾动脉肌纤维发育不良所致;后天性狭窄由大动脉炎、肾动脉粥样硬化、动脉内膜纤维组织增生等病变所致。此外,肾动脉周围粘连或肾蒂扭曲也可导致肾动脉狭窄。此病在成人高血压中不足1%,但在骤发的重度高血压和临床上有可疑诊断线索的患者中则有较高的发病率。如有骤发的高血压并迅速进展至急进性高血压、中青年尤其是30岁以下的高血压且无其他原因、腹部或肋脊角闻及血管杂音,提示肾血管性高血压的可能。可疑病例可做肾动脉多普勒超声、口服卡托普利激发后做同位素肾图和肾素测定、肾动脉造影,数字减影血管造影术(DSA),有助于做出诊断。

3.嗜铬细胞瘤

嗜铬细胞瘤90%位于肾上腺髓质,右侧多于左侧。交感神经节和体内其他部位的嗜铬组织也可发生此病。肿瘤释放出大量儿茶酚胺,引起血压升高和代谢紊乱。高血压可为持续性,亦可呈阵发性。阵发性高血压发作的持续时间从十多分钟至数天,间歇期亦长短不等。发作频繁者一天可数次。发作时除血压骤然升高外,还有头痛、心悸、恶心、多汗、四肢冰冷和麻木感、视力减退、上腹或胸骨后疼痛等。典型的发作可由于情绪改变如兴奋、恐惧、发怒而诱发。年轻人难以控制的高血压,应注意与此病相鉴别。此病如表现为持续性高血压则难与原发性高血压相鉴别。血和尿儿茶酚胺及其代谢产物香草基杏仁酸(VMA)的测定、酚妥拉明试验、胰高血糖素激发试验、可乐定抑制试验、甲氧氯普胺试验有助于做出诊断。超声、放射性核素及电子计算机X线体层显像(CT)、磁共振显像可显示肿瘤的部位。

4.原发性醛固酮增多症

病因为肾上腺肿瘤或增生所致的醛固酮分泌过多,典型的症状和体征见以下3个方面。

(1)轻至中度高血压。

(2)多尿尤其夜尿增多、口渴、尿比重下降、碱性尿和蛋白尿。

(3)发作性肌无力或瘫痪、肌痛、抽搐或手足麻木感等。

凡高血压者合并上述3项临床表现,并有低钾血症、高血钠性碱中毒而无其他原因可解释的,应考虑此病之可能。实验室检查可发现血和尿醛固酮升高,血浆肾素降低、尿醛固酮排泄增多等。

5.库欣综合征

库欣综合征为肾上腺皮质肿瘤或增生分泌糖皮质激素过多所致。除高血压外,有向心性肥胖、满月脸、水牛背、皮肤紫纹、毛发增多、血糖增高等特征,诊断一般并不困难。24 h尿中17-羟及17-酮类固醇增多,地塞米松抑制试验及肾上腺皮质激素兴奋试验阳性有助于诊断。颅内蝶鞍X线检查、肾上腺CT扫描及放射性碘化胆固醇肾上腺扫描可用于病变定位。

6.主动脉缩窄

主动脉缩窄多数为先天性血管畸形,少数为多发性大动脉炎所引起。特点为上肢血压增高而下肢血压不高或降低,呈上肢血压高于下肢血压的反常现象。肩胛间区、胸骨旁、腋部可有侧支循环动脉的搏动和杂音或腹部听诊有血管杂音。胸部 X 线摄影可显示肋骨受侧支动脉侵蚀引起的切迹。主动脉造影可确定诊断。

六、治疗

(一)高血压患者的评估和监测程序

如图 5-1 所示,确诊高血压病的患者应根据其危险因素、靶器官损害及相关的临床情况做出危险分层。高危和极高危患者应立即开始用药物治疗。中危和低危患者则先监测血压及其他危险因素,而后再根据血压状况决定是否开始药物治疗。

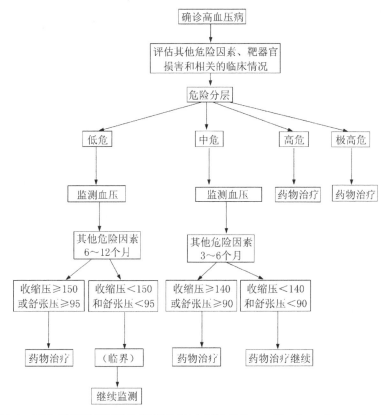

图 5-1 高血压病患者评估和处理程序(血压单位为 mmHg,1 mmHg≈0.13 kPa)

(二)降压的目标

根据新指南的精神,中青年高血压患者血压应降至 17.3/11.3 kPa(130/85 mmHg)以下。有研究表明,舒张压达到较低目标血压组的糖尿病患者,其心血管病危险明显降低,故伴糖尿病者应把血压降至 17.3/10.7 kPa(130/80 mmHg)以下;高血压合并肾功能不全、尿蛋白超过 1 g/24 h,至少应将血压降至 17.3/10.7 kPa(130/80 mmHg),甚至 16.7/10.0 kPa(125/75 mmHg)以下;老年高血压患者的血压应控制在 18.7/12.0 kPa(140/90 mmHg)以下,且尤应重视降低收缩压。

(三)非药物治疗

高血压应采取综合措施治疗,任何治疗方案都应以非药物疗法为基础。积极有效的非药物治疗可通过多种途径干扰高血压的发病机制,起到一定的降压作用,并有助于减少靶器官损害的发生。非药物治疗的具体内容包括以下几项。

1.戒烟

吸烟所致的加压效应使高血压并发症如脑卒中、心肌梗死和猝死的危险性显著增加,并降低或抵消降压治疗的疗效,加重脂质代谢紊乱,降低胰岛素敏感性,减弱内皮细胞依赖性血管扩张效应和增加左心室肥厚的倾向。戒烟对心血管的良好益处,任何年龄组在戒烟1年后即可显示出来。

2.戒酒或限制饮酒

戒酒和减少饮酒可使血压显著降低。

3.减轻和控制体重

体重减轻10%,收缩压可降低0.8 kPa(6.6 mmHg)。超重10%以上的高血压患者体重减少5 kg,血压便明显降低,且有助于改善伴发的危险因素如糖尿病、高脂血症、胰岛素抵抗和左心室肥厚。新指南中建议体重指数(kg/m²)应控制在24以下。

4.合理膳食

按WHO的建议,钠摄入每天应少于2.4 g(相当于氯化钠6 g)。通过食用含钾丰富的水果(如香蕉、橘子)和蔬菜(如油菜、苋菜、香菇、大枣等),增加钾的摄入。要减少膳食中的脂肪,适量补充优质蛋白质。

5.增加体力活动

根据新指南提供的参考标准,常用运动强度指标可用运动时的最大心率达到180次/分钟或170次/分钟减去年龄,如要求精确则采用最大心率的60%~85%作为运动适宜心率。运动频度一般要求每周3~5次,每次持续20~60 min即可。中老年高血压患者可选择步行、慢跑、上楼梯、骑自行车等。

6.减轻精神压力,保持心理平衡

长期精神压力和情绪忧郁既是导致高血压,又是降压治疗效果欠佳的重要原因。应对患者作耐心的劝导和心理疏导,鼓励其参加体育、文化和社交活动,鼓励高血压患者保持宽松、平和、乐观的健康心态。

(四)初始降压治疗药物的选择

高血压病的治疗应采取个体化的原则。应根据高血压危险因素、靶器官损害及合并疾病等情况选择初始降压药物。

(五)高血压病的药物治疗

1.药物治疗原则

(1)采用最小的有效剂量以获得可能有的疗效而使不良反应减至最小。

(2)为了有效防止靶器官损害,要求一天24 h内稳定降压,并能防止从夜间较低血压到清晨血压突然升高而导致猝死、脑卒中和心脏病发作。要达到此目的,最好使用每天一次给药而有持续降压作用的药物。

(3)单一药物疗效不佳时不宜过多增加单种药物的剂量,而应及早采用两种或两种以上药物联合治疗,这样有助于提高降压效果而不增加不良反应。

(4)判断某一种或几种降压药物是否有效及是否需要更改治疗方案时,应充分考虑该药物达到最大疗效所需的时间。在药物发挥最大效果前过于频繁地改变治疗方案是不合理的。

(5)高血压病是一种终身性疾病,一旦确诊后应坚持终身治疗。

2.降压药物的选择

目前临床常用的降压药物有许多种类。无论选用何种药物,其治疗目的均是将血压控制在理想范围,预防或减轻靶器官损害。降压药物的选用应根据治疗对象的个体情况、药物的作用、代谢、不良反应和药物的相互作用确定。

3.临床常用的降压药物

临床常用的药物主要有六大类:利尿药、α_1受体阻滞剂、钙通道阻滞剂、血管紧张素转换酶抑制剂(ACEI)、β受体阻滞剂及血管紧张素Ⅱ受体阻滞剂。降压药物的疗效和不良反应情况个体间差异很大,临床应用时要充分注意。具体选用哪一种或几种药物就参照前述的用药原则全面考虑。

(1)利尿药:此类药物可减少细胞外液容量、降低心排血量,并通过利钠作用降低血压。降压作用较弱,起作用较缓慢,但与其他降压药物联合应用时常有相加或协同作用,常可作为高血压的基础治疗。螺内酯不仅可以降压,而且能抑制心肌及血管的纤维化。

种类和应用方法:有噻嗪类、保钾利尿药和袢利尿药3类。降压治疗中比较常用的利尿药有下列几种。氢氯噻嗪12.5～25 mg,每天一次;阿米洛利5～10 mg,每天一次;吲达帕胺1.25～2.5 mg,每天一次;氯噻酮12.5～25 mg,每天一次;螺内酯20 mg,每天一次;氨苯蝶啶25～50 mg,每天一次。在少数情况下用呋塞米20～40 mg,每天2次。

主要适应证:利尿药可作为无并发症高血压患者的首选药物,主要适用于轻中度高血压,尤其是老年高血压包括老年单纯性收缩期高血压、肥胖及并发心力衰竭患者。袢利尿药作用迅速,肾功能不全时应用较多。

注意事项:利尿药应用可降低血钾,尤以噻嗪类和呋塞米为明显,长期应用者应适量补钾(每天1～3 g),并鼓励多吃水果和富含钾的绿色蔬菜。此外,噻嗪类药物可干扰糖、脂和尿酸代谢,故应慎用于糖尿病和血脂代谢失调者,禁用于痛风患者。保钾利尿药可升高血钾,应尽量避免与ACEI合用,禁用于肾功能不全者。利尿药的不良反应与剂量密切相关,故宜采用小剂量。

(2)β受体阻滞剂:通过减慢心率、减低心肌收缩力、降低心排血量、减低血浆肾素活性等多种机制发挥降压作用。其降压作用较弱,起效时间较长(1～2周)。

主要适应证:主要适用于轻中度高血压,尤其是在静息时心率较快(>80次/分钟)的中青年患者,也适用于高肾素活性的高血压、伴心绞痛或心肌梗死后及伴室上性快速心律失常者。

种类和应用方法:常用于降压治疗的β_1受体阻滞剂有美托洛尔25～50 mg,每天1～2次;阿替洛尔25 mg,每天1～2次;比索洛尔2.5～10 mg,每天1次。选择性α_1受体阻滞剂和非选择性β受体阻滞剂有:拉贝洛尔每次0.1 g,每天3～4次,以后按需增至0.6～0.8 g,重症高血压可达每天1.2～2.4 g;卡维地洛6.25～12.5 mg,每天2次。拉贝洛尔和美托洛尔均有静脉制剂,可用于重症高血压或高血压危象而需要较迅速降压治疗的患者。

注意事项:常见的不良反应有疲乏和肢体冷感,可出现躁动不安、胃肠功能不良等。还可能影响糖代谢、脂代谢,因此伴有心脏传导阻滞、哮喘、慢性阻塞性肺部疾病及周围血管疾病患者应列为禁忌;因此类药可掩盖低血糖反应,因此应慎用于胰岛素依赖性糖尿病患者。长期应用者突然停药可发生反跳现象,即原有的症状加重、恶化或出现新的表现,较常见有血压反跳性升高,伴头痛、焦虑、震颤、出汗等,称之为撤药综合征。

(3)钙通道阻滞剂(CCB):主要通过阻滞细胞质膜的钙离子通道、松弛周围动脉血管的平滑肌,使外周血管阻力下降而发挥降压作用。

主要适应证:可用于各种程度的高血压,尤其是老年高血压、伴冠心病心绞痛、周围血管病、糖尿病或糖耐量异常妊娠期高血压及合并有肾脏损害的患者。

种类和应用方法:应优先考虑使用长效制剂如非洛地平缓释片 2.5～5.0 mg,每天 1 次;硝苯地平控释片 30 mg,每天 1 次;氨氯地平 5 mg,每天 1 次;拉西地平 4 mg,每天 1～2 次;维拉帕米缓释片 120～240 mg,每天 1 次;地尔硫䓬缓释片 90～180 mg,每天 1 次。由于有诱发猝死之嫌,速效二氢吡啶类钙通道阻滞剂的临床使用正在逐渐减少,而提倡应用长效制剂。其价格一般较低廉,在经济条件落后的农村及边远地区速效制剂仍不失为一种可供选择的抗高血压药物,可使用硝苯地平或尼群地平普通片剂 10 mg,每天 2～3 次。

注意事项:主要不良反应为血管扩张所致的头痛、颜面潮红和踝部水肿,发生率在 10% 以下,需要停药的只占极少数。踝部水肿系毛细血管前血管扩张而非水、钠潴留所致。硝苯地平的不良反应较明显且可引起反射性心率加快,但若从小剂量开始逐渐加大剂量,可明显减轻或减少这些不良反应。非二氢吡啶类对传导功能及心肌收缩力有负性影响,因此禁用于心脏传导阻滞和心力衰竭时。

(4)血管紧张素转换酶抑制剂(ACEI):通过抑制血管紧张素转换酶使血管紧张素Ⅱ生成减少,并抑制缓激肽,使缓激肽降解。这类药物可抑制循环和组织的 RAAS,减少神经末梢释放去甲肾上腺素和血管内皮形成内皮素;还可作用于缓激肽系统,抑制缓激肽降解,增加缓激肽和扩张血管的前列腺素的形成。这些作用不仅能有效降低血压,而且具有靶器官保护的功能。

ACEI 对糖代谢和脂代谢无影响,血浆尿酸可能降低。即使合用利尿药亦可维持血钾稳定,因 ACEI 可防止利尿药所致的继发性高醛固酮血症。此外,ACEI 在产生降压作用时不会引起反射性心动过速。

种类和应用方法:常用的 ACEI 有卡托普利 25～50 mg,每天 2～3 次;依那普利 5～10 mg,每天 1～2 次;贝那普利 5～20 mg,雷米普利 2.5～5.0 mg,培哚普利 4～8 mg,西那普利 2.5～10.0 mg,福辛普利 10～20 mg,均每天 1 次。

主要适应证:ACEI 可用来治疗轻中度或严重高血压,尤其适用于伴左心室肥厚、左心室功能不全或心力衰竭、糖尿病并有微量蛋白尿、肾脏损害(血肌酐 < 265 μmol/L)并有蛋白尿等患者。本药还可安全地使用于伴有慢性阻塞性肺部疾病或哮喘、周围血管疾病或雷诺现象、抑郁症及胰岛素依赖性糖尿病患者。

注意事项:最常见不良反应为持续性干咳,发生率为 3%～22%。多见于用药早期(数天至几周),亦可出现于治疗的后期,其机制可能由于 ACEI 抑制了激肽酶Ⅱ,使缓激肽的作用增强和前列腺素形成。症状不重应坚持服药,半数可在 2～3 月内咳嗽消失。改用其他 ACEI,咳嗽可能不出现。福辛普利和西那普利引起干咳少见。其他可能发生不良反应有低血压、高钾血症、血管神经性水肿(偶尔可致喉痉挛、喉或声带水肿)、皮疹及味觉障碍。

双侧肾动脉狭窄或单侧肾动脉严重狭窄、合并高钾血症或严重肾衰竭等患者 ACEI 应列为禁忌。因有致畸危险也不能用于合并妊娠的妇女。

(5)血管紧张素Ⅱ受体阻滞剂(ARB):这类药物可选择性阻断 AngⅡ的Ⅰ型受体而起作用,具有 ACEI 相似的血流动力学效应。从理论上讲,其比 ACEI 存在如下优点。①作用不受 ACE 基因多态性的影响。②还能抑制非 ACE 催化产生的 AngⅡ的致病作用。③促进 AngⅡ与血管紧张素Ⅱ型受体(AT$_2$)结合发挥"有益"效应。这 3 项优点结合起来将可能使 ARB 的降血压及对靶器官保护作用更有效,但需要大规模的临床试验进一步证实,目前尚无循证医学的证据表明

ARB 的疗效优于或等同于 ACEI。

种类和应用方法:目前在国内上市的 ARB 有 3 类。第一、二、三代分别为氯沙坦、缬沙坦、依贝沙坦。氯沙坦 50～100 mg,每天 1 次,氯沙坦和小剂量氢氯噻嗪(25 mg/d)合用,可明显增强降压效应;缬沙坦 80～160 mg,每天 1 次;依贝沙坦 150 mg,每天 1 次;替米沙坦 80 mg,每天 1 次;坎地沙坦 1 mg,每天 1 次。

主要适应证:适用对象与 ACEI 相同。目前主要用于 ACEI 治疗后发生干咳等不良反应且不能耐受的患者。氯沙坦有降低血尿酸作用,尤其适用于伴高尿酸血症或痛风的高血压患者。

注意事项:此类药物的不良反应轻微而短暂,因不良反应需中止治疗者极少。不良反应为头晕、与剂量有关的直立性低血压、皮疹、血管神经性水肿、腹泻、肝功能异常、肌痛和偏头痛等。禁用对象与 ACEI 相同。

(6)α_1 受体阻滞剂:这类药可选择性阻滞血管平滑肌突触后膜 α_1 受体,使小动脉和静脉扩张,外周阻力降低。长期应用对糖代谢并无不良影响,且可改善脂代谢,升高 HDL-C 水平,还能减轻前列腺增生患者的排尿困难,缓解症状。降压作用较可靠,但是否与利尿药、β 受体阻滞剂一样具有降低病死率的效益,尚不清楚。

种类和应用方法:常用制剂有哌唑嗪 1 mg,每天 1 次;多沙唑嗪 1～6 mg,每天 1 次;特拉唑嗪 1～8 mg,每天 1 次;苯哌地尔 25～50 mg,每天 2 次。

适应证:目前一般用于轻中度高血压,尤其适用于伴高脂血症或前列腺肥大患者。

注意事项:主要不良反应为"首剂现象",多见于首次给药后 30～90 min,表现为严重的直立性低血压、眩晕、晕厥、心悸等,系由于内脏交感神经的收缩血管作用被阻滞后,静脉舒张使回心血量减少。首剂现象以哌唑嗪较多见,特拉唑嗪较少见。合用 β 受体阻滞剂、低钠饮食或曾用过利尿药者较易发生。防治方法是首剂量减半,临睡前服用,服用后平卧或半卧休息 60～90 min,并在给药前至少一天停用利尿药。其他不良反应有头痛、嗜睡、口干、心悸、鼻塞、乏力、性功能障碍等,常可在连续用药过程中自行减轻或缓解。有研究表明哌唑嗪能增加高血压患者的病死率,因此现在临床上已很少应用。

(六)降压药物的联合应用

降压药物的联合应用已公认为是较好和合理的治疗方案。

1.联合用药的意义

研究表明,单药治疗使高血压患者血压达标(<140/90 mmHg 或 18.7/12.0 kPa)比率仅为 40%～50%,而两种药物的合用可使 70%～80% 的患者血压达标。高血压最佳治疗试验结果表明,达到预定血压目标水平的患者中,采用单一药物、两药合用或三药合用的患者分别占 30%～40%、40%～50% 和少于 10%,处于联合用药状态约占 68%。

联合用药可减少单一药物剂量,提高患者的耐受性和依从性。单药治疗如效果欠佳,只能加大剂量,这就增加不良反应发生的危险性,且有的药物随剂量增加,不良反应增大的危险性超过了降压作用增加的效益,亦即药物的危险/效益比转向不利的一面。联合用药可避免此种两难局面。

联合用药还可使不同的药物互相取长补短,有可能减轻或抵消某些不良反应。任何药物在长期治疗中均难以完全避免其不良反应,如 β 受体阻滞剂的减慢心率作用,CCB 可引起踝部水肿和心率加快。这些不良反应如能选择适当的合并用药就有可能被矫正或消除。

2.利尿药为基础的两种药物联合应用

大型临床试验表明,噻嗪类利尿药可与其他降压药有效地合用,故在需要合并用药时利尿药可作为基础药物。常采用下列合用方法。

(1)利尿药+ACEI或血管紧张素Ⅱ受体拮抗剂:利尿药的不良反应是激活肾素-血管紧张素醛固酮(RAAS),造成一系列不利于降低血压的负面作用。然而,这反而增强了ACEI或血管紧张素Ⅱ受体阻滞剂对RAAS的阻断作用,亦即这两种药物通过利尿药对RAAS的激活,可产生更强有力的降压效果。此外,ACEI和血管紧张素Ⅱ受体阻滞剂由于可使血钾水平稍上升,从而能防止利尿药长期应用所致的电解质紊乱,尤其是低血钾等不良反应。

(2)利尿药+β受体阻滞剂或α₁受体阻滞剂:β受体阻滞剂可抵消利尿药所致的交感神经兴奋和心率增快作用,而噻嗪类利尿药又可消除β受体阻滞剂或α₁受体阻滞剂的促肾滞钠作用。此外,在对血管的舒缩作用上噻嗪类利尿药可加强α₁受体阻滞剂的扩血管效应,而抵消β受体阻滞剂的缩血管作用。

3.CCB为基础的两药合用

我国临床上初治药物中仍以CCB最为常用。国人对此类药一般均有良好反应,CCB为基础的联合用药在我国有广泛的基础。

(1)CCB+ACEI:前者具有直接扩张动脉的作用,后者通过阻断RAAS和降低交感活性,既扩张动脉,又扩张静脉,故两药在扩张血管上有协同降压作用。二氢吡啶类CCB产生的踝部水肿可被ACEI消除。两药在心肾和血管保护上,在抗增殖和减少蛋白尿上亦均有协同作用。此外,ACEI可阻断CCB所致反射性交感神经张力增加和心率加快的不良反应。

(2)二氢吡啶类CCB+β受体阻滞剂:前者具有的扩张血管和轻度增加心排血量的作用,正好抵消β-受体阻滞剂的缩血管及降低心排血量作用。两药对心率的相反作用可使患者心率不受影响。

4.其他的联合应用方法

如两药合用仍不能奏效,可考虑采用3种药物合用,例如噻嗪类利尿药加ACEI加水溶性β受体阻滞剂(阿替洛尔),或噻嗪类利尿药加ACEI加CCB,以及利尿药加β受体阻滞剂加其他血管扩张剂(肼屈嗪)。

七、高血压危象

(一)定义和分类

临床已经有许多不同的名词被用于血压重度急性升高的情况。但多数研究者将高血压急症定义为收缩压或舒张压急剧增高(如舒张压增高到16.0 kPa或120 mmHg或以上),同时伴有中枢神经系统、心脏或肾脏等靶器官损伤。高血压急症较少见,此类患者需要在严密监测下通过静脉给药的方法使血压立即降低。与高血压急症不同,如果患者的血压重度增高,但无急性靶器官损害的证据,则定义为高血压次急症。对此类患者,需在48 h内使血压逐渐下降。两者统称为高血压危象(表5-4)。

(二)临床表现

高血压危象的症状和体征的轻重往往因人而异。一般症状可有出汗、潮红、苍白、眩晕、濒死感、耳鸣、鼻出血;心脏症状可有心悸、心律失常、胸痛、呼吸困难、肺水肿;脑部症状可有头痛、头晕、恶心、眩目、局部症状、痛性痉挛、昏迷等;肾脏症状有少尿、血尿、蛋白尿、电解质紊乱、氮质血症、尿毒症;眼部症状有闪光、点状视觉、视物模糊、视觉缺陷、复视、失明。

表 5-4　高血压危象的分类

高血压急症	高血压次急症
高血压脑病	急进性恶性高血压
颅内出血	循环中儿茶酚胺水平过高
动脉硬化栓塞性脑梗死	降压药物的撤药综合征
急性肺水肿	服用拟交感神经药物
急性冠脉综合征	食物或药物与单胺氧化酶抑制剂相互作用
急性主动脉夹层	围术期高血压
急性肾衰竭	
肾上腺素能危象	
子痫	

(三)高血压危象的治疗

1.治疗的一般原则

对高血压急症患者,需在 ICU 中严密监测(必要时进行动脉内血压监测),通过静脉给药迅速控制血压(但并非降至正常水平)。对高血压次急症患者,应在 24~48 h 逐渐降低血压(通常给予口服降压药)。

静脉用药控制血压的即刻目标是在 30~60 min 将舒张压降低 10%~15%,或降到14.7 kPa(110 mmHg)左右。对急性主动脉夹层患者,应 15~30 min 达到这一目标。以后用口服降压药维持。

2.高血压急症的治疗

导致高血压急症的诱因很多。目前有多种静脉用药可作降压之用(表 5-5)。

表 5-5　高血压急症静脉用药的选择

症状	药物选择
急性肺水肿	硝普钠或乌拉地尔,与硝酸甘油和一种袢利尿药合用
急性心肌缺血	柳胺苄心定或美托洛尔,与硝酸甘油合用。如血压控制不满意,可加用尼卡地平或非诺多泮
脑卒中	柳胺苄心定、尼卡地平或非诺多泮
急性主动脉夹层	柳胺苄心定、硝普钠加美托洛尔
子痫	肼屈嗪,亦可选用柳胺苄心定或尼卡地平
急性肾衰竭/微血管性贫血	非诺多泮或尼卡地平
儿茶酚胺危象	尼卡地平、维拉帕米或非诺多泮

(1)高血压脑病:高血压脑病的首选治疗包括静脉注射硝普钠、柳氨苄心定、乌拉地尔或尼卡地平。

(2)脑血管意外:对任何种类的急性脑卒中患者给予紧急降压治疗所能得到的益处目前还都是推测性的,还缺少充分的临床和实验研究证据。①颅内出血者血压小于 24.0/14.0 kPa(180/105 mmHg)无须降压。血压大于 30.7/16.0 kPa(230/120 mmHg)可静脉给予柳胺苄心定、拉贝洛尔、硝普钠、乌拉地尔。血压在 24.0~30.7/20.0~16.0 kPa(180~230/150~120 mmHg)可静脉给药,也可口服给药。②急性缺血性脑卒中(中风)者参照颅内出血的治疗。

（3）急性主动脉夹层：一旦确定为主动脉夹层的诊断，即应力图在 15～30 min 内使血压降至最低可以耐受的水平（保持足够的器官灌注）。最初的治疗应包括联合使用静脉硝普钠和一种静脉给予的 β 受体阻滞剂，其中美托洛尔最为常用。尼卡地平或非诺多泮也可使用。柳胺苄心定兼有 α-和 β 受体阻滞作用，可作为硝普钠和 β 受体阻滞剂联合方案的替代。另外，地尔硫䓬静脉滴注也可用于主动脉夹层。

（4）急性左心室衰竭和肺水肿：严重高血压可诱发急性左心室衰竭。在这种情况下，可给予扩血管药如硝普钠直接减轻心脏后负荷。也可选用硝酸甘油。

（5）冠心病和急性心肌梗死：静脉给予硝酸甘油是这种高血压危象时的首选药物。次选药为柳胺苄心定，静脉给予。如血压控制不满意，可加用尼卡地平或非诺多泮。

（6）围术期高血压：降压药物的选用应根据患者的背景情况，在密切观察下可选用乌拉地尔、柳胺苄心定、硝普钠和硝酸甘油等。

（7）子痫：近年来，在舒张压超过 15.3 kPa（115 mmHg）或发生子痫时，传统上采用肼屈嗪静脉注射，此药能有效降低血压而不减少胎盘血流。现今在有重症监护的条件下，静脉给予柳胺苄心定和尼卡地平被认为更安全有效。如惊厥出现或迫近，可注射硫酸镁。

（刘光曦）

第二节　继发性高血压

继发性高血压也称症状性高血压，是指由一定的基础疾病引起的高血压，占所有高血压患者的1％～5％。由于继发性高血压的出现与某些确定的疾病和原因有关，一旦这些原发疾病（如原发性醛固酮增多症、嗜铬细胞瘤、肾动脉狭窄等）治愈后，高血压即可消失。所以临床上，对一个高血压患者（尤其是初发病例），应给予全面详细评估，以发现有可能的继发性高血压的病因，以利于进一步治疗。

一、继发性高血压的基础疾病

（一）肾性高血压
（1）肾实质性：急、慢性肾小球肾炎，多囊肾，糖尿病肾病，肾积水。
（2）肾血管性：肾动脉狭窄、肾内血管炎。
（3）肾素分泌性肿瘤。
（4）原发性钠潴留（Liddles 综合征）。

（二）内分泌性高血压
（1）肢端肥大症。
（2）甲状腺功能亢进。
（3）甲状腺功能减退。
（4）甲状旁腺功能亢进。
（5）肾上腺皮质：库欣综合征、原发性醛固酮增多症、嗜铬细胞瘤。
（6）女性长期口服避孕药。

(7)绝经期综合征等等。

(三)血管病变

主动脉缩窄、多发性大动脉炎。

(四)颅脑病变

脑肿瘤、颅内压增高、脑外伤、脑干感染等。

(五)药物

如糖皮质激素、拟交感神经药、甘草等。

(六)其他

高原病、红细胞增多症、高血钙等。

二、常见的继发性高血压几种类型的特点

(一)肾实质性疾病所致的高血压

1.急性肾小球肾炎

(1)多见于青少年。

(2)起病急。

(3)有链球菌感染史。

(4)发热、血尿、水肿等表现。

2.慢性肾小球肾炎

应注意与高血压病引起的肾脏损害相鉴别。

(1)反复水肿史。

(2)贫血明显。

(3)血浆蛋白低。

(4)蛋白尿出现早而血压升高相对轻。

(5)眼底病变不明显。

3.糖尿病肾病

无论是胰岛素依赖型糖尿病(1型)或非胰岛素依赖型糖尿病(2型),均可发生肾损害而有高血压,肾小球硬化、肾小球毛细血管基膜增厚为主要的病理改变,早期肾功能正常,仅有微量蛋白尿,血压也可能正常;病情发展,出现明显蛋白尿及肾功能不全时血压升高。

对于肾实质病变引起的高血压,可以应用 ACEI 治疗,对肾脏有保护作用,除降低血压外,还可减少尿蛋白,延缓肾功能恶化。

(二)嗜铬细胞瘤

肾上腺髓质或交感神经节等嗜铬细胞肿瘤,间歇或持续分泌过多的肾上腺素和去甲肾上腺素,出现阵发性或持续性血压升高。其临床特点包括以下几个方面。

(1)有剧烈头痛、心动过速、出汗、面色苍白、血糖增高、代谢亢进等特征。

(2)对一般降压药物无效。

(3)血压增高期测定血或尿中儿茶酚胺及其代谢产物香草基杏仁酸(VMA),显著增高。

(4)超声、放射性核素、CT、磁共振显像可显示肿瘤的部位。

(5)大多数肿瘤为良性,可做手术切除。

（三）原发性醛固酮增多症

此病系肾上腺皮质增生或肿瘤分泌过多醛固酮所致。其特征包括以下几点。

(1)长期高血压伴顽固的低血钾。

(2)肌无力、周期性瘫痪、烦渴、多尿等。

(3)血压多为轻、中度增高。

(4)实验室检查：有低血钾、高血钠、代谢性碱中毒、血浆肾素活性降低、尿醛固酮排泄增多。

(5)螺内酯试验(＋)具有诊断价值。

(6)超声、放射性核素、CT可做定位诊断。

(7)大多数原发性醛固酮增多症是由单一肾上腺皮质腺瘤所致,手术切除是最好的治疗方法。

(8)螺内酯是醛固酮拮抗剂,可使血压降低,血钾升高,症状减轻。

（四）库欣综合征

由于肾上腺皮质肿瘤或增生,导致皮质醇分泌过多。其临床特点表现为以下几点。

(1)水、钠潴留,高血压。

(2)向心性肥胖、满月脸、多毛、皮肤纹、血糖升高。

(3)24 h尿中17-羟类固醇或17-酮类固醇增多。

(4)肾上腺皮质激素兴奋试验阳性。

(5)地塞米松抑制试验阳性。

(6)颅内蝶鞍X线检查、肾上腺CT扫描及放射性碘化胆固醇肾上腺扫描可用于病变定位。

（五）肾动脉狭窄

(1)可为单侧或双侧。

(2)青少年患者的病变性质多为先天性或炎症性,老年患者多为动脉粥样硬化性。

(3)高血压进展迅速或高血压突然加重,呈恶性高血压表现。

(4)舒张压中、重度升高。

(5)四肢血压多不对称,差别大,有时呈无脉症。

(6)体检时可在上腹部或背部肋脊角处闻及血管杂音。

(7)眼底呈缺血性进行性改变。

(8)对各类降压药物疗效较差。

(9)大剂量断层静脉肾盂造影,放射性核素肾图有助于诊断。

(10)肾动脉造影可明确诊断。

(11)药物治疗可选用ACEI或钙通道阻滞剂,但双侧肾动脉狭窄者不宜应用,以避免可能使肾小球滤过率进一步降低,肾功能恶化。

(12)经皮肾动脉成形术(PTRA)手术简便,疗效好,为首选治疗。

(13)必要时,可行血流重建术、肾移植术、肾切除术。

（六）主动脉缩窄

主动脉缩窄为先天性血管畸形,少数为多发性大动脉炎引起。其临床特点表现为以下几点。

(1)上肢血压增高而下肢血压不高或降低,呈上肢血压高于下肢的反常现象。

(2)肩胛间区、胸骨旁、腋部可有侧支循环动脉的搏动和杂音或腹部听诊有血管杂音。

(3)胸部X线摄影可显示肋骨受侧支动脉侵蚀引起的切迹。

(4)主动脉造影可确定诊断。

（杨　辉）

第三节　稳定型心绞痛

一、概述

心绞痛是由于暂时性心肌缺血引起的以胸痛为主要特征的临床综合征,是冠状动脉粥样硬化性心脏病(冠心病)的最常见表现。通常见于冠状动脉至少一支主要分支管腔直径狭窄在50%以上的患者,当应激时,冠状动脉血流不能满足心肌代谢的需要,导致心肌缺血,而引起心绞痛发作,休息或含服硝酸甘油可缓解。

稳定性心绞痛(stable angina pectoris,SAP)是指心绞痛发作的程度、频度、性质及诱发因素在数周内无显著变化的患者。心绞痛也可发生在瓣膜病(尤其是主动脉瓣病变)、肥厚型心肌病和未控制的高血压及甲状腺功能亢进、严重贫血等患者。冠状动脉"正常"者也可由于冠状动脉痉挛或内皮功能障碍等原因发生心绞痛。某些非心脏性疾病如食道、胸壁或肺部疾病也可引起类似心绞痛的症状,临床上需注意鉴别。

二、病因和发病机制

稳定性心绞痛是一种以胸、下颌、肩、背或臂的不适感为特征的临床症候群,其典型表现为劳累、情绪波动或应激后发作,休息或服用硝酸甘油后可缓解。有些不典型的稳定性心绞痛以上腹部不适感为临床表现。威廉·赫伯登(William Heberden)在1772年首次提出"心绞痛的概念",并将之描述为与运动有关的胸区压抑感和焦虑,不过那时还不清楚它的病因和病理机制。现在我们知道它由心肌缺血引起。心肌缺血最常见的原因是粥样硬化性冠状动脉疾病,其他原因还包括肥厚型或扩张型心肌病、动脉硬化及其他较少见的心脏疾病。

心肌供氧和需氧的不平衡产生了心肌缺血。心肌氧供取决于动脉氧饱和度、心肌氧扩散度和冠脉血流,而冠脉血流又取决于冠脉管腔横断面积和冠脉微血管的调节。管腔横断面积和微血管都受到管壁内粥样硬化斑块的影响,从而因运动时心率增快、心肌收缩增强及管壁紧张度增加导致心肌需氧增加,最终引起氧的供需不平衡。心肌缺血引起交感激活,产生心肌耗氧增加、冠状动脉收缩等一系列效应从而进一步加重缺血。缺血持续加重,导致心脏代谢紊乱、血流重新分配、区域性以至整体性舒张和收缩功能障碍,心电图改变,最终引起心绞痛。缺血心肌释放的腺苷能激活心脏神经末梢的A1受体,是导致心绞痛(胸痛)的主要中介。

心肌缺血也可以无症状。无痛性心肌缺血可能因为缺血时间短或不甚严重,或因为心脏传入神经受损,或缺血性疼痛在对应的脊髓的部位受到抑制。患者显示出无痛性缺血表现、气短及心悸都提示心绞痛存在。

对大多数患者来说,稳定性心绞痛的病理因素是动脉粥样硬化、冠脉狭窄。正常血管床能自我调节,例如在运动时冠脉血流增加为平时的5～6倍。动脉粥样硬化斑块减少了血管腔横断面积,使得运动时冠脉血管床自我调节的能力下降,从而产生不同严重程度的缺血。若管腔内径减少>50%,当运动或应激时,冠脉血流不能满足心脏代谢需要从而导致心肌缺血。内皮功能受损也是心绞痛的病因之一。心肌桥是心绞痛的罕见病因。

用血管内超声(IVUS)观察稳定性心绞痛患者的冠状动脉斑块。发现 1/3 的患者至少有 1 个斑块破裂,6%的患者有多个斑块破裂。合并糖尿病的患者更易发生斑块破裂。临床上应重视稳定性心绞痛患者的治疗,防止其发展为急性冠脉综合征(ACS)。

三、诊断

胸痛患者应根据年龄、性别、心血管危险因素、疼痛的特点来估计冠心病的可能性,并依据病史、体格检查、相关的无创检查及有创检查结果做出诊断及分层危险的评价。

(一)病史及体格检查

1.病史

详尽的病史是诊断心绞痛的基石。在大多数病例中,通过病史就能得出心绞痛的诊断。

(1)部位。典型的心绞痛部位是在胸骨后或左前胸,范围常不局限,可以放射到颈部、咽部、颌部、上腹部、肩背部、左臂及左手指侧,也可以放射至其他部位,心绞痛还可以发生在胸部以外如上腹部、咽部、颈部等。每次心绞痛发作部位往往是相似的。

(2)性质。常呈紧缩感、绞榨感、压迫感、烧灼感、胸憋、胸闷或有窒息感、沉重感,有的患者只述为胸部不适,主观感觉个体差异较大,但一般不会是针刺样疼痛,有的表现为乏力、气短。

(3)持续时间。呈阵发性发作,持续数分钟,一般不会超过 10 min,也不会转瞬即逝或持续数小时。

(4)诱发因素及缓解方式。慢性稳定性心绞痛的发作与劳力或情绪激动有关,如走快路、爬坡时诱发,停下休息即可缓解,多发生在劳力当时而不是之后。舌下含服硝酸甘油可在 2～5 min迅速缓解症状。

非心绞痛的胸痛通常无上述特征,疼痛通常局限于左胸的某个部位,持续数个小时甚至数天;不能被硝酸甘油缓解甚至因触诊加重。胸痛的临床分类见表 5-6,加拿大心血管学会分级法见表 5-7 所示。

表 5-6 胸痛的临床分类

分类	符合下述 3 个特征
典型心绞痛	胸骨下疼痛伴特殊性质和持续时间
	运动及情绪激动诱发
	休息或硝酸甘油缓解
非典型心绞痛	符合上述 2 个特征
非心性胸痛	符合上述 1 个特征或完全不符合

表 5-7 加拿大心血管学会分级法

级别	症状程度
Ⅰ级	一般体力活动不引起心绞痛,例如行走和上楼,但紧张、快速或持续用力可引起心绞痛的发作
Ⅱ级	日常体力活动稍受限制,快步行走或上楼、登高、饭后行走或上楼、寒冷或风中行走、情绪激动可发作心绞痛或仅在睡醒后数小时内发作。在正常情况下以一般速度平地步行 200 m 以上或登一层以上的楼梯受限
Ⅲ级	日常体力活动明显受限,在正常情况下以一般速度平地步行 100～200 m 或登一层楼梯时可发作心绞痛
Ⅳ级	轻微活动或休息时即可以出现心绞痛症状

2.体格检查

稳定性心绞痛体检常无明显异常,心绞痛发作时可有心率增快、血压升高、焦虑、出汗,有时可闻及第四心音、第三心音或奔马律,或出现心尖部收缩期杂音,第二心音逆分裂,偶闻双肺底啰音。体检尚能发现其他相关情况,如心脏瓣膜病、心肌病等非冠状动脉粥样硬化性疾病,也可发现高血压、脂质代谢障碍所致的黄色瘤等危险因素,颈动脉杂音或周围血管病变有助于动脉粥样硬化的诊断。体检尚需注意肥胖(体重指数及腰围),有助于了解有无代谢综合征。

(二)基本实验室检查

(1)了解冠心病危险因素,空腹血糖、血脂检查,包括血总胆固醇(TC)、高密度脂蛋白胆固醇(HDL-C)、低密度脂蛋白胆固醇(LDL-C)及甘油三酯(TG)。必要时做糖耐量试验。

(2)了解有无贫血(可能诱发心绞痛),检查血红蛋白是否减少。

(3)甲状腺,必要时检查甲状腺功能。

(4)行尿常规、肝肾功能、电解质、肝炎相关抗原、人类免疫缺陷病毒(HIV)检查及梅毒血清试验,需在冠状动脉造影前进行。

(5)胸痛较明显患者,需查血心肌肌钙蛋白(cTnT 或 cTnI)、肌酸激酶(CK)及其同工酶(CK-MB),以与急性冠状动脉综合征(acute coronary syndrome,ACS)相鉴别。

(三)胸部 X 线检查

胸部 X 线检查常用于可疑心脏病患者的检查,然而,对于稳定性心绞痛患者,该检查并不能提供有效特异的信息。

(四)心电图检查

1.静息心电图检查

所有可疑心绞痛患者均应常规行静息 12 导联心电图。怀疑血管痉挛的患者于疼痛发作时行心电图尤其有意义。心电图同时可以发现诸如左室肥厚、左束支传导阻滞、预激、心律失常及传导障碍等情况,这些信息可发现胸痛的可能机制,并能指导治疗措施。静息心电图对危险分层也有意义。但不主张重复此项检查除非当时胸痛发作或功能分级有改变。

2.心绞痛发作时心电图检查

在胸痛发作时争取心电图检查,缓解后立即复查。静息心电图正常不能排除冠心病心绞痛的诊断,但如果有 ST-T 改变符合心肌缺血时,特别是在疼痛发作时检出,则支持心绞痛的诊断。心电图显示陈旧性心肌梗死时,则心绞痛可能性增加。静息心电图有 ST 段压低或 T 波倒置但胸痛发作时呈"假性正常化",也有利于冠心病心绞痛的诊断。24 h 动态心电图表现如有与症状相一致 ST-T 变化,则对诊断有参考价值。

(五)核素心室造影

1.^{201}Tl 心肌显像

铊(^{201}Tl)随冠脉血流被正常心肌细胞摄取,休息时铊显像所示主要见于心肌梗死后瘢痕部位。在冠状动脉供血不足部位的心肌,则明显的灌注缺损仅见于运动后缺血区。变异型心绞痛发作时心肌急性缺血区常显示特别明显的灌注缺损。

2.放射性核素心腔造影

红细胞被标记上放射性核素,得到心腔内血池显影,可测定左心室射血分数及显示室壁局部运动障碍。

3.正电子发射断层心肌显像(PET)

除可判断心肌血流灌注外,还可了解心肌代谢状况,准确评估心肌活力。

(六)负荷试验

1.心电图运动试验

(1)适应证:①有心绞痛症状怀疑冠心病,可进行运动试验,静息心电图无明显异常的患者,为达到诊断目的。②确定稳定型冠心病的患者心绞痛症状明显改变者。③确诊的稳定型冠心病患者用于危险分层。

(2)禁忌证:急性心肌梗死早期、未经治疗稳定的急性冠状动脉综合征、未控制的严重心律失常或高度房室传导阻滞、未控制的心力衰竭、急性肺动脉栓塞或肺梗死、主动脉夹层、已知左冠状动脉主干狭窄、重度主动脉瓣狭窄、肥厚型梗阻性心肌病、严重高血压、活动性心肌炎、心包炎、电解质异常等。

(3)方案(Burce方案):运动试验的阳性标准为运动中出现典型心绞痛,运动中或运动后出现ST段水平或下斜型下降≥1 mm(J点后60~80 ms),或运动中出现血压下降者。

(4)需终止运动试验的情况:①出现明显症状(如胸痛、乏力、气短、跛行);症状伴有意义的ST段变化。②ST段明显压低(压低>2 mm为终止运动相对指征;≥4 mm为终止运动绝对指征)。③ST段抬高≥1 mm。④出现有意义的心律失常;收缩压持续降低1.3 kPa(10 mmHg)或血压明显升高[收缩压>33.3 kPa(250 mmHg)或舒张压>15.3 kPa(115 mmHg)]。⑤已达目标心率者。有上述情况一项者需终止运动试验。

2.核素负荷试验(心肌负荷显像)

(1)核素负荷试验的适应证:①静息心电图异常、LBBB、ST段下降>1 mm、起搏心律、预激综合征等心电图运动试验难以精确评估者;②心电图运动试验不能下结论,而冠状动脉疾病可能性较大者。

(2)药物负荷试验:包括双嘧达莫、腺苷或多巴酚丁胺药物负荷试验,用于不能运动的患者。

(七)多层CT或电子束CT扫描

多层CT或电子束CT平扫可检出冠状动脉钙化并进行积分。人群研究显示钙化与冠状动脉病变的高危人群相联系,但钙化程度与冠状动脉狭窄程度却并不相关,因此,不推荐将钙化积分常规用于心绞痛患者的诊断评价。

CT造影为显示冠状动脉病变及形态的无创检查方法。有较高阴性预测价值,若CT冠状动脉造影未见狭窄病变,一般可不进行有创检查。但CT冠状动脉造影对狭窄病变及程度的判断仍有一定限度,特别当钙化存在时会显著影响狭窄程度的判断,而钙化在冠心病患者中相当普遍,因此,仅能作为参考。

(八)有创性检查

1.冠状动脉造影

冠状动脉造影至今仍是临床上评价冠状动脉粥样硬化和相对较为少见的非冠状动脉粥样硬化性疾病所引起的心绞痛的最精确的检查方法。对糖尿病、年龄>65岁老年患者、年龄>55岁女性的胸痛患者冠状动脉造影更有价值。

(1)适应证:①严重稳定性心绞痛(CCS分级3级或以上者),特别是药物治疗不能很好缓解症状者;②无创方法评价为高危的患者,无论心绞痛严重程度如何;③心脏停搏存活者;④患者有严重的室性心律失常;⑤血管重建(PCI,CABG)的患者有早期中等或严重的心绞痛复发;⑥伴有慢性心力衰竭或左室射血分数(LVEF)明显减低的心绞痛患者;⑦无创评价属中、高危的心绞痛患者需考虑大的非心脏手术,尤其是血管手术(如主动脉瘤修复、颈动脉内膜剥脱术、股动脉搭桥术等)。

(2)不推荐行冠状动脉造影:严重肾功能不全、造影剂过敏、精神异常不能合作者或合并其他严重疾病,血管造影的得益低于风险者。

2.冠状动脉内超声显像

血管内超声检查可较为精确地了解冠状动脉腔径,血管腔内及血管壁粥样硬化病变情况,指导介入治疗操作并评价介入治疗效果,但不是一线的检查方法,只在特殊的临床情况及为科研目的而进行。

四、治疗

(一)治疗目标

1.防止心肌梗死和死亡,改善预后

防止心肌梗死和死亡,主要是减少急性血栓形成的发生率,阻止心室功能障碍的发展。上述目标需通过生活方式的改善和药物干预来实现:①减少斑块形成;②稳定斑块,减轻炎症反应,保护内皮功能;③对于已有内皮功能受损和斑块破裂,需阻止血栓形成。

2.减轻或消除症状

改善生活方式、药物干预和血管再通术均是减轻和消除症状的手段,根据患者的个体情况选择合适的治疗方法。

(二)一般治疗

1.戒烟

大量数据表明,对于许多患者而言,吸烟是冠心病起源的最重要的可逆性危险因子,因此,强调戒烟是非常必要的。

2.限制饮食和酒精摄入

对确诊的冠心病患者,限制饮食是有效的干预方式。推荐食用水果、蔬菜、谷类、谷物制品、脱脂奶制品、鱼、瘦肉等,也就是所谓的"地中海饮食"。具体食用量需根据患者总胆固醇及低密度脂蛋白胆固醇来制定。超重患者应减轻体重。

适量饮酒是有益的,但大量饮酒肯定有害,尤其对于有高血压和心衰的患者。很难定义适量饮酒的酒精量,因此提倡限酒。稳定的冠心病患者可饮少量(<50 g/d)低度酒(如葡萄酒)。

3.ω-3 不饱和脂肪酸

鱼油中富含的 ω-3 不饱和脂肪酸能降低血中甘油三酯,被证实能降低近期心肌梗死患者的猝死率,同时它也有抗心律失常作用,能降低高危患者的死亡率和危险因素,可用作此类患者的二级预防。但该脂肪酸的治疗只用于高危人群,如近期心梗患者,对于稳定性心绞痛伴高危因素患者较少应用。目前只提倡患者每星期至少吃一次鱼以保证该脂肪酸的正常摄入。

4.维生素和抗氧化剂

目前尚无研究证实维生素的摄入能减少冠心病患者的心血管危险因素,同样,许多大型试验也没有发现抗氧化剂能给患者带来益处。

5.积极治疗高血压、糖尿病及其他疾病

稳定性心绞痛患者也应积极治疗高血压、糖尿病、代谢综合征等疾病,因这些疾病本身有促进冠脉疾病发展的危险性。

确诊冠心病的患者血压应降至 17.3/11.3 kPa(130/85 mmHg);如合并糖尿病或肾脏疾病,血压还应降至 17.3/10.7 kPa(130/80 mmHg)。糖尿病是心血管并发症的危险因子,需多方干预。研究显示:心血管病伴 2 型糖尿病患者在应用降糖药的基础上加用吡格列酮,其非致死性心肌梗死、脑卒中(中风)和病死率减少了 16%。

6.运动

鼓励患者在可耐受范围内进行运动,运动能提高患者运动耐量、减轻症状,对减轻体重、降低血脂和血压、增加糖耐量和胰岛素敏感性都有明显效益。

7.缓解精神压力

精神压力是心绞痛发作的重要促发因素,而心绞痛的诊断又给患者带来更大的精神压力。缓解紧张情绪,适当放松可以减少药物的摄入和手术的必要。

8.开车

稳定性心绞痛患者可以允许开车,但是要限定车载重和避免商业运输。高度紧张的开车是应该避免的。

(三)急性发作时治疗

发作时应立即休息,至少应迅速停止诱发心绞痛的活动。随即舌下含服硝酸甘油以缓解症状。对初次服用硝酸甘油的患者应嘱其坐下或平卧,以防发生低血压,还有诸如头晕、头胀痛、面红等不良反应。

应告知患者,若心绞痛发作>10 min,休息和舌下含服硝酸甘油不能缓解,应警惕发生心肌梗死并应及时就医。

(四)药物治疗

1.对症治疗,改善缺血

(1)短效硝酸酯制剂:硝酸酯类药为内皮依赖性血管扩张剂,能减少心肌需氧和改善心肌灌注,从而缓解心绞痛症状。快速起效的硝酸甘油能使发作的心绞痛迅速缓解。口服该药因肝脏首过效应,在肝内被有机硝酸酯还原酶降解,生物利用度极低。舌下给药吸收迅速完全,生物利用度高。硝酸甘油片剂暴露在空气中会变质,因而宜在开盖后 3 月内使用。

硝酸甘油引起剂量依赖性血管舒张不良反应,如头痛、面红等。过大剂量会导致低血压和反射性交感神经兴奋引起心动过速。对硝酸甘油无效的心绞痛患者应怀疑心肌梗死的可能。

(2)长效硝酸酯制剂:长效硝酸酯制剂能降低心绞痛发作的频率和严重程度,并能增加运动耐量。长效制剂只是对症治疗,并无研究显示它能改善预后。血管舒张不良反应如头痛、面红与短效制剂类似。其代表药有硝酸异山梨酯、单硝酸异山梨酯。

当机体内硝酸酯类浓度达到并超过阈值,其对心绞痛的治疗作用减弱,缓解疼痛的作用大打折扣,即发生硝酸酯类耐药。因此,患者服用长效硝酸酯制剂时应有足够长的间歇期以保证治疗的高效。

(3)β受体阻滞剂:β受体阻滞剂能抑制心脏 β-肾上腺素能受体,从而减慢心率、减弱心肌收缩力、降低血压,以减少心肌耗氧量,可以减少心绞痛发作和增加运动耐量。用药后要求静息心率降至 55~60 次/分钟,严重心绞痛患者如无心动过缓症状,可降至 50 次/分钟。

只要无禁忌证,β受体阻滞剂应作为稳定性心绞痛的初始治疗药物。β受体阻滞剂能降低心肌梗死后稳定性心绞痛患者死亡和再梗死的风险。目前可用于治疗心绞痛的 β 受体阻滞剂有很多种,当给予足够剂量时,均能有效预防心绞痛发作。更倾向于使用选择性 β_1-受体阻滞剂,如美托洛尔、阿替洛尔及比索洛尔。同时具有 α 和 β 受体阻滞的药物,在慢性稳定性心绞痛的治疗中也有效。

有严重心动过缓和高度房室传导阻滞、窦房结功能紊乱、明显的支气管痉挛或支气管哮喘的患者,禁用 β 受体阻滞剂。外周血管疾病及严重抑郁是应用 β 受体阻滞剂的相对禁忌证。慢性肺心病的患者可小心使用高度选择性 β_1-受体阻滞剂。没有固定狭窄的冠状动脉痉挛造成的缺血,如变异性心绞痛,不宜使用 β 受体阻滞剂,这时钙通道阻滞剂是首选药物。

推荐使用无内在拟交感活性的 β 受体阻滞剂。β 受体阻滞剂的使用剂量应个体化,从较小剂量开始。

(4)钙通道阻滞剂:钙通道阻滞剂通过改善冠状动脉血流和减少心肌耗氧起缓解心绞痛作用,对变异性心绞痛或以冠状动脉痉挛为主的心绞痛,钙通道阻滞剂是一线药物。地尔硫草和维拉帕米能减慢房室传导,常用于伴有心房颤动或心房扑动的心绞痛患者,而不应用于已有严重心动过缓、高度房室传导阻滞和病态窦房结综合征的患者。

长效钙通道阻滞剂能减少心绞痛的发作。ACTION 试验结果显示,硝苯地平控释片没有显著降低一级疗效终点(全因死亡、急性心肌梗死、顽固性心绞痛、新发心力衰竭、致残性脑卒中及外周血管成形术的联合终点)的相对危险,但对于一级疗效终点中的多个单项终点而言,硝苯地平控释片组降低达到统计学差异或有降低趋势。值得注意的是,亚组分析显示,占 52% 的合并高血压的冠心病患者中,一级终点相对危险下降 13%。CAMELOT 试验结果显示,氨氯地平组主要终点事件(心血管性死亡、非致死性心肌梗死、冠状血管重建、由于心绞痛而入院治疗、慢性心力衰竭入院、致死或非致死性卒中及新诊断的周围血管疾病)与安慰剂组比较相对危险降低达 31%,差异有统计学意义。长期应用长效钙通道阻滞剂的安全性在 ACTION 及大规模降压试验 ALLHAT 及 ASCOT 中都得到了证实。

外周水肿、便秘、心悸、面部潮红是所有钙通道阻滞剂常见的不良反应,低血压也时有发生,其他不良反应还包括头痛、头晕、虚弱无力等。

当稳定性心绞痛合并心力衰竭而血压高且难于控制者必须应用长效钙通道阻滞剂时,可选择氨氯地平、硝苯地平控释片或非洛地平。

(5)钾通道开放剂:钾通道开放剂的代表药物为尼克地尔,除了抗心绞痛外,该药还有心脏保护作用。一项针对尼克地尔的试验证实稳定性心绞痛患者服用该药能显著减少主要冠脉事件的发生。但是,尚没有降低治疗后死亡率和非致死性心肌梗死发生率的研究,因此,该药的临床效益还有争议。

(6)联合用药:β 受体阻滞剂和长效钙通道阻滞剂联合用药比单用一种药物更有效。此外,两药联用时,β 受体阻滞剂还可减轻二氢吡啶类钙通道阻滞剂引起的反射性心动过速不良反应。非二氢吡啶类钙通道阻滞剂地尔硫草或维拉帕米可作为对 β 受体阻滞剂有禁忌的患者的替代治疗。但非二氢吡啶类钙通道阻滞剂和 β 受体阻滞剂的联合用药能使传导阻滞和心肌收缩力的减弱更明显,要特别警惕。老年人、已有心动过缓或左室功能不良的患者应尽量避免合用。

2.改善预后的药物治疗

与稳定性心绞痛并发的疾病如糖尿病和高血压应予以积极治疗,同时还应纠正高脂血症。HMG-CoA还原酶抑制剂(他汀类药物)和血管紧张素转换酶抑制剂(ACEI)除各自的降脂和降压作用外,还能改善患者预后。对缺血性心脏病患者,还需加用抗血小板药物。

阿司匹林通过抑制血小板内环氧化酶使血栓素 A_2 合成减少,达到抑制血小板聚集的作用。其应用剂量为每天 75～150 mg。CURE 研究发现每天阿司匹林剂量若＞200 mg 或＜100 mg 反而增加心血管事件发生的风险。

所有患者如无禁忌证(活动性胃肠道出血、阿司匹林过敏或既往有阿司匹林不耐受的病史),给予阿司匹林 75～100 mg/d。不能服用阿司匹林者,则可应用氯吡格雷作为替代。

所有冠心病患者应用他汀类药物。他汀类降脂治疗减少动脉粥样硬化性心脏病并发症,可同时应用于患者的一级和二级预防。他汀类除了降脂作用外,还有抗炎作用和防血栓形成,能降低心血管危险性。血脂控制目标:总胆固醇(TC)＜4.5 mmol/L,低密度脂蛋白胆固醇(LDL-C)至少应＜2.59 mmol/L;建议逐步调整他汀类药物剂量以达到上述目标。

ACEI 可防止左心室重塑,减少心衰发生的危险,降低病死率,如无禁忌可常规使用。在稳定性心绞痛患者中,合并糖尿病、心力衰竭或左心室收缩功能不全的高危患者应该使用 ACEI。所有冠心病患者均能从 ACEI 治疗中获益,但低危患者获益可能较小。

(五)非药物治疗(血运重建)

血运重建的主要指征:有冠脉造影指征及冠脉严重狭窄;药物治疗失败,不能满意控制症状;无创检查显示有大量的危险心肌;成功的可能性很大,死亡及并发症危险可接受;患者倾向于介入治疗,并且对这种疗法的危险充分知情。

1.冠状动脉旁路移植手术(CABG)

40 多年来,CABG 逐渐成了治疗冠心病的最普通的手术,CABG 对冠心病的治疗价值已进行了较深入的研究。对于低危患者(年病死率＜1%)CABG 并不比药物治疗给患者更多的预后获益。在比较 CABG 和药物治疗的临床试验的荟萃分析中,CABG 可改善中危至高危患者的预后。对观察性研究及随机对照试验数据的分析表明,某些特定的冠状动脉病变解剖类型手术预后优于药物治疗:①左主干的明显狭窄;②3 支主要冠状动脉近段的明显狭窄;③2 支主要冠状动脉的明显狭窄,其中包括左前降支(LAD)近段的高度狭窄。

根据研究人群不同,CABG 总的手术死亡率在 1%～4%,目前已建立了很好的评估患者个体风险的危险分层工具。尽管左胸廓内动脉的远期通畅率很高,大隐静脉桥发生阻塞的概率仍较高。血栓阻塞可在术后早期发生,大约 10% 在术后 1 年发生,5 年以后静脉桥自身会发生粥样硬化改变。静脉桥10 年通畅率为 50%～60%。

CABG 指征如下。

(1)心绞痛伴左主干病变(ⅠA)。

(2)心绞痛伴三支血管病变,大面积缺血或心室功能差(ⅠA)。

(3)心绞痛伴双支或 3 支血管病变,包括左前降支(LAD)近端严重病变(ⅠA)。

(4)CCSⅠ～Ⅳ,多支血管病变、糖尿病(症状治疗Ⅱa B)(改善预后ⅠB)。

(5)CCSⅠ～Ⅳ,多支血管病变、非糖尿病(ⅠA)。

(6)药物治疗后心绞痛分级 CCSⅠ～Ⅳ,单支血管病变,包括 LAD 近端严重病变(ⅠB)。

(7)心绞痛经药物治疗分级 CCSⅠ～Ⅳ,单支血管病变,不包括 LAD 近端严重病变(Ⅱa B)。

(8)心绞痛经药物治疗症状轻微(CCSⅠ),单支、双支、三支血管病变,但有大面积缺血的客观证据(Ⅱb C)。

2.经皮冠状动脉介入治疗(PCI)

30 多年来,PCI 日益普遍应用于临床,由于创伤小、恢复快、危险性相对较低,易于被医师和患者接受。PCI的方法包括单纯球囊扩张、冠状动脉支架术、冠状动脉旋磨术、冠状动脉定向旋切术等。随着经验的积累、器械的进步,特别是支架极为普遍的应用和辅助用药的发展,这一治疗技术的应用范围得到了极大的拓展。近年来,冠心病的药物治疗也获较大发展,对于稳定性心绞痛并且冠状动脉解剖适合行PCI患者的成功率提高,手术相关的死亡风险为0.3%~1.0%。对于低危的稳定性心绞痛患者,包括强化降脂治疗在内的药物治疗在减少缺血事件方面与PCI一样有效。对于相对高危险患者及多支血管病变的稳定性心绞痛患者,PCI缓解症状更为显著,生存率获益尚不明确。

经皮冠脉血运重建的指征:

(1)药物治疗后心绞痛CCS分级Ⅰ~Ⅳ,单支血管病变(ⅠA)。

(2)药物治疗后心绞痛CCS分级Ⅰ~Ⅳ,多支血管病变,非糖尿病(ⅠA)。

(3)稳定性心绞痛,经药物治疗症状轻微(CCS分级Ⅰ),为单支、双支或3支血管病变,但有大面积缺血的客观证据(ⅡbC)。

成功的PCI使狭窄的管腔狭窄程度减少20%~50%,血流达到TIMIⅢ级,心绞痛消除或显著减轻,心电图变化改善;但半年后再狭窄率为20%~30%。如不成功需行冠状动脉旁路移植手术。

（杨　辉）

第四节　不稳定型心绞痛与非ST段抬高型心肌梗死

不稳定性心绞痛(UA)指介于稳定性心绞痛和急性心肌梗死之间的临床状态,包括除了稳定性劳力性心绞痛以外的初发型、恶化型劳力性心绞痛和各型自发性心绞痛。它是在粥样硬化病变的基础上,发生了冠状动脉内膜下出血、斑块破裂、破损处血小板与纤维蛋白凝集形成血栓、冠状动脉痉挛及远端小血管栓塞引起的急性或亚急性心肌供氧减少。它是ACS中的常见类型。若UA伴有血清心肌坏死标志物明显升高,此时可确立非ST段抬高型心肌梗死(NSTEMI)的诊断。

一、发病机制

ACS有着共同的病理生理学基础,即在冠状动脉粥样硬化的基础上,粥样斑块松动、裂纹或破裂,使斑块内高度致血栓形成的物质暴露于血流中,引起血小板在受损表面黏附、活化、聚集,形成血栓,导致病变血管完全性或非完全性闭塞。冠状动脉病变的严重程度,主要取决于斑块的稳定性,与斑块的大小无直接关系。不稳定斑块具有如下特征:脂质核较大,纤维帽较薄,含大量的巨噬细胞和T细胞,血管平滑肌细胞含量较少。UA/NSTEMI的特征是心肌供氧和需氧之间平衡失调,目前发现其最常见病因是心肌血流灌注减少,这是由粥样硬化斑块破裂发生的非阻塞性血栓引发冠状动脉狭窄所致。血小板聚集和破裂斑块碎片导致的微血管栓塞,使得许多患者的心肌标志物释放。其他原因包括动力性阻塞(冠状动脉痉挛或收缩)、进行性机械性阻塞、炎症和(或)感染、继发性UA即心肌氧耗增加或氧输送障碍的情况(包括贫血、感染、甲状腺功能亢进、心律失常、血液高黏滞状态或低血压等),实际上这5种病因相互关联。

近年来的研究发现,导致粥样斑块破裂的机制如下。

(1)斑块内 T 细胞通过合成细胞因子 γ-干扰素(IFN-γ)能抑制平滑肌细胞分泌间质胶原使斑块纤维帽结构变薄弱。

(2)斑块内巨噬细胞、肥大细胞可分泌基质金属蛋白酶如胶原酶、凝胶酶、基质溶解酶等,加速纤维帽胶原的降解,使纤维帽变得更易受损。

(3)冠状动脉管腔内压力升高、冠状动脉血管张力增加或痉挛、心动过速时心室过度收缩和扩张所产生的剪切力及斑块滋养血管破裂均可诱发与正常管壁交界处的斑块破裂。由于收缩压、心率、血液黏滞度、内源性组织纤溶酶原激活剂(tPA)活性、血浆肾上腺素和皮质激素水平的昼夜节律性变化一致,使每天晨起后6时至 11 时最易诱发冠状动脉斑块破裂和血栓形成,由此产生了每天凌晨和上午心肌梗死(MI)高发的规律。

二、病理解剖

冠状动脉病变或粥样硬化斑块的慢性进展,可导致冠状动脉严重狭窄甚至完全闭塞,但由于侧支循环的逐渐形成,通常不一定产生 MI。若冠状动脉管腔未完全闭塞,仍有血供,临床上表现为 NSTEMI 即非 Q 波型 MI 或 UA,心电图仅出现 ST 段持续压低或 T 波倒置。如果冠状动脉闭塞时间短,累计心肌缺血<20 min,组织学上无心肌坏死,也无心肌酶或其他标志物的释出,心电图呈一过性心肌缺血改变,临床上就表现为 UA;如果冠状动脉严重阻塞时间较长,累计心肌缺血>20 min,组织学上有心肌坏死,血清心肌坏死标志物也会异常升高,心电图上呈持续性心肌缺血改变而无 ST 段抬高和病理性 Q 波出现,临床上即可诊断为 NSTEMI 或非 Q 波型 MI。NSTEMI虽然心肌坏死面积不大,但心肌缺血范围往往不小,临床上依然很高危;这可以是冠状动脉血栓性闭塞已有早期再通,或痉挛性闭塞反复发作,或严重狭窄的基础上急性闭塞后已有充分的侧支循环建立的结果。NSTEMI 时的冠状动脉内附壁血栓多为白血栓,也有可能是斑块成分或血小板血栓向远端栓塞所致,偶有由破裂斑块疝出而堵塞冠状动脉管腔者被称为斑块灾难。

三、临床表现

UA 的临床表现一般具有以下 3 个特征之一:①静息时或夜间发生心绞痛,常持续 20 min 以上;②新近发生的心绞痛(病程在 2 个月内)且程度严重;③近期心绞痛逐渐加重(包括发作的频度、持续时间、严重程度和疼痛放射到新的部位)。发作时可有出汗、皮肤苍白湿冷、恶心、呕吐、心动过速、呼吸困难、出现第三或第四心音等表现。而原来可以缓解心绞痛的措施此时变得无效或不完全有效。UA 患者中约 20% 发生 NSTEMI 需通过血肌钙蛋白和心肌酶检查来判定。UA 和 NSTEMI 中很少有严重的左心室功能不全所致的低血压(心源性休克)。

UA 或 NSTEMI 的 Braunwald 分级是根据 UA 发生的严重程度将之分为 Ⅰ、Ⅱ、Ⅲ级,而根据其发生的临床环境将之分为 A、B、C 级。

Ⅰ级:初发的、严重或加剧性心绞痛。发生在就诊前 2 个月内,无静息时疼痛。每天发作 3 次或 3 次以上,或稳定性心绞痛患者心绞痛发作更频繁或更严重,持续时间更长,或诱发体力活动的阈值降低。

Ⅱ级:静息型亚急性心绞痛。在就诊前 1 个月内发生过 1 次或多次静息性心绞痛,但近 48 h 内无发作。

Ⅲ级:静息型急性心绞痛。在 48 h 内有 1 次或多次静息性心绞痛发作。

A 级:继发性 UA。在冠状动脉狭窄的基础上,同时伴有冠状动脉血管床以外的疾病引起心肌氧供和氧需之间平衡的不稳定,加剧心肌缺血。这些因素包括贫血、感染、发热、低血压、快速性心律失常、甲状腺功能亢进、继发于呼吸衰竭的低氧血症。

　　B 级:原发性 UA。无可引起或加重心绞痛发作的心脏以外的因素,且患者 2 周内未发生过MI。这是 UA 的常见类型。

　　C 级:MI 后 UA。在确诊 MI 后 2 周内发生的 UA。约占 MI 患者的 20%。

四、危险分层

　　由于不同的发病机制造成不同类型 ACS 的近、远期预后有较大的差别,因此正确识别 ACS的高危人群并给予及时和有效的治疗可明显改善其预后,具有重要的临床意义。对于 ACS 的危险性评估遵循以下原则:首先是明确诊断,然后进行临床分类和危险分层,最终确定治疗方案。

(一)高危非 ST 段抬高型 ACS 患者的评判标准

　　美国心脏病学会/美国心脏病协会(ACC/AHA)将具有以下临床或心电图情况中的 1 条作为高危非 ST 段抬高型 ACS 患者的评判标准。

　　(1)缺血症状在 48 h 内恶化。

　　(2)长时间进行性静息性胸痛(>20 min)。

　　(3)低血压,新出现杂音或杂音突然变化,心力衰竭,心动过缓或心动过速,年龄>75 岁。

　　(4)心电图改变:静息性心绞痛伴一过性 ST 段改变(>0.05 mV),新出现的束支传导阻滞,持续性室性心动过速。

　　(5)心肌标志物(cTnI、cTnT)明显增高。

(二)中度危险性 ACS 患者的评判标准

　　中度危险性为无高度危险特征但具备下列中的 1 条。

　　(1)既往 MI、周围或脑血管疾病,或冠状动脉搭桥,既往使用阿司匹林。

　　(2)长时间(>20 min)静息性胸痛已缓解,或过去 2 周内新发 CCS 分级 Ⅲ 级或 Ⅳ 级心绞痛,但无长时间(>20 min)静息性胸痛,并有高度或中度冠状动脉疾病可能;夜间心绞痛。

　　(3)年龄>70 岁。

　　(4)心电图改变:T 波倒置>0.2 mV,病理性 Q 波或多个导联静息 ST 段压低<0.1 mV。

　　(5)TnI 或 TnT 轻度升高。

(三)低度危险性 ACS 患者的评判标准

　　低度危险性为无上述高度、中度危险特征,但有下列特征。

　　(1)心绞痛的频率、程度和持续时间延长,诱发胸痛阈值降低,2 周至 2 个月内新发心绞痛。

　　(2)胸痛期间心电图正常或无变化。

　　(3)心脏标志物正常。近年来,在结合上述指标的基础上,将更为敏感和特异的心肌生化标志物用于危险分层,其中最具代表性的是心肌特异性肌钙蛋白、C 反应蛋白、高敏 C 反应蛋白、脑钠肽和纤维蛋白原。

五、辅助检查

(一)心电图检查

　　心电图检查应在症状出现 10 min 内进行。UA 发作时心电图有一过性 ST 段偏移和(或)

T波倒置；如心电图变化持续 12 h 以上，则提示发生 NSTEMI。NSTEMI 时不出现病理性 Q波，但有持续性 ST 段压低≥0.1 mV(aVR 导联有时还有 V_1 导联则 ST 段抬高)，或伴对称性 T波倒置，相应导联的 R 波电压进行性降低，ST 段和 T 波的这种改变常持续存在(图 5-2)。

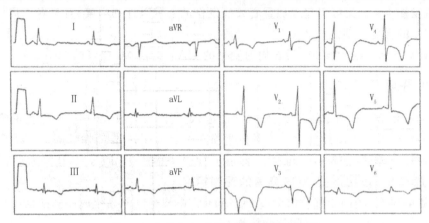

图 5-2　急性非 Q 波性心肌梗死的心电图

图示除Ⅰ、aVL、aVR 外各导联 ST 段压低伴 T 波倒置

(二)心脏标志物检查

UA 时，心脏标志物一般无异常增高；NSTEMI 时，血 CK-MB 或肌钙蛋白常有明显升高。肌钙蛋白 T 或 I 及 C 反应蛋白升高是协助诊断和提示预后较差的指标。

(三)其他

需施行各种介入性治疗时，可先行选择性冠状动脉造影，必要时行血管内超声或血管镜检查，明确病变情况。

六、诊断

对年龄＞30 岁的男性和年龄＞40 岁的女性(糖尿病患者更年轻)主诉符合上述临床表现的心绞痛时应考虑 ACS，但须先与其他原因引起的疼痛相鉴别。随即进行一系列的心电图和心脏标志物的检测，以判别为 UA、NSTEMI、STEMI。

七、鉴别诊断

(一)急性心包炎

急性心包炎，尤其是急性非特异性心包炎，可有较剧烈而持久的心前区疼痛，心电图有 ST 段和 T 波变化。但心包炎患者在疼痛的同时或以前已有发热和血白细胞计数增高，疼痛常于深呼吸和咳嗽时加重，坐位前倾时减轻。体检可发现心包摩擦音，心电图除 aVR 外，各导联均有 ST 段弓背向下的抬高，无异常 Q 波出现。

(二)急性肺动脉栓塞

肺动脉大块栓塞常可引起胸痛、咯血、气急和休克，但有右心负荷急剧增加的表现，如发绀、肺动脉瓣区第二心音亢进、三尖瓣区出现收缩期杂音、颈静脉充盈、肝大、下肢水肿等。发热和白细胞增多出现也较早，多在 24 h 内。心电图示电轴右偏，Ⅰ导联出现 S 波或原有的 S 波加深，Ⅲ导联出现 Q 波和 T 波倒置，aVR 导联出现高 R 波，胸导联过渡区向左移，右胸导联 T 波倒置。

血乳酸脱氢酶总值增高,但其同工酶和肌酸磷酸激酶不增高,D-二聚体可升高,其敏感性高但特异性差。肺部 X 线检查、放射性核素肺通气-灌注扫描、X 线、CT 和必要时选择性肺动脉造影有助于诊断。

(三)急腹症

急性胰腺炎、消化性溃疡穿孔、急性胆囊炎、胆石症等,患者可有上腹部疼痛及休克,可能与 ACS 患者疼痛波及上腹部者混淆。但仔细询问病史和体格检查,不难做出鉴别。心电图检查和血清肌钙蛋白、心肌酶等测定有助于明确诊断。

(四)主动脉夹层分离

主动脉夹层分离以剧烈胸痛起病,颇似 ACS。但疼痛一开始即达高峰,常放射到背、肋、腹、腰和下肢,两上肢血压及脉搏可有明显差别,少数有主动脉瓣关闭不全,可有下肢暂时性瘫痪或偏瘫。X 线胸片示主动脉增宽,X 线、CT 或 MRI 主动脉断层显像及超声心动图探测到主动脉壁夹层内的液体,可确立诊断。

(五)其他疾病

急性胸膜炎、自发性气胸、带状疱疹等心脏以外疾病引起的胸痛,依据特异性体征、X 线胸片和心电图特征不难鉴别。

八、预后

约 30% 的 UA 患者在发病 3 个月内发生 MI,猝死较少见,其近期死亡率低于 NSTEMI 或 STEMI。但 UA 或 NSTEMI 的远期死亡率和非致死性事件的发生率高于 STEMI,这可能与其冠状动脉病变更严重有关。

九、治疗

ACS 是内科急症,治疗结局主要受是否迅速诊断和治疗的影响,因此应及早发现,及早住院,并加强住院前的就地处理。UA 或 NSTEMI 的治疗目标是稳定斑块、治疗残余心肌缺血、进行长期的二级预防。溶栓治疗不宜用于 UA 或 NSTEMI。

(一)一般治疗

UA 或 NSTEMI 患者应住入冠心病监护病室,卧床休息至少 12~24 h,给予持续心电监护。病情稳定或血运重建后症状控制,应鼓励早期活动。下肢做被动运动可防止静脉血栓形成。活动量的增加应循序渐进。应尽量对患者进行必要的解释和鼓励,使其能积极配合治疗,解除焦虑和紧张,可以应用小剂量的镇静剂和抗焦虑药物,使患者得到充分休息和减轻心脏负担。保持大便通畅,便时避免用力,如便秘可给予缓泻剂。有明确低氧血症(动脉血氧饱和度低于 92%)或存在左心室功能衰竭时才需补充氧气。在最初 2~3 d 饮食应以流质为主,以后随着症状减轻而逐渐增加粥、面条等以及其他容易消化的半流质,宜少量多餐,钠盐和液体的摄入量应根据汗量、尿量、呕吐量及有无心力衰竭而做适当调节。

(二)抗栓治疗

抗栓治疗可预防冠状动脉内进一步血栓形成、促进内源性纤溶活性溶解血栓和减少冠状动脉狭窄程度,从而可减少事件进展的风险和预防冠状动脉完全阻塞的进程。

1.抗血小板治疗

(1)环氧化酶抑制剂:阿司匹林可降低 ACS 患者的短期和长期病死率。若无禁忌证,ACS

患者入院时都应接受阿司匹林治疗,起始负荷剂量为 $160\sim325$ mg(非肠溶制剂),首剂应嚼碎,加快其吸收,以便迅速抑制血小板激活状态,以后改用小剂量维持治疗。除非对阿司匹林过敏或有其他禁忌证,主张长期服用小剂量 $75\sim100$ mg/d 维持。

(2)二磷酸腺苷(ADP)受体拮抗剂:氯吡格雷和噻氯匹定能拮抗血小板 ADP 受体,从而抑制血小板聚集,可用于对阿司匹林不能耐受患者的长期口服治疗。氯吡格雷起始负荷剂量为 300 mg,以后 75 mg/d 维持;噻氯匹定起效较慢,不良反应较多,宜少用。对于非 ST 段抬高型 ACS 患者无论是否行介入治疗,阿司匹林加氯吡格雷均为常规治疗,应联合应用 12 个月,对于放置药物支架的患者,这种联合治疗时间应更长。

(3)血小板膜糖蛋白Ⅱb/Ⅲa(GPⅡb/Ⅲa)受体拮抗剂:激活的 GPⅡb/Ⅲa 受体与纤维蛋白原结合,形成在激活血小板之间的桥梁,导致血小板血栓形成。阿昔单抗是直接抑制GPⅡb/Ⅲa受体的单克隆抗体,在血小板激活起重要作用的情况下,特别是患者进行介入治疗时,该药多能有效地与血小板表面的GPⅡb/Ⅲa受体结合,从而抑制血小板的聚集;一般使用方法是先静脉注射0.25 mg/kg,然后10 μg/(kg·h)静脉滴注 $12\sim24$ h。合成的该类药物还包括替罗非班和依替巴肽。以上 3 种 GPⅡb/Ⅲa 受体拮抗剂静脉制剂均适用于 ACS 患者急诊 PCI(首选阿昔单抗,因目前其安全性证据最多),可明显降低急性和亚急性血栓形成的发生率,如果在 PCI 前6 h内开始应用该类药物,疗效更好。若未行 PCI,GPⅡb/Ⅲa 受体拮抗剂可用于高危患者,尤其是心脏标志物升高或尽管接受合适的药物治疗症状仍持续存在或两者兼有的患者。GPⅡb/Ⅲa受体拮抗剂应持续应用 $24\sim36$ h,静脉滴注结束之前进行血管造影。不推荐常规联合应用GPⅡb/Ⅲa受体拮抗剂和溶栓药。近年来还合成了多种 GPⅡb/Ⅲa 受体拮抗剂的口服制剂,如西拉非班、珍米洛非班、拉米非班等,但其在剂量、生物利用度和安全性方面均需进一步研究。

(4)环核苷酸磷酸二酯酶抑制剂:近年来一些研究显示西洛他唑加阿司匹林与噻氯匹定加阿司匹林在介入治疗中预防急性和亚急性血栓形成方面有同等的疗效,可作为噻氯匹定的替代药物。

2.抗凝治疗

除非有禁忌证(如活动性出血或已应用链激酶或复合纤溶酶链激酶),所有患者应在抗血小板治疗的基础上常规接受抗凝治疗,抗凝治疗药物的选择应根据治疗策略及缺血和出血事件的风险进行。常用抗凝药包括普通肝素、低分子肝素、磺达肝癸钠和比伐卢定。需紧急介入治疗者,应立即开始使用普通肝素或低分子肝素或比伐卢定。对选择保守治疗且出血风险高的患者,应优先选择磺达肝癸钠。

(1)普通肝素和低分子肝素:普通肝素的推荐剂量是先给予 80 U/kg 静脉注射,然后以 18 U/(kg·h)的速度静脉滴注维持,治疗过程中需注意开始用药或调整剂量后6 h测定活化部分凝血活酶时间(APTT),根据 APTT 调整肝素用量,使 APTT 控制在 $45\sim70$ s。但是,肝素对富含血小板的血栓作用较小,且肝素的作用可由于肝素结合血浆蛋白而受影响。未口服阿司匹林的患者停用肝素后可能使胸痛加重,与停用肝素后引起继发性凝血酶活性增高有关。因此,肝素以逐渐停用为宜。低分子肝素与普通肝素相比,具有更合理的抗Ⅹa因子及Ⅱa因子活性的作用,可以皮下应用,不需要实验室监测,临床观察表明,低分子肝素较普通肝素有疗效肯定、使用方便的优点。使用低分子肝素的参考剂量为依诺肝素 40 mg、那曲肝素 0.4 mL 或达肝素 $5\,000\sim7\,500$ U,皮下注射,每 12 h 一次,通常在急性期用 $5\sim6$ d。磺达肝癸钠是Ⅹa因子抑制剂,最近有研究表明在降低非 ST 段抬高型 ACS 的缺血事件方面效果和低分子肝素相当,但出血并发症明显减少,因此安全性较好,但不能单独用于介入治疗中。

(2)直接抗凝血酶的药物:在接受介入治疗的非 ST 段抬高型 ACS 人群中,用直接抗凝血酶药物比伐卢定较联合应用肝素/低分子肝素和 GP II b/III a 受体拮抗剂的出血并发症少,安全性更好,临床效益相当。但其远期效果尚缺乏随机双盲的对照研究。

(三)抗心肌缺血治疗

1.硝酸酯类药物

硝酸酯类药物可选择口服,舌下含服,经皮肤或经静脉给药。硝酸甘油为短效硝酸酯类,对有持续性胸部不适、高血压、急性左心衰竭的患者,在最初 24～48 h 的治疗中,静脉内应用有利于控制心肌缺血发作。先给予舌下含服 0.3～0.6 mg,继以静脉滴注,开始 5～10 μg/min,每5～10 min 增加 5～10 μg,直至症状缓解或平均压降低 10%但收缩压不低于12.0 kPa(90 mmHg)。目前推荐静脉应用硝酸甘油的患者症状消失 24 h 后,就改用口服制剂或应用皮肤贴剂。药物耐受现象可能在持续静脉应用硝酸甘油24～48 h出现。由于在NSTEMI患者中未观察到硝酸酯类药物具有减少死亡率的临床益处,因此在长期治疗中此类药物应逐渐减量至停用。

2.镇痛剂

如硝酸酯类药物不能使疼痛迅速缓解,应立即给予吗啡,10 mg 稀释成 10 mL,每次2～3 mL静脉注射。哌替啶50～100 mg 肌内注射,必要时 1～2 h 后再注射 1 次,以后每 4～6 h 可重复应用,注意呼吸功能的抑制。给予吗啡后如出现低血压,可仰卧或静脉滴注生理盐水来维持血压,很少需要用升压药。如出现呼吸抑制,应给予纳洛酮 0.4～0.8 mg。有使用吗啡禁忌证(低血压和既往过敏史)者,可选用哌替啶替代。疼痛较轻者可用罂粟碱,30～60 mg 肌内注射或口服。

3.β 受体阻滞剂

β 受体阻滞剂可用于所有无禁忌证(如心动过缓、心脏传导阻滞、低血压或哮喘)的 UA 和 NSTEMI 患者,可减少心肌缺血发作和心肌梗死的发展。使用 β 受体阻滞剂的方案:①首先排除有心力衰竭、低血压[收缩压低于 12.0 kPa(90 mmHg)]、心动过缓(心率低于 60 次/分钟)或有房室传导阻滞(P-R 间期＞0.24 s)的患者;②给予美托洛尔,静脉推注每次 5 mg,共 3 次;③每次推注后观察 2～5 min,如果心率低于 60 次/分钟或收缩压低于 13.3 kPa(100 mmHg),则停止给药,静脉注射美托洛尔的总量为 15 mg;④如血流动力学稳定,末次静脉注射后 15 min,开始改为口服给药,每 6 h 50 mg,持续2 d,以后渐增为 100 mg,2 次/ d。作用极短的 β 受体阻滞剂艾司洛尔静脉注射 50～250 μg/(kg·min),安全而有效,甚至可用于左心功能减退的患者,药物作用在停药后 20 min 内消失,用于有 β 受体阻滞剂相对禁忌证,而又希望减慢心率的患者。β 受体阻滞剂的剂量应调整到患者安静时心率 50～60 次/分钟。

4.钙通道阻滞剂

钙通道阻滞剂与 β 受体阻滞剂一样能有效地减轻症状。但所有的大规模临床试验表明,钙通道阻滞剂应用于 UA,不能预防 AMI 的发生或降低病死率,目前仅推荐用于全量硝酸酯和β受体阻滞剂之后仍有持续性心肌缺血的患者或对 β 受体阻滞剂有禁忌的患者,应选用心率减慢型的非二氢吡啶类钙通道阻滞剂。对心功能不全的患者,应用 β 受体阻滞剂后再加用钙通道阻滞剂应特别谨慎。

5.血管紧张素转换酶抑制剂(ACEI)

近年来一些临床研究显示,对 UA 和 NSTEMI 患者,短期应用 ACEI 并不能获得更多的临床益处。但长期应用对预防再发缺血事件和死亡有益。因此除非有禁忌证(如低血压、肾衰竭、双侧肾动脉狭窄和已知的过敏),所有 UA 和 NSTEMI 患者都可选用 ACEI。

6.调脂治疗

所有 ACS 患者应在入院 24 h 之内评估空腹血脂谱。近年的研究表明,他汀类药物可以稳定斑块,改善内皮细胞功能,因此如无禁忌证,无论血基线 LDL-C 水平和饮食控制情况如何,均建议早期应用他汀类药物,使 LDL-C 水平降至<800 g/L。常用的他汀类药物有辛伐他汀20~40 mg/d、普伐他汀10~40 mg/d、氟伐他汀 40~80 mg/d、阿托伐他汀 10~80 mg/d或瑞舒伐他汀 10~20 mg/d。

(四)血运重建治疗

1.经皮冠状动脉介入术(PCI)

UA 和 NSTEMI 的高危患者,尤其是血流动力学不稳定、心脏标志物显著升高、顽固性或反复发作心绞痛伴有动态 ST 段改变、有心力衰竭或危及生命的心律失常者,应早期行血管造影术和 PCI(如可能,应在入院 72 h 内)。PCI 能改善预后,尤其是同时应用 GP Ⅱ b/Ⅲ a 受体拮抗剂时。对中危患者及有持续性心肌缺血证据的患者,也有早期行血管造影的指征,可以识别致病的病变、评估其他病变的范围和左心室功能。对中高危患者,PCI 或 CABG 具有明确的潜在益处。但对低危患者,不建议进行常规的介入性检查。

2.冠状动脉旁路移植术(CABG)

对经积极药物治疗而症状控制不满意及高危患者(包括持续ST 段压低、cTnT 升高等),应尽早(72 h 内)进行冠状动脉造影,根据下列情况选择治疗措施:①严重左冠状动脉主干病变(狭窄>50%),危及生命,应及时外科手术治疗;②有多支血管病变,且有左心室功能不全(LVEF<50%)或伴有糖尿病者,应进行 CABG;③有 2 支血管病变合并左前降支近段严重狭窄和左心室功能不全(LVEF<50%)或无创性检查显示心肌缺血的患者,建议施行 CABG;④对 PCI 效果不佳或强化药物治疗后仍有缺血的患者,建议施行 CABG;⑤弥漫性冠状动脉远端病变的患者,不适合行 PCI 或 CABG。

(杨　辉)

第五节　ST 段抬高型心肌梗死

心肌梗死(MI)是在冠状动脉病变的基础上,发生冠状动脉血供急剧减少或中断,使相应的心肌严重而持久地急性缺血所致的部分心肌急性坏死。临床表现为胸痛,急性循环功能障碍,反映心肌急性缺血、损伤和坏死一系列特征性心电图演变,以及血清心肌酶和心肌结构蛋白的变化。MI 的原因常是在冠状动脉粥样硬化病变的基础上继发血栓形成,NSTEMI 前已述及,本段阐述 ST 段抬高型心肌梗死(STEMI)。其他非动脉粥样硬化的原因如冠状动脉栓塞、主动脉夹层累及冠状动脉开口、冠状动脉炎、冠状动脉先天性畸形等所导致的 MI 在此不做介绍。

一、病理解剖

若冠状动脉管腔急性完全闭塞,血供完全停止,导致所供区域心室壁心肌透壁性坏死,临床上表现为典型的STEMI,即传统的Q波型MI。在冠状动脉闭塞后20~30 min,受其供血的心肌即有少数坏死,开始了AMI的病理过程。1~2 h后绝大部分心肌呈凝固性坏死,心肌间质则充血、水肿,伴多量炎性细胞浸润。以后,坏死的心肌纤维逐渐溶解,形成肌溶灶,随后渐有肉芽组织形成。坏死组织1~2周后开始吸收,并逐渐纤维化,在6~8周后进入慢性期形成瘢痕而愈合,称为陈旧性或愈合性MI。瘢痕大者可逐渐向外凸出而形成室壁膨胀瘤。梗死附近心肌的血供随侧支循环的建立而逐渐恢复。病变可波及心包出现反应性心包炎,波及心内膜引起附壁血栓形成。在心腔内压力的作用下,坏死的心壁可破裂(心脏破裂),破裂可发生在心室游离壁、乳头肌或心室间隔处。

病理学上,MI可分为透壁性和非透壁性(或心内膜下)两种。前者坏死累及心室壁全层,多由冠状动脉持续闭塞所致;后者坏死仅累及心内膜下或心室壁内,未达心外膜,多是冠状动脉短暂闭塞而持续开通的结果。不规则片状非透壁MI多见于STEMI在未形成透壁MI前早期再灌注(溶栓或PCI治疗)成功的患者。

尸解资料表明,AMI患者75%以上有一支以上的冠状动脉严重狭窄;1/3~1/2所有3支冠状动脉均存在有临床意义的狭窄。STEMI发生后数小时所做的冠状动脉造影显示,90%以上的MI相关动脉发生完全闭塞。少数AMI患者冠状动脉正常,可能为血管腔内血栓的自溶、血小板一过性聚集造成闭塞或严重的持续性冠状动脉痉挛的发作使冠状动脉血流减少所致。左冠状动脉前降支闭塞最多见,可引起左心室前壁、心尖部、下侧壁、前间隔和前内乳头肌梗死;左冠状动脉回旋支闭塞可引起左心室高侧壁、膈面及左心房梗死,并可累及房室结;右冠状动脉闭塞可引起左心室膈面、后间隔及右心室梗死,并可累及窦房结和房室结。右心室(简称“右室”)及左心房、右心房(简称“右房”)梗死较少见。左冠状动脉主干闭塞则引起左心室广泛梗死。

MI时冠状动脉内血栓既有白血栓(富含血小板),又有红血栓(富含纤维蛋白和红细胞)。STEMI的闭塞性血栓是白、红血栓的混合物,从堵塞处向近端延伸部分为红血栓。

二、病理生理

ACS具有共同的病理生理基础(详见前文“不稳定性心绞痛和非ST段抬高型心肌梗死”)。STEMI的病理生理特征是心肌丧失收缩功能所产生的左心室收缩功能降低、血流动力学异常和左心室重构所致。

(一)左心室功能

冠状动脉急性闭塞时相关心肌依次发生4种异常收缩形式:①运动同步失调,即相邻心肌节段收缩时相不一致;②收缩减弱,即心肌缩短幅度减小;③无收缩;④反常收缩,即矛盾运动,收缩期膨出。于梗死部位发生功能异常的同时,正常心肌在早期出现收缩增强。由于非梗死节段发生收缩加强,梗死区产生矛盾运动。然而,非梗死节段出现代偿性收缩运动增强,对维持左室整体收缩功能的稳定有重要意义。若非梗死区有心肌缺血,即“远处缺血”存在,则收缩功能也可降低,主要见于非梗死区域冠状动脉早已闭塞,供血主要依靠此次MI相关冠状动脉者。同样,若MI区心肌在此次冠状动脉闭塞以前就已有冠状动脉侧支循环形成,则对于MI区乃至左室整体收缩功能的保护也有重要意义。

(二)心室重构

MI致左室节段和整体收缩、舒张功能降低的同时,机体启动了交感神经系统兴奋、肾素-血管紧张素-醛固酮系统激活和Frank-Starling等代偿机制,一方面通过增强非梗死节段的收缩功能、增快心率、代偿性增加已降低的心搏量(SV)和心排血量(CO),并通过左室壁伸展和肥厚增加左室舒张末容积(LVEDV)进一步恢复 SV 和 CO,降低升高的左室舒张末期压(LVEDP);但另一方面,也同时开启了左心室重构的过程。

MI 发生后,左室腔大小、形态和厚度发生变化,总称为心室重构。重构过程反过来影响左室功能和患者的预后。重构是左室扩张和非梗死心肌肥厚等因素的综合结果,使心室变形(球形变)。除了梗死范围以外,另两个影响左室扩张的重要因素是左室负荷状态和梗死相关动脉的通畅程度。左室压力升高有导致室壁张力增加和梗死扩张的危险,而通畅的梗死区相关动脉可加快瘢痕形成,增加梗死区组织的修复,减少梗死扩展和心室扩大的危险。

1.梗死扩展

梗死扩展是指梗死心肌节段随后发生的面积扩大,而无梗死心肌量的增加。梗死扩展的原因:①肌束之间的滑动,致使单位容积内心肌细胞减少;②正常心肌细胞碎裂;③坏死区内组织丧失。梗死扩展的特征为梗死区不成比例的变薄和扩张。心尖部是心室最薄的部位,也是最容易受到梗死扩展损伤的区域。梗死扩展后,心力衰竭和室壁瘤等致命性并发症发生率增高,严重者可发生心室破裂。

2.心室扩大

心室心肌存活部分的扩大也与重构有重要关联。心室重构在梗死发生后立即开始,并持续数月甚至数年。在大面积梗死的情况下,为维持心搏量,有功能的心肌增加了额外负荷,可能会发生代偿性肥厚,这种适应性肥厚虽能代偿梗死所致的心功能障碍,但存活的心肌最终也受损,导致心室的进一步扩张,心脏整体功能障碍,最后发生心力衰竭。心室的扩张程度与梗死范围、梗死相关动脉的开放迟早和心室非梗死区的局部肾素-血管紧张素系统的激活程度有关。心室扩大及不同部位的心肌电生理特性的不一致,使患者有患致命性心律失常的危险。

三、临床表现

按临床过程和心电图的表现,本病可分为急性期、演变期和慢性期 3 期,但临床症状主要出现在急性期,部分患者还有一些先兆表现。

(一)诱发因素

本病在春、冬季发病较多,与气候寒冷、气温变化大有关,常在安静或睡眠时发病,以清晨6 时至午间 12 时发病最多。大约有 1/2 的患者能查明诱发因素,如剧烈运动、过重的体力劳动、创伤、情绪激动、精神紧张或饱餐、急性失血、出血性或感染性休克,主动脉瓣狭窄、发热、心动过速等引起的心肌耗氧增加、血供减少都可能是 MI 的诱因。在变异型心绞痛患者中,反复发作的冠状动脉痉挛也可发展为 AMI。

(二)先兆

半数以上患者在发病前数天有乏力、胸部不适,活动时心悸、气急、烦躁、心绞痛等前驱症状,其中以新发生心绞痛(初发型心绞痛)或原有心绞痛加重(恶化型心绞痛)最为突出。心绞痛发作较以往频繁、性质较剧、持续较久、硝酸甘油疗效差、诱发因素不明显;疼痛时伴有恶心、呕吐、大汗和心动过速,或伴有心功能不全、严重心律失常、血压大幅度波动等;同时心电图示 ST 段一过性明显抬高(变异型心绞痛)或压低,T 波倒置或增高("假性正常化"),应警惕近期内发生 MI 的可能。发现先兆及时积极治疗,有可能使部分患者避免发生 MI。

(三)症状

随梗死的大小、部位、发展速度和原来心脏的功能情况等而轻重不同。

1.疼痛

疼痛是最先出现的症状,疼痛部位和性质与心绞痛相同,但常发生于安静或睡眠时,疼痛程度较重,范围较广,持续时间可长达数小时或数天,休息或含用硝酸甘油片多不能缓解,患者常烦躁不安、出汗、恐惧,有濒死之感。在我国,1/6～1/3 的患者疼痛的性质及部位不典型,如位于上腹部,常被误认为胃溃疡穿孔或急性胰腺炎等急腹症;位于下颌或颈部,常被误认为牙病或骨关节病。部分患者无疼痛,多为糖尿病患者或老年人,一开始即表现为休克或急性心力衰竭;少数患者在整个病程中都无疼痛或其他症状,而事后才发现患过 MI。

2.全身症状

全身症状主要是发热,伴有心动过速、血白细胞计数增高和血细胞沉降率增快等,由坏死物质吸收所引起。一般在疼痛发生后 24～48 h 出现,程度与梗死范围常呈正相关,体温在38 ℃上下,很少超过39 ℃,持续1 周左右。

3.胃肠道症状

约 1/3 有疼痛的患者,在发病早期伴有恶心、呕吐和上腹胀痛,与迷走神经受坏死心肌刺激和心排血量降低组织灌注不足等有关;肠胀气也不少见;重症者可发生呃逆(以下壁心肌梗死多见)。

4.心律失常

心律失常见于 75％～95％的患者,多发生于起病后 2 周内,尤以 24 h 内最多见。各种心律失常中以室性心律失常为最多,尤其是室性期前收缩,如室性期前收缩频发(每分钟 5 次以上),成对出现,心电图上表现为多源性或落在前一心搏的易损期时,常预示即将发生室性心动过速或心室颤动。冠状动脉再灌注后可能出现加速性室性自主心律与室性心动过速,多数历时短暂,自行消失。室上性心律失常则较少,阵发性心房颤动比心房扑动和室上性心动过速更多见,多发生在心力衰竭患者中。窦性心动过速的发生率为 30％～40％,发病初期出现的窦性心动过速多为暂时性,持续性窦性心动过速是梗死面积大、心排血量降低或左心功能不全的反应。各种程度的房室传导阻滞和束支传导阻滞也较多,严重者发生完全性房室传导阻滞。发生完全性左束支传导阻滞时 MI 的心电图表现可被掩盖。前壁 MI 易发生室性心律失常。下壁(膈面)MI 易发生房室传导阻滞,其阻滞部位多在房室束以上,预后较好。前壁 MI 而发生房室传导阻滞时,往往是多个束支同时发生传导阻滞的结果,其阻滞部位在房室束以下,且常伴有休克或心力衰竭,预后较差。

5.低血压和休克

疼痛期血压下降常见,可持续数周后再上升,但常不能恢复以往的水平,未必是休克。如疼痛缓解而收缩压低于 10.7 kPa(80 mmHg),患者烦躁不安、面色苍白、皮肤湿冷、脉细而快、大汗淋漓、尿量减少(<20 mL/h)、反应迟钝,甚至昏厥者,则为休克的表现。休克多在起病后数小时至 1 周发生,见于 20％的患者,主要是心源性,为心肌广泛(40％以上)坏死、心排血量急剧下降所致,神经反射引起的周围血管扩张为次要的因素,有些患者还有血容量不足的因素参与。严重的休克可在数小时内致死,一般持续数小时至数天,可反复出现。

6.心力衰竭

心力衰竭主要是急性左心衰竭,可在起病最初数天内发生或在疼痛、休克好转阶段出现,为梗死后心脏舒缩力显著减弱或不协调所致,发生率为 20%~48%。患者出现呼吸困难、咳嗽、发绀、烦躁等,严重者可发生肺水肿或进而发生右心衰竭,出现颈静脉怒张、肝肿痛和水肿等。右心室 MI 者,一开始即可出现右心衰竭的表现。

发生于 AMI 时的心力衰竭称为泵衰竭,根据临床上有无心力衰竭及其程度,常按 Killip 分级法分级:第 I 级为左心衰竭代偿阶段,无心力衰竭征象,肺部无啰音,但肺动脉楔压可升高;第 II 级为轻至中度左心衰竭,肺啰音的范围小于肺野的 50%,可出现第三心音奔马律、持续性窦性心动过速、有肺淤血的 X 线表现;第 III 级为重度心力衰竭,急性肺水肿,肺啰音的范围大于两肺野的 50%;第 IV 级为心源性休克,血压12.0 kPa(90 mmHg),少尿,皮肤湿冷、发绀,呼吸加速,脉搏快。

AMI 时,重度左心室衰竭或肺水肿与心源性休克同样由左心室排血功能障碍引起。在血流动力学上,肺水肿以左心室舒张末期压及左房压与肺动脉楔压的增高为主,而休克则心排血量和动脉压的降低更为突出,心排血指数比左心室衰竭时更低。因此,心源性休克较左心室衰竭更严重。此两者可以不同程度合并存在,是泵衰竭的最严重阶段。

(四)血流动力学分型

AMI 时心脏的泵血功能并不能通过一般的心电图、胸片等检查而完全反映出来,及时进行血流动力学监测,能为早期诊断和及时治疗提供重要依据。根据血流动力学指标肺动脉楔压(PCWP)和心脏指数(CI)评估有无肺淤血和周围灌注不足的表现,可将 AMI 分为 4 个血流动力学亚型。

I 型:既无肺淤血又无周围组织灌注不足,心功能处于代偿状态。CI>2.2 L/(min·m²),PCWP≤2.4 kPa(18 mmHg),病死率约为 3%。

II 型:有肺淤血,无周围组织灌注不足,为常见临床类型。CI>2.2 L/(min·m²),PCWP>2.4 kPa(18 mmHg),病死率约为 9%。

III 型:有周围组织灌注不足,无肺淤血,多见于右心室梗死或血容量不足者。CI≤2.2 L/(min·m²),PCWP≤2.4 kPa(18 mmHg),病死率约为 23%。

IV 型:兼有周围组织灌注不足与肺淤血,为最严重类型。CI≤2.2 L/(min·m²),PCWP>2.4 kPa(18 mmHg),病死率约为 51%。

由于 AMI 时影响心脏泵血功能的因素较多,因此以上分型基本反映了血流动力学变化的状况,不能包括所有泵功能改变的特点。AMI 血流动力学紊乱的临床表现主要包括低血压状态、肺淤血、急性左心衰竭、心源性休克等。

(五)体征

AMI 时心脏体征可在正常范围内,体征异常者大多数无特征性:心脏可有轻至中度增大;心率增快或减慢;心尖区第一心音减弱,可出现第三或第四心音奔马律。前壁心肌梗死的早期,可能在心尖区和胸骨左缘之间扪及迟缓的收缩期膨出,是心室壁反常运动所致,常在几天至几周内消失。10%~20%的患者在发病后 2~3 d 出现心包摩擦音,多在 2 d 内消失,少数持续1周以上。发生二尖瓣乳头肌功能失调者,心尖区可出现粗糙的收缩期杂音;发生心室间隔穿孔者,胸骨左下缘出现响亮的收缩期杂音,常伴震颤。右室梗死较重者可出现颈静脉怒张,深吸气时更为明显。除发病极早期可出现一过性血压增高外,几乎所有患者在病程中都会有血压降低,起病前有高血压者,血压可降至正常;起病前无高血压者,血压可降至正常以下,且可能不再恢复到起病之前的水平。

四、并发症

并发症可分为机械性、缺血性、栓塞性和炎症性。

(一)机械性并发症

1.心室游离壁破裂

3％的 MI 患者可发生心室游离壁破裂,是心脏破裂最常见的一种,占 MI 死亡患者的10％。心室游离壁破裂常在发病 1 周内出现,早高峰在 MI 后 24 h 内,晚高峰在 MI 后 3～5 d。早期破裂与胶原沉积前的梗死扩展有关,晚期破裂与梗死相关室壁的扩展有关。心脏破裂多发生在第 1 次 MI、前壁梗死、老年和女性患者中。其他危险因素包括 MI 急性期的高血压、既往无心绞痛和心肌梗死、缺乏侧支循环、心电图上有 Q 波、应用糖皮质激素或非甾类体抗炎药、MI 症状出现后 14 h 以后的溶栓治疗。心室游离壁破裂的典型表现包括持续性心前区疼痛、心电图 ST-T 改变、迅速进展的血流动力学衰竭、急性心包填塞和电机械分离。心室游离壁破裂也可为亚急性,即心肌梗死区不完全或逐渐破裂,形成包裹性心包积液或假性室壁瘤,患者能存活数月。

2.室间隔穿孔

比心室游离壁破裂少见,有 0.5％～2％的 MI 患者会发生室间隔穿孔,常发生于 AMI 后3～7 d。AMI 后,胸骨左缘突然出现粗糙的全收缩期杂音或可触及收缩期震颤,或伴有心源性休克和心力衰竭,应高度怀疑室间隔穿孔,此时应进一步做 Swan-Ganz 导管检查与超声心动图检查。

3.乳头肌功能失调或断裂

乳头肌功能失调总发生率可高达 50％,二尖瓣乳头肌因缺血、坏死等使收缩功能发生障碍,造成不同程度的二尖瓣脱垂或关闭不全,心尖区出现收缩中晚期喀喇音和吹风样收缩期杂音,第一心音可不减弱,可引起心力衰竭。轻症者可以恢复,其杂音可以消失。乳头肌断裂极少见,多发生在二尖瓣后内乳头肌,故在下壁 MI 中较为常见。后内乳头肌大多是部分断裂,可导致严重二尖瓣反流伴有明显的心力衰竭;少数完全断裂者则发生急性二尖瓣大量反流,造成严重的急性肺水肿,约 1/3 的患者迅速死亡。

4.室壁膨胀瘤

室壁膨胀瘤或称室壁瘤。绝大多数并发于 STEMI,多累及左心室心尖部,发生率为 5％～20％。为在心室腔内压力影响下,梗死部位的心室壁向外膨出而形成。见于 MI 范围较大的患者,常于起病数周后才被发现。发生较小室壁瘤的患者可无症状与体征;但发生较大室壁瘤的患者,可出现顽固性充血性心力衰竭及复发性、难治的致命性心律失常。体检可发现心浊音界扩大,心脏搏动范围较广泛或心尖抬举样搏动,可有收缩期杂音。心电图上除了有 MI 的异常 Q 波外,约 2/3 的患者同时伴有持续性 ST 段弓背向上抬高。X 线透视和摄片、超声心动图、放射性核素心脏血池显像、磁共振成像及左心室选择性造影可见局部心缘突出,搏动减弱或有反常搏动。室壁瘤按病程可分为急性和慢性室壁瘤。急性室壁瘤在 MI 后数天内形成,易发生心脏破裂和形成血栓。慢性室壁瘤多见于 MI 愈合期,由于其瘤壁为致密的纤维瘢痕所替代,所以一般不会引起破裂。

(二)缺血性并发症

1.梗死延展

梗死延展指同一梗死相关冠状动脉供血部位的 MI 范围的扩大,可表现为心内膜下 MI 转变为透壁性 MI 或 MI 范围扩大到邻近心肌,多有梗死后心绞痛和缺血范围的扩大。梗死延展多发生在 AMI 后的 2~3 周,多数原梗死区相应导联的心电图有新的梗死性改变且 CK 或肌钙蛋白升高时间延长。

2.再梗死

再梗死指 AMI 4 周后再次发生的 MI,既可发生在原来梗死的部位,也可发生在任何其他心肌部位。如果再梗死发生在 AMI 后 4 周内,则其心肌坏死区一定受另一支有病变的冠状动脉支配。通常再梗死发生在与原梗死区不同的部位,诊断多无困难;若再梗死发生在与原梗死区相同的部位,尤其是 NSTEMI 的再梗死、反复多次的灶性梗死,常无明显的或特征性的心电图改变,可使诊断发生困难,此时迅速上升且又迅速下降的酶学指标如 CK-MB 比肌钙蛋白更有价值。CK-MB 恢复正常后又升高或超过原先水平的 50% 对再梗死具有重要的诊断价值。

(三)栓塞性并发症

MI 并发血栓栓塞主要是指心室附壁血栓或下肢静脉血栓破碎脱落所致的体循环栓塞或肺动脉栓塞。左心室附壁血栓形成在 AMI 患者中较多见,尤其在急性大面积前壁 MI 累及心尖部时,其发生率可高达 60%,而体循环栓塞并不常见,国外一般发生率在 10% 左右,我国一般在 2% 以下。附壁血栓的形成和血栓栓塞多发生在梗死后的第 1 周内。最常见的体循环栓塞为脑卒中,也可产生肾、脾或四肢等动脉栓塞;如栓子来自下肢深部静脉,则可产生肺动脉栓塞。

(四)炎症性并发症

1.早期心包炎

早期心包炎发生于 MI 后 1~4 d,发生率约为 10%。早期心包炎常发生在透壁性 MI 患者中,系梗死区域心肌表面心包并发纤维素性炎症所致。临床上可出现一过性的心包摩擦音,伴有进行性加重的胸痛,疼痛随体位而改变。

2.后期心包炎(心肌梗死后综合征或 Dressier 综合征)

后期心包炎发病率为 1%~3%,于 MI 后数周至数月内出现,并可反复发生。其发病机制尚不明确,推测为自身免疫反应所致;有研究认为它是一种变态反应,是机体对心肌坏死物质所形成的自身抗原的变态反应。临床上可表现为突然起病,发热,胸膜性胸痛,血白细胞计数升高和红细胞沉降率增快,心包或胸膜摩擦音持续 2 周以上,超声心动图发现心包积液,少数患者可伴有少量胸腔积液或肺部浸润。

五、危险分层

STEMI 的患者具有以下任何 1 项者可被确定为高危患者。

(1)年龄>70 岁。

(2)前壁 MI。

(3)多部位 MI(指 2 个部位以上)。

(4)伴有血流动力学不稳定,如低血压、窦性心动过速、严重室性心律失常、快速心房颤动、肺水肿或心源性休克等。

(5)左、右束支传导阻滞源于 AMI。

(6)既往有 MI 病史。

(7)合并糖尿病和未控制的高血压。

六、辅助检查

(一)心电图检查

虽然一些因素限制了心电图对 MI 的诊断和定位的能力,如心肌损伤的范围、梗死的时间及其位置、传导阻滞的存在、陈旧性 MI 的存在、急性心包炎、电解质浓度的变化以及服用有影响的药物等,然而标准 12 导联心电图的系列观察(必要时 18 导联),仍然是临床上对 STEMI 检出和定位的有用方法。

1.特征性改变

在面向透壁心肌坏死区的导联上出现以下特征性改变:①宽而深的 Q 波(病理性Q波)。②ST 段抬高呈弓背向上型。③T 波倒置,往往宽而深,两支对称;在背向梗死区的导联上则出现相反的改变,即R 波增高,ST 段压低,T 波直立并增高。

2.动态性改变

(1)起病数小时内可无异常,或出现异常高大、两支不对称的 T 波。

(2)数小时后,ST 段明显抬高,弓背向上,与直立的 T 波连接,形成单向曲线。数小时到2 d出现病理性 Q 波(又称Q 波型 MI),同时 R 波减低,为急性期改变。Q 波在 3~4 内稳定不变,以后70%~80%永久存在。

(3)如不进行治疗干预,ST 段抬高持续数天至 2 周,逐渐回到基线水平,T 波则变为平坦或倒置,是为亚急性期改变。

(4)数周至数月以后,T 波呈“V”形倒置,两支对称,波谷尖锐,为慢性期改变,T 波倒置可永久存在,也可在数月到数年内逐渐恢复(图 5-3、图 5-4)。合并束支传导阻滞尤其左束支传导阻滞或在原来部位再次发生 AMI 时,心电图表现多不典型,不一定能反映 AMI。

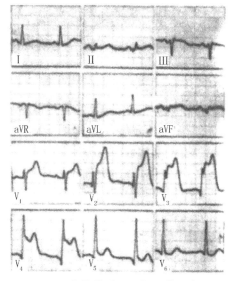

图 5-3 急性前壁心肌梗死的心电图

图示 V$_3$、V$_4$ 导联 QRS 波呈 qR 型,ST 段明显抬高,V$_2$ 导联呈
qRS 型,ST 段明显抬高,V$_1$ 导联 ST 段亦抬高

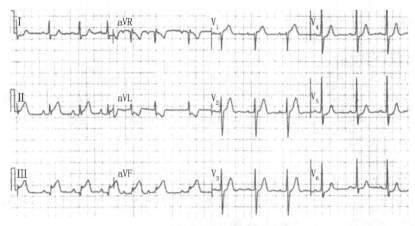

图 5-4　急性下壁心肌梗死的心电图

图示Ⅱ、Ⅲ、aVF 导联 ST 段抬高,Ⅲ导联 QRS 波呈 qR 型,Ⅰ、aVL 导联 ST 段压低

　　微型的和多发局灶型 MI,心电图中既不出现 Q 波也始终无 ST 段抬高,但有心肌坏死的血清标志物升高,属 NSTEMI 范畴。

　　3.定位和定范围

　　STEMI 的定位和定范围可根据出现特征性改变的导联数来判断(表 5-8)。

表 5-8　ST 段抬高型心肌梗死的心电图定位诊断

导联	前间隔	局限前壁	前侧壁	广泛前壁下壁*	下间壁	下侧壁	高侧壁**	正后壁***
V_1	+			+	+			
V_2	+			+	+			
V_3	+	+		+	+			
V_4		+		+				
V_5		+	+	+		+		
V_6			+			+		
V_7			+			+		+
V_8								+
aVR								
AVL		±	+	±	−	−	−	+
aVF		⋯	⋯	⋯	+	+	+	−
Ⅰ		±	+	±	−	−	−	+
Ⅱ		⋯	⋯	⋯	+	+	+	−
Ⅲ		⋯	⋯	⋯	+	+	+	−

　　注:①+,正面改变,表示典型 Q 波、ST 段抬高及 T 波倒置等变化;②−,反面改变,表示与+相反的变化;③±,可能有正面改变;④⋯,可能有反面改变。

　　*即膈面,右心室 MI 不易从心电图得到诊断,但此时 CR4R(或 V_{4R})导联的 ST 段抬高,可作为下壁 MI 扩展到右心室的参考指标。

　　**在 V_5、V_6、V_7 导联高 1~2 肋间处有正面改变。

　　***V_1、V_2、V_3 导联 R 波增高。

(二)心脏标志物测定

1.血清酶学检查

以往用于临床诊断 MI 的血清酶学指标包括肌酸磷酸激酶(CK 或 CPK)及其同工酶 CK-MB、谷草转氨酶(GOT)、乳酸脱氢酶(LDH)及其同工酶,但因 GOT 和 LDH 分布于全身许多器官,对 MI 的诊断特异性较差,目前临床已不推荐应用。AMI 发病后,血清酶活性随时相而变化。CK 在起病 6 h 内增高,24 h 内达高峰,3~4 d 恢复正常。

CK 的同工酶 CK-MB 诊断 AMI 的敏感性和特异性均极高,分别达到 100% 和 99%,在起病后 4 h 内增高,16~24 h 达高峰,3~4 d 恢复正常。STEMI 静脉内溶栓治疗时,CK 及其同工酶 CK-MB 可作为阻塞的冠状动脉再通的指标之一。冠状动脉再通,心肌血流再灌注时,坏死心肌内积聚的酶被再灌注血流"冲刷",迅速进入血液循环,从而使酶峰距 STEMI 发病时间提早出现,酶峰活性水平高于阻塞冠状动脉未再通者。用血清 CK-MB 活性水平增高和峰值前移来判断 STEMI 静脉溶栓治疗后冠状动脉再通,约有 95% 的敏感性和 88% 的特异性。

2.心肌损伤标志物测定

在心肌坏死时,除了血清心肌酶活性的变化外,心肌内含有的一些蛋白质类物质也会从心肌组织内释放出来,并出现在外周循环血液中,因此可作为心肌损伤的判定指标。这些物质主要包括肌钙蛋白和肌红蛋白。

肌钙蛋白(Tn)是肌肉组织收缩的调节蛋白,心肌肌钙蛋白(cTn)与骨骼肌中的 Tn 在分子结构和免疫学上是不同的,为心肌所独有,具有很高的特异性。cTn 共有 cTnT、cTnI、cTnC 3 个亚单位。

cTnT 在健康人血清中的浓度一般小于 0.06 ng/L。通常,在 AMI 后 3~4 h 开始升高,2~5 d 达到峰值,持续 10~14 d;其动态变化过程与 MI 时间、梗死范围大小、溶栓治疗及再灌注情况有密切关系。由于血清 cTnT 的高度敏感性和良好重复性,它对早期和晚期 AMI 及 UA 患者的灶性心肌坏死均具有很高的诊断价值。

cTnI 也是一种对心肌损伤和坏死具有高度特异性的血清学指标,其正常值上限为 3.1 ng/L,在 AMI 后 4~6 h 或更早即可升高,24 h 后达到峰值,约 1 周后降至正常。

肌红蛋白在 AMI 发病后 2~3 h 即已升高,12 h 内多达峰值,24~48 h 恢复正常,由于其出现时间较 cTn 和 CK-MB 早,故它是目前能用来最早诊断 AMI 的生化指标。但是肌红蛋白广泛存在于心肌和骨骼肌中,两者在免疫学上也是相同的,而且又主要经肾脏代谢清除,因而与血清酶学指标相似,也存在特异性较差的问题,如慢性肾功能不全、骨骼肌损伤时,肌红蛋白水平均会增高,此时应予以仔细鉴别。

3.其他检查

组织坏死和炎症反应的非特异性指标:AMI 发病 1 周内血白细胞可增至 $10\times10^9/L$~$20\times10^9/L$,中性粒细胞多在 75%~90%,嗜酸性粒细胞减少或消失。血细胞沉降率增快,可持续 1~3 周,能较准确地反映坏死组织被吸收的过程。血清游离脂肪酸、C 反应蛋白在 AMI 后均增高。血清游离脂肪酸显著增高者易发生严重室性心律失常。此外,AMI 时,由于应激反应,血糖可升高,糖耐量可暂降低,2~3 周后恢复正常。STEMI 患者在发病 24~48 h 血胆固醇保持或接近基线水平,但以后会急剧下降。因此所有 STEMI 患者应在发病 24~48 h 测定血脂谱,超过 24 h 者,要在 AMI 发病 8 周后才能获得更准确的血脂结果。

(三)放射性核素心肌显影

利用坏死心肌细胞中的钙离子能结合放射性 Tc 焦磷酸盐或坏死心肌细胞的肌凝蛋白可与其特异性抗体结合的特点,静脉注射^{99m}Tc-焦磷酸盐或^{111}In-抗肌凝蛋白单克隆抗体进行"热点"显像,或者利用坏死心肌血供断绝和瘢痕组织中无血管以至^{201}Tl或^{99m}Tc-MIBI 不能进入细胞的特点,静脉注射这些放射性核素进行"冷点"显像,均可显示 MI 的部位和范围。前者主要用于急性期,后者用于慢性期。用门电路 γ 闪烁显像法进行放射性核素心腔造影(常用^{99m}Tc-标记的红细胞或清蛋白),可观察心室壁的运动和左心室的射血分数,有助于判断心室功能,判断梗死后造成的室壁运动失调和室壁瘤。目前多用单光子发射计算机断层显像(SPECT)来检查,新的方法正电子发射计算机断层扫描(PET)可观察心肌的代谢变化,判断心肌是否存活。如心脏标志物或心电图阳性,做诊断时不需要做心肌显像。出院前或出院后不久,症状提示 ACS 但心电图无诊断意义和心脏标志物正常的患者应接受负荷心肌显像检查(药物或运动负荷的放射性核素或超声心动图心肌显像)。显像异常的患者提示在以后的 3～6 个月发生并发症的危险增加。

(四)超声心动图检查

根据超声心动图上所见的室壁运动异常可对心肌缺血区域做出判断。在评价有胸痛而无特征性心电图变化时,超声心动图有助于除外主动脉夹层。对 MI 患者,床旁超声心动图对发现机械性并发症很有价值,如评估心脏整体和局部功能、乳头肌功能不全、室壁瘤和室间隔穿孔等。多巴酚丁胺负荷超声心动图检查还可用于评价心肌存活性。

(五)选择性冠状动脉造影

需施行各种介入性治疗时,可先行选择性冠状动脉造影,明确病变情况,制定治疗方案。

七、诊断和鉴别诊断

WHO 的 AMI 诊断标准依据典型的临床表现、特征性的心电图改变、血清心肌坏死标志物水平动态改变,3 项中具备 2 项特别是后 2 项即可确诊,一般并不困难。无症状的患者,诊断较困难。凡年老患者突然发生休克、严重心律失常、心力衰竭、上腹胀痛或呕吐等表现而原因未明者,或原有高血压而血压突然降低且无原因可寻者,都应想到 AMI 的可能。此外有较重而持续较久的胸闷或胸痛者,即使心电图无特征性改变,也应考虑本病的可能,都宜先按 AMI 处理,并在短期内反复进行心电图观察和血清肌钙蛋白或心肌酶等测定,以确定诊断。当存在左束支传导阻滞图形时,MI 的心电图诊断较困难,因它与 STEMI 的心电图变化相类似,此时,与 QRS 波同向的 ST 段抬高和至少 2 个胸导联 ST 段抬高＞0.5 mV,强烈提示 MI。一般来说,有疑似症状并新出现的左束支传导阻滞应按 STEMI 来治疗。无病理性 Q 波的心内膜下 MI 和小的透壁性或非透壁性或微型 MI,鉴别诊断参见前文"不稳定性心绞痛和非 ST 段抬高型心肌梗死"段。血清肌钙蛋白和心肌酶测定的诊断价值更大。

2007 年欧洲和美国心脏病学会对 MI 制定了新的定义,将 MI 分为急性进展性和陈旧性两类,把血清心肌坏死标志物水平动态改变列为诊断急性进展性 MI 的首要和必备条件。

(一)急性进展性 MI 的定义

(1)心肌坏死生化标志物典型的升高和降低,至少伴有下述情况之一:①心肌缺血症状;②心电图病理性 Q 波形成;③心电图 ST 段改变提示心肌缺血;④做过冠状动脉介入治疗,如血管成形术。

(2)病理发现 AMI。

（二）陈旧性 MI 的定义

（1）系列心电图检查提示新出现的病理性 Q 波，患者可有或可不记得有任何症状，心肌坏死生化标志物已降至正常。

（2）病理发现已经或正在愈合的 MI，然后将 MI 再分为 5 种临床类型。Ⅰ型：自发性 MI，与原发的冠状动脉事件如斑块糜烂、破裂、夹层形成等而引起的心肌缺血相关；Ⅱ型：MI 继发于心肌的供氧和耗氧不平衡所导致的心肌缺血，如冠状动脉痉挛、冠状动脉栓塞、贫血、心律失常、高血压或低血压；Ⅲ型：心脏性猝死，有心肌缺血的症状和新出现的 ST 段抬高或新的左束支传导阻滞，造影或尸检证实冠状动脉内有新鲜血栓，但未及采集血样之前或血液中心肌坏死生化标志物升高之前患者就已死亡；Ⅳa 型：MI 与 PCI 相关；Ⅳb 型：MI 与支架内血栓有关，经造影或尸检证实；Ⅴ型：MI 与 CABG 相关。

此外，还需与变异型心绞痛相鉴别。心绞痛几乎都在静息时发生，常呈周期性，多发生在午夜至上午 8 时，常无明显诱因，历时数十秒至30 min。发作时心电图显示有关导联的 ST 段短时抬高、R 波增高，相对应导联的 ST 段压低，T 波可有高尖表现（图 5-5），常并发各种心律失常。本病是冠状动脉痉挛所引起，多发生在已有冠状动脉狭窄的基础上，但其临床表现与冠状动脉狭窄程度不成正比，少数患者冠状动脉造影可以正常。吸烟是本病的重要危险因素，麦角新碱或过度换气试验可诱发冠状动脉痉挛。药物治疗以钙通道阻滞剂和硝酸酯类最有效。病情稳定后根据冠状动脉造影结果再定是否需要血运重建治疗。

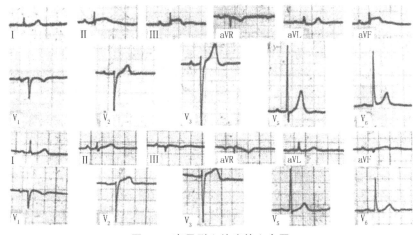

图 5-5　变异型心绞痛的心电图

上两行为心绞痛发作时，示Ⅱ、Ⅲ、aVF ST 段抬高，aVL ST 段稍压低，V₂、V₃、V₅、V₆，T 波增高。下两行心绞痛发作过后上述变化消失

八、预后

STEMI 的预后与梗死范围的大小、侧支循环产生的情况、有无其他疾病并存及治疗是否及时有关。总病死率约为 30%，住院死亡率约为 10%，发生严重心律失常、休克或心力衰竭者病死率尤高，其中休克患者病死率可高达 80%。死亡多在第 1 周内，尤其是在数小时内。出院前或出院 6 周内进行负荷心电图检查，运动耐量好不伴有心电图异常者预后良好，运动耐量差者预后不良。MI 长期预后的影响因素主要为患者的心功能状况、梗死后心肌缺血及心律失常、梗死的次数和部位及患者的年龄、是否合并高血压和糖尿病等。AMI 再灌注治疗后梗死相关冠状动脉

再通与否是影响 MI 急性期良好预后和长期预后的重要独立因素。

九、防治

治疗原则是保护和维持心脏功能,挽救濒死的心肌,防止梗死面积扩大,缩小心肌缺血范围,及时处理各种并发症,防止猝死,使患者不但能度过急性期,且康复后还能保持尽可能多的有功能的心肌。

(一)一般治疗

同不稳定性心绞痛和非 ST 段抬高型心肌梗死。

(二)再灌注治疗

及早再通闭塞的冠状动脉,使心肌得到再灌注,挽救濒死的心肌或缩小心肌梗死的范围,是一种关键的治疗措施。它还可极有效地解除疼痛。

1.溶栓治疗

纤维蛋白溶解(纤溶)药物被证明能减小冠状动脉内血栓,早期静脉应用溶栓药物能提高 STEAMI 患者的生存率,其临床疗效已被公认,故明确诊断后应尽早用药,来院至开始用药时间应<30 min。而对于非 ST 段抬高型 ACS,溶栓治疗不仅无益反而有增加 AMI 的倾向,因此标准溶栓治疗目前仅用于 STEAMI 患者。

(1)溶栓治疗的适应证:①持续性胸痛超过 30 min,含服硝酸甘油片症状不能缓解。②相邻 2 个或更多导联 ST 段抬高>0.2 mV。③发病 6 h 以内者。若发病 6~24 h,患者仍有胸痛,并且 ST 段抬高导联有 R 波者,也可考虑溶栓治疗。发病至溶栓药物给予的时间是影响溶栓治疗效果的最主要因素,最近有研究认为如果在发病 3 h 内给予溶栓药物,则溶栓治疗的效果和直接 PCI 治疗效果相当,但 3 h 后进行溶栓其效果不如直接 PCI 术,且出血等并发症增加。④年龄在 70 岁以下者。对于年龄>75 岁的 AMI 患者,溶栓治疗会增加脑出血的风险,是否溶栓治疗需权衡利弊,如患者为广泛前壁 AMI,具有很高的心源性休克和死亡的发生率,在无条件行急诊介入治疗的情况下仍应进行溶栓治疗。反之,如患者为下壁 AMI,血流动力学稳定,可不进行溶栓治疗。

(2)溶栓治疗的禁忌证:①近期(14 d 内)有活动性出血(胃肠道溃疡出血、咯血、痔疮出血等),做过外科手术或活体组织检查,心肺复苏术后(体外心脏按压、心内注射、气管插管),不能实施压迫的血管穿刺及外伤史者;②高血压患者血压>24.0/14.7 kPa(180/110 mmHg),或不能排除主动脉夹层分离者;③有出血性脑血管意外史,或半年内有缺血性脑血管意外(包括 TIA)史者;④对扩容和升压药无反应的休克;⑤妊娠、感染性心内膜炎、二尖瓣病变合并心房颤动且高度怀疑左心房内有血栓者;⑥糖尿病合并视网膜病变者;⑦出血性疾病或有出血倾向者,严重的肝肾功能障碍及进展性疾病(如恶性肿瘤)者。

(3)治疗步骤:①溶栓前检查血常规、血小板计数、出凝血时间、APTT 及血型,配血备用;②即刻口服阿司匹林 300 mg,以后每天 100 mg,长期服用;③进行溶栓治疗。

(4)溶栓药物:①非特异性溶栓剂,对血栓部位或体循环中纤溶系统均有作用的尿激酶(UK 或 r-UK)和链激酶(SK 或 rSK);②选择性作用于血栓部位纤维蛋白的药物,有组织型纤维蛋白溶酶原激活剂(tPA)、重组型组织纤维蛋白溶酶原激活剂(rt-PA);③单链尿激酶型纤溶酶原激活剂(SCUPA)、甲氧苯基化纤溶酶原链激酶激活剂复合物(APSAC);④新的溶栓剂还有 TNK-组织型纤溶酶原激活剂(TNK-tPA)、瑞替普酶(rPA)、拉诺普酶(nPA)、葡激酶(SAK)等。

(5)给药方案。①UK:30 min 内静脉滴注 $1\times10^6\sim1.5\times10^6$ U;或冠状动脉内注入 4×10^4 U,继以每分钟 $6\times10^3\sim2.4\times10^4$ U 的速度注入,血管再通后用量减半,继续注入 $30\sim60$ min,总量 5×10^5 U 左右。②SK: 1.5×10^6 U 静脉滴注,60 min 内滴完;冠状动脉内给药先给 2×10^4 U,继以 $2\times10^3\sim4\times10^3$ U 注入,共 30 min,总量 $2.5\times10^5\sim4.0\times10^5$ U。对链激酶过敏者,宜于治疗前半小时内用异丙嗪 25 mg 肌内注射,并与少量的地塞米松($2.5\sim5$ mg)同时滴注,可防止其引起的寒战、发热等不良反应。③rt-PA:100 mg 在 90 min 内静脉给予,先静脉注射 15 mg,继而 30 min内静脉滴注50 mg,其后 60 min 内再给予 35 mg(国内有报道,用上述剂量的一半也能奏效)。冠状动脉内用药剂量减半。用 rt-PA 前,先用肝素 5 000 U,静脉推注;然后,$700\sim1\,000$ U/h,静脉滴注48 h;以后改为皮下注射 7 500 U,每 12 h 1 次,连用 $3\sim5$ d,用药前注意出血倾向。④TNK-tPA:40 mg静脉一次性注入,无须静脉滴注。溶栓药应用期间密切注意出血倾向,并需监测 APTT 或 ACT。冠状动脉内注射药物需通过周围动脉置入导管达冠状动脉口处才能实现,因此比较费时,只宜用于介入性诊治过程中并发的冠状动脉内血栓栓塞;而静脉注射药物可以迅速实行,故目前多选静脉注射给药。

(6)溶栓治疗期间的辅助抗凝治疗:UK 和 SK 为非选择性的溶栓剂,故在溶栓治疗后短时间内($6\sim12$ h)不存在再次血栓形成的可能,对于溶栓有效的 AMI 患者,可于溶栓治疗 $6\sim12$ h 时后开始给予低分子量肝素皮下注射。对于溶栓治疗失败者,辅助抗凝治疗则无明显临床益处。rt-PA和葡萄糖激酶等为选择性的溶栓剂,故溶栓使血管再通后仍有再次血栓形成的可能,因此在溶栓治疗前后均应给予充分的肝素治疗。溶栓前先给予 5 000 U 肝素冲击量,然后以 1 000 U/h的肝素持续静脉滴注 $24\sim48$ h,以出血时间延长 2 倍为基准,调整肝素用量。也可选择低分子量肝素替代普通肝素治疗,其临床疗效相同,如依诺肝素,首先静脉推注 30 mg,然后以 1 mg/kg 的剂量皮下注射,每 12 h 1 次,用 $3\sim5$ d 为宜。

(7)溶栓再通的判断指标如下。

直接指征:冠状动脉造影观察血管再通情况,冠状动脉造影所示血流情况通常采用 TIMI 分级。TIMI 0 级者梗死相关冠状动脉完全闭塞,远端无造影剂通过,TIMI 1 级者少量造影剂通过血管阻塞处,但远端冠状动脉不显影,TIMI 2 级者梗死相关冠状动脉完全显影但与正常血管相比血流较缓慢,TIMI 3 级者梗死相关冠状动脉完全显影且血流正常。根据 TIMI 分级达到 2、3 级者表明血管再通,但 2 级者通而不畅。

间接指征:①心电图抬高的 ST 段于 2 h 内回降＞50%;②胸痛于 2 h 内基本消失;③2 h 内出现再灌注性心律失常(短暂的加速性室性自主节律,房室或束支传导阻滞突然消失,或下后壁心肌梗死的患者出现一过性窦性心动过缓、窦房传导阻滞)或低血压状态;④血清 CK-MB 峰值提前出现在发病 14 h 内。具备上述 4 项中 2 项或 2 项以上者,考虑再通,但②和③两项组合不能被判定为再通。

2.介入治疗

PCI 是指 AMI 的患者未经溶栓治疗直接进行冠状动脉血管成形术,其中支架植入术的效果优于单纯球囊扩张术。近年试用冠状动脉内注射自体干细胞希望有助于心肌的修复。目前直接 PCI 已被公认为首选的最安全有效的恢复心肌再灌注的治疗手段,梗死相关血管的开通率高于药物溶栓治疗,尽早应用可恢复心肌再灌注,降低近期病死率,预防远期的心力衰竭发生,尤其适用于来院时发病时间已超过 3 h 或对溶栓治疗有禁忌的患者。一般要求患者到达医院至球囊扩张时间＜90 min。在适宜于做 PCI 的患者中,PCI 之前应给予抗血小板药和抗凝治疗。施行

PCI 的适应证还包括血流动力学不稳定、有溶栓禁忌证、恶性心律失常、需要安装经静脉临时起搏或需要反复电复律及年龄＞75 岁。溶栓治疗失败者,即胸痛或 ST 段抬高在溶栓开始后持续≥60 min 或胸痛和 ST 段抬高复发,则应考虑做补救性 PCI,但是只有在复发起病后 90 min 内即能开始 PCI 者获益较大,否则应重复应用溶栓药,不过重复给予溶栓药物会增加严重出血风险。直接 PCI 后,尤其是放置支架后,可应用 GPⅡb/Ⅲa 受体拮抗剂辅助治疗,持续用 24～36 h。直接 PCI 的开展需要有经验的介入心脏病医师、完善的心血管造影设备、抢救设施和人员配备。我国《急性心肌梗死诊断和治疗指南》提出具备施行 AMI 介入治疗条件的医院应:①能在患者来院 90 min 内施行经皮冠状动脉球囊扩张术(PTCA);②其心导管室每年施行 PTCA＞100 例并有心外科待命的条件;③施术者每年独立施行 PTCA＞30 例;④AMI 直接 PTCA 成功率在 90%以上;⑤在所有送到心导管室的患者中,能完成 PTCA 者在 85%以上。无条件施行介入治疗的医院宜迅速将患者送到测算能在患者起病 6 h 内施行介入治疗的医院治疗。如测算转送后患者无法在 6 h 内接受 PCI,则宜就地进行溶栓治疗或溶栓后转送。

发生 STEAMI 后再灌注策略的选择需要根据发病时间、施行直接 PCI 的能力(包括时间间隔)、患者的危险性(包括出血并发症)等综合考虑。优选溶栓的情况一般包括就诊早,发病≤3 h,且不能及时进行 PCI;介入治疗不可行,如导管室被占用,动脉穿刺困难或不能转运到达有经验的导管室;介入治疗不能及时进行,如就诊至球囊扩张时间＞90 min。优选急诊介入治疗的情况:①就诊晚,发病＞3 h;②有经验丰富的导管室,就诊至球囊扩张时间＜90 min,就诊至球囊扩张时间较就诊至溶栓时间延长＜60 min;③高危患者,如心源性休克,Killip 分级≥Ⅲ级;④有溶栓禁忌证,包括出血风险增加及颅内出血;⑤诊断有疑问。

3.冠状动脉旁路移植术(CABG)

下列患者可考虑进行急诊 CABG:①实行了溶栓治疗或 PCI 后仍有持续的或反复的胸痛;②冠状动脉造影显示高危冠状动脉病变(左冠状动脉主干病变);③有 MI 并发症如室间隔穿孔或乳头肌功能不全所引起的严重二尖瓣反流。

(三)其他药物治疗

1.抗血小板治疗

抗血小板治疗能减少 STEMI 患者的主要心血管事件(死亡、再发致死性或非致死性 MI 和卒中)的发生,因此除非有禁忌证,所有患者应给予本项治疗。其用法见前文"不稳定性心绞痛和非 ST 段抬高型心肌梗死"段。

2.抗凝治疗

除非有禁忌证,所有 STEMI 患者无论是否采用溶栓治疗,都应在抗血小板治疗的基础上常规接受抗凝治疗。抗凝治疗能建立和维持梗死相关动脉的通畅,并能预防深静脉血栓形成、肺动脉栓塞及心室内血栓形成。其用法见前文"不稳定性心绞痛和非 ST 段抬高型心肌梗死"段。

3.硝酸酯类药物

对于有持续性胸部不适、高血压、大面积前壁 MI、急性左心衰竭的患者,在最初24～48 h 的治疗中,静脉内应用硝酸甘油有利于控制心肌缺血发作,缩小梗死面积,降低短期甚至长期病死率。其用法见前文"不稳定性心绞痛和非 ST 段抬高型心肌梗死"段。有下壁 MI,可疑右室梗死或明显低血压的患者[收缩压低于 12.0 kPa(90 mmHg)],尤其合并明显心动过缓或心动过速时,硝酸酯类药物能降低心室充盈压,引起血压降低和反射性心动过速,应慎用或不用。无并发症的 MI 低危患者不必常规给予硝酸甘油。

4.镇痛剂

选择用药和用法见"不稳定性心绞痛和非 ST 段抬高型心肌梗死"段。

5.β 受体阻滞剂

MI 发生后最初数小时内静脉注射 β 受体阻滞剂可通过缩小梗死面积、降低再梗死率、降低室颤的发生率和病死率而改善预后。无禁忌证的 STEMI 患者应在 MI 发病的 12 h 内开始使用 β 受体阻滞剂治疗。其用法见"不稳定性心绞痛和非 ST 段抬高型心肌梗死"段。

6.血管紧张素转换酶抑制剂(ACEI)

近来大规模临床研究发现,ACEI 如卡托普利、雷米普利等有助于改善恢复期心肌的重构,减少 AMI 的病死率,减少充血性心力衰竭的发生,特别是对前壁 MI、心力衰竭或心动过速的患者。因此,除非有禁忌证,所有 STEMI 患者都可选用 ACEI。给药时应从小剂量开始,逐渐增加至目标剂量。对于高危患者,ACEI 的最大益处在恢复期早期即可获得,故可在溶栓稳定后 24 h 以上使用,由于 ACEI 具有持续的临床益处,可长期应用。对于不能耐受 ACEI 的患者(如咳嗽反应),血管紧张素Ⅱ受体拮抗剂可能也是一种有效的选择,但目前不是 MI 后的一线治疗。

7.调脂治疗

见"不稳定性心绞痛和非 ST 段抬高型心肌梗死"段。

8.钙通道阻滞剂

非二氢吡啶类钙通道阻滞剂维拉帕米或地尔硫䓬用于急性期 STEMI,除了能控制室上性心律失常,对减少梗死范围或心血管事件并无益处。因此不建议对 STEMI 患者常规应用非二氢吡啶类钙通道阻滞剂。但非二氢吡啶类钙通道阻滞剂可用于硝酸酯和 β 受体阻滞剂之后仍有持续性心肌缺血或心房颤动伴心室率过快的患者。血流动力学表现在 KillipⅡ级以上的 MI 患者应避免应用非二氢吡啶类钙通道阻滞剂。

9.葡萄糖-胰岛素-钾溶液(GIK)

应用 GIK 能降低血浆游离脂肪酸浓度和改善心脏做功,GIK 还给缺血心肌提供必要的代谢支持,对大面积 MI 和心源性休克患者尤为重要。氯化钾 1.5 g、普通胰岛素 8 U 加入 10% 的葡萄糖液 500 mL 中静脉滴注,每天 1~2 次,1~2 周为 1 个疗程。近年,还有建议在上述溶液中再加入硫酸镁 5 g,但不主张常规补镁治疗。

(四)抗心律失常治疗

1.室性心律失常

应寻找和纠正导致室性心律失常可纠治的原因。血清钾低者推荐用氯化钾,通常可静脉滴注 10 mmol/h 以保持血钾在 4.0 mmol/L 以上,但对于严重的低钾血症(K$^+$<2.5 mmol/L),可通过中心静脉滴注 20~40 mmol/h。在 MI 早期静脉注射 β 受体阻滞剂继以口服维持,可降低室性心律失常(包括心室颤动)的发生率和无心力衰竭或低血压患者的病死率。预防性应用其他药物(如利多卡因)会增加死亡危险,故不推荐应用。室性异位搏动在心肌梗死后较常见,不需做特殊处理。非持续性(<30 s)室性心动过速在最初 24~48 h 常不需要治疗。多形性室速、持续性(≥3 s)单形室速或任何伴有血流动力学不稳定(如心力衰竭、低血压、胸痛)症状的室速都应给予同步心脏电复律。血流动力学稳定的室速可给予静脉注射利多卡因、普鲁卡因胺或胺碘酮等药物治疗。

(1)利多卡因:50~100 mg 静脉注射(如无效,5~10 min 后可重复),控制后静脉滴注,1~3 mg/min 维持(利多卡因 100 mg 加入 5% 葡萄糖液 100 mL 中滴注,1~3 mL/min)。情况稳定后可考虑改用口服美西律 150～200 mg,每 6～8 h 一次维持。

(2)胺碘酮:静脉注射,首剂 75～150 mg 稀释于 20 mL 生理盐水中,于 10 min 内注入;如有效继以 1.0 mg/min 维持静脉滴注 6 h 后改为 0.5 mg/min,总量<1200 mg/d;静脉用药 2～3 d 后改为口服,口服负荷量为 600～800 mg/d,7 d 后酌情改为维持量 100～400 mg/d。

(3)索他洛尔:静脉注射,首剂用 1.0～1.5 mg/kg,用 5％葡萄糖液 20 mL 稀释,于 15 min 内注入,疗效不明显时可再注射一剂 1.5 mg/kg,后可改为口服,160～640 mg/d。

无论血清镁是否降低,均可用硫酸镁(5 min 内静脉注射 2 g)来治疗复杂性室性心律失常。发生心室颤动时,应立即进行非同步直流电除颤,用最合适的能量(一般 300 J),争取一次除颤成功。在无电除颤条件时可立即做胸外心脏按压和口对口人工呼吸,心腔内注射利多卡因 100～200 mg,并施行其他心脏复苏处理。急性期过后,仍有复杂性室性心律失常或非持续性室速尤其是伴有显著左心室收缩功能不全者,死亡危险增加,应考虑安装 ICD,以预防猝死。在 ICD 治疗前,应行冠状动脉造影和其他检查以了解有无复发性心肌缺血,若有则需要行 PCI 或 CABG。加速的心室自主心律一般无须处理,但如由于心房输送血液入心室的作用未能发挥而引起血流动力学失调,则可用阿托品以加快窦性心律而控制心脏搏动,仅在偶然情况下需要用人工心脏起搏或抑制异位心律的药物来治疗。

2.缓慢的窦性心律失常

除非存在低血压或心率<50 次/分钟,一般不需要治疗。对于伴有低血压的心动过缓(可能减少心肌灌注),可静脉注射硫酸阿托品 0.5～1 mg,如疗效不明显,几分钟后可重复注射。最好是多次小剂量注射,因大剂量阿托品会诱发心动过速。虽然静脉滴注异丙肾上腺素也有效,但由于它会增加心肌的需氧量和心律失常的危险,因此不推荐使用。药物无效或发生明显不良反应时也可考虑应用人工心脏起搏器。

3.房室传导阻滞

二度Ⅰ型和Ⅱ型房室传导阻滞 QRS 波不宽者及并发于下壁 MI 的三度房室传导阻滞,心率>50 次/分钟且 QRS 波不宽者,无须处理,但应严密监护。下列情况是安置临时起搏器的指征:①二度Ⅱ型或三度房室传导阻滞 QRS 波增宽者;②二度或三度房室传导阻滞出现过心室停搏;③三度房室传导阻滞心率<50 次/分钟,伴有明显低血压或心力衰竭,经药物治疗效果差;④二度或三度房室传导阻滞合并频发室性心律失常。AMI 后 2～3 周进展为三度房室传导阻滞或阻滞部位在希氏束以下者应安置永久起搏器。

4.室上性快速心律失常

如窦性心动过速、频发房性期前收缩、阵发性室上性心动过速、心房扑动和心房颤动等,可选用β受体阻滞剂、洋地黄类、维拉帕米、胺碘酮等药物治疗。对后三者治疗无效时可考虑应用同步直流电复律器或人工心脏起搏器复律,尽量缩短快速心律失常持续的时间。

5.心脏停搏

立即做胸外心脏按压和人工呼吸,注射肾上腺素、异丙肾上腺素、乳酸钠和阿托品等,并施行其他心脏复苏处理。

(五)抗低血压和心源性休克治疗

根据休克纯属心源性,抑或尚有周围血管舒缩障碍,或血容量不足等因素存在,而分别处理。

1.补充血容量

约 20％的患者由于呕吐、出汗、发热、使用利尿药和不进饮食等原因而有血容量不足,需要补充血容量来治疗,但又要防止补充过多而引起心力衰竭。可根据血流动力学监测结果来决定输液量。如中心静脉压低,在0.5~1.0 kPa(5~10 cmH₂O),肺动脉楔压在0.8 kPa(6 mmHg)以下,心排血量低,提示血容量不足,可静脉滴注右旋糖酐-4或5%~10%葡萄糖液,输液后如中心静脉压上升>1.8 kPa(18 cmH₂O),肺动脉楔压>2.0~2.4 kPa(15~18 mmHg),则应停止。右心室梗死时,中心静脉压的升高则未必是补充血容量的禁忌。

2.应用升压药

补充血容量,血压仍不升,而肺动脉楔压和心排血量正常时,提示周围血管张力不足,可选用血管收缩药。①多巴胺:10~30 mg加入5%葡萄糖液100 mL中静脉滴注,也可和间羟胺同时滴注。②多巴酚丁胺:20~25 mg溶于5%葡萄糖液100 mL中,以2.5~10.0 μg/(kg·min)的剂量静脉滴注,作用与多巴胺相类似,但增加心排血量的作用较强,增快心率的作用较轻,无明显扩张肾血管的作用。③间羟胺:10~30 mg加入5%葡萄糖液100 mL中静脉滴注,或5~10 mg肌内注射。但对长期服用胍乙啶或利血平的患者疗效不佳。④去甲肾上腺素:作用与间羟胺相同,但较快、较强而较短,对长期服用胍乙啶或利血平的人仍有效。1~2 mg重酒石酸盐加入5%葡萄糖液100 mL中静脉滴注。渗出管外易引起局部损伤及坏死,如同时加入2.5~5.0 mg酚妥拉明可减轻局部血管收缩的作用。

3.应用血管扩张剂

经上述处理,血压仍不升,而肺动脉楔压增高,心排血量低,或周围血管显著收缩,以致四肢厥冷,并有发绀时,可用血管扩张药以减低周围循环阻力和心脏的后负荷,降低左心室射血阻力,增强收缩功能,从而增加心排血量,改善休克状态。血管扩张药要在血流动力学严密监测下谨慎应用,可选用硝酸甘油(50~100 μg/min静脉滴注)或单硝酸异山梨酯(2.5~10.0 mg/次,舌下含服或30~100 μg/min静脉滴注)、硝普钠(15~400 μg/min静脉滴注)、酚妥拉明(0.25~1.00 mg/min静脉滴注)等。

4.治疗休克的其他措施

其他措施包括纠正酸中毒、纠正电解质紊乱、避免脑缺血、保护肾功能,必要时应用糖皮质激素和洋地黄制剂。

上述治疗无效时可用主动脉内球囊反搏术(IABP)以增高舒张期动脉压而不增加左心室收缩期负荷,并有助于增加冠状动脉灌流,使患者获得短期的循环支持。对持续性心肌缺血、顽固性室性心律失常、血流动力学不稳定或休克的患者如存在合适的冠状动脉解剖学病变,应尽早做选择性冠状动脉造影,随即施行PCI或CABG,可挽救一些患者的生命。

5.中医中药治疗

中医学用于"回阳救逆"的四逆汤(熟附子、干姜、炙甘草)、独参汤或参附汤,对治疗本病伴血压降低或休克者有一定疗效。患者如兼有阴虚表现时可用生脉散(人参、五味子、麦冬)。这些方剂均已制成针剂,紧急使用也较方便。

(六)心力衰竭治疗

心力衰竭治疗主要是治疗左心室衰竭。治疗取决于病情的严重性。病情较轻者,给予祥利尿药(如静脉注射呋塞米20~40 mg,每天1次或2次),它可降低左心室充盈压,一般即可见效。病情严重者,可应用血管扩张剂(如静脉注射硝酸甘油)以降低心脏前负荷和后负荷。治疗期间,常通过带球囊的右心导管(Swan-Ganz导管)监测肺动脉楔压。只要体循环动脉收缩压持续>13.3 kPa(100 mmHg),即可用ACEI。开始治疗最好给予小剂量的短效ACEI(如口服卡托普利 3.125～6.25 mg,每 4～6 h 1 次;如能耐受,则逐渐增加剂量)。一旦达到最大剂量(卡托普利的最大剂量为 50 mg,每天 3 次),即用长效 ACEI(如福辛普利、赖诺普利、雷米普利)取代作为长期应用。如心力衰竭持续在 NYHA 心功能分级Ⅱ级或Ⅱ级以上,应加用醛固酮拮抗剂(如依普利酮、螺内酯)。严重心力衰竭者给予动脉内球囊反搏可提供短期的血流动力学支持。若血管重建或外科手术修复不可行时,应考虑心脏移植。永久性左心室或双心室植入式辅助装置可用作心脏移植前的过渡;如不可能做心脏移植,左心室辅助装置有时可作为一种永久性治疗。这种装置偶可使患者康复并可在 3～6 个月后去除。

(七)并发症治疗

对于有附壁血栓形成者,抗凝治疗可减少栓塞的危险,如无禁忌证,治疗开始即静脉应用足量肝素,随后给予华法林 3～6 个月,使 INR 维持在 2～3。当左心室扩张伴弥漫性收缩活动减弱、存在室壁膨胀瘤或慢性心房颤动时,应长期应用抗凝药和阿司匹林。室壁膨胀瘤形成伴左心室衰竭或心律失常时可行外科切除术。AMI 时 ACEI 的应用可减轻左心室重构和降低室壁膨胀瘤的发生率。并发心室间隔穿孔、急性二尖瓣关闭不全都可导致严重的血流动力学改变或心律失常,宜积极采用手术治疗,但手术应延迟至 AMI 后 6 周以上,因此时梗死心肌可得到最大限度的愈合。如血流动力学不稳定持续存在,尽管手术死亡危险很高,也宜早期进行。急性的心室游离壁破裂外科手术的成功率极低,几乎都是致命的。假性室壁瘤是左心室游离壁的不完全破裂,可通过外科手术修补。心肌梗死后综合征严重病例必须用其他非甾体抗炎药(NSAIDs)或皮质类固醇短程冲击治疗,但大剂量 NSAIDs 或皮质类固醇的应用不宜超过数天,因它们可能干扰 AMI 后心室肌的早期愈合。肩手综合征可用理疗或体疗。

(八)右室心肌梗死的处理

治疗措施与左心室 MI 略有不同,右室 MI 时常表现为下壁 MI 伴休克或低血压而无左心衰竭的表现,其血流动力学检查常显示中心静脉压、右心房和右心室充盈压增高,而肺动脉楔压、左心室充盈压正常甚至下降。治疗宜补充血容量,从而增高心排血量和动脉压。在血流动力学监测下,静脉滴注输液,直到低血压得到纠治,但肺动脉楔压如达 2.0 kPa(15 mmHg),即应停止。如此时低血压未能纠正,可用正性肌力药物。不能用硝酸酯类药和利尿药,它们可降低前负荷(从而减少心排血量),引起严重的低血压。伴有房室传导阻滞时,可予以临时起搏。

(九)康复和出院后治疗

出院后最初 3～6 周体力活动应逐渐增加。鼓励患者恢复中等量的体力活动(步行、体操、太极拳等)。如 AMI 后 6 周仍能保持较好的心功能,则绝大多数患者都能恢复其所有正常的活动。与生活方式、年龄和心脏状况相适应的有规律的运动计划可降低缺血事件发生的风险,增强总体健康状况。对患者的生活方式提出建议,进一步控制危险因素,可改善患者的预后。

十、出院前评估

(一)出院前的危险分层

出院前应对 MI 患者进行危险分层以决定是否需要进行介入性检查。对早期未行介入性检查而考虑进行血运重建治疗的患者,应及早评估左心室射血分数和进行负荷试验,根据负荷试验的结果发现心肌缺血者应进行心导管检查和血运重建治疗。仅有轻微或无缺血发作的患者只需给予药物治疗。

(二)左心室功能的评估

左心室功能状况是影响 ACS 预后最主要的因素之一,也是心血管事件最准确的预测因素之一。评估左心室功能包括患者症状(劳力性呼吸困难等)的评估、物理检查结果(如肺部啰音、颈静脉压升高、心脏扩大、第三心音奔马律等)及心室造影、放射性核素心室显像和超声心动图。MI 后左心室射血分数<40%是一项比较敏感的指标。无创性检查中以核素测值最为可靠,超声心动图的测值也可作为参考。

(三)心肌存活的评估

MI 后左室功能异常部分是由坏死和瘢痕形成所致,部分是由存活但功能异常的心肌细胞即冬眠或顿抑心肌所致,后者通过血管重建治疗可明显改善左室功能。因此鉴别纤维化但功能异常的心肌细胞所导致的心室功能异常具有重要的预后和治疗意义。评价心肌存活力常用的无创性检查包括核素成像和多巴酚丁胺超声心动图负荷试验等,这些检查能准确评估节段性室壁运动异常的恢复。近几年正逐渐广泛应用的正电子发射体层摄影及造影剂增强 MRI 能更准确预测心肌局部功能的恢复。

(杨 辉)

第六节 限制型心肌病

限制型心肌病(restrictive cardiomyopathy,RCM)以一侧或双侧心室充盈受限和舒张期容量降低为特征,收缩功能和室壁厚度正常或接近正常,可见间质纤维化。其病因为特发性、心肌淀粉样变性、心内膜病变伴或不伴嗜酸性细胞增多症。无论在西方国家或我国,RCM 都是少见的。男女之比为 3:1,发病年龄多在 15~50 岁。

一、病因

RCM 的病因目前仍未阐明,可能与非化脓性感染、体液免疫反应异常、变态反应和营养代谢不良等有关。最近报道本病可以呈家族性发病,可伴有骨骼肌疾病和房室传导阻滞。心肌淀粉样变性是继发性限制型心肌病的常见原因。

二、病理

在疾病早期阶段,心肌活检可见心内膜增厚,内膜下心肌细胞排列紊乱、间质纤维化。随着病情的进展,患者的心内膜明显增厚,外观呈珍珠样白色,质地较硬,致使心室壁轻度增厚。这种损害首先累及心尖部,继而向心室流出道蔓延,可伴有心室内附壁血栓形成。患者心脏的心室腔可无增大,心房增大与心室顺应性减低有关。冠状动脉很少受累。在病变发展到严重阶段,心内膜增厚和间质纤维化显著,组织学变化为非特异性。

三、临床表现

临床表现可分为左心室型、右心室型和混合型,以左心室型最常见。在早期阶段,患者可无症状,随着病情进展出现运动耐量降低、倦怠、乏力、劳力性呼吸困难和胸痛等症状,这主要是由于 RCM 患者心排血量不能随着心率加快而增加。左心室型早期可出现左心功能不全的表现，如易疲劳、呼吸困难、咳嗽及肺部湿性啰音等。右心室型及混合型则以右心功能不全为主，如颈静脉怒张、吸气时颈静脉压增高(Kussmaul 征)、肝大、腹水、下肢或全身水肿。心脏可闻及第三心音奔马律。当二尖瓣或三尖瓣受累时，可出现相应部位的收缩期反流性杂音，心房压力增高和心房扩大可导致心房颤动。发生栓塞者并不少见。此外，血压常偏低，脉压小。除有心力衰竭和栓塞表现外，可发生猝死。

四、辅助检查

(一)心电图

ST 段及 T 波非特异性改变。部分患者可见 QRS 波群低电压、病理性 Q 波、束支传导阻滞、心房颤动和病窦综合征等心律失常。

(二)X 线胸片

心影正常或轻中度增大，可有肺淤血表现，偶见心内膜钙化影。

(三)超声心动图

心室壁增厚和重量增加，心室腔大致正常，心房扩大。约 1/3 的病例有少量心包积液。较严重的病例可有附壁血栓形成。Doppler 心动图的典型表现是舒张期快速充盈随之突然终止。

(四)心导管检查

心房压力曲线出现右房压升高和快速的 Y 下陷；左心充盈压高于右心充盈压；心室压力曲线上表现为舒张早期下降和中晚期高原波；肺动脉高压。

(五)心内膜心肌活检

右心室活检可证实嗜酸性细胞增多症患者的心内膜心肌损害，对心内膜弹力纤维增生症和原发性限制型心肌病的组织学诊断具有重要价值。

五、诊断和鉴别诊断

RCM 临床诊断比较困难。对于出现倦怠、乏力、劳力性呼吸困难、胸痛、腹水、水肿等症状，心室没有明显扩大而心房扩大的患者，应考虑本病。心内膜心肌活检有助于确定限制型心肌病，属原发性和继发性。本病主要与缩窄性心包炎鉴别诊断。

六、治疗

限制型心肌病缺乏特异性治疗方法，其治疗原则包括缓解临床症状，改善心脏舒张功能，纠正心力衰竭，针对原发病的治疗。

(一)对症治疗

1.改善心室舒张功能

钙通道阻滞剂可以防止心肌细胞钙超负荷引起的细胞僵直，改善心室舒张期顺应性，降低心室舒张末压，从而改善心室舒张功能。可试用地尔硫䓬 30 mg，每天 3 次；或氨氯地平 5 mg，每天 1 次；或尼群地平 10 mg，每天 2 次。

β受体阻滞药能减慢心率，延长心室充盈时间，减少心肌耗氧量，降低室壁张力，从而有利于改善心室舒张功能。美托洛尔从小剂量开始(6.25 mg，每天 2 次)，酌情逐渐增加剂量。

ACEI 可以常规应用，如卡托普利 12.5 mg，每天 2 次；或培哚普利 4 mg，每天 1 次；或贝那普利5～10 mg,每天1次。

利尿药能有效地降低心脏前负荷,减轻肺循环和体循环淤血,降低心室充盈压,改善患者气急和易疲乏等症状。

2.洋地黄类药物

对于伴有快速性房颤或心力衰竭的患者,可选用洋地黄制剂,使用时必须小剂量和谨慎观察。

3.抗心律失常治疗

发生房颤者较常见,可选用胺碘酮转复和维持心律。对于严重的缓慢性心律失常患者,可置入永久性心脏起搏器。

4.抗凝治疗

为防止血栓形成,应给予阿司匹林抗血小板药物治疗。心腔内附壁血栓形成者,应尽早给予华法林或肝素治疗。

(二)特殊治疗

对嗜酸性细胞增多症及其引起的心内膜心肌病变,皮质激素(泼尼松)和羟基脲或其他细胞毒性药物,能有效地减少嗜酸性粒细胞,阻止内膜心肌纤维化进展。最近报道,联合应用美法仑、泼尼松和秋水仙碱对淀粉样变性有一定疗效,心、肾功能损害较小。

(三)手术治疗

对严重的内膜心肌纤维化可行心内膜剥脱术,切除纤维性心内膜。伴有瓣膜反流者,可行人工瓣膜置换术。对于附壁血栓者,行血栓切除术。

七、预后

本病预后不良。有报道认为,手术后难治性心力衰竭可显著好转,术后随访2～7年未见纤维化病变复发。

(魏中振)

第七节　扩张型心肌病

扩张型心肌病(dilated cardiomyopathy,DCM)是以一侧或双侧心腔扩大,收缩性心力衰竭为主要特征的一组疾病。病因不明者称为原发性扩张型心肌病,由于主要表现为充血性心力衰竭,以往又被称为充血性心肌病,该病常伴心律失常,五年存活率低于50%,发病率为5/10万～10/10万,近年来有增高的趋势,男多于女,比例为2.5∶1。

一、病因

(一)遗传因素

遗传因素包括单基因遗传和基因多态性。前者包括显性和隐性两种,根据基因所在的染色体进一步分为常染色体和性染色体遗传。致病基因已经清楚者归为家族性心肌病,未清楚而又有希望的基因是编码dystrophin和cardiotrophin-1的基因。基因多态性目前以ACE的DD型研究较多,但与原发性扩张型心肌病的关系尚有待进一步证实。

(二)病毒感染

病毒感染主要是柯萨奇病毒,此外尚有巨细胞病毒、腺病毒(小儿多见)和埃柯病毒等。以柯萨奇病毒研究较多。病毒除直接引起心肌细胞损伤外,尚可通过免疫反应,包括细胞因子和抗体损伤心肌细胞。

(三)免疫障碍

免疫障碍分两大部分:一是引起机体抵抗力下降,机体易于感染,尤其是嗜心肌病毒如柯萨奇病毒感染;二是以心肌为攻击靶位的自身免疫损伤,目前已知的有抗β受体抗体、抗 M 受体抗体、抗线粒体抗体、抗心肌细胞膜抗体、抗 ADP/ATP 载体蛋白抗体等。有些抗体具强烈干扰心肌细胞功能作用,如抗β受体抗体的儿茶酚胺样作用较去甲肾上腺素强 100 倍以上,抗 ADP/ATP 抗体严重干扰心肌能量代谢等。

(四)其他

某些营养物质、毒物的作用或叠加作用应注意。

二、病理及病理生理

(一)大体解剖

心腔大、室壁相对较薄、附壁血栓,瓣膜及冠状动脉正常,随着病情发展,心腔逐渐变为球形。

(二)组织病理

心肌细胞肥大、变长、变性坏死、间质纤维化。组化染色(抗淋巴细胞抗体)淋巴细胞增多,约 46% 符合 Dallas 心肌炎诊断标准。

(三)细胞病理(超微结构)

(1)收缩单位变少,排列紊乱。

(2)线粒体增多变性,细胞化学染色示线粒体嵴排列紊乱、脱失及融合;线粒体分布异常,膜下及核周分布增多,而肌纤维间分布减少。

(3)脂褐素增多。

(4)严重者心肌细胞空泡变性,脂滴增加。

在上述病理改变的基础上,原发扩张型心肌病的病理生理特点可用一句话概括:收缩功能障碍为主,继发舒张功能障碍。扩张型心肌病的心电图见图 5-6。

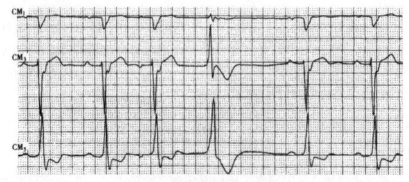

图 5-6　扩张型心肌病心电图

三、临床表现

（1）充血性心力衰竭的临床表现。

（2）心律失常：快速、缓慢心律失常及各种传导阻滞，以室内阻滞较有特点。

（3）栓塞：以肺栓塞多见。绝大部分是细小动脉多次反复栓塞，表现为少量咯血或痰中带血。肺动脉高压等。周围动脉栓塞在国内较少见，可表现为脑、脾、肾、肠系膜动脉及肢体动脉栓塞。有栓塞者预后一般较差。

四、辅助检查

（一）超声心动图

房室腔内径扩大，瓣膜正常，室壁搏动减弱、呈"大腔小口"样改变是其特点。早期仅左室和左房大，晚期全心大。可伴二尖瓣、三尖瓣功能性反流，很少见附壁血栓。

（二）ECG

QRS 可表现为电压正常、增高（心室大）和减低。有室内阻滞者 QRS 增宽。可见病理性 Q 波，多见于侧壁和高侧壁。左室极度扩大者，胸前导联 R 波呈马鞍形改变，即 V_3、V_4 呈 rS，$R_{V_1} > R_{V_2}$，$R_{V_5} > R_{V_4} > R_{V_3}$。可见继发 ST-T 改变。有各种心律失常，常见的有室性期前收缩、室性心动过速、房室传导阻滞、室内传导阻滞、心房颤动、心房扑动等。

（三）X 线

普大心影，早期肺淤血明显，晚期由于肺动脉高压和（或）右心衰竭，肺野透亮度可增加，肺淤血不明显，左、右室同时衰竭者肺淤血亦可不明显。伴有心衰者常有胸腔积液，以右侧或双侧多见，单左侧胸腔积液十分少见。

（四）SPECT

核素心血池显像示左室舒张末容积（EDV）扩大，严重者可达 800 mL，EF 下降至 $< 40\%$，严重者仅 $3\% \sim 5\%$，心肌显像左室大或左、右室均大，左室壁显影稀疏不均，呈花斑样。

（五）心肌损伤标志

CK-MB、cTnT、cTnI 可增高。心肌损伤标志阳性者往往提示近期疾病活动、心衰加重，亦提示有病毒及免疫因素参与心肌损伤。

（六）其他检查

其他检查包括肝功、肾功、血常规、电解质、红细胞沉降率异常等。

五、诊断及鉴别诊断

原发性扩张型心肌病目前尚无公认的诊断标准。可采用下列顺序：①心脏大、心率快、奔马律等心衰表现；②EF $< 40\%$（UCG、SPECT、LVG）；③超声心动图表现为"大腔小口"样改变，左室舒张末内径指数 ≥ 27 mm/m^2，瓣膜正常；④SPECT 示 EDV 增大，心肌显像呈花斑样改变；⑤以上表现用其他原因不能解释，即除外继发性心脏损伤。在临床上遇到难以解释的充血性心力衰竭首先应想到本病，通过询问病史、查体及上述检查符合①～④，且仍未找到可解释的原因即可诊断本病。

鉴别诊断：①应与所有引起心脏普大的原因鉴别；②ECG 有病理性 Q 波者应与陈旧性心梗鉴别。

六、治疗

与心力衰竭治疗基本相同,但强调 β 受体阻滞剂及保护心肌药物(如辅酶 Q_{10}、B 族维生素)的应用。

(魏中振)

第八节　肥厚型心肌病

肥厚型心肌病(hypertrophic cardiomyopathy,HCM)是指心室壁明显肥厚而又不能用血流动力学负荷解释,或无引起心室肥厚原因的一组疾病。肥厚可发生在心室壁的任何部位,可以是对称性,也可以是非对称性,室间隔、左室游离壁及心尖部较多见,右室壁罕见。根据有无左室内梗阻,可分为梗阻性和非梗阻性。根据梗阻部位又可分为左心室中部梗阻和左室流出道梗阻,后者又称为特发性肥厚型主动脉瓣下狭窄(idiopathic hypertrophic subaortic stenosis,IHSS),以室间隔明显肥厚、左室流出道梗阻为其特点,此种类型约占肥厚型心肌病的 1/4。

一、病因

本病 30%～40% 有明确家族史,其余为散发。梗阻性肥厚型心肌病有家族史者更多见,可高达 60%。目前认为系常染色体显性遗传疾病,收缩蛋白基因突变是主要的致病因素。儿茶酚胺代谢异常、高血压和高强度体力活动可能是本病的促进因素。

二、病理生理

收缩功能正常乃至增强、舒张功能障碍为其共同特点。梗阻性肥厚型心肌病在心室和主动脉之间可出现压力阶差,在心室容量和外周阻力减小、心脏收缩加强时压力阶差增大。

三、临床表现

临床表现与发病年龄有关,发病年龄越早,临床表现越严重。部分可无任何临床表现,仅在体检或尸检才发现。心悸、劳力性呼吸困难、心绞痛、劳力性晕厥、猝死是常见的临床表现。目前认为,晕厥及猝死的主要原因是室性心律失常,剧烈活动是其常见诱因。心脏查体可见心界轻度扩大,有病理性第四心音。晚期由于心房扩大,可发生心房颤动。也有少数演变为扩张型心肌病者,出现相应的体征。梗阻性肥厚型心肌病可在胸骨左缘 3～4 肋间和心尖区听到粗糙混合性杂音,该杂音既具喷射性杂音的性质,亦有反流性杂音的特点。目前认为,该杂音系不对称肥厚的室间隔造成左室流出道梗阻,血液高速流过狭窄的左室流出道,由于 Venturi 效应(流体的流速越快,压力越低)将二尖瓣前叶吸引至室间隔,加重梗阻,同时造成二尖瓣关闭不全。该杂音受心肌收缩力、左心室容量和外周阻力影响明显。凡能增加心肌收缩力、减少左心室容量和外周阻力的因素均可使杂音加强,反之则减弱。如含服硝酸甘油片或体力活动使左室容量减少或增加心肌收缩力,均可使杂音增强,使用 β 受体阻滞剂或下蹲位,使心肌收缩力减弱或左室容量增加,均可使杂音减弱。

四、辅助检查

(一)心电图检查

最常见的表现为左心室肥大和继发性 ST-T 改变,病理性 Q 波亦较常见,多出现在Ⅱ、Ⅲ、aVF、aVL、V₅、V₆ 导联,偶有 V₁ 导联 R 波增高。上述改变可出现在超声心动图发现室壁肥厚之前,其机制不清。以 V₃、V₄ 为中心的巨大倒置 T 波是心尖肥厚型心肌病的常见心电图表现。此外,尚有室内阻滞、心房颤动及期前收缩等表现。

(二)超声心动图检查

对本病具诊断意义,且可以确定肥厚的部位。梗阻性肥厚型心肌病室间隔厚度与左室后壁之比≥1.3(图 5-7A、图 5-7B、图 5-7D);室间隔肥厚部分向左室流出道突出,二尖瓣前叶在收缩期前向运动(systolic anterior motion,SAM)(图 5-7C)。主动脉瓣在收缩期呈半开放状态。二尖瓣多普勒超声血流图示 A 峰＞E 峰,提示舒张功能低下。

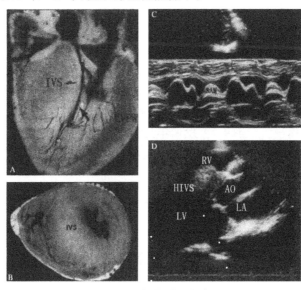

图 5-7　肥厚型心肌病

A:心脏纵切面观,室间隔厚度与左室后壁之比＞1.3;B:梗阻性肥厚心肌病横断面;C:梗阻性肥厚心肌病 M 超声心动图 SAM 征;D:左室游离壁梗阻性肥厚心肌病 B 型超声心动图 HIVS 征象。HIVS:室间隔肥厚;RV:右心室;LV:左心室;IVS:室间隔;AO:主动脉;LVPW:左室后壁;SAM:收缩期前向运动

(三)心导管检查和心血管造影

左室舒张末压升高,左室腔与左室流出道压力阶差大于 2.7 kPa(20 mmHg)者则可诊断梗阻存在。Brockenbrough 现象为梗阻性肥厚型心肌病的特异性表现。该现象系指具完全代偿期间的室性期前收缩后心搏增强、心室内压增高而主动脉内压降低的反常现象。这是由于心搏增强加重左室流出道梗阻。心室造影显示左室腔变形,呈香蕉状(室间隔肥厚)、舌状或黑桃状(心尖肥厚)。冠状动脉造影多为正常,供血肥厚区域的冠状动脉分支常较粗大。

(四)同位素心肌显像

同位素心肌显像可显示肥厚的心室壁及室壁显影稀疏,提示心肌代谢异常。此与心脏淀粉样变性心室壁厚而显影密度增高相鉴别。

（五）心肌 MRI

心肌 MRI 可显示心室壁肥厚和心腔变形。

（六）心内膜心肌活检（病理改变）

心肌细胞肥大、畸形、排列紊乱。

五、诊断及鉴别诊断

临床症状、体征及心电图可提供重要的诊断线索。诊断主要依靠超声心动图、同位素心肌显像、心脏 MRI 等影像学检查，心导管检查对梗阻性肥厚型心肌病亦具诊断意义，而 X 线心脏拍片对肥厚型心肌病诊断帮助不大。心绞痛及心电图 ST-T 改变需与冠心病鉴别。心室壁肥厚需与负荷过重引起的室壁肥厚及心脏淀粉样变性室壁肥厚鉴别。冠心病缺乏肥厚型心肌病心室壁肥厚的影像特征，通过冠状动脉造影可显示冠状动脉狭窄。后负荷过重引起的心室壁肥厚可查出后负荷过重疾病，如高血压、主动脉狭窄、主动脉瓣缩窄等；心脏淀粉样变性心室壁肥厚时，心电图表现为低电压，可资鉴别。

六、治疗及预后

基本治疗原则为改善舒张功能，防止心律失常的发生。可用 β 受体阻滞剂及主要作用于心脏的钙通道阻滞剂。对重症梗阻性肥厚型心肌病［左室腔与左室流出道压力阶差≥8.0 kPa（60 mmHg）］患者可安装 DDD 型起搏器，室间隔化学消融及手术切除肥厚的室间隔心肌等方法治疗。本病的预后因人而异。一般而言，发病年龄越早，预后越差。成人多死于猝死，小儿多死于心力衰竭，其次是猝死。家族史阳性者猝死率较高。应指导患者避免剧烈运动、持重及屏气，以减少猝死发生。

（魏中振）

第九节　急性心包炎

急性心包炎是一种以心包膜急性炎症病变为特点的临床综合征。

一、病因

（一）性质

急性非特异性。

（二）感染

细菌（包括结核杆菌）、病毒、真菌、寄生虫、立克次体。

（三）肿瘤

原发性、继发性。

（四）自身免疫和结缔组织病

风湿热及其他结缔组织病如系统性红斑狼疮、结节性动脉炎、类风湿性关节炎等，心脏损伤后（心肌梗死后综合征、心包切开后综合征）、血清病。

(五)内分泌、代谢异常

尿毒症、黏液性水肿、胆固醇性痛风。

(六)邻近器官疾病

急性心肌梗死、胸膜炎。

(七)先天性异常

心包缺损、心包囊肿。

(八)其他

外伤、放疗、药物等。

二、病理

急性心包炎根据病理变化可分为纤维蛋白性和渗液性心包炎。心包渗出液体无明显增加时为急性纤维蛋白性心包炎,渗出液增多时称渗液性心包炎。渗液可分为浆液纤维蛋白性、浆液血性、化脓性和出血性几种,多为浆液纤维蛋白性。液体量100~500 mL,也可多达2~3 L。心包渗液一般在数周至数月吸收,但也可发生脏层和壁层的粘连、增厚而逐渐形成慢性心包炎。

三、诊断

(一)症状

1.胸痛

心前区呈锐痛或钝痛,随体位改变、深呼吸、吞咽而加剧,常放射到左肩、背部或上腹部。病毒性者多伴胸膜炎,心前区疼痛剧烈。

2.呼吸困难

呼吸困难是心包渗液时最突出的症状。在心脏压塞时,可有端坐呼吸、呼吸浅而快、身躯前倾、发绀等。

3.全身症状

全身症状随病变而异。结核性者起病缓慢,有低热、乏力、食欲减退等。化脓性者起病急,高热及中毒症状严重。病毒性者常有上呼吸道感染及其他病毒感染的表现。

(二)体征

1.心包摩擦音

心包摩擦音是纤维蛋白性心包炎的重要体征,呈抓刮样音调,粗糙,以胸骨左缘3、4肋间及剑突下最显著,前倾坐位较易听到。心包摩擦音是一种由心房、心室收缩和心室舒张早期三个成分所组成的三相摩擦音,也可仅有心室收缩早期所组成的双相摩擦音。心包渗液增多时消失,但如心包两层之间仍有摩擦,则仍可听到摩擦音。

2.心包积液引起的相应体征

心包积液在300 mL以上者心浊音界向两侧扩大,且随体位而改变。平卧时心底浊音区增宽,坐位时下界增宽,心尖冲动减弱或消失,或位于心浊音界左缘之内侧,心音遥远,心率快。大量心包积液可压迫左肺引起左下肺不张,于左肩胛下叩诊浊音,并可听到支气管呼吸音,即左肺受压征(Ewart征)。如积液迅速积聚,可发生急性心脏压塞。患者气促加剧、面色苍白、发绀、心排血量显著下降,产生休克。若不及时解除心脏压塞,可迅速致死;如积液较慢,可形成慢性心脏压塞,表现为发绀、颈静脉怒张、肝大、腹水、皮下水肿、脉压小,常有奇脉。

四、辅助检查

(一)化验检查
感染性者常有血白细胞计数增加及红细胞沉降率增快等炎性反应。

(二)X 线检查
一般渗液＞200 mL 时可出现心影；向两侧扩大，积液多时心影呈烧瓶状，心脏搏动减弱或消失，肺野清晰。

(三)心电图
心电图异常表现主要由心外膜下心肌受累而引起。

(1)常规 12 导联(除 aVR 及 V_1 外)皆出现 ST 抬高，呈弓背向下。

(2)一至数天后 ST 段回到基线，出现 T 波低平以至倒置。

(3)T 波改变持续数周至数月，逐渐恢复正常，有时保留轻度异常。

(4)心包积液时可有 QRS 波群低电压。

(5)心脏压塞或大量渗液时可见电交替。

(6)无病理性 Q 波。

(四)超声心动图
M 型超声心动图中，右室前壁与胸壁之间或左室后壁之后与肺组织之间均可见液性暗区。二维超声心动图中很容易见有液性暗区，还有助于观察心包积液量的演变。

(五)放射性核素心腔扫描
用 ^{99m}Tc 静脉注射后进行心脏血池扫描，正常人心血池扫描图示心影大小与 X 线心影基本相符，心包积液时心血池扫描心影正常而 X 线心影明显增大。二者心影横径的比值小于 0.75。

(六)心包穿刺
(1)证实心包积液的存在，检查其外观和进行有关的实验室检查，如细菌培养、寻找肿瘤细胞、渗液的细胞分类、解除心脏压塞症状等。

(2)心包腔内注入抗生素、化疗药物。心包穿刺主要指征是心脏压塞和未能明确病因的渗液性心包炎。

(七)心包活检
主要指征为病因不明确而持续时间较长的心包积液，可以通过心包组织学、细菌学等检查以明确病因。

五、鉴别诊断

(一)心脏扩大
心包积液与心脏扩大的鉴别见表 5-9。

表 5-9　心包积液与心脏扩大的鉴别

项目	心包积液	心脏扩大
心尖冲动	不明显或于心浊音内侧	与心浊音界一致
奇脉	常有	无
心音及杂音	第一心音远，一般无杂音(风湿性例外)	心音较清晰，常有杂音或奔马律

续表

项目	心包积液	心脏扩大
X线检查	心影呈三角形,肺野清晰	心影呈球形,肺野淤血
心电图	Q-T间期多正常或缩短或有电交替	Q-T间期延长,心肌病变者常伴有室内阻滞,左室肥大,心律失常多见
超声心动图	有心包积液征象,心腔大小正常	无心包积液征象,心腔多扩大
放射性核素扫描	心腔扫描大小正常,而X线片心影大	心腔大小与X线片心影大体一致
心包穿刺	见心包积液	不宜心包穿刺

(二)急性心肌梗死

心包炎者年龄较轻,胸痛之同时体温、血白细胞计数升高,红细胞沉降率加快;而急性心肌梗死常在发病后期48~72 h出现体温、血白细胞计数升高,红细胞沉降率加快。此外,心包炎时多数导联ST段抬高,且弓背向下,无对应导联ST段压低,ST段恢复等电位线后T波才开始倒置,亦无Q波。心肌酶谱仅轻度升高且持续时间较长。

(三)早期复极综合征

本综合征心电图中抬高的ST段与急性心包炎早期的心电图改变易混淆,前者属正常变异。鉴别:早期复极时ST段抬高很少超过2 mm,在aVR及V_1导联中ST段常不压低,运动后抬高的ST段可转为正常,在观察过程中不伴有T波演变。

六、治疗

(一)一般对症治疗

患者卧床休息,直至疼痛及发热等症状消退;解除心脏压迫和对症处理,疼痛剧烈时可给予镇痛剂如阿司匹林325 mg,每4 h一次,或吲哚美辛25 mg,每4小时一次。心包积液量多时,行心包穿刺抽液以解除压迫症状。

(二)心包穿刺

心包穿刺可用以解除心脏压塞症状和减轻大量渗液引起的压迫症状,并向心脏内注入治疗药物。

(三)心包切开引流

心包切开引流用于心包穿刺引流不畅的化脓性心包炎。

(四)心包切除术

心包切除术主要指征为急性非特异性心包炎有反复发作,以致长期致残。

七、常见几种不同病因的急性心包炎

(一)急性非特异性心包炎

急性非特异性心包炎是一种浆液纤维蛋白性心包炎,病因尚未完全肯定。病毒感染和感染后发生变态反应可能是主要病因,起病前1~8周常有呼吸道感染史。

1.临床表现

起病多急骤,表现为心前区或胸骨后疼痛,为剧烈的刀割样痛,也可有压榨痛或闷痛。有发热,体温在4 h内达39 ℃或更高,为稽留热或弛张热。其他症状有呼吸困难、咳嗽、无力、食欲缺乏等。心包摩擦音是最重要的体征。心包渗液少量至中等量,很少发生心脏压塞。部分患者合并肺炎或胸膜炎。

2.实验室检查

血白细胞计数正常或中度升高,心包积液呈草黄色或血性,以淋巴细胞居多,心包液细菌培养阴性。X线检查示有心影增大或伴有肺浸润或胸膜炎改变。心电图有急性心包炎表现。病毒所致者,血清或心包积液的补体结合实验效价常增高。

3.治疗

本病能自愈,但可多次反复发作。无特异性治疗方法,以对症治疗为主,如休息,止痛剂给予水杨酸钠制剂或吲哚美辛,肾上腺皮质激素可抑制本病急性期,如有反复发作,应考虑心包切除。

(二)结核性心包炎

5%～10%的结核患者发生结核性心包炎,占所有急性心包炎的7%～10%,在缩窄性心包炎的比例更大。结核性心包炎常由纵隔淋巴结结核、肺或胸膜结核直接蔓延而来,或经淋巴、血行播散而侵入心包。

1.临床表现

(1)起病缓慢,不规则发热。

(2)胸痛不明显,心包摩擦音较少见,心包积液量较多,易致心脏压塞。

(3)病程长,易演变为慢性缩窄性心包炎。

2.实验室检查

(1)心包积液多呈血性,内淋巴细胞占多数。

(2)涂片、培养及动物接种有时可发现结核杆菌。

(3)结核菌素试验阳性对本病诊断有一定帮助。

3.治疗

(1)急性期卧床,增加营养。

(2)抗结核治疗一般用链霉素、异烟肼及对氨基水杨酸钠联合治疗,疗程1.5～2.0年,亦可用异烟肼5 mg/(kg·d)、乙胺丁醇25 mg/(kg·d)及利福平10 mg/(kg·d)联合治疗。

(3)常用肾上腺皮质激素4～6周,逐渐停药,减少渗出或粘连。

(4)有心脏压塞征象者,应进行心包穿刺,抽液后可向心包腔内注入链霉素及激素。

(5)若出现亚急性渗液缩窄性心包炎表现或有心包缩窄趋势者,应尽早做心包切除。

(三)化脓性心包炎

化脓性心包炎主要致病菌为葡萄球菌、革兰阳性杆菌、肺炎球菌等。多为邻近的胸内感染直接蔓延如肺炎、脓胸、纵隔炎等,也可由血行细菌播散,如败血症等,或心包穿刺性损伤带入细菌。偶可因膈下脓肿或肝脓肿蔓延而来。

1.临床表现

高热伴严重毒血症,胸痛,心包摩擦音,部分患者可出现心脏压塞。发病后2～12周易发展为缩窄性心包炎。

2.实验室检查

血白细胞计数明显升高,血和心包液细菌培养阳性,心包液呈脓性,中性粒细胞占多数。

3.治疗

(1)针对病原菌选择抗生素,抗生素用量要足,并在感染被控制后维持2周。

（2）应及早心包切开引流。

（四）肿瘤性心包炎

心包的原发性肿瘤主要为间皮瘤，且较少见。转移性肿瘤较多见，主要来自支气管和乳房的肿瘤，淋巴瘤和白血病也可侵犯心包。

1.临床表现

患者可有心包摩擦音、心包渗液，渗液为血性，渗液抽走后又迅速产生，可引起心脏压塞。预后极差。

2.实验室检查

心包渗液中寻找肿瘤细胞可以确诊。

3.治疗

治疗包括用心包穿刺术、心包切开术，甚至心包切除术解除心脏压塞以及心包内滴注抗癌药。

（五）急性心肌梗死并发心包炎

透壁性心肌梗死累及心包时可引起心包炎，多呈纤维蛋白性，偶有少量渗液。临床发生率为7%～16%，常在梗死后2～4小时发生，出现胸痛及短暂而局限的心包摩擦音，心电图示ST段再度升高，但无与心肌梗死部位方向相反的导联ST段压低。治疗以对症处理为主，予以吲哚美辛、阿司匹林等，偶需要用肾上腺皮质激素。

（六）心脏损伤后综合征

心脏损伤后综合征包括心包切开术后综合征、心脏创伤后综合征及心肌梗死后综合征，一般症状于心脏损伤后2～3周或数月出现，反复发作，每次发作1～4周，可能为自身免疫性疾病，亦可能与病毒感染有关。

1.临床表现

临床表现有发热、胸痛、心包炎、胸膜炎渗液和肺炎等。血白细胞计数增高，红细胞沉降率加快，半数患者有心包摩擦音，亦可有心包渗液。症状有自限性，预后良好，但易复发，每次1周至数周。心脏压塞常见。

2.治疗

合并或并发有心包积液或胸腔积液者，需穿刺抽液。发热胸痛者可用吲哚美辛，重症患者可予以肾上腺皮质激素，有较好效果。

（七）风湿性心包炎

风湿性心包炎为风湿性全心炎的一部分，常伴有其他风湿病的临床表现，胸痛及心包摩擦音多见，心脏可有杂音，心包积液量少，多呈草绿色。抗链"O"滴定度及血清黏蛋白增高，红细胞沉降率增快，抗风湿治疗有效。愈后可有心包粘连，一般不发展为缩窄性心包炎。

（魏中振）

第十节　慢性心包炎

急性心包炎以后，可在心包上留下瘢痕粘连和钙质沉着。多数患者只有轻微的瘢痕形成和疏松的或局部的粘连，心包无明显的增厚，不影响心脏的功能，称为慢性粘连性心包炎。部分患者心包渗液长期存在,形成慢性渗出性心包炎,主要表现为心包积液,预后良好。少数患者由于形成坚厚的疤痕组织,心包失去伸缩性,明显地影响心脏的收缩和舒张功能,称为缩窄性心包炎,它包括典型的慢性缩窄性心包炎和在心包渗液的同时已发生心包缩窄的亚急性渗液性缩窄性心包炎,后者在临床上既有心包堵塞又有心包缩窄的表现,并最终演变为典型的慢性缩窄性心包炎。

一、病因

部分由结核性、化脓性和非特异性心包炎引起,也见于心包外伤后或类风湿性关节炎的患者。有许多缩窄性心包炎患者虽经心包病理组织检查也不能确定其病因。心包肿瘤和放射治疗(简称"放疗")也偶可引起本病。

二、发病机制及病理改变

在慢性缩窄性心包炎中,心包脏层和壁层广泛粘连增厚和钙化,心包腔闭塞成为一个纤维瘢痕组织外壳,紧紧包住和压迫整个心脏和大血管根部,也可以局限在心脏表面的某些部位,如在房室沟或主动脉根部形成环状缩窄。在心室尤其在右心室表面,瘢痕往往更坚厚,常为 0.2~2 cm 或更厚。在多数患者中,疤痕组织主要由致密的胶原纤维构成,呈斑点状或片状玻璃样变性,因此不能找到提示原发病变的特征性变化。有些患者心包内尚可找到结核性或化脓性的肉芽组织。

由于时常发现外有纤维层包裹、内为浓缩血液成分和体液存在,提示心包内出血是形成心包缩窄的重要因素。心脏外形正常或较小,心包病变常累及贴近其下的心肌。缩窄的心包影响心脏的活动和代谢,有时导致心肌萎缩、纤维变性、脂肪浸润和钙化。

三、临床表现

缩窄性心包炎的起病常隐袭。心包缩窄的表现出现于急性心包炎后数月至数十年,一般为2~4 年。在缩窄发展的早期,体征常比症状显著,即使在后期,已有明显的循环功能不全的患者亦可能仅有轻微的症状。

(一)症状

劳累后呼吸困难常为缩窄性心包炎的最早期症状,是心排血量相对固定,在活动时不能相应增加所致。后期可因大量的胸腔积液、腹水将膈抬高和肺部充血,以致休息时也发生呼吸困难,甚至出现端坐呼吸。大量腹水和肿大的肝脏压迫腹内脏器,产生腹部膨胀感。此外可有乏力、胃纳减退、眩晕、衰弱、心悸、咳嗽、上腹疼痛、水肿等。

(二)体征

1.心脏本身的表现

心浊音界正常或稍增大。心尖冲动减弱或消失,心音轻而远,这些表现与心脏活动受限制和心排血量减少有关。第二心音的肺动脉瓣成分可增强。部分患者在胸骨左缘第3~4肋间可听到一个在第二心音后 0.1 s 左右的舒张早期额外音(心包叩击音),性质与急性心包炎有心脏压塞时相似。心率常较快。心律一般是窦性,可出现期前收缩、心房颤动、心房扑动等异位心律。

2.心脏受压的表现

颈静脉怒张、肝大、腹水、胸腔积液、下肢水肿等与心脏舒张受阻,使心排血量减少,导致水、钠潴留,从而使血容量增加,以及静脉回流受阻使静脉压升高有关。缩窄性心包炎常有大量腹水,而且较皮下水肿出现得早,与一般心力衰竭有所不同。一些患者可发生胸腔积液,有时出现奇脉,心排血量减少使动脉收缩压降低,静脉淤血,反射性引起周围小动脉痉挛使舒张压升高,因此脉压变小。

四、影像心电图及导管

(一)X 线检查

心脏阴影大小正常或稍大,心影增大可能由于心包增厚或伴有心包积液,左右心缘正常弧弓消失,呈平直僵硬,心脏搏动减弱,上腔静脉明显增宽,部分患者心包有钙化呈蛋壳状,此外,可见心房增大。

(二)心电图

多数有低电压,窦性心动过速,少数可有心房颤动,多个导联 T 波平坦或倒置。有时 P 波增宽或增高呈“二尖瓣型 P 波”或“肺型 P 波”表现,左、右心房扩大,也可有右心室肥厚。

(三)超声心动图

超声心动图可见右心室前壁或左心室后壁振幅变小,如同时有心包积液,则可发现心包壁层增厚程度。

(四)心导管检查

右心房平均压升高,压力曲线呈“M”形或“W”形,右心室压力升高,压力曲线呈舒张早期低垂及舒张晚期高原图形,肺毛细楔嵌压也升高。

五、诊断

患者有急性心包炎病史,伴有体、肺循环淤血的症状和体征,而无明显心脏增大,脉压小,有奇脉,X 线显示心包钙化,诊断并不困难。

六、鉴别诊断

本病应与肝硬化门静脉高压症及充血性心力衰竭相鉴别。肝硬化有腹水及下肢水肿,但无静脉压增高及颈静脉怒张等。充血性心力衰竭者多有心瓣膜病的特征性杂音及明显心脏扩大而无奇脉,超声心动图及 X 线检查有助鉴别。

限制型心肌病的血流动力学改变与缩窄性心包炎相似,故其临床表现与钙化的缩窄性心包炎极为相似,很难鉴别,其鉴别要点可参见表 5-10。

表 5-10 缩窄性心包炎和限制性心肌病的鉴别

鉴别项目	缩窄性心包炎	限制型心肌病
疲劳和呼吸困难	逐渐发生,后来明显	一开始就明显
吸气时颈静脉扩张	有	无
心尖冲动	常不明显	常扪及
奇脉	常有	无
二尖瓣与三尖瓣关闭不全杂音	无	常有
舒张期杂音	在第二心音之后较早出现,较响,为舒张早期额外音(心包叩击音)	在第二心音之后较迟出现,较轻,为第三心音,常可听到第四心音

续表

鉴别项目	缩窄性心包炎	限制型心肌病
X线	心脏轻度增大,常见心包钙化	心脏常明显增大,无心包钙化,可有心内膜钙化
心电图	QRS波群低电压和广泛性 T 波改变,可有心房颤动或提示左房肥大的 P 波改变	可有波群低电压和广泛性 T 波改变,有时出现异常 Q 波,常有房室和心室内传导阻滞(特别是左束支传到阻滞)和心室肥大劳损,也有心房颤动
收缩时间间期测定	正常	异常(PEP 延长,LVET 缩短,PEP/LVET 比值增大)
超声心电图		
心房显著扩大	不常见	常见
舒张早期二尖瓣血流速率	有明显的呼吸变化	随呼吸变化极小
彼此相反的心室充盈	有	无
血流动力学检查		
左、右室舒张末期压	相等,相差≤0.7 kPa(5 mmHg)	>0.7 kPa(5 mmHg)
右室收缩压	≤0.7 kPa(5 mmHg)	>6.7 kPa(50 mmHg)
右室舒张末期压	大于 1/3 右室收缩压	<1/3 右室收缩压
计算机化断层显像	心包增厚	心包正常
心内膜心肌活组织检查	正常	异常
洋地黄治疗反应	静脉压不变	静脉压下降

七、治疗

应及早施行心包剥离术。如病程过久,心肌常有萎缩和纤维变性,影响手术的效果。因此,只要临床表现为心脏进行性受压,用单纯心包渗液不能解释,或在心包渗液吸收过程中心脏受压重征象越来越明显,或在进行心包腔注气术时发现壁层心包显著增厚,或磁共振显像显示心包增厚和缩窄,如心包感染已基本控制,就应及早争取手术。结核性心包炎患者应在结核活动已静止后考虑手术,以免过早手术造成结核的播散。如结核尚未稳定,但心脏受压症状明显加剧时,可在积极抗结核治疗下进行手术。手术中心包应尽量剥离,尤其两心室的心包必须彻底剥离。因心脏长期受到束缚,心肌常有萎缩和纤维变性,所以手术后心脏负担不应立即过重,应逐渐增加活动量。静脉补液必须谨慎,否则会导致急性肺水肿。由于萎缩的心肌恢复较慢,因此手术成功的患者常在术后 4～6 月才逐渐出现疗效。

手术前应改善患者一般情况,严格休息,低盐饮食,使用利尿药或抽除胸腔积液和腹水,必要时给以少量多次输血。有心力衰竭或心房颤动的患者可适当应用洋地黄类药物。

八、预后

如能及早进行心包的彻底剥离手术,大部分患者可获满意的效果。少数患者因病程较久,有明显心肌萎缩和心源性肝硬化等严重病变,则预后较差。

(魏中振)

第六章 >> 呼吸内科疾病的西医诊疗

第一节 急性气管-支气管炎

一、病因

（一）微生物

病原体与上呼吸道感染类似。

（二）物理、化学因素

冷空气、粉尘、刺激性气体或烟雾。

（三）变态反应

常见的吸入变应原包括花粉、有机粉尘、真菌孢子、动物毛皮排泄物；或对细菌蛋白质的过敏；钩虫、蛔虫的幼虫在肺内的移行均可引起气管-支气管急性炎症反应。

二、诊断

（一）症状

咳嗽、咳痰，先为干咳或少量黏液性痰，随后转为黏液脓性，痰量增多，咳嗽加剧，偶有痰中带血。伴有支气管痉挛时可有气促、胸骨后发紧感。可有发热（38 ℃左右）与全身不适等症状，但有自限性，3～5 d后消退。

（二）体征

粗糙的干啰音，局限性或散在湿啰音，常于咳痰后发生变化。

（三）实验室检查

（1）血常规检查：一般白细胞计数正常，细菌性感染较重时白细胞总数升高或中性粒细胞计数增多。

（2）痰涂片或培养可发现致病菌。

（3）胸部 X 线检查大多正常或肺纹理增粗。

（四）鉴别诊断

1.流行性感冒

流行性感冒可引起咳嗽，但全身症状重，发热、头痛和全身酸痛明显，血白细胞数量减少。

2.急性上呼吸道感染

鼻咽部症状明显,咳嗽轻微,一般无痰。肺部无异常体征。胸部 X 线正常。

3.其他

如支气管肺炎、肺结核、肺癌、肺脓肿等可表现为类似的咳嗽咳痰的多种疾病表现,应详细检查,以资鉴别。

三、治疗

(一)对症治疗

干咳无痰者可选用喷托维林,25 mg,每天 3 次;或右美沙芬,15～30 mg,每天 3 次;或可卡因,15～30 mg,每天 3 次;或用含中枢性镇咳药的合剂,如复方磷酸可待因、止咳糖浆,10 mL,每天3次。其他中成药如咳特灵、克咳胶囊等均可选用,痰多不易咳出者可选用祛痰药,如溴己新,16 mg,每天 3 次;或用盐酸氨溴索,30 mg,每天 3 次;或桃金娘油提取物化痰;也可雾化帮助祛痰。有支气管痉挛或气道反应性高的患者可选用茶碱类药物,如氨茶碱,100 mg,每天 3 次;或长效茶碱缓释片 200 mg,每天 2 次;或多索茶碱 0.2 g,每天 2 次;或雾化吸入异丙托溴铵,或口服特布他林,1.25～2.50 mg,每天 3 次。头痛、发热时可加用解热镇痛药,如阿司匹林 0.3～0.6 g,每6～8 h 1 次。

(二)有细菌感染时选用合适的抗生素

痰培养阳性,按致病菌及药敏试验选用抗菌药。在未得到病原菌阳性结果之前,可选用大环内酯类,如罗红霉素成人每天 2 次,每次 150 mg;或 β-内酰胺类,如头孢拉定成人 1～4 g/d,分4 次服,或头孢克洛成人 2～4 g/d,分 4 次口服。

四、疗效标准与预后

症状体征消失,化验结果正常为痊愈。

(周金华)

第二节　支气管扩张

支气管扩张是支气管慢性异常扩张的疾病,直径＞2 mm 中等大小近端支气管及其周围组织慢性炎症及支气管阻塞,引起支气管组织结构较严重的病理性破坏所致。儿童及青少年多见,常继发于麻疹、百日咳后的支气管炎,迁延不愈的支气管肺炎等。主要症状为慢性咳嗽、咳大量脓痰和(或)反复咯血。

一、病因和发病机制

(一)支气管-肺组织感染

婴幼儿时期支气管肺组织感染是支气管扩张最常见的病因。由于婴幼儿支气管较细,且支气管壁发育尚未完善,管壁薄弱,易于阻塞和遭受破坏。反复感染破坏支气管壁各层组织,尤其是肌层组织及弹性组织的破坏,减弱了对管壁的支撑作用。支气管炎使支气管黏膜充血、水肿、分泌物堵塞引流不畅,从而加重感染。左下叶支气管细长且位置低,受心脏影响,感染后引流不畅,故发病率高。左舌叶支气管开口与左下叶背段支气管开口相邻,易被左下叶背段感染累及,因此两叶支气管同时扩张也常见。

支气管内膜结核引起管腔狭窄、阻塞、引流不畅,导致支气管扩张。肺结核纤维组织增生、牵拉收缩,也导致支气管变形扩张,因肺结核多发于上叶,引流好,痰量不多或无痰,所以称之为"干性"支气管扩张。其他如吸入腐蚀性气体、支气管曲霉菌感染、胸膜粘连等可损伤或牵拉支气管壁,反复继发感染,引起支气管扩张。

(二)支气管阻塞

肿瘤、支气管异物和感染均引起支气管腔内阻塞,支气管周围肿大淋巴结或肿瘤的外压可致支气管阻塞。支气管阻塞导致肺不张,失去肺泡弹性组织缓冲,胸腔负压直接牵拉支气管壁引起支气管扩张。右肺中叶支气管细长,有三组淋巴结围绕,因非特异性或结核性淋巴结炎而肿大,从而压迫支气管,引起右肺中叶肺不张和反复感染,又称中叶综合征。

(三)支气管先天性发育障碍和遗传因素

支气管先天发育障碍,如巨大气管-支气管症,可能是先天性结缔组织异常、管壁薄弱所致的扩张。因软骨发育不全或弹性纤维不足,导致局部管壁薄弱或弹性较差所致支气管扩张,常伴有鼻旁窦炎及内脏转位(右位心),称为 Kartagener 综合征。与遗传因素有关的肺囊性纤维化,由于支气管黏液腺分泌大量黏稠黏液,分泌物潴留在支气管内引起阻塞、肺不张和反复继发感染,可发生支气管扩张。遗传性α_1-抗胰蛋白酶缺乏症也伴有支气管扩张。

(四)全身性疾病

近年来发现类风湿关节炎、克罗恩病、溃疡性结肠炎、系统性红斑狼疮、支气管哮喘和泛细支气管炎等疾病可同时伴有支气管扩张。一些不明原因的支气管扩张,其体液和细胞免疫功能有不同程度的异常,提示支气管扩张可能与机体免疫功能失调有关。

二、病理

发生支气管扩张的主要原因是炎症。支气管壁弹力组织、肌层及软骨均遭到破坏,由纤维组织取代,使管腔逐渐扩张。支气管扩张的形状可为柱状或囊状,也常混合存在呈囊柱状。典型的病理改变为支气管壁全层均有破坏,黏膜表面常有溃疡及急、慢性炎症,纤毛柱状上皮细胞鳞状化生、萎缩,杯状细胞和黏液腺增生,管腔变形、扭曲、扩张,腔内含有多量分泌物。常伴毛细血管扩张,或支气管动脉和肺动脉的终末支扩张与吻合,进而形成血管瘤,破裂可出现反复大量咯血。支气管扩张发生反复感染,病变范围扩大蔓延,逐渐发展影响肺通气功能及肺弥散功能,导致肺动脉高压,引起肺心病、右心衰竭。

三、临床表现

本病多起病于小儿或青年,呈慢性经过,多数患者在童年期有麻疹、百日咳或支气管肺炎迁延不愈的病史。早期常无症状,随病情发展可出现典型临床症状。

(一)症状

1.慢性咳嗽、大量脓痰

与体位改变有关,每天痰量可达 100～400 mL,支气管扩张分泌物积聚,体位变动时分泌物刺激支气管黏膜,引起咳嗽和排痰。痰液静置后分 3 层:上层为泡沫,中层为黏液或脓性黏液,底层为坏死组织沉淀物。合并厌氧菌混合感染时,则痰有臭味,常见病原体为铜绿假单胞菌、金黄色葡萄球菌、流感嗜血杆菌、肺炎链球菌和卡他莫拉菌。

2.反复咯血

50%~70%的患者有不同程度的咯血史,从痰中带血至大量咯血,咯血量与病情严重程度、病变范围不一定成比例。部分患者以反复咯血为唯一症状,平时无咳嗽、咳脓痰等症状,称为干性支气管扩张,病变多位于引流良好的上叶支气管。

3.反复肺部感染

特点为同一肺段反复发生肺炎并迁延不愈,此由于扩张的支气管清除分泌物的功能丧失,引流差,易于反复发生感染。

4.慢性感染中毒症状

反复感染可引起发热、乏力、头痛、食欲减退等,病程较长者可有消瘦、贫血,儿童可影响生长发育。

(二)体征

早期或干性支气管扩张可无异常肺部体征。典型者在下胸部、背部可闻及固定、持久的局限性粗湿啰音,有时可闻及哮鸣音。部分慢性患者伴有杵状指(趾),病程长者可有贫血和营养不良,出现肺炎、肺脓肿、肺气肿、肺心病等并发症时可有相应体征。

四、实验室检查及辅助检查

(一)实验室检查

血白细胞总数与分类一般正常,急性感染时白细胞总数及中性粒细胞比例可增高,贫血患者血红蛋白含量下降,红细胞沉降率可增快。

(二)X线检查

早期轻症患者胸部平片可无特殊发现,典型X线表现为一侧或双侧下肺纹理增粗紊乱,其中有多个不规则的透亮阴影,或沿支气管分布的蜂窝状、卷发状阴影,急性感染时阴影内可出现小液平面。柱状支气管扩张的X线表现是"轨道征",是增厚的支气管壁影。胸部CT显示支气管管壁增厚的柱状扩张,并延伸至肺周边,或成串、成簇的囊状改变,可含气液平面。支气管造影可确诊此病,并明确支气管扩张的部位、形态、范围和病变严重程度,为手术治疗提供资料。高分辨率CT较常规CT具有更高的空间和密度分辨力,能够显示以次级肺小叶为基本单位的肺内细微结构,已基本取代支气管造影(图6-1)。

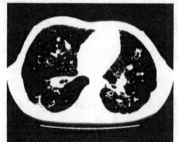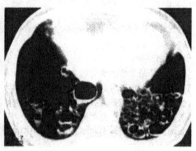

图 6-1　胸部 CT

(三)支气管镜检

可发现出血、扩张或阻塞部位及原因,可进行局部灌洗、清除阻塞,局部止血,取灌洗液行细菌学、细胞学检查,有助于诊断、鉴别诊断与治疗。

五、诊断

根据慢性咳嗽、咳大量脓痰、反复咯血和同一肺段反复感染等病史,查体于下胸部及背部可闻及固定而持久的粗湿啰音、结合童年期有诱发支气管扩张的呼吸道感染病史,X 线显示局部肺纹理增粗、紊乱或呈蜂窝状、卷发状阴影,可做出初步临床诊断,支气管造影或高分辨率 CT 可明确诊断。

六、鉴别诊断

(一)慢性支气管炎

多发生于中老年吸烟者,于气候多变的冬春季节咳嗽、咳痰明显,多为白色黏液痰,感染急性发作时出现脓性痰,反复咯血症状不多见,两肺底散在的干湿啰音,咳嗽后可消失。胸片肺纹理紊乱,或有肺气肿改变。

(二)肺脓肿

起病急,全身中毒症状重,有高热、咳嗽、大量脓臭痰,X 线检查可见局部浓密炎症阴影,其中有空洞伴气液平面,有效抗生素治疗炎症可完全吸收。慢性肺脓肿则以往有急性肺脓肿的病史。支气管扩张和肺脓肿可以并存。

(三)肺结核

常有低热、盗汗、乏力等结核中毒症状,干、湿性啰音多位于上肺部,X 线胸片和痰结核菌检查可做出诊断。结核可合并支气管扩张,部位多见于双肺上叶及下叶背段支气管。

(四)先天性肺囊肿

是一种先天性疾病,无感染时可无症状,X 线检查可见多个薄壁的圆形或椭圆形阴影,边界纤细,周围肺组织无炎症浸润,胸部 CT 检查和支气管造影有助于诊断。

(五)弥漫性泛细支气管炎

慢性咳嗽、咳痰,活动时呼吸困难,合并慢性鼻旁窦炎,胸片与胸 CT 有弥漫分布的边界不太清楚的小结节影。类风湿因子、抗核抗体、冷凝集试验可呈阳性,需病理学确诊。大环内酯类的抗生素治疗 2 个月以上有效。

七、治疗

支气管扩张的治疗原则是防治呼吸道反复感染,保持呼吸道引流通畅,必要时手术治疗。

(一)控制感染

患者出现痰量增多及其脓性成分增加等急性感染征象时,需应用抗感染药物。急性加重期开始抗菌药物治疗前应常规送痰培养,根据痰培养和药敏结果指导抗生素应用,但在等待培养结果时即应开始经验性抗菌药物治疗。无铜绿假单胞菌感染高危因素的患者应立即经验性使用对流感嗜血杆菌有活性的抗菌药物,如氨苄西林舒巴坦、阿莫西林克拉维酸、第二代头孢菌素、第三代头孢菌素、莫西沙星、左氧氟沙星。对于存在铜绿假单胞菌感染高危因素的患者,可选择具有抗假单胞菌活性的 β-内酰胺类抗生素或碳青霉烯类、氨基糖苷类、喹诺酮类药物,可单独应用或联合应用。对于慢性咳脓痰患者,还可考虑使用疗程更长的抗生素,如口服阿莫西林或吸入氨基糖苷类药物,或间断并规则使用单一抗生素以及轮换使用抗生素以加强对下呼吸道病原体的清除。合并变应性支气管肺曲霉病（ABPA）时，除一般需要糖皮质激素外，还需要抗真菌药物联合治疗，疗程较长。支气管扩张患者出现肺内空洞，尤其是内壁光滑的空洞，合并或没有合并树芽征，要考虑到不典型分枝杆菌感染的可能，可采用痰抗酸染色、痰培养及痰的微生物分子检测进行诊断。本病也容易合并结核，患者可以有肺内空洞或肺内结节，渗出合并增殖性改变等可合并低热、夜间盗汗，需要在随访过程中密切注意上述相关的临床表现。支气管扩张症患者容易合并曲霉的定植和感染，表现为管腔内有曲霉球，或出现慢性纤维空洞样改变，或急性、亚急性侵袭性感染。曲霉菌的侵袭性感染治疗一般选择伏立康唑。

（二）清除气道分泌物

清除气道分泌物包括物理排痰和化痰药物。物理排痰包括体位引流，一般头低臀部抬高，可配合震动拍击背部协助痰液引流。气道内雾化吸入生理盐水，短时间内吸入高渗生理盐水，或吸入黏液松解剂如乙酰半胱氨酸等，可有助于痰液的稀释和排出。其他如胸壁震荡、正压通气、主动呼吸训练等合理使用也可以起到排痰作用。药物包括黏液溶解剂、痰液促排剂、抗氧化剂等，N-乙酰半胱氨酸具有较强的化痰和抗氧化作用。切忌在非囊性纤维化支气管扩张患者使用重组脱氧核糖核酸酶。

（三）咯血的处理

大咯血最重要的环节是防止窒息。若经内科治疗未能控制，可行支气管动脉造影，对出血的小动脉定位后注入明胶海绵或聚乙烯醇栓，或导入钢圈进行栓塞止血。

（四）手术治疗

适用于心肺功能良好，反复呼吸道感染或大咯血内科治疗无效，病变范围局限于一叶或一侧肺组织者。危及生命的大咯血，明确出血部位时部分病患需急诊手术。

八、预防及预后

积极防治婴幼儿麻疹、百日咳、支气管肺炎及肺结核等慢性呼吸道疾病，增强机体免疫及抗病能力，防止异物及尘埃误吸，预防呼吸道感染。

病变较轻者及病灶局限内科治疗无效手术切除者预后好；病灶广泛，后期并发肺心病者预后差。

（周金华）

第三节　肺炎链球菌肺炎

一、定义

肺炎链球菌肺炎是由肺炎链球菌（SP）感染引起的急性肺部炎症，为社区获得性肺炎中最常见的细菌性肺炎。起病急骤，临床以高热、寒战、咳嗽、血痰及胸痛为特征，病理为肺叶或肺段的急性表现。近年来，因抗生素的广泛应用，典型临床和病理表现已不多见。

二、病因

致病菌为肺炎球菌，革兰阳性，有荚膜，复合多聚糖荚膜共有 86 个血清型。成人致病菌多为

1型、5型。为口咽部定植菌，不产生毒素（除3型），主要靠荚膜对组织的侵袭作用而引起组织的炎性反应，通常在机体免疫功能低下时致病。冬春季因带菌率较高（40%～70%）为本病多发季节。青壮年男性或老幼多见。长期卧床、心力衰竭、昏迷和手术后等易发生肺炎球菌性肺炎。常见诱因有病毒性上呼吸道感染史或受寒、酗酒、疲劳等。

三、诊断

（一）临床表现

因患者年龄、基础疾病及有无并发症，就诊是否使用过抗生素等影响因素，临床表现差别较大。

（1）起病：多急骤，短时寒战继之出现高热，呈稽留热型，肌肉酸痛及全身不适，部分患者体温低于正常。

（2）呼吸道症状：起病数小时即可出现，初起为干咳，继之咳嗽，咳黏性痰，典型者痰呈铁锈色，累及胸膜可有针刺样胸痛，下叶肺炎累及膈胸膜时疼痛可放射至上腹部。

（3）其他系统症状：食欲缺乏、恶心、呕吐以及急腹症消化道症状。老年人精神萎靡、头痛，意识朦胧等。部分严重感染的患者可发生周围循环衰竭，甚至早期出现休克。

（4）体检：急性病容，呼吸急促，体温达39 ℃～40 ℃，口唇单纯疱疹，可有发绀及巩膜黄染，肺部听诊为实变体征或可听到啰音，累及胸膜时可有胸膜摩擦音甚至胸腔积液体征。

（5）并发症及肺外感染表现：①脓胸（5%～10%），治疗过程中又出现体温升高、血白细胞计数增高时，要警惕并发脓胸和肺脓肿的可能。②脑膜炎，可出现神经症状或神志改变。③心肌炎或心内膜炎，心率快，出现各种心律失常或心脏杂音，心力衰竭，脾大。

（6）败血症或毒血症（15%～75%）：可出现皮肤、黏膜出血点，巩膜黄染。

（7）感染性休克：表现为周围循环衰竭，如血压降低、四肢厥冷、心动过速等，个别患者起病即表现为休克而呼吸道症状并不明显。

（8）麻痹性肠梗阻。

（9）罕见DIC、ARDS。

（二）实验室检查

1.血常规

白细胞数为（10～30）×10⁹/L，中型粒细胞计数增多至80%以上，分类核左移并可见中毒颗粒。酒精中毒、免疫力低下及年老体弱者白细胞总数可正常或减少，提示预后较差。

2.病原体检查

（1）痰涂片及荚膜染色镜检，可见革兰染色阳性双球菌，2～3次痰检为同一细菌有意义。

（2）痰培养加药敏可助确定菌属并指导有效抗生素的使用，干咳无痰者可做高渗盐水雾化吸入导痰。

（3）血培养致病菌阳性者可做药敏试验。

（4）脓胸者应做胸腔积液菌培养。

（5）对重症或疑难病例，有条件时可采用下呼吸道直接采样法做病原学诊断。如防污染毛刷采样（PSB）、防污染支气管-肺泡灌洗（PBAL）、经胸壁穿刺肺吸引（LA）、环甲膜穿刺经气管吸引（TTA）。

(三)胸部 X 线

(1)早期病变肺段纹理增粗、稍模糊。

(2)典型表现为大叶性、肺段或亚肺段分布的浸润、实变阴影,可见空气支气管征及肋膈角变钝。

(3)病变吸收较快时可出现浓淡不均假空洞征。

(4)吸收较慢时可出现机化性肺炎。

(5)老年人、婴儿多表现为支气管肺炎。

四、鉴别诊断

(1)干酪样肺炎:常有结核中毒症状,胸部 X 线表现肺实变、消散慢,病灶多在肺尖或锁骨下、下叶后段或下叶背段,新旧不一、有钙化点、易形成空洞并肺内播散。痰抗酸菌染色可发现结核菌,PPD 试验常阳性,青霉素 G 治疗无效。

(2)其他病原体所致肺炎:①多为院内感染,金黄色葡萄球菌肺炎和克雷伯杆菌肺炎的病情通常较重;②多有基础疾病;③痰或血的细菌培养阳性可鉴别。

(3)急性肺脓肿:早期临床症状相似,病情进展可出现可大量脓臭痰,查痰菌多为金黄色葡萄球菌、克雷伯杆菌、革兰阴性杆菌、厌氧菌等。胸部 X 线可见空洞及液平。

(4)肺癌伴阻塞性肺炎:常有长期吸烟史、刺激性干咳和痰中带血史,无明显急性感染中毒症状;痰脱落细胞可阳性;症状反复出现;可发现肺肿块、肺不张或肿大的肺门淋巴结;胸部 CT 及支气管镜检查可帮助鉴别。

(5)其他:ARDS、肺梗死、放射性肺炎和胸膜炎等。

五、治疗

(一)抗菌药物治疗

首先应给予经验性抗生素治疗,然后根据细菌培养结果进行调整。经治疗不好转者,应再次复查病原学及药物敏感试验进一步调整治疗方案。

1.轻症患者

(1)首选青霉素:青霉素每天 240 万单位,分 3 次肌内注射。或普鲁卡因青霉素每 12 h 肌内注射 60 万单位。

(2)青霉素过敏者:可选用大环内酯类,如红霉素每天 2 g,分 4 次口服,或红霉素每天 1.5 g 分次静脉滴注,或罗红霉素每天 0.3 g,分 2 次口服;或林可霉素每天 2 g,肌内注射或静脉滴注,或克林霉素每天 0.6~1.8 g,分 2 次肌内注射,或克林霉素每天 1.8~2.4 g 分次静脉滴注。

2.较重症患者

病情稍重者,宜每天应用青霉素 240~480 万单位,分次静脉滴注,每 6~8 h 1 次。

3.重症或有并发症患者

青霉素每天 1 000~3 000 万单位,分 4 次静脉滴注;或头孢唑啉钠,每天 2~4 g,分 2 次静脉滴注。

4.极重症者如并发脑膜炎

头孢曲松每天 1~2 g 分次静脉滴注;或碳青霉素烯类如亚胺培南西司他丁每天 2 g,分次静脉滴注;或万古霉素每天 1~2 g,分次静脉滴注并加用第 3 代头孢菌素;或亚胺培南加第 3 代头孢菌素。

5.耐青霉素肺炎链球菌感染者

鉴于目前 SP 对青霉素不敏感率的升高以及对青霉素最低抑菌浓度(MIC)敏感阈值的提高,最近欧洲下呼吸道感染处理指南建议大剂量青霉素治疗,对怀疑 SP 肺炎者,青霉素 320 万单位,每 4 h 1 次,对青霉素 MIC<8 mg/L 的 SP 有效,并可预防由于广谱抗菌药物应用引起的耐药 SP、耐甲氧西林金黄色葡萄球菌(MRSA)和艰难梭菌的传播。

(二)支持疗法

支持疗法包括卧床休息、维持液体和电解质平衡等。应根据病情及检查结果决定补液种类。给予足够热量以及蛋白和维生素。

(三)对症治疗

胸痛者止痛;刺激性咳嗽可给予可卡因,止咳祛痰可用氯化铵或棕色合剂,痰多者禁用止咳剂;发热物理降温,不用解热药;呼吸困难者鼻导管吸氧。烦躁不安、谵妄、失眠酌用镇静药,禁用抑制呼吸的镇静药。鼓肠者给予缸管排气,胃扩张给予胃肠减压。

(四)并发症的处理

(1)呼吸衰竭:机械通气、支持治疗(面罩、气管插管、气管切开)。

(2)脓胸:穿刺抽液必要时肋间引流。

(五)感染性休克的治疗

(1)补充血容量:右旋糖酐-40 和平衡盐液静脉滴注,以维持收缩压 12.0～13.3 kPa(90～100 mmHg)。脉压>4.0 kPa(30 mmHg),尿量>30 mL/h,中心静脉压 0.6～1.0 kPa(4.5～7.5 mmHg)。

(2)血管活性药物的应用:输液中加入血管活性药物以维持收缩压 13.3 kPa(100 mmHg)以上。为升高血压的同时保证和调节组织血流灌注,近年来主张血管活性药物为主,配合收缩性药物,常用的有多巴胺、间羟胺、去甲肾上腺素和山莨菪碱等。

(3)控制感染:及时、有效地控制感染是治疗中的关键。要及时选择足量、有效的抗生素静脉并联合给药。

(4)糖皮质激素的应用:病情或中毒症状重及上述治疗血压不恢复者,在使用足量抗生素的基础上可给予氢化可的松 100～200 mg 或地塞米松 5～10 mg 静脉滴注,病情好转立即停药。

(5)纠正水、电解质和酸碱平衡紊乱:严密监测血压、心率、中心静脉压、血气、水电解质变化,及时纠正。

(6)纠正心力衰竭:严密监测血压、心率、中心静脉压、意识及末梢循环状态,及时给予利尿及强心药物,并改善冠状动脉供血。

(周金华)

第四节　肺炎克雷伯杆菌肺炎

一、概述

肺炎克雷伯杆菌肺炎(旧称肺炎杆菌肺炎)是最早被认识的 G⁻杆菌肺炎,并且仍居当今社区获得性 G⁻ 杆菌肺炎的首位,医院获得性 G⁻ 杆菌肺炎的第二或第三位。肺炎克雷伯杆菌是克雷伯菌属最常见菌种,约占临床分离株的 95％。肺炎克雷伯杆菌又分肺炎、臭鼻和鼻硬结 3 个亚种,其中又以肺炎克雷伯杆菌肺炎亚种最常见。根据荚膜抗原成分的不同,肺炎克雷伯杆菌分78 个血清型,肺炎者以 1～6 型为多。由于抗生素的广泛应用,20 世纪 80 年代以来肺炎克雷伯杆菌耐药率明显增加,特别是它产生超广谱 β-内酰胺酶(ESBLs),能水解所有第 3 代头孢菌素和单酰胺类抗生素。目前不少报道肺炎克雷伯杆菌中产 ESBLs 比率高达 30％～40％,并可引起医院感染暴发流行,正受到密切关注。该病好发于原有慢性肺部疾病、糖尿病、手术后和酒精中毒者,以中老年为多见。

二、诊断

(一)临床表现

多数患者起病突然,部分患者可有上呼吸道感染的前驱症状,主要症状为寒战、高热、咳嗽、咳痰、胸痛、呼吸困难和全身衰弱。痰色如砖红色,被认为是该病的特征性表现,可惜临床上甚为少见;有的患者咳痰呈铁锈色,或痰带血丝,或伴明显咯血。体检患者呈急性病容,常有呼吸困难和发绀,严重者有全身衰竭、休克和黄疸。肺叶实变期可发生相应实变体征,并常闻及湿啰音。

(二)辅助检查

1.一般实验室检查

周围血白细胞总数和中性粒细胞比例增加,核型左移。若白细胞计数不高或反见减少,提示预后不良。

2.细菌学检查

经筛选的合格痰标本(鳞状上皮细胞<10 个/低倍视野或白细胞>25 个/低倍视野),或下呼吸道防污染标本培养分离到肺炎克雷伯杆菌,且达到规定浓度(痰培养菌量≥10⁶ CFU/mL、防污染样本毛刷标本菌是≥10³ CFU/mL),可以确诊。据报道 20％～60％ 病例血培养阳性,更具有诊断价值。

3.影像学检查

X 线征象,包括大叶实变、小叶浸润和脓肿形成。右上叶实变时患者可有重而黏稠的炎性渗出物,使叶间裂呈弧形下坠是肺炎克雷伯肺炎具有诊断价值的征象,但是并不常见。在慢性肺部疾病和免疫功能受损患者,患该病时大多表现为支气管肺炎。

三、鉴别诊断

该病应与各类肺炎包括肺结核相鉴别,主要依据病原体检查,并结合临床做出判别。

四、治疗

(一)一般治疗

与其他细菌性肺炎治疗相同。

(二)抗菌治疗

轻、中症患者最初经验性抗菌治疗,应选用 β-内酰胺类联合氨基糖苷类抗生素,然后根据药敏试验结果进行调整。若属产 ESBL 菌株,或既往常应用第 3 代头孢菌素治疗或在 ESBL 流行率高的病区(包括 ICU)或临床重症患者最初经验性治疗应选择碳青霉烯类抗生素(亚胺培南或美罗培南),因为目前仅有该类抗生素对 ESBLs 保持高度稳定,没有耐药。

(周金华)

第五节　葡萄球菌肺炎

一、定义

葡萄球菌肺炎是致病性葡萄球菌引起的急性化脓性肺部炎症,主要为原发性(吸入性)金黄色葡萄球菌肺炎和继发性(血源性)金黄色葡萄球菌肺炎。临床上化脓坏死倾向明显,病情严重,细菌耐药率高,预后多较凶险。

二、易感人群和传播途径

葡萄球菌肺炎多见于儿童和年老体弱者,尤其是长期应用皮质激素、抗肿瘤药物及其他免疫抑制剂者,慢性消耗性疾病患者,如糖尿病、恶性肿瘤、再生障碍性贫血、严重肝病、急性呼吸道感染和长期应用抗生素的患者。金黄色葡萄球菌肺炎的传染源主要有葡萄球菌感染病灶,特别是感染医院内耐药菌株的患者,其次为带菌者。主要通过接触和空气传播,医务人员的手、诊疗器械、患者的生物用品及铺床、换被褥都可能是院内交叉感染的主要途径。细菌可以通过呼吸道吸入或血源播散导致肺炎。目前因介入治疗的广泛开展和各种导管的应用,为表皮葡萄球菌的入侵提供了更多的机会,其在院内感染性肺炎中的比例也在提高。

三、病因

葡萄球菌为革兰阳性球菌,兼性厌氧,分为金黄色葡萄球菌、表皮葡萄球菌、腐生葡萄球菌,其中金黄色葡萄球菌致病性最强。血浆凝固酶可以使纤维蛋白原转变成纤维蛋白,后者包绕于菌体表面,从而逃避白细胞的吞噬,与细菌的致病性密切相关。凝固酶阳性的细菌,如金黄色葡萄球菌,凝固酶阴性的细菌,如表皮葡萄球菌、腐生葡萄球菌。但抗甲氧西林金黄色葡萄球菌(MRSA)和抗甲氧西林凝固酶阴性葡萄球菌(MRSCN)的感染日益增多,同时对多种抗生素耐药,包括喹诺酮类、大环内酯类、四环素类、氨基糖苷类等。近年来,国外还出现了耐万古霉素金黄色葡萄球菌(VRSA)的报道。目前 MRSA 分为两类,分别是医院获得性 MRSA(HA-MRSA)和社区获得性 MRSA(CA-MRSA)。

四、诊断

(一)临床表现

(1)多数急性起病,血行播散者常有皮肤疖痈史,皮肤黏膜烧伤、裂伤、破损,一些患者有金黄色葡萄球菌败血症病史,部分患者找不到原发灶。

(2)通常全身中毒症状突出,衰弱、乏力、大汗、全身关节肌肉酸痛、急起高热、寒战、咳嗽、由咳黄脓痰演变为脓血痰或粉红色乳样痰、无臭味儿、胸痛和呼吸困难进行性加重、发绀,重者甚至出现呼吸窘迫及血压下降、少尿等末梢循环衰竭的表现。少部分患者肺炎症状不典型,可亚急性起病。

（3）血行播散引起者早期以中毒性表现为主,呼吸道症状不明显。有时虽无严重的呼吸系统症状和高热,而患者已发生中毒性休克,出现少尿、血压下降。

（4）早期呼吸道体征轻微与其严重的全身中毒症状不相称是其特点之一,不同病情及病期体征不同,典型大片实变少见,如有则病侧呼吸运动减弱,局部叩诊浊音,可闻及管样呼吸音。有时可闻及湿啰音,双侧或单侧。合并脓胸、脓气胸时,视程度不同可有相应的体征。部分患者可有肺外感染灶、皮疹等。

（5）社区获得性肺炎中,若出现以下情况需要高度怀疑 CA-MRSA 的可能:流感样前驱症状;严重的呼吸道症状伴迅速进展的肺炎,并发展为 ARDS;体温超过 39 ℃;咯血;低血压;血白细胞计数降低;X 线显示多叶浸润阴影伴空洞;近期接触 CA-MRSA 的患者;属于 CA-MRSA 寄殖群体;近 6 个月来家庭成员中有皮肤脓肿或疖肿的病史。

（二）实验室及辅助检查

外周血白细胞在 $20 \times 10^9/L$ 左右,可高达 $50 \times 10^9/L$,重症者白细胞可低于正常。中性粒细胞数增高,有中毒颗粒、核左移现象。血行播散者血培养阳性率可达 50%。原发吸入者阳性率低。痰涂片革兰染色可见大量成堆的葡萄球菌和脓细胞,白细胞内见到球菌有诊断价值。普通痰培养阳性有助于诊断,但有假阳性,通过保护性毛刷采样定量培养,细菌数量 $>10^3$ CFU/mL 时几乎没有假阳性。

血清胞壁酸抗体测定对早期诊断有帮助,血清滴度 $\geqslant 1:4$ 为阳性,特异性较高。

（三）影像学检查

肺浸润、肺脓肿、肺气囊肿和脓胸、脓气胸是金黄色葡萄球菌感染的四大 X 线征象,在不同类型和不同病期以不同的组合表现。早期病变发展,金黄色葡萄球菌最常见的胸片异常是支气管肺炎伴或不伴脓肿形成或胸腔积液。原发性感染者早期胸部 X 线表现为大片絮状、密度不均的阴影,可呈节段或大叶分布,也呈小叶样浸润,病变短期内变化大,可出现空洞或蜂窝状透亮区,或在阴影周围出现大小不等的气肿大泡。血源性感染者的胸部 X 线表现呈两肺多发斑片状或团块状阴影或多发性小液平空洞。

五、鉴别诊断

（一）其他细菌性肺炎

如流感嗜血杆菌、克雷伯杆菌、肺炎链球菌引起的肺炎,典型者可通过发病年龄、起病急缓、痰的颜色、痰涂片、胸部 X 线等检查加以初步鉴别。各型不典型肺炎的临床鉴别较困难,最终的鉴别均需病原学检查。

（二）肺结核

上叶金黄色葡萄球菌肺炎易与肺结核混淆,尤其是干酪性肺炎,也有高热、畏寒、大汗、咳嗽、胸痛,胸部 X 线片也有相似之处,还应与发生在下叶的不典型肺结核鉴别,通过仔细询问病史及相关的实验室检查大多可以区别,还可以观察治疗反应帮助诊断。

六、治疗

（一）对症治疗

休息、祛痰、吸氧、物理或化学降温、合理饮食、防止脱水和电解质紊乱,保护重要脏器功能。

（二）抗菌治疗

1.经验性治疗

治疗的关键是尽早选用敏感有效的抗生素,防止并发症。可根据金黄色葡萄球菌感染的来源(社区还是医院)和本地区近期药敏资料选择抗生素。社区获得性感染考虑为金黄色葡萄球菌感染,不宜选用青霉素,应选用苯唑西林和头孢唑林等第一代头孢菌素,若效果欠佳,在进一步病原学检查时可换用糖肽类抗生素治疗。怀疑医院获得性金黄色葡萄球菌肺炎,则首选糖肽类抗生素。经验性治疗中,尽可能获得病原学结果,根据药敏结果修改治疗方案。

2.针对病原菌治疗

治疗应依据痰培养及药物敏感试验结果选择抗生素。对青霉素敏感株,首选大剂量青霉素治疗,过敏者可选大环内酯类、克林霉素、半合成四环素类、SMZco 或第一代头孢菌素。甲氧西林敏感的产青霉素酶菌仍以耐酶半合成青霉素治疗为主,如甲氧西林、苯唑西林、氯唑西林,也可选头孢菌素(第一代或第二代头孢菌素)。对 MRSA 和 MRSCN 首选糖肽类抗生素:①万古霉素,1～2 g/d(或去甲万古霉素 1.6 g/d),但要将其血药浓度控制在 20 μg/mL 以下,防止其耳、肾毒性的发生。②替考拉宁,第一天 400 mg,静脉注射 1 次;维持量:静脉注射或肌内注射200 mg,每天 1 次。肾功能不全者应调整剂量。疗程不少于 3 周。MRSA、MRSCN 还可选择利奈唑胺,(静脉或口服)一次600 mg,每 12 h 1 次,疗程 10～14 d。

（三）治疗并发症

如并发脓胸或脓气胸时可行闭式引流,抗感染时间可延至 8～12 周。合并脑膜炎时,最好选用脂溶性强的抗生素,如头孢他啶、头孢哌酮、万古霉素及阿米卡星等,疗程要长。

（四）其他治疗

避免应用可导致血白细胞计数减少的药物和糖皮质激素。

（周金华）

第六节　衣原体肺炎

衣原体是一组专性细胞内寄生物。目前已发现衣原体有 4 个种:沙眼衣原体、鹦鹉热衣原体、肺炎衣原体和牲畜衣原体。其中与肺部感染关系最大的是鹦鹉热衣原体和肺炎衣原体,下面分别介绍由这两种衣原体引起的肺炎。

一、鹦鹉热肺炎

鹦鹉热是由鹦鹉热衣原体引起的急性传染病。这种衣原体寄生于鹦鹉、鸽、鸡、野鸡、火鸡、鸭、鹅、孔雀等百余种鸟类体内。由于最先是在鹦鹉体内发现的,并且是最常见的宿主,故得此名。

病原体吸入后首先在呼吸道局部的单核、巨噬细胞系统中繁殖，之后经血液循环播散到肺内及其他器官。肺内病变常位于肺门，并向外周扩散引起小叶性和间质性肺炎，以下垂部位的肺叶、肺段为主。早期肺泡内充满中性粒细胞及渗出液，其后为单核细胞。病变部位可发生突变、小量出血，严重时发生肺组织坏死，或者黏稠的明胶样黏液分泌物阻塞支气管引起严重缺氧。此外本病也可累及肝、脾、心、肾、消化道和脑、脑膜。

(一)临床表现

本病潜伏期多为 7～15 d。起病多隐袭。少数无症状，起病轻者如流感样，中重度者急性起病，寒战、高热，第 1 周体温可高达 40 ℃。头痛、乏力、肌肉痛、关节痛、畏光、鼻出血。1 周之后咳嗽、少量黏痰，重症者出现精神症状，如嗜睡、谵妄、木僵、抽搐，并出现缺氧、呼吸窘迫。此外还可出现一些消化道症状，如食欲下降、恶心、呕吐、腹痛。主要体征：轻症者只有咽部充血；中、重度者出现类似伤寒的玫瑰疹，相对缓脉，肺部可闻及湿啰音；重症者可出现肺实变体征，此外还可出现黄疸、肝脾大、浅表淋巴结肿大。

(二)辅助检查

血白细胞多正常，红细胞沉降率增快。将患者血及支气管分泌物接种到鸡胚、小白鼠或组织培养液中，可分离到衣原体。特异性补体结合试验或凝集试验呈阳性，急性期与恢复期（发病后 2～3 周）双份血清补体试验滴度增加 4 倍有诊断意义。X 线检查显示从肺门向外周放射状浸润病灶，下叶为多，呈弥漫性支气管肺炎或间质性肺炎表现，偶见粟粒样结节或实变影，偶有少量胸腔积液。

(三)诊断与鉴别诊断

参照禽类接触史、症状、体征、辅助检查结果进行诊断。由于本病临床表现、胸部 X 线检查无特异性，故应注意与各种病毒性肺炎、细菌性肺炎、真菌性肺炎以及伤寒、布氏杆菌病、传染性单核细胞增多症区别。

(四)治疗

可选用四环素类药物，必要时采取吸氧及其他对症处理，重症者可给予支持疗法。如发生急性呼吸窘迫综合征（ARDS），应迅速采取相应措施。

(五)预后

轻者可自愈。重症未经治疗者病死率可达 20%～40%，近年来应用抗生素治疗后病死率明显下降到 1%。

二、肺炎衣原体肺炎

肺炎衣原体目前已经成为社区获得性肺炎的第 3 或第 4 位最常见的致病微生物，在社区获得性肺炎住院患者中由肺炎衣原体致病的占 6%～10%。研究发现肺炎衣原体感染流行未找到鸟类引起传播的证据，提示肺炎衣原体是一种人类病原体，属于人-人传播，可能主要是通过呼吸道的飞沫传染，无症状携带者和长期排菌状态者（有时可长达 1 年）可促进传播。该病潜伏期 10～65 d。年老体弱、营养不良、COPD、免疫功能低下者易被感染。据报道，近一半的人一生中感染过肺炎衣原体。肺炎衣原体易感性与年龄有关，儿童抗体检出率较低，5 岁者抗体检出率 <5%，10 岁时 <10%，而青少年时期迅速升高达 30%～40%，中老年检出率仍高达 50%。有人报道肺炎衣原体感染分布呈双峰型，第 1 峰在 8～9 岁，第 2 峰从 70 岁开始。感染的性别差异在儿童时期不明显，但进入成年期则男性高于女性，到老年期更明显。肺炎衣原体感染一年四季均

可发生,通常持续5～8个月。感染在热带国家多见,既可散发也可呈暴发流行(社区或家庭内)。感染后免疫力很弱,易于复发,每隔3～4年可有一次流行高峰,持续2年左右。

(一)临床表现

肺炎衣原体主要引起急性呼吸道感染,包括肺炎、支气管炎、鼻旁窦炎、咽炎、喉炎、扁桃体炎,临床上以肺炎为主。起病多隐袭,早期表现为上呼吸道感染症状,与肺炎支原体肺炎颇为相似,通常症状较轻,发热、寒战、肌痛、咳嗽、肺部可听到湿啰音。发生咽喉炎者表现为咽喉痛、声音嘶哑,有些患者可表现为两阶段病程:开始表现为咽炎,经对症处理好转,1～3周后又发生肺炎或支气管炎,此时咳嗽加重。少数患者可无症状。肺炎衣原体也可使患有其他疾病的老年住院患者、大手术后患者、严重外伤者罹患肺炎,往往为重症感染。原有COPD、心力衰竭患者感染肺炎衣原体时症状较重、咳脓痰、呼吸困难,甚或引起死亡。肺炎衣原体感染时也可伴有肺外表现,如中耳炎、结节性红斑、心内膜炎、急性心肌梗死、关节炎、甲状腺炎、脑炎、吉兰-巴雷综合征等。

(二)辅助检查

血白细胞正常或稍高,红细胞沉降率加快,由于本病临床表现缺乏特异性,所以其诊断主要依据是有关病因的特殊实验室检查,包括病原体分离和血清学检测。

1.病原体分离培养

可从痰、咽拭子、扁桃体隐窝拭子、咽喉分泌物、支气管肺泡灌洗液中直接分离肺炎衣原体。采集标本后立即置于转运保存液中,在4℃下送到实验室进行分离培养。肺炎衣原体培养较困难,培养基包括鸡胚卵黄囊、HeLa229细胞、HL细胞等。最近认为HEP-2细胞株可以促进肺炎衣原体生长,使临床标本容易分离。

2.酶联免疫吸附法(ELISA)

测定痰标本中肺炎衣原体抗原。其原理是用属特异性脂多糖单克隆抗体对衣原体抗原进行特异性检测,然后用沙眼衣原体种特异性主要外膜蛋白(MOMP)的单克隆抗体对沙眼衣原体进行直接衣原体显像。如果特异性衣原体抗原检测阳性,而沙眼衣原体种特异性检测阴性,则该微生物为肺炎衣原体或鹦鹉热衣原体;如标本对所有检测均呈阳性,则为沙眼衣原体。

3.应用PCR技术检测肺炎衣原体

按照MOMP基因保守区序列设计的引物可检测各种衣原体,按可变区肺炎衣原体种特异性的核酸序列设计的引物可以特异性地检测肺炎衣原体。PCR检测需要注意质量控制,避免出现较多假阳性。

4.血清学实验

有两种,即TWAR株原体抗原的微量免疫荧光(MIF)抗体试验和补体结合(CF)抗体试验。前者是一种特异性检查方法,可用于鉴别3种衣原体;后一种试验属于非特异性,对所有衣原体均可发生反应。MIF抗体包括特异性IgG和IgM,可以鉴别新近感染或既往感染,初次感染或再感染。IgG抗体阳性但效价不高,提示为既往感染。因为IgM和CF抗体通常在感染后2～6个月逐渐消失,而IgG抗体可持续存在。所以IgG抗体可用来普查肺炎衣原体感染。急性感染的抗体反应有两种形式:①初次感染或原发感染后免疫反应,多见于年轻人,早期衣原体CF抗体迅速升高,而MIF抗体出现较慢。其中IgM发病后3周才出现,IgG发病后6～8周才出现。②再次感染或重复感染后免疫反应,多见于年龄较大的成年人,IgG抗体常在1～2周出现,效价可以很高,往往没有衣原体CF抗体及IgM抗体出现,或其效价很低。目前制定的血清学阳性反应诊断标准是：MIF 抗体急性感染期双份血清效价升高 4 倍以上，或单次血清标本 IgM ≥1∶16，和(或)单次血清标本 IgG≥1∶512。既往感染史时 IgG<1∶512，但是≥1∶16，衣原体 CF 抗体效价升高 4 倍以上，或≥1∶64。重复感染者多有 CF 抗体和 IgM 抗体。大多数老年人多为再次感染，常无 CF 抗体反应。如果 CF 抗体效价升高，常提示为肺炎支原体感染。

5.X 线胸片

多显示肺叶或肺部浸润病灶，可见于双肺任何部位，但多见于下叶。

（三）诊断和鉴别诊断

当肺炎患者应用 β-内酰胺类抗生素治疗无效，患者仍旧干咳时应警惕肺炎衣原体感染。由于目前临床上缺乏特异性诊断肺炎衣原体感染的方法，所以确诊主要依靠实验室检查。应注意与肺炎支原体肺炎相鉴别。

（四）治疗

大环内酯类抗生素为首选，如红霉素、罗红霉素、阿奇霉素和克拉霉素。喹诺酮类(如左氧氟星、莫西沙星等)和四环素类(如多西环素等)也具有良好疗效。疗程均为 14～21 d。对发热、干咳、头痛等可对症治疗。

（周金华）

第七节　肺　脓　肿

肺脓肿是由化脓性病原体引起肺组织坏死和化脓，导致肺实质局部区域破坏的化脓性感染。通常早期呈肺实质炎症。后期出现坏死和化脓。如病变区和支气管交通则有空洞形成(通常直径>2 cm)，内含由微生物感染引致的坏死碎片或液体，其外周环绕炎症肺组织。和一般肺炎相比，其特点是引致的微生物负荷量多(如急性吸入)，局部清除微生物能力下降(如气道阻塞)，以及受肺部邻近器官感染的侵及。如肺内形成多发的较小脓肿(直径<2 cm)则称为坏死性肺炎。肺脓肿和坏死性肺炎病理机制相同，其分界是人为的。

肺脓肿通常由厌氧、需氧和兼性厌氧菌引起，也可由非细菌性病原体，如真菌、寄生虫等所致。应注意类似的影像学表现也可由其他病理改变产生，如肺肿瘤坏死后空洞形成或肺囊肿内感染等。

在抗生素出现前，肺脓肿自然病程常表现为进行性恶化，病死率曾达 50%，患者存活后也往往遗留明显的临床症状，需要手术治疗，预后不理想。自有效抗生素应用后，肺脓肿的疾病过程得到显著改善。但近年来随着肾上腺皮质激素、免疫抑制剂以及化疗药物的应用增加，造成口咽部内环境的改变，条件致病的肺脓肿发病率又有增多的趋势。

一、病因和发病机制

化脓性病原体进入肺内可有几种途径，最主要的途径是口咽部内容物的误吸。

（一）呼吸道误吸

口腔、鼻腔、口咽和鼻咽部隐匿着复杂的菌群，形成口咽微生态环境。健康人唾液中的细菌含量约 10^8/mL，半数为厌氧菌。在患有牙病或牙周病的人群中厌氧菌可增加 1 000 倍，易感个体中还可有多种需氧菌株定植。采用放射活性物质技术显示,45％健康人睡眠时可有少量唾液吸入气道。在各种因素引起的不同程度神智改变的人群中,约75％在睡眠时会有唾液吸入。

临床上特别易于吸入口咽分泌物的因素有全身麻醉、过度饮酒或使用镇静药物、头部损伤、脑血管意外、癫痫、咽部神经功能障碍、糖尿病昏迷或其他重症疾病,包括使用机械通气者。呼吸机治疗时,虽然人工气道上有气囊保护,但在气囊上方的积液库内容物常有机会吸入到下呼吸道。当患者神智状态进一步受到影响时,胃内容物也可吸入,酸性液体可引起化学性肺炎,促进细菌性感染。

牙周脓肿和牙龈炎时,因有高浓度的厌氧菌进入唾液可增加吸入性肺炎和肺脓肿的发病。相反,仅10％～15％厌氧菌肺脓肿可无明显的牙周疾病或其他促使吸入的因素。没有吸入因素者常需排除肺部肿瘤的可能性。

误吸后肺脓肿形成的可能性取决于吸入量、细菌数量、吸入物的pH和患者的防御机制。院内吸入将涉及革兰阳性菌,特别是在医院获得的抗生素耐药菌株。

(二)血液循环途径

通常由在体内其他部位的感染灶,经血液循环播散到肺内,如腹腔或盆腔以及牙周脓肿的厌氧菌感染可通过血液循环播散到肺。

感染栓子也可起自于下肢和盆腔的深静脉的血栓性静脉炎或表皮蜂窝织炎,或感染的静脉内导管,吸毒者静脉用药也可引起。感染性栓子可含金黄色葡萄球菌、化脓性链球菌或厌氧菌。

(三)其他途径

比较少见。

(1)慢性肺部疾病者,可在下呼吸道有化脓性病原菌定植,如支气管扩张症、囊性纤维化,而并发肺脓肿。

(2)在肺内原有空洞基础上(肿胀或陈旧性结核空洞)合并感染,不需要有组织的坏死,空洞壁可由再生上皮覆盖。局部阻塞可在周围肺组织产生支扩或肺脓肿。

(3)邻近器官播散,如胃肠道。

(4)污染的呼吸道装置,如雾化器有可能携带化脓性病原体进入易感染者肺内。

(5)先天性肺异常的继发感染,如肺隔离症、支气管囊肿。

二、病原学

肺脓肿可由多种病原菌引起,多为混合感染,厌氧菌和需氧菌混合感染占90％。社区获得性感染和院内获得性感染的细菌出现频率不同。社区获得性感染中,厌氧菌为70％,而在院内获得性感染中,厌氧菌和铜绿假单胞菌起重要作用。

(一)厌氧菌

厌氧菌是正常菌群的主要组成部分,但可引起身体任何器官和组织感染。近年来由于厌氧菌培养技术的改进,可以及时得到分离和鉴定。在肺脓肿感染时,厌氧菌是常见的病原体。

引起肺脓肿感染的致病性厌氧菌主要指专性厌氧菌。专性厌氧菌只能在无氧或低于正常大气氧分压条件下才能生存或生长。厌氧菌分为 G^+ 厌氧球菌、G^- 厌氧球菌、G^+ 厌氧杆菌、G^- 厌氧杆菌。其中 G^- 厌氧杆菌包括类杆菌属和梭杆菌属,类杆菌属是最主要的病原菌,以脆弱类杆菌和产黑素类杆菌最常见。G^+ 厌氧球菌主要为消化球菌属和消化链球菌属。G^- 厌氧球菌主要为产碱韦荣球菌。G^+ 厌氧杆菌中产芽孢的有梭状芽孢杆菌属和产气荚膜杆菌;不产芽孢的为放线菌属、真杆菌属、短棒状杆菌菌苗属、乳酸杆菌属和双歧杆菌属。外源性厌氧菌肺炎较少见。

（二）需氧菌

需氧菌常形成坏死性肺炎，部分区域发展成肺脓肿，因而其在影像学上比典型的厌氧菌引起的肺脓肿病变分布弥散。

金黄色葡萄球菌是引起肺脓肿的主要 G⁺ 需氧菌，是社区获得的呼吸道病原菌之一。通常健康人在流感后可引起严重的金黄色葡萄球菌肺炎，导致肺脓肿形成，并伴薄壁囊性气腔和肺大疱，后者多见于儿童。金黄色葡萄球菌是儿童肺脓肿的主要原因，也是老年人在基础疾病上并发院内获得性感染的主要病原菌。金黄色葡萄球菌也可由体内其他部位的感染灶经血液循环播散，在肺内引起多个病灶，形成血源性肺脓肿，有时很像是肿瘤转移。其他可引起肺脓肿的G⁺菌是化脓性链球菌（甲型链球菌，乙型/β溶血性链球菌）。

最常引起坏死性肺炎伴肺脓肿的 G⁻ 需氧菌为肺炎克雷伯杆菌，这种肺炎形成一到多个脓肿者占 25％，同时常伴菌血症。但需注意有时痰培养结果可能是口咽定植菌，该病病死率高，多见于老年人和化疗患者，肾上腺皮质激素应用者，糖尿病患者也多见。铜绿假单胞菌也影响类似的人群，如免疫功能低下患者、有严重并发症者。铜绿假单胞菌在坏死性过程中形成多发小脓肿。

其他由流感嗜血杆菌、大肠埃希菌、鲍曼不动杆菌、变形杆菌、军团菌等所致坏死性肺炎引起脓肿则少见。

三、病理

肺脓肿时，细支气管受感染物阻塞，病原菌在相应区域形成肺组织化脓性炎症，局部小血管炎性血栓形成、血供障碍，在实变肺中出现小区域散在坏死，中心逐渐液化，坏死的白细胞及死亡细菌积聚，形成脓液，并融合形成 1 个或多个脓肿。当液化坏死物质通过支气管排出，形成空洞、形成有液平的脓腔，空洞壁表面残留坏死组织。当脓肿腔直径达到 2 cm，则称为肺脓肿。炎症累及胸膜可发生局限性胸膜炎。如果在早期及时给予适当抗生素治疗，空洞可完全愈合，胸 X 线检查可不留下破坏残余或纤维条索影。但如治疗不恰当，引流不畅，炎症进展，则进入慢性阶段。脓肿腔有肉芽组织和纤维组织形成，空洞壁可有血管瘤。脓肿外周细支气管变形和扩张。

四、分类

肺脓肿可按病程分为急性和慢性，或按发生途径分为原发性和继发性。急性肺脓肿通常少于 4～6 周，病程迁延 3 个月以上则为慢性肺脓肿。大多数肺脓肿是原发性，通常有促使误吸的因素，或由正常宿主肺炎感染后在肺实质炎症的坏死过程演变而来。而继发性肺脓肿则为原有局部病灶基础上出现的并发症，如支气管内肿瘤、异物或全身性疾病引起免疫功能低下所致。细菌性栓子通过血液循环引致的肺脓肿也为继发性。膈下感染经横膈直接通过淋巴管或膈缺陷进入胸腔或肺实质，也可引起肺脓肿。

五、临床表现

肺脓肿患者的临床表现差异较大。由需氧菌（金黄色葡萄球菌或肺炎克雷伯杆菌）所致的坏死性肺炎形成的肺脓肿病情急骤、严重，患者有寒战、高热、咳嗽、胸痛等症状。儿童在金黄色葡萄球菌肺炎后发生的肺脓肿也多呈急性过程。一般原发性肺脓肿患者首先表现吸入性肺炎症状，有间歇发热、畏寒、咳嗽、咳痰、胸痛、体重减轻、全身乏力、夜间盗汗等，和一般细菌性肺炎相似，但病程相对慢性化,症状较轻,可能和其吸入物质所含病原体致病力较弱有关。甚至有的起病隐匿,到病程后期多发性肺坏死、脓肿形成,与支气管相交通,则可出现大量脓性痰,如为厌氧菌感染则伴有臭味。但痰无臭味并不能完全排除厌氧菌感染的可能性,因为有些厌氧菌并不产生导致臭味的代谢终端产物,也可能是病灶尚未和气管支气管交通。咯血常见,偶尔可为致死性的。

继发性肺脓肿先有肺外感染症状(如菌血症、心内膜炎、感染性血栓静脉炎、膈下感染),然后出现肺部症状。在原有慢性气道疾病和支气管扩张的患者则可见痰量显著改变。

体格检查无特异性,阳性体征出现与脓肿大小和部位有关。如脓肿较大或接近肺的表面,则可有叩诊浊音,呼吸音降低等实变体征,如涉及胸膜则可闻胸膜摩擦音或胸腔积液体征。

六、诊断

肺脓肿诊断的确立有赖于特征性临床表现及影像学和细菌学检查结果。

(一)病史

原发性肺脓肿有促使误吸因素或口咽部炎症和鼻窦炎的相关病史。继发性肺脓肿则有肺内原发病变或其他部位感染病史。

(二)症状与体征

由需氧菌等引起的原发性肺脓肿呈急性起病,如以厌氧菌感染为主者则呈亚急性或慢性化过程,脓肿破溃与支气管相交通后则痰量增多,出现脓痰或脓性痰,可有臭味,此时临床诊断可成立。体征则无特异性。

(三)实验室检查

1.血常规检查

血白细胞和中性粒细胞计数升高,慢性肺脓肿可有血红蛋白和红细胞计数减少。

2.胸部影像学检查

影像学异常开始表现为肺大片密度增深、边界模糊的浸润影,随后产生1个或多个比较均匀低密度阴影的圆形区。当与支气管交通时,出现空腔,并有气液交界面(液平),形成典型的肺脓肿。有时仅在肺炎症渗出区出现多个小的低密度区,表现为坏死性肺炎。需氧菌引起的肺脓肿周围常有较多的浓密炎性浸润影,而以厌氧菌为主的肺脓肿外周肺组织则较少见浸润影。

病变多位于肺的低垂部位和发病时的体位有关,侧位胸X线片可帮助定位。在平卧位时吸入者75%病变见于下中位背段及后基底段,侧卧位时则位于上叶后外段(由上叶前段和后段分支形成,又称腋段)。右肺多于左肺,这是受重力影响吸入物最易进入的部位。在涉及的肺叶中,病变多分布于近肺胸膜处,室间隔鼓出常是肺炎克雷伯杆菌感染的特征。病变也可引起胸膜反应、脓胸或气胸。

当肺脓肿愈合时,肺炎性渗出影开始吸收,同时脓腔壁变薄,脓腔逐渐缩小,最后消失。在71例肺脓肿系列观察中,经适当抗生素治疗,13%脓腔在2周消失,44%为4周,59%为6周,3个月内脓腔消失可达70%,当有广泛纤维化发生时,可遗留纤维条索影。慢性肺脓肿脓腔周围有纤维组织增生,脓腔壁增厚,周围细支气管受累,继发变形或扩张。

血源性肺脓肿则见两肺多发炎性阴影,边缘较清晰,有时类似转移性肿瘤,其中可见透亮区和空洞形成。

胸部CT检查对病变定位,坏死性肺炎时肺实质的坏死、液化的判断,特别是对引起继发性肺脓肿的病因诊断均有很大的帮助。

3.微生物学监测

微生物学监测的标本包括痰液、气管吸引物、经皮肺穿刺吸引物和血液等。

(1)痰液及气管分泌物培养：在肺脓肿感染中，需氧菌所占比例正在逐渐增加，特别是在院内感染中。虽然有口咽菌污染的机会，但重复培养对确认致病菌还是有意义的。由于口咽部厌氧菌内环境，痰液培养厌氧菌无意义，但脓肿性痰标本培养阳性，而革兰染色却见到大量细菌，且形态较一致，则可能提示厌氧菌感染。

(2)应用防污染技术对下呼吸道分泌物标本采集是推荐的方法，必要时可采用。厌氧菌培养标本不能接触空气，接种后应放入厌氧培养装置和仪器以维持厌氧环境。气相色谱法检查厌氧菌的挥发脂肪酸，迅速简便，可用于临床用药选择的初步参考。

(3)血液标本培养：因为在血源性肺脓肿时常可有阳性结果，需要进行血培养，但厌氧菌血培养阳性率仅5%。

4.其他

(1)CT引导下经胸壁脓肿穿刺吸引物厌氧菌及需氧菌培养，以及其他无菌体腔标本采集及培养。

(2)纤维支气管镜检查，除通过支气管镜进行下呼吸道标本采集外，也可用于鉴别诊断，排除支气管肺癌、异物等。

七、鉴别诊断

(一)细菌性肺炎

肺脓肿早期表现和细菌性肺炎相似，但除由一些需氧菌所致的肺脓肿外，症状相对较轻，病程相对慢性化。后期脓肿破溃与支气管相交通后则痰量增多，出现脓痰或脓性痰，可有臭味，此时临床诊断则可成立。胸部影像学检查，特别是CT检查，容易发现在肺炎症渗出区出现多个小的低密度区。当与支气管交通时，出现空腔，有气液交界面（液平），形成典型的肺脓肿。

(二)支气管肺癌

在50岁以上男性出现肺空洞性病变时，肺癌（通常为鳞癌）和肺脓肿的鉴别常需考虑。由支气管肺癌引起的空洞性病变（癌性空洞），无吸入病史，其病灶也不一定发生在肺的低垂部位。而肺脓肿则常伴有发热、全身不适、脓性痰、血白细胞和中性粒细胞计数升高，对抗生素治疗反应好。影像学上显示偏心空洞，空洞壁厚，内壁不规则，则常提示恶性病变。痰液或支气管吸引物的细胞学检查以及微生物学涂片和培养对鉴别诊断也有帮助。如对于病灶的诊断持续存在疑问，情况允许时，也可考虑手术切除病灶及相应肺叶。其他肺内恶性病变，包括转移性肺癌和淋巴瘤也可形成空洞病变。

需注意的是肺癌和肺脓肿可能共存，特别在老年人中。因为支气管肿瘤可使其远端引流不畅，分泌物潴留。引起阻塞性肺炎和肺脓肿。一般病程较长，有反复感染史，脓痰量较少。纤维支气管镜检查对确定诊断很有帮助。

(三)空洞性肺结核

发病缓慢，病程长，常伴有结核毒性症状，如午后低热、乏力、盗汗、长期咳嗽、咯血等。胸部X线片示空洞壁较厚，其周围可见结核浸润病灶，或伴有斑点、结节状病变，空洞内一般无液平面，有时伴有同侧或对侧的结核播散病灶。痰中可找到结核杆菌。继发感染时，亦可有多量黄脓痰，应结合过去史，在治疗继发感染的同时，反复查痰可确诊。

(四)脓胸

典型的脓胸在侧位胸片呈"D"字阴影,从后胸壁向前方鼓出。CT 对疑难病例有帮助,可显示脓肿壁有不同厚度,内壁边缘和外表面不规则;而脓胸腔壁则非常光滑,液性密度将增厚的壁层胸膜和受压肺组织下的脏层胸膜分开。

(五)大疱内感染

患者全身症状较胸 X 线片显示状态要轻。在平片和 CT 上常可见细而光滑的大疱边缘,和肺脓肿相比其周围肺组织清晰。以往胸片将有助于诊断。大疱内感染后有时可引起大疱消失,但很少见。

(六)先天性肺病变继发感染

支气管脓肿及其他先天性肺囊肿可能无法和肺脓肿鉴别,除非有以往胸 X 线片进行比较。支气管囊肿未感染时,也不和气管支气管交通,但囊肿最后会出现感染,形成和气管支气管的交通,气体进入囊肿,形成含气囊肿,可呈单发或多发含气空腔,壁薄而均一;合并感染时,其中可见气液平面。如果患者一开始就表现为感染性支气管囊肿,通常清晰的边界就会被周围肺实质炎症和实变所遮掩。囊肿的真正本质只有在周围炎症或渗血消散吸收后才能显示出来。

先天性肺隔离症感染也会同样出现鉴别诊断困难,可通过其所在部位(多位于下叶)及胸部 CT 扫描和磁共振成像(MRI)及造影剂增强帮助诊断,并可确定异常血管供应来源,对手术治疗有帮助。

(七)肺挫伤血肿和肺撕裂

胸部刺伤或挤压伤后,影像学可出现空洞样改变,临床无典型肺脓肿表现,有类似的创伤病史常提示此诊断。

(八)膈疝

通常在后前位胸 X 线片可显示"双重心影",在侧位上在心影后可见典型的胃泡,并常有液平。如有疑问可进行钡剂及胃镜检查。

(九)包囊肿和其他肺寄生虫病

包囊肿可穿破,引起复合感染,曾在羊群牧羊分布的区域居住者需考虑此诊断。乳胶凝聚试验,补体结合和酶联免疫吸附试验,也可检测血清抗体,帮助诊断。寄生虫中如肺吸虫也可有类似症状。

(十)真菌和放线菌感染

肺脓肿并不全由厌氧菌和需氧菌所致,真菌、放线菌也可引起肺脓肿。临床鉴别诊断时也需考虑。

(十一)其他

易和肺脓肿混淆的还有空洞型肺栓塞、Wegener 肉芽肿、结节病等,偶尔也会形成空洞。

八、治疗

肺脓肿的治疗应根据感染的微生物种类以及促使产生感染的有关基础或伴随疾病而确定。

(一)抗感染治疗

抗生素应用已有半个世纪,肺脓肿在有效抗生素合理应用下,加上脓液通过和支气管交通向体外排出,因而大多数对抗感染治疗有效。

近年来,某些厌氧菌已产生 β-内酰胺酶,在体外或临床上对青霉素耐药,故应结合细菌培养及药敏结果,及时合理选择药物。但由于肺脓肿患者很难及时得到微生物学的阳性结果,故可根据临床表现,感染部位和涂片染色结果分析可能性最大的致病菌种类,进行经验治疗。由于大多数和误吸相关,厌氧菌感染起重要作用,因而青霉素仍是主要治疗药物,但近年来情况已有改变,特别是院内获得感染的肺脓肿。常为多种病原菌的混合感染,故应联合应用对需氧菌有效的药物。

1.青霉素 G

该药为首选药物,对厌氧菌和 G⁺ 球菌等需氧菌有效。

用法:每天 240 万单位肌内注射或静脉滴注;严重病例可加量至每天 1 000 万单位静脉滴注,分次使用。

2.克林霉素

克林霉素是林可霉素的半合成衍生物,但优于林可霉素,对大多数厌氧菌有效,如消化球菌、消化链球菌、类杆菌梭形杆菌、放线菌等。目前有 10%～20% 脆弱类杆菌及某些梭形杆菌对克林霉素耐药。主要不良反应是假膜性肠炎。

用法:0.6～1.8 g/d,分 2～3 次静脉滴注,然后序贯改口服。

3.甲硝唑

该药是杀菌药,对 G 厌氧菌,如脆弱类杆菌有作用。多为联合应用,不单独使用。通常和青霉素、克林霉素联合用于厌氧菌感染。对微需氧菌及部分链球菌如密勒链球菌效果不佳。

用法:根据病情,一般 0.6～1.2 g/d,可加量到 2.4 g/d。

4.β-内酰胺类抗生素

某些厌氧菌如脆弱类杆菌可产生 β-内酰胺酶,故青霉素、羧苄西林、三代头孢中的头孢噻肟、头孢哌酮效果不佳。对其活性强的药物有碳青霉烯类,替卡西林克拉维酸、头孢西丁等,加酶联合制剂作用也强,如阿莫西林克拉维酸或联合舒巴坦等。

院内获得性感染形成的肺脓肿,多数为需氧菌,并行耐药菌株出现,故需选用 β-内酰胺抗生素的第二代、第三代头孢菌素,必要时联合氨基糖苷类。

血源性肺脓肿致病菌多为金黄色葡萄球菌,且多数对青霉素耐药,应选用耐青霉素酶的半合成青霉素的药物,对耐甲氧西林的金黄色葡萄球菌(MRSA),则应选用糖肽类及利奈唑胺等。

给药途径及疗程尚未有大规模的循证医学证据,但一般先以静脉途径给药。

和非化脓性肺炎相比,其发热呈逐渐下降,7 d 达到正常。如 1 周未能控制体温,则需重新评估。影像学改变时间长,有时达数周,并有残余纤维化改变。

治疗成功率与治疗开始时症状、存在的时间以及空洞大小有关。对治疗反应不好者,还需注意有无恶性病变存在。总的疗程要 4～6 周,可能需要 3 个月,以防止反复。

(二)脓液引流

脓液引流是提高疗效的有效措施。痰黏稠不易咳出者可用祛痰药或雾化吸入生理盐水、或支气管舒张剂以利痰液引流。身体状况较好者可采取体位引流排痰,引流的体位应使脓肿处于最高位,每天 2～3 次,每次 10～15 min。有明显痰液阻塞征象,可经纤维支气管镜冲洗并吸引。靠近胸壁的肺脓肿病灶治疗效果差时可行经胸壁置管引流,局部注射抗生素治疗。

(三)外科手术处理

手术治疗适应证:①肺脓肿病程超过 3 个月,经内科治疗脓腔不缩小,或脓腔过大(5 cm 以上),估计不易闭合者;②大咯血经内科治疗无效或危及生命;③伴有支气管胸膜瘘或脓胸经抽吸、引流和冲洗疗效不佳者;④支气管阻塞限制了气道引流,如肺癌。对病情严重不能耐受手术者,可经胸壁插入导管到脓腔进行引流。有效抗生素应用后,目前需外科处理病例已减少(<15%),手术时要防止脓液进入对侧,麻醉时要置入双腔导管,否则可引起对侧肺脓肿和 ARDS。

九、预后

取决于基础病变或继发的病理改变,治疗及时、恰当者,预后良好。厌氧菌和 G 杆菌引起的坏死性肺炎,多表现为脓腔大(直径>6 cm),多发性脓肿,临床多发于有免疫功能缺陷,年龄大的患者。并发症主要为脓胸、脑脓肿、大咯血等。

十、预防

应注意加强个人卫生,保持口咽内环境稳定,预防各种促使误吸的因素。

（周金华）

第八节　肺　水　肿

肺内正常的解剖和生理机制保持肺间质水分恒定和肺泡处于理想的湿润状态,以利于完成肺的各种功能。如果某些原因引起肺血管外液体量过度增多甚至渗入肺泡,引起生理功能紊乱,则称之为肺水肿。临床表现主要为呼吸困难、发绀、咳嗽、咳白色或血性泡沫痰,两肺散在湿啰音,影像学呈现为以肺门为中心的蝶状或片状模糊阴影。理解肺液体和溶质转运的基本原理是合理有效治疗肺水肿的基础。

一、发病机制

无肺泡液体清除时,控制水分通过生物半透膜的各种因素可用 Starling 公式概括,若同时考虑到滤过面积和回收液体至血管内的机制,可改写为下面公式：

$$EVLW = \{(SA \times Lp)[(P_{mv} - P_{pmv}) - \sigma(\pi_{mv} - \pi_{pmv})]\} - Flymph$$

式中 EVLW 为肺血管外液体含量;SA 为滤过面积;Lp 为水流体静力传导率;P_{mv} 和 P_{pmv} 分别为微血管内和微血管周围静水压;σ 为蛋白反射系数;π_{mv} 和 π_{pmv} 分别为微血管内和微血管周围胶体渗透压;Flymph 为淋巴流量,概括了所有将液体回收到血管内的机制。

这里之所以使用微血管而不是毛细血管这一术语,是因为液体滤出还可发生在小动脉和小静脉处。此外,$SA \times Lp = K_f$,是水过系数。虽然很难测定 SA 和 Lp,但其中强调了 SA 对肺内液体全面平衡的重要性。反射系数表示血管对蛋白的通透性。如果半透膜完全阻止可产生渗透压的蛋白通过,σ 值为 1.0,相反,如其对蛋白的滤过没有阻力,σ 值为 0。因此,σ 值可反映血管通透性变化影响渗透压梯度,进而涉及肺血管内外液体流动的作用。肺血管内皮的 σ 值为 0.9,肺泡上皮的 σ 值为 1.0。因此,在某种程度上内皮较肺泡上皮容易滤出液体,导致肺间质水肿发生在肺泡水肿前。

从公式可看出,如果 SA、Lp、P_{mv} 和 π_{pmv} 部分或全部增加,其他因素不变,EVLW 即增多。P_{pmv}、σ、π_{mv} 和 Flymph 的减少也产生同样效应。由于重力和肺机械特性的影响,肺内各部位的 P_{mv} 和 P_{pmv} 并不是均匀一致的。在低于右心房水平的肺区域中,虽然 P_{mv} 和 P_{pmv} 均可升高,但前者的升高程度大于后者,这有助于解释为什么肺水肿易首先发生在重力影响最明显的部位。

正常时,尽管肺微血管和间质静水压力受姿势、重力、肺容量乃至循环液体量变化的影响,但肺间质和肺泡均能保持理想的湿润状态。这是由于淋巴系统、肺间质蛋白和顺应性的特征有助于对抗液体潴留并连续不断地清除肺内多余的水分。肺血管静水压力和通透性增加时,淋巴流量可增加 10 倍以上对抗肺水肿的产生。起次要作用的是肺间质内蛋白的稀释效应,它由微血管内静水压力升高后致使液体滤过增多引起,效应是降低 π_{pmv},反过来减少净滤过量,但对血管通透性增加引起的肺水肿不起作用。预防肺水肿的另一因素是顺应性变化效应。肺间质中紧密连接的凝胶结构不易变形,顺应性差,肺间质轻度积液后压力即迅速升高,阻止进一步滤过。但同时由于间质腔扩张范围小,当移除肺间质内水分的速度赶不上微血管滤出的速度时,易发生肺泡水肿。

近年来的研究又发现,肺水肿的形成还受肺泡上皮液体清除功能的影响。肺泡Ⅱ型细胞在儿茶酚胺依赖性和非依赖性机制的调节下,可主动清除肺泡内的水分,改善肺水肿。据此,可以推论,肺水肿的发病机制除了 Starling 公式中概括的因素外,还受肺泡上皮主动液体转运功能的左右。只有液体漏出的作用强于回收的作用,并超过了肺泡液体的主动转运能力后才发生肺水肿。而且,肺泡液体转运功能完整也有利于肺水肿的消散。

二、分类

为便于指导临床诊断和治疗,可将肺水肿分为微血管压升高性(高压性肺水肿)、微血管压正常性(常压性肺水肿)和高微血管压合并高肺毛细血管膜通透性肺水肿(混合性肺水肿)3 类(表 6-1)。

表 6-1　肺水肿分类

Ⅰ	高压性肺水肿
	心源性:左心衰竭、二尖瓣病、左房黏液瘤
	肺静脉受累:原发性静脉闭塞性疾病、纵隔纤维化或肉芽肿病变
	神经源性:颅脑外伤、颅内压升高、癫痫发作后
Ⅱ	常压性肺水肿
	吸入有毒烟雾和可溶性气溶胶:二氧化氮、二氧化硫、一氧化碳、高浓度氧、臭氧、烟雾烧伤、氨气、氯气、光气、有机磷酸酯
	吸入有毒液体:液体性胃内容物、淹溺、高张性造影剂、乙醇
	高原肺水肿
	新生儿暂时性呼吸急促
	胸穿后肺复张性肺水肿
	血浆胶体渗透压减少
	淋巴回流障碍
	其他:外伤性脂肪栓塞、肺挫伤急性放射性反应、循环毒素(四氧嘧啶、蛇毒)、循环的血管活性物质(组胺、激肽、前列腺素、5-羟色胺)
Ⅲ	混合性肺水肿
	吸毒或注射毒品过量
	急性呼吸窘迫综合征(ARDS)

三、病理和病理生理

肺表面苍白,含水量增多,切面有大量液体渗出。显微镜下观察,可将其分为间质期、肺泡壁期和肺泡期。

间质期是肺水肿的最早表现,液体局限在肺泡外血管和传导气道周围的疏松结缔组织中,支气管、血管周围腔隙和叶间隔增宽,淋巴管扩张。液体进一步潴留时,进入肺泡壁期。液体蓄积在厚的肺泡毛细血管膜一侧,肺泡壁进行性增厚。发展到肺泡期时,充满液体的肺泡壁会丧失其环形结构,出现褶皱。无论是微血管内压力增高还是通透性增加引起的肺水肿,肺泡腔内液体中蛋白与肺间质内相同时,提示表面活性物质破坏,而且上皮丧失了滤网能力。

肺水肿可影响肺顺应性、弥散功能、通气/血流比值和呼吸类型。其程度与病理改变有关,间质期最轻,肺泡期最重。肺含水量增加和肺表面活性物质破坏,可降低肺顺应性,增加呼吸功。间质和肺泡壁液体潴留可加宽弥散距离。肺泡内部分或全部充满液体可引起弥散面积减少和通气/血流比值降低,产生肺泡动脉血氧分压差增加和低氧血症。区域性肺顺应性差异易使吸入气体进入顺应性好的肺泡,加重通气/血流比值失调。同时由于肺间质积液刺激感受器,呼吸浅速,进一步增加每分钟无效腔通气量,减少呼吸效率、增加呼吸功耗。当呼吸肌疲劳不能代偿性增加通气和保证肺泡通气量后,即出现 CO_2 潴留和呼吸性酸中毒。

此外,肺水肿间质期即可表现出对血流动力学的影响。间质静水压升高可压迫附近微血管,增加肺循环阻力,升高肺动脉压力。低氧和酸中毒还可直接收缩肺血管,进一步恶化血流动力学,加重右心负荷,引起心功能不全。

四、临床表现

高压性肺水肿体检时可发现心脏病体征,临床表现依病程而变化。在肺水肿间质期,患者可主诉咳嗽、胸闷、呼吸困难,但因为增加的水肿液体大多局限在间质腔内,只表现轻度呼吸浅速,听不到啰音。因弥散功能受影响或通气/血流比值失调而出现动脉血氧分压降低。待肺水肿液体渗入到肺泡后,患者可主诉咳白色或血性泡沫痰,出现严重的呼吸困难和端坐呼吸,体检时可听到两肺满布湿啰音。血气分析指示低氧血症加重,甚至出现 CO_2 潴留和混合性酸中毒。

常压性和混合性肺水肿的临床表现可因病因而异,而且同一病因引起肺水肿的临床表现也可依不同的患者而变化。吸入有毒气体后患者可表现为咳嗽、胸闷、气急,听诊可发现肺内干啰音或哮鸣音。吸入胃内容物后主要表现为气短、咳嗽。通常为干咳,如果经抢救患者得以存活,度过急性肺水肿期,可咳出脓性黏痰,痰培养可鉴定出不同种类的需氧菌和厌氧菌。淹溺后,由于肺泡内的水分吸收需要一定时间,可表现咳嗽、肺内湿啰音,血气分析提示严重的持续性低氧血症,部分病例表现为代谢性酸中毒,呼吸性酸中毒少见。高原肺水肿的症状发生在到达高原的12 h 至 3 d,主要为咳嗽、呼吸困难、乏力和咯血,常合并胸骨后不适。体检可发现发绀和心动过速,吸氧或回到海平面后迅速改善。对于吸毒或注射毒品患者来讲,最严重的并发症之一即是肺水肿。过量应用海洛因后,肺水肿的发生率为 48%～75%,也有报道应用美沙酮、右丙氧芬、氯氮䓬和乙氯维诺可诱发肺水肿。患者送到医院时通常已昏迷,鼻腔和口腔喷出粉红色泡沫状水肿液,发生严重的低氧血症、高碳酸血症、呼吸性合并代谢酸中毒、ARDS(见急性呼吸窘迫综合征)。

五、影像学改变

典型间质期肺水肿的 X 线表现主要为肺血管纹理模糊、增多,肺门阴影不清,肺透光度降低,肺小叶间隔增宽。两下肺肋膈角区可见 Kerley B 线,偶见 Kerley A 线。肺泡水肿主要为腺泡状致密阴影,弥漫分布或局限于一侧或一叶的不规则相互融合的模糊阴影,或呈肺门向外扩展逐渐变淡的蝴蝶状阴影。有时可伴少量胸腔积液。但肺含水量增加 30% 以上才可出现上述表现。CT 和磁共振成像术可定量甚至区分肺充血和肺间质水肿,尤其是体位变化前后的对比检查更有意义。

六、诊断和鉴别诊断

根据病史、症状、体检和 X 线表现常可对肺水肿做出明确诊断,但需要肺含水量增多超过 30% 时才可出现明显的 X 线变化,必要时可应用 CT 和磁共振成像术帮助早期诊断和鉴别诊断。热传导稀释法和血浆胶体渗透压-肺毛细血管楔压梯度测定可计算肺血管外含水量及判断有无肺水肿,但均需留置肺动脉导管,为创伤性检查。用 99mTc-人血球蛋白微囊或 113In-运铁蛋白进行肺灌注扫描时,如果通透性增加可聚集在肺间质中,通透性增加性肺水肿尤其明显。此外,高压性肺水肿与常压性肺水肿在处理上有所不同,两者应加以鉴别(表 6-2)。

表 6-2　高压性肺水肿与常压性肺水肿鉴别

项目	高血压肺水肿	常压性肺水肿
病史	有心脏病史	无心脏病史,但有其他基础疾病病史
体征	有心脏病体征	无心脏异常体征
发热和血白细胞计数升高	较少	相对较多
X 线表现	自肺门向周围蝴蝶状浸润,肺上野血管影增深	肺门不大,两肺周围弥漫性小斑片阴影
水肿液性质	蛋白含量低	蛋白含量高
水肿液胶体渗透压/血浆胶体渗透压	<0.6	>0.7
肺毛细血管楔压	出现充血性心力衰竭静脉注射时 PCWP>2.4 kPa	≤1.6 kPa
肺动脉舒张压-肺毛细血管楔压差	<0.6 kPa	>0.6 kPa
利尿剂治疗效果	心影迅速缩小	心影无变化,且肺部阴影不能在 1~2 d 内消散

七、高压性肺水肿治疗

(一)病因治疗

输液速度过快者应立即停止或减慢速度。尿毒症患者可用透析治疗。感染诱发者应立即应用恰当抗生素。毒气吸入者应立即脱离现场,给予解毒剂。麻醉剂过量摄入者应立即洗胃及给予对抗药。

(二)氧疗

肺水肿患者通常需要吸入较高浓度氧气才能改善低氧血症,最好用面罩给氧。湿化器内置 75%~95% 乙醇或 10% 硅酮有助于消除泡沫。

（三）吗啡

每剂 5～10 mg 皮下或静脉注射可减轻焦虑，并通过中枢性交感神经抑制作用降低周围血管阻力，使血液从肺循环转移到体循环，并可舒张呼吸道平滑肌，改善通气。对心源性肺水肿效果最好，但禁用于休克、呼吸抑制和慢性阻塞性肺疾病合并肺水肿者。

（四）利尿

静脉注射呋塞米 40～100 mg 或布美他尼 1 mg，可迅速利尿、减少循环血量和升高血浆胶体渗透压，减少微血管滤过液体量。此外，静脉注射呋塞米还可扩张静脉，减少静脉回流，在利尿作用发挥前即可产生减轻肺水肿的作用。但不宜用于血容量不足者。

（五）血管舒张剂

血管舒张剂是治疗急性高压性肺水肿的有效药物，通过扩张静脉，促进血液向外周再分配，进而降低肺内促进液体滤出的驱动压。此外，还可扩张动脉、降低系统阻力（心脏后负荷），增加心排血量，其效果可在几分钟内出现。对肺水肿有效的血管舒张剂分别是静脉舒张剂、动脉舒张剂和混合性舒张剂。静脉舒张剂代表为硝酸甘油，以 10～15 $\mu g/min$ 的速度静脉给药，每 3～5 min 增加 5～10 μg 的剂量直到平均动脉压下降、肺血管压力达到一定的标准、头痛难以忍受或心绞痛减轻。混合性舒张剂代表为硝普钠，通常以 10 $\mu g/min$ 的速度静脉给药，每 3～5 min 增加 5～10 μg 的剂量直到达到理想效果。动脉舒张压不应＜8.0 kPa（60 mmHg），收缩压峰值应该高于 12.0 kPa（90 mmHg），多数患者在 50～100 $\mu g/min$ 剂量时可以获得理想的效果。

（六）强心剂

强心剂主要适用于快速心房纤颤或扑动诱发的肺水肿。2 周内未用过洋地黄类药物者，可用毒毛花苷 K 0.25 mg 或毛花苷 C 0.4～0.8 mg 溶于葡萄糖内缓慢静脉注射，也可选用氨力农静脉滴注。

（七）β_2 受体激动剂

已有研究表明雾化吸入长效、短效 β_2 受体激动剂，如特布他林或沙美特罗可能有助于预防肺水肿或加速肺水肿的吸收和消散，但其疗效还有待于进一步验证。

（八）肾上腺糖皮质激素

对肺水肿的治疗价值存在分歧。一些研究表明，它能减轻炎症反应和微血管通透性，促进表面活性物质合成，增强心肌收缩力，降低外周血管阻力和稳定溶酶体膜。可应用于高原肺水肿、中毒性肺水肿和心肌炎合并肺水肿。通常用地塞米松 20～40 mg/d 或氢化可的松 400～800 mg/d 静脉注射，连续 2～3 d，但不适合长期应用。

（九）减少肺循环血量

患者坐位，双腿下垂或四肢轮流扎缚静脉止血带，每 20 min 轮番放松一肢体 5 min，可减少静脉回心血量。适用于输液超负荷或心源性肺水肿，禁用于休克和贫血患者。

（十）机械通气

出现低氧血症和（或）CO_2 潴留时，可经面罩或人工气道机械通气，辅以 2.9～9.8 kPa（3～10 cmH_2O）呼气末正压。但需注意，机械通气在减少回心血量的同时，也会减少心排血量，因此对于合并休克的患者进行机械通气时，需特别注意监测血压情况。

（周金华）

第七章

内分泌科疾病的西医诊疗

第一节 甲状腺功能亢进症

甲状腺功能亢进症(简称"甲亢")是指由甲状腺本身或甲状腺以外的多种原因引起的甲状腺激素增多,进入循环血中,作用于全身的组织和器官,造成机体的神经、循环、消化等各系统的兴奋性增高和代谢亢进的疾病的总称。甲亢是内分泌系统的常见病和多发病。本病可发生于任何年龄,从新生儿到老年人均可能患甲亢,但最多见于中青年女性。

甲亢的病因较复杂,其中以 Graves 病(GD)最多见,又称毒性弥漫性甲状腺肿,是一种伴甲状腺激素分泌增多的器官特异性自身免疫病,约占所有甲亢患者的 85%;其次为亚急性甲状腺炎伴甲亢和结节性甲状腺肿伴甲亢;其他少见的病因有垂体性甲亢、碘甲亢等。本节主要讨论 Graves 病。

一、病因及发病机制

GD 的发病机制和病因未明,一般认为它是以遗传易患性为背景,在精神创伤、感染等应激因素作用下,诱发体内的免疫系统功能紊乱,"禁忌株"细胞失控,Ts 细胞减弱了对 Th 细胞的抑制,特异 B 细胞在特异 Th 细胞辅助下产生异质性免疫球蛋白(自身抗体)而致病。可作为这些自身抗体的组织抗原或抗原成分很多,主要有 TSH、TSH 受体、Tg、甲状腺 TPO 等。

二、病理

(一)甲状腺

甲状腺多呈不同程度的弥漫性、对称性肿大,或伴峡部肿大。质软至韧,包膜表面光滑、透亮,也可不平或呈分叶状。甲状腺内血管增生、充血,使其外观呈鲜牛肉色或猪肝色。滤泡增生明显,呈立方形或高柱状,并可形成乳头状皱褶突入滤泡腔内,腔内胶质常减少或消失。细胞核位于底部,可有分裂象。高尔基器肥大,内质网发育良好,有较多核糖体,线粒体常增多。凡此均提示滤泡上皮功能活跃,处于 TH 合成和分泌功能亢进状态。

(二)眼

浸润性突眼者的球后组织中常有脂肪浸润,纤维组织增生,黏多糖和糖胺聚糖沉积,透明质酸增多,淋巴细胞及浆细胞浸润。眼肌纤维增粗、纹理模糊,肌纤维透明变性、断裂及破坏,肌细胞内黏多糖亦增多。

(三)双下肢对称性胫前黏液性水肿

双下肢对称性胫前黏液性水肿少见。病变皮肤切片在光镜下可见黏蛋白样透明质酸沉积,伴多数带颗粒的肥大细胞、吞噬细胞和内质网粗大的成纤维细胞浸润;电镜下可见大量微纤维伴糖蛋白及酸性糖胺聚糖沉积。

(四)其他

骨骼肌、心肌有类似上述眼肌的改变,但较轻。久病者或重度甲亢患者肝内可有脂肪浸润、灶状或弥漫性坏死、萎缩,门静脉周围纤维化乃至肝硬化。颈部、支气管及纵隔淋巴结增大较常见,脾亦可增大。少数病例可有骨质疏松。

三、临床表现

女性多见,男女之比为 1∶(4~6),各年龄组均可发病,以 20~40 岁为多。临床表现不一,老年和儿童患者的临床表现常不典型,典型病例表现三联征。

(一)甲状腺激素分泌过多综合征

1.高代谢综合征

由于 T_3、T_4 分泌过多和交感神经兴奋性增高,促进物质代谢,氧化加速使产热、散热明显增多,患者常有疲乏无力、怕热多汗,皮肤温暖潮湿、体重锐减、低热(危象时可有高热)等。

2.心血管系统

患者可有心悸、胸闷、气短、心动过速,严重者可导致甲亢性心脏病。查体时可见:①心动过速,常为窦性,休息及熟睡时心率仍快;②心尖区第一心音亢进,常有收缩期杂音,偶在心尖部可听到舒张期杂音;③心律失常以期前收缩、房颤多见,房扑及房室传导阻滞少见;④可有心脏肥大、扩大及心力衰竭;⑤由于收缩压上升、舒张压下降,脉压增大,有时出现水冲脉、毛细血管搏动等周围血管征。

3.精神、神经系统

患者易激动、烦躁、失眠、多言多动、记忆力减退。有时出现幻觉,甚而表现为亚躁狂症或精神分裂症。偶尔表现为寡言、抑郁者,以老年人多见。可有双手及舌平伸细震颤,腱反射亢进。

4.消化系统

患者常有食欲亢进、多食消瘦、大便频繁。老年患者可有食欲缺乏、厌食。重者可有肝大及肝功能异常,偶有黄疸。

5.肌肉骨骼系统

部分患者可有甲亢性肌病、肌无力及肌萎缩,多见于肩胛与骨盆带肌群。周期性瘫痪多见于青年男性患者,原因不明。

6.内分泌系统

早期血 ACTH、皮质醇及 24 h 尿 17-羟皮质类固醇(17-OHCS)升高,继而受过多 T_3、T_4 抑制而下降,皮质醇半衰期缩短。

7.生殖系统

女性常有月经减少或闭经,男性有阳痿,偶有乳腺发育。

8.血液和造血系统

周围血液中,淋巴细胞绝对值和百分比及单核细胞增多,但白细胞计数偏低。血小板寿命缩短。有时可出现皮肤紫癜或贫血。

(二)甲状腺肿

绝大多数患者有程度不等的弥漫性、对称性甲状腺肿大,随吞咽动作上下运动;质软、无压痛、久病者较韧;肿大程度与甲亢轻重无明显关系;左、右叶上下极可扪及细震颤,可闻及收缩期吹风样或连续性收缩期增强的血管杂音,为诊断本病的重要体征。极少数无甲状腺肿大或甲状腺位于胸骨后纵隔内。甲状腺肿大压迫气管、食管及喉返神经时,出现气短、进食哽噎及声音嘶哑。

(三)眼征

GD 患者中,有 $25\% \sim 50\%$ 伴有眼征,其中突眼为重要而较特异的体征之一。突眼多与甲亢同时发生,但亦可在甲亢症状出现前或甲亢经药物治疗后出现,少数仅有突眼而缺少其他临床表现。按病变程度可分为单纯性(干性、良性、非浸润性)和浸润性(水肿性、恶性)突眼两类。

1.非浸润性突眼

非浸润性突眼占大多数,无症状,主要与交感神经兴奋和 TH 的 β 肾上腺素能样作用致眼外肌群和提上睑肌张力增高有关,球后及眶内软组织改变不大,突眼度<18 mm,经治疗常可恢复,预后良好。眼征有以下几种。①Dalrymple 征:眼裂增大。②Stellwag 征:瞬目减少。③Mobius征:双眼聚合能力欠佳。④Von Graefe 征:眼向下看时巩膜外露。⑤Joffroy 征:眼向上看时前额皮肤不能皱起。

2.浸润性突眼

浸润性突眼较少见,症状明显,多发生于成年患者,由眼球后软组织水肿和浸润所致,预后较差。除上述眼征更明显外,往往伴有眼睑肿胀肥厚,结膜充血水肿。患者畏光、复视、视力减退、阅读时易疲劳、异物感、眼胀痛或刺痛、流泪,眼球肌麻痹而视野缩小、斜视、眼球活动度减少甚至固定。突眼度一般>19 mm,左右突眼度常不等。由于突眼明显,不能闭合,结膜及角膜经常暴露,尤其是睡眠时易受外界刺激而引起充血、水肿,继而感染。

四、实验室检查

(一)血清甲状腺激素测定

1.血清总三碘甲状腺原氨酸(TT₃)

TT_3 浓度常与 TT_4 的改变平行,但在甲亢初期与复发早期,TT_3 上升往往很快,约 4 倍于正常值;而 TT_4 上升较缓,仅为正常值的 2.5 倍,故测定 TT_3 为早期 GD 诊断、治疗中疗效观察及停药后复发的敏感指标,亦是诊断 T_3 型甲亢的特异指标。但应注意老年淡漠型甲亢或久病者 TT_3 可不高。

2.血总甲状腺素(TT₄)

TT_4 是判定甲状腺功能最基本的筛选指标,在估计患者甲状腺激素结合球蛋白 TBG 正常情况下,TT_4 的增高提示甲亢。甲亢患者 TT_4 升高受 TBG 影响,而 TBG 又受雌激素、妊娠、病毒性肝炎等影响而升高,受雄激素、低蛋白血症(严重肝病、肾病综合征)、泼尼松等的影响而下降,分析时必须注意。

3.血清游离甲状腺素(FT₄)及游离 T₃(FT₃)

FT_4、FT_3 不受血 TBG 影响,能直接反映甲状腺功能。其敏感性和特异性均明显高于 TT_4和 TT_3,含量极微,正常值因检查机构而有不同。

4.血清反 $T_3(rT_3)$

rT_3 无生物活性,是 T_4 在外周组织的降解产物,其血浓度的变化与 T_3、T_4 维持一定比例,尤其是与 T_4 的变化一致,可作为了解甲状腺功能的指标。

(二)促甲状腺激素(TSH)

甲状腺功能改变时,TSH 的波动较 T_3、T_4 更迅速而显著,故血中 TSH 是反映下丘脑-垂体-甲状腺轴功能的敏感指标。尤其是对亚临床型甲亢和亚临床型甲减的诊断有重要意义。垂体性甲亢升高,甲状腺性甲亢正常或降低。

(三)甲状腺摄^{131}I率

本法诊断甲亢的符合率达 90%。正常值:3 h,5%~25%;24 h,20%~45%,高峰出现在 24 h。甲亢患者摄^{131}I率增强,3 h>25%,24 h>45%,且高峰前移。缺碘性甲状腺肿摄^{131}I率也可增高,但一般无高峰前移,可做 T_3 抑制试验鉴别。影响摄^{131}I率的因素如下。①使摄^{131}I率升高的因素:长期服用女性避孕药。②使摄^{131}I率降低的因素:多种食物及含碘药物(包括中药)、抗甲状腺药物、溴剂、利血平、保泰松、对氨基水杨酸、甲苯磺丁脲等。做本测定前应停用上述药物、食物 2 个月以上。孕妇和哺乳期妇女禁用。

(四)促甲状腺激素释放激素(TRH)兴奋试验

GD 时血 T_3、T_4 增高,反馈抑制 TSH,故 TSH 细胞不被 TRH 兴奋。如静脉注射 TRH 200 μg 后 TSH 有升高反应,可排除甲亢;如 TSH 不增高(无反应)则支持甲亢的诊断。本试验因在体外进行测定 TSH,无须将核素引入人体,故不良反应少,对年老有冠心病或甲亢性心脏病者较 T_3 抑制试验安全。

(五)T_3 抑制试验

T_3 抑制试验主要用于鉴别甲状腺肿伴摄^{131}I率增高系由甲亢或是单纯性甲状腺肿所致;也曾用于长期抗甲状腺药物治疗后,预测停药后复发可能性的参考。方法:先测定基础摄^{131}I率后,口服 $T_3$20 μg,每天 3 次,连续6 d(或甲状腺片 60 mg,每天 3 次,连服 8 d),然后再测摄^{131}I率。对比两次结果,正常人及单纯性甲状腺肿患者摄^{131}I率下降>50%;甲亢患者不被抑制,故摄^{131}I 的下降<50%。伴有冠心病、甲亢性心脏病或严重甲亢者禁用本项试验,以免诱发心律失常、心绞痛或甲状腺危象。

(六)甲状腺自身抗体测定

未经治疗的 GD 患者血 TSAb 阳性检出率可达 80%~100%,有早期诊断意义,对判断病情活动、是否复发也有价值;还可以作为治疗后停药的重要指标。50%~90%的 GD 患者血中可检出 TGAb 和(或)TPOAb,但滴度较低。如长期持续阳性且滴度较高,提示患者有进展为自身免疫性甲减的可能。

(七)影像学检查

超声、放射性核素扫描、CT、MRI 等可根据需要选用。

五、诊断及鉴别诊断

(一)诊断

根据临床表现三联征及实验室检查,诊断并不困难。但早期轻型、老年人、小儿表现不典型,尤其是淡漠型甲亢应特别注意。

(二)鉴别诊断

1.单纯性甲状腺肿

单纯性甲状腺肿患者无甲亢症状。摄^{131}I率虽也增高但高峰不前移。T_3抑制试验可被抑制。T_3正常或偏高,T_4正常或偏低,TSH正常或偏高。TRH兴奋试验正常。血TSAb、TGAb和TPOAb阴性。

2.神经官能症

神经、精神症状相似,但无高代谢症状群、突眼及甲状腺肿,甲状腺功能正常。

3.其他疾病

以消瘦、低热为主要表现者,应与结核、恶性肿瘤鉴别;腹泻者应与慢性结肠炎鉴别;心律失常应与冠心病、风湿性心脏病鉴别;淡漠型甲亢应与恶性肿瘤、消耗病鉴别;突眼应与眶内肿瘤、慢性肺心病等相鉴别。

六、治疗

一般治疗是解除精神紧张和负担、避免情绪波动。确诊后应适当卧床休息并给予对症、支持疗法。忌碘饮食,补充足够热量和营养如蛋白、糖类及各种维生素。有交感神经兴奋、心动过速者可用普萘洛尔、利血平等;如失眠可给地西泮、氯氮草。

甲亢的治疗,常用方法如下。

(一)控制甲亢的基本方法

(1)抗甲状腺药物治疗。

(2)放射性碘治疗。

(3)手术治疗。

(二)抗甲状腺药物治疗

疗效较肯定;一般不引起永久性甲减;方便、安全、应用最广。

1.常用药物

(1)硫脲类:甲硫氧嘧啶和丙硫氧嘧啶(PTU)。

(2)咪唑类:甲巯咪唑(MMI)和卡比马唑。

2.作用机制

通过抑制过氧化物酶活性,使无机碘氧化为活性碘而作用于碘化酪氨酸减少,阻止甲状腺激素合成,丙硫氧嘧啶还可以抑制T_4在周围组织中转化为T_3,故首选用于严重病例或甲状腺危象。

3.适应证

病情轻、甲状腺呈轻至中度肿大者;年龄在20岁以下,或孕妇、年迈体弱或合并严重心、肝、肾疾病等而不宜手术者;术前准备;作为放射性^{131}I治疗前后的辅助治疗;甲状腺次全切除后复发而不宜用^{131}I治疗者。

4.剂量用法与疗程

长程治疗分为初治期、减量期及维持期,按病情轻重决定剂量。

(1)初治期:丙硫氧嘧啶或甲硫氧嘧啶300~450 mg/d,甲巯咪唑或卡比马唑30~40 mg/d,分2~3次口服。至症状缓解或T_3、T_4恢复正常时即可减量。

(2)减量期:每2~4周减量1次,丙硫氧嘧啶或甲硫氧嘧啶每次减50~100 mg/d,甲巯咪唑或卡比马唑每次减5~10 mg/d,待症状完全消除,体征明显好转后再减至最小维持量。

(3)维持期:丙硫氧嘧啶或甲硫氧嘧啶 50～100 mg/d,甲巯咪唑或卡比马唑 5～10 mg/d,维持1.5～2 年,必要时还可以在停药前将维持量减半。疗程中除非有较严重的反应,一般不宜中断,并定期随访疗效。

5.治疗中注意事项

(1)如经治疗症状缓解但甲状腺肿大及突眼却加重时,抗甲状腺药物应酌情减量,并加用甲状腺片,每天 30～60 mg。可能由于抗甲状腺药物过量,T_3、T_4 减少后对 TSH 反馈抑制减弱,故 TSH 分泌增多促使甲状腺增生、肥大。

(2)注意抗甲状腺药物不良反应:粒细胞减少与药疹甲巯咪唑较丙硫氧嘧啶常见,初治时每周化验血白细胞计数、白细胞分类,以后每 2～4 周 1 次。常见于开始服药 2～3 个月。当白细胞低于 $4×10^9$/L 时应注意观察,试用升白细胞药物如维生素 B_4、利血生、鲨肝醇、脱氧核糖核酸,必要时可采用泼尼松。如出现突发的粒细胞缺乏症(对药物的变态反应),常表现为咽痛、发热、乏力、关节酸痛等时,应紧急处理并停药。有些患者用抗甲状腺药物后单有药疹,一般不必停药,可给抗组胺药物,必要时可更换抗甲状腺药物种类,目前临床用药中丙硫氧嘧啶出现药疹者较少,但应该特别警惕出现剥脱性皮炎、中毒性肝炎等,一旦出现应停药抢救。

(3)停药问题:近年认为完成疗程后尚须观察,TRAb 或 TSI 免疫抗体明显下降者方可停药以免复发。

(三)放射性碘治疗

1.放射性碘治疗甲亢作用机制

利用甲状腺高度摄取和浓集碘的能力及 ^{131}I 释放出 β 射线对甲状腺的毁损效应(β 射线在组织内的射程约 2 mm,电离辐射仅限于甲状腺局部而不累及毗邻组织),破坏滤泡上皮而减少 TH 分泌。另外,也抑制甲状腺内淋巴细胞的抗体生成,加强治疗效果。

2.适应证

(1)中度甲亢、年龄在 25 岁以上者。

(2)对抗甲状腺药有过敏等反应而不能继用,或长期治疗无效,或治疗后复发者。

(3)合并心、肝、肾等疾病不宜手术,或术后复发,或不愿手术者。

(4)非自身免疫性家族性毒性甲状腺肿者。

(5)某些高功能结节者。

3.禁忌证

(1)妊娠、哺乳期妇女(^{131}I 可透过胎盘和进入乳汁)。

(2)年龄在 25 岁以下者。

(3)严重心、肝、肾衰竭或活动性肺结核者。

(4)外周血白细胞计数在 $3×10^9$/L 以下或中性粒细胞计数低于 $1.5×10^9$/L 者。

(5)重症浸润性突眼症。

(6)甲状腺不能摄碘者。

(7)甲状腺危象。

4.方法与剂量

根据甲状腺估计重量和最高摄 ^{131}I 率推算剂量。一般主张每克甲状腺组织一次给予 ^{131}I 70～100 μCi(1 Ci=3.7×10^{10}Bq)放射量。甲状腺重量的估计有 3 种方法:①触诊法;②X 线检查;③甲状腺显像。

5.治疗前注意事项

不能机械采用公式计算剂量,应根据病情轻重、过去治疗情况、年龄、甲状腺有无结节、^{131}I在甲状腺的有效半衰期长短等全面考虑;服^{131}I前2~4周应避免用碘剂及其他含碘食物或药物;服^{131}I前如病情严重,心率超过120次/分钟,血清T_3、T_4明显升高者宜先用抗甲状腺药物及普萘洛尔治疗,待症状减轻方可用放射性^{131}I治疗。最好服抗甲状腺药物直到服^{131}I前2~3 d再停,然后做摄^{131}I率测定,接着采用^{131}I治疗。

6.疗效

一般治疗后2~4周症状减轻,甲状腺缩小,体重增加,3~4个月60%以上的患者可治愈。如半年后仍未缓解,可进行第二次治疗,且于治前先用抗甲状腺药物控制甲亢症状。

7.并发症

(1)甲状腺功能减退:分暂时性和永久性甲减两种。早期由腺体破坏,后期由自身免疫反应所致。一旦发生均需用 TH 替代治疗。

(2)突眼的变化不一:多数患者的突眼有改善,部分患者无明显变化,极少数患者的突眼恶化。

(3)放射性甲状腺炎:见于治疗后7~10 d,个别可诱发危象。故必须在^{131}I治疗前先用抗甲状腺药物治疗。

(4)致癌问题:^{131}I治疗后癌发生率并不高于一般居民的自然发生率。但由于年轻患者对电离辐射敏感,有报道婴儿和儿童时期颈部接受过 X 线治疗者甲状腺癌的发生率高,故年龄在25 岁以下者应选择其他治疗方法。

(5)遗传效应:经^{131}I治疗后有报道可引起染色体变异,但仍在探讨中,并须长期随访观察方能得出结论。为保证下一代及隔代子女的健康,将妊娠期列为^{131}I治疗的禁忌证是合理的。

(四)手术治疗

甲状腺次全切除术的治愈率可达70%以上,但可引起多种并发症,有的病例于术后多年仍可复发,或出现甲状腺功能减退症。

1.适应证

(1)中、重度甲亢,长期服药无效,停药后复发,或不愿长期服药者。

(2)甲状腺巨大,有压迫症状者。

(3)胸骨后甲状腺肿伴甲亢者

(4)结节性甲状腺肿伴甲亢者。

2.禁忌证

(1)较重或发展较快的浸润性突眼者。

(2)合并较重的心、肝、肾、肺疾病,不能耐受手术者。

(3)妊娠早期(第3个月前)及晚期(第6个月后)。

(4)轻症可用药物治疗者。

3.术前准备

先抗甲状腺药物治疗达下列指标者方可进行术前服药:①症状减轻或消失;②心率恢复到80~90次/分钟以下;③T_3、T_4恢复正常;④BMR＜＋20%。达到上述指标者开始进行术前服用复方碘溶液。服法:3~5滴/次,每天服3次,逐日增加1滴直至10滴/次,维持2周。作用:减轻甲状腺充血、水肿,使甲状腺质地变韧,方便手术并减少出血。近年来,使用普萘洛尔或普萘洛尔与碘化物联合使用作术前准备,疗效迅速,一般于术前及术后各服 1 周。

4.手术并发症

(1)出血:须警惕引起窒息,严重时须气管切开。

(2)局部伤口感染。

(3)喉上与喉返神经损伤,引起声音嘶哑。

(4)甲状旁腺损伤或切除,引起暂时性或永久性手足抽搐。

(5)突眼加重。

(6)甲状腺功能减退症。

(7)甲状腺危象。

(五)高压氧治疗

1.治疗机制

(1)高压氧治疗可以迅速增加各组织供氧,甲亢患者因甲状腺素增多,机体各组织代谢旺盛、耗氧量增加,要求心脏收缩力增强、心率加快,增加心排血量为组织运送更多氧气和营养物质。心率加快、血压升高结果增加心肌的耗氧量。患者进行高压氧治疗可以迅速增加各组织的氧气供应,减轻心脏负担;高压氧治疗可以减慢心率,降低心肌耗氧量。

(2)高压氧治疗可以减低机体的免疫能力,减少抗体的产生,减少淋巴细胞的数量。

(3)高压氧治疗可以改善大脑皮质的神经活动,改善自主神经功能,稳定患者情绪。调整机体免疫功能。

(4)有实验证明,高压氧治疗可以调整甲状腺素水平,无论甲状腺素水平高或低,经高压氧治疗均有恢复正常水平的趋势。

2.治疗方法

(1)治疗压力不宜过高,1.8～2 AT(182～203 kPa)、每次吸氧 60 min、每天 1 次、连续 1～2 疗程。

(2)配合药物治疗。

(3)甲状腺危象患者可在舱内进行高压氧治疗同时配合药物治疗。

(4)甲状腺手术前准备,行高压氧治疗可减少甲状腺血流量。

七、应急措施

(1)当患者出现明显呼吸困难、发绀、抽搐、昏迷、血压下降、心律失常等情况时,提示有急性呼吸衰竭的可能,立即建立人工气道,行气管插管或气管切开,保持呼吸道通畅,加压给氧,监测生命体征的变化,同时保持静脉液路通畅。

(2)一旦呼吸停止应立即行人工呼吸、气管插管,调用呼吸机进行合理的机械通气。

八、健康教育

(1)给患者讲述疾病的有关知识,如药物、输血治疗的目的、氧气吸入的重要性,使患者主动配合治疗。

(2)保持良好的情绪,保证充足的休息和睡眠,以促进身体恢复。

(3)康复期注意营养,适当户外活动,提高机体抵抗力。

(4)对恶性肿瘤坚持化疗者和病理产科患者再次怀孕者,应特别注意监测 DIC 常规,血小板计数,注意出血倾向,及时就诊。

(魏中振)

第二节 甲状腺功能减退症

甲状腺功能减退症简称"甲减",是组织的甲状腺激素作用不足或缺如的一种病理状态,即甲状腺激素合成、分泌或生物效应不足所致的一组内分泌疾病。甲减的发病率有地区及种族的差异。碘缺乏地区的发病率明显较碘供给充分地区高。女性甲减较男性多见,且随年龄增加,其患病率上升。新生儿甲减发生率约为1/4 000,青春期甲减发病率降低,其患病率随着年龄上升,在年龄>65岁的人群中,显性甲减的患病率为2‰~5‰。甲减为较常见的内分泌疾病,且常首先求治于非专科医师。

一、病因

99%以上的甲减为原发性甲减,仅不足1%的病例为TSH缺乏引起。原发性甲减绝大多数由自身免疫性(桥本)甲状腺炎、甲状腺放射性碘治疗或甲状腺手术导致。

二、分类

临床上,按甲减起病时年龄分类可分下列三型。
(1)功能减退始于胎儿期或出生不久的新生儿者,称呆小病(又称克汀病)。
(2)功能减退始于发育前儿童期者,称幼年甲状腺功能减退症,严重时称幼年黏液性水肿。
(3)功能减退始于成人期者,称甲状腺功能减退症,严重者称黏液性水肿。

三、发病机制

(一)呆小病(克汀病)

呆小病有地方性及散发性两种。

1.地方性呆小病

地方性呆小病多见于地方性甲状腺肿流行区,因母体缺碘,供应胎儿的碘不足,以致甲状腺发育不全和激素合成不足。此型甲减对迅速生长中胎儿的神经系统特别是大脑发育危害极大,造成不可逆性的神经系统损害。

2.散发性呆小病

散发性呆小病见于各地,病因不明。母亲既无缺碘又无甲状腺肿等异常,推测其原因有以下几方面。

(1)甲状腺发育不全或缺如:①患儿甲状腺本身生长发育缺陷;②母体在妊娠期患某种自身免疫性甲状腺病,血清中存在抗甲状腺抗体,经血行通过胎盘而入胎儿破坏胎儿部分或全部甲状腺;③母体妊娠期服用抗甲状腺药物或其他致甲状腺肿物质,阻碍了胎儿甲状腺发育和激素合成。

(2)甲状腺激素合成障碍,常有家族史,激素合成障碍主要有五型。①甲状腺摄碘功能障碍,可能由于参与碘进入细胞的"碘泵"发生障碍影响碘的浓集。②碘的有机化过程障碍,又可包括过氧化物酶缺陷,此型甲状腺摄碘力强,但碘化物不能被氧化为活性碘,致不能碘化酪氨酸和碘化酶缺陷。③碘化的酪氨酸不能形成单碘及双碘酪氨酸。碘化酪氨酸耦联缺陷：甲状腺已生成的单碘及双碘酪氨酸发生耦联障碍，以致甲状腺素（T_4）及三碘甲状腺原氨酸（T_3）合成减少。④碘化酪氨酸脱碘缺陷，由于脱碘酶缺乏，游离的单碘及双碘酪氨酸不能脱碘而大量存在于血中不能再被腺体利用，并从尿中大量排出，间接引起碘的丢失过多。甲状腺球蛋白合成与分解异常：酪氨酸残基的碘化及由碘化酪氨酸残基形成 T_3、T_4 的过程，都是在完整的甲状腺球蛋白分子中进行。⑤甲状腺球蛋白异常，可致 T_3、T_4 合成减少。并可产生不溶于丁醇的球蛋白，影响 T_3、T_4 的生物效能。甲状腺球蛋白的分解异常可使周围血液中无活性的碘蛋白含量增高。

未经治疗的呆小病造成儿童期和青春期的生长迟滞、智力受损和代谢异常，显然，早期诊断和治疗是极为重要的。

(二)幼年甲状腺功能减退症

病因与成人患者相同。

(三)成年甲状腺功能减退症

病因可分为甲状腺激素缺乏、促甲状腺激素缺乏和末梢组织对甲状腺激素不应症三大类。

1.由于甲状腺本身病变致甲状腺激素缺乏

由于甲状腺本身病变致甲状腺激素缺乏即原发性甲减。其中部分病例病因不明，又称"特发性"，较多发生甲状腺萎缩，约为甲减发病率的 5%。大部分病例有以下比较明确的原因。①甲状腺的手术切除，或放射性碘或放射线治疗后。②甲状腺炎：与自身免疫有关的慢性淋巴细胞性甲状腺炎后期为多，亚急性甲状腺炎引起者罕见。③伴甲状腺肿或结节的功能减退：慢性淋巴细胞性甲状腺炎多见，偶见于侵袭性纤维性甲状腺炎，可伴有缺碘所致的结节性地方性甲状腺肿和散在性甲状腺肿。④腺内广泛病变：多见于晚期甲状腺癌和转移性肿瘤，较少见于甲状腺结核、淀粉样变、甲状腺淋巴瘤等。⑤药物：抗甲状腺药物治疗过量；摄入碘化物（有机碘或无机碘）过多；使用阻碍碘化物进入甲状腺的药物如过氯酸钾、硫氰酸盐、间苯二酚、对氨基水杨酸钠（PAS）、保泰松、磺胺类药物、硝酸钴、碳酸锂等，甲亢患者经外科手术或 ^{131}I 治疗后对碘化物的抑制甲状腺激素合成及释放作用常较敏感，故再服用含碘药物则易发生甲减。

2.促甲状腺激素不足

由于促甲状腺激素不足可分为垂体性与下丘脑性两种。

(1)由腺垂体功能减退使促甲状腺激素（TSH）分泌不足所致，又称为垂体性（或继发性）甲减。

(2)由下丘脑疾病使促甲状腺激素释放激素（TRH）分泌不足所致，又称为下丘脑性（或三发性）甲减。

3.末梢性（周围性）甲减

末梢性甲减是指末梢组织甲状腺激素不应症，即甲状腺激素抵抗。临床上常可见一些有明显的甲减的症状，但甲状腺功能检查结果则与之相矛盾。病因有二：①血中存在甲状腺激素结合抗体，从而导致甲状腺激素不能发挥正常的生物效应；②周围组织中的甲状腺激素受体数目减少、受体对甲状腺激素的敏感性减退导致周围组织对甲状腺激素的效应减少。

甲状腺激素抵抗的主要原因是外周组织对甲状腺激素的敏感性降低。正常情况下，T_3 和 T_4 可抑制性地反馈作用于垂体，具有活性的 T_3 抵达外周组织与甲状腺激素受体结合产生生物效应。甲状腺激素抵抗时由于垂体对甲状腺激素的敏感性降低，其负反馈受抑，导致 TSH 升高，结果甲状腺激素分泌增加，作用于外周不敏感的组织出现甲减症状，而抵抗不明显的组织则出现甲亢表现。

四、病理

(一)呆小病

散发性者除激素合成障碍一类甲状腺呈增生肿大外,多数在甲状腺部位或舌根仅有少许滤泡组织,甚至完全缺如。地方性甲状腺肿呈萎缩或肿大,腺体内呈局限性上皮增生及退行性变。腺垂体常较大,部分病例示蝶鞍扩大,切片中 TSH 细胞肥大。此外,可有大脑发育不全、脑萎缩、骨成熟障碍等。

(二)黏液性水肿

原发性者甲状腺呈显著萎缩,腺泡大部分被纤维组织替代,兼有淋巴细胞浸润,残余腺泡上皮细胞矮小,泡内胶质含量极少。放射线治疗后甲状腺的改变与原发性者相似。慢性甲状腺炎者腺体大多有淋巴细胞、浆细胞浸润且增大,后期可纤维化而萎缩,服硫脲类药物者腺体增生肥大,胶质减少而充血。继发于垂体功能减退者垂体有囊性变或纤维化,甲状腺腺体缩小,腺泡上皮扁平,腔内充满胶质。

甲状腺外组织的病理变化包括皮肤角化,真皮层有黏液性水肿,细胞间液中积聚多量透明质酸、黏多糖、硫酸软骨素和水分,引起非凹陷性水肿。内脏细胞间液中有相似情况,称内脏黏液性水肿。浆膜腔内有黏液性积液。全身肌肉无论骨骼肌、平滑肌或心肌都可有肌细胞肿大、苍白,肌浆纤维断裂且有空泡变性和退行性病灶,心脏常扩大,间质水泡伴心包积液。肾脏可有基底膜增厚从而出现蛋白尿。

五、临床表现

甲减可影响全身各系统,其临床表现并不取决于甲减的病因而是与甲状腺激素缺乏的程度有关。

(一)呆小病

病因繁多,于出生时常无特异表现,出生后数周内出现症状。共同的表现有皮肤苍白、增厚、多皱褶、多鳞屑。口唇厚,舌大且常外伸,口常张开多流涎,外貌丑陋,面色苍白或蜡黄,鼻短且上翘,鼻梁塌陷,前额多皱纹,身材矮小,四肢粗短,手常呈铲形,脐疝多见,心率缓慢,体温偏低,其生长发育均低于同年龄者,当成年后常身材矮小。各型呆小病可有的特殊表现如下。

1.先天性甲状腺发育不全

腺体发育异常的程度决定其症状出现的早晚及轻重。腺体完全缺如者,症状可出现于出生后 1~3 个月且较重,无甲状腺肿。如尚有残留或异位腺体时,多数在 6 个月到 2 岁出现典型症状,且可伴代偿性甲状腺肿大。

2.先天性甲状腺激素合成障碍

病情因各种酶缺乏的程度而异。一般在新生儿期症状不显,后逐渐出现代偿性甲状腺肿,且多为显著肿大。典型的甲状腺功能低下可出现较晚,可称为甲状腺肿性呆小病,可能为常染色体隐性遗传。在碘有机化障碍过程中除有甲状腺肿和甲状腺功能低下症状外,常伴有先天性神经性聋哑,称 Pendred 综合征。这两型多见于散发性呆小病者,其母体不缺碘且甲状腺功能正常,胎儿自身虽不能合成甲状腺激素但能从母体得到补偿。故不致造成神经系统严重损害,出生后 3 个月以上,母体赋予的甲状腺激素已耗竭殆尽,由于本身甲状腺发育不全或缺如或由于激素合成障碍,使体内甲状腺激素缺乏、处于很低水平,出现显著的甲状腺功能低下症状,但智力影响却较轻。

3.先天性缺碘

先天性缺碘多见于地方性呆小病。因母体患地方性甲状腺肿,造成胎儿期缺碘,在胎儿及母体的甲状腺激素合成均不足的情况下,胎儿神经系统发育所必需的酶[如尿嘧啶核苷二磷酸(UDP)等]生成受阻或活性降低,造成胎儿神经系统严重且不可逆的损害和出生后永久性的智力缺陷和听力、语言障碍,但出生后患者的甲状腺在供碘好转的情况下,能加强甲状腺激素合成,故甲状腺功能低下症状不明显,这种类型又称为神经型呆小病。

4.母体怀孕期服用致甲状腺肿制剂或食物

母体怀孕期服用致甲状腺肿制剂或食物如卷心菜、大豆、对氨基水杨酸、硫脲类、间苯二酚、保泰松及碘等,这些食物中致甲状腺肿物质或药物能通过胎盘,影响甲状腺功能,出生后引起一过性甲状腺肿大,甚至伴有甲状腺功能低下,此型临床表现轻微,短暂,常不被发现,如妊娠期口服大量碘剂且历时较长,碘化物通过胎盘可导致新生儿甲状腺肿,巨大者可产生初生儿窒息死亡,故妊娠妇女不可用大剂量碘化物。哺乳期中碘亦可通过乳汁进入婴儿体内引起甲状腺肿伴甲减。

(二)幼年黏液性水肿

临床表现随起病年龄而异,幼儿发病者除体格发育迟缓和面容改变不如呆小病显著外,余均和呆小病相似。较大儿童及青春期发病者,大多似成人黏液性水肿,但伴有不同程度的生长阻滞,青春期延迟。

(三)成人甲状腺功能减退及黏液性水肿

临床表现取决于起病的缓急、激素缺乏的速度及程度,且与个体对甲状腺激素减少的反应差异性有一定关系,故严重的甲状腺激素缺乏有时临床症状也可轻微。轻型者症状较轻或不典型;重型者累及的系统广泛,称黏液性水肿。现今严重甲减患者较以往少见,该术语常用以描述甲减表现的皮肤和皮下组织黏液性水肿这一体征。临床型甲减的诊断标准应具备不同程度的临床表现及血清 T_3、T_4 的降低,尤其是血清 T_4 和 FT_4 的降低为临床型甲减的一项客观实验室指标。临床上无或仅有少许甲减症状,血清 FT_3 及 FT_4 正常而 TSH 水平升高,此种情况称为"亚临床甲减",需根据 TSH 测定和(或)TRH 试验确诊,可进展至临床型甲减,伴有甲状腺抗体阳性和(或)甲状腺肿者进展机会较大。

成人甲状腺功能减退最早的症状是出汗减少、怕冷、动作缓慢、精神萎靡、疲乏、嗜睡、智力减退、胃口欠佳、体重增加、大便秘结等。当典型症状出现时有下列表现。

1.低基础代谢率症状群

疲乏、行动迟缓、嗜睡、记忆力明显减退且注意力不集中,因周围血液循环差和能量产生降低以致异常怕冷、无汗及体温低于正常。

2.黏液性水肿面容

面部表情可描写为"淡漠""愚蠢""假面具样""呆板",甚至"白痴"。面颊及眼睑虚肿,垂体性黏液性水肿有时颜面胖圆,犹如满月。面色苍白,贫血,带黄色或陈旧性象牙色。有时可有颜面皮肤发绀。由于交感神经张力下降对 Müller 肌的作用减弱,故眼睑常下垂形或眼裂狭窄。部分患者有轻度突眼,可能和眼眶内球后组织有黏液性水肿有关,但对视力无威胁。鼻、唇增厚,舌大而发声不清,言语缓慢,音调低哑,头发干燥、稀疏、脆弱,睫毛和眉毛脱落(尤以眉梢为甚),男性胡须生长缓慢。

3.皮肤

苍白或因轻度贫血及甲状腺激素缺乏使皮下胡萝卜素变为维生素 A 及维生素 A 生成视黄醛的功能减弱,以致高胡萝卜素血症,加以贫血肤色苍白,因而常使皮肤呈现特殊的蜡黄色,且粗糙少光泽,干而厚、冷、多鳞屑和角化,尤以手、臂、大腿为明显,且可有角化过度的皮肤表现。有非凹陷性黏液性水肿,有时下肢可出现凹陷性水肿。皮下脂肪因水分的积聚而增厚,致体重增加,指甲生长缓慢、厚脆,表面常有裂纹。腋毛和阴毛脱落。

4.精神神经系统

精神迟钝,嗜睡,理解力和记忆力减退。目力、听觉、触觉、嗅觉均迟钝,伴有耳鸣、头晕。有时可呈神经质或可发生妄想、幻觉、抑郁或偏狂。严重者可有精神失常,呈木僵、痴呆、昏睡状。偶有小脑性共济失调。还可有手足麻木,痛觉异常,腱反射异常。脑电图可异常。脑脊液中蛋白质可增加。

5.肌肉和骨骼

肌肉松弛无力,主要累及肩、背部肌肉,也可有肌肉暂时性强直、痉挛、疼痛或出现齿轮样动作,腹背肌及腓肠肌可因痉挛而疼痛,关节也常疼痛,骨质密度可增高。少数病例可有肌肉肥大。发育期间骨龄常延迟。

6.心血管系统

心率降低,心音低弱,心排血量减低,由于组织耗氧量和心排血量的减低相平行,故心肌耗氧量减少,很少发生心绞痛和心力衰竭。一旦发生心力衰竭,因洋地黄在体内的半衰期延长,且由于心肌纤维延长伴有黏液性水肿故疗效常不佳且易中毒。心电图可见 ST-T 改变等表现。严重甲减者全心扩大,常伴有心包积液。久病者易并发动脉粥样硬化及冠心病,发生心绞痛和心律不齐。如没有合并器质性心脏病,甲减本身的心脏表现可以在甲状腺激素治疗后得到纠正。

7.消化系统

胃纳不振、厌食、腹胀、便秘、鼓肠,甚至发生巨结肠症及麻痹性肠梗阻。因有抗胃泌素抗体存在,患者可伴胃酸缺乏。

8.呼吸系统

由于肥胖、黏液性水肿、胸腔积液、贫血及循环系统功能差等综合因素可导致肺泡通气量不足及二氧化碳麻醉现象。阻塞性睡眠呼吸暂停常见,可以在甲状腺激素治疗后得到纠正。

9.内分泌系统

血皮质醇常正常、尿皮质醇可降低,ACTH 分泌正常或降低,ACTH 兴奋反应延迟,但无肾上腺皮质功能减退的临床表现。长期患本病且病情严重者,可能发生垂体和肾上腺功能降低,在应激或快速甲状腺激素替代治疗时加速产生。长期患原发性甲减者垂体常常增大,可同时出现催乳素增高及溢乳。交感神经的活性降低,可能与血浆环腺苷酸对肾上腺素反应降低有关,肾上腺素的分泌率及血浆浓度正常,而去甲肾上腺素的相应功能增加,β-肾上腺素能的受体在甲减时可能会减少。胰岛素降解率下降且患者对胰岛素敏感性增强。黄体生成素(LH)分泌量及频率峰值均可下降,血浆睾酮和雌二醇水平下降。严重时可致性欲减退和无排卵。

10.泌尿系统及水电解质代谢

肾血流量降低,肾小球基底膜增厚可出现少量蛋白尿,水利尿试验差,水利尿作用不能被可的松而能被甲状腺激素所纠正。由于肾脏排水功能受损,导致组织水潴留。Na^+ 交换增加,可出现低血钠,但 K^+ 的交换常属正常。血清 Mg^{2+} 可增高,但交换的 Mg^{2+} 和尿 Mg^{2+} 的排出率降低。血清钙、磷正常,尿钙排泄下降,粪钙排泄正常,粪、尿磷排泄正常。

11.血液系统

甲状腺激素缺乏使造血功能遭到抑制,红细胞生成素减少,胃酸缺乏使铁及维生素 B_{12} 吸收障碍,加之月经过多以致患者中 2/3 可有轻、中度正常色素或低色素小红细胞型贫血,少数有恶性贫血(大红细胞型)。红细胞沉降率可增快。Ⅷ和Ⅸ因子的缺乏导致机体凝血机制减弱,故易有出血倾向。

12.昏迷

昏迷为黏液性水肿最严重的表现,多见于年老长期未获治疗者。大多在冬季寒冷时发病,受寒及感染是最常见的诱因,其他如创伤、手术、麻醉、使用镇静剂等均可促发。昏迷前常有嗜睡病史,昏迷时四肢松弛,反射消失,体温很低(可在 33 ℃ 以下),呼吸浅慢,心动过缓,心音微弱,血压降低,休克,并可伴发心、肾衰竭,常威胁生命。

六、辅助检查

(一)间接依据

1.基础代谢率降低

基础代谢率常在 $45\% \sim 35\%$,有时可达 70%。

2.血脂

患者常伴高胆固醇血症和高 LDL 血症。甘油三酯也可增高。

3.心电图检查

心电图检查示低电压、窦性心动过缓、T 波低平或倒置,偶有 P-R 间期延长及 QRS 波时限增加。

4.X 线检查

骨龄的检查有助于呆小病的早期诊断。X 线片上骨骼的特征:成骨中心出现和成长迟缓(骨龄延迟);骨骺与骨干的愈合延迟;成骨中心骨化不均匀呈斑点状(多发性骨化灶)。95%呆小病患者蝶鞍的形态异常。7 岁以上患儿蝶鞍常呈圆形增大,经治疗后蝶鞍可缩小;7 岁以下患儿蝶鞍表现为成熟延迟,呈半圆形,后床突变尖,鞍结节扁平。心影于胸片上常为弥漫性双侧增大,超声波检查示心包积液,治疗后可完全恢复。

5.脑电图检查

某些呆小病者脑电图有弥漫性异常,频率偏低,节律不齐,有阵发性双侧 Q 波,无 α 波,表现为脑中枢功能障碍。

(二)直接依据

1.血清 TSH 和 T_3、T_4

血清 TSH 和 T_3、T_4 是最有用的检测项目,测定 TSH 对甲减有极重要意义,较 T_4、T_3 为大。甲状腺性甲减,TSH 可升高;而垂体性或下丘脑性甲减常偏低,也可在正常范围或轻度升高,可伴有其他腺垂体激素分泌低下。除消耗性甲减及甲状腺激素抵抗外,不管何种类型甲减,血清总 T_4 和 FT_4 均低下。轻症患者血清 T_3 可在正常范围,重症患者可以降低。部分患者血清 T_3 正常而 T_4 降低,这可能是甲状腺在 TSH 刺激下或碘不足情况下合成生物活性较强的 T_3 相对增多,或周围组织中的 T_4 较多地转化为 T_3 的缘故。因此 T_4 降低而 T_3 正常可视为较早期诊断甲减的指标之一。亚临床型甲减患者血清 T_3、T_4 可均正常。此外,在患严重疾病且甲状腺功能正常的患者及老年正常人中血清 T_3 可降低,故 T_4 浓度在诊断上比 T_3 浓度更为重要。由于总 T_3、T_4 可受 TBG 的影响,故可测定 FT_3、FT_4 协助诊断。

2.甲状腺吸[131]碘率

甲状腺吸[131]碘率明显低于正常,常为低平曲线,而尿中[131]I 排泄量增加。

3.反 T_3(rT_3)

在甲状腺性及中枢性甲减中降低,在周围性甲减中可能增高。

4.促甲状腺激素(TSH)兴奋试验

进行 TSH 兴奋试验以了解甲状腺对 TSH 刺激的反应。如用 TSH 后摄碘率不升高,提示病变原发于甲状腺,故对 TSH 刺激不发生反应。

5.促甲状腺激素释放激素试验(TRH 兴奋试验)

如 TSH 原来正常或偏低者,在 TRH 刺激后引起升高,并呈延迟反应,表明病变在下丘脑。如 TSH 为正常低值至降低,正常或略高而 TRH 刺激后血中 TSH 不升高或呈低(弱)反应,表明病变在垂体或为垂体 TSH 贮备功能降低。如 TSH 原属偏高,TSH 刺激后更明显,表示病变在甲状腺。

6.抗体测定

怀疑甲减由自身免疫性甲状腺炎所引起时,可测定甲状腺球蛋白抗体(TGA)、甲状腺微粒体抗体(MCA)和甲状腺过氧化酶抗体(TPOAb),其中,以 TPOAb 的敏感性和特异性较高。

七、诊断

甲减的诊断包括确定功能减退、病变定位及查明病因 3 个步骤。

呆小病的早期诊断和治疗可避免或尽可能减轻永久性智力发育缺陷。婴儿期诊断本病较困难,应细微观察其生长、发育、面貌、皮肤、饮食、睡眠、大便等各方面情况,及时做有关实验室检查。尽可能行新生儿甲状腺功能筛查。黏液性水肿典型病例诊断不难,但早期轻症及不典型者常与贫血、肥胖、水肿、肾病综合征、月经紊乱等混淆,需测定甲状腺功能以鉴别。一般来说,TSH 增高伴 FT_4 低于正常即可诊断原发性甲减,T_3 价值不大。下丘脑性和垂体性甲减则靠 FT_4 降低诊断。TRH 兴奋试验有助于定位病变在下丘脑还是垂体。中枢性甲减的患者常可合并垂体其他激素分泌缺乏,如促性腺激素及促肾上腺皮质激素缺乏。明确 ACTH 缺乏继发的肾上腺皮质功能低下症尤其重要,甲状腺激素替代治疗不可先于可的松替代治疗。

对于末梢性甲减的诊断有时不易,患者有临床甲减征象而血清 T_4 浓度增高为主要实验室特点,甲状腺摄[131]I 率可增高,用 T_4、T_3 治疗疗效不显著,提示受体不敏感。部分患者可伴有特征性面容、聋哑、点彩样骨骺,不伴有甲状腺肿大。

八、治疗

(一)呆小病

及时诊断,治疗越早,疗效越好。初生期呆小病最初口服三碘甲状腺原氨酸 5 μg 每 8 h 1 次及左甲状腺素钠(LT₄)25 μg/d,3 d 后,LT₄增加至 37.5 μg/d,6 d 后 T_3 改为 2.5 μg,每 8 h 1 次。在治疗进程中 LT₄逐渐增至每天 50 μg,而 T_3 逐渐减量至停用。或单用 LT₄ 治疗,首量 25 μg/d 以后每周增加 25 μg/d,3~4 周后为 100 μg/d,以后进增缓慢,使血清 T_4 保持 9~

12 μg/dL,如临床疗效不满意,可剂量略加大。年龄为 9 月至 2 岁的婴幼儿每天需要 50～150 μg LT$_4$,如果其骨骼生长和成熟没有加快,甲状腺激素应增加。TSH 值有助于了解治疗是否适当,从临床症状改善来了解甲减治疗的情况比测定血清 T$_4$ 更为有效。治疗应持续终身。儿童甲减完全替代 LT$_4$ 剂量可达 4 μg/(kg·d)。

(二)幼年黏液性水肿

幼年黏液性水肿治疗与较大的呆小病患儿相同。

(三)成人黏液性水肿

成人黏液性水肿用甲状腺激素替代治疗效果显著,并需终身服用。使用的药物制剂有合成甲状腺激素及从动物甲状腺中获得的含甲状腺激素的粗制剂。

1.左甲状腺素钠(LT$_4$)

LT$_4$ 替代治疗的起始剂量及随访间期可因患者的年龄、体重、心脏情况以及甲减的病程及程度而不同。一般应从小剂量开始,常用的起始剂量为 LT$_4$ 每天 1～2 次,每次口服 25 μg,之后逐步增加,每次剂量调整后一般应在 6～8 周后检查甲状腺功能以评价剂量是否适当,原发性甲减患者在 TSH 降至正常范围后 6 个月复查一次,之后随访间期可延长至每年一次。一般每天维持量为 100～150 μg LT$_4$,成人甲减完全替代 LT$_4$ 剂量为 1.6～1.8 μg/(kg·d)。甲状腺激素替补尽可能应用 LT$_4$,LT$_4$ 在外周脱碘持续产生 T$_3$,更接近生理状态。

2.干甲状腺片

从每天 20～40 mg 开始,根据症状缓解情况和甲状腺功能检查结果逐渐增加。因其起效较LT$_4$ 快,调整剂量的间隔时间可为数天。已用至 240 mg 而不见效者,应考虑诊断是否正确或为周围型甲减。干甲状腺片由于含量不甚稳定,故一般不首先推荐。

3.三碘甲状腺原氨酸(T$_3$)

T$_3$ 20～25 μg 相当于干甲状腺片 60 mg。T$_3$ 每天剂量为 60～100 μg。T$_3$ 的作用比 LT$_4$ 和甲状腺片制剂快而强,但作用时间较短。不宜作为甲减的长期治疗,且易发生医源性甲亢,老年患者对 T$_3$ 的有害作用较为敏感。

4.T$_4$ 和 T$_3$ 的混合制剂

T$_4$ 和 T$_3$ 按 4：1 的比例配成合剂或片剂,其优点是有近似内生性甲状腺激素的作用。年龄较轻不伴有心脏疾病者,初次剂量可略偏大,剂量递增也可较快。

由于血清 T$_3$、T$_4$ 浓度的正常范围较大,甲减患者病情轻重不一,对甲状腺激素的需求及敏感性也不一致,故治疗应个体化。甲状腺激素替补疗法的原则要强调"早""适量起始""正确维持""注意调整"等。

甲减应早期使用甲状腺激素治疗,包括绝大多数的亚临床期患者。甲状腺功能的纠正有助于改善血脂。对甲减伴有甲状腺肿大者还有助于抑制其肿大。甲状腺激素替补要力求做到"正确"维持剂量。轻度不足不利于症状完全消除和生化指标的改善;轻度过量可致心、肝、肾、骨骼等靶器官的功能改变。随着甲减病程的延长,甲状腺激素的替补量会有所变化,应及时评估,酌情调整剂量。

腺垂体功能减退且病情较重者,为防止发生肾上腺皮质功能不全,甲状腺激素的治疗应在皮质激素替代治疗后开始。

老年患者剂量应酌情减少。伴有冠心病或其他心脏病史以及有精神症状者,甲状腺激素更应从小剂量开始,并应更缓慢递增。如导致心绞痛发作,心律不齐或精神症状,应及时减量。周围型甲减治疗较困难可试用较大剂量 T_3。

甲减导致心脏症状者除非有充血性心力衰竭一般不必使用洋地黄,在应用甲状腺制剂后心脏体征及心电图改变等均可逐渐消失。

黏液性水肿患者对胰岛素、镇静剂、麻醉剂甚敏感,可诱发昏迷,故使用宜慎。

对于治疗效果不佳的患者以及 18 岁以下、妊娠、伴其他内分泌疾病、伴心血管疾病、伴甲状腺肿大或结节等情况的患者建议转至内分泌专科治疗。

(四)黏液性水肿昏迷的治疗

(1)甲状腺制剂:由于甲状腺片及 T_4 作用太慢,故必须选用快速作用的三碘甲状腺原氨酸(T_3)。开始阶段,最好用静脉注射制剂(D,L-三碘甲状腺原氨酸),首次 $40\sim120\ \mu g$,以 T_3 每 6 h 静脉注射 $5\sim15\ \mu g$,直至患者清醒改为口服。如无此剂型,可将三碘甲状腺原氨酸片剂研细加水鼻饲,每 $4\sim6$ h 1 次,每次 $20\sim30\ \mu g$。无快作用制剂时可采用 T_4,首次剂量 $200\sim500\ \mu g$ 静脉注射,以后静脉注射 $25\ \mu g$,每 6 h 1 次或每天口服 $100\ \mu g$。也有人主张首次剂量 T_4 $200\ \mu g$ 及 T_3 $50\ \mu g$ 静脉注射,以后每天静脉注射 T_4 $100\ \mu g$ 及 T_3 $25\ \mu g$。也可采用干甲状腺片,每 $4\sim6$ h 1 次,每次 $40\sim60$ mg,初生儿剂量可稍大,以后视病情好转递减,有心脏病者,起始宜用较小量,为一般用量的 $1/5\sim1/4$。

(2)给氧保持气道通畅:必要时可气管切开或插管,保证充分的气体交换。

(3)保暖:用增加被褥及提高室温等办法保暖,室内气温调节要逐渐递增,以免耗氧骤增对患者不利。

(4)肾上腺皮质激素:每 $4\sim6$ h 给氢化可的松 $50\sim100$ mg,清醒后递减或撤去。

(5)积极控制感染。

(6)升压药:经上述处理血压不升者,可用少量升压药,但升压药和甲状腺激素合用易发生心律失常。

(7)补给葡萄糖液及复合维生素 B,但补液量不能过多,以免诱发心力衰竭。

经以上治疗,24 h 左右病情有好转,则 1 周后可逐渐恢复。如 24 h 后不能逆转,多数不能挽救。

(五)特殊情况处理

1.老年患者

老年甲减患者可无特异性的症状和体征,且症状极轻微或不典型,包括声音嘶哑、耳聋、精神错乱、痴呆、运动失调、抑郁、皮肤干燥或脱发等。60 岁以上女性甲减发生率甚高,建议对可疑者常规测定 TSH。

2.妊娠

多数甲减患者在妊娠期需增加 LT_4 剂量。孕期应密切监测以确保 TSH 浓度适当,并根据 TSH 浓度调整 LT_4 用量。分娩后 LT_4 即应恢复妊娠前水平,并应对其血清 TSH 浓度进行随访。

3.亚临床甲减

对于 TSH$>$10 $\mu U/mL$ 的患者宜使用小剂量 LT_4 使 TSH 控制在 $0.3\sim3.0\ \mu U/mL$,TSH 升高但不超过 10 $\mu U/mL$ 患者的替代治疗尚存在不同意见,但一般认为对甲状腺自身抗体阳性和(或)甲状腺肿大者也应当治疗。若不应用 LT_4,则应定期随访。

九、预防

预防极其重要。地方性甲状腺肿流行区,孕妇应供应足够碘化物。妊娠合并 Graves 病用硫脲类药物治疗者,应尽量避免剂量过大。妊娠合并甲亢禁用放射性^{131}I 治疗,诊断用的示踪剂避免口服,但可做体外试验。目前在国内地方性甲状腺肿流行区,由于大力开展了碘化食盐及碘油等防治工作,呆小病已非常少见。

(夏洪燕)

第三节 原发性醛固酮增多症

一、概述

原发性醛固酮增多症(简称"原醛症")是指肾上腺皮质发生病变(大多为腺瘤,少数为增生)使醛固酮分泌增多,导致水、钠潴留,血容量扩张,从而抑制了肾素-血管紧张素系统,以高血压、低血钾、肌无力、夜尿多为主要临床表现的一种综合征。

原醛症的主要病理生理变化为醛固酮分泌增多,肾素活性被抑制,引起高血压、低血钾、肌无力、周期性瘫痪,血钠浓度升高,细胞外液增多,尿钾排出相对过多,二氧化碳结合力升高,尿 pH 为中性或碱性。原醛症患者之所以醛固酮分泌增多,肾上腺皮质腺瘤是一个主要原因,而且占原醛症病因的大多数,其次是增生,再次是癌。有研究为 95 例原醛症患者做手术探查,发现 82 例(86%)为腺瘤,13 例(14%)为双侧肾上腺皮质增生。

二、诊断要点

(一)临床表现

1.高血压

为最早出现的症状,一般不呈恶性演变,但随病情进展血压渐高,大多数在22.7/13.3 kPa(170/100 mmHg)左右,高时可达 28.0/17.3 kPa(210/130 mmHg)。

2.神经肌肉功能障碍

(1)肌无力及周期性瘫痪较为常见,一般说来,血钾越低,肌肉受累越重,常见诱因为劳累,或服用氯噻嗪、呋塞米等促进排钾的利尿药。瘫痪多累及下肢,严重时累及四肢,也可发生呼吸、吞咽困难。瘫痪时间短者数小时,长者数天或更久;补钾后瘫痪即暂时缓解,但常复发。

(2)肢端麻木、手足抽搐。在低钾严重时,由于神经肌肉应激性降低,手足抽搐可较轻或不出现,而在补钾后,手足抽搐往往明显。

3.肾脏表现

(1)因大量失钾,肾小管上皮细胞空泡变性,浓缩功能减退,伴多尿,尤其是夜尿多,继发口渴、多饮。

(2)常易并发尿路感染。

4.心脏表现

(1)心电图呈低血钾图形:R-T间期延长,T波增宽、降低或倒置,U波明显,T、U波相连或呈驼峰状。

(2)心律失常:较常见者为期前收缩或阵发性室上性心动过速,严重时可发生房颤。

(二)实验室检查

1.血、尿生化检查

(1)低血钾:大多数患者血钾低于正常值,一般在2～3 mmol/L,严重者更低。低血钾往往呈持续性,也可为波动性,少数患者血钾正常。

(2)高血钠:血钠一般在正常高限或略高于正常。

(3)碱血症:血pH和CO_2结合力为正常高限或略高于正常。

(4)尿钾高:在低血钾条件下(低于3.5 mmol/L),每天尿钾仍在25 mmol以上。

(5)尿钠排出量较摄入量为少或接近平衡。

2.尿液检查

(1)尿pH为中性或偏碱性。

(2)尿常规检查可有少量蛋白质。

(3)尿比重较为固定而减低,往往在1.010～1.018,少数患者呈低渗尿。

3.醛固酮测定

(1)尿醛固酮排出量:正常人在普食条件下,均值为21.4 mmol/24 h,范围为9.4～35.2 nmol/L(放免法),本症中高于正常值。

(2)血浆醛固酮:正常人在普食条件下(含Na 160 mmol/d,K 60 mmol/d)平衡7 d后,上午8时卧位血浆醛固酮为(413.3±180.3)pmol/L,患者明显升高。

醛固酮分泌的多少与低血钾程度有关,血钾甚低时,醛固酮增高常不明显,此因低血钾对醛固酮的分泌有抑制作用。另一特征是血浆肾素-血管紧张素活性降低,而且在用利尿药和直立体位兴奋后也不能显著升高。若为继发性醛固酮增多症,则以肾素、血管紧张素活性高于正常为特征。

4.肾素、血管紧张素Ⅱ测定

患者血肾素、血管紧张素Ⅱ基础值降低,有时在可测范围下。正常参考值前者为(0.55±0.09)pg/(mL·h),后者为(26.0±1.9)pg/mL。经肌内注射呋塞米(0.7 mg/kg体重)并在取立位2 h后,正常人血肾素、血管紧张素Ⅱ较基础值增加数倍,兴奋参考值分别为(3.48±0.52)pg/(mL·h)及(45.0±6.2)pg/mL。原醛症患者兴奋值较基础值只有轻微增加或无反应。醛固酮瘤中肾素、血管紧张素受抑制程度较特发性原醛症更显著。

5.24 h尿17-酮类固醇及17-羟皮质类固醇

24 h尿17-酮类固醇及17-羟皮质类固醇一般正常。

6.螺内酯试验

螺内酯可拮抗醛固酮对肾小管的作用,每天320～400 mg(微粒型),分3～4次口服,历时1～2周,可使本症患者的电解质紊乱得到纠正,血压往往有不同程度的下降。如低血钾和高血压是由肾脏疾病所引起者,则螺内酯往往不起作用。此试验有助于证实高血压、低血钾是醛固酮过多所致,但不能据之鉴别为原发性或继发性。

7.低钠、高钠试验

(1)对疑有肾脏病的患者,可做低钠试验(每天钠摄入限制在 20 mmol),本症患者在数天内尿钠下降到接近摄入量,同时低血钾、高血压减轻,而肾脏病患者因不能有效潴钠,可出现失钠、脱水。低血钾、高血压则不易纠正。

(2)对病情轻、血钾降低不明显的疑似本症患者,可做高钠试验,每天摄入钠 240 mmol/L。如为轻型原发性醛固酮增多症,则低血钾变得更明显。对血钾已明显降低的本症患者,不宜行此试验。

三、诊断标准

(一)临床症状

(1)高血压。

(2)低钾血症。

(3)四肢麻痹、手足抽搐、多饮多尿。

(二)检查所见

(1)血浆肾素活性(PRA)受抑制及下述①②任何一项刺激试验无反应。①呋塞米 40～60 mg 静脉注射,立位 30～120 min。②减盐食(10 mmol/d)4 d,再保持立位 4 h。

(2)血浆醛固酮浓度(PAC)或尿醛固酮排泄量增多。

(3)尿 17-羟皮质类固醇及 17-酮类固醇排泄量正常。

(4)肾上腺肿瘤定位诊断:腹膜后充气造影、肾上腺静脉造影、肾上腺扫描([131]I-胆固醇、CT)、肾上腺或肾静脉血中醛固酮含量测定。

四、鉴别诊断

对于有高血压、低血钾的患者,除本症外,还要考虑以下一些疾病。

(1)原发性高血压患者因其他原因如服用氯噻嗪、呋塞米或慢性腹泻等而导致低血钾者。

(2)肾缺血而引起的高血压,如急进性原发性高血压、肾动脉狭窄性高血压,患这些疾病的一部分患者可因继发性醛固酮增多而合并低血钾,但患者的血压一般较本症患者更高,进展更快,可伴有明显的视网膜损害。此外,此组高血压患者往往有急进性肾衰竭的临床表现,伴氮质血症、酸中毒等。肾动脉狭窄患者中部分可听到肾区血管杂音,放射性肾图、静脉肾盂造影、分测肾功能显示一侧肾功能减退。这类患者血浆肾素活性高,对鉴别诊断甚为重要。

(3)失盐性肾病(失钾性肾病):通常由慢性肾盂肾炎所致,往往有高血压、低血钾,患者肾功能损害较明显,尿钠排出量较高,常伴有脱水。血钠不高反而偏低,无碱中毒,往往呈酸中毒。低钠试验显示肾不能保留钠。

(4)分泌肾素的肾小球旁细胞的肿瘤(肾素瘤):分泌大量肾素,可引起高血压、低血钾。但患者的年龄较轻,而高血压严重,血浆肾素活性甚高,血管造影可显示肿瘤。

(5)肾上腺其他疾病:库欣综合征,尤其是腺癌和异位 ACTH 综合征所致者,可伴明显低血钾,临床症状可助鉴别诊断。

(6)先天性 11β-羟类固醇脱氢酶(11β-HSD)缺陷为近年确认的一种新病种。临床表现近似原发性醛固酮增多症,包括严重高血压、明显的低血钾性碱中毒,多见于儿童和青年人。可发生抗维生素 D 的佝偻病,病因为盐皮质激素所致高尿钙。此病用螺内酯治疗有效,用地塞米松治疗也可奏效。发病机制为先天性 11β-羟类固醇脱氢酶缺陷。患者 17-羟及游离皮质醇排量远较正常为低,但血浆皮质醇正常。此外,尿中可的松代谢物/皮质醇代谢物比值降低。

五、诊断提示

(1)因早期症状常表现为单一血压升高而易误诊,此病所致高血压占所有高血压症的 0.4%～2.0%,多为轻至中度高血压。它可早于低血钾症状 2～4 年出现。做出原发性高血压诊断应慎重,凡是小于 40 岁的高血压患者或用一般降压药物治疗效果不佳,或伴有肌无力时应警惕本病的可能性。应常规检查血钾、24 h 尿钾排泄量、肾上腺 B 超检查。

(2)低钾所致发作性肌无力、肌麻痹易与周期性瘫痪混淆,对于低血钾者,应仔细寻找低钾原因,在确立周期性瘫痪诊断时应慎重。尤其是在补钾过程中出现抗拒现象者应警惕此病。

(3)原醛症的定位诊断 CT 准确性更高;B 超强调采用多个切面探查,CT 扫描时则强调薄层增强扫描(3～5 mm),范围应包括整个肾上腺。

六、治疗

原发性醛固酮增多症的治疗分手术治疗及药物治疗两方面。

(一)手术治疗

如系醛固酮瘤,单侧腺瘤者术后可使 65% 患者完全治愈,其余患者也可获好转。如系双侧肾上腺皮质增生患者,螺内酯治疗效果不佳,则肾上腺全切除或次全切除也不能使血压下降。临床上诊断为特醛症的,经肾上腺手术后其醛固酮分泌过多可能得到纠正,低肾素活性仍存在,血压可能有所下降,但达不到正常水平。有时高血压仍持续不降。因此不少人主张,这一类型的醛固酮增多症不适合肾上腺外科手术。

(二)药物治疗

对肾上腺皮质增生所致的原醛症,近年来趋向于用药物治疗。

(1)螺内酯可能是治疗醛固酮分泌增多症患者最有效的药,它作为竞争抑制剂,竞争与醛固酮有关的细胞溶质受体,因此,在靶组织上有对抗盐皮质激素的作用。螺内酯也是一种抗雄激素和孕激素的药物,这可以解释它的许多不良反应,性欲减退、乳房痛和男子女性型乳房可发生在 50% 或更多的男性。而月经过多和乳房痛可发生于服药妇女。这样,不良反应将有碍于螺内酯的长期使用,特别是年轻的男女,螺内酯的剂量范围从每天 50 mg 一次到每天100 mg两次。

(2)药物如咪吡嗪或氨苯蝶啶也可以对抗醛固酮对肾小管的作用,这些制剂抑制钠的重吸收和钾的排泄,对肾小管细胞直接作用,而不是竞争醛固酮的受体。这可以解释为什么氨苯蝶啶和咪吡嗪比螺内酯的抗高血压作用要小。

(3)钙通道阻滞剂,如硝基吡啶也是醛固酮增多症患者有效的药物,它除了抗高血压作用外,还可减少醛固酮的生成。

(4)氨鲁米特也可抑制醛固酮的合成,治疗原醛症有一定疗效。

(魏中振)

第四节 继发性醛固酮增多症

继发性醛固酮增多症(继醛症)是指由于肾上腺以外的疾病引起肾素-血管紧张素系统兴奋,肾素分泌增加,导致醛固酮继发性的分泌增多,引起的临床症状,如高血压、低血钾和水肿等。

一、病因

(一)有效循环血量下降所致肾素活性增加的继醛症

(1)各种失盐性肾病:如多种肾小球肾炎、肾小管酸中毒等。

(2)肾病综合征。

(3)肾动脉狭窄性高血压和恶性高血压。

(4)肝硬化合并腹水以及其他肝脏疾病。

(5)充血性心力衰竭。

(6)特发性水肿。

(二)肾素原发性分泌增多所致继醛症

(1)Bartter 综合征、Gitelman 综合征。

(2)肾素瘤(球旁细胞瘤)。

(3)血管周围细胞瘤。

(4)肾母细胞瘤。

二、病理生理特点

(一)肾病综合征、失盐性肾脏疾病

由于缺钠和低蛋白血症,有效循环血量减少,球旁细胞压力下降,使肾素-血管紧张素系统激活,导致肾上腺皮质球状带分泌醛固酮增加。

(二)肾动脉狭窄

肾动脉狭窄时,入球小动脉压力下降,刺激球旁细胞分泌肾素。

(三)醛固酮

85%在肝脏代谢分解,当患有肝硬化时,对醛固酮的清除能力下降,血浆醛固酮半衰期延长,由30 min延长至60~90 min。同时由于腹水的存在,刺激球旁细胞肾素分泌增多,两者均可导致患者醛固酮水平明显增高。

(四)特发性水肿

特发性水肿由不明原因的水盐代谢紊乱所致,水肿所产生的有效循环血量下降刺激肾素分泌增多,导致醛固酮水平增高。

(五)心力衰竭

心力衰竭可以使醛固酮的清除能力下降,且有效循环血量不足,均可兴奋肾素-血管紧张素系统,使醛固酮的分泌增加。

(六)Batter 综合征(BS)

BS 系常染色体显性遗传疾病,是巴顿尔(Batter)于 1969 年首次报道的一组综合征,主要表现为高血浆肾素活性、高血浆醛固酮水平、低血钾、低血压或正常血压、水肿、碱中毒等。病理显示患者的肾小球旁细胞明显增多,主要是肾近曲小管或髓袢升支对氯离子的吸收发生障碍,并伴有镁、钙的吸收障碍,使钠、钾离子重吸收被抑制,引起体液和钾离子丢失,导致肾素分泌增加和继发性醛固酮增多,前列腺素产生过盛,血管壁对血管紧张素Ⅱ反应缺陷,肾源性失钠、失钾,血管活性激素失调。目前临床上将 BS 分为 3 型,具体如下。

1.经典型

幼年或儿童期发病,有多尿、烦渴、乏力、遗尿(夜尿增多)、呕吐、脱水、肌无力、肌肉痉挛、手足搐搦、生长发育障碍。不治疗者可出现身材矮小。尿钙正常或增高,肾脏无钙质沉着。

2.新生儿型

新生儿型多发病于新生儿,也可在出生前被诊断。胎儿羊水过多,胎儿生长受限,大多数婴儿为早产。出生后几周可有发热、脱水,严重时可危及生命。部分患儿伴有面部畸形,生长发育障碍,肌无力,癫痫,低血压,多饮,多尿。儿童早期被诊断前通常有严重的电解质紊乱和相应的症状。常因高尿钙,早期即有肾脏钙质沉着。

3.变异型

变异型即 Gitelman 综合征(GS)。发病年龄较晚,多在青春期后或成年起病,症状轻。有肌无力,肌肉麻木,心悸,手足搐搦。生长发育不受影响。部分患者无症状,可有多饮、多尿症状,但不明显。部分患者有软骨钙质沉积,表现为受累关节肿胀疼痛。GS 是 BS 的一个亚型,但目前也有人认为 GS 是一个独立的疾病。

(七)Gitelman 综合征(GS)

1966 年,吉特尔曼(Gitelman)等报道了 3 例不同于 BS 的生化特点的一种疾病,除了有低血钾性代谢性碱中毒等外,还伴有低血镁、低尿钙、高尿镁。血总钙和游离钙正常。尿钙肌酐比(尿钙/尿肌酐)≤0.12,而 BS 患者尿钙肌酐比大于 0.12。GS 患者 100% 有低血镁,尿镁增多,绝大多数 PGE_2 为正常。

(八)肾素瘤

肿瘤起源于肾小球旁细胞,也称血管周细胞瘤。肿瘤分泌大量肾素,可引起高血压和低血钾。本病的特点:①患者年龄轻,但高血压严重;②有醛固酮增多症的表现,有低血钾;③肾素活性明显增加,尤其是肿瘤一侧肾静脉血中;④血管造影可显示肿瘤。

(九)药源性醛固酮增多症

甘草内含有甘草次酸,具有潴钠排钾作用。服用大量甘草者,可并发高血压,低血钾,血浆肾素低,醛固酮的分泌受抑制。

三、临床表现

继发性醛固酮增多症由多种疾病引起,各有其本身疾病的临床表现,下述为本症相关的表现。

(一)水肿

原有疾病无水肿,出现继醛症时一般不引起水肿,因为有钠代谢"脱逸"现象。原有疾病有水肿(如肝硬化),发生继醛症可使水肿和钠潴留加重,因为这些患者钠代谢不出现"脱逸"现象。

(二)高血压

因各种原因引起肾缺血,导致肾素-血管紧张素-醛固酮增加,高血压发生。分泌肾素的肿瘤患者,血压高为主要的临床表现。而肾小球旁细胞增生的患者,血压不高为其特征。其他继醛症患者血压变化不恒定。

(三)低血钾

继醛症的患者往往都有低血钾。

四、实验室检查与特殊检查

(1)血清钾为 1.0～3.0 mmol/L,血浆肾素活性多数明显增高,在 27.4～45.0 ng/(dL・h)[正常值1.02～1.75 ng/(dL・h)];血浆醛固酮明显增高。

(2)24 h 尿醛固酮增高。

(3)肾上腺动脉造影,目的是了解有否肿瘤压迫情况。

(4)B 型超声波探查对肾上腺增生或肿瘤有价值。

(5)肾上腺 CT 扫描,磁共振检查是目前较先进的方法,可以了解肿瘤的部位及大小。

(6)肾穿刺,了解细胞形态,能确定诊断。

五、治疗

(一)手术治疗

手术切除肾素分泌瘤后,可使血浆高肾素活性、高醛固酮症、高血压和低血钾性碱中毒所致的临床症状恢复正常。

(二)药物治疗

1.维持电解质的稳定

低钾的患者补充钾盐是简单易行的方法,可口服或静脉输注或肛内注入。手足搐搦或肌肉痉挛者可给予补钙、补镁。

2.抗醛固酮药物

螺内酯剂量根据病情调整,一般每天用量为 60～200 mg。螺内酯可以拮抗醛固酮作用,在远曲小管和集合管竞争抑制醛固酮受体,增加水和 Na^+、Cl^- 的排泄,从而减少 K^+、H^+ 的排出。

3.血管紧张素转换酶抑制剂

ACEI 应用较广,它可有效抑制肾素-血管紧张素-醛固酮系统,阻断 AT_1 向 AT_2 转化,有效抑制血管收缩,减少醛固酮分泌,帮助预防 K^+ 丢失。同时还可降低蛋白尿与血压。

4.非类固醇抗炎药

吲哚美辛应用较广,它可抑制 PG 的排泄,并有效抑制 PG 刺激的肾素增高,保持血压对血管紧张素的反应性。另外,还有改善患儿生长发育的作用。GS 患者 PGE_2 正常,故吲哚美辛无效。

六、预后

BS 和 GS 两者均不可治愈,多数患者预后较好,可正常生活,但需长期服药。

(魏中振)

第五节 低血糖症

低血糖症是一组由于各种病因导致的血浆葡萄糖浓度过低所致的临床症候群。一般认为在非糖尿病患者的血糖浓度低于 2.8 mmol/L(约为 50 mg/dL)时可认为是低血糖,在糖尿病患者中,目前倾向于血糖浓度低于 3.8 mmol/L(约为 70 mg/dL)时就可以定义为低血糖症。但在低血糖症患者中是否会出现临床症状个体差异非常大。血糖过低时可对机体的各个器官造成损害,尤其是神经系统,主要是自主神经兴奋性增高和中枢神经系统功能障碍,早期给予葡萄糖或食物可迅速缓解,抢救不及时可致中枢神经系统不可逆性损害,甚至死亡。导致低血糖症的病因复杂,在非糖尿病者中最常见者为不明原因功能性低血糖症,胰岛素瘤是器质性低血糖症中最常见病因,其他较常见病因有内分泌疾病性低血糖症、肝源性低血糖症、遗传性肝酶系异常等。

一、病因分类

(一)空腹低血糖症

1.胰岛功能亢进

(1)胰岛素瘤(胰岛 β 细胞瘤)、胰岛腺瘤、胰岛微腺瘤等。

(2)胰岛 β 细胞增生(特发性、婴幼儿、胰管细胞新生胰岛)。

(3)多发性内分泌腺瘤 I 型伴胰岛细胞瘤。

2.内分泌源性低血糖症

内分泌源性低血糖症主要原因是拮抗胰岛素的激素分泌不足所致,包括:①垂体前叶功能减退;②肾上腺皮质功能不全;③甲状腺功能减退症;④胰岛 α 细胞功能低下。

3.肝病源性低血糖症

(1)各种获得性肝病,包括重型肝炎(病毒性、中毒性)、肝硬化晚期、肝淤血、肝内瘀胆型肝炎。

(2)肝酶系缺乏,包括肝糖原累积病、肝糖异生酶缺乏、磷酸烯醇或丙酮酸激酶缺乏、肝糖原合成酶缺乏、遗传性果糖不耐受症、半乳糖血症。

4.肿瘤源性低血糖症

(1)来自中胚层间质细胞组织的肿瘤,包括梭状细胞肉瘤、平滑肌肉瘤、横纹肌肉瘤、脂肪肉瘤、间质细胞瘤、神经纤维瘤、网状细胞肉瘤。

(2)各种腺癌,包括肝细胞癌、胆管细胞癌、胃癌、结肠癌、肺癌、乳腺癌、胰腺癌、肾上腺皮质癌、卵巢癌。

(3)其他肿瘤,包括类癌、嗜铬细胞瘤、神经母细胞瘤、交感神经节瘤、肾母细胞瘤(Wilms 瘤)。

5.肾源性低血糖症

肾源性低血糖症包括家族性肾性糖尿、肾小管酸中毒、慢性肾功能不全尿毒症期。

6.特发性低血糖症

特发性低血糖症包括自体免疫性低血糖症、酮症性低血糖症、Reye 综合征。

7.葡萄糖摄入不足、利用（丧失）过多

葡萄糖摄入不足、利用（丧失）过多包括哺乳、妊娠、剧烈运动、发热、年老衰弱、神经性厌食、长期慢性腹泻。

(二)餐后(反应性)低血糖症

1.滋养性低血糖症

滋养性低血糖症包括胃大部切除术及胃肠吻合术后、迷走神经切断术后。

2.原因不明的反应性低血糖

原因不明的反应性低血糖包括功能性低血糖症、2型糖尿病早期、遗传性果糖不耐受症、半乳糖血症、家族性亮氨酸过敏性低血糖症等。

(三)药物性低血糖症

(1)糖尿病患者治疗过程中,降糖药使用不当。

(2)对葡萄糖代谢有影响的药物,包括抗微生物药物(抗疟疾药、喹诺酮类、β内酰胺类、治疗病毒性肝炎的药物、异烟肼等)、$β_2$ 受体兴奋剂、治疗心律失常的药物(利多卡因、奎尼丁、酚妥拉明等)及对氨基水杨酸钠、可乐定、乙醇、某些中药。

(四)其他原因

1.中枢神经系统疾病

某些中枢性疾病,包括下丘脑病变、脑干病变、大脑发育不全、交通性脑积水等,可以导致低血糖症。

2.感染性疾病

某些感染性疾病如恶性疟疾、流行性出血热、绿脓杆菌败血症等,有可能导致低血糖症。

二、临床特点

(一)临床表现

低血糖典型的症状以自主神经系统表现为主,尤其是交感神经兴奋为主,表现为发病时可有心慌、心悸、饥饿、软弱、手足颤抖、皮肤苍白、出汗、心率增快、血压轻度升高等。更严重的或没有得到有效治疗的低血糖常伴有中枢神经系统功能障碍的表现,如精力不集中,思维和语言迟钝,头晕、嗜睡,视物不清,步态不稳;可出现幻觉、躁动、易怒、行为怪异等精神失常表现。病情进一步加重,可出现神志不清,动作幼稚,肌肉震颤及运动障碍,甚至出现癫痫样抽搐,瘫痪,并出现病理反射,昏迷、体温降低、瞳孔对光反射消失等。

在非糖尿病患者中,低血糖多起病缓慢,早期症状较轻,可自然进食后缓解,以后发作次数增多,症状逐步加重。

在胰岛素瘤(胰岛 β 细胞瘤)中,可以有 Whipple 三联征:①自发性反复发作的低血糖症状,包括一般的症状到严重的脑功能障碍的表现,每天单次或多次在空腹或劳动后发作;②发作时血糖低于 2.8 mmol/L;③口服含糖食物或葡萄糖,以及静脉注射葡萄糖后,上述症状可以迅速消失。

(二)导致血糖过低的相关疾病的病史及体征

糖尿病患者应用各种降糖药,包括胰岛素和口服降血糖药治疗过程中出现低血糖反应,是临床最常见的低血糖症,其症状轻重与药物剂量或病情轻重有关,也与是否合并有糖尿病自主神经病变有关,很多患者可以无任何交感神经兴奋表现,直接进入昏迷或猝死。但一般可以问到糖尿病病史或应用各种降糖药物的病史。

非糖尿病者中以功能性(餐后、反应性)低血糖最常见,低血糖症发作病史可较长,但症状轻、持续时间短,常在餐后2~4 h发作,虽多次发作但无进行性加重,无昏迷病史。部分患者有胃肠手术史。如低血糖症病史较久,进行性加重,常在空腹期或运动后发作,以脑功能障碍为主,多为器质性低血糖症。胰岛素瘤是器质性低血糖症中最常见病因。

还要注意患者有无肝病史、内分泌疾病史、饮食情况及饮酒史、慢性消耗性疾病(肿瘤、结核史、长期发热等)、胃肠疾病及手术史等。

体态较胖的中年女性应注意功能性低血糖症。如有全身皮肤色素加深,暴露处、摩擦处、乳晕、瘢痕等处尤为明显,黏膜色素沉着,体重减轻、四肢无力等要高度怀疑艾迪生病;如体态消瘦、皮肤色素减少、毛发脱落、性腺及乳房萎缩常提示垂体前叶功能低下;黏液性水肿体征提示甲状腺功能减退的存在;阵发性或持续性高血压伴阵发性加剧应除外嗜铬细胞瘤的存在;皮肤、淋巴结、胸腹部检查对肝源性低血糖、胰腺内或外肿瘤等的诊断常提供重要依据。

三、实验室检查、功能试验及影像学检查

(一)血糖测定(血浆葡萄糖)

非糖尿病患者多次测定空腹或发作时血糖等于或低于2.8 mmol/L(约50 mg/dL);糖尿病患者血糖等于或低于3.8 mmol/L(约70 mg/dL)。

(二)常规或延长口服葡萄糖耐量试验(OGTT)

于清晨空腹时,采血检测静脉血浆葡萄糖。将75 g无水葡萄糖(或82.5 g含1分子水的葡萄糖)溶于250~300 mL温开水中,嘱患者于5 min内饮完。从饮用第一口糖水开始计时,于饮糖水后1~5 h每小时采血一次检测静脉血浆葡萄糖。儿童患者的葡萄糖量按每千克体质量1.75 g计算,总量不超过75 g。结果判断见表7-1。

表7-1　几种常见低血糖病因的口服葡萄糖耐量试验结果比较

病因	空腹血糖	血糖高峰	曲线下降情况
2型糖尿病早期	高	高	服糖后2 h仍高,至3~5 h可出现低血糖反应
胰岛素瘤	低	低	服糖后2 h,血糖低
滋养性低血糖症	正常	较高	服糖后2 h左右可出现低血糖反应
功能性低血糖症	正常	正常	服糖后2~3 h可有低血糖反应
肝源性低血糖症	较低或很低	高	服糖后2 h后较高

(三)血浆胰岛素测定

不同实验室有不同的正常参考值。胰岛素瘤患者胰岛素分泌呈自主性,其浓度常高于正常,可达160 mU/L。高胰岛素血症也见于肥胖症、2型糖尿病早期(肥胖者)、肢端肥大症、皮质醇增多症、妊娠后期等,故血浆及胰岛素须同时采血反复测定才有助鉴别。

可以计算胰岛素释放指数=胰岛素(μU/mL)/血糖(mg/dL),或[胰岛素释放修正指数=血清胰岛素(μU/mL)×100/血浆血糖(μU/mL)－30(mg/dL)]。当血浆血糖值<2.8 mmol/L时,正常人胰岛素释放指数<0.3 μU/mg;胰岛素瘤者则>0.4 μU/mg。对某些血糖很低而胰岛素不很高的患者,应计算修正指数:正常人<50 μU/mg,胰岛素瘤者>85 μU/mg。

(四)饥饿试验

协助诊断胰岛素瘤。适用于疑诊胰岛素瘤,临床无发作且空腹血糖又不低者。

1.具体方法

禁食72 h法:从晚餐开始后禁食至72 h止,若无低血糖发作,可运动2 h诱发低血糖发作。低血糖发作时,抽静脉血测血糖并同时测胰岛素、C肽,计算胰岛素释放指数,对某些血糖很低而胰岛素不很高的患者,应计算胰岛素释放修正指数。

2.结果分析

当血浆血糖低于2.8 mmol/L时,正常人血浆免疫反应胰岛素释放指数<0.3 μU/mg;胰岛素瘤者则>0.4 μU/mg。也可用胰岛素释放修正指数。正常值<50 μU/mg,胰岛素瘤者>85 μU/mg。若C肽水平低,而胰岛素水平高,则外源性胰岛素所致低血糖可能性大。

(五)肝功能、肾功能、有关内分泌腺功能检测

对肝源性、肾源性、内分泌性低血糖症诊断有帮助。血钙、磷、碱性磷酸酶、尿钙、尿磷检测对多发性内分泌腺病Ⅰ型(MEN-1)伴有胰岛素瘤的诊断有帮助。各种肿瘤标志物的检测对非胰岛素瘤的肿瘤性疾病导致的低血糖症的诊断有一定的作用。

(六)遗传性酶系异常的检测

(1)糖原累积症中Ⅰ、Ⅲ、Ⅵ、Ⅸ型伴发低血糖症。①胰高糖素0.5～1.0 mg肌内注射后,除Ⅲ型(脱支酶缺乏)于高糖饮食后有升糖反应外,其余反应均较差或无反应。②肝活检及各种相应的酶测定有阳性发现。③界限糊精试验:肝脏、肌肉、红细胞、白细胞中有界限糊精存在(Ⅲ型)。

(2)其他肝糖酶的异常,包括肝糖异生酶(果糖1,6-二磷酸酶、丙酮酸羧化酶、磷酸烯醇式丙酮酸羧激酶)缺乏;肝糖原合成酶缺乏;果糖1-磷酸醛缩酶缺乏导致的遗传性果糖不耐受;半乳糖1-磷酸尿嘧啶核苷转换酶或半乳糖激酶缺乏导致的半乳糖血症等,都可以用分子诊断的方法,发现患者有关酶系的基因突变位点或缺失,帮助诊断相关疾病。

(七)影像学检查

1.一般检查

B超、CT、MRI、ECT、X线拍片及胃肠造影等有助于肿瘤定位诊断。胰岛素瘤定位诊断困难时也可以选用超声内镜进行无创性的检查,以提高胰岛素瘤的定位准确性。

2.特殊检查

胰岛素瘤定位诊断困难时选用下列检查。

(1)腹腔动脉和胰动脉造影:有学者认为胰岛素瘤血运丰富,血管造影可显示瘤直径>0.5 cm的肿瘤,阳性率80%。借此可显示肿瘤数目、大小、位置。

(2)经肝门静脉穿刺插管(PTPC),从胰、脾、门静脉分段取血测定胰岛素,以确定胰岛素的来源。

(3)选择性动脉钙刺激静脉取血(ASVS)测定胰岛素:选择性腹腔动脉造影后,可行胃十二指肠动脉、肠系膜上动脉和脾动脉插管注射葡萄糖酸钙(Ca^{2+} 1 mg/kg),分别于注射后30 s、60 s、120 s时从肝静脉取血测胰岛素,一般到120 s时胰岛素含量已开始下降,胰岛素瘤患者血清胰岛素含量仍明显增高。

四、诊断

低血糖症的诊断分为低血糖的诊断、低血糖的病因诊断及有关肿瘤的定位诊断。①低血糖症的诊断:非糖尿病患者多次测定空腹或发作时血糖等于或低于 2.8 mmol/L(约 50 mg/dL);糖尿病患者血糖等于或低于 3.8 mmol/L(约 70 mg/dL)。②低血糖的病因诊断:参见低血糖症病因。其中,糖尿病低血糖症需要有糖尿病的确定诊断;胰岛素瘤需要有胰岛素不适当分泌增加的依据;其他各种肿瘤导致的低血糖症,需要有关肿瘤的诊断依据。

(一)胰岛素瘤

胰岛素瘤为成人器质性低血糖症较常见病因,多为良性腺瘤,90%为单个,少数为多个。腺癌次之,体积较大,诊断时多有局部淋巴结及肝脏转移。低血糖多在晨空腹发作,饥饿、劳累、精神刺激、饮酒、月经来潮、发热等均可诱发。症状由轻渐重,由偶发到频发。早期以交感神经兴奋及肾上腺素分泌过多症群为主,病情随病程延长而加重,后期多以脑功能障碍为主。久病者血糖可降至 2.24 mmol/L 以下,甚至 1.1 mmol/L(20 mg/dL)。给予葡萄糖后症状很快消失。久病多次发作常影响智力及记忆力、定向力等。腺癌者低血糖症更严重,伴消瘦、肝大、腹块、腹痛等。多发性内分泌腺瘤Ⅰ型(MEN-Ⅰ型)伴胰岛素瘤者,除低血糖症外常伴有甲状旁腺功能亢进、肢端肥大症、皮质醇增多症、甲状腺腺瘤、胰岛 D 细胞瘤等症状和体征。本病诊断依据:①存在 Whipple 三联征;②空腹(基础)血浆胰岛素(放射免疫法,IRI)>30 mU/L;③发作时血糖 <1.6 mmol/L(30 mg/dL);④胰岛素释放指数>0.4,修正指数>85 μU/mg(正常<50 μU/mg);⑤胰岛素原和胰岛素类似物(PLC)值超过所测胰岛素浓度的 25%。定位诊断借助于 B 超、CT、MRI、ECT 等。

(二)内分泌性低血糖症

1.垂体前叶功能减退症

诊断依据:①有垂体前叶功能减退的病史及体征;②垂体前叶激素测定值低于正常;③甲状腺激素(T_3、T_4)、血尿皮质醇、性激素(E_2、T)低于正常;④低血糖症诊断确立。

2.甲状腺功能减退症

诊断依据:①甲状腺功能减退病史及体征存在;②T_3、T_4测定值低于正常,TSH 水平增高;③发作时血糖<2.8 mmol/L,给予葡萄糖后症状消失。

3.慢性肾上腺皮质功能减退症

诊断依据:①低血糖症诊断明确;②艾迪生病病史及体征;③血、尿皮质醇低于正常;④血浆 ACTH 增高;⑤有结核病史或自身免疫性疾病史等。

4.嗜铬细胞瘤伴低血糖症

本病时释放大量儿茶酚胺,诱发高血糖,后者又刺激胰岛素分泌过多而致低血糖症。恶性嗜铬细胞瘤伴有肝转移时,产生一种胰岛素样活性物质(NSILA),引起低血糖发作,其发作程度酷似胰岛素所致低血糖危象,病死率较高。诊断依据:①有阵发性高血压或者持续性高血压阵发性加重等病史及体征;②24 h 尿 VMA 增高;③血尿儿茶酚胺水平增高;④糖耐量异常或糖尿病曲线;⑤B 超、CT 等检查证实肾上腺(髓质)肿瘤或双侧增生。

5.胰岛 α 细胞功能减退

胰岛 α 细胞分泌胰高血糖素不足,使胰岛素的降糖作用缺少了拮抗激素而致低血糖症。临床表现类似于胰岛素瘤。本病诊断有赖于胰腺组织病理检查:α/β 细胞比例低于正常。

(三)胰岛素自身免疫综合征性低血糖症

体内出现针对胰岛素抗体,抗胰岛素抗体可逆性地结合大量胰岛素,与抗体结合的胰岛素可逐渐解离出来发挥其生物活性,引起严重的低血糖症。部分患者体内出现胰岛素受体抗体,具有模拟胰岛素样作用,比胰岛素的降血糖作用强,引起严重低血糖症。诊断依据:血浆胰岛素测定(放射免疫法,IRI)总胰岛素明显升高,常在 1 000 mU/L 以上,甚至超过 10 000 mU/L。伴有自身免疫性疾病,如毒性弥漫性甲状腺肿、红斑狼疮、肾炎、自身免疫性血小板减少、恶性贫血、萎缩性胃炎、黑棘皮病等。部分可由药物诱发,如抗甲状腺药物甲巯咪唑等。

五、鉴别诊断

低血糖症的鉴别诊断:由于低血糖症时可以出现各种精神神经症状,因此要与脑血管痉挛、脑血管意外、偏瘫、精神分裂症、癔症、癫痫等鉴别。也需要与糖尿病急性并发症,如糖尿病酮症酸中毒、乳酸性酸中毒昏迷、糖尿病高渗综合征等鉴别。

六、治疗

出现自主神经功能症状和早期中枢神经系统症状时给予口服葡萄糖或含葡萄糖食物时通常能够缓解。在糖尿病患者中,使用胰岛素或磺脲药治疗时若突然出现意识混乱,行为异常,建议饮用一杯果汁或加 3 匙糖的糖水。也可食用任何含糖较高的食物。建议胰岛素治疗患者随时携带糖果或含有葡萄糖的其他食物。接受促胰岛分泌药物治疗的患者,尤其是服用长效药物者,可在数小时或数天内反复发生低血糖。当口服葡萄糖不足以缓解低血糖时,可静脉推注葡萄糖,或使用糖皮质激素及胰高血糖素。

当症状严重或患者不能口服葡萄糖时,应静脉推注 50% 葡萄糖 50~100 mL,继而 10% 葡萄糖持续静脉滴注(可能需要 20% 或 30% 葡萄糖)。开始 10% 葡萄糖静脉滴注几分钟后应用血糖仪监测血糖,以后要反复多次测血糖,调整静脉滴注速率以维持正常血糖水平 24~48 h。对有中枢神经系统症状的儿童,开始治疗用 10% 葡萄糖,以每分钟 3~5 mg/kg 速率静脉滴注,根据血糖水平调整滴速,保持血糖水平正常。

也可以采用胰高血糖素治疗。对急症治疗很有效。成人常用剂量是 0.5~1.0 U,皮下、肌肉或静脉注射;儿童为 0.025~0.100 U/kg(最大剂量 1 U)。若胰高血糖素有效,低血糖症的临床症状通常在 10~25 min 内缓解。若患者对 1 U 胰高血糖素在 25 min 内无反应,再次注射有效的可能性较小,故不主张第二次注射。主要不良反应是恶心、呕吐。胰高血糖素的疗效主要取决于肝糖原储存量,胰高血糖素对饥饿或长期低血糖患者几乎没有疗效。

如果仍不能够维持血糖的平稳,可以考虑加用糖皮质激素,并反复多次测定血糖,维持正常血糖水平 24~48 h。

自身免疫综合征性低血糖症者,可使用糖皮质激素,剂量依患者反应而定,原则为用最小有效剂量。

由于摄入果糖,半乳糖或亮氨酸激发的低血糖症,治疗方法是限制或阻止这些物质的摄入。发生在胃肠道术后或特发性饮食性低血糖需要少量、多餐高蛋白、低碳水化合物饮食。荤素兼吃,合理搭配膳食,保证摄入全面充足的营养物质;宜适当多吃富含蛋白质食物;伴有食少食欲缺乏者,宜适当食用能刺激食欲的食物和调味品。

其他导致低血糖的肿瘤疾病手术切除是最好的方法。最多见单个胰岛素瘤,切除可治愈,但肿瘤定位困难(约 14% 胰岛素瘤为多发性),常需再次手术或胰腺部分切除。术前使用二氮嗪和奥曲肽可用于抑制胰岛素分泌。有胰岛素分泌的胰岛细胞癌患者一般预后差。

(冯金柱)

第六节　库欣综合征

一、概述

库欣综合征是由于肾上腺皮质分泌过量的糖皮质激素(主要是皮质醇)所致,主要临床表现为满月脸、多血质、向心性肥胖、皮肤紫纹、痤疮、高血压和骨质疏松等。病因有多种,因垂体分泌ACTH过多所致者称为库欣病。

二、病因与发病机制

(一)垂体性库欣综合征

垂体性库欣综合征即库欣病,因垂体分泌过量的 ACTH 引起。库欣病患者约占库欣综合征患者总数的 70%。70%~80%患者存在垂体 ACTH 微腺瘤(直径<10 mm),大部分病例发病位置在垂体,切除微腺瘤可治愈;其余为下丘脑功能失调,切除微腺瘤后仍可复发。ACTH 微腺瘤并非完全自主性,此组肿瘤分泌皮质醇可被大剂量地塞米松抑制。约 10%患者存在 ACTH 大腺瘤,可有蝶鞍破坏,并可侵犯邻近组织,极少数为恶性肿瘤,伴远处转移。少数患者垂体无腺瘤,而呈 ACTH 细胞增生,增生的原因尚不清楚,有些可能为下丘脑功能紊乱,CRH 分泌过多所致。此型患者肾上腺增生为双侧性,极少数为单侧性。

(二)异位 ACTH 综合征

垂体以外的肿瘤组织分泌过量有生物活性的 ACTH,使肾上腺皮质增生并分泌过量皮质醇,由此引起的库欣综合征为异位 ACTH 综合征。异位 ACTH 综合征占库欣综合征患者总数的 10%~20%。随着人们对本病认识的提高,本病的发生率会更高。异位分泌 ACTH 的肿瘤可分为缓慢发展型和迅速进展型两种。迅速进展型肿瘤瘤体大,恶性程度高,发展快,肿瘤较易发现。但常常因病程太短,典型的库欣综合征临床表现尚未显现患者已死亡。缓慢发展型肿瘤瘤体小,恶性程度低,发展慢,这类患者有足够的时间显现出典型的库欣综合征临床表现,临床上难以和垂体性库欣综合征鉴别。最常见的是肺癌(约占 50%),其次为胸腺癌和胰腺癌(各约占 10%)。

(三)原发性肾上腺皮质肿瘤

原发性肾上腺皮质肿瘤可为腺瘤(约占 20%)或腺癌(约占 5%)。这些肿瘤的生长和分泌功能为自主性,不受垂体 ACTH 的控制,此组肿瘤分泌皮质醇一般不被大剂量地塞米松抑制。肿瘤分泌大量皮质醇,反馈抑制垂体 ACTH 的释放,患者血中 ACTH 降低,肿瘤外同侧及对侧肾上腺皮质萎缩。引起皮质醇增多症的腺瘤一般较引起原发性醛固酮增多症者为大,直径多为2~5 cm。引起皮质醇增多症的皮质腺癌一般体积较大,晚期可转移至淋巴结、肝、肺等处。切面常具坏死、出血,往往也有核异型和核分裂,但是不能只根据细胞的形态来决定肿瘤是否为恶性,而必须看肿瘤细胞是否浸润或穿过包膜,或侵入淋巴结、血管中。

(四)肾上腺皮质结节样增生

根据发病机制及病理变化特点可分为以下几种。

1.不依赖 ACTH 性双侧肾上腺皮质小结节样增生

此病又称原发性色素性结节性肾上腺病或皮质增生不良症。此病少见,患者多为儿童或青年,一部分为家族性。肾上腺皮质总重量不大,有多个小结节。皮质醇分泌过量,超大剂量地塞米松不能将其抑制;血 ACTH 低或测不到。目前认为此病是一种肾上腺的自身免疫性疾病。

2.不依赖 ACTH 性双侧肾上腺皮质大结节样增生

不依赖 ACTH 性双侧肾上腺皮质大结节样增生又称腺瘤样增生。表现为双侧性,体积可大于腺瘤,多个结节融合在一起。原因不明,多数学者认为是由于 ACTH 的过量分泌导致肾上腺皮质在增生的基础上形成结节。这些结节往往具有很强的自主性,血 ACTH 低或测不到,皮质醇的分泌一般不被大剂量地塞米松抑制。

三、临床表现与并发症

典型的病例比较容易诊断。患者有特殊的外貌,望诊即可明确诊断。有些病例需经过比较详细的实验室检查才能确诊。有些患者可在疾病早期以严重的生殖系统功能障碍为主,如女性出现闭经,男性出现勃起功能障碍。大多数患者因肥胖、乏力就诊。少数患者以高血压及糖尿病起病。以下分述各系统的表现。

(一)特征性外貌

患者大多呈特征性外观:满月脸,向心性肥胖,腹部膨出,而四肢显得相对细小,锁骨上及颈背部有脂肪堆集,形成所谓水牛背。本病患者呈向心性肥胖者约占 60%,其余患者虽有不同程度肥胖,但不呈典型向心性,少数患者体形正常。大多数患者面部红润光泽,皮脂溢出现象明显,呈多血质外观。多血质外观的主要原因是由于蛋白质分解过度,皮肤变薄,血色易于显露。蛋白质分解过度使毛细血管壁抵抗力减低,皮肤容易发生瘀点及瘀斑。紫纹也为本病特征性表现之一,发生部位多见于下侧腹部、臀部、大腿。紫纹的形状为中央宽、两端细,呈紫红或淡红色,常为对称性分布。

(二)心血管系统

约 75% 的库欣综合征患者有高血压。高血压的严重程度不一,50% 以上患者舒张压超过 13.33 kPa(100 mmHg)。一般在疾病早期,血压只轻微升高。病程长者,高血压的发生率增加,且严重程度也成比例增加。长期高血压可导致心、肾、视网膜的病理变化,心脏可肥大或扩大,但心力衰竭并不多见。经适当治疗,病愈之后,血压下降或恢复正常。

(三)精神症状

约有 2/3 患者有精神症状。轻者表现为情绪不稳定、烦躁易怒、焦虑、抑郁、注意力不集中及记忆力减退,欣快感较常见,偶尔出现躁狂。患者大多有失眠或早醒。严重者可出现精神变态,包括严重忧郁、幻觉、幻想、妄想狂,甚至企图自杀。

(四)性腺功能障碍

女性多数有月经紊乱或闭经,且多伴有不孕。男性患者睾丸小而软,男性特征减少,性欲减退,勃起功能障碍及前列腺缩小。如肾上腺皮质雄性激素分泌增多,可导致痤疮、女子多毛,严重者表现为女性男性化。

(五)糖代谢紊乱

糖代谢紊乱为本病重要表现之一,约 70% 病例有不同程度的糖代谢紊乱。其中一部分患者空腹血糖即高于正常,其余患者糖耐量试验显示糖耐量减退。糖皮质激素过多所致糖尿病的特点是,即使血糖很高,发生酮症者甚少,患者对胰岛素不敏感,微血管病变极罕见。皮质醇增多症被控制后,糖耐量可恢复正常。

(六)电解质紊乱

大量的皮质醇有潴钠排钾作用,从而引起高血压、水肿、多尿、低血钾。但明显的低血钾性碱中毒主要见于肾上腺皮质癌和异位 ACTH 综合征,可能与其分泌大量具有盐皮质激素作用的去氧皮质酮有关。

(七)骨质疏松

由于皮质醇促进蛋白分解,骨基质减少,钙沉着受影响,导致骨质疏松。骨质疏松以胸椎、腰椎及骨盆最为明显,患者常诉腰痛及全身疼痛。骨质疏松严重者,可出现脊椎压缩性骨折。

(八)对感染抵抗力减弱

皮肤真菌感染多见。化脓性细菌感染不易局限化,感染后炎症反应往往不显著,发热不高,易于漏诊。

(九)皮肤色素沉着

皮肤色素沉着多见于异位 ACTH 综合征患者,因肿瘤产生大量的 ACTH、人 β-促脂解素、ACTH 前身物氨基端肽,其内均包含有促黑色素细胞活性的肽段,使皮肤色素明显加深。

四、诊断与鉴别诊断

(一)临床诊断

库欣综合征的诊断一般分两步:①确定是否为库欣综合征,必须有高皮质醇血症的实验室依据;②进一步检查明确库欣综合征的病因。患者若有满月脸、向心性肥胖、水牛背、皮肤紫纹、多血质、皮肤薄等典型临床表现,则可为库欣综合征的诊断提供重要线索。有典型临床表现者约占80%,其余的可只有其中的几项。有些患者表现不典型,须和其他疾病如单纯性肥胖、高血压、糖尿病、多囊性卵巢综合征等相鉴别。有典型临床表现者,亦应除外因长期应用糖皮质激素或饮用乙醇饮料引起的类库欣综合征。

影像检查对库欣综合征的病因鉴别及肿瘤定位是必不可少的。首先应确定肾上腺是否有肿瘤。目前,肾上腺 CT 薄层扫描及 B 超检查已为首选。肾上腺放射性核素[131]I-胆固醇扫描对区别双侧肾上腺增生还是单侧肾上腺肿瘤有较大价值。若影像学检查提示肾上腺双侧增生,则应检查是否有垂体瘤或垂体以外的异位 ACTH 分泌瘤的可能。垂体 ACTH 瘤中 80%～90%为微腺瘤,目前分辨率最好的蝶鞍 CT 的微腺瘤发现率为 60%,蝶鞍 MRI 检查优于 CT。放射介入技术的引入对库欣综合征的病因和定位诊断更为精确。选择性双侧岩下窦取血测定 ACTH、肾上腺静脉取血测定皮质醇和醛固酮,以及分段取血测定 ACTH 技术能更加明确垂体 ACTH 瘤、异位 ACTH 瘤或肾上腺肿瘤的诊断。

(二)检验诊断

各型库欣综合征均有糖皮质激素分泌异常、皮质醇分泌增多,失去昼夜分泌节律,且不能被小剂量地塞米松抑制。24 h 尿游离皮质醇和尿 17-羟皮质类固醇排泄升高。血尿常规和生化测定可为本病的诊断提供线索,但确诊依赖皮质醇与 ACTH 的实验室结果与动态试验。

1.血液常规

库欣综合征患者的红细胞和血红蛋白增多,中性粒细胞增高,嗜酸性粒细胞、淋巴细胞减少。

2.血糖、电解质

库欣综合征患者的血清钾偏低,血糖偏高,葡萄糖耐量试验减退。

3.血、唾液皮质醇的测定及其昼夜节律变化

(1)测定方法:放射免疫分析、化学发光免疫分析。

(2)标本:血清、血浆、唾液。血清标本在室温下放置不宜超过 8 h;如血清标本 8 h 内不能进行检测,则应置 2 ℃~8 ℃保存,2 ℃~8 ℃冷藏不宜超过 48 h。超过 48 h 不能检测的标本应置 −20 ℃以下保存。避免反复冻融。

(3)参考范围:①血皮质醇在上午 8 时的参考值为 140~690 nmol/L,下午 4 时的参考值为 80~330 nmol/L;②唾液皮质醇为 8.39~8.99 nmol/L,午夜超过 7.5 nmol/L(0.27 μg/dL),清晨超过 26.7 nmol/L(1.0 μg/dL)即可诊断,但各实验室应建立自己的正常值范围。

(4)临床诊断价值和评价:①库欣综合征患者血浆皮质醇水平增高。②血皮质醇浓度的变化有节律,一般上午最高,下午逐渐下降,夜间及清晨最低。库欣综合征时血中皮质醇虽基本维持正常的昼夜节律形式,但波动甚大,而基础水平高于正常。③因唾液中只存在游离状态的皮质醇,并与血中游离皮质醇浓度平行,且不受唾液流率的影响,故唾液皮质醇水平的昼夜节律改变和午夜皮质醇低谷消失是库欣综合征患者较稳定的生化改变。④血浆皮质醇水平实际上反映体内 ACTH 的水平。因此除近期服用氢化可的松或可的松外,影响血 ACTH 水平的因素如昼夜节律、应激状态、生活事件及激素类用药均可导致血浆皮质醇水平的异常波动。而血浆皮质醇的半衰期为 80 min,长于 ACTH,因此血浆皮质醇对外来刺激反应稍滞后于 ACTH。这可影响血浆皮质醇和 ACTH 同步测定的意义。⑤由于雌激素可诱导肝脏皮质醇结合蛋白合成增加,因此孕妇和口服避孕药者日间皮质醇水平往往可达 50 μg/dL,但皮质醇和皮质类固醇结合球蛋白解离速度很快,故应以入睡后 1 h 皮质醇测定值为准。⑥甲状腺素可调节皮质醇的代谢速度,但不影响下丘脑-腺垂体-肾上腺轴的反馈,因此甲亢和甲减时均不影响血浆皮质醇的水平。⑦体重对皮质醇无很大影响,但严重营养不良可影响皮质醇的代谢,使血皮质醇水平升高。年龄与血浆皮质醇水平无关,但出生 9 个月到 1 年的婴儿体内尚未建立昼夜节律,且刚出生几天内血皮质醇水平低于皮质酮,故此时血浆皮质醇水平偏低。

4.24 h 尿游离皮质醇

(1)检测方法:同血皮质醇。

(2)标本:24 h 尿液。塑料容器中预先加入 33％乙酸或盐酸 20 mL,置冰块上,准确留取 24 h尿,记录尿量,混合后用有盖试管取约 10 mL 置冰盒内送检。

(3)参考范围:88.3~257.9 nmol/24 h。

(4)临床诊断价值和评价:①体内的游离型和结合型皮质激素及它们的代谢产物 90％以上从尿中排泄,未被蛋白结合的部分(包括葡萄糖醛酸苷、硫酸酯和游离皮质醇)都从尿排出。尿游离皮质醇测定对诊断高皮质醇血症的患者灵敏度高,且患者与健康人的数值几乎没有重叠,仅 1％~2％可能有重叠,尿游离皮质醇排出与血皮质醇呈正比。增多见于皮质醇增多症、甲状腺功能亢进、部分单纯性肥胖者及先天性肾上腺皮质增生症。减少则见于肾上腺皮质功能减退、垂体前叶功能减退、甲状腺功能减退、全身消耗性疾病、恶病质和肝硬化等,结果＜27.6 nmol/24 h 可排除库欣综合征,但低值不能诊断皮质功能低下,因留取标本、肾脏疾病等因素可导致错误结果,应做兴奋试验。②24 h 尿游离皮质醇在诊断皮质醇症方面,其特异性及准确性远较 17-羟类固醇及 17-酮类固醇为优。24 h 尿游离皮质醇测定可以避免血皮质醇的瞬时变化,也可以避免血

中皮质类固醇结合球蛋白浓度的影响,对库欣综合征的诊断有较大的价值,诊断符合率达90%~100%。值得注意的是,非库欣综合征中也有7%~8%患者的24 h尿游离皮质醇升高,且利尿剂和进高盐饮食,也可使尿游离皮质醇增高。

5.血浆 ACTH

(1)测定方法:放射免疫分析、化学发光免疫分析。

(2)标本:血清、血浆。血浆标本应用塑料管分装,不应用玻璃试管,血清标本在室温下保存不应超过8 h,2 ℃~8 ℃冷藏不应超过48 h,可在−20 ℃以下长期保存,避免反复冻融。血浆ACTH的半衰期仅为8 min左右,在室温下不稳定,可被血细胞和血小板的酶降解,并可黏附于玻璃和塑料表面致使所测值偏低。

(3)参考范围:0~18.9 pmol/L。

(4)临床诊断价值和评价:库欣综合征可引起血中 ACTH 升高。患者处于如发热、疼痛、外伤等急性应激状态时,ACTH 分泌均会升高。而严重抑郁症,尤其是老年患者体内的 ACTH 水平也高于健康人。

6.尿 17-羟皮质类固醇(17-OHCS)

(1)方法:液相色谱法。

(2)标本:24 h尿,以醋酸或盐酸 10 mL 防腐,记录尿量。

(3)参考范围:8 岁以下<4.1 μmol/24 h 尿(1.5 mg/24 h 尿);8~12 岁<12.4 μmol/24 h 尿(4.5 mg/24 h 尿);12~18 岁为 6.4~29.7 μmol/24 h 尿(2.3~10.9 mg/24 h 尿);成年男性为8.3~33.2 μmol/24 h 尿(3.1~12 mg/24 h 尿);成年女性为 6.9~27.6 μmol/24 h 尿(2.5~10.0 mg/24 h 尿)。

(4)临床诊断价值和评价。

17-OHCS 增多见于:①库欣病、库欣综合征、异位 ACTH 肿瘤;②肾上腺性征异常综合征、11β-羟化酶缺乏症;③甲状腺功能亢进症、肥胖症、手术、各种应激。

17-OHCS 减少见于:①肾上腺皮质功能减退(原发或继发)、艾迪生病,血浆 ACTH 升高,ACTH 刺激试验无反应或反应减低;②垂体功能减退症,如 ACTH 单独缺乏症、希恩综合征;③先天性肾上腺皮质增生症如 21-羟化酶缺陷症、17-羟化酶缺陷症;④医源性皮质功能减退症,如长期使用类固醇皮质激素、肾上腺皮质失用性萎缩;⑤其他原因,如甲状腺功能减退症、肝硬化、肾功能不全等。

(三)鉴别诊断

1.单纯性肥胖

肥胖可伴有原发性高血压、糖耐量减低、月经稀少或闭经,皮肤也可能出现皮纹、痤疮、多毛,24 h 尿 17-OHCS 和 17-KS 排出量比正常升高,与库欣综合征表现相似。但单纯性肥胖脂肪分布不是向心性,而是分布对称均匀,无皮肤菲薄及多血质改变,皮纹大多为白色,有时可为淡红色,但一般较细。血浆皮质醇、24 h 尿游离皮质醇、24 h 尿检查均在正常范围;小剂量地塞米松抑制试验大多能被抑制;X 线检查蝶鞍无扩大,亦无骨质疏松;B 超检查双侧肾上腺无异常发现。

2.2 型糖尿病性肥胖

2 型糖尿病可有肥胖、高血压,检查有糖耐量降低、24 h 尿 17-OHCS 偏高,需与之鉴别。但与库欣综合征有下列不同:血浆皮质醇正常,正常昼夜节律存在;24 h 尿游离皮质醇正常;其肥胖亦非向心性。

3.颅骨内板增生症

多见于女性,临床表现有肥胖、多毛症、高血压及神经精神症状,需与之鉴别。但与库欣综合征不同在于:其肥胖以躯干及四肢显著;无皮质醇分泌过多引起的代谢紊乱表现;颅骨 X 线片显示额骨及其他颅骨内板增生,而无蝶鞍扩大改变;无骨质疏松改变。

五、治疗

库欣综合征治疗的目标:①将每天皮质醇分泌量降至正常范围;②切除任何有害健康的肿瘤;③不产生永久性内分泌缺陷;④避免长期激素替代。

库欣综合征是由脑垂体 ACTH 分泌过多造成的,直接处理垂体似乎更合理,以使库欣综合征患者的临床征象、ACTH 和皮质醇的水平恢复到正常。实际上,除肾上腺皮质腺瘤手术切除有良好的效果外,还没有一种疗法是完美无缺的。当前的主要治疗手段包括手术、放疗及药物治疗。

(一)垂体性库欣综合征

垂体切除术主要用于那些具有较大垂体瘤的库欣综合征患者。如果保留垂体,可能会侵犯视神经或由于压迫周围组织造成神经学上的损伤。全垂体切除的不利之处为常规通过前额途径,是一个大手术,而且随着垂体的切除会导致垂体其他功能的低下。早在 1970 年经蝶垂体瘤摘除术开展前已广泛开展,该手术如果由有经验的外科医师施行,治愈率提高,并发症非常小,而且很少复发。

垂体手术前应先行垂体 CT 检查,做好垂体肿瘤的定位诊断。部分垂体较大腺瘤及可由 CT、MRI 定位的微腺瘤均可通过经鼻经蝶鞍垂体微腺瘤摘除。有人报道 CT 扫描未能找到垂体微腺瘤者,经鼻经蝶手术探查时,90％患者仍能发现微腺瘤。术前测定岩窦下静脉血和周围静脉血 ACTH 比值,以及进一步测定双侧岩窦静脉血 ACTH 的差别,则能帮助确定是否存在垂体微腺瘤及定位垂体腺瘤。患者术后可能出现激素撤退症状,需补充生理剂量的肾上腺糖皮质激素直到下丘脑-垂体-肾上腺(HPA)轴恢复正常;对于症状严重者,可短期静脉内使用超生理剂量的肾上腺糖皮质激素治疗。建议在术后第 1 周内停用肾上腺糖皮质激素或改用小剂量地塞米松,测定上午的血清皮质醇浓度以评估手术效果。如停用激素,必须密切观察患者是否出现肾上腺皮质功能不全症状。

垂体放疗一直是作为库欣综合征行肾上腺切除术后,对垂体肿瘤的一种补充治疗。对怀疑垂体肿瘤手术切除不彻底或晚期垂体肿瘤合并心肾功能不全、糖尿病、年老体弱者,也可考虑放疗。垂体放疗的类型有两种,一种是外照射,通常采用高能直线加速器治疗,也可应用 ^{60}Co 行大剂量垂体照射,此法虽然有一定的疗效,但远期并发症多,如放射性脑病、脑软化等;另一种是内照射,将 ^{198}Au 或 ^{90}Y 植入垂体内行内照射,有效率为 65％,一般对垂体功能无明显不良影响。总之,垂体放疗照射定位不精确,照射剂量无法准确控制,容易损伤垂体周围组织,疗程长,疗效出现慢,并发症多,常不被患者所接受。近年来,国内外兴起的立体定向放射外科治疗技术为垂体腺瘤的治疗开辟了新途径。立体定向放射外科是利用立体定向的方法,选择性地确定正常及病变组织的颅内靶点,使用大剂量管束电离射线,精确地集中照射靶点而产生局灶性组织破坏,达到治疗疾病的目的。

对库欣综合征,在有条件的地区应首选针对垂体 ACTH 瘤进行治疗,可采用经鼻、经蝶手术或立体定向放疗。对垂体手术疗效不满意者或影像学无垂体瘤表现的患者,可针对 ACTH 的靶器官肾上腺进行手术治疗,通常采取一侧肾上腺全切、另一侧大部切除＋垂体放疗。这样一方面去除皮质醇的来源,使库欣综合征得到缓解;另一方面保留的部分肾上腺仍具有分泌功能,可免除长期替代治疗。垂体肿瘤的积极治疗或放疗又可以预防术后纳尔逊综合征的发生。常将两侧肾上腺手术分两期进行,先行病变明显的一侧肾上腺全切除,再观察随访。此法既明确了诊断,又可经腰部切口手术,手术风险小。如术后内分泌症状基本缓解,可继续随访;如临床症状和实验室检查指标显示皮质醇增多仍很明显,则应择期对另一侧肾上腺再行大部切除(80％)。有学者主张,在双侧肾上腺全切除后再行部分肾上腺组织自体移植术。但因难以做到带血管蒂移植,往往以组织块种植为主,所以成活率不高。随着临床移植技术的提高,近年来肾上腺组织自体种植的成活率已有所提高。有报道显示,种植成活的肾上腺组织也能有效地分泌部分皮质激素,至少能减少糖皮质激素的替代治疗量。

(二)肾上腺病变的处理

1.肾上腺肿瘤

肾上腺肿瘤包括肾上腺皮质腺瘤和腺癌。

腺瘤的治疗方法简单,只要诊断明确,可行腺瘤切除。术前定位明确者经腰部第 10 或 11 肋间切口,术前定位不明确者可经腹切口行双侧肾上腺探查。腺瘤大多有包膜,容易分离,可完整摘除。如边界不清,可行同侧肾上腺切除术。目前,大多数肾上腺腺瘤可行经腹或经后腹腔途径的腹腔镜手术。腹腔镜手术具有创伤小、恢复快等优点,已逐步替代开放性手术成为肾上腺手术的金标准。腺瘤多数为单侧性,而对侧肾上腺往往是萎缩的,所以术后恢复期激素的调整非常重要。由于术中解决应激状态及术后的替代治疗常使用大剂量糖皮质激素,使下丘脑及垂体进一步遭受抑制,所以术后在了解肾上腺皮质功能的条件下,逐渐减少激素用量。单侧肾上腺切除者术中给予氢化可的松 100 mg 静脉滴注,术后维持 1～2 d。若对侧肾上腺萎缩者,则在补充皮质激素的同时应用 ACTH。一侧全切另一侧部分切除者,应用氢化可的松从 300 mg/d 逐步减量,一周后改为口服泼尼松,25 mg/d,逐步减量到 12.5 mg/d,视情况维持 2～3 周。在停止替代治疗前应全面了解肾上腺皮质功能,如化验尿 17-OHCS、17-KS 及血尿皮质醇等。如一年以上肾上腺功能仍不能恢复者,恐怕需要终身替代治疗。双侧肾上腺全切除者需终身服用皮质激素。

肾上腺皮质腺癌也以手术治疗为主,越早越好,早期尚未转移者疗效为佳。对肿瘤局限于肾上腺区域者,行单侧肾上腺根治性切除术;若肿瘤已发生远处转移,原发肿瘤组织和转移处均应尽力切除,这样可提高药物治疗和局部放疗的效果。对肿瘤小、边界清晰者,可经腰背切口。肿瘤较大、界限不清或有浸润者,可取胸腹联合切口或单侧肋缘下弧形切口,将肿瘤、肾上腺、同侧淋巴结一并切除。对侵犯肾脏、下腔静脉壁或腔静脉有瘤栓者,应做同侧肾切除、腔静脉壁的部分切除和腔静脉瘤栓取出术。肾上腺皮质癌发展快,淋巴转移早,发现时约 2/3 患者已有周围组织的浸润,患者术后 5 年存活率仅 25％,预后差。

2.原发性肾上腺皮质增生

这类患者往往血 ACTH 降低,而影像学检查又无法发现肾上腺区域明显的占位性病变。有学者认为对这类患者应首先行病变严重(即体积较大侧)一侧肾上腺全切除术,如症状缓解满意,则可继续随访观察;如症状仍较严重,可再行另一侧肾上腺大部切除术。此类患者术后预后比较好,常不需终身激素替代措施。

(三)异位 ACTH 综合征

对于异位 ACTH 综合征,首选的治疗方法是切除原发肿瘤,切断异位 ACTH 分泌的来源。

但往往明确诊断时,肿瘤已无法切除。此时,一方面可行肿瘤的化疗、放疗,另一方面可应用药物治疗减轻库欣综合征的症状。在以下情况,也可选用双侧肾上腺全切或一侧全切、另一侧次全切以缓解症状:①异位 ACTH 综合征诊断明确,但未找到原发肿瘤;②异位 ACTH 肿瘤已广泛转移,无法切除,而高皮质醇血症症状严重;③异位 ACTH 肿瘤已经找到,但无法切除,患者情况尚能接受肾上腺手术。

(四)药物治疗

药物治疗是库欣综合征治疗的一个重要方面,但只是一种辅助治疗,适用于衰弱或新近心肌梗死不能手术者,以及垂体、异位 ACTH 肿瘤或肾上腺肿瘤未能成功切除者。影响肾上腺分泌的有酮康唑、氨鲁米特、美替拉酮和米托坦;影响 ACTH 分泌的有赛庚啶和溴隐亭。无论是作用于垂体或肾上腺,均需长期服药,且有一定的不良反应,不能达到完全治愈的效果。

1.皮质醇合成抑制剂

(1)酮康唑:是咪唑类似物,对碳链酶及 17-羟化酶均有抑制作用。用法为每次 0.3 g,每天 3 次口服。皮质醇水平降至正常后适当减量。不良反应包括肾上腺皮质功能不足、肝功能异常和肝脏毒性反应。

(2)氨鲁米特:是格鲁米特的衍生物,主要作用是阻断胆固醇向孕烯醇酮的转变,同时也阻断甲状腺素的合成。用法为每次 0.25 g,每天 3 次口服。用药 1 周后,库欣综合征的临床表现可获得不同程度的缓解。不良反应包括头痛、头晕、皮疹及胃不适等。

(3)美替拉酮:甲吡酮,为 11β-羟化酶的抑制剂。价格昂贵,国内很少应用。用法为每天 1～2 g,分 4 次口服。

2.ACTH 抑制剂

(1)赛庚啶:为 5-羟色胺受体拮抗剂。垂体性库欣综合征患者 ACTH 分泌增加可能与 5-羟色胺的紊乱有关。Krieger 等首先提出用赛庚啶治疗库欣综合征,每天服用 24 mg,3～6 个月后可见血浆 ACTH 及皮质醇下降,临床症状缓解,但不是全部患者都有效。文献曾报道 40 例,取得满意缓解的达 60％。在体外已证实,该药对肿瘤或分泌 ACTH 的异位肿瘤有直接效应。用法为每次 8 mg,每天 3 次口服,连续 6 个月以上。不良反应包括嗜睡、口干、恶心、眩晕等,大剂量时可出现精神错乱和共济失调。

(2)甲磺酸溴隐亭:为多巴胺受体激动剂,大剂量能抑制 CRF、ACTH 分泌。一项研究中,口服2.5 mg溴隐亭之后,13 例患者中有 6 例血浆 ACTH 和皮质醇明显下降,1 例异位 ACTH 分泌的支气管类癌患者的 ACTH 亦被抑制。用法为5～10 mg,每天分 3～4 次口服。不良反应包括口干、恶心、呕吐、便秘、头晕、直立性低血压、失眠、小血管痉挛等。

(冯金柱)

第七节 肥 胖 症

肥胖症是指身体脂肪的过度堆积,以及体重的超重。在健康的个体中,女性身体脂肪约为体重量 25％,男性约为 18％。体重指数(BMI),即体重(kg)/[身高(m)]^2,与身体脂肪高度相关,因此目前国际上常常使用 BMI 来作为评估肥胖症水平的指标,一般认为 BMI 为 20～25 代表健康体重,轻度超重的定义是 BMI 为 25～30,或者体重在正常体重的上限与高于正常体重上限(根据标准身高-体重表)的 20%;而 BMI 高于 30,或者体重高于正常体重上限的 20%,被定义为肥胖症。BMI 高于 30 意味着患病风险极大增高。肥胖症与神经性厌食和神经性贪食相比较不属于精神类疾病,但是属于医学类疾病。

在美国大约 35% 的女性和 31% 的男性显著超重(BMI≥27);如果以 BMI 超过 25 来定义肥胖症,可能现在肥胖的美国人多于不肥胖的;如果以 BMI 超过 30 来定义肥胖症,则有 11% 的女性和 8% 的男性有肥胖症。目前在美国,肥胖症的患病率至少是20 世纪早期的 3 倍。

社会经济地位与肥胖症密切相关,在美国,社会经济地位低的女性肥胖症的患病率是社会经济地位高的女性的 6 倍。无论男性还是女性,体重在 25～44 岁增加是最明显的。怀孕可能导致女性体重大大增加,如果一个女性接连怀孕,她们的体重平均会比上一次怀孕有2.5 kg的增长。在 50 岁以后,男性的体重趋于稳定,在 60～74 岁,甚至会出现轻微下降;女性则相反,体重的持续增长会持续到 60 岁,在 60 岁以后才会开始下降。

一、病因学

肥胖症是一个复杂的多因素疾病,涉及生物、社会、心理等多方面因素。在今天,大多数研究者认为肥胖者存在能量平衡障碍,即能量摄入与消耗的障碍;肥胖症也是与某个基因结构有关的疾病,而这个基因结构是通过文化和环境的影响来调整的。

(一)生物学因素

1.遗传因素

遗传因素在肥胖症中起着重要作用。双生子研究和寄养子研究均显示遗传因素对患肥胖症有重要影响。大约 80% 的肥胖患者都有肥胖症家族史;80% 的肥胖父母的下一代都是肥胖子女,父母其中之一是肥胖者,他们中 40% 的下一代有肥胖,而父母都很苗条的,只有 10% 的下一代是肥胖者。这些均提示了遗传的作用。虽然有研究发现肥胖基因能调节体重和身体脂肪的储存,但迄今为止,还未发现肥胖症特异的遗传标志物。

2.神经生物学

中枢神经系统,特别是外侧下丘脑存在"摄食中枢"或者"饥饿中枢",可以根据能量需求的改变来调节食物摄取的量,并以此来维持体内脂肪的基线储存量。动物试验发现,用电刺激动物的外侧下丘脑,已经吃饱了的动物又重新开始吃食物;损毁了大白鼠两侧的外侧下丘脑,结果发现动物拒绝吃东西。

饱足感与饥饿感对食物摄取起着调控作用,参与肥胖症的发病。饱足感是一种当饥饿被满足后的感觉。人会在就餐结束时停止进食是因为他们已经补充了那些耗尽的营养,来自已经被吸收的食物的新陈代谢的信号通过血液被携带到大脑,大脑信号激活了可能位于下丘脑的受体细胞,从而产生了饱足感。5-羟色胺、多巴胺和去甲肾上腺素的功能紊乱通过下丘脑参与调节进食行为,其他涉及的激素因子可能包括促肾上腺皮质激素释放因子(CRF)、神经肽 Y、促性腺激素释放激素和促甲状腺激素。当重要营养物质耗尽,新陈代谢信号强度下降,便产生饥饿感。嗅觉系统对饱足感可能起着重要作用,实验显示通过使用一个充满特殊气味的吸入器使鼻子里的嗅球受到食物气味的强烈刺激,可产生出对食物的饱足感。

有一种脂肪细胞产生的激素称为瘦素,是脂肪的自动调节器。当血液瘦素浓度低时,更多的脂肪被消耗,而当瘦素浓度高时,脂肪消耗较少。

(二)心理社会因素

尽管心理、社会因素是肥胖症发展的重要因素,但是这些因素如何导致肥胖症至今尚不清楚。饮食调节机制易受环境影响,文化、家庭和个体心理活动因素都影响着肥胖症的发展。

肥胖症与文化有着密切的关系,随着全球化的进展和经济飞速发展,生活节奏加快、人们压力增大、活动锻炼时间明显减少,而快餐文化的迅速发展及餐馆餐饮消费的增多,使得当今社会肥胖症日益增多。躯体活动明显减少是作为公共卫生问题的肥胖症日趋增多的一个主要因素,原因是躯体活动不足限制了能量的消耗,而摄食却不一定会相应减少。

特殊的家族史、生活事件、人格结构或是潜意识冲突都可能导致肥胖症。有很多肥胖的患者因为在他们的成长环境里可以看到很多的过量进食例子,所以他们学会了用过量摄食作为应对情绪紊乱及各种心理问题的一种方式。

(三)其他因素

有很多临床疾病会导致肥胖症。肾上腺皮质功能亢进与特征性的脂肪分配有关(水牛型肥胖症);黏液性水肿与体重增加有关,尽管并非恒定;其他神经内分泌障碍,包括脑性肥胖症,以肥胖症和性与骨骼的异常为特征。

不少精神药物会导致体重增加。在非典型抗精神药物中,奥氮平、氯氮平、利培酮和喹硫平常见的不良反应即为体重增加;在心境稳定剂中,锂盐、丙戊酸盐和卡马西平也会引起体重增加;长期使用选择性 5-羟色胺再摄取抑制剂也能导致体重增加。

二、临床特征

(一)心理和行为障碍

肥胖症的心理和行为障碍分成两类:进食行为紊乱和情绪紊乱。肥胖症患者的进食模式存在很大的差异,最常见的是,肥胖者经常抱怨他们不能限制自己进食,并且很难获得饱足感。一些肥胖者甚至不能区分饥饿和其他烦躁不安的状态,并且当他们心情不好时就会吃东西。

肥胖症患者不会出现明显的或者过度的病理心理学。通过对那些已经做过胃旁路术的严重肥胖患者的研究,发现对他们最多见的精神科诊断是重度抑郁障碍。但是,在肥胖症患者中重度抑郁障碍的患病率并不高于普通人群。自我贬低多见于那些从童年期就开始肥胖的人,这可能是对肥胖人群长期的社会偏见所致。有些研究反映肥胖者因病感觉羞耻和社会偏见,在教育和就业问题上遭遇到不公正待遇。很多肥胖者在试图节食的过程中会出现焦虑和抑郁。

(二)生理障碍

肥胖会对生理功能产生很大的影响,产生一系列医学并发症。

当体重增加时血液循环会负担过重,严重肥胖者可能会发生充血性心力衰竭;高血压和肥胖症高度关联;肥胖症患者的低密度脂蛋白水平升高,而高密度脂蛋白水平下降,低水平高密度脂蛋白可能是增加肥胖症心血管疾病风险的机制之一。如果一个人是上半身体脂肪增加、而非下半身,很可能与糖尿病的发生相关联。严重肥胖症患者肺功能受损非常严重,包括肺换气不足、高碳酸血症、缺氧症和嗜睡(肥胖肺心综合征),且肥胖肺心综合征的病死率很高。肥胖症可能会恶化骨关节炎及因皮肤伸张、擦烂和棘皮症而引起皮肤病问题。肥胖妇女存在产科风险,易患毒血症和高血压。

肥胖症还与一些癌症有关联。肥胖男性患前列腺癌和结肠直肠癌的比率更高,肥胖女性患胆囊癌、乳腺癌、宫颈癌、子宫癌和卵巢癌的比率更高。研究发现肥胖症通过影响雌激素分泌而导致子宫内膜癌和乳腺癌的产生和恶化。

三、诊断与鉴别诊断

(一)诊断

肥胖症的诊断主要根据 BMI 或体重：BMI 高于 30，或者体重高于正常体重上限的 20％，可诊断为肥胖症。

(二)鉴别诊断

1.其他综合征

夜间进食综合征的患者会在晚餐后过度进食，他们是被充满压力的生活环境而促发的，一旦得了就会每天反复发生，直到压力缓解。

暴食综合征(贪食症)被定义为在短时间里突然强迫性地摄取大量食物，通常随后伴有严重的不安和自责。暴食也可以表现为是一种应激反应。与夜间进食综合征比起来，暴食综合征的暴食发作并不是定时的，而且常常与特定的促发环境紧密相连。

肥胖肺心综合征(匹克威克综合征)是指一个人的体重超过理想体重的 100％，并伴有呼吸和心血管疾病。

2.躯体变形障碍(畸形恐惧症)

一些肥胖者感觉他们的身体畸形、令人厌恶，并且感觉他人对他们带有敌意和厌恶。这种感觉与他们的自我意识以及社会功能受损紧密相连。情绪健康的肥胖者没有体像障碍，只有少数神经质的肥胖者才有体像障碍。其主要局限于从儿童期就已经肥胖的人，而在这些儿童期就肥胖的人中间，也仅有少于一半的人患躯体变形障碍。

四、病程和预后

肥胖症的病程是进展性的。减轻体重的预后很差，那些体重明显减轻的患者，90％最终体重再增加；儿童期就开始肥胖的患者预后特别差；青少年发病的肥胖症患者，往往更严重，更难治，与情绪紊乱的联系也比成人肥胖症更紧密。肥胖症的预后取决于肥胖产生的医学并发症。

肥胖症对患者健康有着不良影响，与心血管疾病、高血压［血压高于 21.3/12.7 kPa(160/95 mmHg)］、高胆固醇血症(血胆固醇高于 6.5 mmol/L)、由遗传决定的糖尿病特别是 2 型糖尿病(成年起病或非胰岛素依赖型糖尿病)等一系列疾病有关。根据美国健康协会的资料，肥胖的男性无论抽不抽烟，都会由于结肠、直肠和前列腺癌症而比正常体重的男性有更高的病死率。肥胖的女性会由于胆囊、胆管、乳腺、子宫(包括子宫颈和子宫内膜)和卵巢的癌症而比正常女性有更高的病死率。研究指出一个超重的人其体重越重，死亡的概率就越大。对那些极端肥胖的人，即体重为理想体重的 2 倍，减轻体重可能是挽救他们生命的方法，这些患者可能会出现心肺衰竭，特别是在睡觉的时候(睡眠呼吸暂停综合征)。

五、治疗

存在广泛的精神病理学如焦虑障碍、抑郁障碍的肥胖者，在节食过程中有过情绪紊乱病史的以及正处于中年危机的肥胖者，应该尝试减肥，并最好在专业人员严格的督导下进行。

(一)节食

减肥的基础很简单——通过摄入低于消耗，减少热量摄入。减少热量摄入的最简单方式就是建立一个低热量的饮食方式,包含那些易获得食物的均衡节食计划可获得最佳长期效果。对大多数人来说,最满意的节食计划通常的食物数量参照标准的节食书上可获得的食物营养价值表,这样节食可以长期保持体重的持续减少。

禁食计划一般用于短期减肥,但经常会引发一些疾病,包括直立性低血压、钠利尿和氮平衡的破坏。酮体生成节食是高蛋白、高脂肪的节食方式,用于促进减肥,但这种节食会增高胆固醇浓度并且会导致酮症,产生恶心、高血压和嗜睡等反应。无论各种节食方式多么有效,他们大多数都很乏味,所以当一个节食者停止节食并回到以前的饮食习惯,会刺激他们加倍地过度进食。

一般而言,减肥的最好方式就是有一个含有 4 602～5 021 kJ 的均衡饮食方案。这种节食方案可以长期执行,但必须另外补充铁、叶酸、锌和维生素 B_6 等。

(二)锻炼

增加躯体活动常常被推荐为一种减肥养生法。因为多数形式的躯体活动所消耗的热量直接与体重成一定比例,所以做同样多的运动肥胖的人比正常体重的人消耗更多的热量。而且,以前不活动的人增加躯体活动事实上可能还会减少食物摄入。锻炼也有助于维持体重的减低。

(三)药物疗法

各种用于治疗肥胖症的药物中,有些药物效果较好,如安非他明、右旋安非他明、苄非他明、苯二甲吗啡、苯丁胺、马吲哚等。药物治疗有效是因为它会抑制食欲,但是在使用几周后可能会产生耐受。

奥利司他是一个选择性胃和胰腺脂肪酶抑制剂减肥药,这种抑制剂用于减少饮食中脂肪(这种脂肪会通过粪便排泄出来)的吸收。它通过外围机制起作用,所以一般不影响中枢神经系统(心跳加快、口干、失眠等),而大多数减肥药都会影响中枢神经系统。奥利司他主要的不良反应是肠胃道不良反应。该药可以长期使用。

西布曲明是一种 β 苯乙胺,它抑制 5-羟色胺和去甲肾上腺素的再摄取(在一定范围内还抑制多巴胺),用于减肥,长期使用可以维持体重减轻。

(四)外科手术

那些可引发食物吸收不良或者减少胃容量的外科手术方法已经用于显著肥胖者。胃旁路术是一个通过横切或者固定胃大弯或胃小弯而使胃变小的手术。胃成形术使胃的入口变小从而使食物通过变慢。尽管会出现呕吐、电解质紊乱和梗阻,但是手术的结果还是成功的。抽脂术(脂肪切除术)一般是为了美容,而对长期的减肥并没有用。

(五)心理治疗

精神动力性心理治疗以内省为取向,可能对一些患者有效,但没有证据表明揭示过度进食的无意识原因可以改变肥胖者以过度进食来应对压力的症状。在成功的心理治疗和成功减肥后的几年里,多数患者在遇到压力时还会继续过度进食,而且,许多肥胖者似乎特别容易过度依赖一个治疗师,在心理治疗结束过程中可能会发生紊乱的退行。

行为矫正已经是最成功的心理治疗法,并被认为是治疗肥胖症的选择。患者通过指导会认识到与吃有关的外界线索,并且在特定环境中保持每天的进食量,比如在看电影、看电视或处于焦虑、抑郁等某种情绪状态之下时。患者也会通过教导发展出新的进食模式,比如慢吃,细嚼慢咽,吃饭时不看书,两餐间不吃东西或不坐下就不吃东西。操作性条件治疗通过奖励比如表扬或新衣服来强化减肥,也已经使减肥获得成功。

团体治疗有助于保持减肥动机,有助于提高对已经减肥成功的成员的认同,并且可以提供有关营养方面的教育。

（六）综合治疗

一个管理肥胖症患者的真正全面的方法是以设备（如新陈代谢测量室）和人（如营养学家和锻炼生理学家）为核心；但是这些都很难获得。设计高质量的项目时，要有容易获得的资源（如治疗手册），以及合理运用锻炼、心理治疗和药物治疗相结合的综合方法。决定使用哪种心理治疗或体重管理方法是一项重要环节，并且与患者一起来决定哪些资源的结合可以控制体重将是最合适的方式。

（夏洪燕）

第八章

血液内科疾病的西医诊疗

第一节 缺铁性贫血

缺铁性贫血(IDA)是指由体内赖以合成血红蛋白的功能性铁缺乏引起的一种小细胞低色素性贫血。在红细胞的产生受到限制之前,体内功能性铁缺乏,称为缺铁。可发生于任何年龄,但以生育期青壮年妇女和儿童为多见。

一、发病机制与病因

(一)铁的代谢

人体铁主要存在于血红蛋白、肌红蛋白和各种酶类中;而所有其他剩余铁几乎均储藏于单核-吞噬细胞系统,尤其是骨髓、肝和脾中。

1.铁的储存

铁是人体必需的微量元素,存在于所有细胞内,包括血红蛋白铁、储存铁(铁蛋白、含铁血黄素)、肌红蛋白铁、各种酶及辅酶中铁、组织铁和转运铁。

2.铁的来源

人体内的铁主要来自食物在十二指肠和空肠上段黏膜的吸收,以二价铁离子形式或与铁螯合物结合而被吸收入肠黏膜细胞内。

3.铁的代谢

肠黏膜细胞内,二价铁离子被铜蓝蛋白及其他亚铁氧化酶氧化为三价铁,与转铁蛋白结合。与转铁蛋白(Tf)结合的铁随血液进入全身组织以用于细胞活动。多余的铁以铁蛋白和含铁血黄素形式储存于骨髓、肝和脾的单核-巨噬细胞中以备用。正常人每天自胃肠道、泌尿道及皮肤上皮细胞丢失的铁约为1 mg。成人男性每天铁的需要量约为 1 mg;育龄妇女及发育期青少年的需要量为 $1.5\sim2.0$ mg/d;妊娠中晚期需 3 mg/d 以上;哺乳期需增加铁 $0.5\sim1.0$ mg/d;月经周期及量正常的妇女,约需铁 1.5 mg/d。每天摄入铁和消耗铁达到平衡。此平衡丧失可引起缺铁。储存铁先耗尽,继之红细胞内铁减少,最终出现 IDA。

(二)常见病因

1.铁摄入不足

膳食不足,药物的应用(如镓、镁的摄入)或胃肠疾病(如胃酸缺乏性疾病、胃部手术后)引起吸收减少。

2.失铁增加

(1)慢性失血:①胃肠道出血,成年男子和绝经妇女胃肠道的慢性出血是引起缺铁的最常见原因,如肿瘤、溃疡性胃炎、溃疡性结肠炎等;②月经过多。

(2)妊娠、哺乳:一次正常妊娠约平均失铁 900 mg;于哺乳期,每月需耗铁 30 mg。

3.慢性血管内溶血病

阵发性睡眠性血红蛋白尿、心瓣膜修补术和心内膜黏液瘤等引起的红细胞破坏过度,引起含铁血黄素、铁蛋白和血红蛋白尿的排泄,而致缺铁。

4.献血

每次献血 400 mL 相当于失铁 200 mg。如在短期内多次献血,情况会加重。

二、临床表现

(1)起病缓慢而隐匿。

(2)原发病的临床表现。

(3)贫血的表现:如苍白、乏力、头昏、心悸。

(4)由于含铁酶活力降低,致组织与器官内呼吸障碍而引起的症状。①上皮组织损害:口角炎、舌乳突萎缩、舌炎、反甲、食欲减退、恶心和便秘。欧洲患者常有 Plummer-Vinson 综合征,即口角炎与舌异常、吞咽时梗塞感。②神经精神症状:15％～30％的 IDA 患者表现为神经痛(以头痛为主)、感觉异常以及舌面烧灼感。严重者可有颅内压增高和视盘水肿,这与组织细胞内的缺铁有关。8％～50％的患者有精神、行为方面的异常,例如注意力不集中、易激动、精神迟滞和异食癖(冷饮癖与食土癖)等。③脾大:缺铁性贫血儿童常有轻度脾大,而成人少见。这与红细胞寿命缩短(46～85 d)导致持续溶血过度有关。一旦缺铁纠正后,脾大即消失。

三、实验室检查

(一)血常规

典型者呈小细胞低色素性贫血(MCV＜80 fl,MCH＜27 pg,MCHC＜30％)。血涂片示红细胞中心淡染区扩大,重则为环形。网织红细胞正常或轻度增高。白细胞计数及分类正常。血小板计数正常,亦可增高。

(二)骨髓象

增生活跃,幼红细胞明显增生,体小,胞质少,核染色质致密。粒系和巨核系正常。成熟红细胞中心淡染区扩大。铁染色示细胞外铁缺如,铁粒幼细胞少(＜10％)或无。

(三)生化检查

1.血清铁降低

小于 8.95 μmol/L。

2.血清铁蛋白减低

小于 14 μg/L。

3.总铁结合力(TIBC)增高

大于 64.44 μmol/L。

4.转铁蛋白饱和度减低

小于 15%。

5.红细胞游离原卟啉(FEP)增高

大于 0.9 μmol/L。

四、诊断

临床上将缺铁和缺铁性贫血分为缺铁、缺铁性红细胞生成及缺铁性贫血 3 个阶段。其诊断标准如下。

(一)缺铁

缺铁指仅体内储存铁消耗,(1)+(2)或(1)+(3)即可诊断。

(1)明确的缺铁病因和临床表现。

(2)血清铁蛋白小于 14 μg/L。

(3)骨髓铁染色示细胞外铁缺如,铁粒幼细胞<10%或无。

(二)缺铁性红细胞生成

缺铁性红细胞生成指红细胞摄入铁较正常时少,但细胞内血红蛋白的减少不明显。符合缺铁+以下一条即可诊断。

(1)转铁蛋白饱和度减低,小于 15%。

(2)红细胞 FEP 大于 0.9 μmol/L。

(三)缺铁性贫血

缺铁性贫血指红细胞内血红蛋白减少明显,呈小细胞低色素性贫血,依据如下。

(1)符合缺铁和缺铁性红细胞生成的诊断。

(2)小细胞低色素性贫血。

(3)铁剂治疗有效。

五、鉴别诊断

需进一步与非缺铁性小细胞低色素性贫血鉴别,后者往往与铁的利用障碍有关,包括珠蛋白生成障碍性贫血、慢性病引起的贫血以及低增生骨髓增生异常综合征(MDS)中的难治性贫血(RA)或伴环形铁粒幼细胞增多的 RA(RARs)。

六、治疗

(一)病因治疗

去除导致缺铁的病因。

(二)铁剂的补充

口服亚铁制剂,忌与影响铁吸收的茶(鞣酸)、钙盐及镁盐同服。为减少口服铁剂的胃肠道反应,可在进食或餐后服用。补铁后网织红细胞于 3~5 d 上升,8~10 d 达高峰后下降,Hb 开始上升,2 周后上升明显,1~2 个月达正常。此反应有助于确诊 IDA。血红蛋白正常后,应继续服用铁剂 3~6 个月以补充储存铁,或待血清铁蛋白至少恢复至 50 μg/L 时再停药。

口服铁剂有顾忌者可用右旋糖酐铁或山梨醇铁肌内注射,用药总量按以下公式计算:需补铁量(mg)=[150-患者 Hb 数(g/L)]×体重(kg)×0.33。有 5%~13%的患者于注射铁后发生变态反应,2.6%的患者可出现过敏性休克,故注射时应有急救设备。

七、预防和预后

预防工作主要从病因着手。如提倡母乳喂养、及时添加辅食,生育期妇女、胃大部切除术者、无贫血的钩虫感染者和献血员适当补铁,根治慢性消化道出血疾病和月经量过多。

其预后取决于原发病是否能被治疗,如原发病及缺铁病因已被纠正,补铁治疗后可使贫血纠正。

(吴姝婷)

第二节 再生障碍性贫血

再生障碍性贫血是一组由化学物质、生物因素、放射线或不明原因引起的骨髓多能干细胞增生与分化障碍,导致的以造血干细胞损伤、骨髓被脂肪组织替代、外周血全血细胞减少为特征的疾病。临床表现为贫血、出血和感染。

一、病因与发病机制

(一)再生障碍性贫血的病因及分类

(1)先天性再障:Fanconi 贫血、家族性再障、Shwachman-Diamond 综合征。

(2)后天获得性再障:分原发性再障和继发性再障。而继发性主要与药物及其他化学物质、感染及放射线有关。

1)物理因素:电力辐射、放射性核素。

2)药物与化学物质:①高危,烷化剂、抗代谢药、细胞毒抗生素;②中危,抗关节炎药、部分抗惊厥药、抗风湿药、氯霉素、抗原生物药(米帕林)、利尿药(乙酰唑胺)等;③低危,解热镇痛药、抗心律失常药、抗组胺药、部分抗惊厥药、抗高血压药、抗细菌药、抗真菌药、抗甲状腺药、磺胺类及其衍生物。

3)病毒感染:EB 病毒、肝炎病毒、微小病毒、带状疱疹病毒、HIV 等。其中肝炎病毒引起的再障称为病毒性肝炎相关性再障(HAAA),在再障患者中构成比为 3.2%～23.9%,80%的 HAAA 由丙型肝炎病毒引起,少数为乙型肝炎病毒所致。

4)免疫性疾病:胸腺瘤、系统性红斑狼疮、类风湿关节炎等。

5)其他:妊娠、PNH、溶血、再障危象等。

(二)发病机制

1.原发性再障的发病机制

(1)造血干细胞衰竭:干细胞发生数量和质量的缺陷,表现为干细胞自我复制力的障碍。

(2)造血微环境异常:某些再障患者的致病因子(如肝炎病毒和化学品等)"选择性"影响造血微循环,引起骨髓微循环血液灌流的障碍,导致多能干细胞坏死。骨髓微环境异常在某些再障患者的发病学中起着重要的作用,雄性激素对此型患者具有一定的效果。

(3)免疫缺陷再障:再障有两类免疫机制缺陷的参与,包括血清抑制因子的存在和抑制性淋巴细胞的存在。前者能抑制粒-单系集落的形成,其本质为 IgM 或 IgG 抗体。经血浆单采后,临床症状改善。后者对正常骨髓的红系集落形成具有显著抑制作用,经玫瑰花结技术把患者淋巴细胞群中的 T 细胞去除后(T 细胞耗竭),与正常骨髓做复合培养,则此种抑制作用即被消除。提示淋巴细胞,尤其是 T 细胞对本病的正常红系发育有显著抑制作用。

2.有关药物或化学品引起的继发性再障的发病机制

(1)对骨髓的直接毒性作用:氯霉素的毒性有两类。一是可逆性骨髓抑制,与剂量相关,主要与氯霉素结构中存在硝基苯根有关。二是与剂量无关的不可逆性再障,与药物剂量、用药途径及时间无关,可能是氯霉素引起染色体的空泡化,损伤干细胞的基因结构而导致再障。

(2)药物代谢的"特应性"异常:这是一种与剂量无关而又不可逆的骨髓抑制性反应。对"特应性"个体来说,只需小剂量的药物,即可引起严重的骨髓再生障碍。所谓特应性个体,是指药物在体内转化的酶系统,存在某种先天性异常,致有毒物质在体内的转化率减弱,引起毒性物质于体内蓄积,对处于增生与分裂状态的干细胞群具有明显的毒性作用,导致血细胞的耗竭。

(3)药源性免疫反应:经由免疫机制引起的多能干细胞分化与增生的抑制或破坏。

二、临床表现

本病临床表现主要为贫血、出血、感染。轻重取决于血红蛋白、白细胞、血小板减少的程度和临床类型。

(1)贫血的表现为苍白、乏力、心悸等。

(2)出血以皮肤、黏膜出血为突出。患者常有鼻出血、牙龈渗血、月经过多等,严重者可出现内脏出血。

(3)感染:慢性再障感染较轻,急性再障常有严重感染。

(4)一般无肝、脾淋巴结肿大。

三、实验室检查

(一)血常规
全血细胞减少,网织红细胞计数和绝对值降低,细胞分类无异常。

(二)骨髓检查
(1)骨髓涂片:增生低下,三系造血细胞均减少,非造血细胞(淋巴细胞、浆细胞、肥大细胞、组织细胞)增多。易见网状纤维团,巨核细胞明显减少或缺如,炭核晚幼红细胞增多,粒系以晚期和成熟细胞为主,早期细胞极少见甚至没有。慢性再障可有灶性增生,但巨核细胞仍明显减少。可染色铁阳性,无环状铁幼粒细胞。

(2)骨髓活检:红骨髓显著减少,脂肪组织增多,非造血细胞增多。无骨髓纤维化。

(三)骨髓细胞核型分析
骨髓细胞核型分析结果正常。

(四)其他
中性粒细胞碱性磷酸酶(AKP)活性增加。血红蛋白 F(HbF)比例增加。

四、诊断

(一)再生障碍性贫血诊断标准

(1)全血细胞减少,网织红细胞绝对值减少。

(2)一般无脾大。

(3)骨髓检查显示至少一个部位增生减低或重度降低,髓液内脂滴增多。如增生活跃,需有巨核细胞减少,骨髓小粒中非造血细胞显见增多,造血细胞<50%。

(4)除外其他引起全血细胞减少的疾病,如 PNH、MDS、恶性组织细胞病、急性造血功能停滞、骨髓纤维化、急性白血病等。

(5)抗贫血药物治疗无效。

(二)急性再障和慢性再障的诊断标准

1.急性再障(AAA)

(1)临床表现:发病急,贫血呈进行性加剧,常伴严重感染、内脏出血。

(2)血常规:除血红蛋白下降较快外,需具备以下 3 项中的 2 项。①网织红细胞<1%。②中性粒细胞计数<$0.5×10^9$/L。③血小板计数<$20×10^9$/L。

(3)骨髓象:①多部位增生减低,三系造血细胞明显减少,非造血细胞增多,如增生活跃需有淋巴细胞增多;②骨髓小粒非造血细胞及脂肪细胞增多。

2.慢性再障(CAA)

(1)临床表现:发病慢,贫血、感染、出血较轻。

(2)血常规:血红蛋白下降速度较慢,网织红细胞、白细胞、中性粒细胞及血小板值较急性再障为高。

(3)骨髓象:①三系或两系减少,至少一个部位增生减低,如增生活跃红系中常见炭核晚幼红比例增多;巨核细胞明显减少;②骨髓小粒非造血细胞及脂肪细胞增多。

3.轻型、重型和急重型再障的诊断标准

(1)轻型再障(MAA):未达到下述标准者为轻型再障。

(2)重型再障 I 型(SAA I)。①网织红细胞计数<1%。②中性粒细胞计数<$0.5×10^9$/L。③血小板计数<$20×10^9$/L。具备上述 3 项中的 2 项。④骨髓增生重度减低(<正常的 25%)或减低(正常的 25%~50%),其中非造血细胞>70%。

(3)重型再障 II 型(SAA II):慢性再障病情变化,临床表现、血常规及骨髓象与急性再障相同,称为重型再障 II 型。

(4)极重型再障(VSAA):粒细胞计数<$0.2×10^9$/L 的 SAA,称为极重型再障。

五、鉴别诊断

(一)阵发性睡眠性血红蛋白尿(PNH)

PNH 是慢性血管内溶血,有溶血性贫血特性(黄疸、网织红细胞增多、骨髓增生);有或无 Hb 尿;酸化血清溶血试验(Ham)、蛇毒试验、尿含铁血黄素试验(Rous)阳性;CD55/CD59 阴性的白细胞和红细胞增多,超过 10%。

(二)急性造血功能停滞

与 AA 鉴别较困难。本病可出现全血细胞减少,网织红细胞缺如,但骨髓增生活跃,红系减少,可见巨大原红细胞。病程自限性,对症治疗 2～6 周可康复。

(三)低增生骨髓增生异常综合征(MDS)

本病有病态造血现象,多为大细胞性贫血、单核细胞增多、血片有幼红幼粒细胞;骨髓增生减低,粒系早期细胞增多(原粒＋早幼粒计数＞5％),活检可有前体细胞的异常定位(ALIP);CD34⁺ 细胞增多。

(四)低增生急性白血病

肝、脾、淋巴结无肿大,全血细胞减少,无白血病细胞,易与再障混淆,但骨髓增生减低,原始细胞≥20％。

(五)其他需除外的疾病

骨髓纤维化、骨髓硬化、转移癌、脾功能亢进等。

六、治疗

(一)疗效标准

1.基本治愈

症状消失;Hb(男)＞120 g/L,Hb(女)＞100 g/L;白细胞计数＞4×10⁹/L;血小板计数＞80×10⁹/L;随访 1 年无复发。

2.缓解

症状消失;Hb(男)＞120 g/L,Hb(女)＞100 g/L;白细胞计数＞3.5×10⁹/L;血小板有一定程度的增加;稳定 3 个月或继续进步。

3.明显进步

症状明显好转,不依赖输血;Hb 较治疗前增加≥30 g/L;白细胞和血小板有一定程度的增加;稳定 3 个月或继续好转。

4.无效

充分治疗后症状、血常规未达明显进步。

5.复发

取得基本治愈、缓解和明显进步后,血常规又减低。

(二)治疗原则

1.支持治疗

血红蛋白＜60 g/L,有明显症状者应予输血;中性粒细胞计数＜0.5×10⁹/L,需采取保护隔离,注意个人卫生,尤其是口腔卫生,预防感染;血小板计数＜20×10⁹/L 时,易出血,需输血小板及大剂量丙种球蛋白。

2.分型治疗

CAA 采用补肾中药、雄激素等治疗;SAA 需采用骨髓移植、抗淋巴细胞球蛋白/抗胸腺细胞球蛋白(ALG/ATG)、环孢素等方法。

(1)雄激素:5α 和 5β-双氢睾酮直接刺激骨髓多能干细胞对促红细胞生成素(EPO)发生效应。常用药物:①司坦唑醇(康力龙),每次 2～4 mg,3 次/ d,待血红蛋白基本恢复正常后渐减量,为人工合成的高效睾酮制剂,不良反应少,可列为首选。②庚酸睾酮,100～400 mg,每周 2～4 次,肌内注射,作用与丙酸睾酮类似。③丙酸睾酮,每次 50～100 mg,每天肌内注射 1 次。对月经过多的女患者疗效较好。但长期肌内注射易引起臀部肌肉硬结,影响吸收,易致感染。

④十一酸睾酮(安雄),每次 80 mg,3 次/ d,口服。⑤达那唑,为一种男性化作用较弱的中间活性代谢产物。剂量 200～600 mg/d,分 3 次口服。常与泼尼松合用,起效很慢。疗效较司坦唑醇差,不宜作为首选。注意:使用雄激素时,疗程不应少于半年。一种同化类固醇无效,换另一种可能有效;雄激素的不良反应有男性化作用;肝功能损害;9 岁以下儿童用药可加速生长和骨成熟。

(2)抗淋巴细胞球蛋白/抗胸腺细胞球蛋白(ALB/ATG):ALB/ATG 是一种多克隆性抗体,其作用机制为免疫抑制、免疫刺激和直接作用于造血干细胞/祖细胞三方面综合效应的结果。用法:马 ALB/ATG 15～40 mg/(kg·d),兔制剂 3～5 mg/(kg·d),均用 4～5 d。治疗 SAA 的有效率达 40%～70%,3～5 年生存率为 60%左右。不足之处是有效病例血液学缓解不完全,部分病例易复发。常见的不良反应有类变态反应、增加血小板的消耗、血清病等。

(3)环孢素:一种含 11 个氨基酸残基的环多肽,能够抑制细胞毒性 T 细胞的激活,调整 CD4/CD8 的比例,有很强的免疫抑制作用,不增加感染机会,对造血组织无毒性。用法为 5～15 mg/(kg·d)分 3 次口服,维持血清药物浓度在 200～400 ng/mL,疗程至少 3 个月以上,有效后改为维持量 1～7 mg/(kg·d),长期服用数月至 1 年以上。不良反应主要为肾毒性、消化道反应、多毛、色素沉着、末梢感觉异常、震颤和齿龈增生等。

3.早期治疗

早期治疗是提高再障疗效的关键。

4.长期维持治疗

治疗方案确定后应坚持治疗半年以上,并需维持治疗。

5.其他治疗

(1)大剂量皮质激素冲击治疗:甲泼尼龙 20 mg/(kg·d),每 4 d 减半量,疗程 30～45 d。地塞米松 20～40 mg/d,第 1～4 d,9～12 d,17～20 d。疗效不及 ALB/ATG,且不良反应大,易并发肺炎、败血症等严重感染。

(2)大剂量静脉免疫球蛋白:0.4～1 g/(kg·d),3～5 d,2 周后重复,合并感染、出血者首选。

(3)大剂量环磷酰胺:1～2 g/d,4 d。

(4)造血生长因子:G-CSF(GM-CSF)5 μg/(kg·d),EPO 150 U/(kg·d),疗程 14 d～3 个月。

(5)骨髓移植:异基因造血干细胞移植,移植后长期无病存活率可高达 50%～80%。

(吴姝婷)

第三节 巨幼细胞贫血

巨幼细胞贫血是由于细胞 DNA 合成障碍引起骨髓和外周血细胞特异性的巨幼细胞性改变。这种改变可涉及红细胞、粒细胞及巨核细胞三系。在我国,因叶酸缺乏所致的巨幼细胞贫血散见各地,在山西、陕西、河南、山东等地较多见,患病率可达 5.3%;而由维生素 B_{12} 缺乏所致者则很少见。本病预后良好,若是原发性内因属缺乏所致或合并严重感染、重度营养不良则预后较差。神经系统症状较严重者不易完全恢复。

主要临床类型有以下几种。①营养性巨幼细胞贫血:营养性巨幼细胞贫血以叶酸缺乏为主,我国以西北地区较多见,主要见于山西、陕西、河南,常有营养缺乏的病史,新鲜蔬菜摄入少又极少荤食,加上不良饮食和烹调习惯,因此常伴有复合性营养不良的表现,如缺铁,缺乏维生素 B_1、维生素 B_2、维生素 C 及蛋白质。本病好发于妊娠期和婴儿期。1/3的妊娠妇女有叶酸缺乏,妊娠期营养不良性巨幼细胞贫血常发生于妊娠中末期和产后,感染、饮酒、妊娠期高血压疾病以及合并溶血、缺铁及分娩时出血过多均可诱发本病。婴儿期营养不良性巨幼细胞贫血好发于 6 个月到 2 岁的婴幼儿,尤其应用山羊乳及煮沸后的牛奶喂养者,母亲有营养不良、患儿并发感染及维生素 C 缺乏易发生本病,维生素 C 有保护叶酸免受破坏的作用。②恶性贫血:恶性贫血系原因不明的胃黏膜萎缩导致的内因子分泌障碍,维生素 B_{12} 缺乏。好发于北欧斯堪的纳维亚人。多数病例发生在 40 岁以上,发病率随年龄而增高,但也有少数幼年型恶性贫血,后者可能和内因子先天性缺乏或异常及回肠黏膜受体缺陷有关。恶性贫血的发病可能和自身免疫有关,90％左右的患者血清中有壁细胞抗体,60％的患者血清及胃液中可找到内因子抗体,有的可找到甲状腺抗体,恶性贫血可见于甲状腺功能亢进、慢性淋巴细胞性甲状腺炎、类风湿关节炎等,胃镜检查可见胃黏膜显著萎缩,有大量淋巴、浆细胞的炎性浸润。本病和遗传也有一定关系,患者家族中患病率比一般人群高 20 倍。脊髓后侧索联合变性和周围神经病变发生于 70％～95％的病例,也可先于贫血出现。胃酸缺乏显著,注射组胺后仍无游离酸。③药物性巨幼细胞贫血:这组药物包括前述干扰叶酸或维生素 B_{12} 吸收和利用的药物以及抗代谢药等。④维生素 C 缺乏性贫血:缺乏维生素 C 时,叶酸不能形成有活性的四氢叶酸而引起巨红细胞性贫血。

一、营养性巨幼细胞贫血

(一)病因与发病机制

1.维生素 B_{12} 缺乏

(1)摄入不足:严格素食者缺乏维生素 B_{12}。

(2)吸收不良:①老年胃肠功能低下。②内因子缺乏。③慢性胰腺病。④竞争性寄生物。⑤肠道疾病。

(3)利用不良:先天性酶缺陷。

2.叶酸缺乏

(1)摄入不足:饮食质量差,缺乏新鲜蔬菜食物。

(2)吸收不良:①肠道短路。②热带性口炎性腹泻、腹病。③先天性吸收不良。

(3)利用障碍:先天性缺陷。

(4)需要增加叶酸摄入量大的人群如下:①妊娠者、婴幼儿。②甲状腺功能亢进者。③慢性溶病者。④肿瘤性疾病、脱落性皮肤病者。⑤丢失增多者如血液透析。

(二)临床表现

1.健康状况

长期营养缺乏史。

2.一般的贫血症状

严重者可有轻度黄疸。可同时有白细胞和血小板减少,出现感染及出血倾向。

3.胃肠道症状

舌面光滑,味觉消失,食欲缺乏。腹胀、腹泻及便秘偶见。

4.神经系统症状

主要是脊髓后、侧索和周围神经受损所致。表现为四肢发麻、软弱无力、共济失调、站立和步态不稳,深部知觉减退至消失,可有健忘、易激动甚至精神失常。其中共济失调、站立和步态不稳、深部知觉异常主要见于维生素 B_{12} 缺乏者。有时可发生于贫血之前。

(三)实验室检查

1.血常规

大细胞正色素性贫血,血常规往往呈现全血细胞减少,中性粒细胞分叶过多,网织红细胞计数正常或轻度增高。

2.骨髓象

骨髓呈增生活跃,红系细胞增生明显增多,各系细胞均有巨幼变,以红系细胞最为显著。

3.生化检查

血清叶酸和(或)维生素 B_{12} 低于正常范围。

4.其他

血清间接胆红素轻度增多,血清铁及转铁蛋白饱和度增高。

(四)诊断

根据病史、临床表现、血常规和骨髓象可诊断。

(1)贫血症状:表现为乏力、头晕、心悸、耳鸣等,面色苍白逐渐加重。

(2)消化道症状:表现为舌痛、舌面光滑、舌乳头萎缩、口角炎、口腔黏膜小溃疡、食欲缺乏、食后腹胀。

(3)神经系统症状:如四肢发麻、软弱无力、共济失调、站立和步态不稳、深部知觉减退至消失等。

(4)大细胞性贫血:多数红细胞呈大细胞正色素性贫血。

(5)白细胞和血小板常减少:中性粒细胞核分叶过多,5 叶者＞5％或 6 叶者＞1％。

(6)骨髓中有核细胞明显增多,红系统呈典型巨幼红细胞生成,巨幼红细胞＞10％。粒细胞系及巨核细胞系亦有巨型变。特别是晚幼粒细胞改变明显,巨核细胞有核分叶过多、血小板生成障碍。

(7)血清叶酸和(或)维生素 B_{12} 低于正常范围。

(五)治疗

1.治疗

(1)治疗基础疾病,去除病因。

(2)纠正偏食和不良的烹调习惯。

(3)补充叶酸或维生素 B_{12}。

1)补充叶酸:口服叶酸 5～10 mg,每天 3 次。胃肠道不能吸收者可肌内注射四氢叶酸钙 5～10 mg,每天1 次,直至血红蛋白恢复正常。一般不需维持治疗。

2)补充维生素 B_{12}:①肌内注射维生素 B_{12} 100 μg 每天 1 次(或 200 μg 隔天 1 次)直至血红蛋白恢复正常。②需终生治疗者,每月注射 100 μg 1 次。③对于伴有神经症状者,有时需加大剂量每周每次 500～1 000 μg,长时间(半年以上)治疗。

3)补充钾盐。

2.疗效评价

(1)治愈:①临床表现为贫血及消化道症状、神经系统症状消失。②血常规,血红蛋白恢复正常。白细胞计数＞$4×10^9$/L,粒细胞分叶过多及核肿胀等现象消失。血小板计数在$100×10^9$/L左右。③骨髓象,粒细胞核肿胀、巨型变及红系巨型变消失,巨核细胞形态正常。

(2)好转:①临床症状明显改善。②血红蛋白增高30 g/L以上。③骨髓中粒系、红系的巨幼变基本消失。

(3)无效:经充分治疗后,临床症状、血常规及骨髓象无改变。

(六)预防

注重婴幼儿的喂养,妊娠、产褥期的饮食调整。注意改进营养,防止偏食,懂得正确的烹煮方法。胃大部切除、慢性萎缩性胃炎,老年人患急慢性胃肠炎后易出现维生素B_{12}、叶酸缺乏而引起本病,应注意合理的饮食,补充适当量维生素B_{12}。对已治愈的患者应定期随访,以防停药后复发。

二、药物所致巨幼细胞贫血

药物所致巨幼细胞贫血是指药物抑制或阻断DNA合成,有时同时影响RNA或蛋白质合成,从而导致骨髓和外周血细胞特异的巨幼细胞性改变。最常见的药物是苯妥英钠、羟基脲、复方磺胺甲噁唑、苯巴比妥、扑痫酮、地西泮、乙胺嘧啶、甲氨蝶呤、阿糖胞苷、氟尿嘧啶和酒精等。

(一)病因

根据作用机制的不同,可将此组药物分成以下几类。

1.抑制DNA的聚合

如阿糖胞苷、环磷酰胺。

2.核糖核苷酸还原抑制剂

如羟基脲。

3.抑制脱氧胸腺嘧啶核苷酸的生物合成

如氟尿嘧啶、甲氨蝶呤、抗惊厥药、口服避孕药、酒精。

4.干扰嘧啶的生物合成

如5-氟-2-脱氧尿嘧啶核苷。

5.干扰嘌呤的生物合成

如巯基嘌呤和6-硫鸟嘌呤。

6.机制不明

如四环素、砷剂等。

(二)临床表现

(1)有明确用药史。

(2)出现巨幼细胞贫血临床表现和实验室检查,贫血轻重不一。

(3)停药后巨幼细胞贫血改善。

(三)治疗

(1)停用致病药物。

(2)叶酸和维生素B_{12}治疗。

(3)合理调整饮食。

(吴姝婷)

第四节 溶血性贫血

溶血性贫血是由于红细胞内在缺陷或外在因素使红细胞破坏加速,寿命缩短,超过骨髓造血代偿能力而引起的一类贫血。若骨髓造血仍能代偿时,可不出现贫血,称为溶血性疾病。如伴有黄疸者称溶血性黄疸,黄疸的有无与溶血程度和肝脏处理胆红素的能力有关,故溶血性贫血不一定出现黄疸。

一、病因和发病机制

溶血性贫血的根本原因是红细胞破坏加速,即红细胞寿命缩短。造成溶血的原因有 200 余种,大致可概括分为红细胞本身的内在缺陷和红细胞外部因素异常,前者除极个别例外,几乎都是遗传性疾病,后者引起获得性溶血。

(一)红细胞内在缺陷

1.红细胞膜缺陷

红细胞膜是双层磷脂结构,其间镶嵌着多种膜蛋白,包括红细胞抗原、受体、整合蛋白及转运蛋白等,其中有一类称为细胞骨架蛋白,其功能是相互连接,形成网络支架结构,维持红细胞的正常形态和变形性。主要的细胞骨架蛋白有膜收缩蛋白包括 α-收缩蛋白和 β-收缩蛋白、锚蛋白、带3 蛋白、蛋白 4.1、蛋白 4.2 及肌动蛋白等。细胞骨架蛋白量和(或)质的缺陷以及蛋白之间相互作用的异常可造成红细胞膜支架异常,红细胞不能维持正常的双凹盘形状,出现各种异常的细胞几何形状变化和膜生化物理特性的改变。不同膜蛋白缺乏造成相应的几何形状的红细胞,如球形红细胞和椭圆形红细胞等。

2.红细胞酶缺陷

因成熟红细胞丧失了细胞核、线粒体和核糖体,故不能继续合成蛋白和进行氧化磷酸化反应。然而,红细胞需要维持活跃的代谢,以保持其柔韧性、膜完整性和血红蛋白生理功能的完成。上述功能的完成有赖于红细胞所含的酶类及其参与的代谢过程。葡萄糖是红细胞能量代谢的主要底物。

红细胞内葡萄糖代谢有两条主要途径:糖酵解途径和磷酸己糖旁路途径。前者是红细胞能量产生途径,而后者是红细胞的保护机制。在正常情况下,约 90% 的葡萄糖通过糖酵解途径代谢,产生 ATP,为维持红细胞膜功能和各种生物反应提供能量。该途径酶缺陷可造成红细胞能量来源不足,导致细胞膜功能异常,产生溶血,其典型代表是丙酮酸激酶缺乏症。虽然只有5%～10%葡萄糖通过磷酸己糖旁路途径代谢,但这是红细胞产生还原型烟酰胺腺嘌呤二核苷酸磷酸的唯一来源。NADPH 是谷胱甘肽代谢的重要辅酶。还原型谷胱甘肽是保护细胞免受氧化损伤的重要生理物质。磷酸己糖旁路代谢缺陷的结果造成还原型谷胱甘肽的减少,细胞易受氧化损伤,发生溶血。葡萄糖-6-磷酸脱氢酶缺乏症是最常见的单磷酸己糖旁路代谢缺陷所致的遗传性溶血性贫血。成熟红细胞自身不能合成嘌呤和嘧啶,但却含有多种核苷酸代谢酶。某些嘌呤及嘧啶代谢酶异常可引起溶血性贫血。已发现 20 余种红细胞酶缺陷与溶血有关。

3.珠蛋白异常

珠蛋白异常分为珠蛋白肽链结构异常(异常血红蛋白病)和肽链合成异常(珠蛋白生成障碍性贫血)两类。造成溶血的机制是异常血红蛋白在红细胞内易形成聚合体、结晶体或包涵体,造成红细胞的柔韧性和变形性降低,通过单核-巨噬细胞系统特别是脾脏时破坏增加。

(二)红细胞外部因素异常

1.免疫性因素

免疫性溶血是抗原抗体介导的红细胞破坏。抗体分为 IgG 和 IgM 两种,通过不同的机制介导溶血。IgG 抗体致敏的红细胞可直接被巨噬细胞识别(IgG Fc 受体结合),造成溶血,而 IgM 抗体包被的红细胞则通过补体系统激活而引起溶血。根据抗体的最佳活动温度分为温抗体型抗体和冷抗体型抗体,临床上以前者引起的溶血为常见。抗体介导的溶血可为自身免疫或同种异体免疫攻击的结果。

2.非免疫性因素

(1)物理和创伤性因素:如烧伤、人工心脏瓣膜、微血管病性溶血性贫血和行军性血红蛋白尿症。

(2)生物因素:多种感染可引起溶血,包括原虫和严重细菌感染。

(3)化学因素:某些化学物质(包括药物)和毒物可以通过氧化或非氧化作用破坏红细胞。葡萄糖-6-磷酸脱氢酶缺乏症患者对氧化性物质特别敏感。某些毒蛇的蛇毒中含有溶血成分,被咬伤者可出现溶血。

(4)其他:阵发性睡眠性血红蛋白尿是一种获得性红细胞膜缺陷所致的溶血病。患者的受累红细胞对补体介导的溶血敏感性增高,造成血管内溶血。

(三)溶血发生的场所

根据溶血部位分为血管内溶血和血管外溶血,前者红细胞破坏发生在血液循环中,后者发生在单核-巨噬细胞系统中。血管内溶血的典型特征是血红蛋白血症和血红蛋白尿。血管外溶血主要发生于脾脏,临床表现一般较轻,可有血清游离血红素轻度升高,不出现血红蛋白尿。

二、临床表现

(一)症状

根据溶血的速度、程度、持续时间和红细胞破坏的部位(血管内抑或血管外),临床上可分急性和慢性两种。

1.急性溶血

起病急骤,突然寒战、高热、头痛、腰背痛及四肢疼痛、麻木、烦躁、乏力、恶心、呕吐、腹痛、腹泻等症状。可出现血红蛋白尿。严重者可导致休克、急性肾衰竭、脑和心功能不全等症状。黄疸和贫血多很明显。

2.慢性溶血

起病缓慢,症状较轻,可有轻度贫血、轻度或隐性黄疸等。部分患者可并发胆石症及肝功能损害。

慢性溶血性贫血在病程中常可急性发作,称溶血危象。也可因感染等诱因引起急性骨髓衰竭,临床表现病情加重、原有的黄疸反而减轻、网织红细胞降低甚至消失、骨髓增生低下,称为再生障碍危象。

(二)体征

贫血、黄疸、出血倾向、肝脾大、骨骼畸形等。

三、辅助检查

(一)明确有无溶血证据

1.红细胞破坏增加的证据

(1)高胆红素血症:血清总胆红素升高,主要是非结合胆红素增高,尿胆红素阴性,尿胆原增加。

(2)血清游离血红蛋白增高,结合珠蛋白减少。

(3)血红蛋白尿和含铁血黄素尿。

(4)血红蛋白量与红细胞计数下降。

(5)红细胞半衰期缩短。

2.骨髓代偿性增生的证据

(1)网织红细胞增高。

(2)血片中可见幼红细胞,重症急性溶血可出现幼粒细胞及血小板增多。

(3)骨髓幼红细胞增生,粒、红比例减低或倒置。

(二)查明溶血的原因

1.红细胞形态观察

(1)球形红细胞增多,见于遗传性球形红细胞增多症及免疫性溶血性贫血。

(2)靶形红细胞主要见于珠蛋白生成障碍性贫血。

(3)碎裂红细胞增多提示微血管病性溶血。

(4)嗜碱性点彩红细胞增多见于嘧啶 5'-核苷酸缺乏症及珠蛋白生成障碍性贫血。

(5)变性珠蛋白小体阳性见于葡萄糖-6-磷酸脱氢酶缺乏症、不稳定血红蛋白病、珠蛋白生成障碍性贫血。

2.红细胞渗透脆性试验

脆性增高见于球形红细胞增多症;脆性减低见于珠蛋白生成障碍性贫血;而红细胞酶缺乏时脆性正常。

3.抗人球蛋白试验

该试验测定体内有无不完全抗体,免疫性溶血性贫血时常为阳性。

4.阵发性睡眠性血红蛋白尿的有关试验

糖水溶血试验及尿隐血和含铁血黄素试验(细胞内含铁血黄素阳性)为初步的筛选试验。酸溶血试验为确诊试验,而蛇毒因子溶血试验比酸溶血试验敏感又较糖水试验特异。测定红、粒、淋巴细胞上 CD55、CD59 是目前诊断阵发性睡眠性血红蛋白尿最敏感、特异性最强,且可定量的好方法。

5.血红蛋白电泳和抗碱血红蛋白试验

该试验用于诊断珠蛋白生成障碍性贫血和其他血红蛋白病。

6.高铁血红蛋白还原试验

葡萄糖-6-磷酸脱氢酶缺乏时还原率降低。目前最直接最特异的方法是测定各种有关的红细胞酶活力,以确定为何种酶缺乏。

7.酸化甘油溶解试验

该试验有助于遗传性球形红细胞增多症的诊断,而红细胞膜蛋白分析更是直接的确诊方法。基因分析目前已用于某些先天性溶血性贫血的诊断。

四、诊断与鉴别诊断

(一)诊断

临床上,慢性溶血有贫血、黄疸和脾大表现。实验室检查有红细胞破坏增多和红系造血代偿性增生的证据。出现血红蛋白尿则强烈提示急性血管内溶血。根据初步诊断再选用针对各种溶血性贫血的特殊检查,确定溶血的性质和类型。

(二)鉴别诊断

因溶血状态(代偿)和溶血性贫血(失代偿)均有溶血性黄疸和骨髓代偿性红系增生,故应与表现为黄疸伴或不伴有贫血的疾病相鉴别(表8-1)。

表 8-1 需与溶血性贫血鉴别的疾病

贫血伴有网织红细胞增多	黄疸不伴贫血(尿胆红素阴性)
出血	胆红素结合障碍(如 Crigler-Najjar 综合征)
缺铁性贫血或巨幼细胞贫血的恢复期	新生儿高胆红素血症
黄疸伴贫血(尿胆红素阴性)	药物诱发性高胆红素血症
无效造血(骨髓内溶血)	家族性非溶血性黄疸(Gilbert 综合征)
体腔或组织内出血	

五、治疗

溶血性贫血是一组异质性疾病,其治疗应因病而异。正确的诊断是有效治疗的前提。下列是对某些溶血性贫血的治疗原则。

(一)去除病因

获得性溶血性贫血如有病因可寻,去除病因后可望治愈。药物诱发性溶血性贫血停用药物后,病情可能很快恢复。感染所致溶血性贫血在控制感染后,溶血即可终止。

(二)糖皮质激素和其他免疫抑制剂

该疗法主要用于某些免疫性溶血性贫血。糖皮质激素对温抗体型自身免疫性溶血性贫血有较好的疗效。环孢素和环磷酰胺对某些糖皮质激素治疗无效的温抗体型自身免疫性溶血性贫血或冷抗体型自身免疫性溶血性贫血可能有效。

(三)输血或成分输血

因输血在某些溶血性贫血可造成严重的反应,故其指征应从严掌握。阵发性睡眠性血红蛋白尿症输血后可能引起急性溶血发作。自身免疫性溶血性贫血有高浓度自身抗体者可造成配型困难。此外,输血后且可能加重溶血。因此,溶血性贫血的输血应视为支持或挽救生命的措施,应采用成分输血,必要时采用洗涤红细胞。

(四)脾切除术

脾切除术适用于红细胞破坏主要发生在脾的溶血性贫血,如遗传性球形红细胞增多症、对糖皮质激素反应不良的自身免疫性溶血性贫血及某些血红蛋白病,切脾后可不同程度的缓解病情。

(五)其他治疗

严重的急性血管内溶血可造成急性肾衰竭、休克及电解质紊乱等致命并发症,应予积极处理。某些慢性溶血性贫血叶酸消耗增加,宜适当补充叶酸。慢性血管内溶血增加铁丢失,证实缺铁后可用铁剂治疗。长期依赖输血的重型海洋性贫血患者可造成血色病,可采用铁螯合剂驱铁治疗。

（吴姝婷）

第五节　中性粒细胞减少与粒细胞缺乏

中性粒细胞减少是指外周血循环中性粒细胞绝对数量明显减少（$<2.0\times10^9/L$）；粒细胞缺乏是中性粒细胞减少的一种严重形式,外周血中性粒细胞绝对计数$<0.5\times10^9/L$。外周血中性粒细胞绝对值计数系通过将外周血白细胞总数乘以白细胞分类计数中中性粒细胞的百分率而获得,中性粒细胞减少程度与细菌感染的风险密切相关。

一、病因和发病机制

本组疾病按病因分类可分为先天性和获得性（包括原发性和继发性）两类,其中以获得性者最常见。根据中性粒细胞减少的病因和发病机制,可分为中性粒细胞生成减少和外周血破坏增加两类。引起中性粒细胞减少和破坏增加的原因和发生机制包括以下2种。

(一)中性粒细胞生成减少

1.骨髓损伤

骨髓损伤包括电离辐射、细胞毒类抗肿瘤药和某些化学药物,其中化疗药是最常见原因。引起粒细胞生成减少的化学药物包括苯妥英钠、卡马西平、吲哚美辛、氯霉素、青霉素类药、磺胺药、头孢菌素、丙硫氧嘧啶、酚噻嗪、卡托普利、甲基多巴、普鲁卡因胺、氯磺丙脲、氯丙嗪、噻唑、西米替丁、别嘌醇、秋水仙碱、乙醇、青霉胺和免疫抑制剂等。由化疗药物引起的中性粒细胞减少,多由于药物损伤骨髓造血干/祖细胞所致,通常与药物剂量有关;由化学药物引起的中性粒细胞减少机制涉及到多种,包括剂量依赖性骨髓抑制或特异性免疫反应。

2.造血原料缺乏及骨髓无效造血

造血原料缺乏及骨髓无效造血分别见于维生素 B_{12} 和叶酸缺乏所致巨幼细胞贫血和骨髓增生异常综合征。

3.病毒或细菌感染

中性粒细胞减少可见于病毒感染（流感病毒、肝炎病毒、传染性单核细胞增多症、艾滋病等）、细菌感染（包括伤寒、粟粒性结核、暴发性脓毒血症等）和分枝杆菌感染等。病毒感染后中性粒细胞减少在儿童尤为常见。机制包括中性粒细胞消耗增加和病毒本身对骨髓粒系造血的抑制。

4.生成受抑或衰竭

白血病等血液系统恶性肿瘤或恶性实体瘤骨髓转移可抑制正常造血。再生障碍性贫血由于骨髓功能衰竭造成全血细胞减少;先天性粒细胞缺乏症是一种在围产期即表现有显著的中性粒细胞减低伴感染的一种婴幼儿疾病,最近研究发现该病与中性粒细胞弹性蛋白酶基因遗传性突变有关。周期性中性粒细胞减少症(一种以 21 d 为一周期,发作性的感染状态)也与弹性蛋白酶基因突变有关,但二者突变的位点不相同。

(二)中性粒细胞破坏或消耗增加

1.免疫相关性

(1)药物诱发的免疫性粒细胞减少:由免疫介导的中性粒细胞缺乏是一种罕见的药物并发症,几乎任何一种药物都有可能引起这类并发症。药物诱发的中性粒细胞减少往往在停药后可逐渐恢复。

(2)自身免疫性粒细胞减少:见于全身性自身免疫性疾病,如系统性红斑狼疮或淋巴增殖性疾病等。

2.非免疫性

脾功能亢进时大量粒细胞被脾扣押,遭到破坏。见于充血性脾大、Felty 综合征(类风湿关节炎伴脾大)等。

二、临床表现

临床表现主要取决于粒细胞减少的程度。

(一)中性粒细胞减少

症状缺乏特异性,起病较缓慢,少数患者无明显症状,在检查血象时偶然被发现。有症状患者述有乏力、疲倦、头晕、食欲缺乏、心悸、失眠及低烧。对感染的易感性因人而异。部分患者易反复罹患上呼吸道、泌尿道及胆道感染。如粒细胞低于 1.0×10^9/L 时,感染倾向明显增加。

(二)粒细胞缺乏

往往起病急骤,全身症状严重,病情常在数小时至数天内发展到极期。临床表现为突发寒战、高热、头痛、全身肌肉或关节疼痛、虚弱、衰竭。患者身体细菌藏匿之处如口腔、咽峡、阴道、直肠、肛门等部位很快发生感染。病灶不易局限,迅速恶化及蔓延,引起肺部感染、败血症、脓毒血症等致命性严重感染。如感染得以控制,粒细胞可在 $7 \sim 10$ d 后逐渐上升。

三、辅助检查

(一)血象

白细胞或中性粒细胞计数低于正常值下限,红细胞计数和血小板计数一般正常。粒细胞缺乏时粒细胞极度降低或缺如。淋巴细胞相对增多,可见中性粒细胞核左移或核分叶过多,胞浆内常见中毒颗粒及空泡。

(二)骨髓象

白细胞计数减少或中性粒细胞计数减少骨髓中可呈幼粒细胞不少而成熟细胞不多的"成熟障碍象",也可表现为粒系代偿性增生。药物诱发的中性粒细胞减少骨髓象表现出特征性的髓系"成熟停滞"。粒细胞缺乏的骨髓早期或极期各阶段粒细胞均明显减少,或仅有一定数量的原始和早幼粒细胞。在恢复期早期骨髓中原始和早幼粒细胞先增多,出现类白血病骨髓象,需与急性白血病鉴别,以后才逐渐恢复正常。粒细胞的"中毒性"表现与外周血相似。

四、诊断和鉴别诊断

国内诊断标准如下:成人外周血白细胞低于 4.0×10^9/L(儿童≥10 岁低于 4.5×10^9/L,

＜10 岁低于 $5.0×10^9/L$)称为白细胞减少;成人外周血中性粒细胞绝对值低于 $2.0×10^9/L$(儿童 ≥10 岁低于 $1.8×10^9/L$,＜10 岁低于 $1.5×10^9/L$)称为中性粒细胞减少;外周血中性粒细胞绝对值低于 $0.5×10^9/L$ 称为粒细胞缺乏。

病史采集时应注意射线、可疑药物、化学毒物接触史及感染史。因白细胞生理变动较大,在白细胞或粒细胞降低不甚显著时,应定期反复检查血象,包括人工白细胞分类,才能确定白细胞减少或中性粒细胞减少的诊断。粒细胞缺乏应与白细胞不增多的急性白血病和重症再生障碍性贫血鉴别。

五、治疗

有病因可寻的获得性患者,应去除诱因,如停用可疑药物、脱离有害因素、控制感染等。继发于其他疾病者应积极治疗原发病。

(一)中性粒细胞减少

中性粒细胞计数在$(1.0～1.5)×10^9/L$ 的患者,宿主对细菌的防御反应能力无明显影响,一般不需要药物治疗;患者中性粒细胞计数在$(0.5～1.0)×10^9/L$,感染的风险轻度增加,当这类患者发生感染或发烧,应予处理。处理措施有以下 4 种。

1.控制感染

特别是细菌和真菌感染,应用有效抗生素加以控制。

2.药物治疗

如维生素 B_4、维生素 B_6、鲨肝醇、利血生、茜草双酯等。一般 2～3 种合用,疗效不定。

3.糖皮质激素和静脉内注射免疫球蛋白

免疫因素所致者可试用泼尼松,口服每次 10～20 mg,每天 3 次,因其不良反应较多,不宜长期应用;对免疫介导的中性粒细胞减少,也可用静脉注射免疫球蛋白,以升高中性粒细胞计数和改善感染并发症。

4.造血生长因子

造血生长因子包括粒细胞集落刺激因子和粒-巨噬细胞集落刺激因子,短期应用多有确切疗效,长期使用尚缺乏经验。

(二)粒细胞缺乏

患者极易发生严重的细菌和真菌感染,危及生命,应采取严密消毒隔离措施,有条件时可置于"无菌室"中,作为经验性治疗应及时给予足量广谱抗生素,常用氨基糖苷类和 β-内酰胺类联合。疑有真菌感染时应使用氟康唑或两性霉素 B 治疗,然后再根据微生物学依据进行调整。

宜及早开始造血生长因子治疗。可选用粒细胞集落刺激因子或粒-巨噬细胞集落刺激因子,剂量 2～10 μg/(kg·d),皮下注射,大多数患者反应良好,粒细胞很快上升。

六、预防

避免接触射线或苯等对骨髓有毒性作用的因素,职业暴露者应注意防护和定期查体。此类疾病中以药物相关性最为常见,应避免滥用药物,使用高危药物者需定期检查血象,发现粒细胞降低应停用药物。

（吴姝婷）

第六节　骨髓增生异常综合征

骨髓增生异常综合征是一种造血干细胞克隆性疾病,并以外周血细胞减少,骨髓出现病态造血为特点。这些表现可渐进发展,导致细胞减少加剧,部分病例可转化为急性白血病。男女均可发病,男性多于女性,大多发生于中老年,但最近诊断的儿童病例有所增加。

过去对该综合征名称未统一,有白血病前期、冒烟性白血病、难治性贫血、铁失利用性贫血等。法美英(FAB)协作组将之统称为骨髓增生异常综合征,国内亦沿用此名称。骨髓增生异常综合征为后天获得性疾病,对于无明确发病原因的患者,称为原发性骨髓增生异常综合征。而少数患者有明显的发病原因,如长期接触苯,或既往因患其他肿瘤接受过放、化疗,这类患者发病称为继发性骨髓增生异常综合征。

一、病因和发病机制

通过细胞培养、遗传学、分子生物学的大量研究证实,骨髓增生异常综合征是起源于造血干细胞的克隆性疾病。因此可以累及粒、红、巨核细胞系。部分病例的发病与接触苯、放射线及接受烷化剂的治疗有关。

在骨髓增生异常综合征患者多向造血祖细胞 CFU-Mix 培养中观察到,大多数无集落生长,少数集落数明显减少。CFU-GM、BFU-E、CFU-E 和 CFU-Mk 集落数大多减少,说明该病患者多向造血祖细胞及其以下造血祖细胞增殖分化均有异常。

骨髓增生异常综合征患者的细胞遗传学的异常较为常见。一个常见的核型表现为第 5 号染色体的长臂部分缺失,称为 5q-综合征,而且许多造血生长因子和它们的受体的基因均位于该区域。其他常见的染色体异常为 +8、-7、7q-、9q-、20q-、21q-,部分患者出现 2 种以上的染色体异常。

RAS 癌基因的突变和凋亡相关基因的表达改变亦可见于部分骨髓增生异常综合征病例。但以目前所观察到的基因改变尚难以解释全部骨髓增生异常综合征患者的发病原因。

造血干细胞在不同的增殖分化阶段受不同的原癌基因和抑制基因的调控,一旦失控,就可引起细胞增殖分化紊乱,导致骨髓增生异常综合征或其他疾病的发生。

二、分型

根据血象和骨髓象改变将骨髓增生异常综合征分为 5 个类型:即难治性贫血、伴有环形铁粒幼细胞的难治性贫血、伴原始细胞增多的难治性贫血、转变中的伴原始细胞增多的难治性贫血、慢性粒单核细胞白血病。

WHO 骨髓增生异常综合征分型标准与 FAB 标准的主要不同在于:①进一步强调难治性贫血骨髓细胞发育异常仅限于红系;②增设难治性血细胞减少伴多系增生异常,以包括同时有粒系和(或)巨核系发育异常的难治性贫血,难治性血细胞减少伴多系增生异常包括伴有多系增生异常的难治性贫血和伴有多系增生异常的伴有环形铁粒幼细胞的难治性贫血;③将伴原始细胞增多的难治性贫血再分为两亚型;④增加 5q-综合征亚型,特指那些原发性单独 del 染色体异常、并有难治性贫血、血小板数常正常或增高、低分叶巨核细胞和骨髓原始细胞＜0.05 的患者;⑤将诊断急性髓系白血病的原始细胞下限定为 0.20,取消了转变中的伴原始细胞增多的难治性贫血亚型;⑥将慢性粒单核细胞白血病纳入兼有骨髓增生异常和骨髓增殖综合征特征的独立类型中;⑦其他则划在不能分类的骨髓增生异常综合征。

三、临床表现

原发性骨髓增生异常综合征多为 50 岁以上老年人,男女均可发病,男性多于女性。绝大多数患者主要表现为不同程度的贫血,出现头昏、乏力等症状。常伴有粒细胞减少及功能障碍而易于感染,或血小板减少及功能缺陷而出现出血。

各型之间表现略有差别。难治性贫血、伴有环形铁粒幼细胞的难治性贫血及难治性血细胞减少伴多系增生异常以贫血为主,可伴出血,呈慢性过程,病情可长期无明显变化。伴有环形铁粒幼细胞的难治性贫血的患者可因感染、出血死亡,仅少部分人发展成白血病。

伴原始细胞增多的难治性贫血则常有全血细胞减少,明显的贫血、出血或感染,可伴有肝脾大,病情呈进行性发展,部分病例在短期内转变成急性白血病。有的患者虽未发展成白血病,可因感染、出血而死亡。

四、辅助检查

(一)血象和骨髓象

骨髓增生异常综合征患者血象常为全血细胞减少,亦可为一系或二系血细胞减少。骨髓多增生活跃或明显活跃,少数病例可增生减低。

(二)骨髓病理学

85％病例骨髓增生活跃或明显活跃,个别增生低下。可见特征性的"幼稚前体细胞异常定位",即 5 个以上原粒或早幼粒细胞聚集成簇,位于小梁旁区或小梁间区。幼稚前体细胞异常定位可见于几乎所有骨髓增生异常综合征亚型患者。幼稚前体细胞异常定位患者更具有转变成急性髓细胞白血病的倾向。骨髓原始红细胞增多,表明红系成熟障碍。红系造血岛的细胞处于同一分化水平,部分患者红系造血灶缺如。骨髓中常见较多的巨核细胞,且多为小巨核细胞,可见单核、双核或多核。多数患者骨髓网硬蛋白纤维增生。

(三)骨髓细胞培养

粒单祖细胞集落减少、无生长而集簇增多,集簇/集落比值增大。白血病祖细胞集落增多。

(四)细胞遗传学异常

40％～50％的患者可检出染色体异常,与急性粒细胞白血病的染色体异常相类似。常见者有−5、5q−、−7、7q−、三体 8、20q−等。

五、诊断与鉴别诊断

(一)诊断

临床上患者主要表现贫血,常伴有出血和(或)感染。外周血有一系、二系或全血细胞减少,可有巨大红细胞、巨大血小板、有核红细胞等病态造血表现。骨髓有三系或两系或任一系血细胞的病态造血(包括病理活检所见的幼稚前体细胞异常定位)等改变。常有染色体畸变。细胞培养有粒单祖细胞集落少而集簇增多等特点。在除外需鉴别的疾病后可考虑该诊断。诊断为骨髓增生异常综合征后,再进一步分型。

（二）鉴别

骨髓增生异常综合征应与下列几种疾病鉴别。

1.具有病态造血的其他疾病

病态造血并非骨髓增生异常综合征所特有,轻度病态造血还可见于骨髓增生性疾病(如慢粒、原发性血小板增多症、骨髓纤维化)、造血系统肿瘤、红白血病、多发性骨髓瘤以及非造血组织的肿瘤等。

2.溶血性贫血

骨髓增生异常综合征患者骨髓中红系增生易与溶血性贫血相混淆。但后者网织红细胞显著增加,骨髓缺乏多系病态造血,有关溶血性贫血的特异性实验室检查有助于明确诊断。

3.巨幼细胞贫血

骨髓增生异常综合征患者的骨髓象常有红细胞系的"巨幼样变",应与巨幼细胞贫血鉴别。后者常有导致叶酸和(或)维生素 B_{12} 缺乏的原因,血清叶酸和(或)维生素 B_{12} 含量减低,对维生素 B_{12} 与叶酸的治疗有良好的反应可鉴别。

4.再生障碍性贫血

骨髓增生异常综合征患者可有全血细胞减少,且少数患者骨髓增生低下,应与再生障碍性贫血鉴别。骨髓增生异常综合征的骨髓小粒中主要是造血细胞,有时可见一小簇不典型的原始细胞;而再生障碍性贫血的骨髓小粒中主要是非造血细胞。

5.急性白血病、红白血病和慢性粒细胞白血病

骨髓增生异常综合征的伴原始细胞增多的难治性贫血型患者骨髓中有一定程度的原始细胞的增多,但均≤20%。

六、治疗

近些年来对骨髓增生异常综合征的治疗进行了广泛研究,有诱导分化剂、刺激造血药物、造血生长因子、化疗及骨髓移植等。

（一）支持治疗

1.输血及抗生素的使用

严重贫血者输注浓集红细胞或去白细胞的红细胞。为预防血色病,反复大量输血的患者可给予铁螯合剂。对因血小板减少而有出血倾向或血小板＜ $20×10^9/L$ 者可输浓集血小板。粒细胞减少伴感染的患者应明确发热原因,使用强有力的广谱抗生素。

2.维生素类

(1)叶酸和维生素 B_{12}：形态学有巨幼样红细胞改变的患者可使用叶酸和维生素 B_{12} 治疗。但除某些伴血清叶酸或维生素 B_{12} 浓度降低者外,一般均无明显效果。

(2)维生素 B_6：部分伴有环形铁粒幼细胞的难治性贫血患者较长期使用大剂量维生素 B_6 (200 mg/d,2～3 个月)有效,可提高红细胞计数及血红蛋白浓度、减少输血量,但不能纠正形态学异常。

（二）诱导分化治疗

1.维 A 酸类

常用的有 13-顺式维 A 酸和全反式维 A 酸 2 种。国外多采用前者,剂量 20～125 mg/(m^2 · d)。

国内多采用后者,剂量为 60~120 mg/d。已证实二者均可对部分患者有效,表现为骨髓中原始细胞减少,粒细胞及血小板计数增高。常见不良反应为可逆性皮肤黏膜干燥、角化过度、口唇炎、皮炎、皮肤瘙痒、头痛、失眠、乏力、厌食与肝功能损害。

2.维生素 D 类

$1,25(OH)_2D_3$用于体外干细胞培养试验中证实有一定的诱导分化作用,但临床应用疗效并不明显。

(三)刺激造血药物

1.雄激素

如丙酸睾酮、司坦唑醇、羟甲雄酮、人工合成的雄激素达那唑等,对少数骨髓增生异常综合征有效。

2.糖皮质激素和免疫抑制剂

有研究者认为糖皮质激素可通过改善免疫功能紊乱或增加红系祖细胞对促红细胞生成素的敏感性而有一定作用。口服泼尼松 40~80 mg/d,连用 3~4 周,可使 10%~15% 的患者外周血细胞计数有一定程度的增加。因血小板显著减少而有严重出血倾向者可短期使用糖皮质激素。免疫抑制剂环孢素或硫唑嘌呤可使部分患者血细胞水平改善。但应注意其可引起骨髓抑制及肝肾功能损害。

(四)脾切除

脾大并伴脾功能亢进的骨髓增生异常综合征患者可行脾切除术,少数患者可有一定程度的血象改善。鉴于骨髓增生异常综合征患者血细胞减少主要与骨髓病态造血和血细胞无效生成有关,因而脾切除术的疗效大多不满意。

(五)细胞因子

1.粒-单系集落刺激因子及粒细胞集落刺激因子

粒-单系集落刺激因子及粒细胞集落刺激因子能刺激中性粒细胞成熟与释放,增强中性粒细胞的功能,故可用来治疗骨髓增生异常综合征。但骨髓原始细胞是否有增加尚难肯定,应慎用。

2.干扰素 α

干扰素 α 具有抑制细胞增殖及免疫调节作用。主要用于伴原始细胞增多的难治性贫血,剂量一般 300 万 U/次,皮下注射,疗程 6 个月以上。目前报道少数患者可获得部分缓解。

3.红细胞生成素

红细胞生成素主要是促进血红蛋白及网织红细胞数的升高,减少输血量。对部分患者有效。

4.白细胞介素-3

体外已证实能促进多能干细胞及各种血细胞的祖细胞增殖。但目前国内临床尚未使用。

(六)化疗

伴原始细胞增多的难治性贫血患者可考虑化疗,尤其是年龄小于 50 岁,体质较好的患者。可采用急性白血病标准联合化疗方案。骨髓增生异常综合征患者通常有较严重的全血细胞减少,约 20% 的患者在常规化疗的诱导治疗期间即因血细胞严重下降及出现合并症,病情恶化导致死亡。

有报道用小剂量阿糖胞苷作诱导分化治疗,剂量 10~20 mg/d,肌内、皮下及静脉注射均可,疗程 10~20 d。疗效尚不肯定,一般不作为首选方案。

(七)骨髓移植

年龄小于 45 岁,尤其是年轻的继发于化疗和(或)放疗的骨髓增生异常综合征患者,应首选异基因骨髓移植治疗。目前,多个骨髓移植中心所报道的资料结果是非常令人鼓舞的,其中有些患者已达较长期的完全缓解与无病生存,表明异基因骨髓移植可能是目前唯一能使骨髓增生异常综合征长期缓解乃至治愈的治疗方法。

近年来,新的治疗措施也使部分患者获得了疗效,如细胞保护剂、免疫治疗、抗血管生成治疗等。但总疗效尚不能令人满意。骨髓增生异常综合征为一异质性疾病,治疗的选择应根据患者具体状况而定。

七、预后

骨髓增生异常综合征有 3 种转归:①部分病例转变成急性白血病;②多数在未转变为急性白血病之前死于感染或出血;③极少数病例经过一段较长时间治疗后,血液学和临床均恢复正常。

骨髓增生异常综合征的预后与其类型有关。难治性贫血、伴有环形铁粒幼细胞的难治性贫血患者可长期存活,病程可达 10 年或更长。其中仅 10% 左右的患者最终转变为急性白血病。伴原始细胞增多的难治性贫血患者预后差,中位数生存期短,最终多数转变为急性白血病,其中以 M_1、M_2 和 M_6 型最多,M_4、M_5 次之。继发于骨髓增生异常综合征的急性白血病治疗困难,大多在半年内死亡。贫血合并白细胞减少者的生存期常较贫血合并血小板减少者为长。全血细胞减少者则大多在两年内转变为白血病或因感染和(或)出血等并发症而死亡,中位数生存期不到一年。血小板数正常或增多者预后较好。

(吴姝婷)

第七节　急性白血病

急性白血病是一类造血干祖细胞的恶性克隆性疾病。发病时骨髓中异常的原始细胞和幼稚细胞(白血病细胞)大量增殖并抑制正常造血,可广泛浸润肝、脾、淋巴结等各种脏器。表现为贫血、出血、感染和浸润等征象。

一、病因与发病机制

人类白血病的病因和发病机理尚未完全清楚,可能与下列因素有关。

(一)生物因素
如病毒感染和免疫功能异常。

(二)物理因素
物理因素包括 X 射线、γ 射线等电离辐射。

(三)化学因素
多年接触苯以及含有苯的有机溶剂与白血病发生有关。乙双吗啉、烷化剂和拓扑异构酶Ⅱ抑制剂有致白血病的作用。

（四）遗传因素

白血病患者中有白血病家族史者占 8.1％，而对照组仅 0.5％，某些染色体畸变、断裂或 DNA 修复有缺陷的遗传性疾病常伴较高的白血病发病率，Down 综合征、Bloom 综合征等。白血病的发病机制可能是多步骤的，目前认为至少有两类分子事件共同参与发病，即所谓的"二次打击"学说。其一是各种原因所致的造血细胞内一些基因发生突变，激活某种信号通路，导致克隆性异常造血细胞生成，此类细胞获得增殖和（或）生存优势，并伴有凋亡受阻；其二是一些遗传学改变可能会涉及某些转录因子导致造血细胞分化受阻。

二、临床表现

起病急缓不一。儿童和青年起病多急骤，有高热，进行性贫血和严重出血倾向。部分成人和老年人可缓慢起病，常因低热、乏力、脸色苍白、活动后气急、牙龈肿胀、皮肤紫癜和月经过多而就医。

（一）正常血细胞减少症状

该症状指因白血病细胞增生，抑制了正常的白细胞、红细胞和血小板生长，所引起的感染，贫血和出血等症状。

1.感染

半数的患者以发热为早期表现，可低热，亦可高达 39 ℃～40 ℃，热型不定。虽然白血病本身可以因白细胞周转率增加和核蛋白代谢亢进而发热，但较高发热往往提示有继发感染。感染最易发生在呼吸道和皮肤、黏膜交界处。呼吸道和肺部感染、扁桃体炎、牙龈炎、咽峡炎最常见。肛周炎、肛旁脓肿亦不少见，严重时可致败血症。因正常的红细胞和白细胞减少，局部炎症表现可以不典型。最常见的致病菌为革兰阴性杆菌，如肺炎克雷伯菌、绿脓杆菌、产气杆菌等；其他有金黄色葡萄球菌、表皮葡萄球菌、粪链球菌及厌氧菌等。长期应用抗生素者，可出现真菌感染，如白色念珠菌、曲菌、隐球菌等。因伴免疫功能缺陷，可有病毒感染，如带状疱疹、巨细胞病毒感染等；偶见肺孢子虫病引起的间质性肺炎。

2.出血

以出血为早期表现者近 40％。出血的主要原因是血小板计数减少。出血可发生在身体各部，以皮肤瘀点、瘀斑、鼻衄、齿衄、月经过多为多见。急性早幼粒细胞白血病易见播散性血管内凝血及原发性纤维蛋白溶解而出现全身广泛性出血。眼底出血可致视力障碍，少数患者是颅内出血的前兆。颅内出血可出现头痛、呕吐、瞳孔不对称，甚至昏迷而死亡。有资料表明急性白血病死于出血者占 62.24％，其中 87％为颅内出血。

3.贫血

该病为正常细胞性贫血，贫血往往呈进行性发展。半数患者就诊时已有重度贫血。

（二）白血病细胞增多症状

该症状为异常增生的白血病细胞对器官和组织浸润所致的各种临床表现。

1.淋巴结和肝、脾大

淋巴结肿大一般无触痛和粘连，中等硬度，轻至中度肿大。淋巴结肿大以急性淋巴细胞白血病较多见。白血病患者可有轻至中度肝、脾大，巨脾很罕见，除非慢性粒细胞白血病急性变。

2.骨骼和关节

患者常有胸骨下端局部压痛，提示髓腔内白血病细胞过度增生。患者可出现关节、骨骼疼痛,尤以儿童多见。发生骨髓坏死时,可以引起骨骼剧痛。

3.眼部

粒细胞白血病形成的粒细胞肉瘤或称绿色瘤,常累及骨膜,以眼眶部位最常见,可引起眼球突出、复视或失明。

4.口腔和皮肤

急单和急性粒-单细胞性白血病时,白血病细胞浸润可使牙龈增生、肿胀;可出现蓝灰色斑丘疹或皮肤粒细胞肉瘤,局部皮肤隆起、变硬,呈紫蓝色皮肤结节。

5.中枢神经系统

由于化疗药物难以通过血-脑屏障,隐藏在中枢神经系统的白血病细胞不能被有效杀灭,因而引起中枢神经系统白血病。中枢神经系统白血病可发生在疾病各个时期,但常发生在缓解期。以急性淋巴细胞白血病最常见,儿童患者尤多见。临床上表现为头痛、恶心、呕吐、颈项强直,甚至抽搐、昏迷。脊髓浸润可发生截瘫。神经根浸润可产生各种麻痹症状。

6.睾丸

睾丸受浸润,出现无痛性肿大,多为一侧性,另一侧虽不肿大,但活检时往往也受到白血病细胞浸润。睾丸白血病多见于急性淋巴细胞白血病化疗缓解后的男性幼儿或青年,是仅次于中枢神经系统白血病的白血病髓外复发的根源。

此外,白血病可浸润其他各器官,如肺、心、消化道、泌尿系统等均可受累,但不一定有临床表现。

三、辅助检查

(一)血象

大多数患者白细胞数增多,疾病晚期增多更显著,可超过 $100 \times 10^9/L$,称为高白细胞性白血病。也有不少患者的白细胞计数在正常水平或低于正常,低者可小于 $1.0 \times 10^9/L$,称为白细胞不增多性白血病。血片分类检查原始和(或)幼稚细胞一般占 $30\% \sim 90\%$,甚至可高达 95% 以上,但白细胞不增多性病例血片上很难找到原始细胞。白血病细胞易与成熟的淋巴细胞混淆,要注意鉴别。白血病患者有不同程度的正常细胞性贫血,少数患者血片上红细胞大小不等,可找到幼红细胞。约 50% 的患者血小板低于 $60 \times 10^9/L$,甚至血小板极度低下。

(二)骨髓象

多数病例骨髓象有核细胞显著增多,主要是白血病性的原始和幼稚细胞。因较成熟中间阶段细胞缺如,并残留少量成熟粒细胞,形成所谓"裂孔"现象。正常的幼红细胞和巨核细胞减少。约有 10% 急性髓细胞白血病骨髓增生低下称为低增生性急性白血病。白血病性原始细胞形态常有异常改变,例如胞体较大,核浆比例增加,核的形态异常(如切迹、凹陷、分叶等),染色质粗糙,排列紊乱,核仁明显,分裂象易见等。Auer 小体较常见于急粒白血病细胞质中,急性单核细胞白血病和急性粒-单核细胞白血病细胞质中有时亦可见到,但不见于急性淋巴细胞白血病。因而 Auer 小体有助于鉴别急性淋巴细胞和急性髓细胞白血病。

(三)细胞化学

细胞化学染色在急性白血病的分型诊断中有重要意义。

1.急性淋巴细胞白血病的细胞化学染色特征

(1)过氧化酶(POX)、苏丹黑 B(SB)和氯化醋酸 AS-D 萘酚酯酶(AS-D-CE)均呈阴性反应。

(2)醋酸 AS-D 萘酚酯酶(AS-DAE)阴性或弱阳性。

(3)α-醋酸萘酚酯酶(α-NAE)大多阴性,一些细胞可呈局灶性阳性,少数病例有局灶性强阳性反应。

(4)PAS 染色在部分病例的部分细胞中呈块状或颗粒状阳性,而无弥漫性着色。

(4)酸性非特异性酯酶(ANAE)和酸性磷酸酶(ACP)呈阴性或弱阳性反应。

(5)T 细胞急性淋巴细胞白血病的 ANAE、ACP 及末端脱氧核苷酸转移酶(TdT)的活性都显著增高。

(6)B 细胞急性淋巴细胞白血病的 ACP、ANAE 及 TdT 均为阴性反应。

2.急粒细胞化学染色的特征

(1)POX 和 SB 染色对分化差的原粒细胞呈阴性反应,分化好的呈阳性反应,其强弱程度各异,M_1 型以阴性或弱阳性反应多,M_{2a} 和 M_3 型以强阳性为多,Auer 小体也呈阳性。

(2)AS-D-CE 染色呈特异性阳性反应。

(3)非特异性酯酶(NSE)可呈阳性反应,但不被 NaF 抑制或抑制率<50%。

(4)中性粒细胞碱性磷酸酶(碱性磷酸酶)明显减少或消失。

(5)PAS 染色根据白血病细胞的分化程度可呈阴性反应或呈弥漫性淡红色反应,M_3 型呈弥漫性红色反应。

3.急单细胞化学染色的特征

(1)POX 和 SB 染色时原幼单核细胞呈阴性或弱阳性反应。

(2)NSE 呈阳性或强阳性反应,可被 NaF 抑制,抑制率>50%。

(3)AS-D-CE 呈阴性反应,偶见弱阳性反应。

(4)碱性磷酸酶积分增高。

(5)血、尿溶菌酶活性显著增高。

4.急粒单细胞化学染色的特征

具有上述两系细胞的特征,并且过氧化酶-溶菌酶(POX-Lz)双重染色时 Lz 活性>POX,AS-D-CE 和 AS-D-E 双重染色时两类不同细胞可显示两种不同的染色。

5.红白血病化学染色的特征

红白血病的幼红细胞 PAS 染色呈阳性反应,且多为颗粒或块状分布。

(四)免疫表型检查

按照 T 细胞分化模式,在淋巴系干细胞阶段仅有 CD34、HLA-DR 及 TdT 表达,继而出现 CD7,同时胞质中开始表达 CD3,标志着发育至幼稚胸腺细胞阶段,此时部分细胞可出现 CD5、CD2;到皮质胸腺细胞期,CD1、CD4、CD8 共同表达;髓质胸腺细胞和外周血 T 细胞一样,CD1 消失,CD4 或 CD8 在不同细胞上独立表达,胞膜上出现 T 细胞抗原受体复合物 CD3 标志。按照 B 细胞分化过程,其抗原表达继淋巴系干细胞之后,B 系祖细胞便出现 CD19,胞质中 CD10 开始表达;早前 B 细胞期 CD34、TdT 消失,膜 CD10 及胞质 CD22 出现;进入前 B 细胞期,Cyμ 链、CD22、CD20 均已表达;SmIg 为成熟 B 细胞标志。按照髓系(粒-单系)细胞的分化过程,CD33 和 CD13 是髓系发育成熟全过程均存在的抗原;CD34 在髓系祖细胞表面出现,分化至原粒细胞逐渐消失;HLA-DR 存在于 CFU-GM 和各期单核细胞上;到幼稚及成熟期,粒、单核细胞表面出现 CD11b,粒系同时有 CD15,单核细胞则表达 CD14。

应用单克隆抗体(Mc Ab)进行免疫分型过程中,有认为 B 系 Mc Ab 中的 CD10、CD19、

CD22 的特异性较好，T 系 Mc Ab 中的 CD3、CD4、CD8 的特异性较好，但表达率低，髓系 Mc Ab 中的阳性表达率依次为 CD33＞CD13＞CD14＞CD15。60％急性淋巴细胞白血病表达普通型急性淋巴细胞白血病抗原。10％～20％的成人和 5％～10％的儿童急性淋巴细胞白血病有髓系抗原的表达（CD13 和 CD33），称表达髓系抗原的急性淋巴细胞白血病；20％～30％的急性髓系白血病表达淋系抗原，常见 TdT、CD7、CD2 和 CD19，称表达淋系抗原的急性髓系白血病。

（五）细胞遗传学检查

急性髓系白血病的特异性染色体变化如下。

1.t(8;21)(q22;q22)

本组与急性粒细胞白血病 M$_2$ 型有特殊联系，据报道 30％的 M$_2$ 患者有 t(8;21)，t(8;21) 往往伴有性染色体缺失，85％的男性患者缺少 Y 染色体，60％女性患者缺少 X 染色体。

2.t(15;17)(q22;q21)

此易位限于急性早幼粒白血病（M$_3$ 型），至少见于 90％的 M$_3$ 患者；t(15;17) 的检出对细颗粒和微颗粒型急性早幼粒白血病有重要价值，此外约 1/3 患者伴有＋8。

3.t/del(11)(q23)

本组染色体异常呈异质性，易位中最多见的是 t(9;11)，其他尚有 t(11;9)(q23;p13)、t(10;11)(p11-p15;q23) 和 t(11;17)(q23;q21～25)，它们均可出现在急性髓系白血病患者，约 50％为急性单核细胞性白血病 M$_{5a}$，但也可见于 T 细胞急性淋巴细胞白血病。

4.inv/del(16)(q22)

本组多见于急粒单白血病 M$_4$E$_0$ 型。

5.t(9;22)(q34;q11)

急粒白血病少见 Ph 染色体异常，主要见于 M$_1$ 型，它与慢粒不同，Ph(＋) 的急性髓系白血病初诊时多数细胞为正常二倍体。

6.t(6;9)(p21～22;q34)

本组多见于 M$_2$ 或 M$_4$ 患者，极易涉及骨髓嗜碱性粒细胞但非绝对，约 20％患者有骨髓异常增生综合征病史。

7.inv(3)(q21;q26)

本组可见于 M$_1$、M$_2$、M$_4$、M$_7$ 和骨髓异常增生综合征转变的急性髓系白血病，伴血小板数升高，其他染色体异常如插入、易位等多见于 M$_1$。

8.t(8;16)(p11;p13)

本组是伴吞噬细胞增多，有吞噬红细胞现象的 M$_{5b}$ 具有此异常。

9.t/del(12)(p11～13)

本组可见于 AMLM$_2$ 和 M$_4$，其部分细胞向嗜碱性粒细胞分化。

10.＋4

本组多见于 M$_4$ 或 M$_2$ 型急性髓系白血病。成人急性淋巴细胞白血病 15％～20％有 Ph 染色体，其断裂点精确位置可能与慢粒不同，伴有 Ph 染色体的急性淋巴细胞白血病常为非 T 非 B 型，有时为前 B 细胞型；t(4;11) 最常见于新生儿急性淋巴细胞白血病，t(8;14) 可见于急性淋巴细胞白血病 L$_3$ 型，t(1;19) 见于前 B 细胞急性淋巴细胞白血病；约 20％急性淋巴细胞白血病有染色体数量的增加，可达 50～60 条，这种超二倍体白血病化疗效果好。

(六)分子生物学检查

急性白血病分子水平的异常与疾病的发生、发展以及预后判断有密切关系。传统的细胞形态学和免疫学以及细胞遗传学检查已经不能满足急性白血病精准治疗的新理念,WHO 造血与淋巴系统肿瘤分类标准已将基因异常作为最重要的确定疾病实体的依据之一。

分子水平检测急性白血病基因异常主要方法有 FISH、PCR、RT-PCR、RQ-PCR 以及高通量测序技术等。FISH 可检测分裂中期和间期的细胞,克服了常规细胞遗传学检查细胞必须处于分裂中期的障碍。其缺点是灵敏度不及 PCR 方法。巢式 RT-PCR 和 RQ-PCR 技术是目前急性白血病临床疗效检测最为敏感的技术,并由此引入了"分子完全缓解"的新概念。第二代测序技术主要分为 DNA-seq、RNA-seq 和 ChIP-seq 等 3 类,对于个体化评估白血病克隆演变、药物靶点、DNA 甲基化以及药物毒副作用等更加精准,但目前仅限于临床科研工作。第三代测序技术是通过合成互补链技术对数百万个 DNA 片段进行测序,克服了第二代测序技术依赖 PCR 扩增的信号放大技术,是真正意义的单分子测序,有望在 21 世纪上叶对白血病在内的血液肿瘤诊断与治疗带来突破性进展。

四、诊断和鉴别诊断

(一)诊断

根据临床表现、血象和骨髓象特点诊断急性白血病一般不难。但应尽可能完善初诊患者的细胞形态学、免疫学、细胞遗传学、分子生物学检查,综合判断患者预后并制定相应的治疗方案。

(二)鉴别诊断

1.类白血病反应

类白血病反应表现为外周血白细胞计数增多,涂片可见中、晚幼粒细胞;骨髓粒系左移,有时原始细胞会增多。但类白血病有原发病,血液学异常指标随原发病的好转而恢复;碱性磷酸酶活力显著增高;无 Auer 小体。

2.骨髓异常增生综合征

骨髓异常增生综合征的伴原始细胞增多的难治性贫血,外周血和骨髓中均可出现原始和(或)幼稚细胞,但常伴有病态造血,骨髓中原始细胞<20%,易与急性白血病鉴别。

3.再生障碍性贫血及特发性血小板减少性紫癜

以上两种疾病主要与白细胞不增多性白血病相区别。根据急性白血病的临床浸润征象和骨髓检查不难鉴别。

4.传染性单核细胞增多症

临床表现类似,如发热、淋巴结和肝脾大等。外周血出现大量异形淋巴细胞,但形态不同于原始细胞;血清中嗜异性抗体效价逐步上升;可检测出 EB 病毒标志物;病程短,为自限性疾病。

五、治疗

急性白血病确诊后根据细胞形态学、免疫学、细胞遗传、分子生物学检查结果进行预后分层,结合患者基础状况、自身意愿和经济能力等,制定个体化治疗方案并及早治疗。治疗期间,建议留置深静脉导管。适合造血干细胞移植的患者尽早行 HLA 配型。

(一)抗白血病治疗

1.治疗策略

(1)诱导缓解治疗:抗白血病治疗的第一阶段,主要是联合化疗使患者迅速获得完全缓解。完全缓解定义为白血病的症状和体征消失,外周血中性粒细胞绝对值$\geqslant 1.5 \times 10^9/L$,血小板$\geqslant 100 \times 10^9/L$,白细胞分类中无白血病细胞;骨髓原粒细胞(原单+幼单核细胞或原淋+幼淋巴细胞)$\leqslant 5\%$,M_3则要求原粒+早幼粒细胞$\leqslant 5\%$且无 Auer 小体,红细胞及巨核细胞系正常,无髓外白血病。理想的完全缓解状态,白血病免疫学、细胞遗传学和分子生物学异常均应消失。

(2)缓解后治疗:争取患者的长期无病生存和痊愈。初治时体内白血病细胞数量$10^{10} \sim 10^{12}$,诱导缓解达完全缓解时,体内仍残留白血病细胞,称为微小残留病,数量$10^8 \sim 10^9$,所以必须进行完全缓解后治疗,以防复发。包括巩固强化治疗和维持治疗。

2.急性髓系白血病的治疗

(1)诱导缓解(除 M_3):最常用的是阿糖胞苷联合蒽环/蒽醌类药物组成的"3+7"方案:蒽环/蒽醌类药物,静脉注射,第$1 \sim 3$ d;联合阿糖胞苷$100 \sim 200$ mg/($m^2 \cdot$ d),静脉滴注,第$1 \sim 7$ d。蒽环/蒽醌类药物主要有柔红霉素、米托蒽醌和去甲氧柔红霉素,其中柔红霉素最为常用。提高蒽环/蒽醌类药物剂量或采用高剂量不能提高完全缓解率,但对延长缓解期有利。国内采用生物酯碱-高三尖杉酯碱联合阿糖胞苷诱导治疗急性髓系白血病,完全缓解率为$60\% \sim 65\%$。

诱导化疗后早期(+7 d)复查骨髓象,根据残留白血病水平和骨髓增生程度及时调整治疗强度,有利于提高诱导缓解率。

1 个疗程获完全缓解者长期无病生存高,而 2 个疗程诱导才达完全缓解者 5 年长期无病生存仅 10%。2 个标准疗程仍未完全缓解者,提示患者存在原发耐药,需更换方案,是进行异基因造血干细胞移植的适应证。

(2)M_3诱导缓解治疗:全反式维 A 酸$25 \sim 45$ mg/($m^2 \cdot$ d)口服直至缓解。治疗机制与全反式维 A 酸诱导带有 *PML-RARα* 融合基因的早幼粒白血病细胞分化成熟有关。全反式维 A 酸联合化疗可提高完全缓解率、降低维 A 酸综合征的发生率和死亡率。维 A 酸综合征多见于 M_3 单用全反式维 A 酸诱导过程中,发生率$3\% \sim 30\%$,可能与细胞因子大量释放和黏附分子表达增加有关。临床表现为发热、体重增加、肌肉骨骼疼痛、呼吸窘迫、肺间质浸润、胸腔积液、心包积液、水肿、低血压、急性肾衰竭等。初诊时白细胞较高或治疗后迅速上升者易发生维 A 酸综合征。治疗包括暂停全反式维 A 酸、吸氧、利尿、高剂量地塞米松(10 mg,静脉注射,每天 2 次)和化疗等。M_3合并出血者可输注新鲜冰冻血浆和血小板。国内全反式维 A 酸+砷剂±化疗也可作为 M_3一线诱导治疗。

(3)缓解后治疗:①初诊时白血病细胞高,伴髓外病变,$M_4/M5$,存在 t(8;21)或 inv(16)、$CD7^+$和 $CD56^+$,或有颅内出血者,应在完全缓解后做脑脊液检查并鞘内预防性用药。②急性髓系白血病比急性淋巴细胞白血病的治疗时段明显缩短。但 M_3用全反式维 A 酸获得完全缓解后,仍需化疗、全反式维 A 酸以及砷剂等药物交替维持治疗$2 \sim 3$ 年。急性髓系白血病完全缓解后可采用高剂量阿糖胞苷方案($2 \sim 3$ g/m^2,每 12 h 1 次,静脉滴注 3 h)巩固强化,连用$6 \sim 8$ 个剂量,单用或与安吖啶、MIT、DNR、IDA 等联用。伴有累及 *CBF* 融合基因的急性髓系白血病适用高剂量阿糖胞苷巩固强化至少$3 \sim 4$ 个疗程,长期维持治疗已无必要。建议:①高危组首选异体造血干细胞移植;②低危组首选高剂量阿糖胞苷为主的联合化疗;③中危组,造血干细胞移植和化疗均可采用。自体造血干细胞移植适用于部分中低危组患者。

通过多色流式细胞术、定量 PCR 等技术监测患者体内微小残留病灶水平是预警白血病复发的重要方法。巩固治疗后微小残留病灶持续高水平或先降后升,往往提示复发高风险。

(4)复发、难治性急性髓系白血病的治疗:约 20% 患者标准方案不能获得完全缓解[1],同时很多患者 2 年内会复发,此类患者仍缺乏有效的治疗方式。异基因造血干细胞移植是唯一可能获得长期缓解的治疗措施,移植前通过挽救方案获得缓解有利于提高移植疗效。具体方案选择如下。①高剂量阿糖胞苷联合化疗,年龄 55 岁以下、身体状况及支持条件较好者,可选用。②新型药物联合化疗,新型烷化剂-cloretazine、核苷酸类似物-氯法拉滨、髓系单克隆抗体以及靶向药物如 FLT-3 抑制剂等。③年龄偏大或继发性急性髓系白血病可采用预激方案化疗(如粒细胞集落刺激因子 G-CSF+阿克拉霉素+阿糖胞苷)。M_3 复发者用砷剂治疗仍有效。异基因造血干细胞移植后复发患者可尝试供体淋巴细胞输注、二次移植等。

3.急性淋巴细胞白血病的治疗

(1)诱导缓解:长春新碱(VCR)和泼尼松(P)组成的 VP 方案,仍是急性淋巴细胞白血病诱导缓解的基本方案,能使 50% 成人急性淋巴细胞白血病获得完全缓解,但易复发,完全缓解期 3～8 个月。DVLP 方案现为急性淋巴细胞白血病诱导的推荐标准方案[DNR+VCR+左旋门冬酰胺酶(L-ASP)+P],完全缓解率 75%～92%。DVLP 加用环磷酰胺(CTX)或阿糖胞苷,可提高 T 细胞急性淋巴细胞白血病的完全缓解率和长期无病生存。CTX 会致出血性膀胱炎,临床上常用美司钠预防。hyper-CVAD 作为急性淋巴细胞白血病的诱导治疗,完全缓解率也可达 90% 以上。高剂量甲氨蝶呤+高剂量 CHOP(COPADM 方案)治疗成熟 B 细胞急性淋巴细胞白血病,完全缓解率 70%～80%,长期无病生存为 50%。对于极高危的 Ph^+ 急性淋巴细胞白血病患者,诱导化疗期间联合伊马替尼,不仅提高完全缓解率,还可减少继发耐药的发生。青少年和年轻成人急性淋巴细胞白血病按照儿童治疗方案,酌情增加化疗药物的剂量会疗效更好。

(2)缓解后治疗:缓解后的巩固强化和维持治疗十分必要。高危或极高危组急性淋巴细胞白血病应首选异基因造血干细胞移植。如未行异基因造血干细胞移植,急性淋巴细胞白血病总疗程一般需 3 年。为克服耐药并在脑脊液中达到治疗药物浓度,高剂量阿糖胞苷($1～3 \ g/m^2$)和高剂量甲氨蝶呤($2～3 \ g/m^2$)已广为应用。高剂量甲氨蝶呤可致严重的黏膜炎,故治疗的同时需加用亚叶酸钙解救。巯嘌呤和甲氨蝶呤联用是普遍采用的有效维持方案。30%～40% 的成人急性淋巴细胞白血病可生存 5 年以上。

(3)中枢神经系统白血病的防治:急性淋巴细胞白血病患者中枢神经系统白血病较常见,是最常见的髓外白血病。中枢神经系统白血病防治措施有头颅放疗、鞘内注射化疗药物和高剂量全身化疗。预防一般采用后两种,通常在急性淋巴细胞白血病缓解后开始鞘内注射甲氨蝶呤。对未曾接受过照射的中枢神经系统白血病采用高剂量阿糖胞苷(或高剂量甲氨蝶呤)化疗联合中枢神经系统照射(12～18 Gy),至少半数病例有效;或者可联合鞘内注射地塞米松、甲氨蝶呤和(或)阿糖胞苷。不过先前有照射史的中枢神经系统白血病,鞘内给药的有效率仅 30%。

(4)睾丸白血病治疗:药物疗效不佳,必须进行放疗,即使仅有单侧睾丸肿大也要进行双侧照射和全身化疗。

(5)造血干细胞移植:自体造血干细胞移植复发率较高,对总体生存的影响并不优于高剂量巩固化疗,现正在被替代中。异基因造血干细胞移植是目前唯一可能治愈急性淋巴细胞白血病的手段,40%～65% 患者长期存活。主要适应证如下。①复发难治性急性淋巴细胞白血病。②第二次缓解期(CR_2)急性淋巴细胞白血病,CR_1 持续时间<30 个月或者 CR_1 期微小残留病灶

持续高水平。③CR$_1$期高危或极高危急性淋巴细胞白血病,指伴有染色体畸变如 t(9;22)、t(4;11)、+8;初诊时白细胞>30×10^9/L 的前 B 细胞急性淋巴细胞白血病和>100×10^9/L 的 T 细胞急性淋巴细胞白血病;完全缓解时间>6 周;诱导化疗 6 周后微小残留病灶>10^{-2} 且在巩固维持期持续存在或不断增高者。

(6)急性淋巴细胞白血病复发治疗:骨髓复发最常见,髓外复发多见于中枢神经系统和睾丸。单纯髓外复发者多能同时检出骨髓微小残留病灶,随之出现血液学复发;因此髓外局部治疗的同时,需进行全身化疗。急性淋巴细胞白血病一旦复发,不管采用何种化疗方案,CR$_2$期通常都较短暂(中位时间 2~3 个月),长期生存率<5%,应尽早考虑异基因造血干细胞移植或二次移植。

4.老年急性白血病的治疗

大于 60 岁的急性白血病中,由骨髓异常增生综合征转化而来、继发于某些理化因素、耐药、重要器官功能不全、不良核型者多见,疗效近 30 年来未能取得明显进步,治疗更应强调个体化。多数患者化疗需减量用药,有条件的单位应鼓励患者加入临床研究。有 HLA 相合的同胞供体者可行降低强度预处理造血干细胞移植。

(二)一般治疗

1.紧急处理高白细胞血症

循环血液中白细胞>200×10^9/L 时,患者可产生白细胞淤滞症,表现为呼吸困难、低氧血症、言语不清、颅内出血、阴茎异常勃起等,病理学显示白血病血栓梗死与出血并存。当血白细胞>100×10^9/L 时可使用血细胞分离机,快速清除过高的白细胞,同时给以化疗药物及水化碱化处理,预防高尿酸血症、酸中毒、电解质紊乱、凝血异常等并发症,减少肿瘤溶解综合征的发生风险。化疗药物可选用所谓化疗前短期预处理方案:急性髓系白血病用羟基脲 1.5~2.5 g/6h(总量 6~10 g/d),约 36 h;急性淋巴细胞白血病用地塞米松 10 mg/m^2,静脉注射,联合或不联合其他化疗药物。

2.防治感染

急性白血病患者常伴有粒细胞减少,特别是在化、放疗后,可持续相当长时间,同时化疗常致黏膜损伤,故患者宜住消毒隔离病房或层流病房,所有医护人员和探访者在接触患者之前应洗手、消毒。粒细胞系集落刺激因子或粒-单核系集落刺激因子可缩短粒细胞缺乏期,适用于急性淋巴细胞白血病;对于老年、强化疗或伴感染的急性髓系白血病也可使用。如有发热,应积极寻找感染源并迅速经验性抗生素治疗,待病原学结果出来后调整抗感染药物。

3.成分输血

严重贫血可吸氧、输浓缩红细胞,维持血红蛋白>80 g/L;但白细胞淤滞时不宜马上输注,以免增加血黏度。血小板过低会引起出血,需输注单采血小板,维持血小板≥10×10^9/L;合并发热和感染者可适当放宽输注指征。为预防输血反应及输血后移植物抗宿主病的发生,建议成分血经白细胞过滤并经辐照(约 25 Gy)处理灭活淋巴细胞后再输注。

4.代谢并发症

白血病细胞负荷较高者,尤其是在化疗期间,容易产生高尿酸血症、高磷血症和低钙血症等代谢紊乱,严重者会合并高钾血症和急性肾功能损害。因此临床上应充分水化(补液量>3 L/d,每小时尿量>150 mL/m^2)、碱化尿液,同时予别嘌醇(每次 100 mg,每天 3 次)降低尿酸。无尿和少尿患者按急性肾衰竭处理。

(吴姝婷)

第八节　慢性髓性白血病

一、发病机制

慢性髓性白血病患者骨髓及有核血细胞中存在的 Ph 染色体,其实质为 9 号染色体上 C-ABL 原癌基因移位至 22 号染色体,与 22 号染色体断端的断裂点集中区(BCR)连接,即 t(9;22)(q34;q11),形成 BCR/ABL 融合基因。其编码的 $p210^{BCR/ABL}$ 蛋白具有极强的酪氨酸激酶活性,使一系列信号蛋白发生持续性磷酸化,影响细胞的增殖分化、凋亡及黏附,导致慢性髓性白血病的发生。粒系、红系、巨核系及 B 淋巴细胞系均可发现 Ph 染色体。

二、临床表现

各年龄组均可发病,中年居多,男女比例 3：2。起病缓慢,早期常无自觉症状,往往在偶然情况下或常规检查时发现外周血白细胞计数升高或脾大,而进一步检查确诊。

(一)一般症状

慢性髓性白血病症状缺乏特异性,常见有乏力、易疲劳、低热、食欲减退、腹部不适、多汗或盗汗、体重减轻等。

(二)肝、脾大

脾大见于 90% 的慢性髓性白血病患者。部分患者就医时已达脐或脐下,甚至伸至盆腔,质地坚实,常无压痛;如发生脾周围炎可有触痛,脾梗死时出现剧烈腹痛并放射至左肩。脾大程度与病情、病程,特别是白细胞数密切相关。肝大见于 40%～50% 患者。但近年来由于定时接受健康体检,以白细胞计数升高为首发表现的患者增多,而此时肝、脾大并不明显。

(三)其他表现

其他表现包括贫血症状、胸骨中下段压痛等。白细胞过多可致"白细胞淤滞症"。少见有组胺释放所致的荨麻疹、加压素反应性糖尿病等。

(四)加速期/急变期表现

如出现不明原因的发热、虚弱、骨痛、脾脏进行性肿大、其他髓外器官浸润表现、贫血加重或出血,以及对原来有效的药物失效,则提示进入加速期或急变期。急变期为慢性髓性白血病终末期,约 10% 患者就诊时呈急变期表现,类似于急性白血病。多数呈急粒变,其次是急淋变,少数为其他类型的急变。

三、辅助检查

(一)血象

慢性期,白细胞计数明显增高,多超过 $50\times10^9/L$,有时可达 $500\times10^9/L$,以中性粒细胞为主,可见各阶段粒细胞,晚幼和杆状核粒细胞居多,原始细胞<2%,嗜酸、嗜碱性粒细胞增多。疾病早期血小板计数正常或增高,晚期减少,可出现贫血。中性粒细胞碱性磷酸酶活性减低或呈阴性,治疗有效时活性恢复,疾病复发时复又下降。

(二)骨髓

增生明显活跃或极度活跃,以髓系细胞为主,粒:红比例可增至(10~30):1,中性中幼、晚幼及杆状粒细胞明显增多。慢性期原始粒细胞<10%;嗜酸、嗜碱性粒细胞增多;红系细胞相对减少;巨核细胞正常或增多,晚期减少。进展到加速期时原始细胞≥10%;急变期≥20%,或原始细胞+早幼粒细胞≥50%。骨髓活检可见不同程度的纤维化。

(三)细胞遗传学及分子生物学改变

Ph染色体是慢性髓性白血病的重要标志。慢性髓性白血病加速及急变过程中,可出现额外染色体异常,例如+8、双Ph染色体、i(17q)、+21等,往往早于骨髓形态的进展,对病情演变有警示作用。Ph染色体阴性而临床怀疑慢性髓性白血病者,行荧光原位杂交技术或反转录-聚合酶链式反应可发现 BCR/ABL 融合基因。实时定量PCR定量分析 BCR/ABL 融合基因,对微小残留病灶的动态监测及治疗有指导作用。

(四)血液生化

血清及尿中尿酸浓度增高;血清维生素 B_{12} 浓度及维生素 B_{12} 结合力显著增加,与白血病细胞增多程度呈正比;血清乳酸脱氢酶增高。

四、诊断和鉴别诊断

(一)诊断

根据脾大,碱性磷酸酶积分偏低或零分,特征性血象和骨髓象,Ph染色体和(或)BCR/ABL 融合基因阳性可诊断。确诊后进行临床分期,WHO标准如下。

1.慢性期

无临床症状或有低热、乏力、多汗、体重减轻和脾大等;外周血白细胞增多,以中性粒细胞为主,可见各阶段粒细胞,以晚幼和杆状粒细胞为主,原始细胞<2%,嗜酸和嗜碱性粒细胞增多,可有少量幼红细胞;骨髓增生活跃,以粒系为主,中晚幼和杆状核增多,原始细胞<10%;Ph染色体和(或)BCR/ABL 融合基因阳性。

2.加速期

具有下列之一或以上者。

(1)外周血白细胞和(或)骨髓中原始细胞占有核细胞10%~19%。

(2)外周血嗜碱性粒细胞≥20%。

(3)与治疗无关的持续性血小板计数减少(<$100×10^9$/L)或治疗无效的持续性血小板计数增高(>$1\,000×10^9$/L)。

(4)治疗无效的进行性白细胞计数增加和脾大。

(5)细胞遗传学示有克隆性演变。

3.急变期

具有下列之一或以上者。

(1)外周血白细胞或骨髓中原始细胞占有核细胞≥20%。

(2)有髓外浸润。

(3)骨髓活检示原始细胞大量聚集或成簇。

(二)鉴别诊断

1.类白血病反应

类白血病反应常并发于严重感染、恶性肿瘤、创伤等疾病。血白细胞反应性增高,有时可见幼稚粒细胞,但该反应会随原发病的控制而消失。此外,脾大常不如慢性髓性白血病显著,嗜酸和嗜碱性粒细胞不增多,碱性磷酸酶反应强阳性,Ph 染色体及 *BCR/ABL* 融合基因阴性。

2.骨髓纤维化

原发性骨髓纤维化脾脏可显著肿大;外周血白细胞计数增多,但多≤30×10⁹/L;且幼红细胞持续存在,泪滴状红细胞易见。碱性磷酸酶阳性。半数患者 *JAK*2 V617F 突变阳性。Ph 染色体及 *BCR/ABL* 融合基因阴性。

3.慢性粒单核细胞白血病

该病临床特点和骨髓象与慢性髓性白血病类似,但具有单核细胞增多的特点,外周血单核细胞绝对值>1×10⁹/L。Ph 染色体及 *BCR/ABL* 融合基因阴性。

4.Ph 染色体阳性的其他白血病

2%急性髓系白血病、5%儿童急性淋巴细胞白血病及 20%成人急性淋巴细胞白血病中也可出现 Ph 染色体,注意鉴别。

5.其他原因引起的脾大

血吸虫病肝病、慢性疟疾、黑热病、肝硬化、脾功能亢进等均有脾大,但同时存在原发病的临床特点,血象及骨髓象无慢性髓性白血病改变,Ph 染色体及 *BCR/ABL* 融合基因阴性。

五、治疗

治疗着重于慢性期。初始目标为控制异常增高的白细胞,缓解相关症状及体征;而最终目标是力争达到血液学、细胞遗传学和分子生物学三个层次的缓解,避免疾病进展。

(一)一般治疗

慢性期时白细胞淤滞症并不多见,一般无需快速降低白细胞,因快速降低白细胞反而易致肿瘤溶解综合征。巨脾有明显压迫症状时可行局部放疗,但不能改变慢性髓性白血病病程。

(二)甲磺酸伊马替尼

甲磺酸伊马替尼为低分子量 2-苯胺嘧啶复合物,是一种酪氨酸激酶抑制剂(TKI)。其通过阻断 ATP 结合位点选择性抑制 *BCR/ABL* 蛋白的酪氨酸激酶活性,抑制细胞增殖并诱导其凋亡,是第一个用于慢性髓性白血病的靶向药物,也是目前慢性髓性白血病首选治疗药物。此外,甲磺酸伊马替尼还可以抑制其他两种酪氨酸激酶,即血小板衍生生长因子受体和 C-KIT。甲磺酸伊马替尼治疗的 7 年无事件生存率 81%,总生存率 86%。甲磺酸伊马替尼主要不良反应为早期白细胞计数和血小板计数减少、水肿、皮疹及肌肉挛痛等。慢性期、急性期、急变期的治疗剂量分别为 400 mg/d、600 mg/d、600~800 mg/d。

(三)化疗

1.羟基脲

羟基脲为周期特异性抑制 DNA 合成的药物,起效快,持续时间短。常用剂量 3 g/d,分 2 次口服,待白细胞减至 20×10⁹/L 左右剂量减半,降至 10×10⁹/L 时改为 0.5~1.0 g/d 维持治疗。治疗期间监测血象以调节剂量。不良反应较少,较平稳地控制白细胞,但不改变细胞遗传学异常。目前多用于早期控制血象或不能耐受甲磺酸伊马替尼的患者。

2.白消安

烷化剂的一种,起效慢,后作用长。用药过量或敏感者小剂量应用会造成严重骨髓抑制,且恢复慢。现已少用。

3.其他

阿糖胞苷、高三尖杉酯碱、靛玉红、砷剂等。

(四)干扰素α

干扰素α具有抗肿瘤细胞增殖、抗血管新生及细胞毒等作用。300万～900万单位/d,皮下或肌内注射,每周3～7次,持续数月至2年不等。起效慢,白细胞过多者宜在第1～2周并用羟基脲。慢性期患者用药后约70%获得血液学缓解,1/3患者Ph染色体细胞减少。与小剂量阿糖胞苷联用可提高疗效。如治疗9～12个月后仍无细胞遗传学缓解迹象,则需调整方案。

(五)新型TKI

新型TKI包括尼洛替尼、达沙替尼和博舒替尼等,特点如下:①较甲磺酸伊马替尼具有更强的细胞增殖、激酶活性的抑制作用;②对野生型和大部分突变型BCR/ABL细胞株均有作用,但对某些突变型细胞株无效;③常见不良反应有骨髓抑制、胃肠道反应、皮疹、水钠潴留、胆红素升高等。目前主要用于对甲磺酸伊马替尼耐药或甲磺酸伊马替尼不能耐受的慢性髓性白血病患者,临床经验仍然在积累中。

(六)异基因造血干细胞移植

异基因造血干细胞移植是目前唯一可能治愈慢性髓性白血病的方法,但在TKI问世后地位已经下降。慢性期患者移植后5年生存率60%～80%。欧洲血液和骨髓移植组(EBMTG)认为患者年龄<20岁、疾病在12个月内、CP_1期、非女供男受者及HLA全相合同胞供者是预后较好的因素。存在移植高风险的患者可先接受甲磺酸伊马替尼治疗,动态监测染色体和BCR/ABL融合基因,治疗无效时再行异基因造血干细胞移植;甲磺酸伊马替尼耐药且无HLA相合的同胞供体时,可予新型TKI短期试验(3个月),无效者再行异基因造血干细胞移植。

移植后密切监测BCR/ABL融合基因,若持续存在或水平上升,则高度提示复发可能。复发的主要治疗措施:①立即停用免疫抑制剂;②药物治疗,如加用甲磺酸伊马替尼;③供体淋巴细胞输注;④二次移植。

(七)急性期和急变期治疗

推荐首选甲磺酸伊马替尼600～800 mg/d,疾病控制后如有合适供体,应及早行异基因造血干细胞移植。如存在甲磺酸伊马替尼耐药或无合适供体可按急性白血病治疗,但患者多对治疗耐受差,缓解率低且缓解期短。

（吴姝婷）

下篇　公共卫生

第九章

公共卫生管理绪论

第一节 公共卫生监督体系

公共卫生监督体系是公共卫生体系的重要组成部分,是执行国家卫生法律法规,维护公共卫生秩序和医疗服务秩序,保护人民群众健康,促进经济社会协调发展的重要保证。

一、卫生监督在公共卫生中的定位

根据世界卫生组织对公共卫生的定义,公共卫生是一门通过有组织的社会活动来预防疾病、延长寿命和促进心理和躯体健康,并能发挥更大潜能的科学和艺术,其范围包括环境卫生、控制传染病、进行个体健康教育,组织医护人员对疾病进行早期诊断和治疗,发展社会体制,保证每个人都享有足以维持健康的生活水平和实现其健康地出生和长寿。

世界卫生组织利用特尔斐方法进行的研究,将公共卫生的功能概括为以下9个方面:①预防、监测和控制传染性和非传染性疾病;②监测人群健康状况;③健康促进;④职业卫生;⑤保护环境;⑥公共卫生立法;⑦公共卫生管理;⑧特殊公共卫生服务;⑨高危人群和脆弱人群卫生服务。

在《WTO与公共卫生协议案》中,将公共卫生分为8大类:①传染病的控制;②食品的安全;③烟草的控制;④药品和疫苗的可得性;⑤环境卫生;⑥健康教育与促进;⑦食品保障与营养;⑧卫生服务。

世界卫生组织总干事陈冯富珍女士曾在演讲中谈到公共卫生的三个重要原则:一是公共卫生最首要的职责在于保护人群的健康,使其免受任何健康危害。如保证药品质量和保证食物、饮用水和血液制品的安全等;二是公共卫生最重要的道德准则是公平;三是公共卫生最强大的功能在于预防,公共卫生是为了寻找疾病的原因从而保护人民大众的健康。

根据上述世界卫生组织对公共卫生的定义、功能以及原则的阐述可知,公共卫生的内涵极其丰富,外延非常广泛。公共卫生是一个由环境卫生、职业卫生、食品安全、药品安全、传染病控制、健康教育和卫生服务等一系列内容组成的综合体系。

卫生监督是指卫生行政部门执行国家卫生法律、法规,维护公共卫生和医疗服务秩序,保护人民群众健康及其相关权益,对特定的公民、法人和其他组织所采取的能直接产生法律效果的卫生行政执法行为,是维护正常公共卫生秩序和医疗服务秩序的重要保障。根据中编办《关于调整卫生部有关机构编制的批复》和《关于卫生监督体系建设的若干规定》,卫生监督的主要职责包括:依法监督管理食品、化妆品、消毒产品、生活饮用水及涉及饮用水卫生安全产品;依法监督管理公共场所、职业、放射、学校卫生等工作;依法监督传染病防治工作;依法监督医疗机构和采供血机构及其执业人员的执业活动,整顿和规范医疗服务市场,打击非法行医和非法采供血行为;承担法律法规规定的其他职责。卫生监督一方面包括食品、职业、放射、环境、学校等公共卫生监督管理职责;另一方面包括传染病防治监督、医疗机构和采供血机构执业活动监督等医疗卫生监督职责。卫生监督工作是党和政府的卫生事业中不可缺少的重要组成部分,卫生监督体系是整个卫生体系、更是公共卫生体系的重要组成部分。

二、加强公共卫生监督体系建设的重要意义

(一)有利于更好地实现和维护广大人民的利益

身体健康和生命安全是人民群众的基本需求,也是人民群众的基本权利。保护人民群众的身体健康和生命安全,维护人民群众的健康权益是我们党和政府第一位的责任。卫生改革以来,我国公共卫生工作取得了巨大成就,卫生监督的能力和水平有了明显提高,但是当前仍然面临十分繁重的执法监督任务,许多方面离人民群众的健康安全需求的差距还很大。食源性疾病、严重职业病危害对健康的危害呈上升趋势,医疗服务市场秩序混乱,非法行医猖獗,人民群众很不满意;部分地区血液安全问题突出成为艾滋病蔓延的重要隐患。这一系列问题危及社会公共卫生安全、危害到人民群众健康权益。同时,随着人民生活水平的不断提高,城镇居民的健康意识不断曾强,越来越迫切地要求改善公共卫生状况和提高卫生服务质量。坚持立党为公、执政为民是卫生工作的根本出发点。卫生监督作为各级政府管理公共卫生事务的重要手段,是维护正常社会卫生秩序、维护人民群众健康权益的重要保证。因此,深化卫生监督体制改革,加强卫生监督体系建设,将有利于政府更好地实现和维护最广大人民的根本利益。

(二)经济社会协调发展的必然要求

坚持在经济发展的基础上实现社会的全面进步,促进经济社会协调发展,是建设中国特色社会主义的必然要求,也是全面建设小康社会的必然要求。这些年来,在国民经济持续高速发展的同时,我国卫生事业改革与发展却相对滞后,已经成为制约经济社会全面发展的严重障碍。突如其来的疫情不仅给人民群众的健康安全造成巨大威胁,还暴露出我国公共卫生领域存在的诸多问题。其中,由于长期以来卫生监督体制不完善、机制不健全、保障措施不落实,导致卫生监督工作不到位,对医疗机构监管不严,传染病防治监督不力是存在的问题之一。卫生监督是卫生工作的重要内容,也是社会法制建设的重要组成部分,坚持全面的发展观,不断深化公共卫生体制改革,加强卫生监督体系建设,加大卫生监督执法力度,将有利于促进经济社会的协调发展。

(三)推动政府职能转变和全面推进依法行政的重大举措

政府职能问题是政府管理的核心问题。政府管理创新,关键在于政府职能转变取得实质性进展。多年来,在建立和完善社会主义市场经济体制过程中,我们在深化行政管理体制改革和转变政府职能方面取得了很大进展,但是卫生行政部门职能"错位""越位"和"缺位"的现象仍然不同程度地存在。卫生行政部门应当管什么、不应当管什么,怎么样管好应当管的事,在管的过程中要承担什么样的责任一系列问题亟待我们回答。如何在社会主义市场经济体制条件下,找准自己的位置,作出让政府、让社会、让广大人民群众满意的成绩,是关系卫生事业成败的关键。依法行政是对各级政府贯彻依法治国方略、提高行政管理水平的基本要求。依法行政就是要把行

政权的运用纳入法制化的轨道,使行政机关明确在社会主义市场经济条件下的职能定位。改革开放以来,卫生法制建设取得了显著成绩。这些法律法规赋予各级卫生行政部门在维护正常医疗服务秩序和公共卫生秩序、保护人民群众身体健康方面大量的监管职责。"天下之事,不难于立法,而难于法之必行。"换句话说,坚持依法行政,立法是基础,执法是关键。如何真正贯彻执行好这些法律法规,切实承担起各项监管职责,是卫生行政部门落实政府职能转变和依法行政的关键所在。因此,各级卫生行政部门必须冲破在传统计划经济体制下形成的旧观念的束缚,牢牢树立依法办事的观念,不断提高依法办事的能力。通过深化卫生监督体制改革,加强卫生监督体系建设,不断提高卫生监督执法的能力和水平,全面加强对社会卫生秩序的依法监督,履行好卫生法律法规赋予的监管职责。特别是要通过对医疗卫生行业实行全行业监管,强化对医疗卫生服务秩序的监督,从而使卫生行政部门从"办卫生"到"管卫生"的职能转变上跨出实质性的一步,不断提高卫生行政部门的依法行政水平。

三、公共卫生监督体系建设的政策框架逐步建立和完善

党中央、国务院提出了加强包括疾病预防控制、卫生监督和应急医疗救治在内的公共卫生体系建设的要求。卫健委也相继出台了一系列政策文件:一是卫生监督体系建设方面,先后出台《关于卫生监督体系建设的若干规定》《卫生监督机构建设指导意见》《关于卫生监督体系建设的实施意见》和《卫生监督信息系统建设指导意见》等政策文件,进一步加强对全国卫生监督体系建设的指导;二是完善卫生监督运行机制、规范执法行为、加强队伍建设方面,先后印发《全国卫生监督机构工作规范》《卫生部行政处罚程序》《卫生行政执法文书规范》《卫生监督制、着装管理规定》《卫生部办公厅关于规范卫生监督执法车辆外观标识的通知》《卫生部办公厅关于进一步规范卫生监督员胸牌编号的通知》《卫生监督信息报告管理规定》《关于卫生行政执法责任制的若干规定》《卫生监督稽查工作规范》《卫生监督执法过错责任追究办法(试行)》《卫生行政执法考核评议办法》和《全国卫生监督员教育培训规划》等一系列文件。随着上述文件陆续出台,卫生监督体系建设的政策框架逐步完善。这些文件一方面继承了以往卫生监督体制改革的指导思想和政策原则,另一方面为适应新形势下全面推进依法行政和政府职能转变的要求,进一步深化改革,从促进和推动卫生监督综合执法、加强卫生监督机构和队伍建设、明确卫生监督的任务和职责、健全卫生监督工作的运行机制、完善卫生监督工作的保障措施等方面对全面加强卫生监督体系建设作出具体的规定和要求。同时,突出强调卫生监督体系建设应当适应社会主义市场经济体制和全面推进依法行政的要求,通过进一步转变职能,严格依法行政,不断提高卫生行政部门依法办事的能力和水平。卫生监督体系建设应当按照精简、统一、效能的原则和政事分开、综合执法、依法行政的要求,深化卫生监督体制改革,合理设置机构,优化人员结构,解决职能交叉、权责脱节和执法力量薄弱等问题。卫生监督体系建设政策框架的完善,对于统一思想、统一目标、统一要求,全面推进卫生监督体系建设,规范各级卫生监督机构建设,严格卫生监督队伍管理具有重要意义。政策框架涉及的具体内容如下。

(一)明确卫生监督体系建设工作思路

(1)加强卫生法律法规和卫生标准建设,建立与经济社会发展相适应的卫生法制和标准体系。

(2)加强卫生监督监测信息网络建设,重视群众关注热点和投诉举报,明确卫生监督工作重点。

（3）总结经验，开拓创新，建立卫生执法监管长效机制。

（4）加强卫生监督队伍管理，改善卫生执法工作条件，提高监督能力和水平。

（二）明确卫生监督工作职责

为认真贯彻国务院《关于进一步加强食品安全工作的决定》、中央编办《关于职业卫生监督管理职能调整的意见》和《关于放射源安全监管部门职责分工的通知》精神，落实食品卫生和职业卫生职能调整以及推进卫生综合执法和加强医疗监督的需要，《关于卫生监督体系建设的若干规定》进一步明确了卫生监督的职责，包括依法监督管理食品、化妆品、消毒产品、生活饮用水及涉及饮用水卫生安全产品；依法监督管理公共场所、职业、放射、学校卫生等工作；依法监督传染病防治工作；依法监督医疗机构和采供血机构及其执业人员的执业活动，整顿和规范医疗服务市场，打击非法行医和非法采供血行为；承担法律法规规定的其他职责。

（三）合理界定各级卫生监督机构职责

为充分发挥各级卫生监督机构的作用，促进执法重心下移，提高监管效率，同时避免职责不清、职能交叉等问题，解决执法工作中"职能上下一般粗""有利争着干，无利没人管"造成的错位、越位和缺位现象，《若干规定》界定了各级卫生监督机构的主要职责。

1.卫健委卫生监督机构主要职责

其主要职责如下：①拟定全国卫生监督政策和工作规划，并制定相应的工作制度和规范；②组织实施全国卫生监督工作，对地方卫生监督工作进行指导和监督检查；③开展执法稽查，对地方卫生监督机构和人员的执法行为进行督察；④组织协调、督察督办有关大案要案的查处；⑤组织全国卫生监督抽检；⑥依法承办职责范围内的卫生行政许可和资质认定；⑦负责全国卫生监督信息的汇总分析；⑧组织全国卫生监督人员培训；⑨组织开展卫生法律法规宣传教育；⑩承担卫健委指定或交办的卫生监督事项。

2.省级卫生监督机构主要职责

其主要职责如下：①拟定辖区内卫生监督工作规划和年度计划，并制定相应的工作制度和规范；②组织实施辖区内的卫生监督工作，对下级的卫生监督工作进行指导和监督检查；③依法承办职责范围内的卫生行政许可、资质认定和日常卫生监督；④查处辖区内大案要案，参与重大活动的卫生保障；⑤承担国家卫生监督抽检任务，组织实施辖区内的卫生监督抽检；⑥开展执法稽查，对下级卫生监督机构和人员的执法行为进行督察；⑦组织协调辖区内各级卫生监督机构的分级管理，落实执法责任制；⑧负责辖区内卫生监督人员的资格审定工作，组织开展资格考试；⑨组织辖区内卫生监督人员培训；⑩负责辖区内卫生监督信息的汇总、核实、分析、上报，并按照规定进行发布。

3.设区的市、县级卫生监督机构主要职责

（1）卫生行政许可：①承办食品生产经营单位、餐饮业及集体食堂卫生条件的卫生行政许可；②承办公共场所卫生条件的卫生行政许可；③承办供水单位卫生条件的卫生行政许可；④卫生行政部门交办的其他行政许可事项。

（2）公共卫生监督：①对食品生产经营单位、餐饮业及集体食堂的卫生条件、卫生防护设施、生产经营活动及直接从事食品生产经营活动人员的健康管理进行卫生监督检查，查处违法行为；②对化妆品、消毒产品、生活饮用水、涉及饮用水卫生安全产品及其他健康相关产品的卫生及其生产经营活动进行卫生监督检查，查处违法行为；③对公共场所的卫生条件及其从业人员的健康管理进行卫生监督检查，查处违法行为；④对用人单位开展职业健康监护情况进行卫生监督检查,查处违法行为;⑤对建设项目执行职业病危害评价制度情况进行卫生监督检查,查处违法行为。

(3)医疗卫生监督:①对医疗机构的执业资格、执业范围及其医务人员的执业资格、执业注册进行监督检查,规范医疗服务行为,打击非法行医;②对医疗机构的传染病疫情报告、疫情控制措施、消毒隔离制度执行情况和医疗废物处置情况进行监督检查,查处违法行为;③对采供血机构的执业资格、执业范围及其从业人员的资格进行监督检查,打击非法采供血行为;④对采供血机构的采供血活动、传染病疫情报告和医疗废物处置情况进行监督检查,查处违法行为;⑤对疾病预防控制机构的传染病疫情报告、预防控制措施和菌(毒)种管理情况进行监督检查,查处违法行为。

(4)其他:①负责派出机构的管理;②设区的市级卫生监督机构负责对县级的卫生监督工作进行监督检查;③负责辖区内卫生监督信息的收集、核实和上报;④负责受理对违法行为的投诉、举报;⑤开展卫生法律法规宣传教育;⑥承担上级机关指定或交办的卫生监督事项。通过这样划分,把各级卫生监督机构的职责明确区分开,既有利于加强上级对下级卫生监督工作的监督指导,也有利于促进卫生监督工作重心下移,切实加强基层执法力量。

(四)规范卫生监督机构建设

1.完善卫生监督组织机构建设

《关于卫生监督体系建设的实施意见》,一是明确卫生监督机构的性质:卫生监督机构是行政执法机构,机构级别应不低于同级疾病预防控制机构;二是统一卫生监督机构的名称:各级卫生监督机构的名称统一为 XX 省(自治区、直辖市)、XX 市(地、州、盟)卫生厅(局)卫生监督局、XX 县(区、旗)卫生局卫生监督所;三是建立健全基层卫生监督网络:县级卫生监督机构原则上应按照划片设置、垂直管理的原则,在乡(镇、街道)设置卫生监督派出机构,条件不具备的地方可在乡镇聘任卫生监督人员;四是提出各级卫生监督机构应按照"精简、统一、效能"的原则,综合考虑辖区人口、工作量、服务范围和经济水平等因素则算所需行政执法编制。

2.健全卫生监督机构建设标准

中央和地方各级财政加大卫生监督体系建设的资金投入。为规范各级卫生监督机构建设,卫健委制定了《卫生监督机构建设指导意见》(以下简称《指导意见》),要求各级卫生行政部门按照"总体规划、统筹兼顾,分级负责、加强管理,因地制宜、分类指导"的原则,以整合资源、加大投入、改善条件为手段,以基础设施建设和执法装备建设为重点,全面加强卫生监督机构的能力建设,提高各级卫生监督机构的综合执法能力。《指导意见》明确了各级卫生监督机构的建设标准,具体如下。

(1)房屋建设标准:各级卫生监督机构的房屋建设,应满足日常卫生监督执法调查职证、办理发证、投诉接待和突发公共卫生事件应急处置等工作的需要。各级卫生监督机构开展日常工作所需各类用房,人均建筑面积应在 40 m² 以上。对于人员编制较少的机构,省级卫生监督机构的建筑规模应不少于 4 800 m²,设区的市级卫生监督机构的建筑规模应不少于 2 400 m²,县级卫生监督机构的建筑规模应不少于 1 200 m²。

(2)车辆配备标准:监督工作用车辆应包括卫生监督执法车和现场快速检测车;卫生监督执法车根据实际工作需求和社会经济条件,按监督执法人员每 4~8 人配备 1 辆的标准进行配置,用于日常卫生监督现场检查、违法案件查办、重大活动卫生保障和突发公共卫生事件应急处置;省级和设区的市级卫生监督机构,应配置现场快速检测车 1~2 辆,用于现场快速检测、突发公共卫生事件现场处置和重大活动卫生保障。

(3)现场快速检测设备和防护设备标准:根据各级卫生监督机构承担的任务,为满足日常卫生监督执法、突发公共卫生事件现场处置和重大活动卫生保障的需要,配备必要的现场快速检测设备和防护设备。

(4)取证工具及办公设备标准:各级卫生监督机构根据执法工作任务需要,配备照相机、摄像机、采访机、录音笔等执法取证工具;配备电脑、复印机、速印机、打印机、传真机、碎纸机、扫描仪、投影仪等办公设备。

3.完善经费保障规定

《关于卫生监督体系建设的若干规定》和《实施意见》进一步明确和完善了卫生监督机构经费保障规定,明确各级卫生监督机构履行卫生监督管理职责所需经费,包括人员经费、公务费、业务费和发展建设支出。按照财政部、国家计委、卫健委《关于卫生事业补助政策的意见》规定,由同级政府预算根据需要合理安排,保证其履行职责的必要经费。

(1)卫生监督机构人员经费和日常公用经费按国家有关制度和规定执行,其中日常公用经费应参照同类行政监督执法部门的定额标准核定。

(2)卫生监督执法业务开展所需卫生监督抽检、专项整治、查办案件、突发公共卫生事件应急处置、重大活动卫生监督、投诉举报奖励、卫生法制宣传和监督员培训、制装等专项经费,应商同级财政部门根据实际需要和财力可能统筹安排。

(3)卫生监督机构房屋基本建设、信息化建设和执法装备购置、更新等,应当纳入当地经济社会发展规划和公共卫生建设规划,参照卫健委制定的标准,统筹规划实施。此外,中央和省级财政对困难地区实施卫生监督机构基础设施建设等项目给予适当补助。

4.规范卫生监督信息系统建设

卫生监督信息化工作是卫生信息化工作的重要组成部分,卫生监督信息系统建设是卫生监督体系建设的重要内容之一。为落实《全国卫生信息化发展规划纲要》要求,规范和指导全国各级卫生监督信息系统建设,卫健委制定卫生监督信息系统建设指导意见》。《指导意见》提出卫生监督信息系统建设要遵循"坚持以科技创新为动力推进卫生监督信息化建设,发挥信息化技术在提高卫生监督执法能力、增强突发公共卫生事件应急处置能力和促进政务公开方面的重要作用,强化政府卫生监管职能,推进和谐社会建设"的指导思想,以及"整体规划、统一标准、分级负责、分步实施"的建设原则,努力建成覆盖全国的卫生监督信息网络平台;建立健全卫生监督信息标准体系;完善卫生监督信息系统业务应用软件;建立卫生监督数据信息共享交换平台;实现卫生监督工作实时、动态和科学管理,规范卫生监督执法行为,提高卫生监督工作效率。同时,明确卫生监督信息系统建设内容包括:卫生监督信息网络平台建设、卫生监督信息标准体系建设、卫生监督数据信息交换平台建设、卫生监督信息系统业务应用软件建设,并提出了各级卫生监督信息网络平台配置参考标准。

(五)加强卫生监督技术支持能力建设

卫生监督工作一方面与其他行政执法工作一样具有明显的行政管理特点,另一方面,卫生监督工作尤其是食品卫生、职业卫生、放射卫生和环境卫生等公共卫生监督管理工作具有很强的专业技术特点,需要健康危害因素监则、风险分析与评价、检验出证、技术咨询、技术仲裁、卫生法规标准制定等技术支持。

卫生监督技术支持能力建设作为卫生监督体系建设的重要组成部分,是履行卫生监督职能的重要技术保障。《关于卫生监督体系建设的若干规定》《关于卫生监督体系建设的实施意见》以及《卫生部关于加强卫生监督技术支持能力建设的意见》对加强卫生监督技术支持能力建设有了明确规定：①明确了指导思想；②提出了总体目标；③明确了职责分工；④提出了主要任务；⑤完善了保障措施。

(六)加强卫生监督队伍建设

卫生监督员队伍建设是卫生监督体系建设的基础与核心。建设一支能适应改革开放和社会主义现代化建设需要的廉洁自律、秉公执法和办事高效的卫生监督员队伍,是实现卫生监督保障人民健康目标的基础性、战略性工作。

1.卫生监督人员的准入

《关于卫生监督体系建设的若干规定》规定卫生监督人员应当具备以下条件：①遵守法律和职业道德；②具备卫生监督相关的专业和法律知识；③经过卫生监督员岗位培训并考试合格；④新录用人员应具有大专以上学历。卫生监督人员资格考试的具体规定由卫健委制定,省级卫生行政部门组织实施。各级卫生监督机构应当根据监督任务聘任相应的专业人员,不断优化卫生监督队伍的专业结构。

2.卫生监督人员的教育培训

卫生监督员的教育培训是卫生监督员队伍建设的重要内容,是提高卫生监督员素质的有效手段。几年来,卫生监督队伍建设政策不断建立和完善。《关于卫生监督体系建设的若干规定》明确国家对卫生监督人员实行定期培训和考核制度,各级卫生监督机构应当不断提高卫生监督人员的专业素质和政治思想素质。《全国卫生监督员教育培训规划》具体内容如下。

(1)规定了卫生监督员教育培训的五项基本原则：依法培训,规范管理；凡进必考,定期培训；统筹规划,分级负责；突出重点,注重质量；形式多样,不断创新。

(2)明确了卫生监督员教育培训的主要目标：建立完善卫生监督员培训基地、培训教材、培训师资队伍,初步形成覆盖全国各省、地(市)、县的三级培训网络,力争达到每名监督员每年都能至少接受一次培训。进一步优化卫生监督员的知识结构,使卫生监督员从传统业务型向法制型、综合型转变,增强卫生监督员的依法行政能力,提高卫生监督员整体素质。建立专业比例合理的卫生监督员队伍,推进卫生监督员综合执法。

(3)明确了卫生监督员教育培训的主要任务：①全面提高卫生监督员的思想政治素质和职业道德水平；②全面提高卫生监督员的法律知识水平；③全面提高卫生监督员的专业知识水平,优化知识结构；④全面提高卫生监督员学历层次,注重人才培养。

3.卫生监督人员的管理

卫健委陆续印发了《全国卫生监督机构工作规范》《卫生行政处罚程序》《卫生行政执法文书规范》《卫生监督制、着装管理规定》《关于卫生行政执法责任制的若干规定》《卫生监督稽查工作规范》等一系列文件,加强卫生监督人员管理。《关于卫生监督体系建设的若干规定》和《卫生行政执法责任制若干规定》等文件规定各级卫生监督机构应当建立执法责任制,认真履行工作职责,做到任务明确、责任到人、各司其职,保证卫生监督的公正和效率。各级卫生监督机构应当建立健全规章制度和工作程序,规范卫生监督行为；完善内部制约机制,建立关键岗位轮换制度和执法回避制度；公开办事程序和办事结果,接受社会监督；强化服务意识,保护和尊重管理人的合法权益。全面加强卫生监督稽查工作,落实卫生行政执法责任制,大力推进卫生监督执法考核和过错责任追究,不断规范卫生监督执法行为。

国家和省级卫生监督机构应当设置专门人员监督下级卫生监督工作,其主要任务包括:①大案要案的督察督办;②各种专项整治、执法检查的督察督导;③监督检查卫生法律法规的贯彻执行情况;④检查下级卫生监督机构和人员的执法行为。此外,还先后出台规范卫生监督执法车辆外观标识、卫生监督员胸牌标识和卫生监督员制、着装管理等一系列文件,要求卫生监督人员执行公务时应当按照国家规定统一着装和佩戴标志,着装做到仪表端庄,整洁、整齐、配套、风纪严肃。

四、公共卫生监督体系建设取得的成效

(一)政府对卫生监督的财政投入不断加强

随着我国社会经济的发展,政府对公共卫生的筹资职能水平逐年改进。各级财政对卫生监督工作的投入不断增加,卫生监督机构的工作条件得到了一定程度的改善。政府对卫生监督体系建设的财政拨款显著增加。中央财政通过转移支付方式实施中西部地区卫生监督机构能力建设项目,逐步加大对中西部地区卫生监督机构基础设施建设和人员培训的支持力度,项目涉及执法车辆、取证工具、快速检测设备、信息化建设、专项工作和人员培训等多方面。

(二)卫生监督队伍初具规模

随着卫生监督体系建设的不断推进,我国已初步建立起一支卫生监督执法队伍。一些卫生监督机构实现向行政执法机构的转变。卫生监督人员专业知识结构趋于合理,既有预防医学、卫生事业管理等专业人员,也有法律、中文等非医学专业,专业结构呈现多样化。卫健委发布《全国卫生监督员教育培训规划》,将卫生监督员的教育培训视为卫生监督队伍建设的重要内容和提高卫生监督员素质的有效手段。在卫生监督建设过程中,卫生监督人员参加培训班的时间和次数有了显著增加。通过严格准入和加强培训教育,卫生监督人员的思想政治素质、法律素质和专业技术素质有了明显提高。同时,通过严格管理、规范着装、统一标识,初步形成了卫生监督执法队伍的良好形象,进一步提高了卫生监督人员的执法能力和水平。

(三)卫生监督组织体系初步形成

经国务院领导同意,按照中编办《关于调整卫生部有关机构编制的批复》,卫健委设立卫生监督局,进一步强化了卫健委的监管职能,特别是加强了医疗服务监督职能。全国31个省、自治区、直辖市等都已建立省级卫生监督机构。由卫生行政部门、卫生监督机构、技术支持机构几部分力量构成,从中央到省、市、县四级,并且逐渐覆盖农村地区的卫生监督体系基本形成,国家公共卫生和医疗服务监督职能的履行有了组织上的保障。

(四)卫生监督机构基础设施建设、设备配置得到逐步改进

为规范各级卫生监督机构建设,卫健委制定了《卫生监督机构建设指导意见》,要求各级卫生行政部门按照"总体规划、统筹兼顾,分级负责、加强管理,因地制宜、分类指导"的原则,以整合资源、加大投入、改善条件为手段,以基础设施建设和执法装备建设为重点,全面加强卫生监督机构的能力建设,提高各级卫生监督机构的综合执法能力。《指导意见》明确了各级卫生监督机构房屋建设、车辆配备、现场快速检测设备和防护设备、取证工具及办公设备的建设标准。卫生监督的房屋建设、车辆配备、现场快速检测设备和防护设备、取证工具以及办公设备等逐步得到改进。房屋设施建设规模不仅有较大幅度增长,而且国家开始对中西部各省份实施《中西部地区卫生监督机构能力建设项目管理方案》,中央财政安排专项资金,重点加强各机构现场快速检测设备、监督执法车辆、执法取证工具等方面的建设。

(五)公共卫生监督管理法规标准体系逐步完善

经过卫生监督体系建设几年的努力,已初步形成较完善的涵盖食品、化妆品、生活饮用水、公共场所、职业、放射、学校卫生等公共卫生领域的法规标准体系,为提升我国公共卫生水平提供了制度保障。

(1)完善了食品化妆品等健康相关产品管理法规和标准,先后发布了《食品卫生许可证管理办法》《餐饮业和集体用餐配送单位卫生规范》《健康相关产品国家卫生监督抽检规定》《重大活动食品卫生监督规范》《新资源食品管理办法》和《食品营养标签管理规范》等法规规章。

(2)建立健全与《职业病防治法》相配套的职业卫生法规、标准和技术规范,初步建立放射卫生法规体系。修订了《放射工作人员职业健康管理办法》和《职业健康监护管理办法》,起草了《职业病防治规划纲要》。积极落实中编办关于职业卫生职能分工的决定,与应急管理部联合下发《关于职业卫生监督管理职责分工意见的通知》,建立了两部门在职业卫生监管上的配合与协调工作机制。

(3)健全了环境卫生、学校卫生和传染病防治监督相关的法规体系。先后修订《生活饮用水卫生标准》和《生活饮用水标准检验方法》;会同商务部、国家体育总局联合颁布了《住宿业卫生规范》《沐浴场所卫生规范》《美容美发场所卫生规范》《游泳场所卫生规范》四个重点公共场所卫生规范;制订《公共场所集中空调通风系统卫生管理办法》及配套规范;会同教育部颁布《学校食堂与学生集体用餐卫生管理规定》和《学校食物中毒事故行政责任追究暂行规定》以及《关于加强大中小学校食品卫生监督管理工作的通知》等文件。

(六)卫生监督能力明显提高

几年来,各级卫生行政部门和卫生监督机构通过深化卫生监督体制改革,加强卫生监督体系建设,不断完善监管模式,卫生监督能力明显提高,卫生监督执法工作取得显著成绩,为维护公共卫生秩序和医疗服务秩序,保障人民群众健康权益发挥了重要作用。

1.卫生行政许可能力得到明显提高

卫生监督机构作为卫生行政部门委托的卫生行政许可实施机构,通过卫生监督体系建设,深入开展行政审批制度改革,全面清理卫生行政审批项目,简化和规范审批程序,不断改进管理和服务;通过建立和完善健康相关产品卫生许可规章制度、制约机制,规范许可行为;认真贯彻《行政许可法》和国务院廉政工作会议精神,实施《食品卫生许可证管理办法》,严格规范全国卫生许可证发放,查处违法违规行为,卫生行政许可工作实施状况有了明显改善,表现如下。

(1)卫生行政许可工作量呈现增加趋势。

(2)卫生行政许可的质量得到提高,卫生监督机构为严格落实行政许可法,加强了许可后监管力度和对许可行为的内部稽查力度,较好地保证了行政许可质量。

(3)各级卫生监督机构的卫生行政许可平均按时办结率提高,表明卫生行政许可工作能严格按照法定时限予以办结,卫生行政许可职能的落实确实有了较大提高。

2.卫生监督检查能力不断加强

卫生监督检查是指卫生行政部门依据法定的卫生监督职权,为了保障卫生法律、法规以及所作出的卫生行政处理或处罚决定得到遵守和执行,依法对公民、法人或其他的组织守法和履行法定义务的情形实施检查、了解和监督的行政行为,是卫生监督管理活动中最基本的一种行为,反映卫生监督机构日常工作开展的情况。卫生监督机构平均卫生监督检查覆盖率提高;同时卫生监督检查的强度也有所增强。卫生监督检查覆盖的广度增加,卫生监督检查的强度加大,卫生监督机构通过日常的卫生监督检查,督促管理相对人依法行事,及时纠正违法行为。同时,卫生监督机构积极参与重大活动的卫生保障,增强和提高了卫生监督机构应对重大活动卫生保障的综合服务能力。

3.案件查处能力不断提高

(1)案件查处工作量增加,工作质量较高。卫生监督部门能够较好地承担起案件查处职责,加大了案件的查处力度,及时发现和制止违法行为。

(2)投诉举报处理工作量增加,工作效能较高,提示卫生监督机构较好地履行了投诉举报查处的职责,从关注民生出发,加强了执法力度,保护了消费者的合法权益。

4.突发事件应急处置能力不断增强

卫生监督机构的突发事件应急处置能力得到明显提高,主要表现在以下几个方面:①各级卫生监督机构突发事件应急处置能力均有提高,其中尤以市、县级机构应急处置能力提高最为显著。②卫生监督机构经过近几年建设,应急处置队伍不断壮大。③突发应急处置职能落实程度明显提升。

五、公共卫生监督体系建设存在的问题和对策

(一)卫生监督体系建设存在的问题

1.政府投入不足,部分卫生监督机构面临困境

卫生监督机构是执行国家卫生法律法规,维护公共卫生秩序和医疗服务秩序的行政执法机构,承担着政府管理社会卫生事务的公共职能。因此,应该完全由政府承担筹资职能。然而,调查发现,目前卫生监督机构经费投入存在一系列问题。

(1)政府对卫生监督机构的财政投入仍存在较大缺口。

(2)建设前后不同地区省、市、县级卫生监督机构收入占支出比例均未达到100%,虽然随年度有所上升,但是幅度较小。

(3)卫生监督机构经费来源不合理。中西部地区中央拨款的比例较高,特别是西部,本该由地方投入和保障的,中西部地区地方政府对各级卫生监督机构的投入显得更加不够,"造血功能"严重不足。

(4)此外,由于财政长期投入不足,相当一部分地方的卫生监督机构仍然靠检验检测收费养活,仍有较大比例的服务收入支撑公共卫生工作的开展,严重影响卫生行政执法的公正性和权威性,影响公共职能的落实。

2.人员编制短缺,队伍素质有待提高

(1)研究显示,目前全国有卫生监督人员约94 000人,而按照履行职责的实际需要,全国卫生监督机构应配备约143 000人,现有卫生监督人员与实际需要之间存在34%的缺口。

(2)由于历史上的原因,卫生监督队伍准入门槛过低、人员录用要求不严,学历层次偏低,人员素质有待提高,这个问题在基层执法一线更为突出。

(3)卫生监督人员的在岗培训和继续教育工作没有到位,依法行政的意识和依法办案的能力不强,知识更新慢、观念陈旧,工作低水平重复,不能适应法制建设不断完善与发展和推进依法行政的需要。

3.房屋基础设施建设滞后

(1)办公用房是有效落实各项卫生监督职能的基本保障之一。然而,在卫生监督体系建设

中,各地卫生监督机构房屋基础设施建设滞后、执法技术手段落后的问题十分突出,尤其是办公用房简陋或者缺乏,不能满足卫生监督工作的需要,未达到《卫生监督机构建设指导意见》关于房屋建设的基本要求,有产权的房屋中相当一部分还是旧房或危房,严重影响执法工作正常开展。

(2)在近几年卫生监督机构建设产权房过程中,由于建设资金依靠卫生监督机构通过自筹资金解决,从而留下程度不同的债务。目前很多自筹资金都停留在债务上,或者是向银行借贷,或是欠施工方,偿还债务巨大的压力将迫使部分卫生监督机构被迫重视有偿服务来通过"自身的努力"偿还债务,导致整个卫生监督机构的工作方向重新走进老"防疫站"的模式,严重影响依法行政的公正、公平性和政府的公信力,也势必会影响到卫生监督机构公共卫生职能的发挥。

近几年,全国人大代表和政协委员多次提出建议和提案,呼吁尽快解决欠发达地区卫生监督机构房屋基础设施建设严重滞后的问题。

4.卫生监督技术支持能力建设亟待加强

切实履行卫生监督职能,维护公共卫生秩序和医疗服务秩序,保证人民群众身体健康和生命安全,是卫生法律法规赋予各级卫生行政部门的重要职责。

卫生监督工作包括医疗服务监督,还包括食品、职业、放射、环境和学校等公共卫生监督管理工作,具有较强的专业技术特性,需要强有力的技术支持。卫生监督技术支持能力建设是卫生监督体系建设的重要组成部分,是履行卫生监督职能的重要技术保障。

当前,食品安全、饮用水安全、职业病危害与辐射防护和环境卫生等公共卫生问题仍然比较突出,医疗服务市场形势依然严峻,医疗和血液安全监管亟待加强,卫生监督执法任务相当繁重,对卫生监督技术支持能力和水平提出了更高要求。

长期以来,各级疾病预防控制机构在承担重大疾病防治工作职责的同时,还肩负着卫生监督的技术支持工作。各级疾病预防控制机构逐渐将工作重心转移到重大疾病的防治上,其他公共卫生工作难以放在重要位置。这导致卫生监督相关的检验、检测等技术支持能力和水平有逐步削弱的趋势,不能适应卫生监督工作的需要,卫生监督技术支持能力建设亟待加强。

5.卫生监督职能有待进一步界定

随着我国改革开放的不断推进和市场经济体制的建立和完善,卫生监督职能调整频繁。2000年以来,食品、职业卫生、放射防护等监管职能均进行调整,但相应法律法规还未健全,导致实际工作中卫健委门与食品药品监督管理、质监、工商、生产安全、环保等部门在部分监管职能交叉,行政成本增加,另一方面导致重复执法或彼此推诿、扯皮或行政不作为的现象时有发生。此外,卫生监督职能与疾病预防控制职能,医疗服务监督职能与医疗服务管理职能划分也不够清楚,实际工作中存在交叉。

(二)对策措施

1.落实保障措施,加大经费投入

(1)过国债资金项目或中央财政转移支付方式给予支持,逐步解决各级卫生监督机构的办公用房问题。

(2)落实、完善财政经费保障政策。卫生、财政、发展改革等相关部门联合督促检查各地落实现行卫生监督工作经费保障政策规定的情况,采取有力措施,切实解决目前卫生执法工作经费得不到保证的突出问题。

(3)进一步研究完善卫生监督工作财政补助有关政策和办法,努力建立稳定的卫生监督保障机制,切实改善卫生监督员工作条件,稳定执法队伍。

2.加强基层卫生监督网络建设

(1)切实加强农村和社区基层卫生监督网络建设,促进执法工作重心下移,强化属地管理。积极推动各地建立完善县级卫生监督机构在乡镇设立派出机构或派驻卫生监督人员的制度,充实农村卫生监督工作力量。

(2)积极推广卫生监督工作市、区一体化管理的做法,解决职责交叉、重复执法、资源浪费等问题,理顺监管体制,提高监督工作效率。

3.加强机构和队伍建设

(1)出台卫生监督机构编制规定,明确卫生监督队伍的有关政策。在调查研究的基础上,卫健委组织开展了卫生监督机构人员编制配置研究论证。积极争取中编办和人事部的支持,力争将卫生监督队伍纳入公务员管理;研究制定各级卫生监督机构的人员编制标准,从根本上解决卫生行政执法主体和执法队伍相分离以及执法力度严重不足的问题。

(2)严格准入、强化培训、加强管理。尽快建立健全卫生监督员准入制度,施行卫生行政执法人员资格国家考试制度。

(3)应有规划地逐步建立完善卫生监督员教育培训制度和组织体系。与教育培训机构联合建立区域性卫生监督员教育培训基地,在高校开设卫生监督执法相关的专业课程,培养卫生监督后备人才。

(4)加强队伍的管理,建立必要的规章制度(回避、稽查、责任、廉正、监督、奖惩制度),强化卫生监督执法人员的行为规范,淘汰不合格的卫生监督人员,确保队伍的健康、纯洁。

4.加强卫生监督技术支持能力建设

(1)进一步明确卫生监督技术支持机构的职责和任务:健康危害因素监则、健康危害因素风险评估、检验出证、技术仲裁、技术咨询以及参与法规标准制定和宣传。

(2)加强卫生监督执法技术支持机构的能力建设,建立健全食品、饮用水和职业卫生等公共卫生监测网络,提高和行政执法相关检验检测的能力建设,严格规范检验出证行为,以满足卫生监督执法工作的需要。

(3)在此基础上,要结合深化医药卫生体制改革,从全局出发、从长远考虑,积极研究、探索一种适合我国卫生事业发展以及卫生依法行政需要的卫生监督技术支持体系模式,全面提高和加强卫生监督执法的技术水平。

5.进一步理顺监管体制,完善卫生综合执法模式

(1)根据党的提出的进一步深化行政管理体制改革的要求,按照统一、高效的原则,切实理顺食品安全和职业卫生的行政管理体制,修订完善相关法律法规,明确各部门监管职责。

(2)理顺医疗监督与医政管理,卫生监督与疾病控制之间的职责划分,建立长效的医疗服务监督和传染病防治监督工作运行机制,避免职责不清带来的推诿、扯皮,从而加大综合执法的力度,提高监督管理的效率。

(陈晓光)

第二节 饮用水卫生监督管理

饮用水卫生监督是指饮用水卫生行政执法主体对卫生行政管理相对人遵守饮用水卫生法律、法规、规章以及其他规范性文件和行政处理决定的情况所进行的监督和检查活动。它是饮用水卫生行政执法整体过程的重要环节,是实现饮用水卫生行政管理职能的重要手段之一。

一、饮用水卫生监督机构及其监督的适用范围

(一)饮用水卫生监督机构

卫健委(原卫生部)主管全国饮用水卫生监督工作,县级以上人民政府卫生行政部门主管本行政区域内饮用水卫生监督工作。铁道、交通、民航行政主管部门设立的卫生监督机构,行使卫健委(原卫生部)会同国务院有关部门规定的饮用水卫生监督职责。

(二)饮用水卫生监督的适用范围

饮用水卫生监督的适用范围包括集中式供水单位、二次供水单位、分质供水单位和涉及饮用水卫生安全产品。

(三)法律依据

(1)《中华人民共和国传染病防治法》第五十三条规定:"县级以上人民政府卫生行政部门对传染病防治工作履行下列监督检查职责",其中第四款为:"对饮用水供水单位从事生产或者供应活动以及涉及饮用水卫生安全的产品进行监督检查"。

(2)《生活饮用水卫生监督管理办法》第三条规定:"卫健委(原卫生部)主管全国饮用水卫生监督工作。县级以上地方人民政府卫生行政部门主管本行政区域内饮用水卫生监督工作"。

(3)《生活饮用水卫生监督管理办法》第十六条规定:县级以上人民政府卫生行政部门负责本行政区域内饮用水卫生监督监测工作。供水单位的供水范围在本行政区域内的,由该行政区人民政府卫生行政部门负责其监督监测。供水单位的供水范围超出其所在行政区域的,由供水单位所在行政区域的上一级卫生行政部门负责监督监测;超出其所在省、自治区、直辖市的,由该供水单位所在省、自治区、直辖市卫生行政部门负责监督监测;铁路、交通、民航行政主管部门设立的卫生监督机构,行使卫健委(原卫生部)会同国务院有关部门规定的饮用水卫生监督职责。

(4)《生活饮用水卫生监督管理办法》第二条规定,该行政规章适用于集中式供水、二次供水单位(简称供水单位)和涉及饮用水卫生安全的产品的卫生监督管理。

卫健委(原卫生部)卫监督发(2005)191号文件"卫生部关于分质供水卫生许可证发放问题的批复"中明确"分质供水是集中供水的一种形式,应当属于供水单位卫生许可范围。"这个行政解释明确了"供水单位"的含义除行政规章中已有明文规定的集中式供水单位、二次供水单位外,还包括分质供水单位。

二、饮用水卫生监督机构的主要职责

(一)饮用水预防性卫生监督

依据《生活饮用水卫生监督管理办法》第十七条和《传染病防治法》第五十三条,卫生监督部

门对新建、改建、扩建集中式供水项目进行预防性卫生监督,负责本行政区域内饮用水的水源水质监测和评价。

(二)饮用水经常性卫生监督检查

依据《生活饮用水卫生监督管理办法》第二十二条和《传染病防治法》第五十三条,对已取得卫生许可证的单位和个人以及取得卫生许可批准文件的涉及饮用水卫生安全的产品进行日常监督检查和水质监测评价,发现已不符合卫生许可证颁发条件或不符合卫生许可批准文件颁发要求的,原批准机关有权收回有关证件或批准文件。

(三)负责供水单位卫生许可证的颁发、复核和延续

依据《传染病防治法》第二十九条和《生活饮用水卫生监督管理办法》第四条、第七条,饮用水供水单位从事生产或者供应活动,应当依法取得卫生许可证。

供水单位(含集中式供水单位、二次供水单位、分质供水单位)卫生许可证由县级以上人民政府卫生行政部门按规定的管理范围发放,有效期四年,每年复核一次。有效期满前六个月重新提出申请换发新证。

依据:《生活饮用水卫生监督管理办法》第二十条;卫健委(原卫生部)卫监督发(2005)191 号文件;根据《行政许可法》应在到期前 1 个月申请延续。

(四)负责涉及饮用水卫生安全产品卫生许可批准文件的审批

涉及饮用水卫生安全产品,必须进行卫生安全性评价。与饮用水接触的防护涂料、水质处理器以及新材料和化学物质,由省级卫生监督机构进行涉水产品生产企业卫生条件审核,并在现场随机采样封样,经卫生行政部门认可的检验机构进行产品检验,直接向卫健委(原卫生部)申报卫生行政许可。其他涉及饮用水卫生安全的产品,由省、自治区、直辖市人民政府卫生行政部门批准,报卫健委(原卫生部)备案。凡涉及饮用水卫生安全的进口产品,须经卫健委(原卫生部)审批后,方可进口和销售。

(五)负责饮用水污染事故对人体健康影响的调查和处理

依据《生活饮用水卫生监督管理办法》第十九条;《传染病防治法》第五十五条,县级以上地方人民政府卫生行政部门负责本行政区域内饮用水污染事故对人体健康影响的调查。当发现饮用水污染危及人体健康,须停止使用时,对二次供水单位应责令其立即停止供水,对集中式供水单位应当会同城市建设行政主管部门报同级人民政府批准后停止供水。

(六)行政处罚

依据《饮用水卫生监督管理办法》第二十五条、二十六条、二十七条;《传染病防治法》第七十三条,对违反生活饮用水有关卫生法律、法规和行政规章的单位和个人依法进行行政处罚。

三、饮用水卫生监督员及其职责

饮用水卫生监督员必须符合卫健委(原卫生部)《卫生监督员管理方法》规定的资格和条件,由县级以上卫生行政部门颁发卫生监督员证书。铁路、交通、民航的饮用水卫生监督员,由其上级行政主管部门发给证书。饮用水卫生监督员负责饮用水卫生监督工作,其职责如下。

(1)参加对新建、改建、扩建饮用水供水工程项目选址设计的卫生审查和竣工验收。

(2)参加对管辖范围内供水单位和涉及饮用水卫生安全产品企业进行卫生监督检查。

(3)参加对供水单位和涉及饮用水卫生安全产品的卫生许可受理、审核等工作。

(4)参加饮用水污染事故对人体健康影响的调查和处理。

(5)根据有关规定对违反法律、法规行政规章有关条款的单位和个人提出处罚建议。

(6)执行卫生行政部门交付的其他任务。

卫生监督员在执行任务时,应统一着装、佩戴证章、出示证件。卫生监督员执行公务时必须秉公执法,忠于职守,不得利用职权谋取私利。

四、饮用水卫生检查员及其职责

根据《生活饮用水卫生监督管理办法》规定,县级卫生行政部门可聘任饮用水卫生检查员,协助饮用水卫生监督员负责乡镇饮用水卫生检查工作。饮用水卫生检查员由县级卫生行政部门发给证书。

各级卫生行政部门应把落实饮用水卫生监督职责和贯彻落实《国务院办公厅关于加强饮用水安全保障工作的通知》精神结合起来。卫健委(原卫生部)卫监督发(2005)495号文件《卫生部关于加强饮用水卫生安全保障工作的通知》要求各级卫生行政部门进一步提高对加强饮用水卫生安全保障工作的认识,加强领导,把这项工作纳入重要议事日程;加强与有关部门的联系与合作,认真组织,将城乡饮用水卫生安全工作纳入经济社会发展规划之中,并认真执行。进一步明确饮用水卫生安全保障的目标、任务和政策措施,建立领导责任制,加强监督管理,结合实际研究解决当地饮用水卫生安全问题。依法开展饮用水卫生安全监督监测工作,全面开展监督检查,加强饮用水卫生监测,建立城乡饮用水卫生监测网。加强饮用水法规标准制修订和饮水污染对人体健康影响的科研工作。开展法律法规标准宣传。并建立饮用水卫生安全储备体系和应急机制。

五、供水单位预防性卫生监督的程序和内容

饮用水供水单位预防性卫生监督是对新、改、扩建的供水单位进行监督审查,包括供水企业填报《建设项目卫生审查申请书》、卫生行政部门审核填发《建设项目设计卫生审查认可书》和《建设项目竣工卫生验收认可书》等。

(一)申请

1.申请方式

供水管理责任单位(申请人)到各级卫生行政部门咨询、领取或从网上下载格式文本的《建设项目卫生审查申请书》和办理须知。

2.申请材料

(1)建设项目卫生审查申请书。

(2)供水单位名称预先核准通知书复印件或营业执照复印件。

(3)有关主管部门批准建设集中式供水单位的文件资料。

(4)水源水质与水源选择。

(5)水源卫生防护说明。

(6)水厂总体设计和取水构筑物图及说明(包括水厂平面布局图、卫生防护设施图)。

(7)水处理设计图(包括制水工艺及流程图、车间布局平面图、主要制水设备清单)。

(8)输配水设计(包括管网平面布局图、管网系统图等)。

(9)水质检验设备及拟开展检验项目。

(10)拟选用涉及饮用水卫生安全产品的卫生许可批件复印件及消毒器械卫生许可批件复

印件。

(二)受理

参照供水单位卫生许可的受理。

(三)审核

1.审核标准

依据《生活饮用水卫生监督管理办法》《生活饮用水集中式供水单位卫生规范》《建筑给水排水设计规范》《室外给水设计规范》《城市给水工程规划规范》《生活饮用水卫生标准》。

2.审核过程

在受理后 10 个工作日内卫生监督员按有关标准规范和内容进行资料和现场审查,现场监督检查不符合标准的,由监督员当场出具"现场监督笔录"和"卫生监督意见书",提出整改意见,申请人按整改意见进行整改,整改完毕再申请审查。符合要求的监督员制作《建设项目设计审查认可书》,报主管领导审批。

3.供水单位预防性卫生监督审核内容

(1)厂址与周围环境:施工现场位置与申请管理责任单位所报资料必须相符,周围有毒有害场所或者污染源,应符合《生活饮用水集中式供水单位卫生规范》(以下简称《卫生规范》)第五条的要求。

(2)水源选择:应符合《卫生规范》第五条、第六条、第七条规定的要求。

(3)水源卫生防护:应符合《管理办法》第十三条;《卫生规范》第八条、第十条、第十一条规定的要求。

(4)水厂总体设计和取水构筑物的审查:宜选择在交通便捷以及供电安全可靠和水厂生产废水处理方便的地方(GB 50282-98),选择地势较高、不易受洪水或污水和其他废弃物侵害的地段。厂区周围不得有粉尘、有害气体、放射性物质和其他扩散性污染源。卫生防护设施图按《卫生规范》第二十四条、二十五、二十六条审查。生产经营场地平面布局图中应检查未经处理的污泥水排放位置。按工艺流程合理布局,划分生产区、生活区和独立行政办公区,生产区要在生活区的上风向,生产区外围 30 m 不得设置居住区,不得修建渗水厕所和渗水坑,不得堆放垃圾、粪便、废渣和铺设污水渠道。取水构筑物和水厂总体设计应符合 GBJ 13 的要求。

(5)水处理的设计审查:水处理工艺流程的选择和主要构筑物的组成应根据原水水质、设计生产能力、处理后的水质要求,参照相似条件下水厂的运行经验、结合当地条件,通过技术经济比较研究确定。集中式供水应有完善的混凝反应设施、沉淀和过滤设备,必须有水质消毒设备。应符合《卫生规范》第十六条和《室外给水设计规范》(GBJ 13)水处理的相关规定。

(6)输配水管网审查:输配水管网径应按最高日供水量加自用水量确定,输水干管一般不宜少于两条;管网宜设计成环状,若设计为树枝状的,末端应有排水阀。给水管应设在污水管上方。自备水源供水设施与城镇公共供水管网不得有任何连接。应符合《卫生规范》第十七、二十、二十一、二十二、二十三条和《室外给水设计规范》(GBJ 13)有关配水管网的有关规定。

(7)水质检验室:按《管理办法》第十条、《卫生规范》第三十条规定的要求进行配备。

(四)发放《建设项目设计卫生审查认可书》

经审核新建、扩建、改建工程的选址和设计符合有关标准和规范要求,当地卫生监督机构出具加盖公章的新建、改建、扩建工程的《建设项目设计卫生审查认可书》。

（五）竣工验收

供水单位按卫生行政部门审查发放的《建设项目设计卫生审查认可书》进行施工。工程验收分为土建验收和竣工验收两个阶段。建设单位在相应的工程结束后向卫生监督机构提出工程验收申请和相关资料。

土建验收标志着建设工程的土木建筑任务业已完成，经验收合格后即可进入设备安装阶段，该阶段卫生设施基本已成定局，进行土建验收便于发现问题，能便于建设单位在试生产还有一段时间内进行整改，也便于其在未安装设备前对不完善的土建工程进行整改。因此卫生监督机构应及时主动参与土建验收，重点审查土建工程是否按报建批准的设计图进行施工，施工过程中有哪些方面做了改变，发现施工中缺陷和存在问题，及时向建设单位发出《卫生监督意见书》，限期改进。

水处理设备安装完毕，经试运行基本符合设计要求时，建设单位应向卫生监督机构申请竣工验收，卫生监督员到现场进行验收，验收合格者，抽检出厂水和管网末梢水进行检验。

（六）向验收合格者颁发《建设项目竣工卫生验收认可书》

根据《中华人民共和国行政许可法》第四十五条规定，申请人取得《建设项目竣工卫生验收认可书》前（施工阶段）的时限和检验、检测时限不计算在行政许可期限内。

六、供水单位卫生许可

饮用水集中式供水单位卫生许可是供水单位向卫生行政部门提出许可申请，包括供水企业填报《卫生许可证申请书》和相应申报资料，经卫生行政部门审查，在规定的时限内发放卫生许可证。

（一）卫生许可申请

1.申请方式

集中式供水管理责任单位（申请人）到各级卫生行政部门受理处咨询、领取或从网上下载格式文本的《卫生许可证申请书》和办理须知。

2.集中式供水卫生许可申请材料

（1）《卫生许可证申请书》。

（2）申请报告（单位名称、地址、邮编、法定代表人或负责人、联系人及联系电话、申请类别、投资规模等）。

（3）建设项目竣工卫生验收认可书。

（4）水源水、出厂水和管网水检验合格报告。

（5）饮用水卫生质量保证体系的有关资料及卫生管理机构（或组织）、专兼职卫生管理人员配置情况；岗位管理制度（岗位卫生责任制、净水、反冲洗、清洗、消毒制度、从业人员健康体检和专业知识培训制度等）。

（6）水处理及卫生设施的配置（数量、位置）和运转情况。

（7）所用涉及饮用水卫生安全产品安全性证明材料。

（8）从业人员名单及预防性健康体检和卫生知识培训合格证明。

（9）检验室设备清单及检验人员资格证明，已开展检验项目。

（10）卫生行政部门认为有必要提供的其他资料。

3.提供真实材料

申请人应当如实提交有关材料，并对材料的真实性负责，否则将承担相应的法律后果。

(二)受理

(1)受理条件申请材料齐全、符合法定形式。

(2)受理人员对申请者提交的申请材料的完整性、合法性、规范性进行审核,根据下列情况分别作出处理:①申请事项依法不需要取得卫生行政许可的,应当即时告知申请人不受理,出具行政许可不予受理决定书。②申请事项依法不属于本机关法定职权范围的,即时告知申请人不受理,出具行政许可不予受理决定书。③申请材料存在可以当场更正错误的,应当允许申请人当场更正。④申请材料不齐全或者不符合法定形式的,应当场或者在五日内出具一次性告知书,告知申请人需要补正的全部内容,逾期不告知的,自发出行政许可申请材料接收凭证之日起即为受理。⑤申请事项属于本行政机关职权范围,申请材料齐全、符合法定形式,或者申请人按照本机关的要求提交全部补正申请材料的,五日内出具行政许可受理通知书。

(三)审查

1.审查程序

受理申请后,卫生行政部门指定两名卫生监督员对申请材料进行核实,并进行现场审查,对符合《生活饮用水卫生标准》(GB 5749)和《生活饮用水集中式供水单位卫生规范》规定的,由监督员当场出具"现场监督笔录",进入下一步办证程序。

现场监督检查不符合标准的,由监督员当场出具"现场监督笔录""卫生监督意见书"(申办人在监督意见书上签字),申办人在规定时间内(此时间不计入许可时间)进行整改(在此期间申请人不得从事供应生活饮用水,违反者按无证经营予以处罚),经监督员复验,合格者按符合标准进入办证程序,不符合者于复验后次日起,依据申办人两次"现场卫生监督笔录""监督意见书"的情况,进入不予许可决定的程序。

2.卫生许可审查内容

(1)资料形式审查:上述要求申报资料是否齐全,内容是否反映水厂实际情况,有无不符合项。

(2)现场审查:包括以下方面。①水源卫生检查:检查水源地卫生防护情况,是否按相关要求做好水源卫生防护工作。②检查水厂饮用水卫生管理规章制度和质量保证体系情况:检查水厂的质量保证体系是否有效运转,岗位责任是否明确,在相应岗位处有无作业指导书和岗位职责。现场询问相应管理人员和制水人员,对其水质净化消毒过程中相关问题处理和反应能力,判断其规章制度是否健全《卫生规范》第十三条。③检查水处理及卫生设施运转情况:检查混凝是否达到效果,待滤水浊度情况,滤后水质情况,加氯消毒情况,查看水厂记录与实际检查内容是否一致,核对相应设计资料,判断设备运转正常与否,是否能够安全供水《卫生规范》第十六条。④检查供方的资料:检查水厂所用与饮用水接触材料合格供方(卫生许可批件、厂方生产条件、质量保证体系等)资料是否齐全,现场抽查涉及饮用水卫生安全产品,是否从合格供应商进货,进货后是否进行验收,有无验收记录。判断使用的材料是否卫生安全《卫生规范》第十九条。⑤检查从业人员:核对相应岗位人员是否到位,检查不同工作岗位的从业人员,持有效专业资格证书和卫生知识培训情况,其专业水平是否可胜任相应工作。判断员工素质能否保证供水卫生安全《卫生规范》第十四条、第三十七条、第三十八条。⑥检验室的检查:检查检验室的设备、人员、制度、检验记录等,判断其是否配备与供水规模相适应的人员和设备、水质检验是否进行全过程质量控制、采样点与检验频率是否符合要求、水质检验记录是否完整清晰,档案资料是否保存完好,有无按要求上报水质资料《卫生规范》第四章。⑦检查是否有应急事故处理方案,污染事件报告制度。

⑧结合提供的检验报告和实验室记录对出厂水水质进行现场监督检测。

（四）许可决定

卫生行政部门应当自受理之日起二十日内书面作出卫生行政许可决定。二十日内不能作出决定的，经卫生行政部门负责人批准，可以延长十日，并应当将延长期限的理由告知申请人。

卫生行政部门作出准予卫生行政许可决定的，应当在作出决定后十日内向申请人发放加盖卫生行政部门印章的《卫生许可证》。

卫生行政部门作出不予卫生行政许可决定的，应当书面告知申请人，说明理由，并告知申请人享有申请行政复议或者提起行政诉讼的权利。

卫生行政部门作出准予卫生行政许可决定，应当予以公开，公众有权查阅。

卫生行政许可直接涉及申请人和他人之间重大利益关系的，卫生行政部门在作出行政许可决定前，应当告知申请人、利害关系人享有要求听证的权利。申请人、利害关系人在被告知听证权利之日起五日内提出听证申请的，卫生行政部门应当在二十日内组织听证。

申请人、利害关系人不承担卫生行政部门组织听证的费用。

《卫生许可证》有效期为四年，具体内容应当包括：单位名称、法定代表人、单位地址、卫生许可证号、发证日期、发证机关。其中单位名称、法定代表人等项目应与工商行政部门核准的内容一致，单位地址按集中式供水单位的实际地址填写。

卫生许可证号格式为：(市、区、县简称)卫水字[年份]XXXX 号，采用统一编号。

卫生行政部门在发放卫生许可证时，应当要求申请人签收。

申请人在申请集中式供水单位卫生许可证时，隐瞒有关情况或者提供虚假材料的，卫生行政部门不予受理或者不予卫生行政许可，并给予警告。该申请人在一年内不得再次提出申请。

《卫生许可证》不得涂改、转让，严禁伪造、倒卖。

（五）卫生许可延续

集中式供水单位需要延续依法取得的卫生行政许可的有效期的，应当在卫生许可证有效期届满三十日前向原发证部门提出申请，并提供以下资料。

（1）卫生许可证延续申请表。

（2）工商营业执照复印件(加盖公章)。

（3）单位名称、法定代表人(或负责人)、生产经营场地、布局、设施与原核准内容一致承诺书，如有改变，需提供改变后的材料。

（4）原《卫生许可证》原件。

（5）当地卫生行政部门认可检验机构出具的每年出厂水、末梢水水质检验报告。

（6）当地卫生监督机构出具的每年现场监督检查记录。

（7）卫生行政部门规定的其他资料。

卫生行政部门应当根据申请人的申请，在有效期届满前作出是否准予延续的决定；逾期未作出决定的，视为准予延续。

卫生行政部门在收到延续申请后，应当对所提供的资料及生产现场进行审查。经审查符合条件的，作出准予延续的决定，换发的《卫生许可证》沿用原卫生许可证号。

（六）变更

凡取得《卫生许可证》的集中式供水单位应当严格按照《卫生许可证》规定的内容进行生产；要求变更许可事项的，应当向原发证部门提出书面申请并提交相关材料。符合法定条件的，卫生行政部门应当依法办理变更手续。

变更许可的事项及所需提供的材料规定如下。

(1)要求变更单位名称的,需提供工商行政部门准予变更营业执照证明、变更前后的营业执照及原《卫生许可证》。

(2)要求变更单位法人的,需提供变更说明及其他相关材料。

除上述事项外,集中式供水单位需变更生产地址、布局、工艺流程等事项的,应按本程序重新申请卫生许可证。

(七)撤销卫生行政许可

有下列情况之一的,卫生行政部门可以根据利害关系人的请求或者依据职权,撤销卫生行政许可。

(1)卫生行政部门工作人员滥用职权、玩忽职守作出准予卫生行政许可决定的。

(2)超越法定职权作出准予卫生行政许可决定的。

(3)违反法定程序作出准予卫生行政许可决定的。

(4)对不具备申请资格或者不符合法定条件的申请人作出准予卫生行政许可决定的。

(5)依法可以撤销卫生行政许可的其他情形。

集中式供水单位以欺骗、贿赂等不正当手段取得《卫生许可证》的,卫生行政部门应当予以撤销,同时依法给予警告,该单位在三年内不得再次提出申请。

按照本条第一款的规定撤销的卫生行政许可,被许可人的合法权益受到损害的,卫生行政部门应当依法给予赔偿。依照本条第二款的规定撤销卫生行政许可的,被许可人基于卫生行政许可取得的利益不受保护。

(八)注销卫生许可

已取得卫生许可证的集中式供水单位有下列情况之一的,原发证部门可注销其《卫生许可证》。

(1)企业自行申请注销的。

(2)《卫生许可证》有效期届满未延续的。

(3)卫生行政许可依法被撤销、撤回,或者《卫生许可证》被依法吊销的。

(4)被工商行政管理部门注销或者吊销营业执照的。

(5)因其他原因不能保证供水卫生质量的。

卫生行政部门注销卫生许可证,应当及时告知被注销人,收回原证,并予以公告。

(九)补发

集中式供水单位遗失卫生许可证的,应当及时登报声明,然后向原发证部门申请补发。

七、供水单位的经常性卫生监督

饮用水经常性卫生监督包括对供水单位的现场监督、对水质进行监督监测以及对违法行为进行行政处罚等。

(一)对供水单位的经常性卫生监督

1.经常性卫生监督程序

各级卫生监督机构根据各自的职责,对辖区内生活饮用水集中式供水单位开展经常性卫生监督工作。监督频次每年不少于2次。

根据《卫生规范》的有关要求,对供水单位进行经常性监督,对符合要求,由卫生监督员当场出具"现场监督笔录",供卫生许可延续的依据。现场监督检查不符合要求的,由监督员当场出具"现场监督笔录",并下发"卫生监督意见书"责令供水单位在规定时间内进行整改。对违反《管理办法》者,按有关程序进行行政处罚。

2.经常性卫生监督内容

(1)水处理工艺和卫生设施与申报卫生许可时是否一致,是否已更改。有无供水设施未经卫生许可,有无违反《管理办法》第七条的事实。

(2)水源卫生检查:检查水源地卫生防护情况,是否按相关要求做好水源卫生防护工作。有无违反《管理办法》第十三条的事实。

(3)检查水厂饮用水卫生管理规章制度和质量保证体系情况:检查水厂的质量保证体系是否有效运转。现场询问相应管理人员和制水人员,对其水质净化消毒过程中相关问题处理和反应能力,判断其是否按有关规章制度执行《卫生规范》第十三、十四条。

(4)检查水处理及卫生设施运转情况:检查水处理及卫生设施是否完善、运转情况是否正常。混凝是否达到效果,待滤水浊度情况,滤后水质情况,加氯消毒情况,查看水厂记录与实际检查内容是否一致,能否保证水处理运转正常,能够保持日常安全供水《卫生规范》第十六条、二十四条。

(5)检查供方的资料:检查水厂所用与饮用水接触材料合格供方(卫生许可批件、厂方生产条件、质量保证体系等)资料是否齐全,现场抽查涉及饮用水卫生安全产品,是否从合格供应商进货,进货后是否进行验收,有无验收记录。判断使用的材料是否卫生安全《卫生规范》第十八条、第十九条。

(6)检查从业人员:供、管水人员是否经过卫生知识培训和健康体验不合格人员是否及时调离,有无违反《管理办法》第十一条的事实。检查不同工作岗位的从业人员,持有效专业资格证书和卫生知识培训情况,其专业水平是否可胜任相应工作。判断员工素质能否保证供水卫生安全《卫生规范》第十四条、第三十七条、第三十八条。

(7)水质和检验室的检查:检查检验室水质检验是否进行全过程质量控制、采样点与检验频率是否符合要求、水质检验记录是否完整清晰,档案资料是否保存完好,有无按要求上报水质资料。对出厂水水质进行现场监督检测,有无违反《管理办法》第六条的事实。

(8)检查水厂的防污染事故和应急措施:是否有防止污染措施和应急事故处理方案,污染事件报告制度是否健全《卫生规范》第二十八条、第二十九条。

(9)检查输配水系统:集中式供水单位应加强管网的维修,管网渗漏率应严格控制在国家允许范围之内,其他各项应按《卫生规范》第十七条、第二十条、第二十二条执行。

(二)行政处罚

根据传染病防治法规定,卫生行政部门对饮用水集中式供水单位进行卫生监督并实行卫生许可制度,要审查城乡每一个集中式供水水厂是否依法获得卫生许可证,消除不合格供水隐患。全面审查新建、改建、扩建饮用水供水工程项目是否经过卫生部门审查和竣工验收,对不符合规定的供水单位严格按照有关规定进行查处。根据《生活饮用水卫生监督管理办法》,监督检查供水单位日常水质检测报送制度的落实情况,严肃查处涉及饮用水卫生安全的违法违规行为。

(1)供水单位违反《管理办法》第二十五条,安排未取得体检合格证的人员从事直接供、管水工作或安排患有有碍饮用水卫生疾病的或病原携带者从事直接供、管水工作的,县级以上地方人民政府卫生行政部门应当责令限期改进,并可对供水单位处以20元以上1 000元以下的罚款。

（2）在饮用水水源保护区修建危害水源水质卫生的设施或进行有碍水源水质卫生的作业的；新建、改建、扩建的饮用水供水项目未经卫生行政部门参加选址、设计审查和竣工验收而擅自供水的；供水单位未取得卫生许可证而擅自供水的，县级以上地方人民政府卫生行政部门应当责令限期改进，并可处以 20 元以上 5 000 元以下的罚款。

（3）供水单位供应的饮用水不符合国家规定的生活饮用水卫生标准的县级以上地方人民政府卫生行政部门应当责令限期改进，并可处以 20 元以上 5 000 元以下的罚款。

（4）饮用水供水单位供应的饮用水不符合国家卫生标准和卫生规范的或涉及饮用水卫生安全的产品不符合国家卫生标准和卫生规范的，导致或者可能导致传染病传播、流行的，由县级以上人民政府卫生行政部门按《中华人民共和国传染病防治法》第七十三条的要求责令限期改正，没收违法所得，可以并处五万元以下的罚款；已取得许可证的，原发证部门可以依法暂扣或者吊销许可证；构成犯罪的，依法追究刑事责任。

（陈晓光）

第三节　医疗服务与公共卫生服务

医疗机构是公共卫生服务体系重要的组成部分，也是公共卫生服务的重要环节。随着社会经济的快速发展和广大人民群众健康需求的日益提高，医疗机构在公共卫生工作中的地位也日渐突出，大量的疾病控制和妇女儿童保健等工作需要医疗机构共同合作完成，医疗机构与专业公共卫生机构、医疗服务与公共卫生服务的关系也日益紧密。

一、公共卫生基本知识

（一）公共卫生基本概念

公共卫生内涵随着社会经济的发展和人类对健康认识的加深而不断发展。19 世纪，公共卫生在很大程度上被理解为环境卫生和预防疾病的策略，如疫苗的使用。20 世纪，公共卫生扩大到包括环境卫生、控制疾病、进行个体健康教育、组织医护人员对疾病进行早期诊断和治疗，发展社会体制，保障公民都享有应有的健康权益。目前，学术界通常采用 WHO 的定义：公共卫生是一门通过有组织的社区活动来改善环境、预防疾病、延长生命与促进心理和躯体健康，并能发挥个人更大潜能的科学和艺术。

公共卫生就是组织社会共同努力，改善环境卫生条件，预防控制传染病和其他疾病流行，培养良好卫生习惯和文明生活方式，提供医疗卫生服务，达到预防疾病，促进健康的目的。

（二）公共卫生基本职能

公共卫生的基本职能指的是影响健康的决定因素、预防和控制疾病、预防伤害、保护和促进人群健康、实现健康公平性的一组活动。具体来说，基本职能包括以下服务内容。

（1）疾病预防控制管理。

（2）公共卫生技术服务。

（3）卫生监督执法。

（4）妇女儿童保健。

（5）健康教育与健康促进。

（6）突发性公共卫生事件处理等。

（三）公共卫生基本特点

公共卫生是以促进人群健康为最终目标、以人群为主要研究重点、强调防治结合和广泛的社会参与、以多学科公共卫生团队为支撑，具有以下基本特点。

1.社会性

公共卫生服务是一项典型的社会公益事业，是人民的基本社会福利之一，因此公共卫生服务不能以营利为目的。

2.公共性

公共卫生服务表现为纯公共产品或准公共产品的供给，具有排他性和消费共享性的特点。

3.健康相关性

公共卫生服务的直接目的是保障公民的健康权益，所采取的措施和方法必须遵循医学科学理论和技术。

4.政府主导性

公共卫生服务的提供是政府公共服务职能的一个重要内容，政府必须承担公共卫生服务的供给责任：统一组织、领导和直接干预，提供必要的公共财政支出。

二、医疗服务与公共卫生服务的关系

（一）医疗机构与公共卫生专业机构

医疗机构和专业公共卫生机构均是依据相关法规设立的具有独立法人代表资格的机构，前者主要依据《医疗机构管理条例》而设立，为当地居民提供临床诊疗服务以及部分公共卫生服务，主要包括临床综合医院和肿瘤、口腔、眼科、传染病、妇产、儿童等专科医院。后者主要依据《中华人民共和国传染病防治法》《精神卫生法》《中华人民共和国食品卫生法》《职业卫生法》等设立的专业公共卫生机构，主要包括：疾病预防控制中心、卫生监督中心（所）、妇幼保健中心（院）、职业病防治院（中心）、健康教育和健康促进中心（所）、精神卫生中心（所）等。在同一地区医疗机构和专业公共卫生机构均隶属同级卫生行政部门管理。

医疗机构在医院内部为了统筹协调、指导和监督落实院内公共卫生服务工作，预防与控制医院内感染的发生和流行，并联系相关专业公共卫生机构，依据《医疗机构管理条例》的要求，设立了预防保健科（或公共卫生科）和医院感染控制科。在我国绝大部地区医院都设立预防保健科和医院感染控制科。近年来，我国许多地方卫生行政部门为了进一步明确医疗机构公共卫生职能，规定医院统一设置公共卫生科，便于辖区内公共卫生工作的衔接。无论称谓是预防保健科，还是公共卫生科，其基本职责都是统筹协调院内公共卫生服务工作，指导和监督院内各有关科室开展公共卫生服务工作，联系并接受专业公共卫生机构业务技术指导。

公共卫生专业机构是以开展和完成区域内公共卫生服务业务为主的部门，负责区域内公共卫生规划、计划的制订，公共卫生监测，开展专项调查研究，提出并落实预防与控制措施，分析和评估实施效果。

公共卫生专业机构与医疗机构之间是密不可分的合作伙伴关系，在公共卫生服务中，医疗机构离不开公共卫生机构，公共卫生机构也离不开医疗机构，两者间应实行无缝衔接。

(二)公共卫生服务与医疗服务的关系

医疗服务主要是针对个体,为个体提供诊断、治疗、预防保健方面服务。与医疗服务相比,公共卫生服务是针对群体,以人群为主要重点,强调防治结合和广泛的社会参与,以多学科公共卫生团队为支撑。公共卫生服务是一项典型的社会公益事业,不能以营利为目的,表现为纯公共产品或准公共产品的供给。除了基本医疗服务以外,医疗服务都不能列为公共产品。因此,公共卫生服务的提供是政府公共服务职能的一个重要内容,政府在公共卫生领域的主要职能包括:制定政策法规,制订和实施公共卫生发展规划计划,协调部门的公共卫生职责,执行公共卫生监督执法,组织、领导和协调公共卫生的应急服务。

三、医疗机构在公共卫生工作中的地位和作用

公共卫生工作离不开医疗机构,医疗机构是公共卫生体系不可或缺的重要组成部分,无论是传染病、慢性病、寄生虫病、地方病、职业病、因病死亡,还是突发公共卫生事件、食物中毒的发现都离不开医疗机构,其报告也依赖医疗机构,新生儿预防接种、妇女儿童保健、疾病监测、健康教育与干预,以及实施传染病的预防控制和传染病的救治、慢性病的治疗与控制均在医疗机构内完成。

医疗机构本身是传染病传播的高危场所,也是院内感染发生的高危场所,因而对医院在预防控制传染病的播散和医院内感染的发生提出了更高的要求,医院的规划、设计、布局,空调通风冷暖系统,给排水及污水处理系统,人流和物流系统,传染病门诊、洁净手术室、洗消供应室和ICU室等设置必须充分考虑满足控制传染病播散和院内感染发生的需要。医疗机构的医务工作者应掌握公共卫生基本知识,有承担公共卫生的责任意识,还应按相应法律、法规的要求切实履行其职责,及时、准确地发现报告传染病、精神病、职业病、糖尿病、高血压等疾病,实施重要传染病的监测、控制工作,做好就诊者的健康教育和干预工作。

（陈晓光）

第四节　医疗机构公共卫生基本职能

医疗机构种类繁多,有综合医院,也有专科医院。医疗机构的级别也不尽相同,有三级甲(乙)医院,也有二级甲(乙)等医院,还有一级医院、门诊等。不同类型的医疗机构所承担的公共卫生职能不尽统一,根据国家有关法律法规以及我国医疗机构开展公共卫生工作的实际,医疗机构的公共卫生基本职能主要包括以下几方面:突发公共卫生事件的报告及应急处理;食物中毒的发现报告与救治;传染病的发现报告及预防控制;预防接种服务;主要慢性病的发现报告与管理;职业病的发现与报告;精神病的发现与报告;医院死亡病例的报告;妇女儿童保健服务;健康教育与健康促进;放射防护和健康监测;医院感染与医疗安全管理。

一、突发公共卫生事件的发现报告及应急处理

突发公共卫生事件发现。无论是重大传染病,还是食物中毒和职业中毒,当患者感到身体不适时,首先就诊地点为医疗机构,医疗机构医师根据诊疗规范、诊断标准和专业知识,进行疑似或

明确诊断。

(一)突发公共卫生事件报告

医疗机构发现突发公共卫生事件或疑似突发公共卫生事件,医院应及时启动突发公共卫生事件处置应急程序,逐级汇报。

(二)患者救治或转诊

医疗机构在报告的同时要做好患者救治工作,特殊情况需要转诊者,应做好相应转诊工作。

二、食物中毒发现报告与救治

患者食用了被生物性(如细菌、病毒、生物毒素等)、化学性(如亚硝酸钠等)有毒有害物质污染的食品,出现急性或亚急性中毒症状。

(一)食物中毒的发现

患者到医疗机构就诊,医疗机构医师根据食物史、患者症状,结合相关诊断标准确认食物中毒或疑似食物中毒。

(二)食物中毒的报告

医疗机构发现群体性食物中毒,应及时启动疑似食物中毒事件处置应急程序,逐级汇报,并协助疾病预防控制机构进行事件的调查及确证工作。

(三)食物中毒患者救治

医疗机构在报告的同时做好中毒患者的救治工作。

三、传染病的发现报告及预防控制

传染病的预防控制是医疗机构主要工作内容之一,包括传染病的发现、报告、监测、预防控制、救治及转诊工作。

(一)传染病的发现

医疗机构医师接诊疑似传染病患者,应按《传染病诊断标准》对疑似传染病例进行诊断,必要时请会诊予以明确诊断。

(二)传染病的报告

医疗机构发现疑似或确诊传染病后,要按《中华人民共和国传染病防治法》规定的内容及时限,录入中华人民共和国国家疾病预防控制信息系统进行网络直报。

(三)传染病监测

医疗机构应按公共卫生专业机构要求,开展传染病的监测工作,报送相关监测信息。做好传染病阳性标本留样,传送给疾病预防与控制中心实验室复核。

(四)传染病预防控制

在医疗机构中实施传染病的预防与控制,如预防控制艾滋病乙肝梅毒母婴传播项目,孕产妇进行筛查、随访、治疗,都需在医疗机构内实施。

(五)传染病的救治

传染病治疗和重症传染病的救治都需依赖医疗机构。

(六)慢性传染病患者的转诊

有些传染病发现后需转至专门机构进行随访治疗,如疑似麻风患者(临床诊断为主)、疑似肺结核患者(临床诊断和胸片结果为主)医疗机构除报告外,还要转诊至辖区慢性病防治院或传染病医院进行治疗。

四、预防接种服务

预防接种是最有效、最经济的预防控制疾病的措施,预防接种服务主要在社区健康服务中心完成,医疗机构主要承担新生儿疫苗接种,犬伤后狂犬疫苗接种及冷链的管理。

(一)新生儿疫苗接种

孕妇在医院生产后,医院应及时为新生儿免费接种乙肝疫苗、卡介苗,接种时应严格按疫苗接种规范操作。

(二)狂犬疫苗接种

对动物咬伤的就诊者,医疗机构应根据狂犬病暴露预防处置工作规范处理伤口及接种狂犬疫苗,必要时注射狂犬免疫球蛋白。

(三)冷链管理

医疗机构应严格按预防用生物制品保存要求执行存放(在冷藏或冷冻区)、领取、运输等。

五、主要慢性非传染病的发现报告与管理

主要慢性非传染病是指高血压、糖尿病,以及恶性肿瘤、脑卒中和冠心病等,医疗机构承担患者发现、报告、治疗及转诊工作。

(一)患者的发现

医疗机构要积极主动发现高血压、糖尿病患者,落实首诊测血压措施。

(二)病例的报告

医疗机构一旦发现高血压、糖尿病患者,以及恶性肿瘤、脑卒中和冠心病病例,按要求报告给公共卫生专业机构。

(三)患者的治疗

一旦明确诊断,医疗机构应采取合适的措施对患者进行治疗。

(四)患者的转诊

医疗机构待患者病情稳定后转诊至所在的社区健康服务中心,由社区健康服务中心进行随访管理。

六、职业病的发现与报告

医疗机构对有职业接触的疑似职业病的病例,应结合职业接触史和临床表现进行诊断和鉴别诊断,必要时邀请职业病防治机构的专家会诊,一旦发现疑似的职业病,应及时按要求进行报告,必要时转诊至相应的专业机构进行治疗。

七、重症精神病的发现与报告

医疗机构对疑似精神病患者应进行诊断和鉴别诊断,必要时邀请精神病专科医院专家会诊,一旦发现疑似精神病患者,按要求进行报告,必要时转诊至精神病专科医院进行明确诊断和治疗。

八、死亡病例的报告

医疗机构出现死亡病例,应按要求及时、准确填报死亡医学证明,专人定期收集全院死亡医

学证明信息,组织病案管理室给予规范编码,录入国家死因登记信息报告系统并网络上传。

九、妇女儿童保健服务

具有相应资质的医疗机构提供孕产妇保健服务和儿童保健服务,并管理出生医学证明和妇幼保健信息。

(一)孕产妇保健

医疗机构为育龄期妇女开展孕前妇女保健检查和咨询,对孕期妇女提供定期产检服务和相关疾病的筛查,以及适宜的生产技术,指导母乳喂养,发现与报告孕产妇死亡情况。

(二)儿童保健

医疗机构提供新生儿疾病筛查、儿童保健服务,发现与报告新生儿和 5 岁以下儿童死亡情况。

(三)出生医学证明管理

专人管理、核发出生医学证明,并及时上报。

(四)妇幼信息管理

医疗机构负责管理妇幼保健信息系统和母子保健手册,准确录入妇幼保健相关内容,按权限完成相应工作,按期完成妇幼保健报表的统计、核实、报送等工作。

十、健康教育与健康促进

医疗机构根据其特殊性提供健康教育宣传、健康处方、健康指导,并带头做好控烟工作。

(一)健康教育

各医疗机构各专业科室应根据自身专业特点,定期制作健康教育宣传栏,宣传相关知识。

(二)健康处方

各专业科室编写本专业诊治疾病的健康处方,对就诊者进行宣传,普及相关专业知识。

(三)健康指导

医务人员适时对患者或家属进行健康指导,住院部医务人员应对患者进行健康教育指导并在病历记录。

(四)控制吸烟

禁烟标识张贴、劝止吸烟行动、医院内吸烟现况监测,带头控烟。

十一、放射防护与健康监测

医疗机构为了疾病的诊断和治疗配备了许多带有放射性的装置,如 X 线机、CT 等,因而要加强辐射防护,并做好医护人员和就诊者的保护。

(一)放射防护

对带有放射性的装置,其选址、布局及防护设计要合理,设计方案应报批,竣工后要通过专业部门验收,场所要进行防辐射处理。

(二)放射人员防护

放射工作人员要做好个人防护,上班时佩戴个人放射剂量仪,定期进行健康体检。

(三)患者的防护

医疗机构在给患者进行带有放射线装置检查或治疗时,要做好防护,尤其是敏感部位务必采取有效的防护措施。

十二、医院感染与医疗安全管理

医院内感染控制是医疗机构的重要职责,包括医院感染的报告与处理,医院消毒效果监测,医疗废弃物管理,实验室感染控制,以及感染性职业暴露处置等工作内容。

(一)医院感染的报告与处理

医务人员按《医院感染诊断标准(试行)》发现院内感染个案时,应及时报告。如果发生医院感染暴发,要按医院感染暴发处理程序进行调查、报告,必要时请专业机构协助处理,提出感染控制措施并部署实施。

(二)医院消毒效果监测

医院感染管理部门应定期对消毒剂、消毒产品、医务人员的手、空气、物体表面等进行消毒效果监测,并向当地专业公共卫生机构报告,接受公共卫生机构督导检查。

(三)废弃物管理

医院机构应按《医疗废物管理条例》要求做好医院污水处理,定期监测污水处理后的卫生指标,定期检查医疗废物处理是否规范。如果发生医用废物的流失、泄漏、扩散等意外事故应及时报告并做好相应处理。

(四)实验室感染控制

医疗单位实验室,尤其是感染性实验室要严格按照实验室生物安全要求进行规范操作,做好个人防护,菌种保藏、运输等安全防范工作。

(五)感染性职业暴露处理

医务人员要严格执行各项诊疗操作规范,发生感染性职业暴露要及时报告、评估并给予医学处理,根据职业暴露级别定期随访。

(陈晓光)

第五节　突发公共卫生事件应急处理

近年来,发生了一系列重大突发公共卫生事件,如印度鼠疫风暴、美国炭疽恐怖、英国口蹄疫事件、中国 SARS 疫情以及正在袭击全球越来越多国家的禽流感和甲型 H1N1 型流感疫情等,人们日益认识到突发公共卫生事件对当今社会经济发展的重大影响——突发公共卫生事件正在逐步成为世界各国共同关注的热点问题。

突发公共卫生事件的应对处置能力是指:突发公共卫生事件发生时,能够采取有效措施、及时控制和消除突发公共卫生事件危害的能力。突发公共卫生事件的应对处置能力是疾病预防控制能力的重要组成部分,我国应加强应急处置体系建设和人员的技术培训,做好物资储备,组建精良的应急处置队伍,随时应对突发的公共卫生事件,特别是要充分发挥疾病预防控制体系的作用。

一、突发公共卫生事件概述

(一)突发公共卫生事件的定义与主要危害

1.突发公共卫生事件的定义

我国《突发公共卫生事件应急条例》中规定,突发公共卫生事件是指突然发生,造成或者可能造成社会公众健康严重损害的重大传染病疫情、群体性不明原因疾病、重大食物和职业中毒以及其他严重影响公众健康的事件。

重大传染病疫情,指发生《中华人民共和国传染病防治法》规定的传染病或新的传染病暴发或流行严重的疫情,包括甲类传染病、乙类与丙类传染病暴发或多例死亡、罕见或已消灭的传染病、临床及病原学特点与原有疾病特征明显异常的疾病、新出现传染病的疑似病例等。

群体性不明原因的疾病,指在一定时间内,某个相对集中的区域内同时或者相继出现多个临床表现基本相似患者,但又暂时不能明确诊断的疾病。

重大食物和职业中毒事件,指危害严重的急性食物中毒和职业中毒事件等。

2.突发公共卫生事件的主要危害

突发公共卫生事件不仅给人民的健康和生命造成重大损失,对经济和社会发展也具有重要影响,主要表现在以下几个方面。

(1)损害人类健康:每次严重的突发公共卫生事件都造成众多的人群患病、伤残或死亡。

(2)造成心理伤害:突发公共卫生事件对于全社会所有人的心理都是一种强烈的刺激,必然会导致许多人产生焦虑、神经症和忧虑等精神神经症状。如1988年上海甲肝流行曾造成上海市和其他一些地区人群的恐慌。

(3)造成严重经济损失:一是治疗及相关成本高,如治疗一位传染性非典型性肺炎患者需要数万甚至数十万元;二是政府、社会和个人防疫的直接成本;三是疫情导致的经济活动量下降而造成的经济损失;四是疫情不稳定造成交易成本上升产生的损失。

(4)国家或地区形象受损及政治影响:突发公共卫生事件的频繁发生或处理不当,可能对国家和地区的形象产生很大的负面影响,也可使医疗卫生等有关单位和政府有关部门产生严重的公共信任危机。严重突发公共卫生事件处理不当可能影响地区或国家的稳定,因此有些发达国家将公共卫生安全和军事安全、信息安全一并列入国家安全体系。

(二)突发公共卫生事件的基本特征

1.突发性和意外性

突发公共卫生事件虽然存在着发生征兆和预警的可能,但往往很难对其作出准确的预警和及时识别。首先,由于突发公共卫生事件发生的时间、地点具有一定的不可预见性,如各种恐怖事件、自然灾害引起的重大疫情、重大食物中毒等,很难预测其发生的时间和地点;其次,突发公共卫生事件的形成常常需要一个过程,开始可能事件的危害程度和范围很小,对其蔓延范围、发展速度、趋势和结局很难预测。例如,自2002年11月开始,我国广东等地发生的传染性非典型性肺炎,疫情开始时很难预测到会波及全国24个省(直辖市、自治区)和世界32个国家和地区,演变为特别重大的突发公共卫生事件。

2.群体性或公共性

突发公共卫生事件是一种公共事件,在公共卫生领域发生,危害的不是特定的个体,而是不特定的社会群体,具有公共卫生属性,往往同时波及多人甚至整个工作或生活的群体。如果所发生的突发公共卫生事件是传染病暴发或引起突发公共卫生事件的原因或媒介具有一定普遍性（如食品、疫苗或药物），还可能威胁其他地区。伴随着全球化进程的加快，突发公共卫生事件的发生具有一定的国际互动性。首先，一些重大传染病可以通过交通、旅游、运输等各种渠道在国家与国家之间远距离传播，如传染性非典型性肺炎在中国内地暴发后，不仅在国内传播，而且影响到周边地区和国家；其次，由于突发公共卫生事件影响对象主要是社会公众，政府应对突发公共卫生事件的能力、时效和策略反映了政府对公众的关心程度，也影响到政府的国际声誉。

3.严重性

由于突发公共卫生事件涉及范围大，影响严重，一方面对人们身心健康产生危害，甚至冲击医疗卫生体系本身、威胁医务人员自身健康、破坏医疗基础设施，可在很长时间内对公众心理产生负面影响；另一方面，由于某些突发公共卫生事件涉及社会不同利益群体，敏感性、连带性很强，处理不当可造成社会混乱，对社会稳定和经济发展产生重大影响。

4.复杂性

突发公共卫生事件种类繁多，原因复杂。我国因为地域辽阔，人口众多，自然因素和社会因素复杂，因而突发公共卫生事件发生的原因更是多种多样；其次引起传染病暴发的物质多种多样，全球已登记的引起中毒的化学物质种类超过 4 000 万种，对其毒性认识较深刻的仅数千种；第三，有的事件可直接造成人体或财物损害，有的只是潜在的威胁，但可能持续较长时间。有的事件本身还可能是范围更大的突发公共卫生事件的一部分。同类事件的表现形式千差万别，处理也难用同样的模式来界定，很难预测其蔓延范围、发展速度、趋势和结局。

5.阶段性

突发公共卫生事件不论大小都具有周期性，根据其发生、发展的过程可分为四个时期：潜在期即突发公共卫生事件发生前的先兆阶段，若先兆现象处理得好，突发公共卫生事件往往可以避免；暴发期即由于未能对其发生时间和地点进行预测，在先兆期未能识别，导致事件迅速演变，出现暴发的时期；持续发展期即突发公共卫生事件得到控制，但没有得到彻底解决的时期；消除期即突发公共卫生事件经过实施控制措施而得到完全解决的时期。

6.决策的紧迫性和时效性

突发公共卫生事件事发突然、情况紧急、危害严重，如不能采取迅速的处置措施，事件的危害将进一步加剧，造成更大范围的影响。所以，要求在尽可能短的时间内作出决策，采取针对性的措施，将事件的危害控制在最低程度。许多原因不明或特别严重的突发公共卫生事件发生时，由于事发突然、准备不足，使应对和处理工作更为艰难和紧迫。因此，突发公共卫生事件发生后，全力以赴救治患者，迅速调查事件原因，及时采取针对性的处置措施，控制事件的进一步扩大，就成为十分紧迫的任务。调查处理突发公共卫生事件的人员，必须争分夺秒，迅速、全面地开展工作，以求在最短时间内控制事态的发展。

7.处理的综合性和系统性

许多突发公共卫生事件不仅是一个公共卫生问题，还是一个社会问题，需要各有关部门共同协作，甚至全社会都要动员起来参与这项工作。因此，突发公共卫生事件的处理涉及多系统、多部门，政策性很强，必须在政府的领导下综合协调，才能最终控制事态发展，将危害降低到最低程度。

（三）突发公共卫生事件的分类和分级

1.突发公共卫生事件的分类

突发公共卫生事件的分类方法有多种，根据发生原因通常可分为以下几种。

(1)生物病原体所致疾病:主要指病毒、细菌、真菌、寄生虫等病原体导致的传染病区域性暴发、流行;预防接种出现的群体性异常反应;群体性医院感染等。

人类历史上,传染病曾肆虐数千年,造成过世界性巨大灾难,尽管随着科技进步,人类发明了抗生素及疫苗等药物和生物制剂,使传染病有所控制,但是目前传染病的发病率仍占全世界每年总发病率的第一位,原因是多方面的,包括一些已被控制的传染病如结核、疟疾等死灰复燃,卷土重来;一系列新传染病相继出现,如艾滋病、埃博拉病等,对人类构成严重威胁;特别是第一、二次世界大战期间和战后某些帝国主义国家研制烈性生物制剂并用于军事战争,即开展生物战(或细菌战),给人类带来危害和恐慌。

20世纪70年代以来,相继发现了多种新的传染病,许多以暴发流行的形式出现。某些新传染病的危害已为世人所知,最典型的例子莫过于正在全球流行的艾滋病。1992年发现的新型霍乱,已使南亚数十万人发病,并呈世界性流行态势;在非洲出现的埃博拉出血热,其极高的死亡率使世人惊恐;莱姆病已在五大洲数十个国家和地区流行,严重感染者可致残,美国人称之为"第二艾滋病"。

目前,我国面临着工业化、城市化和人口老龄化,公共卫生随之出现许多新问题。有资料显示,全球发现的32种新现传染病中,有一半左右已在我国出现。我国乙肝病毒携带者占世界总数的1/3,结核患者占全世界总数的1/4,性病发病人数也正在大幅增长。

(2)食物中毒事件:指人摄入了含有生物性、化学性有毒有害物后或把有毒有害物质当作食物食入后出现的非传染性的急性或亚急性疾病,属于食源性疾病的范畴。

引起中毒的主要原因首先是投毒,其次为误食,还有的是因农药使用不合理污染食品而引起,主要涉及农药和鼠药。细菌性食物中毒问题仍然严重。食入有毒动植物中毒致死率高,误食的品种主要为河豚和毒蕈。

(3)有毒有害因素污染造成的群体中毒、死亡:指由于污染所致的中毒,如水体污染、大气污染、放射污染等,波及范围较广。据统计数据估计,全世界每分钟有28人死于环境污染,每年有1472万人因此丧命;同时,有毒有害物质污染常常会对后代造成极大的危害。

我国是生产、消费消耗臭氧层物质(ODS)和排放二氧化硫最多的国家,二氧化硫排放量世界第二,国际环境履约面临巨大应激。近几年,我国酸雨污染比较严重,西南、华南等地区更是形成了继欧美之后的世界第三大酸沉降区。

中国有毒有害因素污染总体范围在扩大、程度在加剧、危害在加重,一方保护,多方破坏,点上治理、面上破坏,边治理、边破坏,治理赶不上破坏速度。日趋严重的环境污染正在影响人民身体健康和社会经济的发展,如北京由于空气污染严重,呼吸道疾病在导致死亡的疾病中排第四位。

(4)自然灾害:主要指地震、洪涝、干旱等自然灾害造成的人员伤亡及疾病流行等,会在顷刻间造成大量生命财产的损失、生产停顿、物质短缺,灾民无家可归,眼见几代人为之奋斗创造的和谐生存条件毁于一旦,几十年辛勤劳动的成果付之东流,产生种种社会问题,并且还会带来严重的、包括社会心理因素在内的诸多公共卫生问题,从而引发多种疾病,特别是传染性疾病的暴发和流行。

由自然灾害引起的公共卫生问题是多方面的。如洪水淹没房屋倒塌所致外伤,破坏生态环境,影响生态平衡,造成疫源地扩散,环境条件恶化,尤其是饮用水严重污染引起肠道传染病暴发流行,食物匮乏导致营养缺乏症及食物中毒,夏、秋季节高温易发生中暑等。

（5）意外事故引起的死亡：煤矿瓦斯爆炸、飞机坠毁等重大生产安全事故让我们感到震惊，一些生活意外事故也在严重威胁着人们的安全。这类事件由于没有事先的准备和预兆，往往会造成巨大的经济损失和人员伤亡。有资料显示，在全球范围内，每年约有 350 万人死于意外伤害事故，约占人类死亡总数的 6％，是除自然死亡以外人类生命与健康的第一杀手。

（6）不明原因引起的群体发病或死亡：指在短时间内，某个相对集中的区域内同时或者相继出现具有共同临床表现的多位患者，且病例不断增加，范围不断扩大，又暂时不能明确原因的疾病。这类事件由于系不明原因所致，通常危害较前几类要严重得多。一来该类事件的原因不明，公众缺乏相应的防护和治疗知识；同时，日常也没有针对该类事件的特定监测预警系统，使得该类事件常常造成严重的后果；此外，由于原因不明，在控制上也有很大的难度。

（7）职业中毒：指职业危害性因素造成的人数众多或者伤亡较重的中毒事件。

（8）"三恐"事件：主要指生物、化学和核辐射恐怖事件。

2.突发公共卫生事件的分级

在《国家突发公共卫生事件应急预案》中，根据突发公共卫生事件性质、危害程度、涉及范围，突发公共卫生事件划分为特别重大（Ⅰ级）、重大（Ⅱ级）、较大（Ⅲ级）和一般（Ⅳ级）四级。在《突发公共卫生事件分级内涵的释义（试行）》中，对不同等级的突发公共卫生事件分级情况给予了详细说明。

（1）分级原则：突发公共卫生事件种类多，其性质和影响的范围以及造成的社会危害也各不相同，因此，采取的控制措施和管理的主体也不尽相同。为了加强突发公共卫生事件的报告和处理，确定突发公共卫生事件的管理主体，体现分级管理、分工责任明确，对突发公共卫生事件进行分级是十分必要的。

危害第一原则：突发公共卫生事件的大小，主要以其对人民的生命、健康、社会和经济发展影响的大小或强弱为主要依据。对于传染病疫情主要以病死率高低、传播性强弱、对社会和经济发展影响大小以及人们对其认识程度为依据。例如，鼠疫虽然具有有效的预防控制手段，但其病死率高，传播力强，危害严重，所以对其标准划分就比较严格；对于传染性非典型性肺炎，虽然病死率不高，但由于是新现传染病，对社会和经济影响巨大，所以发现 1 例传染性非典型性肺炎病例就定位为较严重的突发公共卫生事件；对于食物中毒主要以中毒人数、影响的人群以及社会影响、经济损失为依据。

区域第二原则：突发公共卫生事件大小的划分是以事件发生的区域为依据，因为事件发生地点不同，影响力也不同。例如，一起鼠疫疫情如果发生在大城市，可能传播快，波及的人数多，容易引起社会恐慌，对社会经济发展影响较大；而鼠疫若发生在偏远地区，由于人口密度小，交通不便，则可能造成的影响小。区域性原则还体现在以事件波及的范围为依据。如果事件涉及两个城市，甚至是两个省（自治区、直辖市），一方面说明事件有扩散趋势，需要引起重视；另一方面处理跨地区突发事件需要更高一层的政府部门进行协调，增大了应急指挥的难度。

行政区划第三原则：我国现行的行政管理体制分为国家、省、地、县四级，为了明确每一行政级别在突发公共卫生事件应急反应中的职责，强调应急处理统一领导和分级负责的原则，将突发公共卫生事件也相应分为四级。

（2）级别：突发公共事件划分为四级，由低到高划分为一般（Ⅳ级）、较大（Ⅲ级）、重大（Ⅱ级）和特别重大（Ⅰ级）四个级别。与之相对应，依据突发公共事件造成的危害程度、发展情况和紧迫性等因素，由低到高划分为一般（Ⅳ级）、较重（Ⅲ级）、严重（Ⅱ级）和特别严重（Ⅰ级）四个预警级

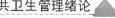

别,并依次采用蓝色、黄色、橙色和红色来表示。

特别严重突发公共卫生事件(Ⅰ级):肺鼠疫、肺炭疽在大、中城市发生,或人口稀少和交通不便地区,1个县(区)域内在一个平均潜伏期内发病10例及以上,疫情波及2个及以上的县(区);传染性非典型性肺炎疫情波及2个及以上省份,并有继续扩散的趋势;群体性不明原因疾病,同时涉及多个省份,并有扩散趋势,造成重大影响;发生新传染病,或我国尚未发现的传染病发生或传入,并有扩散趋势,或发现我国已消灭传染病;动物间发生传染病暴发或流行,人间疫情有向其他省份扩散的趋势,或波及2个及以上省份;一次放射事故中度放射损伤人数50人以上,或重度放射损伤人数10人以上,或极重度放射损伤人数5人以上;国务院卫生行政主管部门认定的其他特别严重突发公共卫生事件。

严重突发公共卫生事件(Ⅱ级):在边远、地广人稀、交通不便地区发生肺鼠疫、肺炭疽病例,疫情波及2个及以上乡(镇),一个平均潜伏期内发病5例及以上,并在其他地区出现肺鼠疫、肺炭疽病例;发生传染性非典型性肺炎续发病例,或疫情波及2个及以上地(市);腺鼠疫发生流行,流行范围波及2个及以上县(区),在一个平均潜伏期内多点连续发病20例及以上;霍乱在一个地(市)范围内流行,1周内发病30例及以上,或疫情波及2个及以上地市,1周内发病50例及以上;乙类、丙类传染病疫情波及2个及以上县(区),一周内发病水平超过前5年同期平均发病水平2倍以上;我国尚未发现的传染病发生或传入,尚未造成扩散;动物间发生传染病暴发或流行,人间疫情局部扩散,或出现二代病例;发生群体性不明原因疾病,扩散到县(区)以外的地区;预防接种或学生预防性服药出现人员死亡;一次食物中毒人数超过100人并出现死亡病例,或出现10例及以上死亡病例;一次发生急性职业中毒50人以上,或死亡5人及以上;一次放射事故超剂量照射人数100人以上,或轻度放射损伤人数20人以上,或中度放射损伤人数3~50人,或重度放射损伤人数3~10人,或极重度放射损伤人数3~5人;鼠疫、炭疽、传染性非典型性肺炎、艾滋病、霍乱、脊髓灰质炎等菌种丢失;省级以上人民政府卫生行政主管部门认定的其他严重突发公共卫生事件。

较重突发公共卫生事件(Ⅲ级):在边远、地广人稀、交通不便的局部地区发生肺鼠疫、肺炭疽病例,流行范围在一个乡(镇)以内,一个平均潜伏期内病例数未超过5例;发生传染性非典型性肺炎病例;霍乱在县(区)域内发生,1周内发病10~30例,或疫情波及2个及以上县,或地级以上城市的市区首次发生;一周内在一个县(区)域内乙、丙类传染病发病水平超过前5年同期平均发病水平1倍以上;动物间发生传染病暴发或流行,出现人间病例;在一个县(区)域内发现群体性不明原因疾病;一次食物中毒人数超过100人,或出现死亡病例;预防接种或学生预防性服药出现群体心因性反应或不良反应;一次发生急性职业中毒10~50人,或死亡5人以下;一次放射事故超剂量照射人数51~100人,或轻度放射损伤人数11~20人;地市级以上人民政府卫生行政主管部门认定的其他较重突发公共卫生事件。

一般突发公共卫生事件(Ⅳ级):腺鼠疫在县(区)域内发生,一个平均潜伏期内病例数未超过20例;霍乱在县(区)域内发生,1周内发病10例以下;动物间发生传染病暴发或流行,未出现人间病例;一次食物中毒人数30~100人,无死亡病例报告;一次发生急性职业中毒10人以下,未出现死亡;一次放射事故超剂量照射人数10~50人,或轻度放射损伤人数3~10人;县级以上人民政府卫生行政主管部门认定的其他一般突发公共卫生事件。

(3)判定部门对突发公共卫生事件的处理如下。

特别严重突发公共卫生事件:由国务院卫生行政部门组织国家级突发公共卫生专家评估和

咨询委员会,会同省级专家对突发公共卫生事件的性质以及发展趋势进行评估确定。

严重突发公共卫生事件:由国务院卫生行政部门会同省级卫生行政部门,组织突发公共卫生专家评估和咨询委员会对突发公共卫生事件发生情况、突发公共卫生事件的性质以及发展趋势进行评估确定。

较重突发公共卫生事件:由省级卫生行政部门会同地市级卫生行政部门,组织突发公共卫生专家评估和咨询委员会对突发公共卫生事件调查情况、突发公共卫生事件的性质以及发展趋势进行评估确定。

一般突发公共卫生事件:由地市级卫生行政部门会同县级卫生行政部门组织突发公共卫生专家评估和咨询委员会对突发公共卫生事件调查情况、突发公共卫生事件的性质以及发展趋势进行评估确定。

二、突发公共卫生事件的应急处理

(一)突发公共卫生事件的预警、监测和报告

1.突发公共卫生事件的形成因素

突发公共卫生事件的发生是不以人的意志为转移的客观现象。突发公共卫生事件的发生具有必然性和偶然性。其必然性是指随着经济全球化和知识经济的到来,国际旅行与全球商务活动的日益频繁,大大增加了传染病跨国传染与流行的机会;同时,食品安全性问题的应对,烟草、武器、有毒废弃物及威胁健康商品的贸易、战争的增加等,使各种各样的公共卫生事件随时可能在人们无法预料的时候发生和肆虐。突发公共卫生事件的出现似乎不可避免,而且其在什么时间出现、以什么样的方式出现、出现什么样的事件、出现在什么地方,都是人们无法预测和认知的,这就是它的偶然性。

从全球来看,整个公共卫生的形势是严峻的。国际上带有政治目的的核生化恐怖事件正在威胁着人类的安全。没有哪一个国家可以完全逃避传染病的危害,也没有哪一个国家可以号称在传染病面前高枕无忧。造成传染病流行的因素很多,如抗生素广泛应用致使耐药株、变异株引起传统传染病的再度暴发和流行;由于开垦荒地、砍伐森林、修建水坝等人类活动,造成居住环境改变,自然和生态环境恶化,引起传染病的发生和传播;全球性气候变暖,有利于一些病原微生物的生长和繁殖,造成一些传染病发生跨地区传播,尤其是扩大了虫媒传染病的疫区范围;人类生活方式和社会行为改变,助长了传染病的传播;人群易感性高,为传染病暴发或流行创造了条件;经济一体化、全球化、现代交通及大量人员和物质的流动对传染病的防治提出了新的挑战,原本局限于某一国家和地区的疾病可能向全球扩散,传染病的传播速度大大加快;由于人口老龄化、免疫抑制剂的使用等因素,使免疫受损人群的增多。中国社会正处于大规模城市化转型期,人口密集和人员流动是传染病流行的温床。

2.突发公共卫生事件的预警与监测

(1)建立突发公共卫生事件的预警系统。

预警系统的背景:预警的概念起源于欧洲,是为了避免或降低随着工业的飞速发展导致对环境和人类健康产生危害而提出的方法,第一次是在1984年关于保护北海的国际会议上提出的。预警系统一般由5大部分组成,包括信息系统、预警评价指标体系、预警评价与推断系统、报警系统和预警防范措施。

建立预警参数:中国疾病预防控制中心对传染病监测、疾病和症状监测、卫生监测、实验室监

测等各类资料进行科学分析,综合评估,建立预警基线,提出预警参数。

预警报告:中国疾病预防控制中心根据预警参数,对国内、外各种突发事件和可能发生突发事件的潜在隐患作出早期预测,提出预警报告,按照规定时限和程序报告国务院卫生行政部门。国务院卫生行政部门接到预警报告后,适时发出预警。

(2)监测体系的建设原则如下。

时效性和敏感性:以初次报告要快,进程报告要新,总结报告要全为原则,加强突发事件报告的时效性和敏感性。

标准性和规范性:突发事件报告内容尽量采用数字化,以利于统计分析。系统采用的信息分类编码、网络通信协议和数据接口等技术标准,应严格按照国家有关标准或行业规范。

安全性和保密性:建立安全保障体系,采用先进的软、硬件技术,实现网络的传输安全、数据安全、接口安全。

开放性和扩充性:立足于长远发展,选用开放系统。采用模块化和结构化设计并保留足够的接口,使之具有较大的扩充性。

综合性:突发公共卫生事件的监测比较复杂,既包括对具体的暴发事件的监测,也含有对引起或影响突发事件发生的自然、社会、生态等潜在危险因素的监测。因此,监测体系建设需综合性。

(3)我国的监测体系:我国1991年建立了传染病重大疫情报告系统,其报告的方式是医院内的首诊医师填写传染病报告卡,并邮寄到辖区内的县级疾病预防控制机构,由县级疾病预防控制机构形成报表通过计算机网络逐级报告,报告的内容只是病例的总数,没有传染病病例的个案资料。2003年,传染性非典型性肺炎疫情发生后,疫情报告突破了传统的报告方式,实现了传染病疫情的个案化管理和网络化直报,首次实现了传染病疫情的医院直报,保证了传染病疫情报告的准确性、实效性。与此同时,建立了全国疾病监测系统,在31个省(自治区、直辖市)建立了145个监测点,监测内容主要包括传染病疫情、死因构成等。此外,我国还根据部分传染病防治需要相继建立了多个专病监测系统,如计划免疫监测系统(麻疹)、艾滋病监测系统、性病监测系统、结核病监测系统、鼠疫监测系统等;同时,还建立了一些公共卫生监测哨点,如13省、市的食源性疾病的监测网络、饮水卫生的监测网络等。

3.突发公共卫生事件的报告和通报

(1)突发事件的报告:国务院卫生行政部门制定突发事件应急报告规范,建立重大、紧急疫情报告系统。

突发事件的责任报告单位和责任报告人:①县级以上各级人民政府卫生行政部门指定的突发事件监测机构;②各级各类医疗卫生机构;③卫生行政部门;④县级以上地方人民政府;⑤有关单位,主要包括突发事件发生单位、与群众健康和卫生保健工作有密切关系的机构或单位,如:检验检疫机构、环境保护监测机构和药品监督检验机构等;⑥执行职务的各级各类医疗卫生机构的医疗保健人员、疾病预防控制机构工作人员、个体开业医师等为责任报告人。

突发事件的报告时限和程序:①突发事件监测报告机构、医疗卫生机构和有关单位应当在2 h内向所在地县级人民政府卫生行政管理部门报告;②接到报告的卫生行政部门应当在2 h内向本级人民政府报告,并同时向上级人民政府卫生行政部门和卫健委报告;③县级人民政府应当在接到报告后2 h内向对应的市级人民政府或上一级人民政府报告;④市级人民政府应当在接到报告后2 h内向省(自治区、直辖市)人民政府报告;⑤省(自治区、直辖市)人民政府在接到报告的 1 h 内,向国务院卫生行政部门报告;⑥卫健委对可能造成重大社会影响的突发事件,应当立即向国务院报告。

国家建立突发事件的举报制度,任何单位和个人有权向各级人民政府及其有关部门报告突发事件隐患,有权向上级政府及其有关部门举报地方人民政府及其有关部门不履行突发事件应急处理职责,或者不按照规定履行职责情况。

(2)突发事件的通报:国务院卫生行政部门及时向国务院有关部门和各省(自治区、直辖市)人民政府卫生行政部门以及军队有关部门通报突发事件的情况;突发事件发生地的省(自治区、直辖市)人民政府卫生行政部门,应当及时向毗邻省(自治区、直辖市)人民政府卫生行政部门通报;接到通报的省(自治区、直辖市)人民政府卫生行政部门,必要时应当及时通知本行政区域内的医疗卫生机构;县级以上地方人民政府有关部门,已经发生或者发现可能引起突发事件的情形时,应当及时向同级人民政府卫生行政部门通报。

(3)信息发布。①发布部门:国务院卫生行政部门或授权的省(自治区、直辖市)人民政府卫生行政部门要及时向社会发布突发事件的信息或公告。②发布内容:突发事件性质、原因;突发事件发生地及范围;突发事件人员的发病、伤亡及涉及的人员范围;突发事件处理和控制情况;突发事件发生地的解除。

(二)突发公共卫生事件现场应急处理

快速反应是应对处置突发公共卫生事件的关键所在。在事件发生后,应立即成立应急指挥部,统一指挥和协调社会各部门各负其责地投入到预防和控制事件的扩大蔓延及救治受害公众的工作中。同时,要采取果断措施快速处理突发公共卫生事件所造成的危害,彻底预防和控制进一步蔓延,最大限度地避免和减少人员伤亡、财产损失,降低社会影响,尽快恢复社会秩序,维护公众生命、财产安全,维护国家安全和利益。

1.医疗救护

(1)突发公共卫生事件医学应急救援中的分级救治体系:对于突发公共卫生事件的应急医学救援大体可分为三级救治:第一级为现场抢救;第二级为早期救治;第三级为专科治疗。

一级医疗救治:又称为现场抢救,主要任务是迅速发现和救出伤员,对伤员进行一级分类诊断,抢救需紧急处理的危重伤员。抢救小组(医务人员为主)进入现场后,搜寻和发现伤员,指导自救互救,在伤员负伤地点或其附近实施最初的救治,包括临时止血、伤口包扎、骨折固定、搬运、预防和缓解窒息、简单的防治休克、解毒以及其他对症急救处置措施。首先要确保伤员呼吸道通畅,同时填写登记表,然后将伤员搬运出危险区,就近分点集中,再后送至现场医疗站和专科医院。具体职责:①初步确定人员的受伤方式和类型,对需要紧急处理的危重伤员立即进行紧急处理;对可延迟处理者经自救互救和初步去污后尽快撤离事故现场,到临时分类站接受医学检查和处理。②设立临时分类站,初步估计现场人员的受污剂量,并进行初步分类诊断,必要时酌情给予相应药物,如对于受到放射伤害的现场人员时给予稳定性碘或抗辐射药物。③对人员进行体表污染检查和初步去污处理,防止污染扩散。④初步判断伤员有无体内污染,必要时及早采取阻吸收和促排措施。⑤收集、留取可估计受污剂量的物品和生物样品。⑥填写伤员登记表,根据初步分类诊断,确定就地观察治疗或后送,对临床症状轻微、血象无明显变化的可在一级医疗单位处理;临床症状较重、血象变化较明显的以及一级医疗单位不能处理的应迅速组织转送到二级医疗救治单位;伤情严重,暂时不宜后送的可继续就地抢救,待伤情稳定后及时后送;伤情严重或诊断困难的,在条件允许下可由专人直接后送到三级医疗救治单位。

二级医疗救治：又称为早期救治或就地救治,在现场医疗站对现场送来的伤员进行早期处理,检伤分类。主要任务是对中度和中度以下急性中毒患者、复合伤伤员、有明显体表和体内污染的人员进行确定诊断与治疗;对中度以上中毒或受照的伤员进行二级分类诊断,并将重度和重度以上中毒和复合伤伤员以及难以确诊和处理的伤员,在条件允许下尽早后送到三级医疗救治单位。具体职责范围:①收治中度和中度以下急性中毒、复合伤、放射性核素内污染人员和严重的常规损伤人员,对其中有危及生命征象的伤员继续抢救;②对体表沾污者进行详细的监测并进行进一步去污处理,对污染伤口采取相应的处理措施;③对体内污染的人员初步确定污染物的种类、污染水平以及全身或主要器官的中毒或受照剂量,及时采取相应的医学处理措施,污染严重或难以处理的伤员及时转送到三级医疗救治单位;④详细记录病史,全面系统检查,进一步确定人员受照剂量和损伤程度,并进行二次分类诊断,将重度以上急性中毒、复合伤患者送到三级医疗救治机构治疗,暂时不宜后送者可就地观察和治疗,伤情难以判定的可请有关专家会诊后及时后送;⑤必要时对一级医疗机构给以支援和指导。

三级医疗救治：又称为专科治疗,由国家指定的具有各类伤害治疗专科医治能力的综合医院负责实施。主要任务是收治重度和重度以上的急性中毒和严重污染伤员,进一步作出明确的诊断,并给予良好的专科治疗。继续全面抗休克和全身性抗感染;预防创伤后肾衰、急性呼吸窘迫综合征、多器官功能障碍综合征等并发症,对已发生的内脏并发症进行综合治疗,酌情开展辅助通气,心、肺、脑复苏等,直至伤员治愈。有些伤员治愈后留下残疾,尚需作进一步康复治疗。具体职责范围:①对不同类型、不同程度的中毒、放射损伤和复合伤作出确定性诊断,并进行专科医学救治。②对有严重体内、伤口、体表污染的人员进行全面检查,确定污染物成分和污染水平,估算出人员的受污剂量,并进行全面、有效的医学处理。③必要时,派出有经验的专家队伍对一、二级医疗单位给予支援和指导。

(2)分级救治工作的基本要求:根据分级救治的特点,必须正确处理伤病员完整性治疗与分级救治、后送与治疗的关系。为此,应遵循下列基本要求。

及时、合理,力争早日治愈:伤病救治是否及时合理,要从伤病病理过程进行判断。大出血、窒息可因迟延数分钟而死亡,应提早数分钟而得救,其及时性表现在几分钟之间。这就要求分秒必争,竭尽全力地组织抢救。对大多数伤员来说,及时性的标准是伤后 12 h 内得到清创处理。伤后至接受手术的时间长短,对病死率有明显影响。为此,必须做到快抢、快救、快送,迅速搬下和后送伤员。

前、后继承,确保救治质量:为了保证分级救治的质量,还必须从组织上使各级救治工作前、后继承地进行,做到整个救治工作不中断,各级救治不重复。前一级要为后一级救治做好准备,创造条件,争取时间;后一级要在前一级救治的基础上,补充或采取新的救治措施,使救治措施前后紧密衔接,逐步扩大与完善。为实现上述要求,首先要加强急救医学训练,对突发公共卫生事件发生时伤病发生发展规律、救治的理论和处理原则要有统一的认识,保证工作上步调一致;其次要求各级救治机构树立整体观念,认真遵守上级规定的救治原则,正确执行本级的救治范围;最后,要按规定填写统一格式的医疗文件,为前、后继承救治提供依据。

相辅相成,医疗与后送相结合:要实现分级救治,使伤病员获得完整救治。从伤病员转归来说,医疗是主导的,后送是辅助的,为了彻底治愈伤病员,必须实行积极的医疗,尤其对需要紧急拯救生命的伤病员。后送只是为了医疗,如果离开了医疗工作,后送就失去了意义。因此从整体上讲,医疗应当是医疗后送工作的主导方面。但在伤员获得确定性治疗之前,医疗的目的之一是为了保证伤病员安全后送。而具体在特定环境和条件下时,有可能后送问题突出,这时后送便成为主要方面。如当某一救治机构内伤病员过多而又无力为他们全部进行必要的救治时,必须想方设法地将伤病员送到有条件处理的救治机构,否则会对伤病员的救治带来不利影响,甚至造成不应有的死亡和残疾。为实现上述要求,要因时、因地制宜,不能墨守成规。只有及时正确的把医疗与后送有机结合起来,才有可能把在医疗后送线上纵深配置的救治机构连接起来,使伤病员在不断地后送中,逐步得到完善的医疗。

2.现场流行病学调查

尽快开展现场流行病学调查,有利于判断突发公共卫生事件的源头,其中以传染性疾病的流行病学调查尤为重要。流行病学调查人员应沿消毒通道按规定对现场人员进行调查登记,调查内容为可疑物品来源、性状、接触人员、污染范围等,并确定小隔离圈,设置明显标志(拉警戒线),实施封锁。

(1)本底资料的调查:主要有以下几个方面。自然地理资料,主要是地形、气候、水文、土壤和植被以及动物等;经济地理资料,主要是地方行政、居民情况、工农业生产、交通运输状况等,尤其是注意突发公共卫生事件发生地放射源、化工生产、生物制品和相关领域的研究单位等;医学地理资料,主要是卫生行政组织、医疗卫生实力、医学教育、药材供应以及卫生状况等;主要疾病流行概况包括烈性传染病、自然疫源性疾病、虫媒传染病、呼吸道疾病、肠道传染病等;昆虫包括与疾病有关的蚊、蝇、蚤、蜱、螨等;动物包括啮齿动物、食虫动物的种类分布、季节消长等资料。

(2)现场可疑迹象调查:首先应迅速了解污染程度与范围以及人员受污剂量的大小,将监测结果和判定结果及时报告给上级应急领导小组,为采取医学急救和应急防护措施提供重要依据;其次要采集现场食品、饮用水、土壤和空气标本,鉴定可疑与事件发生相关的物品及其迹象;第三要了解现场地理位置及环境条件,追访目击者,询问附近人员,了解发现可疑情况及前后经过。根据当地医学动物本底,采集可疑动物标本,调查现场动物分布。

当有疫情发生或伤亡人员数量较多时,应进一步开展现场污染样品和人员体内污染的实验室测量分析,尽可能多地提供有关毒物及放射性物质数据及初步监测结果,以确定是否需要采取进一步的干预措施。需要调查的内容很多,除了需了解疫情或疾病发展趋势,调查可能扩散的原因,迅速作出初步临床诊断结果,指导防疫、治疗和病原学的特异性检测外,更困难的是判断患者发病与突发公共卫生事件的关系。

(3)事件中、后期调查:事件中期的调查应从早期已经开展的人员、地面和水体等周围环境污染巡测基础上,进一步增大调查地域范围,提升详细程度,并要采集水、食物、空气样品等,测定污染水平,掌握毒物的污染程度及变化趋势。

事件后期对表面污染、空气污染及环境物质进行必要补充测量,特别要对道路、建筑物、动物、土壤和周围环境设施进行污染水平监测,确定整个事件中所发生的污染水平和范围,为后期决策提供依据。

3.现场的洗消处理

现场洗消是突发公共卫生事件应急中的重要环节,应及时开展。对直接受事件影响的人员加以保护,恢复环境和公众的生活条件。开展恢复活动主要包括以下内容。

(1)环境监测和巡测:对污染事故造成的环境污染,继续进行不间断的环境监测和巡测,对可能被污染的各类食品和环境物质样品进行分析。受污染的食物和水做适当处理后方可食用,或从别处调运未受污染的食物和水供应公众。估算事故受污人员的个人和群体剂量,对事故定性定级。

（2）对事件现场分区，管制污染区进出通道：在应急干预的情况下，为了便于迅速组织有效的应急响应行动，以最大限度地降低突发公共卫生事件可能产生的影响，应尽快将事件现场进行分区管理。专家咨询组根据现场侦检和流行病学调查结果，对突发公共卫生事件性质、区域、污染物性质及污染程度进行分析，向应急指挥部报告分析结果，由指挥部确定突发公共卫生事件性质、区域，将事件现场划分为控制区、监督区和非限制区。

控制区是事故污染现场中心地域，用红线将其与以外的区域分隔开来。在此区域内，救援人员必须身着防护装备以避免被污染或受照射；监督区是控制区以外的区域，以黄色线将其与以外的区域分隔开来，此线也称为洗消线，所有出此区域的人必须在此线上进行洗消处理。在此区域内的人员要穿戴适当的防护装备，避免污染，并在分界处设立警示标识；非限制区是监督区以外的区域，伤员的现场抢救治疗、指挥机构等均设在此区。

另一方面，还要准确地划定污染区与疫区。污染区是指有害因子在地面通过空气运动（风）扩散而形成的对人有害的区域，或是携带有害因子的媒介生物的分布及其活动的区域。疫区是指当突发公共卫生事件为传染病流行，患者（包括病畜）和密切接触者在发病前后居住和活动的场所。限制人员出入污染区及在局部地区建筑物内居住。工作人员在不离开工作岗位的情况下，由个人单独或相互之间进行，主要是对暴露皮肤及个人用具或必须使用的装备进行紧急处理。

（3）区域环境现场去污与恢复：应急去污洗消小组赶赴事故现场对道路、建筑物、人员、车辆等受污染的场所与物品进行去污洗消，切断污染和扩散渠道。在监督区与非限制区交界处，设立污染洗消站。洗消站配备监测仪、洗消液等去除污染设备和用品。污染人员在后送救治前需经初步去污处理，运出控制区和监督区的被污染物品需经去污处理和检测后方可运出，避免二次污染。去污过程中产生的固体废物和废水，应妥善收集处理，以防进一步扩大污染。

在制订污染区的洗消计划时应考虑多种因素，包括事件对人群健康和生态环境的潜在影响、污染是否会导致长期影响、污染有无扩散的可能、污染对公众心理的影响、环境监测和评价标准、有无跨行政区域甚至跨境的影响、技术与资源的储备情况、人力和财力等，其中最重要的是要根据所发生事故的特性，环境条件和公众居住、膳食情况，确定恰当的环境去污方法，消除物质、人员外表面和环境中的污染物；将非固定性污染固定，以避免其扩散；用水泥、土壤等覆盖，或用深耕法将污染的表层土翻到地下深处。

应尤其注意对有害生物、化学毒物、放射性材料等污染源的处理，至少使其重新得到有效控制。高放射性废物必须送放射废物库储存；低中水平放射性固体可浅地层处置，对含有腐烂物质、生物的、致病性的、传染性的细菌或病毒的物质，自燃或易爆物质，燃点或闪点接近环境温度的有机易燃物质，其废物不得浅地层处置。

（4）事件中、后期的处置：对污染的水和食物实施控制是事故中、后期（特别是后期）针对食入途径采取的防护措施，用于控制和减少因食入污染的水和食物产生的损伤。通过采样检测可疑区域中各种食物和饮用水的各种生物、化学毒剂及放射性核素水平，决定是否对食品和饮用水进行控制。原则上，所有受到污染的食品应当禁止食用，并集中销毁。相对于食物而言，饮用水更容易被染毒，针对毒剂和放射性物质类型，采取针对性的检测和消毒措施，包括通过适当的水处理（混凝、沉淀、过滤及离子交换等方法）降低水中毒剂的含量、禁止使用污染的水源以及尽可能提供不受污染的水等。严禁将污染的水或食物与无污染的水或食物混合以稀释水或食物的污染水平，即便混合后的水或食物的污染水平低于相应的限制标准，也不能接受。

(5)人员撤离时的洗消处理：在突发公共卫生事件现场应急处置结束后，污染的人员、车辆、装备、服装等进行统一彻底的洗消，一般在划定的洗消场地进行。洗消站通常由人员洗消场、装备洗消场和服装洗消场组成：人员洗消场设有脱衣处、洗消处、穿衣处、伤员包扎处和检查处；装备洗消场设有装备洗消处、精密器材洗消处和重复洗消处；服装洗消场设有服装、装备和防护器材等消毒处或洗消处。3个洗消处均应严格划分清洁区和污染区，污染区在清洁区的下风向，场所外设置安全警戒线，一般应距洗消场500~1 000 m，警戒线处需设置专门岗哨。

(6)洗消行动的技术评估和持续监测：要对整个洗消过程中所用技术进行评估，行动中使用的技术和技术手段的性能要能够达到行动目标。要有良好的支持系统，保证供给，对职业人员和公众的安全风险符合要求，对于环境的影响小，符合审查、管理要求以及公众能够接受等。

为了确保污染现场经处置后仍旧可能遗留在现场的污染物不会给环境和人类带来不良后果，最常用的后续行动手段是监测，包括对工程屏障的稳定性的长期监测、污染现场及其下风向、下游区域内环境指标的监测、防护体系的维护、防止侵扰、许可管理的延续、监控的审查与管理、行动和后续行动资料的管理等。

4.突发公共卫生事件处置中的安全防护

突发公共卫生事件处置时的安全防护是指用物理手段阻止有害因子及其传播媒介对人体的侵袭，防止有害因子通过呼吸道或皮肤、黏膜侵入人体，免受污染或感染的措施。可分为处置时的个人防护、医院病房或隔离区防护和实验室防护等不同层次。

个人防护装备(personal protective equipment, PPE)分成三个级别：一级防护，穿工作服、隔离衣、戴12~16层纱布口罩；二级防护，穿工作服、外罩一件隔离衣，戴防护帽和符合N95或FFP2标准的防护口罩，戴乳胶手套和鞋套，必要时戴护目镜，尽量遮盖暴露皮肤、口鼻等部位；三级防护，在二级防护的基础上，将隔离衣改为标准的防护服，将口罩、护目镜改为全面呼吸型面罩。生物防护措施主要针对两个方面，一是对气溶胶的防护，二是对媒介昆虫的防护。在生化防护中，如有相应疫苗或药物储备，可紧急接种疫苗或预防性服药，化学防护可着防毒服；在放射医学防护中，除使用铅制屏障外，还可服用稳定性碘，配备能报警的探测仪器、个人剂量仪。

对有可能对其他人造成威胁的患者或感染者应在有良好防护设施的病房或区域进行治疗或隔离，如高致病性传染病患者应在负压病房中进行治疗，放射损伤患者应在专科医院或综合性医院进行相应的专科进行治疗。

针对危险因子的实验操作具有高风险性，预防实验室污染或感染是突发公共卫生事件处置工作的重要一环。实验室安全相关的工作理应该贯穿于实验的整个过程，从取样开始到所有潜在危险的材料被处理，应努力做好危害评估工作，在有适当安全防护的实验室开展监测、检验工作，尽量减少实验室感染和污染环境的危险。感染性物质的运输要遵循国家《可感染人类的高致病性病原微生物菌(毒)种或样本运输管理规定》的要求。

5.社会动员

社会动员指通过一定的手段，调动社会现有的和潜在的卫生资源，将满足社会民众需求的社会目标转化为社会成员广泛参与的社会行动的一个实践过程。其特点是要在特定环境中应用，在一定范围内开展，有系统地实施。为充分进行社会动员，要做好以下几方面。

(1)处理好公共关系：是使自己与公众相互了解和相互适应的一种活动或职能，由社会组织(公共关系机构及其成员)、公众和传播三个要素构成。在突发公共卫生事件中要处理好三者的关系，充分利用三者之间的相互作用。

（2）利用好传播媒介：传播媒介指信息的传播所依附的物质载体。在突发公共卫生事件发生时要充分利用好人体媒介、印刷媒介、电子媒介、户外媒介、实物媒介等，及时发布公共信息，维护社会稳定。

（3）处理好医患关系：在突发公共卫生事件发生时，医患关系尤为突出，涉及技术因素、经济因素、伦理因素和法律因素等。要以主动-被动模式、指导-合作模式和相互参与模式相结合的方式，使医、患双方的共同利益得到满足。

（4）发挥民间社会的作用：民间社会指在政府和企业以外的、以民间组织为主要载体的民间关系总和。随着社会的发展，民间社会能弥补当地政府失灵和市场失灵时的缺陷，促进社会各界的共同参与。民间社会参与公共事务有其合法性、可及性和有效性。在突发公共卫生事件发生时要充分发挥民间社会的作用，共同参与突发公共卫生事件的应对处置工作。

6.心理干预

在发生突发公共卫生事件时，要关注人群在身体、心理、社会适应三个层面上的健康状况，及时恢复社会秩序，防止和减轻事件对社会心理的影响。应急组织和当地政府应重视舆论导向，统一发布和传播真实信息，及时通报处理措施和结果预测等，既不夸大也不隐瞒，使公众对信息感到真实、可信；邀请有关代表或个人参加环境和食品等监测、剂量估算及防护措施的实施等，使公众了解实情，增强信心；组织专门的危机心理干预队伍进行及时、有效的心理干预，有效的预防和处理心理应激损伤。

在实际工作中，精神病学临床医师要通过心理与环境（自然环境和社会环境，特别是社会环境）的统一性、心理活动自身的完整性和协调性、个性的相对稳定性对一个人是否具有精神障碍进行判断；并综合判断心理异常发生的频度、异常心理的持续时间和严重性，从而进行危机干预。通过媒体宣传、集体晤谈和治疗性干预等心理干预方式，针对不同人群进行危机干预，使心理危机的症状立刻得到缓解和持久的消失，使心理功能恢复到危机前水平，并获得新的应对技能。心理干预的目标是积极预防、及时控制和减轻突发公共卫生事件的心理社会危机，促进心理健康重建，维护社会稳定，保障公众的心理健康。

（顾 华）

第十章 健康教育的基本方法与技术

第一节 健康教育与健康促进的基本概念

一、健康教育

健康教育是通过有计划、有组织、有系统的社会和教育活动,促使人们自愿地改变不健康的行为和影响健康行为的相关因素,消除或减轻影响健康的危险因素,预防疾病,促进健康和提高生活质量。

健康教育的核心问题是促使目标人群改变不健康的行为和生活方式,采纳健康行为;健康教育的对象是人群;健康教育的干预活动应建立在调查研究基础之上;健康教育的干预措施主要是健康信息的传播。

行为和生活方式是人类健康和疾病的主要决定因素之一。许多不健康的行为和生活方式因受生活条件、社会习俗、文化背景、经济条件、卫生服务等影响,导致改变行为和生活方式是一个艰巨的、复杂的过程。为此,要采取各种方法帮助群众了解他们自己的健康状况并做出自己的选择,以改善他们的健康。同时还必须增进健康行为的相关因素,如获得充足的资源、有效的社区开发和社会的支持以及自我帮助的技能等。因此健康教育必须是有计划、有组织、有系统的教育过程,才能最终达到预期的目的。

健康教育可分为专业性健康教育和普及性健康教育。专业性健康教育由健康教育专业机构的公共卫生医师承担,普及性健康教育主要由医疗卫生机构中的医务人员、担负基本公共卫生服务任务的基层卫生工作者和社会工作者等承担。

迄今为止,仍有不少人把健康教育与卫生宣传等同起来。无疑,通过健康信息的传播和教育提供基本知识与技能来武装个体、家庭和社区,使其做出更健康的选择是十分必要的,但当个体和群体做出健康选择时,更需要得到物质的、社会的和经济环境的支持,如积极的政策,可获得的卫生服务,没有这些条件要改变行为是困难的。因此卫生宣传仅是健康教育的重要手段,如果不能有效地促使群众积极参与并自觉采纳健康行为,这种健康教育是不完善的。健康教育应是包含多方面要素的系统活动,例如仅仅告诉群众什么是健康行为,这不是健康教育,健康教育应提供改变行为所必需的条件以促使个体、群体和社会的行为改变。

二、健康促进

健康促进是健康教育的发展和延伸。关于健康促进,世界卫生组织的定义是,"促使人们维护和提高他们自身健康的过程,是协调人类和环境的战略,它规定个人与社会各自所负的责任。"这一定义表达了健康促进的目的和哲理,也强调了其范围和方法。劳伦斯·格林教授等则认为:"健康促进是指一切能促使行为和生活条件向有益于健康改变的教育与生态学支持的综合体。"在这一定义中,健康教育在健康促进中起主导作用,这不仅是因为健康教育在促进行为改变中起重要作用,而且它对激发领导者拓展健康教育的政治意愿、促进群众的积极参与以及寻求社会的全面支持、促成健康促进氛围的形成都起到极其重要的作用。政府的承诺、政策、法规、组织和环境的支持以及群众的参与是对健康教育强有力的支持。如果没有后者,健康教育尽管能在帮助个体和群体改变行为上做出努力,但显得软弱无力。1995 年世界卫生组织西太区办事处发表的《健康新视野》提出:"健康促进指个人与家庭、社区和国家一起采取措施,鼓励健康的行为,增强人们改进和处理自身健康问题的能力。"在这个定义中,健康促进是指改进健康相关行为的活动。

(一)健康促进的行动领域

首届国际健康促进大会上通过的《渥太华宪章》将 5 个方面的活动列为优先领域:

1.制定健康的公共政策

政策是一项健康投资和确保人类和社会可持续发展的机制,也是确保平等获得健康条件的机制。它包括政策、法规、财政、税收和组织改变等。第八届全球健康促进大会提出要"将健康融入所有的社会政策之中",就是要求要全面考虑社会政策对健康的影响,避免有损于健康的政策,以促进人们的健康以及社会公平。

2.创造支持性环境

环境与健康休戚相关。政府应帮助创造安全、舒适、满意、愉悦的工作、生活和休闲条件,为人们提供免受疾病威胁的保护,促使人们提高增进健康的能力。

3.强化社区行动

健康促进工作要立足于社区,发动社区的力量,利用社区的资源,其中社区群众的参与是社区行动的核心,要让群众参与社区健康问题的诊断、确定优先项目、做出决策、设计策略及其执行,以提升群众的积极性和责任感。

4.发展个人技能

通过提供健康信息、健康教育和提高生活技能以支持个人和社会的发展,这样做的目的是使群众能更有效地维护自身的健康和他们的生存环境,并做出有利于健康的选择。

5.调整卫生服务方向

世界卫生组织提出:"卫生部门的作用不仅仅提供临床和治疗服务,而必须坚持健康促进的方向。卫生系统的发展必须由初级卫生保健原则和有关政策推动,使其朝着改善人们健康的目标前进。"同时指出,卫生部门要"立足于把完整的人的总体需求作为服务内容"。此外,健康促进也明确卫生服务中的责任要求个人、社区组织、卫生专业人员、卫生服务机构和政府共同承担。

(二)健康促进的三项基本策略

1.倡导

倡导政策支持,卫生部门和非卫生部门对健康负有责任,要努力满足群众的需求和愿望,积极提供支持环境和方便,将促进卫生资源的合理分配并保证健康作为政治和经济的一部分;社会各界要强化对健康措施的认同;卫生部门要积极调整服务方向;激发社会和群众对健康的关注,并做出健康选择,从而创造有利于健康的社会经济、文化与环境条件。

2.赋权

帮助群众具备正确的观念、科学的知识和可行的技能,激发其朝向完全健康的潜力,促使他们获得能够明智地、有效地预防疾病和解决个人和群体的健康问题的能力,从而有助于保障人人享有卫生保健及资源的平等机会。

3.协调

协调不同个人、社区、卫生机构、其他社会经济部门、地区行政机构、非政府与志愿者组织等在健康促进中的利益和行动,发展强大的联盟和社会支持体系,以保证更广泛、更平等地实现健康目标。

综上所述,健康促进的概念要比健康教育更为完整,因为健康促进涵盖了健康教育和生态学因素。健康促进是健康教育发展的结果。健康促进是新的公共卫生方法的精髓,是"健康为人人"全球战略的关键要素。当然,实现这个意义上的健康促进不可能是某一组织、某一部门的专业活动能够得以实现的,还需要全社会的共同努力。

（顾　华）

第二节　健康相关行为

一、概述

人的行为是指具有认知、思维能力并有情感、意志等心理活动的人,对内外环境因素刺激所做出的能动反应,是有机体在外界环境刺激下所产生的生理、心理变化的反应。美国心理学家Woodworth 提出了著名的 S-O-R 模式来体现行为的基本含义。其中 S 代表内外环境的刺激,O 代表有机体,即行为主体——人,R 代表人的行为反应。

人类的行为既具有生物性,又具有社会性。人类的生物性决定了人类行为的生物性,主要表现在人类的行为尽管起主要决定因素的是环境和后天的学习,但是与遗传也密切相关。同时,人类的生物性也决定了人类的各种本能行为,如摄食行为、性行为、睡眠行为、自我防御行为、好奇和追求刺激的行为等。人类的社会属性决定了人类行为的社会性。人类的社会属性全部是通过社会化而获得的,其主要内容包括习得社会生活技能、社会生活行为规范,形成价值观、世界观和人生生活目标,获得社会角色和社会地位等。要使健康教育实现自己的根本任务,促进人们行为向有利健康的方向变化,就要注重社会化,使得每一个社会成员通过社会化养成有益于自身、他人和社会的健康行为和生活方式。

(一)行为的影响因素

行为的发生发展受到自身因素和环境因素的影响。

1.自身因素

人自身有很多因素可以影响其行为,如遗传因素、生理因素等,其中最为重要的是心理因素。人的心理因素可以从不同的方面,以不同的机制来影响人的行为。其中需求和需要是人类行为的根本动因,人在需要的基础上产生动机,驱动人类采取行为,进而满足需求。人在同一时间常常是多种需要并存,在这种情况下不同动机可能相互矛盾和竞争,形成动机冲突。冲突的结果是产生出优势动机,决定着相应的行为。动机冲突中哪种动机会成为优势动机,受各种主客观因素的影响,如认知因素、态度、情绪和情感、意志等。

2.环境因素

自然环境、经济、法规、社会制度、社会思想意识、社会道德、风俗习惯、宗教、教育、家庭、工作、人文地理、医疗卫生服务等都是人类行为发生发展的外在环境。有的对人的行为的影响是间接性的,有的是潜在性的。

(二)健康相关行为与行为干预

个体或群体与健康或疾病有关的行为称为健康相关行为,包括促进健康行为和危害健康行为。

1.促进健康行为

促进健康行为指个体或群体在客观上有利于自身和他人健康的行为,可分为五类。

(1)日常健康行为,如合理营养、积极锻炼、充足的睡眠、饭前便后洗手等。

(2)避开环境危害行为,如不接触疫水、积极应对紧张生活事件等。

(3)戒除不良嗜好,如戒烟、限酒等。

(4)预警行为,如驾车时使用安全带等。

(5)合理利用卫生服务,如定期体检、预防接种等。

2.危害健康行为

危害健康行为指不利于自身和他人健康的一组行为,可分为四类。

(1)不良生活方式,如吸烟、酗酒、缺乏体育锻炼等。

(2)致病性行为模式,如与冠心病密切相关的 A 型行为模式等。

(3)不良疾病行为,如疑病、讳疾忌医、不遵从医嘱等。

(4)违规行为,如吸毒等。

3.健康教育行为干预

健康教育行为干预(或行为矫正)指运用传播、教育、指导、说服、鼓励、限制等方法和手段来帮助个体或群体改变危害健康的行为,采纳促进健康的行为以及强化已有的健康行为的健康教育活动。

二、健康相关行为理论

人类的健康相关行为与其他行为一样是一种复杂的活动,受到遗传、心理、自然与社会环境等众多因素的影响。因此,健康相关行为的转变也是一个相当复杂的过程。各国学者、专家提出多种健康相关行为理论,以期改变人们的健康相关行为,促进人类健康。目前国内外应用于健康教育和健康促进的健康相关行为理论可分为三个层次:①应用于个体水平的理论,包括知信行模式、健康信念模式、行为转变阶段模式、理性行为和计划行为理论;②用于人际水平的理论,如社会认知理论、社会网络与社会支持、紧张和应对互动模式;③应用于社区和群体水平的理论,如创新扩散理论、社区组织和社区建设模式等。这里主要介绍比较常用的、应用于个体水平的几种健康相关行为理论。

(一)知信行模式(KABP 或 KAP)

知信行是知识、信念和行为的简称。这一模式认为：卫生保健知识和健康信息是建立积极、正确的信念和态度，进而改变健康相关行为的基础，而信念和态度则是行为改变的动力。只有当人们了解有关的健康知识，建立起积极、正确的信念和态度，才有可能主动地形成促进健康的行为，摒弃危害健康的行为。这一模式简洁、直观、明了，多年来广泛应用于我国健康教育工作。然而该模式也有其局限性，常常会出现知识与行为之间的不一致。

(二)健康信念模式(HBM)

该模式在产生促进健康的行为、摒弃危害健康的行为的实践中大致有以下过程：首先，充分让人们对他们目前的不良行为方式感到害怕(知觉到威胁)；其次，让人能坚信一旦他们改变不良行为会得到非常有价值的后果(知觉到益处)，同时清醒地认识到行为改变中可能出现的困难(知觉到障碍)；最后，使人们感到有信心、有能力通过长期努力改变不良行为(自我效能)。健康信念模式对于解释和预测健康相关行为、帮助设计健康教育调查研究和问题分析、指导健康教育干预有很高的价值，但因涉及的因素较多，信度和效果检验比较困难。

(三)行为改变阶段模式

行为改变阶段模式认为，人的行为变化不是一次性的事件，而是一个渐进的和连续的过程，在行为变化的不同阶段需要综合应用不同的心理学理论加以干预。行为改变阶段模式将这种变化解释为一个连续的、动态的、由五个不同的阶段构成的过程。

1.无意识阶段

处于这一阶段的人没有在未来 6 个月内改变自己行为的意向。他们不知道或没有意识到自己存在不健康的行为的危害性，对于行为转变没有兴趣。如"我不可能有问题""吸烟不可能引起冠心病"。转变策略：帮助提高认识，推荐有关读物和提供建议。

2.意图阶段

处于该阶段的人们打算在未来 6 个月内采取行动，改变危害健康的行为，但却一直无任何行动和准备行动的迹象。这时候他们会意识到改变行为的益处，同时也会意识到改变行为的代价。利益和代价的均衡常使人们处于极度的矛盾之中，导致他们停留在这一阶段不再前进。转变策略：可以帮助他们拟定行为转变计划，提供专题文章或邀请参加专题报告会；提供转变行为的技能，指导行为转变的方法和步骤。

3.准备阶段

进入该阶段的人们将于未来 1 个月内改变行为。他们开始做出行为转变的承诺并有所行动，如向朋友和亲属宣布行为转变的决定。事实上他们在过去的 1 年中已经有所行动，如向他人咨询有关转变某行为的事宜、购买需要的书籍、制定行为转变时间表等。转变策略：提供规范性行为转变指南，确定切实可行的目标；采取逐步转变行为的步骤；寻求社会支持，包括同事、朋友和家属的支持，确定哪些倾向因素、促成因素和强化因素；克服在行为转变过程中可能出现的困难。

4.改变行为阶段

处于该阶段的人们在过去的 6 个月内已做出了行为改变。转变策略：争取社会的支持和环境的支持、邀请行为转变成功者做现身说法、寻求同伴的帮助等。

5.维持阶段

人们已经取得行为转变的成果并加以巩固。许多人取得了行为转变成功之后，往往放松警戒而造成复发。复发的常见原因是过分自信、经不起引诱、精神或情绪困扰、自暴自弃等。转变策略：这一阶段需要做取得行为转变成功的一切工作，创造支持性环境和建立互助组等。

（顾　华）

第三节　健康教育计划设计、实施与评价

任何一项健康教育计划都由设计、实施和评价三部分组成。三者之间相互制约、密不可分。健康教育计划设计是基于研究目标人群有关健康问题及其特征，形成该健康问题的理论假设，提出解决该健康问题的目标以及为实现这些目标所采取的一系列具体的方法、步骤和策略，为项目的实施奠定基础，同时又为科学的评价提供量化指标。实施是按照计划设计所规定的方法和步骤来组织具体活动，并在实施过程中修正和完善计划。评价是评估计划所规定的目标是否达到以及达到的程度。

一、健康教育计划设计

（一）制订健康教育计划的原则

1.目标指向原则

计划设计必须有明确的总体目标，即宏观的、计划理想的最终结果和切实可行的具体目标或具体的、量化的、可测量到的目标，从而确保以最少的投入产出最大的效益。

2.参与性原则

社区政府和居民共同参与社区健康教育决策、参与健康教育计划和行动、评估和管理，是保证社区健康教育项目成功的重要原则。

3.整体发展原则

健康教育计划要体现出整体性和全局性，目标要体现出长远性和先进性。

4.可行性原则

制订计划时要一切从实际出发，因地制宜地进行计划设计，要符合实际，易为目标人群所接受，切实可行。

5.灵活性原则

计划设计要留有余地，并制定相应的应变对策，以确保计划的顺利实施。

（二）健康教育计划设计思路

健康教育计划设计模式有多种，其中应用最广泛、最具生命力的是美国学者劳伦斯·格林提出的 PRECEDE-PROCEED 模式。PRECEDE 是 predisposing, reinforcing and enabling constructs in educational/environmental diagnosis and evaluation 的缩写，意为"教育/环境诊断与评价中的倾向因素、促进因素和强化因素"；PROCEED 是 policy, regulatory and organizational constructs in educational and environmental development 的缩写，意为"教育和环境发展中的政策、法规和组织结构"。此模式前后相互呼应，为计划设计提供一个连续的步骤或阶段。

虽然在不同的场所开展健康教育时的计划内容各不相同，但在计划制订的程序上都是基本相同的。参照 PRECEDE-PROCEED 模式的思维方法，一般有以下几个程序：健康教育诊断（又

称为健康教育需求评估);确定优先项目;确定计划目标;制定教育策略(干预)。

1.健康教育诊断

在设计健康教育计划时,首先要通过系统的调查、测量来收集各种有关资料,并对这些资料进行分析、归纳、推理、判断,确定或推测人群的健康问题有关的行为和行为影响因素,以及健康教育资源可得情况,从而为确定健康教育干预目标、策略和方法提供依据。如了解某社区目前应优先解决的健康问题是什么,影响这个健康问题的因素有哪些,哪些因素能够通过健康教育干预得到解决。健康教育诊断也往往为健康教育计划实施的效果评价准备了基线资料。

(1)社会诊断:社会诊断是通过估测目标人群的生活质量为起点,评估他们的需求和影响其生活质量的主要问题。社会诊断的目的和任务主要有三项:评估目标社区或目标人群的生活质量并明确影响其生活质量的健康问题;了解目标社区或目标人群的社会环境;动员社区或目标人群参与健康教育项目。测量生活质量的指标包括主观和客观两方面。客观指标用以反映目标社区和人群生活环境的物理、经济、文化和疾病等状况;主观指标用以反映目标人群对生活质量满意程度的主观感受。社会环境包括经济、文化、社会服务、社会政策和社区资源等多个方面。收集社会环境信息可以帮助确定影响生活质量的健康问题,并帮助分析健康问题和健康相关行为问题的发生发展的原因,而最为重要的是可以了解社区可供健康教育项目利用的资源。

社会诊断通常采用:召开座谈会,邀请有关卫生专家、社区工作者、卫生行政领导、各有关组织和群众代表提供社区需求的信息;与知情人交谈了解群众关心的问题;利用常规资料,如卫生部门提供的发病率、患病率、死亡率、入院率、出院率等资料,以及从既往文献中获取数据;现场观察。当用上述方法仍有不足时,可组织现场调查。

(2)流行病学诊断:流行病学诊断的主要目的是确认目标人群特定的健康问题和目标。健康问题可能有多个,因此需要确定主要的健康问题。流行病学诊断应回答:威胁目标人群的主要健康问题是什么,或哪个健康问题是目标人群最为关切的;目标人群中因该健康问题而受累的是哪些人,其性别、年龄、种族、职业特征如何;该健康问题在空间、时间上有什么规律;影响该健康问题发生发展的因素有哪些,其中什么因素影响最大,这些因素中哪些是可能改变的等。流行病学诊断可以通过现场调查的方式获得信息,也可以用现有的政府和卫生机构统计资料如疾病统计资料、健康调查资料、医学管理记录等整理出二手数据资料供分析。

(3)行为和环境诊断:通过现场调查、文献复习、专家咨询等方式进行行为诊断,其目的是区分引起健康问题的行为和非行为因素、区别重要行为和不重要行为以及区别高可变性行为和低可变性行为。行为诊断通常分为五个步骤:①区别引起健康问题的行为和非行为原因。②拟出行为目录,以确定与目标健康问题有关的行为,并按顺序确定处理问题的步骤。③依据重要性将行为分级。最重要的行为应该是调查资料清楚表明,行为与健康问题密切相关;经常发生的行为。最不重要的行为是行为与健康问题的联系不是很密切或仅仅间接地与健康问题有关或与预期结果有关;行为很少出现。④依据可变性将行为分级。可变性高的行为是:行为正处发展时期或刚刚形成;行为仅表面上与文化传统或生活方式有关;该行为在其他计划中得到了成功改变。可变性低的行为是行为形成已久;行为深深根植于文化传统或生活方式中;该行为在以前的尝试中未得到成功的改变。⑤选择目标行为。在将行为以重要性和可变性分级后,健康教育工作者就可着手选择作为教育干预重点的行为。每一个行为改变目标都应当能回答这些问题:何人——期望其行为发生变化的人;何种行为——要求改变的是什么行为;多少程度——要达到改变的程度;何时——预期改变所需的时间。

(4)教育和生态诊断：在确定了目标行为以后，要调查、分析导致该行为发生发展的因素，从而为制定健康教育干预策略提供依据。影响行为发生发展的因素有很多，在 PRECEDE-PRO-CEED 模式中将这些因素分为倾向因素、促成因素和强化因素。倾向因素是目标行为发生发展的主要内在基础，是产生某种行为的动机或愿望，包括个人的知识、态度、信念、自我效能认识以及行为动机和意向。促成因素是指使行为动机和愿望得以实现的因素，即实现或形成某行为所必需的技能、资源和社会条件。这些资源包括医疗卫生服务、健康信息和促使健康相关行为变化所需的新技术以及行政部门的支持、立法等，还包括一些影响行为实现的物理条件，如医疗费用、诊所距离、交通工具等。强化因素是那些在行为发生之后提供持续回报或为行为的维持和重复提供的激励。包括父母、同伴、保健人员或领导的赞扬劝告等社会支持、影响，也包括自己对行为后果的感受，如社会效益、生理效益、经济效益、心理效益等。教育和生态诊断可以采用针对目标人群的定量和定性调查的方法获取资料。

(5)管理和政策诊断：管理诊断的核心是组织评估和资源评估，包括有无健康教育专业机构、政府对健康教育的重视程度和资源投入情况、社区群众的可接受度、是否存在志愿者队伍等。政策诊断主要是审视社区现有的政策状况。管理和政策诊断主要通过定性调查的方式进行。

2.确定优先项目

通过健康教育诊断，可以发现社区的需求和健康问题是多方面、多层次的。必须从中找出选择涉及面广、发生频率高、对目标人群健康威胁严重，对社会经济发展、社区稳定影响较大、发病频率或致残致死率高、后果严重、群众最关心的健康问题作为首先解决的对象，以最小的投入寻求最佳的效果。确定优先项目，就是确定优先干预的健康问题和行为问题。

健康教育着眼于行为干预，因此在确定优先项目时还应该考虑干预效果的问题，即应当选择通过健康干预，能有效地促使其发生可预期的改变的健康问题。有些健康问题虽然也普遍存在，但若目前没有有效的干预方法，就不应该作为优先，如妇女的乳腺增生、中老年男性的前列腺肥大等；而心血管疾病、代谢性疾病和生活习惯行为有比较明确的关系，也有比较成熟的干预方法，常常是社区健康教育项目的优先选择。

3.确定计划目标

一个健康教育计划必定要有明确的目标，并且是可以测量的，这是计划实施和效果评价的根据。

(1)总体目标：又称远期目标，是指在执行某项健康教育计划后预期应达到理想的影响和效果，它是宏观的、笼统的、长远的。

(2)具体目标：是为实现总体目标所要达到的具体结果，是明确的、具体的、可测量的。其要求可归纳为 SMART 五个英文字母（special 具体的、measurable 可测量的、achievable 可完成的、reliable 可信的，以及 time bound 有时间性的）。具体地说，健康教育计划的具体目标必须回答三个 W 和两个 H，即：Who——对谁？ What——实现什么变化？ When——在多长期内实现这种变化？ How much——变化程度多大？ How to measure it——如何测量这种变化（指标或标准）？

4.确定健康教育干预策略和干预框架

(1)确定目标人群（干预对象）：是健康教育计划中干预的对象或特定群体。那些受疾病或健康问题影响最大、问题最严重、处在最危险状态的人群可确定为目标人群。目标人群可分为三类。

一级目标人群:希望这些人群实施所建议的健康行为。

二级目标人群:对一级目标人群有重要影响的人,或能激发、教育和加强一级目标人群行为和信念的人,如行政领导、亲属、朋友等。

三级目标人群:社区行政领导、该地区卫生政策的决策者、经济资助者和其他对计划的成功有重要影响的人。

(2)确定干预内容:要根据不同目标人群的特点来确定三类行为影响因素,即倾向因素、促成因素和强化因素中的重要因素和计划的目标。

(3)确定干预策略:干预策略的制定要紧紧围绕目标人群的特征和健康教育计划目标,理想的干预策略应该包括教育策略、社会策略、环境策略三个方面。①教育策略:常用的教育策略包括健康信息的传播、健康技能培训和行为干预等。实践表明,任何一种方法并不一定适合于所有的教育场合和教育对象,各种方法都有自己的特点和局限性。因此要根据特定的场合、人群和环境的变化而不断调整策略,同时要注意运用易于为目标人群所接受、简便易行、可操作性强、经济的干预技术。②社会策略通过在政策、法规、制度、规定等在学校、工作场所鼓励健康的行为和生活方式,远离不健康的行为。③环境策略:改善有关社会文化环境和物质环境,促进目标人群健康行为的建立。

(4)确定干预场所:一个健康教育计划是否能得到有效的实施,一定程度上取决于干预场所的确定是否合理。以下是五类干预策略实施的主要场所:教育机构、卫生机构、工作场所、公共场所和居民家庭。实施健康教育计划时,可以上述五类场所同时并举,但更多的是根据主客观条件和需要选择其中几类。

二、健康教育计划实施

实施是按照健康教育计划去开展健康教育活动、实现计划中拟订的目标和获取实际效果的过程。这是所有健康教育计划的主体工作部分,也是健康教育活动的重点部分和关键。

健康教育计划实施工作可归纳成五大环节:制定实施工作时间表、控制实施质量、建立实施的组织机构、配备和培训实施工作人员、配备所需设备物件与健康教育材料。

PRECEDE-PROCEED模式特别强调在健康教育计划实施中应充分发挥政策、法规和组织的作用。由于健康教育活动涉及多部门、多学科、多手段,因此健康教育计划实施的首要任务是做好社会动员,在当地政府的组织领导下,动员社区资源,规划社区行动,提高群众参与社区工作的积极性以及发展社区成员间的相互支持,并进一步发展与改善社区经济、社会、文化状况,依靠自己的力量去实现健康教育计划目标。其次是开展项目培训,重视人才的开发,提高项目管理水平和实施人员的技术水平,提高卫生部门设计和实施健康教育项目的能力。第三,要重视以社区为基础的干预策略。领导机构的建立、政策的支持、多部门的参与、干预管理人员的培训都是干预的重要因素,也是社区干预成功的前提。干预场所包括学校、工作场所、医院和社区。在干预人群上,应把高危人群、重点人群与一般人群分别对待。第四,要重视项目执行的监测与质量控制。实行监测与质量控制是十分复杂的过程,包含的内容也非常广泛,即正确评估健康教育计划执行者的技能、建立专家小组审查制,保证规划执行质量、加强内部审计、系统化的资料收集与保存、及时收集社会各界及目标人群对计划执行情况的意见、组织有关人员对项目活动进行实地考察和评估等。

三、健康教育计划评价

评价是客观实际与预期目标进行的比较,是一个系统地收集、分析、表达资料的过程。计划评价不仅能使我们了解健康教育计划的效果如何,还能全面监测、控制,最大限度地保障计划的先进性和实施的质量,从而也成为计划取得预期效果的关键措施。评价工作是健康教育计划设计的重要组成部分,贯穿于整个项目设计、实施、评价的始终。

(一)形成评价

形成评价又称为诊断评价,是在计划执行前或执行早期对计划内容所作的评价。包括为制定干预策略所做的健康教育诊断及为计划设计和执行提供所需的基础资料,其目的在于使计划符合目标人群的实际情况,使计划更科学、更完善。形成评价主要内容包括根据目标人群特征和需求,评估健康教育计划的目标是否准确;干预策略是否清晰;策略、措施和方法是否可行;健康教育计划所涉及的人力、组织、工作机制、资源分配是否合理;目标人群能否参与项目工作;信息反馈渠道是否通畅;形成评价的基本方法有预试验、专家咨询、专题小组讨论、现场调查等。

(二)过程评价

过程评价是计划实施过程中监测计划各项工作的进展,了解并保证计划的各项活动能按规划的程序发展,即对各项活动的跟踪过程。过程评价起始于健康促进项目开始实施之际,贯穿于计划执行的全过程,包括对计划的设计、组成、实施过程、管理、工作人员工作情况等进行评价。过程评价是评估健康教育计划活动的质量与效率,目的在于控制健康教育计划实施的质量,有效地监督和保障计划的顺利实施,从而确保计划目标的真正实现。因此,又被称为质量控制或计划质量保证审查。

过程评价内容包括以下几个层面。

1.针对个体的评价

内容包括哪些个体参与了健康教育项目;健康教育活动是否按计划执行;计划是否做过调整,为什么调整,是如何调整的;目标人群对各项干预活动的参与情况如何,他们对干预活动的反应如何,是否满意并接受这些活动;项目资源的消耗情况是否与预计相一致,不一致的原因是什么。

2.针对组织的评价

内容包括项目涉及哪些组织;各组织间是如何沟通的;他们参与项目的程度和决策力量如何;是否需要对参与的组织进行调整,该如何调整;是否建立完整的信息反馈机制;项目执行档案、资料的完整性、准确性如何。

3.针对政策和环境的评价

内容包括项目涉及哪一层的政府;具体与政府的哪些部门有关;在项目执行过程中有无政策环境方面的变化;这些变化对项目有什么样的影响;在项目进展方面是否与决策者保持良好沟通。

过程评价的指标主要包括项目活动执行率、健康教育活动覆盖率、有效指数、目标人群的满意度、资源使用进展。主要评价方法有查阅档案资料、目标人群调查和现场观察。

(三)效应评价

效应评价是评价健康教育计划导致的目标人群健康相关行为及其影响因素的变化,又称为近中期效果评价。评价的重点在于计划或计划的某方面对参与者的知识、态度、行为的直接影响。包括：那些影响有关健康行为的倾向因素（包括知识、态度、信念等）、促成因素（资源、技术）及强化因素改变的程度；行为改变情况，如促进健康的行为有无增加或危害健康的行为是否得到控制；政策、法规制定情况，如领导及关键人物的思想观念是否得到转变或是否制定有利于健康的政策、法律？常用的评价指标包括卫生知识知晓率，信念持有率，行为流行率，行为改变率，环境、服务、条件、公众舆论等方面的改变等。

（四）结局评价

结局评价着眼于健康教育计划实施后导致的目标人群的健康状况乃至生活质量的变化，又称为远期效果评价。结局评价可分为健康指标和经济指标两个方面。

1.健康指标

健康指标即计划对目标人群健康状况的影响，包括心理和生理变化的指标、疾病与死亡和生活质量。心理和生理变化的评价指标包括身高、体重、血压等生理指标和人格、抑郁等心理健康指标在干预后的变化。疾病和死亡指标包括疾病发病率、患病率、死亡率、平均期望寿命等的变化，了解健康教育计划是否影响某病的发病和流行情况，患者存活率及存活时间有无改变等。生活质量指标可用生活质量指数、美国社会健康协会指数、日常活动量表以及生活满意度指数来进行评价。

2.经济指标

经济指标主要指成本-效益分析和成本-效果分析，指计划改变人群健康状况所带来的远期社会效益和经济效益。我们在制定健康教育计划、选择某一方案、评价效果时，必须要将实施健康教育计划所费资源（费用或成本）与健康收益进行分析比较，目的在于确定以最少的投入产生最大的效果的计划；比较不同计划的成本-效益（效果），以及某决定计划是否有继续实施的必要性。

（五）总结评价

总结评价是综合形成评价、过程评价、效应评价和结局评价以及对各方面资料做出总结性的概括，能全面反映健康教育项目的成功之处与不足，为今后的计划制订和项目决策提供依据。

（顾　华）

第四节　社区健康教育

社区健康教育是以社区为单位，以社区人群为对象，以促进社区健康为目标，有组织、有计划、有评价的健康教育活动和过程。社区健康教育是社区卫生服务的主要功能之一。将健康教育纳入社区发展，特别是社区卫生服务的整体规划，为社区居民的身心健康服务，是我国卫生保健事业的一个重要组成部分也是世界健康教育发展的重要策略之一。

一、社区健康教育的对象

城乡社区健康教育服务对象是辖区内的全体居民，包括辖区内机关、学校、企事业单位、服务行业的从业人员等，其重点人群是青少年、妇女、老年人、残疾人、0～6岁儿童家长、农民工等人群。

二、城乡社区健康教育的基本内容

(一)社区健康观念与卫生法规普及

1.健康观念教育

健康观念主要是指个人和群体对健康的认知态度和价值观。健康观念教育的内容主要包括现代健康概念;健康对人类生存和发展的重要性;政府、社区、家庭和个人对维护健康承担的责任等,以提高个人和群众对预防疾病和促进健康的责任感,促进个人和群体选择有益于健康的行为。

2.医疗卫生法律法规及相关政策普及

为了更好地维护社会和个人的健康,国家及各级政府颁布了一系列法律、法规,如《中华人民共和国突发事件应对法》《公共场所卫生管理条例》《浙江省爱国卫生促进条例》等。宣传普及卫生法律、法规,有利于提高社区居民的卫生法制意识和卫生道德观念,使广大居民能了解并据此调整自己的观念和行为,倡导有益健康的生活方式,使社区居民自觉地维护健康。

(二)健康知识教育

1.健康素养

健康素养是指个人获取、理解、处理基本健康信息和服务,并运用这些信息和服务做出正确健康决策,以维护和促进自身健康的能力。目前国家卫生计生委发布了《中国公民健康素养——基本知识与技能(试行)》。浙江省在此基础上结合地区特点制定了健康素养99条,这是社区健康教育的核心信息和重要内容。

2.健康行为和生活方式

健康教育的核心是改变行为,要开展合理膳食、控制体重、适当运动、心理平衡、改善睡眠、限盐、控烟、限酒、控制药物依赖等健康生活方式和可干预危险因素的健康教育,终止危害健康行为,建立和强化健康行为。

3.疾病防治知识教育

开展高血压、糖尿病、冠心病、哮喘、乳腺癌和宫颈癌、结核病、肝炎、艾滋病、流感、手足口病和狂犬病、布病等重点疾病健康教育。内容包括这些常见病的预防、早期治疗知识,各种急、慢性传染病的症状、预防、隔离、消毒等知识及其传染源、传播途径、易感人群和防治方法的宣传教育,疾病的家庭急救与护理知识教育等。

4.公共卫生问题的健康教育

主要包括食品安全、突发公共卫生事件、职业卫生、放射卫生、环境卫生、饮水卫生、戒毒、计划生育,以及学校卫生等公共卫生问题健康教育。

5.应对突发事件教育

近年来突发事件时有发生,需开展应对突发公共卫生事件应急处置、防灾减灾、自救互救等健康教育,以增强居民的公共安全意识,提高应急避险和自救互救能力。

三、城乡社区健康教育策略

(一)社区健康教育应纳入政府工作规划

城乡社区要了解和掌握辖区内居民的健康教育需要和需求以及主要健康问题,制定健康教育规划或计划并将之作为社区政府的工作内容。要建立和完善社区健康教育的组织机构、网络和工作机制,落实专兼职健康教育人员,明确工作职责,经常开展培训以提高其健康教育服务能力。

(二)利用各种传播渠道普及健康知识

可根据社区经济条件和环境布局,建立社区内固定的健康教育宣传栏、黑板报、电子屏、墙体等宣传阵地,作为社区居民了解健康知识的一个窗口开展健康信息的传播,并定期更换。可结合社区的特点,因地制宜地利用当地特有的传播渠道和方法,将健康信息传播融入日常生活之中,如利用街道老年活动室、文化活动站开展健康教育活动,利用农村的传统节日、集市活动,以及民族地区的传统习俗节日,通过专家义诊、健康下乡等活动,适时开展健康教育。还可利用现代信息技术,通过手机短信、门户网站、微博、微信、社区 QQ 群等在社区居民中开展健康教育。

(三)入户开展健康教育

社区卫生服务中心(站)的医务人员在提供上门访视等医疗卫生服务时,可开展面对面的、有针对性的健康知识和健康技能的教育。也可结合社区居民健康素养调查工作发放通俗易懂的健康教育资料。

(四)社区卫生服务中心(站)的健康教育服务

国家和浙江省基本公共卫生服务规范对社区卫生服务中心(站)的健康教育服务内容和形式及要求作出了明确的规定:要求发放健康教育印刷资料,包括健康教育折页、健康教育处方和健康手册等每年不少于 12 种,播放音像资料不少于 6 种;社区卫生服务中心宣传栏不少于 2 个,村卫生室和社区卫生服务站宣传栏不少于 1 个,每个宣传栏的面积不少于 2 m² ,每 2 个月最少更换 1 次健康教育宣传栏内容;利用各种健康主题日或针对辖区重点健康问题,开展健康咨询活动并发放宣传资料,社区卫生服务中心每年至少开展 9 次公众健康咨询活动;社区卫生服务中心每月至少举办 1 次健康知识讲座,村卫生室和社区卫生服务站每两个月至少举办 1 次健康知识讲座,引导居民学习和掌握健康知识及必要的健康技能,促进辖区内居民的身心健康;要开展个体化健康教育。

(五)举办市民或农民健康学校

可在城乡社区设立固定的场所,配备一定的设施,定期邀请健康教育讲师团的专家进社区开展健康知识讲座,搭建专家与居民、社区居民之间的交流平台,传播和交流健康知识,促进健康行为的形成。

(六)面向整个社区的健康教育活动

可结合卫生宣传日或其他节日,组织开展有奖竞答、猜灯谜、艺术表演、膳食营养技能比赛等多种形式的健康教育活动,把健康知识普及融入这些活动之中。

(顾 华)

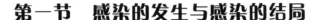

第十一章 >> 传染病管理

第一节　感染的发生与感染的结局

感染是指病原微生物侵入机体并在宿主体内复制、繁殖的过程。感染后导致机体功能、代谢、组织结构破坏的病理反应,引起感染性疾病。其中有些感染性疾病具有传染性而称为传染病。病原微生物包括细菌、病毒、原虫、真菌、螺旋体、立克次体等,甚或是具有致病能力、但并非生物的感染性物质,如朊蛋白。

一、感染的发生

(一)感染的来源
引起机体感染的病原体有外源性和内源性两大类。

1.外源性感染

外源性感染指来自宿主体外的病原体所引起的感染。传染源主要包括如下。①传染病患者:从潜伏期到病后恢复期各阶段,不同病原体在不同阶段可以各种方式在人与人之间传播。②带菌(毒)者:感染病原体后不出现临床症状,并在一定时间内持续排菌(毒),不易被察觉,因此是重要的传染源。③病畜及带菌(毒)动物:某些病原体可引起人畜共患病,如乙型脑炎病毒、炭疽杆菌、布鲁菌和鼠疫耶尔森菌等,病原体在人和动物中间传播。④媒介昆虫。

2.内源性感染

内源性感染主要指机体内正常菌群引起的感染,也称为自身感染,如大肠埃希菌;也包括原发感染后潜伏在体内的病原体又重新感染,如单纯疱疹病毒、结核分枝杆菌等。内源性感染具有条件依赖性,是医院感染的一种常见现象。

(二)病原体入侵部位
病原体主要经呼吸道、消化道、泌尿生殖道、皮肤等处侵入机体。不同的病原体有其特殊的入侵部位,如痢疾杆菌须进入肠道才能生存并引起疾病。有些病原体经节肢动物叮咬将病原体传入体内。

(三)传播途径
感染源排出病原体,经过一定的方式、途径进入其他易感者的体内的方式和途径称为传播途径,每种感染性疾病有其恒定的传播途径,单一或多种途径。

1.呼吸道传播

患者于呼吸、咳嗽、打喷嚏、谈话时将病原体排出体外,分布于患者周围的空气中。结核杆菌、炭疽杆菌等耐干燥病原体可存在于尘埃中。易感者可将含有病原体的空气、飞沫和尘埃吸入呼吸道而引起感染,如白喉、猩红热、麻疹等传染病。

2.消化道传播

进食被病原体污染的水、食物而感染,如伤寒、霍乱等。水源污染常可引起传染病的暴发。社会经济条件、环境卫生、居住条件、个人卫生等因素可影响经消化道传播疾病的发生、流行和控制。

3.接触传播

易感者皮肤黏膜与病原体接触而受到感染。分类如下。①直接接触传播:没有任何外界因素参与下,传染源与易感者直接接触而引起疾病的传播。如性接触、输注携带病原体的血液、血制品等生物制剂、器官移植及使用污染的医疗器械等。②间接接触传播:易感者接触被患者排泄物或分泌物所污染的日常用品、生产工具而受到感染,又称日常生活接触传播。如某些皮肤传染病、某些呼吸道传染病及人畜共患病等均可经此途径传播。

4.母婴传播

母婴传播也称垂直传播,即感染某些传染病的孕妇可通过胎盘血液将体内的病原体传播给胎儿,引起宫内感染,如风疹病毒、麻疹病毒、肝炎病毒及艾滋病病毒等。也有些病原体经孕妇阴道通过宫颈口到达绒毛膜或胎盘引起胎儿感染,如链球菌、葡萄球菌等。还有些病原体存在于母亲产道内,孕妇分娩时感染胎儿的皮肤、黏膜、呼吸道及肠道,如疱疹病毒、淋球菌等。

5.虫媒传播

经蚊、蝇、蚤、虱、蜱、螨及白蛉等吸血节肢动物通过叮咬将病原体传播给人类引起疾病,称为虫媒传染病,如鼠疫、斑疹伤寒、黑热病、疟疾等。

6.土壤传播

传染源的分泌物或排泄物通过直接或间接方式污染土壤。埋葬死于传染病的人、畜尸体可能污染土壤。某些细菌的芽孢可在土壤中长期生存,如炭疽杆菌和破伤风杆菌等。某些肠道寄生虫病的生活史中有一部分必须在土壤中发育至一定阶段才能感染人,如钩虫卵和蛔虫卵等。这些被污染的土壤可通过破损的皮肤使人类获得感染。经土壤传播病原体的可能性取决于病原体在土壤中的存活力、人与土壤接触的机会与频度、个人卫生习惯等。

各种传染病流行时其传播途径是十分复杂的,一种传染病可同时通过几种途径传播,例如细菌性痢疾可经水、食物、媒介节肢动物及接触等多种途径传播。因此,当某种传染病在人群中蔓延时,必须进行深入的流行病学调查才能了解其真正的传播途径,从而采取有针对性的防制措施。

(四)病原体在体内的定位

病原体侵入机体后,依靠其与宿主组织的特异性结合能力而定植于特定器官或组织,引起该部位的病变,这些器官或组织称为该种病原体的定位或靶器官。其中能够排出大量病原体的定位对疾病的传播具有重要意义,称为特异性定位。特异性定位不但与疾病的传播有关(排出病原体污染环境,传染他人),也与该病原体在长期进化中形成的特性有关。病原体在局部繁殖时分泌的毒素也可随血流扩散而引起远处组织的病变,如白喉引起的心肌炎。侵袭力强的病原体,可通过血流、淋巴或直接扩散到其他组织或器官,引起该脏器的病变,如病毒性肝炎和乙型脑炎等。

病原体在宿主体内的定位可以有一个,也可以有数个,按感染先后分为原发性定位与继发性定位,如脑膜炎球菌的原发性定位在鼻咽黏膜,继发性定位在血及脑膜。特异性定位在多数情况下是原发性定位(如鼻咽部既是脑膜炎球菌的原发性定位,又是其特异性定位),有时也是继发性定位。

二、感染的结局

(一)感染决定因素

病原微生物侵入机体后是否导致感染,以及感染后的结局如何,主要取决于病原体的致病力、机体抵抗力和周围环境3个方面。

1.病原体的致病力

病原体致病力包括病原体的数量、致病力、特异性定位及变异等决定因素。

(1)病原体数量:同一疾病中,病原体的数量与其致病力呈正相关。不同的病原体有着不同的致病量。

(2)病原体毒力:构成毒力的物质称为毒力因子,包括侵袭力和毒素。侵袭力指病原体突破宿主防御功能侵入机体并在机体内扩散的能力,包括吸附和侵入、繁殖与扩散及抵抗宿主防御等方面的能力。毒力是指病原体产生各种毒素的能力。毒素分为外毒素和内毒素两大类:外毒素与宿主靶器官的受体结合进入细胞内起作用,如破伤风毒素和白喉毒素。内毒素通过激活单核-巨噬细胞释放细胞因子起作用,如革兰阴性杆菌的脂多糖。不同的病原体有不同的致病力,这取决于其毒力和侵袭力的有无及大小,有的病原体两者兼而有之,有的则仅有其一。

(3)病原体变异和耐药性:微生物的变异是其进化的基础。抗微生物药物对微生物群体有很强的选择压力,病原体可因自身遗传基因和外界环境的影响,获得某些耐药性质粒而发生变异。变异可使病原体的性质、致病力发生改变,往往可逃避机体的特异性免疫作用,有利于感染的持续,甚至使疾病的传播过程、病情、传染病的流行态势发生变化。不同病原体的变异性不同,如流感病毒、艾滋病病毒的变异性很强,而麻疹病毒的变异性较弱。

2.机体的防御能力

人体有三道防线对抗外来感染。第一道是皮肤及呼吸道、消化道、生殖泌尿道等黏膜组织;第二道是纤维组织、肝、脾、淋巴结,以及白细胞、单核细胞等。第一道防线和第二道防线属于人体的非特异性免疫系统。第三道就是人体的特异性免疫系统,由免疫器官和免疫细胞借助血液循环和淋巴循环组成。当机体具有强大而完善的防御能力时,入侵的病原体则被杀灭或排出体外,不发生感染;当机体防御能力低下或病原体数量大、致病力强时,病原体则在体内生长、繁殖而发生感染。

(1)非特异性免疫:指经遗传而获得,机体在发育过程中形成,是人体对入侵的各种病原及其他异物的清除能力。其作用并非针对某种特定的病原体,非特异性免疫也称固有免疫。固有免疫系统包括如下。①固有屏障:皮肤与黏膜为机体的外部屏障,可通过机械方式阻挡病原体入侵。内部屏障有血-脑屏障和胎盘屏障,对中枢神经系统和胎儿起到相当的保护作用。②吞噬细胞、自然杀伤细胞、树突状细胞等固有免疫细胞。③体液因子:正常体液和组织中存在的多种具有杀伤或抑制病原菌作用的可溶性分子,包括补体、酶类物质、各种细胞因子(干扰素、肿瘤坏死因子等)。

(2)特异性免疫:又称获得性免疫或适应性免疫,是经感染(病愈或无症状的感染)或人工预防接种(菌苗、疫苗、类毒素等)而使机体获得抵抗感染的能力。这种免疫并非生来就有,它需要经历一个过程才能获得,只针对一种病原体。一般是在病原微生物等抗原物质刺激后才形成的(免疫球蛋白、免疫淋巴细胞),并能与该抗原发生特异性免疫反应。特异性免疫包括:①细胞免疫。T细胞是细胞免疫的主要细胞。已致敏的T细胞再次遇到该抗原时,产生特异性的细胞毒作用,并释放多种细胞因子,杀伤病原体及其寄生的细胞。在清除寄生于细胞内的病原菌方面,细胞免疫起着非常重要的作用,如立克次体、各种病毒及某些细菌如结核杆菌、伤寒杆菌等病原的清除。在抗感染免疫中,细胞免疫既是抗感染免疫的主要力量,参与免疫防护,又是导致免疫病理的重要因素。②体液免疫。通过B细胞产生抗体来达到保护目的的免疫机制。B细胞受到抗原刺激后,从浆母细胞转化为浆细胞,同时产生能与该抗原结合的免疫球蛋白(抗体)。免疫球蛋白有IgM、IgE、IgA、IgD和IgG五类。体液免疫的抗原多为相对分子量在10 000道尔顿以上的蛋白质和多糖大分子,病毒颗粒和细菌表面都带有不同的抗原,所以都能引起体液免疫。

3.环境因素的影响

自然环境的湿度、温度及不同地域等因素都对人体及病原微生物有很大的影响。社会环境如经济水平、交通条件、环境卫生、个人卫生习惯、身体营养状况、体育锻炼等均可影响机体的防病抗病能力。药物和非药物的治疗措施,在很大程度上干预了感染的过程。

(二)感染的结局

病原微生物侵入人体后,人体对之产生免疫应答。由于人体防御能力的强弱不同,侵入人体的病原体的数量和毒力不同,因此斗争的表现也有所不同。一般有以下五种表现。

1.显性感染

显性感染即感染病原体后出现症状、发生疾病。因人体抵抗力、病原体致病力和治疗措施的不同而出现痊愈、死亡、慢性化、病原体携带和后遗症等不同结局。显性感染的过程可分为潜伏期、发病期及恢复期。显性感染临床上按病情缓急分为急性感染和慢性感染,按感染的部位分为局部感染和全身感染。

(1)局部感染:指入侵的病原菌只局限在宿主一定部位生长繁殖,并产生毒性物质,不断侵害机体的感染过程。由于机体的免疫功能足以将入侵的病原菌限制于局部,阻止它们在体内扩散蔓延,因此只引起局部病变,如化脓性球菌所致的疖、痈。

(2)全身感染:机体与病原体相互斗争的过程中,机体免疫功能不足以将病原体局限于某一部位,使得病原菌及其毒素经淋巴道或血流向周围扩散引起全身感染。全身感染可能出现的情况:①菌血症。病原菌自局部病灶不断地侵入血流中,但由于机体内细胞免疫和体液免疫的作用,病原菌不能在血流中大量生长繁殖。如伤寒早期的菌血症、布氏杆菌菌血症。②毒血症。病原菌在局部生长繁殖,没有大量细菌侵入血流,但细菌产生的毒素进入血流引起中毒症状,如白喉、破伤风等。③脓毒症、严重脓毒症和脓毒症休克。脓毒症指机体具有可疑或已证实的感染,同时出现全身炎症反应综合征的症状,包括高热或体温不升、心动过速、呼吸频率增快、外周血白细胞计数升高或降低,或幼稚中性粒细胞＞10％。严重脓毒症指在脓毒症基础上出现心血管功能障碍或急性呼吸窘迫综合征或≥2个心、肺以外的器官功能障碍。脓毒症休克指在脓毒症基础上出现心血管功能障碍。④脓毒血症。化脓性细菌引起败血症时,细菌随血流扩散至全身多个器官(如肝、肺、肾等),引起多发性化脓病灶。如金黄色葡萄球菌严重感染时引起的脓毒血症。

2.一过性感染

病原体被消灭或排出体外。病原体进入人体后,首先是皮肤、黏膜等机体天然屏障的抵抗,进入体内可被胃酸、溶菌酶和呼吸道纤毛、黏液所杀灭或清除,进入组织则被单核-巨噬细胞吞噬。机体依靠非特异性免疫系统的作用清除病原体,不出现任何症状,也不出现特异性免疫反应。当同一病原体再次侵入时仍有可能罹患该种疾病。

3.病原体携带状态

有带菌者、带毒者和带虫者:隐性感染或传染病痊愈后,病原体在体内继续存在,形成带菌、带毒和带虫状态。也即病原微生物在人体内生长繁殖并排出体外,但并不出现任何症状。不同的疾病阶段具有不同携带的状态,如果发生在潜伏期则称为潜伏期携带者;发生在疾病恢复期则为恢复期携带者;如果始终携带病原而不发生疾病则称为健康携带者(或慢性携带者)。无症状携带者容易作为传染源散布病原微生物而引起疾病的流行。痢疾、伤寒、白喉恢复期带菌者都比较常见,因此及时查出带菌者、带毒者和带虫者,加以有效隔离治疗,对于防止传染病的流行是重要的手段。

4.隐性感染

隐性感染又称亚临床感染。当机体有较强的免疫力,或入侵的病原菌数量不多、毒力较弱时,感染后对人体损害较轻,不引起或者只引起轻微的组织损伤,不出现明显的临床症状、体征甚至生化改变,只能通过免疫学检查才能发现。在大多数传染病中,仅诱导机体产生特异性免疫应答,而隐性感染是最常见的表现。隐性感染过程结束后,多数患者获得不同程度的特异性免疫,病原体被清除。少数人可转变为病原携带状态,成为无症状携带者。

5.潜伏性感染

病原与宿主维持平衡状态的非显性感染,病原体潜伏在机体中某些部位,由于机体免疫功能足以将病原体局限化而不引起显性感染,但又不足以将病原体清除,病原体便可长期潜伏下来,而当人体抵抗力低下时,病原体就能快速繁殖致病。例如长期潜伏在人体内的结核杆菌,一旦营养不良、过度劳累或使用免疫抑制剂后就会发生结核病。单纯疱疹病毒也能潜伏在人体内,在抵抗力降低时可发生单纯疱疹。

（顾　华）

第二节　传染病流行过程的三个基本环节

一、传染源

传染源是指病原体已在体内生长繁殖并能将其排出体外的人和动物。主要为患者、隐性感染者、病原携带者(排菌者)或称带菌(虫)者和受感染的动物。他们作为传染源的重要性在不同的传染病中有所不同:有时患者是重要传染源,有时带菌者是重要传染源。

(一)患者

患者在大多数传染病中是重要的传染源,但在不同病期的患者,其传染性的大小可以不同。一般情况下,在临床症状期传染性为最大,因这时排出病原体的数量最大,从而感染周围人群的机会也较大。病愈后病原微生物也随着消失,如菌痢、流行性感冒、伤寒、麻疹等。某些传染病在潜伏期即具有传染性,如甲型及戊型肝炎、水痘等。因此,为制定传染病散播的隔离时间,应参照其有关传染期。急性患者借其症状(咳嗽及吐、泻)而促进病原体的播散;慢性患者可长期污染环境;轻型患者数量多而不易被发现。在不同传染病中,不同类型患者的流行病学意义各异。

(二)病原携带者

病原携带者按病原携带时间可分为潜伏期病原携带者、病后病原携带者和健康病原携带者,在后者中可能也夹杂一部分隐性感染病例。某些感染病中,病原携带者成为重要传染源,如伤寒、流行性脑脊髓膜炎(简称流脑)、菌痢、乙型病毒性肝炎、脊髓灰质炎、白喉等病原携带者。这些病原携带者主要是病后病原携带者和健康病原携带者,称暂时病原携带者。超出了3个月者称慢性病原携带者,慢性病原携带者不显出症状而长期排出病原体,在某些传染病(如伤寒、细菌性痢疾)中有重要的流行病学意义。病原携带者作为传染源的意义取决于排出病原体的数量、携带时间、携带者的职业、人群生活环境和卫生习惯等。

(三)隐性感染者

在某些传染病中,如流脑、脊髓灰质炎等,隐性感染者是重要的传染源。隐性感染者虽无临床症状,但体内有病原微生物滋生繁殖,并通过一定途径将病原体排出体外。

(四)受感染动物

以动物为传染源传播的疾病,称为动物源性传染病。这类传染病主要有狂犬病、布鲁司菌病、鼠疫、钩体病、流行性乙型脑炎(简称乙脑)、肾综合征出血热、地方性斑疹伤寒、恙虫病、血吸虫病等。在作为传染源的动物中,以啮齿类动物最为重要,其次是家畜、家禽。有些动物本身发病,如鼠疫、狂犬病、布鲁氏菌病等;有些动物不发病,表现为带菌者,如地方性斑疹伤寒、恙虫病、乙脑等。以野生动物为传染源的传染病,称为自然疫源性传染病,如鼠疫、钩端螺旋体病、森林脑炎、肾综合征出血热等。这些病的动物传染源的分布和活动受地理、气候等自然因素的影响较大。且存在于一定地区,并具有较严格的季节性。一般来说,动物源性传染病的患者,传染性不强,因通常并不存在人-人互相传染途径,亦即是人感染后不再传染给别人,所以作为传染源的意义不大。

二、传播途径

病原体从传染源排出后,经过一定的方式再侵入其他易感者,所经过的途径称为传播途径。凡对病原体的传播起作用的一切因素,如水、食物、手等,均称为传播因素。每一种传染病的传播途径不一定相同,同一种传染病在各个具体病例中的传播途径也可以不同,同一种传染病也可以有一种以上的传播途径。传播途径可有空气传播、水的传播、食物传播、接触传播、虫媒传播、土壤传播等。只有针对某一种疾病的发生条件、传播途径和因素进行详细的调查研究,才能有效地控制疾病的流行。

(一)空气传播

空气传播亦称呼吸道传播,包括飞沫、飞沫核、尘埃传播因子的传播,主要见于以呼吸道为进入门户的传染病。所有的呼吸道传染病,如麻疹、白喉、猩红热、百日咳、流行性感冒、流行性脑脊髓膜炎等,都可以通过空气飞沫传播。当患者大声讲话、咳嗽、打喷嚏时,可以从鼻咽部喷出大量含有病原体的黏液飞沫悬浮于空气中,若被易感者吸入,即可造成传染。2002年底在我国广东省流行的SARS,经流行病学等研究,证明它是通过飞沫传播,有近距离传播的特征。2009年4月在墨西哥首先出现的新型甲型H1N1流感病毒流行,随后迅速蔓延世界各地引起大流行,经证实主要是通过近距离空气飞沫或气溶胶经呼吸道传播。凡具有在外界自下而上力较强的病原体,也能通过飞沫使易感病原体吸入后通过尘埃传播而受感染,肺结核往往如此。

(二)水的传播

水的传播主要见于以消化道为进入门户的传染病。水源受到病原体污染,未经消毒饮用后,可发生传染病的流行。水型流行的大小与水源类型、污染程度、饮水量的多少、病原体在水中存活时间的长短等因素有关。不少肠道传染病,如霍乱、伤寒、菌痢、甲型及戊型病毒性肝炎等,都可经水传播。有些传染病是通过与疫水接触而传播,如钩端螺旋体病、血吸虫病等。因为在生产劳动或生活活动时与含有病原体的疫水接触,病原体侵入皮肤或黏膜而造成感染。

(三)食物传播

食物传播主要见于以消化道为进入门户的传染病。包括动植物食品在贮藏、运输和加工过程中被病原体污染,也包括患病动物的肉、蛋、奶及其制品、鱼、蟹、蚶等水产品本身携带病原体。当人生吃或进食半熟的这些含有病原体或被病原体污染的食物时而被感染。所有肠道传染病病原体如甲型肝炎病毒(HAV)、沙门菌属、空肠弯曲菌、布鲁氏菌、鼠疫杆菌、结核分枝杆菌、炭疽杆菌、肺吸虫、华支睾吸虫、旋毛虫、猪带绦虫和囊尾蚴等,以及个别的呼吸道传染病,如结核、白喉、流行性感冒等,可通过污染食物而造成传播。伤寒、痢疾和霍乱病菌可经过患者的排泄物或手指和苍蝇而污染食物,也可能污染水、牛奶、冰淇淋或其他粮食。食物作为传播途径的意义与病原体的特性、食物的性质、污染程度、食用的方式和人们的卫生习惯等有着密切的关系。因聚餐某一种被污染食物,常可引起参加聚餐者发生相应疾病的食物型暴发。临床表现为病情较重,潜伏期较短。蔬菜被粪便污染后,可传播肠道传染病和寄生虫病,如伤寒、痢疾、蛔虫病等。不生吃可能受污染的食物和加强食品卫生管理是主要的预防措施。

(四)接触传播

接触传播又称日常生活接触传播,既可传播消化道传染病(如痢疾),也可传播呼吸道传染病(如白喉)。有直接接触和间接接触两种传播途径。间接接触传播在肠道传染病中尤为多见。即经被病原体污染的手、公用餐具、公用卫生用具及儿童公用玩具等,经易感者接触后而引起感染造成传播。直接接触是指传染源与易感者不经过任何外界因素而直接接触所造成的传播,包括性接触及皮肤黏膜直接接触传播。存在感染病患者及携带者的血液、阴道分泌物、精液及唾液内的病毒,当易感者与其发生性接触,则通过易感者的破损皮肤黏膜传播。如经过不洁性接触(包括同性恋、多个性伴侣的异性恋及商业性行为)可传播 HIV、HBV、HCV、梅毒螺旋体、淋病奈瑟菌等。人被狂犬所咬,接触天花、带状疱疹和单纯疱疹患者,有些皮肤化脓性病如脓疱疮等,经皮肤黏膜感染也属于直接接触传播的范畴。

(五)血液传播

血液传播指病原体存在于携带者或患者的血液中,通过输血及血制品、单采血浆、器官和骨髓移植传播。未使用一次性或消毒的注射器,医疗检查、治疗和手术器械和针灸等使用后未做到"一用一消毒"等管理措施而将病原体注入或经破损伤口侵入易感者体内而传播,如疟疾、HBV、HCV、HIV 感染等。

(六)虫媒传播

虫媒是指节肢动物,其中包括昆虫纲内的蚊、蚤、蝇、虱等,蜘蛛纲内的蜱、螨(恙虫)等。这些节肢动物媒介可以通过叮咬吸血传播某些传染病,如疟疾、乙脑、黑热病、森林脑炎、肾综合征出血热、丝虫病、恙虫病等。人与人之间如无虫媒存在,这些病并不互相传染。虫媒传播的疾病,根据节肢动物的生活习性,有严格的季节性,有些病例还与患者的职业与地区有关,如森林脑炎。

虫媒将病原体机械携带或体内传播传染病,这在肠道传染病中常常可看到其传播作用,但所携带的病原体一般存活时间短(只2~3 d)。有些病原体在虫媒体内,不仅能生长繁殖,甚至可经卵传给后代,如森林脑炎之在蜱,流行性乙型脑炎病毒之在蚊,恙虫病立克次体之在螨,但节肢动物不是病原体发育繁殖的良好场所,且受着外界环境影响的限制,虽能起到传染源的作用,但不能算作传染源,而通常称作媒介,主要起传播作用。

(七)土壤传播

有些肠道寄生虫卵,如钩虫卵、类圆线虫卵等,必须在土壤中发育至一定阶段成为感染期蚴,经口或幼虫钻入皮肤才能引起感染。有些细菌,如破伤风、炭疽等芽孢可长期保存在土壤中,易感者接触了这些土壤可以构成这些传染病的传播途径。

(八)医源性传播

医源性传播指在医疗、预防工作中,人为地造成某些传染病的传播。通常有两种类型:一类是指易感者在接受治疗、预防或检验措施时,由于所用器械受医护人员或其他工作人员的手污染或消毒不严而引起的传播,如丙型肝炎、乙型肝炎、艾滋病等;另一类是药厂或生物制品受污染而引起传播,如用因子Ⅷ制剂曾引起艾滋病。

(九)垂直传播

垂直传播即有血缘关系的亲代将携带的病原体传播给下一代。也称为母婴传播,如艾滋病、HBV等。母婴传播又包括宫内感染胎儿,产程感染新生儿和生后哺乳密切接触感染婴幼儿。通常把发生在产前的传播称为宫内感染。乙型肝炎病毒(HBV)的垂直传播易形成免疫耐受,是造成我国大量HBV慢性感染的重要原因之一。

传染病与寄生虫病可以通过各种不同传播途径和不同传播因素传播,有些传染病可以通过多种途径和因素而传播(在肠道传染病和呼吸道传染病中最为多见)。肠道传染病可以通过水的传播、食物传播、虫媒传播、接触传播等不同途径,其中受污染的水、受污染的食物、携带有病原体的苍蝇、被污染的手都起到传播的作用,也就成为传播因素,但有时接触传播亦可成为传播途径。

三、人群易感性

对某一传染病缺乏特异性免疫力的人称为易感者,易感者在某一特定人群中的比例决定该人群的易感性。易感者的比例在人群中达到一定水平时,如果又有传染源和合适的传播途径,则传染病的流行很容易发生。某些病后免疫力很巩固的传染病(如麻疹),经过一次流行之后,要等待几年当易感者比例再次上升至一定水平,才发生另一次流行。这种现象称为流行的周期性。在普遍推行人工自动免疫的干预下,可把易感者水平降至最低,就能使流行不再发生。

所谓某些传染病的周期性流行是与人群对该病易感有关的。以往曾有麻疹2~3年流行一次、百日咳2~4年流行一次及流脑7~9年流行一次的规律。这种周期性一般见于人口集中的大城市,实施计划生育及预防接种后,这种周期现象即会消失,是可以控制的。职业、性别、年龄的不同,使传染病流行的易感人群也有所差别。6个月以内的婴儿由于母亲传递的免疫力依然存在,喂养及衣着均防护较好,可避免许多病原体的感染。由于野外活动或作业较多,故自然疫源性疾病一般多见于男性。钩体病则是以农业人口为主的传染病。

构成流行过程的三个基本环节的存在仅创造了流行条件,并不等于流行已经形成;只有在自然因素和社会因素这些外界环境条件的影响下,促使了这三个环节的相互联结,流行才会发生。

(顾 华)

第三节 传染病的管理概述

传染病一直是威胁人类生命与健康的严重疾病。随着社会经济的发展,传染病不再是单纯的卫生和健康问题,而成为一个与政治、经济、安全、稳定等密切相关的重大社会问题。

自传染性非典型肺炎(严重急性呼吸综合征,SARS)暴发以后,国家逐步建立了公共卫生事件应急机制及传染病防控和救治体系。但由于全球化步伐的加快、人类生存环境的破坏、人们生活观念和行为方式的改变,使传染病变得越来越复杂化,危害性越来越大。同时,我国目前按人口计算经济水平较低,传染病各项监控制度尚不健全,群众防治意识仍有待提高,这些都给我国传染病的防控带来诸多困难。

为加强我国新形势下传染病防控工作,我国人大修订了《中华人民共和国传染病防治法》。新传染病防治法着重突出以下6个方面:①突出传染病的预防和预警。②完善传染病疫情报告、通报和公布制度。③进一步完善传染病暴发、流行时的控制措施。④设专章规定传染病救治工作制度。⑤加强传染病防治保障制度建设。⑥做到保护公民个人权利与维护社会公众利益的平衡。

通过立法和宣传,提高全社会对传染病严重性的认识,加大防治宣传力度,加强传染病的依法管理、科学管理和严格管理,对保障社会稳定与建设的顺利进行具有重大的现实意义。

一、认真落实《中华人民共和国传染病防治法》,建立和完善各项规章制度

非典(SARS)的暴发,暴露了我国公共卫生基础建设和突发公共卫生应急系统建设与管理中的许多不足。党和国家对此高度重视,及时总结了抗击SARS和人感染高致病性禽流感(avian influenza,简称禽流感)疫情的经验教训,先后颁布、修改了《突发公共卫生事件应急条例》和《传染病防治法》等一系列法律、法规,为传染病的现代化管理提供了法律依据。各级相关部门应该加强监管,同时完善一些相关制度,加强执行力。

二、大力加强传染病防治宣传

由于我国地区发展水平不平衡,受教育程度参差不齐,对传染病的危害认识不足。大多数农村地处偏远地区,经济落后,缺乏传染病防控技术和设备,专业人员和资金短缺,群众防治知识和意识薄弱。因此,应加大传染病防治宣传力度,提高群众对传染病的防范意识,增加防治知识,改变不良生活习惯和行为,提高素质,创建全民参与防治传染病的良好社会氛围。传染病防治的经验和实践表明,防控传染性疾病全社会都有责任,只有人人参与,才能合力防控传染病。

三、加强国内外的交流与合作

经济全球化同时也使传染病全球化,使得传染病可在全球范围内迅速传播。因此,对传染病,特别是有全球大流行潜在威胁的传染病的监控和预防,不是一个地区和国家能够承担的,需要国际、国内各个层次和领域之间的通力合作,SARS和禽流感的防治经验就充分证明了这一点。加强各个层次和领域之间的交流与合作,首先是需要加强国际间的交流与合作,特别是对有

全球流行趋势的传染病的防治管理。其次是需要国内各个层次和领域之间的交流与合作。如卫生、农业、科学、交通口岸、制药业等部门的大力协作,以及社会和公众的配合。只有这样才能达到迅速、全面控制传染病流行的目的。

四、采取有效传染病预防措施

(一)控制和管理传染源

对患者、病原携带者应早期发现,早期诊断,及时隔离,尽早治疗。对传染病的接触者进行检疫和处理,对感染和携带病原体动物及时处理。应加强传染病患者、病原携带者的管理,严格执行法律、法规、规章,认真落实各种常规和技术规范,在规定时间内进行准确网络上报。

卫健委颁布的《突发公共卫生事件与传染病疫情监测信息报告管理办法》要求:对突发公共卫生事件和传染病要实行属地化管理,当地疾病预防控制机构负责对突发公共卫生事件和传染病进行信息监督报告和管理,并建立流行病学调查队伍和实验室,负责公共卫生信息网络维护和管理、疫情资料报告等工作。卫健委要求各级疾病预防控制机构要按照国家公共卫生监测体系网络系统平台的要求,充分利用报告的信息资料,建立突发公共卫生事件和传染病疫情定期分析通报制度,常规监测时每个月不少于3次疫情分析与通报,紧急情况下每天进行疫情分析与通报。对突发公共卫生事件和传染病疫情,卫健委将如实通报公布。

对传染病患者和病原携带者按照"强制管理、严格管理、分类管理、监测管理"的原则,进行综合防控,对各类传染病患者统一由传染病专科医院收治,严禁进入食品、饮水等行业。加强对高危人群的监控,定期进行查体、监测,以防患于未然。尽可能减少传染病对人民群众健康和生命的危害。传染病的管理也应该与时俱进,不同时期,管理的侧重点也有所不同。目前阶段,应关注以下几方面。

1.加强对农民工等流动人员的传染病管理

随着市场经济的发展,大量的农民工进入城市,由于从一个相对封闭的区域进入开放地区,使农民工成为传染病的高危人群。同时,由于其流动性和聚居性,也成为了传染病流行的重要途径。因此加强对农民工等流动人口的教育和管理,为他们提供必要的医疗保障,是传染病防治管理工作中的重要环节。

2.加强对传染源动物的防治措施

很多急性传染病通过动物可引起更大范围的传播和流行。除了鼠疫、肾综合征出血热、钩体病、狂犬病等经典传染病以外,一些新发传染病如禽流感、人感染猪链球菌病等也被明确与某些动物传染播散有关。因此,必须对可疑动物采取捕杀、隔离治疗、检疫等相关措施,以利于疫情的控制、疾病的预防。

3.加强医院感染管理,防止医源性感染

医院是各种患者的聚居处,人员流动大,病种情况复杂,如缺乏对传染病的高度警惕,很可能成为传染病传播的源头,SARS流行期间,我国有惨痛的教训。因此,应大力加强医院管理,按照布局科学、结构合理、设施先进、功能齐全的原则,严格按照国家的有关标准进行。综合医院应坚持开设不同出、入口的肠道门诊和发热门诊,防止交叉感染做好疫源检查。严格消毒隔离工作,控制好传染病源头。积极对医务人员进行传染病防治教育,及时更新传染病防治知识,强化法制观念,认真执行疫情报告制度。

加强一次性医疗用品和医疗废物的管理:按照《医院感染管理办法》要求,医院应对购进的消毒药械、一次性使用医疗器械、器具的相关证明进行审核,必须各种证件齐全,才能进入医院,要求临床科室在使用一次性无菌医疗用品前认真检查,凡有质量问题或过期产品严禁使用,并及时反馈。医疗废物严格分类收集,感染性废弃物、病理性废弃物、损伤性废弃物、药物性废弃物及化学性废弃物等不得混合收集,做到分类放置、专人回收。

4.公共卫生系统的快速反应和隔离观察的管理

SARS 和禽流感之后,卫生系统认真总结了经验和教训,建议了一系列公共卫生事件的应急措施和快速反应的管理流程。不仅要求对急性期患者进行网络上报、积极治疗及隔离,同时基于完善的登记制度,对所有与传染源有密切接触、可能受染的易感者进行管理,不仅接种相应的疫苗和特异性免疫球蛋白及药物的预防,同时应对接触者进行严格的医学观察、卫生处理及检疫。

(二)切断传播途径

各种传染病通过不同的传播途径进行传播和流行。对于新发传染病,一定要尽快研究确定传染源和传播途径,才能消除公众恐慌并进行有效的疫情控制。根据《中华人民共和国传染病防治法》《医院感染管理办法》及《消毒管理办法》制定了《医院隔离技术规范》标准。规定了医院隔离的管理要求、建筑布局与隔离要求、医务人员防护用品的使用和不同传播途径疾病的隔离与预防。其中明确了一些相关定义。

标准预防:针对医院所有患者和医务人员采取的一组预防感染措施。包括手卫生,根据预期可能的暴露部位选用手套、隔离衣、口罩、护目镜或防护面屏,以及安全注射。也包括穿戴合适的防护用品处理患者环境中污染的物品与医疗器械。标准预防基于患者的血液、体液、分泌物(不包括汗液)、非完整皮肤和黏膜均可能含有感染性因子的原则,进行相应的预防。

空气传播:带有病原微生物的微粒子(直径≤5 μm)通过空气流动导致的疾病传播。

飞沫传播:带有病原微生物的飞沫核(直径>5 μm),在空气中短距离(1 m 内)移动到易感人群的口、鼻黏膜或眼结膜等导致的传播。

接触传播:病原体通过手、媒介物直接或间接接触导致的传播。

不同的传染病,传播途径不同。应根据实际情况,做以下隔离消毒。

1.呼吸道隔离

主要措施:①患同种疾病的病员安置一室,有条件的医院应使此种病员远离其他病区。病室通向走廊的门窗须关闭,出入应随手关门,以防病原体随空气向外传播,接触病员须戴口罩、帽子及穿隔离衣。②病室内每天用紫外线进行空气消毒一次。③病员的口鼻分泌物及痰需用等量的20%含氯石灰(漂白粉)溶液或生石灰混合搅拌后静置 2 h 才能倒掉。也可将痰液煮沸 15~30 min。

2.消化道隔离

主要措施:①不同病种最好能分室居住,如条件不许可,也可同居一室,但必须做好床边隔离,每一病床应加隔离标记,病员不准互相接触,以防交叉感染。②每一病员应有自己的食具和便器(消毒后方可给他人使用),其排泄物、呕吐物、剩余食物均须消毒。③护理人员在接触病员时,须按病种分别穿隔离衣,并消毒双手。④病室应有防蝇设备,保持无蝇,无蟑螂。

3.洗手

要符合卫健委颁发的医务人员手卫生规范标准(WS/T313)。大力宣传六步洗手法。

4.环境、食品、水卫生的管理和监督

大多数传染病与环境卫生、食品卫生不良及水污染相关。因此,加强环境、食品以及水源的卫生管理和监督至关重要。

(三)保护易感人群

积极开展预防接种,提高人群的免疫力、降低易感性是十分重要的措施。继乙型肝炎疫苗纳入计划免疫后,已取得了喜人成绩。此外,天花的消灭、脊髓灰质炎的控制,均与接种疫苗有关。因此,继续坚持有效的预防接种,对传染病的预防可起到关键作用。此外,还应注意生活规律,加强身体锻炼,提高体质。

(四)检疫

对有全球流行趋势的传染病的防治管理中,检疫起到非常重要的作用。分为国境卫生检疫和疫区检疫。

1.国境卫生检疫

为控制传染病由国外传入或由国内传出,在海关、边境、口岸等国境对人员、行李、货物以及交通工具实施医学、卫生检查和处理。根据不同疾病的潜伏期制定检疫期并按规定进行预防接种或医学观察。

2.疫区检疫

包括国内不同流行区(疫区)或疫区与非疫区之间限制往来;对传染源进行隔离治疗;对疫区进行消毒、杀虫、带菌动物处理;对接触者进行医学观察、隔离治疗;对易感者进行预防接种、被动免疫或药物预防等。

虽然我国传染病的防治和管理工作取得了可喜的成绩,但由于新的传染病不断出现、旧的传染病的重新肆虐,其防治和管理工作仍任重而道远。我们要认真贯彻落实《中华人民共和国传染病防治法》等法律、法规和规章,努力把传染病纳入法制化、科学化和规范化管理的轨道,为人类最终消灭传染病做出应有的贡献。

(姜晓燕)

第四节　感染性疾病科(门诊)医院感染管理

一、科室设立

近年来,不断出现的传染病疫情严重威胁人民群众的生命健康,原已被控制的传染病死灰复燃,新的传染病陆续出现,突发性传染病暴发流行时有发生。另外,由于各种原因导致的耐药菌株不断增加,使传染病发病率上升,治疗难度加大,传染病对人民群众身体健康和生命安全具有潜在的严重威胁。为提高二级以上综合医院对传染病的筛查、预警和防控能力及传染病的诊疗水平,实现对传染病的早发现、早报告、早治疗,及时控制传染病的传播,有效救治传染病,保护人民群众身体健康,2004年原卫健委下发文件,要求二级以上综合医院在2004年10月底前建立传染病科,没有设立传染病科的医疗机构应当设立传染病分诊点。

传染病科的设置要相对独立,内部结构做到布局合理,分区清楚,便于患者就诊,并符合医院感染预防与控制要求。为了合理使用有限的资源,可将发热门诊、肠道门诊等整合为传染病门诊。传染病科门诊应设置在医疗机构内的独立区域,与普通门(急)诊相隔离。二级综合医院传染病科门诊应设置独立的挂号收费室、呼吸道（发热）和肠道疾病患者的各自候诊区和诊室、治疗室、隔离观察室、检验室、放射检查室、药房（或药柜）、专用卫生间；三级综合医院传染病科门诊还应设置处置室和抢救室等。传染病科门诊应配备必要的医疗、防护设备和设施。设有传染病病房的，其建筑规范、医疗设备和设施应符合国家有关规定。

二、人员要求

（1）定期对科室工作人员进行有关传染病防治知识的培训，培训内容包括传染病防治的法律、法规及专业知识，如疾病流行动态、诊断、治疗、预防、职业暴露的预防和处理等。

（2）对科室工作人员定期考核，考核合格后方可上岗。

（3）工作中做好个人防护，尽量防止和避免职业暴露，一旦发生职业暴露，应立即采取补救措施。

（4）医护人员应接受必要的疫苗预防接种。

（5）养成良好的卫生习惯，不得留长指甲、不佩戴首饰，进入病房时应按防护规程穿戴好工作帽、工作服、必要时穿隔离衣及鞋套等，私人物品不得带入传染病区。

（6）医务人员必须了解、掌握传染病病种及分类、不同传染病的报告时限和内容要求，及时、准确报告传染病。

（7）工作人员职责，包括以下几类。

医师职责：①认真履行医师的义务，在诊疗工作中规范执业。尊重患者的知情权和选择权，注意保护患者隐私。②遵守医院各项规章制度，并能熟练掌握传染病防治的法律、法规、规章和规定。③及时筛查传染病患者，正确诊疗和转诊传染病患者。④认真填写传染病报告卡，并按规定的时限和内容及时、准确报告传染病。⑤严格执行消毒隔离制度，在做好自身防护工作的同时，配合护士做好消毒隔离工作。⑥对就诊患者进行传染病的健康教育。

护士职责：①认真履行护士的义务，在护理工作中规范执业。尊重患者的知情权和选择权，注意保护患者隐私。②遵守医院各项规章制度，熟练掌握传染病护理知识、技能和传染病防治的法律、法规。③负责就诊患者的登记工作。④帮助、指导呼吸道发热患者戴口罩，并引导患者到指定地点候诊。⑤认真做好消毒隔离工作，熟练掌握常用消毒液的配制、使用方法和注意事项，并监督消毒隔离措施落实到位。⑥按《医疗废物管理条例》做好医疗废物管理工作。⑦对就诊患者进行传染病的卫生宣传教育。

卫生员职责：①遵守各项规章制度。②在护士的指导下，进行清洁、消毒工作，所用器械、工具分区使用。③严格遵守医疗废物管理规定，及时按分类清运各种医疗废物。④认真做好清洁、消毒工作并做好工作记录。

三、建筑布局与隔离要求

（一）传染病科门诊的要求

患者通道和医务人员通道分开；发热门诊患者通道应与肠道门诊患者通道分开。

门诊内应明确划分污染、半污染和清洁区，三区应相互无交叉，并有醒目标志。清洁区包括医务人员专用通道、值班室、更衣间、休息室与库房；半污染区为治疗室、药房（或药柜）、医护人员穿脱个人防护装备区等；污染区为挂号收费室、候诊区、诊室、隔离观察室、检验室、放射检查室、患者专用卫生间等。

各诊室的部分功能可以合理合并，如挂号收费、配药、化验等，医护人员可以共用，而患者不能交叉,必须有不同的窗口为患者提供服务;公用区域内的医护人员应做好个人防护与手卫生。

实行挂号、诊疗、收费、配药、化验与隔离观察等"一条龙"服务模式。对受场地限制,暂不能实现"一条龙"服务模式的单位,可配备专人为患者送标本、配药、交费等。

发热门诊、肠道门诊均应设立临床疑似病例的专用单人隔离观察室。发热患者隔离观察室及有条件的单位的肠道门诊隔离室外建议设立缓冲间,为进出人员提供穿脱个人防护装备的场地与手卫生设施,同时阻隔与其他区域的空气直接对流。

专区必须达到四固定、六分开,四固定指:"人员固定、诊室固定、医疗器械设备固定、门诊时间固定"。六分开指:"挂号分开、候诊分开、检验分开、收费分开、取药分开、厕所分开"。

肠道门诊空气气流必须与发热门诊完全分隔,互不相通,具有通风、排风设施。

各门诊应独立设立患者专用卫生间,污水纳入医院污水处理系统。

(二)传染病病区的要求

应设在医院相对独立的区域,远离儿科病房、重症监护病房和生活区。设单独入、出口和入、出院处理室。

中小型医院可在建筑物的一端设立传染病病区。应分区明确,标识清楚。不同种类的传染病患者应分室安置;每间病室不应超过 4 人,病床间距不应少于 1.1 m。病房应通风良好,自然通风或安装通风设施,以保证病房内空气清新。应配备适量非手触式开关的流动水洗手设施。

(三)传染病患者的就诊流程

见图 11-1。

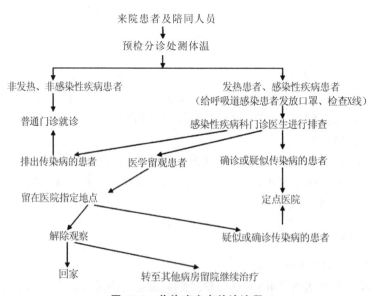

图 11-1 传染病患者就诊流程

四、个人防护

(1)工作人员在工作区域应按照隔离技术规范的要求,采取标准预防措施。

(2)工作人员进入污染区域工作,必须更换衣服、鞋袜,除去手表、戒指、耳环等,剪短指甲,戴帽子、医用口罩。进入清洁区前，须先在缓冲区摘下工作帽、口罩，脱去工作衣、隔离衣及鞋。

(3)手部皮肤有损伤者，接触患者时应戴手套。

(4)医护人员每次诊疗操作前均应认真洗手或应用快速手消毒剂搓擦消毒双手，使用专用毛巾或一次性纸巾。

(5)工作人员出入呼吸道传染病室时，要随手关门，防止病室中微生物污染中间环境及其他病室。

(6)进入污染区的工作人员，不经手部卫生处理不可接听电话或签收文件，可由未污染工作人员代理或传达。

(7)工作人员在污染区域内禁止吸烟、进食。

(8)工作期间医务人员应尽量避免患者对着自己的面部咳嗽或打喷嚏，如果因此污染，须立即清洗消毒。

(9)患者和患者污染的物品，未经消毒不得进入清洁区。

(10)工作人员不得穿污染工作服、隔离衣进入清洁区。

五、消毒隔离措施

(1)严格按照《医院感染管理办法》《医院消毒卫生标准》《消毒技术规范》对传染病科门诊的设施、设备、医用物品等进行消毒。

(2)按规范要求定期对消毒效果进行监测，必要时随时监测。

(3)诊室应定时通风，诊桌、诊椅、诊查床等应每天清洁，被血液、体液污染后及时消毒处理。

(4)与患者皮肤直接接触的诊查床(罩)、诊垫(巾)要一人一用一清洁或消毒。听诊器每天清洁或消毒、血压计袖带每周清洁或消毒，遇污染时随时消毒。

(5)重视日常清洁工作。保持诊室、病房的地面整洁、干净，人流量多时加强清洁次数。重视厕所的清洁卫生。室内桌、椅、门把每天2次用有效氯250～500 mg/L含氯消毒液或其他适宜的消毒剂擦拭消毒。

(6)用过的一般诊疗器械可使用有效氯500 mg/L的含氯消毒液中浸泡消毒或采用其他适宜的消毒方法消毒。

(7)每天下班前地面用有效氯250 mg/L的含氯消毒液拖擦。不要以消毒为目的在门诊出入口放置踏脚垫，也不要在门把手上缠绕织物。研究表明这些措施不能有效降低环境微生物的浓度，反而增加微生物污染的潜在危险。

(8)接诊可疑霍乱患者后，应立即更换隔离衣和床单、被污染的物品置于有效氯500 mg/L的含氯消毒液浸泡1 h。如医院安装了统一的污水处理系统且检测合格，患者呕吐物及排泄物可直接倒入下水道处理；如无统一的污水处理系统，可加含氯消毒液或含氯石灰(漂白粉)混合静置2 h后倒入下水道。可复用便器、痰盂等用有效氯500 mg/L的含氯消毒液浸泡2 h。留观的肠道传染病患者转诊后，应进行终末消毒，必要时进行空气消毒；布类和器械密闭包装做好标识后送洗衣房或消毒供应中心统一处理。

六、物资与设备配备

(1)肠道门诊需配备有2张以上孔床、3张以上观察床；发热门诊至少2间诊室。

(2)传染病科内应为医护人员、患者和陪同就医者提供方便、有效的手卫生设施与相关用品，如流动水、非手接触式水龙头、洗手液、速干手消毒剂、干手设施等。

（3）传染病科内必须配备足够的个人防护设备,如外科口罩、N95口罩、防护服、隔离服、手套等。

（4）门诊人员出入口、窗户等处应设立防蝇等设备。

（5）传染病科门诊内必须配备消毒药品和器械,如含氯消毒剂、漂白粉、喷雾器等。

（6）传染病科内的化验室应严格按照实验室生物安全进行管理,配备普通冰箱、温箱、暗视野显微镜等必须设备。

（7）诊疗区域内至少配备一台能够上网的电脑和一台传真机。

七、医疗废物管理

（1）传染病科门诊患者产生的生活垃圾应按医疗废物处理。

（2）严格执行《医疗废物管理条例》,认真做好医疗废物的分类收集、登记、转运、处理等工作。

（3）诊疗区域内的医疗废物集中暂存场所应有明显标志,每天至少清运一次,必要时随时清理;保持场所的清洁卫生,无污物遗撒、液体污物溢出现象。

（于德美）

第五节　环境因素对感染的影响

除病原体的致病性和机体的防御功能之外,环境因素的影响也是决定感染发生、发展与转归的重要条件。自然环境因素包括气候、温度、湿度及其他因素,例如寒冷能使呼吸道黏膜的抵抗力降低;空气中的污染粉尘或刺激性气体等也能损害呼吸道黏膜,降低屏障作用。环境中存在放射性物质或有毒物质,对免疫系统的影响也是显而易见的。社会环境因素包括经济条件、营养调配、体育锻炼、卫生习惯及卫生设施等,均会对感染过程产生重要影响。如果上述环境因素及机体防御功能完善良好,适度的病原体入侵后,均有可能被机械防御功能及化学性杀菌、溶菌能力及时消灭清除,病原体不能在特定部位有机地结合,更不会生长繁殖,感染不能成立。这种抵御、清除病原体的机制在呼吸道、消化道等处是随时经常发生的,但机体大多都能保持健康而不被感染。一旦上述条件失去稳定平衡,寄生物得以侵犯或侵入机体的特定部位并定植下来生长繁殖,造成感染。如前所述,感染是一种病理概念,只有特殊的实验室检验才能证实,临床上是看不到的。以往所谓的"隐性感染"实际上大多是隐性染病,例如脊髓灰质炎病毒侵入消化道,仅引起轻微的损害及症状,或者完全无症状,但病毒并未能侵犯神经组织即被终止,从此获得持久的特异性免疫;又如肝炎病毒感染后,不少人并无自觉症状,但化验时,却会有生化的异常及病毒感染标志的出现,根据前述定义,这些均属已患病的范畴。把感染与隐性染病严格分开,有时是困难的。显性发病后,有些患者虽自我感觉良好,但医师看来已有异常症状或体征者,可以称之为亚临床型发病。感染过程大致有以下表现形式或经过。

一、一过性感染

寄生物仅有少量定植,少量生长繁殖,其侵袭力及毒力不足以引起机体的病理生理改变,很快可被机体消灭清除。机体不一定能获得免疫力,即使用免疫学方法也难以证明机体已发生过该病原体的感染。

二、潜伏性感染

病原体侵犯或侵入机体,可在特定部位定植,可能仅有少量生长繁殖,故不会排出大量病原体。尚未被机体免疫系统所识别,也不足以引起病理生理反应,因而未能清除,和机体防御免疫功能处于暂时的平衡局面。一旦此种平衡被打破,便可能发病后清除病原体,或不发病而成为长期携带状态。

三、病原体携带状态

病原体侵犯或侵入机体特定部位定植,不断生长繁殖,可能经常排出病原体,局部可能有轻微损害,但并不足以引起机体的病理生理反应,也不足以被机体免疫系统所识别,因而未能获得免疫力。宿主大多较长时间仍保持健康,故有人称为健康携带者。一旦此种稳定平衡打破,有可能会发病。潜伏期带病原体及恢复期仍携带病原体者,均有其特殊的感染过程表现形式,也多有机体的免疫学识别应答,故不同于此类携带者。

四、隐性染病

可能由于机体原有部分免疫力,或是数量不多、毒力不强的病原体感染时,只能引起机体发生轻微的生物化学、病理生理异常反应。免疫学应答后,可获得特异性免疫力。隐性染病一般没有临床症状及体征,但与症状体征轻微而不易被察觉的亚临床型传染病,有时难以鉴别。在许多传染病中,隐性染病远远超过显性发病的病例数。

五、显性发病

当机体抵抗力降低时,病原体得以侵犯,不断增殖并释放有毒物质,引起宿主各种功能异常及组织学病变,在临床上出现特有的症状及体征者为显性发病。

感染过程的上述 5 种表现形式,在一定条件下可互相转化。在发病的过程中,病情的发展与转归也是很复杂的。病情开始缓解,体温尚未降至正常时,病情又见加重,体温再次升高者称再燃。此情况大多由于病原体仅暂时受到抑制而未被消灭,得以恢复生长繁殖之故。病情已进入恢复期或痊愈初期,体温已降至正常时,症状重现,体温再次上升者为复发。此种情况可能由于第一批病原体已被消灭,而潜在的病原体开始活跃所致。再感染乃指同一种病原体一次痊愈后,又再次感染。同时感染是指两种病原体同时感染而发病,很难分清病原体的主次地位,如乙型肝炎与丁型肝炎病毒等。叠加感染乃指两种病原体先后感染,常使病加剧。重复感染乃指同一病原体先一次未愈而再次感染,如血吸虫病等。先有病毒或细菌感染,又夹杂真菌感染,常称为双重感染或混合感染。

（于德美）

第六节 医务人员职业暴露与防护

一、医务人员职业暴露及医院感染的危害

(一)概述

医务人员因与感染或传染病患者接触或经职业暴露而自身受到感染的危险,同时医院工作人员又可通过与易感的患者、工作人员、家属等成员接触,把感染传播给患者和其他工作人员。因此,医务人员医院感染的危险,已成为医疗领域中引人关注的职业性问题;医务人员医院感染的预防是医院感染管理工作者必须重视和关注的工作之一。

在 SARS 疫情暴发地区的初期,医院内的医务人员是最早被感染的群体,并成为 SARS 感染的重要传播链。在香港最初发生的 138 例 SARS 患者中,医务人员共有 85 例,其中实习医师 16 例,占发病人数的 62%。在加拿大多伦多出现的 144 例 SARS 患者中,医务人员共 73 例,占 51%。在北京,医务人员发病高峰后几天,才出现民工、学生等群体的发病高峰。美国 CDC 监测报道:每年医务人员至少发生 100 万次意外针刺伤,引起 20 余种血源性疾病的传播,每年因血源性传播疾病造成医务人员死亡人数超过几百人。

医务人员因一次血液暴露,可能感染 HBV 的危险概率为 6%~30%,感染 HCV 的危险概率为 0.4%~1.8%,感染 HIV 的危险概率为 0.3%。医务人员因职业暴露感染 HBV 的危险性明显高于 HIV 及 HCV。尽管 AIDS 对医务人员职业性感染是低的,但是一旦被 HIV 感染,后果将是灾难性的。

1.职业暴露

职业暴露是指医护人员、实验室工作人员及有关监管、保洁等人员,在从事血源性传播疾病的防治及相关工作时,意外地被患者或病毒感染者的血液、体液污染了破损的皮肤或眼睛、口腔内黏膜;或被血液、体液污染的针头、手术刀等锐器刺破皮肤,而具有被这些病毒感染的可能性。

2.普遍预防

控制血源性病原体传播的策略之一,其理念就是将所有来源于人体血液或体液的物质都视作已感染了 HBV、HCV、HIV 或其他血源性病原体而加以防护。主张在不明确患者是否有传染性时,均按传染患者对待,执行严密的消毒隔离和操作规程,充分利用各种保护用具(如手套、口罩、隔离衣、防护眼镜等),养成良好的操作习惯,减少各种危险行为(如对手传递锐器,裸手接触血液、体液,使用后的针头再套回盖内等)。

3.标准预防

在普遍预防原则的基础上,将患者的血液、体液、分泌物、排泄物均视为有传染性,需隔离预防,无论是否有明显的血液污染或是否接触非完整的皮肤与黏膜。医务人员在医疗工作中(无论患者是否具有传染性或是否有症状)均需采取标准预防措施。其基本特点如下所述:①既要防止血源性疾病的传播,也要防止非血源性疾病的传播。②强调双向防护,即防止疾病从患者传至医务人员,又防止疾病从医务人员传至患者。③根据疾病的主要传播途径,采取相应的隔离措施,

包括接触隔离、空气隔离和微粒隔离。

（二）主要危险因素

医院医务人员作为一个特殊的职业群体,职业暴露或医院感染的危险因素,主要来自防御意识淡漠和生物、物理、自身躯体、超负荷工作。

1.生物因子

医院是微生物聚集的场所,空气和设施中存在大量的病原体。医务人员在为患者进行医疗护理活动时,经常近距离接触各种微生物,若不慎发生职业暴露,大大提高了医务人员医院感染的危险性。

2.医疗利器损伤

医务人员使用针、刀、剪、玻璃片、安瓿等锐器时,若不慎被刺伤或割伤,可能发生经血液传播的疾病,如艾滋病、乙型肝炎、丙型肝炎等。

3.超负荷工作

在医疗优势资源较集中的综合医院,季节、气候交替及传染病流行高发时段、外科医师的连台手术、抢救危重患者时、医务人员超负荷工作、心理状态欠佳、操作不规范等,极易发生职业暴露或医院感染。

4.防护意识淡漠

医务人员在一定程度上仍存在防护意识淡漠、防护知识缺乏、不注重自我防护,未使用防护用品或不规范使用防护用品等,进而导致职业暴露或医院感染。

5.基础设施设备落后

医院建筑设计不合理,没有充分考虑预防医院感染的因素,病原微生物能通过多种渠道(空气、医疗设备、交通路线、卫生设施、污水和污物处理等)污染医院环境。工作环境不通风、隔离设施不完善、实验室安全设备缺乏,这些都为医务人员职业暴露或医院感染埋下隐患。

（三）医务人员职业暴露或医院感染的高危人群

1.最易发生职业暴露的人群

医院或医务人员中的护理、外科、口腔科、ICU 病房、急诊科、检验、血库、血透、病理等科室医务人员及医疗废物收集转运人员。

2.常见的职业暴露和医务人员医院感染

(1)锐器损伤:抽血、注射、输液、换药、手术等医疗护理操作时,污染的针头等刺入皮肤,直接导致职业暴露或存在职业暴露的危险;或被金属瓶盖、玻璃安瓿等割伤,皮肤黏膜破损时,天然屏障作用消失,接触带病毒的血液、体液即有被感染的危险。

(2)接触污染:在医疗护理,特别是紧急抢救外伤出血、昏迷、呕吐、腹泻等患者时,沾染了患者的血液、体液或呕吐、排泄物;被喷溅的血液、体液等直接污染面部、眼结膜等;被污染了患者的血液、体液等物品和环境再污染,没有及时清洗或消毒。

(3)气溶胶污染:口腔科诊室空气中被高速旋转的手机形成的血液气溶胶,进入眼结膜、鼻黏膜、口腔及面部、手部等造成职业暴露或医院感染。或吸入患者咳出、呕出大量血液或分泌物形成的气溶胶,导致细菌或病毒的感染。

(4)手污染:医务人员手直接被患者的血液等污染或通过污染的物品,如病历夹、抢救仪器、床头、桌面、门把手等再污染,未及时或不认真清洗,再摸自己的脸、揉眼睛、抠鼻孔等,病原体可经破损皮肤和黏膜进入体内导致医院感染。

二、医务人员职业暴露及医院感染的预防

(一)目的与原则

1.目的

医务人员医院感染风险的存在,完全有可能被职业防护的正确运用所预防和避免。在抗击SARS的过程中,认识到新出现的急性传染病,是由具有很强呼吸道传染性的冠状病毒所引起后,全国防治非典型肺炎指挥部下发了一系列有关传染性非典型肺炎防治管理办法,制订了具体的预防控制、隔离防护消毒措施。医务人员认真、严格的执行相关防护措施,此后全国医务人员零感染。可见重视并落实医务人员医院感染的预防措施,加强职业防护,才能避免或减少医务人员医院感染和职业暴露。

2.原则

医务人员预防职业暴露和医院感染必须遵循标准预防的基本原则。

(二)管理措施

1.设施设备

医院提供必要的设施设备,如洗手设施(洗手池、非接触式水龙头、干手纸、免洗手消毒液)、锐器盒、洗眼器、各种个人防护用品(隔离衣、口罩、手套、面罩等),重点科室需设置洗澡间。必要的设施设备对于预防医务人员的医院感染和预防患者的医院感染有重要的意义,可能会增加一些费用,但出现医务人员职业暴露或感染的检查费用和感染后的治疗费用及对工作的影响,损失会更大。保护员工的健康,无论社会效益或经济效益都不言而喻。

2.员工管理

(1)职业暴露与医务人员个人防护的培训:反复多次不同形式、不同层次地开展医务人员医院感染预防的培训工作,提高医务人员对职业暴露认知与处理的知晓率,强化职业安全防护的意识,强调标准预防措施的实施。

(2)建立医务人员健康档案:对新上岗人员进行健康体检,包括经血液传播疾病的检查,组织员工定期体检,检查项目包括乙肝、丙肝标志物、肝功能等,对体检结果进行详细记录和分析;对高危人员进行定期随访和检查。

(3)接种疫苗:如对乙肝标志物阴性员工予以乙肝疫苗全程免疫注射,弱阳性员工必要时加强免疫注射1次,在流感流行季节组织流感疫苗注射等。如在诊疗工作中与特殊情况出现职业暴露根据具体情况及时接受相应疫苗免疫注射。

(4)职业暴露报告与随访追踪:医务人员出现职业暴露或感染情况,立即进行正确的应急处理措施,逐级报告,及时填写职业暴露报告卡,由医院感染管理科对其进行随访、追踪调查、监测其健康状况,并报告主管部门,记录资料存档。

(5)工作调整或限制:医院感染管理科对出现职业暴露或已出现感染的医务人员根据随访、追踪结果对工作安排、调整或工作限制、休息等提出建议。

(三)预防措施

首先应培训员工建立"标准预防"的概念和意识,提高防护知识水平,培养良好的工作作风和习惯,严格执行预防职业暴露的相关措施。

1.锐器伤的预防

(1)改善操作室、治疗室光线不足现象。

(2)对多发、易发锐刺伤的科室进行工作流程再造。

(3)熟练掌握各项操作技能,避免不必要的锐器损伤。

(4)加强环节控制。①锐器处理:使用后的锐器应直接放入耐刺、防渗漏的锐器盒,以避免整理收集使用后锐器而发生锐器伤;小心处理利器盒、锐器盒使用3/4即封盖。②推广使用针头或刀片处理器进行安全处置,禁止直接用手接触使用后的针头、刀片等锐器。③手术中用弯盘传递刀、剪等器械。④不徒手分离锐器,禁止回套针帽,禁止将锐器对着人传递,掰安瓿时垫纱布或使用工具。

2.呼吸道传播性疾病职业暴露和医院感染预防

(1)患者明确诊断或疑为飞沫传播性疾病时,医务人员需戴帽、戴医用防护口罩或N95口罩;进行可能产生喷溅操作时戴护目镜或防护面罩,穿隔离衣或防护服;操作或接触患者血液、体液、分泌物、排泄物时戴手套。

(2)患者明确诊断或疑为空气传播性疾病时,在飞沫传播性疾病预防措施基础上,必要时使用N95防护口罩。

(3)加强环节控制:①正确的戴口罩是呼吸道传播疾病预防的第一步,不正确戴口罩等同于没有戴口罩。②取下口罩后,应避免触摸口罩朝外的部分,因为这部分可能布满了细菌或病毒。③不要在可能有病原体存在的空间戴口罩,尽量在进入室内空间前就戴好口罩。④使用中绝对不能用手压口罩。包括N95口罩都只能把病原体隔离在口罩表层,如果用手挤压口罩,使得病原体随飞沫湿透口罩,可能发生感染。⑤口罩不能悬挂与颈上或放于口袋内再次使用。⑥离开房间前将用过的口罩放入医疗垃圾桶内。⑦特别注意穿脱隔离衣、戴口罩、护目镜或面罩、戴手套的顺序,否则容易导致感染。

3.接触传播疾病的职业暴露和医院感染预防

(1)患者明确诊断或疑为接触传播疾病时,医务人员要注意手卫生、戴手套,必要时穿隔离衣。

(2)近距离操作如插管、吸痰等应戴防护镜或面罩。

(3)加强环节控制:①若医务人员手皮肤有破损或伤口时,应戴双层手套。②与患者直接接触的医疗器械(具)及物品(听诊器、体温计、血压计、输液泵等)专人专用,及时消毒;不能专人专用的器械和物品(担架、轮椅、心电图机等)须在每次用后擦拭消毒。③完成医疗护理操作后及时脱去隔离衣、手套等,并立即洗手;隔离衣须每天更换清洗消毒;污染区域的医务人员,未经手卫生不能接听电话或随意触摸清洁物品。④如果腿或足有可能被污染,则应确保用防渗透的手术衣或围裙将腿覆盖,穿防渗透鞋,尽量选用高腰套靴,以降低腿和脚被污染的风险。⑤手术结束后,在患者离开手术室之前,确保彻底清洁患者皮肤上的血迹。⑥离开污染区时,脱下所有的防护服,包括防渗透鞋。所有被污染的、能重复使用的防护服,包括防渗透鞋,都应当进行清洁和消毒或灭菌处理,防渗透鞋在使用之后应当充分去污。

三、医务人员分级防护措施与一般性预防原则

(一)分级防护措施

1.基本防护(一级防护)

(1)适用对象:医院传染病区、发热门(急)诊以外的从事诊疗工作的医护技人员。

（2）防护配备：白大衣、工作裤、工作鞋、戴工作帽和外科口罩。

（3）防护要求：按照标准预防的原则。

2.加强防护（二级防护）

（1）防护对象：进行接触血液、体液、排泄物、分泌物等可视污染物的操作时的医、护、技人员；进入传染病区的医护技工作人员；传染病流行期间的发热门诊等。

（2）防护配备：隔离衣（进入传染病区时）、防护镜（进入传染病区时，进行可能被体液喷溅操作时）、医用口罩（进入传染病区时）、手套（医技人员皮肤破损或接触体液、血液可能污染时）、面罩（有可能被体液、血液分泌物喷溅时）、鞋套（进入传染病房或病区）。

3.严密防护（三级防护）

（1）防护对象：进行有创操作，如给呼吸道传染病患者进行气管插管、切开吸痰时。

（2）防护要求：在加强防护的基础上，可使用面罩。

（二）一般性预防原则

1.应禁止行为

（1）可能发生血源性病原体职业接触的工作场所，应禁止进食、饮水、吸烟、化妆和摘戴隐形眼镜等。

（2）禁止食品和饮料混置于储存血液或其他潜在污染物质的冰箱、冰柜、抽屉、柜子和桌椅面等。

（3）禁止弯曲被污染的针具，禁止双手回套针帽，禁止用手分离使用过的针具和针管。

（4）禁止用手直接拿取被污染的破损玻璃物品，应使用刷子、垃圾铲和夹子等器械处理。

2.应注意事项

（1）尽可能应用不接触技术。

（2）洗手与戴手套是完全独立的措施，不能相互替代。

（3）在需要更换拖鞋的病区或工作场所，医务人员必须穿防刺穿（不暴露足部皮肤）易清洗的拖鞋。

（4）在收集、处理、操作、储藏和运输过程中，可能造成血液或其他潜在传染性物质污染的标本应放在防泄漏的容器中。

（5）在维修或者运输可能被血液或其他潜在传染性物质污染的设备前应当检查，并进行必要的清洁和消毒。

（6）任何设备、环境或工作台面被血液或其他潜在传染物污染后应立即清洁和消毒。

（7）工作结束后，应使用适当的消毒剂消毒被污染的工作台面。当工作台面被血液、体液或其他潜在传染物明显污染后，或在上次清洁后工作台面又被污染，应立即消毒。

（8）当工作台面的保护性覆盖物（如塑料盖布、铝箔、防渗透的吸水纸等）被明显污染时，应及时更换。

（于德美）

第七节 医院卫生学监测

一、紫外线灯消毒效果监测

(一)监测方法

1.紫外线辐照计测定法

开启紫外线灯 5 min 后将测定波长为 253.7 nm 的紫外线辐照计探头置于被检紫外线灯下垂直距离 1 m 的中央处,特殊紫外线灯在推荐使用的距离处测定,待仪表稳定后,所示数据即为该紫外线灯的辐照度值。

2.紫外线强度照射指示卡监测法

开启紫外线灯 5 min 后,将指示卡置于紫外灯下垂直距离 1 m 处,有图案一面朝上,照射 1 min,紫外线照射后,观察指示卡色块的颜色,将其与标准色块比较,读出照射强度。

(二)结果判定

普通 30 W 直管型紫外线灯,新灯管的辐照强度应符合 GB19258 要求;使用中紫外线灯辐照 $\geq$70 uW/cm² 为合格;30 W 高强度紫外线新灯的辐照强度 $\geq$180 uW/cm² 为合格。

(三)注意事项

(1)紫外线灯表面应保持清洁,每周用 75％乙醇棉球擦拭 1 次。当发现灯管表面有灰尘、油污等时,立即擦拭。

(2)紫外线灯消毒室内空气时,房间内应保持清洁干燥,减少尘埃和水雾。当温度<20 ℃或>40 ℃时,相对湿度>60％时,应延长照射时间。

(3)室内有人时不应使用紫外线灯照射消毒。

(4)不应使紫外线光源直接照射到人,防止紫外线辐射损伤。

(5)测定时电压 220 V±5 V 温度 20 ℃~25 ℃相对湿度<60％,紫外线辐照计应在计量部门检定有效期内使用。

(6)指示卡应获得卫健委消毒产品卫生许可批件,并在有效期内使用。

二、空气的消毒效果监测

(一)非洁净环境空气消毒效果监测

1.监测前准备

操作者:穿着工作衣,戴口罩、帽子并进行卫生手消毒。

培养皿:采样前室温放置 30 min。

2.采样时间

(1)在房间消毒或规定的通风换气后与从事医疗活动前采样;采样前应关闭门、窗,在无人走动的情况下,静止 10 min。

(2)当怀疑与医院感染暴发有关时采样。

3.监测方法:沉降法

判断室内面积:当室内面积＞30 m²,设四角及中央五点,四角的布点位置应距墙壁 1 m 处(图 11-2);当室内面积≤30 m²,设内、中、外对角线三点,内、外点应距墙壁 1 m 处(图 11-3)。将直径为 9 cm 的普通营养琼脂平皿由内向外放置到各采样点,采样高度为距地面 0.8～1.5 m,采样时将平皿盖打开,扣放于平皿旁(注意:避免手、头等部位越过培养基上方),暴露规定时间后(Ⅱ类环境暴露 15 min,Ⅲ类和Ⅳ类环境暴露 5 min),由外向内盖上平皿盖,及时送检。将送检平皿置(36±1)℃恒温箱培养 48 h,计数菌落数,若怀疑与医院感染暴发有关时,进行目标微生物的检测。

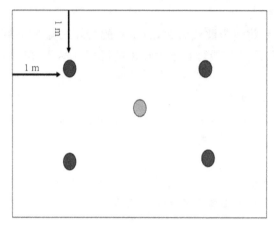

图 11-2　非洁净房间面积＞30 m² 布点

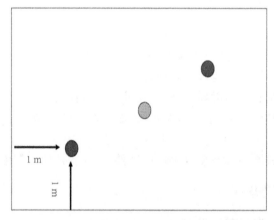

图 11-3　非洁净房间面积≤30 m² 布点

4.环境分类

(1)Ⅱ类环境:非洁净手术室、产房、导管室、血液病病区及烧伤病区等保护隔离病区、重症监护病区、新生儿室等。

(2)Ⅲ类环境:母婴同室、消毒供应中心检查包装灭菌区和无菌物品存放区、血液透析中心(室)、其他普通住院病区等。

(3)Ⅳ类环境:普通门(急)诊及其检查治疗室、感染性疾病科门诊和病区。

5.结果计算

按平均每皿的菌落数报告:CFU/(皿·暴露时间)。

6.结果判定

(1)Ⅱ类环境:非洁净手术室、非洁净骨髓移植病房、产房、导管室、新生儿室、器官移植病房、烧伤病房、重症监护病房、血液病房。

病区空气中的细菌菌落总数≤4 CFU/(15 min·直径 9 cm 平皿)。

(2)Ⅲ类和Ⅳ环境:儿科病房、母婴同室、妇产科检查室、人流室、治疗室、注射室、换药室、输血科、消毒供应中心、血液透析中心(室)、急诊室、化验室、各类普通病室、感染性疾病科门诊及其病房空气中的细菌菌落总数≤4 CFU/(5 min·直径 9 cm 平皿)。

(二)采用洁净技术净化空气的房间空气消毒效果监测

1.监测前准备

操作者:穿着洁净工作服,戴口罩、帽子并进行卫生手消毒。

房间准备:开启洁净系统。

培养皿:采样前室温放置 30 min。

2.监测采样时间

(1)在房间洁净系统自净后与从事医疗活动前采样。

(2)当遇医院感染暴发怀疑与空气污染有关时随时监测。

(3)当洁净手术室及其他洁净场所新建、改建验收及更换高效过滤器后监测。

3.洁净手术室最少术间自净时间

Ⅰ级洁净手术室和需要无菌操作的特殊用房:≤15 min。

Ⅱ级洁净手术室:≤25 min。

Ⅲ级洁净手术室:≤30 min。

Ⅳ级洁净手术室:≤40 min。

4.方法

采用沉降法测定沉降菌浓度。

5.洁净手术室及其他洁净场所布点个数

根据被测区域洁净度级别进行布点,每区放置最小培养皿数如下。

Ⅰ级:手术区布点:13 点,手术床 5 点(双对角线布点),手术床周边 8 点(每边内 2 点);周边区 8 点(每边内两点)(图 11-4)。

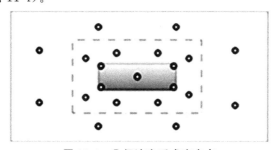

图 11-4 Ⅰ级洁净手术室布点

Ⅱ级:手术区布点:4 点,双对角线布点;周边区布点:6 点,距离墙壁 1 m,长边各两点,短边各 1 点(图 11-5)。

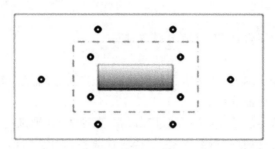

图 11-5　Ⅱ级洁净手术室布点

Ⅲ级：手术区布点：3 点，双对角线布点；周边区布点：6 点，距离墙壁 1 m，长边各两点，短边各 1 点（图 11-6）。

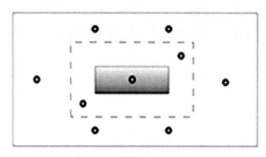

图 11-6　Ⅲ级洁净手术室布点

Ⅳ级及分布置送风口的洁净室：测点数＝$\sqrt{\text{面积平方数}}$（避开送分口正下方），空白对照 1 个。

6.布点位置

放置在地面上或不高于地面 0.8 m 的任意高度上。

7.培养皿暴露方法及时间

打开培养皿盖平移至培养皿边缘暴露 30 min 后，将培养皿盖合上，标识培养皿，送检置于 37 ℃条件下培养 24 h。

8.结果判定

洁净手术室用房的分级标准如表 11-1 所示。洁净辅助用房的分级标准如表 11-2 所示。

表 11-1　洁净手术室用房的分级标准

洁净用房等级	细菌最大平均浓度		空气洁净度级别		参考手术
	手术区	周边区	手术区	周边区	
Ⅰ	0.2 CFU/30 min·Φ90 皿（5 CFU/m³）	0.4 CFU/30 min·Φ90 皿（10 CFU/m³）	5	6	假体植入、某些大型器官移植、手术部位感染可直接危及生命及生活质量等手术
Ⅱ	0.75 CFU/30 min·Φ90 皿（25 CFU/m³）	1.5 CFU/30 min·Φ90 皿（50 CFU/m³）	6	7	涉及深部组织及生命主要器官的大型手术
Ⅲ	2 CFU/30 min·Φ90 皿（75 CFU/m³）	4 CFU/30 min·Φ90 皿（150 CFU/m³）	7	8	其他外科手术
Ⅳ	6 CFU/30 min·Φ90 皿		8.5		感染和重度污染手术

表 11-2　洁净辅助用房的分级标准

洁净用房等级	沉降法细菌最大平均浓度	空气洁净度级别
Ⅰ	局部集中送风区域:0.2 个/30 min·Φ90 皿,其他区域:0.4个/30 min·Φ90 皿	局部 5 级,其他区域 6 级
Ⅱ	1.5 CFU/30 min·Φ90 皿	7 级
Ⅲ	4 CFU/30 min·Φ90 皿	8 级
Ⅳ	6 CFU/30 min·Φ90 皿	8.5 级

其中,空气洁净度级别具体如下。

(1)洁净度 5 级:环境空气中≥0.5 μm 的微粒数＞350 粒/立方米(0.35 粒/升)到≤3 500 粒/立方米(3.5 粒/升);≥5 μm 的微粒数为 0 粒/升。相当于原 100 级。

(2)洁净度 6 级:环境空气中≥0.5 μm 的微粒数＞3 500 粒/立方米(3.5 粒/升)到≤35 200 粒/立方米(35.2 粒/升);≥5 μm 的微粒数≤293 粒/立方米(0.3 粒/升)。相当于原1 000 级。

(3)洁净度 7 级:环境空气中≥0.5 μm 的微粒数＞35 200 粒/立方米(35.2 粒/升)到≤352 000 粒/立方米(352 粒/升);≥5 μm 的微粒数＞293 粒/立方米(0.3 粒/升)到≤2 930 粒/立方米(3 粒/升)。相当于原 10 000 级。

(4)洁净度 8 级:环境空气中≥0.5 μm 的微粒数＞352 000 粒/立方米(352 粒/升)到≤3 520 000 粒/立方米(3 520 粒/升);≥5 μm 的微粒数＞2 930 粒/立方米(3 粒/升)到≤29 300 粒/立方米(29 粒/升)。相当于原 100 000 级。

(5)洁净度 8.5 级:环境空气中≥0.5 μm 的微粒数＞3 520 000 粒/立方米(3 520 粒/升)到≤11 120 000 粒/立方米(11 200 粒/升);≥5 μm 的微粒数＞29 300 粒/立方米(29 粒/升)到≤92 500 粒/立方米(92 粒/升)。相当于原 30 万级。

9.细菌浓度的检测注意事项

(1)布皿和收皿的检测人员必须遵守无菌操作的要求。

(2)布皿时按照由内向外的顺序,避开送风口正下方,手臂及头不可越过培养皿上方,行走及放置动作要轻,尽量减少对流动空气的影响;收皿时按照由外向内的顺序。

(3)避免运输污染。

(4)当送风口集中布置时,应对手术区和周边区分别检测;当送风口分散布置时,全室统一检测。

(5)细菌浓度检测方法,应有 2 次空白对照。第 1 次对用于检测的培养皿做对比试验,每批一个对照皿。第 2 次是在检测时,应每室 1 个空气消毒效果监测对照皿,对操作过程做对照试验;即将培养皿打开平移至培养皿边缘后立即封盖。两次对照结果都必须为阴性。

(6)结果判定时,当某个皿菌落数太大受到质疑时,应重测,当结果仍很大以两次均值为准;如果结果很小可再重测或分析判定。

10.监测频度

医院应对感染高风险部门[如手术室、产房、导管室、层流洁净病房、骨髓移植病房、器官移植病房、重症监护病房、新生儿室、母婴同室、血液透析中心(室)、烧伤病房]每月进行监测;洁净手术室及其他洁净场所,新建与改建验收时以及更换高效过滤器后应进行监测;遇医院感染暴发怀疑与空气污染有关时随时进行监测,并进行相应致病微生物的检测。根据洁净房间总数,合理安排每次监测的房间数量,保证每个洁净房间能每年至少监测1次。

三、物体表面的消毒效果监测

(一)采样时间

潜在污染区、污染区消毒后采样。清洁区根据现场情况确定。

(二)采样面积

被采表面<100 cm²取全部表面;被采表面$\geqslant100$ cm²,取 100 cm²。

(三)采样方法

用 5 cm×5 cm 灭菌规格板放在被检物体表面,用浸有无菌 0.03 mol/L 磷酸盐缓冲液或生理盐水采样液的棉拭子 1 支,在规格板内横竖往返各涂抹 5 次,并随之转动棉拭子,连续采样1~4 个规格板面积,剪去手接触部分,将棉拭子放入装有 10 mL 采样液的试管中送检。门把手等小型物体则采用棉拭子直接涂抹物体采样。若采样物体表面有消毒剂残留时,采样液应含相应中和剂。

(四)检测方法

把采样管充分振荡后,取不同稀释倍数的洗脱液 1 mL 接种平皿,将冷至 40 ℃~45 ℃的熔化营养琼脂培养基每皿倾注 15~20 mL,(36±1)℃恒温箱培养 48 h,计数菌落数,必要时分离致病性微生物。

(五)判定标准

1.规则物体表面

物体表面菌落总数计算方法:细菌菌落总数(CFU/cm²)=平板上菌落数×稀释倍数/采样面积(cm²)。

2.小型物体表面的结果计算,用 CFU/件表示。

(六)结果判定

(1)Ⅰ类环境为采用空气洁净技术的诊疗场所,分洁净手术室和其他洁净场所。物体表面细菌菌落总数$\leqslant5$ CFU/cm²。

(2)Ⅱ类环境为非洁净手术室;产房;导管室;血液病病区、烧伤病区等保护性隔离病区;重症监护病区;新生儿室等。物体表面细菌菌落总数$\leqslant5$ CFU/cm²。

(3)Ⅲ类环境为母婴同室;消毒供应中心的检查包装灭菌区和无菌物品存放区;血液透析中心(室);其他普通住院病区等。物体表面细菌菌落总数$\leqslant10$ CFU/cm²。

(4)Ⅳ类环境为普通门(急)诊及其检查、治疗室;感染性疾病科门诊和病区。物体表面细菌菌落总数$\leqslant10$ CFU/cm²。

(5)高度危险性医疗器材:无菌生长。

(6)中度危险性医疗器材的菌落总数$\leqslant20$ CFU/件(CFU/g 或 CFU/100 cm²),不得检出致病性微生物。

(7)低度危险性医疗器材的菌落总数$\leqslant200$ CFU/件(CFU/g 或 CFU/100 cm²),不得检出致病性微生物。

(七)注意事项

(1)采样后立即送检,送检时间<4 h;若样品存于 0 ℃~4 ℃,送检时间不得超过 24 h。

（2）不常规开展灭菌物品的无菌检查，当流行病学调查怀疑医院感染事件与灭菌物品有关时，进行相应物品的检查。监督检查不需进行微生物检测，涉及疑似医院感染暴发或工作中怀疑微生物污染时，进行目标菌检测。

四、手的消毒效果监测

（一）采样前准备
被采样者进行卫生手消毒或外科手消毒。

（二）采样方法
将浸有无菌 0.03 mol/L 磷酸盐缓冲液或生理盐水采样液的棉拭子一支在双手指曲面从指跟到指端来回涂擦各两次（一只手涂擦面积约 30 cm²），并随之转动采样棉拭子，剪去手接触部位，将棉拭子放入装有 10 mL 采样液的试管内送检.采样面积按平方厘米（cm²）计算。若采样时手上有消毒剂残留，采样液应含相应中和剂。

（三）判定标准
卫生手消毒后医务人员手：表面的菌落总数应≤10 CFU/cm²。
外科手消毒后医务人员手：表面的菌落总数应≤5 CFU/cm²。

（四）注意事项
（1）不应戴假指甲，保持指甲周围组织的清洁。
（2）在整个手消毒过程中应保持双手位于胸前并高于肘部，使水由手部流向肘部。
（3）洗手与消毒可使用海绵、其他揉搓用品或双手相互揉搓。
（4）术后摘除外科手套后，应用肥皂（皂液）清洁双手。
（5）用后的清洁指甲用具、揉搓用品如海绵、手刷等，应放到指定的容器中；揉搓用品应每人使用后消毒或者一次性使用；清洁指甲用品应每天清洁与消毒。

五、使用中的消毒剂染菌量监测

（一）采样方法
用无菌吸管按无菌操作方法吸取 1 mL 被检消毒液，加入 9 mL 中和剂中混匀。醇类与酚类消毒剂用普通营养肉汤中和，含氯消毒剂、含碘消毒剂和过氧化物消毒剂用含 0.1％硫代硫酸钠中和剂，氯己定、季铵盐类消毒剂用含 0.3％吐温 80 和 0.3％卵磷脂中和剂，醛类消毒剂用含 0.3％甘氨酸中和剂，含有表面活性剂的各种复方消毒剂可在中和剂中加入吐温 80 至 3％；也可使用该消毒剂消毒效果检测的中和剂鉴定试验确定的中和剂。

（二）检测方法
用无菌吸管吸取一定稀释比例的中和后混合液 1 mL 接种平皿，将冷至 40 ℃～45 ℃的熔化营养琼脂培养基每皿倾注 15～20 mL，（36±1）℃恒温箱培养 72 h，计数菌落数；怀疑与医院感染暴发有关时，进行目标微生物的检测。

细菌菌落总数计算方法：消毒液染菌量（CFU/mL）＝平均每皿菌落数×10×稀释倍数

（三）结果判断
使用中灭菌用消毒液：无菌生长。
使用中皮肤黏膜消毒液染菌量：≤10 CFU/mL。
其他使用中消毒液染菌量：≤100 CFU/mL。

(四)注意事项

采样后 4 h 内检测。

（于德美）

第八节　医院内感染的预防与控制

一、定义

医院内感染又称医院获得性感染。

(一)广义的定义

凡患者、陪护人员和医院工作人员因医疗、护理工作而被感染所引起的任何有临床症状的微生物性疾病,不管受害对象在住院期间是否出现症状,均视为医院内感染。简言之,即任何人员在医院内发生的、与医院有关的一切感染均可称医院内感染。

(二)狭义的定义

医院内感染是指住院患者在医院内获得的感染,包括在住院期间发生的感染和在医院内获得出院后发生的感染,但不包括入院前已开始或者入院时已处于潜伏期的感染。医院工作人员在医院内获得的感染也属医院内感染。

二、类型

根据病原体的来源,将医院内感染分为外源性感染和内源性感染(表 11-3)。

表 11-3　外源性感染和内源性感染

项目	外源性感染(交叉感染)	内源性感染(自身感染)
病原体来源	患者体外	患者体内或体表
感染途径	直接感染与间接感染	免疫功能受损、正常菌群移位、正常菌群失调
预防	用消毒、灭菌、隔离等技术,基本能有效预防	难预防。提高患者免疫力、合理使用抗生素能起到一定的预防作用

三、形成

医院内感染的形成必须具备 3 个基本条件,即感染源、传播途径和易感人群,三者组成感染链(图 11-7),当这 3 个基本条件同时存在并相互联系便导致感染。只要阻断或控制其中某一环节,就能终止医院内感染的传播。

(一)感染源

感染源是导致感染的来源,指病原体自然生存、繁殖及排出的场所或宿主(包括人和动物)。

1.周围已感染者及病原携带者

已感染者排出的病原体数量多、毒力强,且多具有耐药性,是最重要的感染源。病原携带者体内的病原体不断生长繁殖、排出体外,但自身无明显症状而不受重视,也是主要的感染源。这种感染源主要是指到医院就诊的患者,也包括已感染或携带病原体的医务人员、患者家属和探视者。

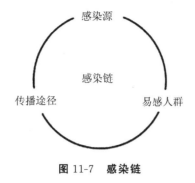

图 11-7 感染链

2.自身正常菌群

人体的特定部位如肠道、呼吸道、皮肤、泌尿生殖道、口腔黏膜等,在正常情况下均寄居有无致病性的菌群,在侵入性操作或其他原因促使它们在新的部位定植时,可以引起感染性疾病。

3.动物感染源

动物感染源包括鼠类、苍蝇、蟑螂、蚊子、臭虫、跳蚤等。

4.医院环境

医院特殊的潮湿环境与液体也是不容忽视的感染源"储存库",如洗手池、洗手皂、空调系统等。

(二)传播途径

传播途径是指病原体从感染源传播到易感人群的途径与方式。不同的病原体可经不同的传播方式从感染源传播到易感人群。常见的传播方式有接触传播、飞沫传播、空气传播、共同媒介传播、生物媒介传播,以前 3 种最为常见。

1.接触传播

接触传播指病原体通过与手、媒介直接或间接接触导致的传播,是医院内感染最常见和重要的传播方式。接触传播可分为直接接触传播和间接接触传播。直接接触传播指感染源与易感人群之间有身体的直接接触,如母婴传播;间接接触传播通过媒介传递,最常见的传播媒介是医务人员的手,其次是共用的医疗器械与用具。

2.飞沫传播

带有病原体的飞沫核(直径>5 μm),在空气中短距离(1 m 内)移动到易感人群的口、鼻黏膜或眼结膜等导致的传播。其本质属于特殊的接触传播。

3.空气传播

空气传播是指带有病原体的微粒子(直径≤5 μm)通过空气流动导致的疾病传播。飞沫核传播能长时间、远距离传播,常引起多人感染,甚至导致医院内感染暴发流行,如肺结核、流感、麻疹、腮腺炎等。菌尘传播是通过吸入菌尘或接触降落的菌尘引起感染,易感人群往往没有与患者直接接触。

4.共同媒介传播

共同媒介传播也称共同途径传播,如通过污染的饮水、饮食传播,或通过污染的药液、血制品、医疗器械与设备传播。共同媒介传播常可导致医院内感染暴发流行,在医院内感染中具有重要意义。

5.生物媒介传播

生物媒介传播指动物或昆虫携带病原体传播。

(三)易感人群

易感人群是指对感染性疾病缺乏免疫力而易感染的人。属于易感人群的有以下几种。

(1)患有严重影响或损伤机体免疫功能疾病的患者,如患癌症、系统性红斑狼疮、艾滋病等免疫系统疾病者,烧伤、创伤等皮肤黏膜屏障作用损害者,患糖尿病、肾病、慢性阻塞性肺部疾病等慢性病者,患白血病等影响白细胞杀菌功能者。

(2)接受介入性检查、治疗和植入物者。

(3)长期接受免疫、放射、皮质类固醇类药物治疗者。

(4)长期使用大量抗生素尤其是广谱抗生素者。

(5)其他:如休克、昏迷、术后患者,老年,婴幼儿,产妇等。

四、预防和控制

控制医院内感染是贯彻预防为主的方针,提高医疗、护理质量的一项主要工作。建立健全医院内感染管理组织,制定针对性强的预防与控制规范,并保证各措施付诸实践,是预防与控制医院内感染的基本途径。

(一)根据医院规模,建立医院内感染管理责任制

住院床位总数在 100 张以上的医院应当建立以医院内感染管理委员会为主体的三级监控体系(图 11-8)和独立的医院内感染管理部门。住院床位总数在 100 张以下的医院应当指定分管医院内感染管理工作的部门。其他医疗机构应当有医院内感染管理专(兼)职人员。

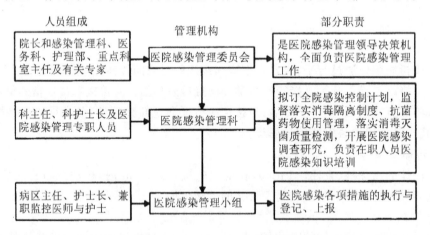

图 11-8　医院内感染三级管理体系的组织机构与任务

(二)健全医院内感染管理规章制度

医院内感染管理制度必须依照国家有关卫生行政部门的法律法规来制定,如《中华人民共和国传染病防治法》《消毒管理办法》等。

1.管理制度

清洁卫生制度、消毒灭菌制度、隔离制度、医务人员医院内感染知识培训制度、医院内感染管理报告制度等。

2.监测制度

消毒灭菌效果检测制度;对手术室、供应室、换药室、导管室、监护室、新生儿室、血液病室、肿瘤病室、分娩室、器官移植室等感染高发科室的消毒卫生标准的监测;一次性医疗器材及门诊、急诊常用器械的检测。

3.消毒质控标准

如《医院消毒卫生标准》规定了从事医疗活动环境的空气、物体表面、医护人员手、医疗用品、消毒剂、污水、污物处理卫生标准。

(三)落实医院内感染管理措施

预防与控制医院内感染必须切实做到控制感染源、切断传播途径、保护易感人群。具体措施包括以下几点。

(1)医院环境布局合理。

(2)清洁、消毒、灭菌及其效果检测。

(3)正确处理医院污水、污物。

(4)严格执行无菌、隔离、洗手技术。

(5)合理使用抗生素,加强患者及医务工作者的感染检测等。

(四)加强医院内感染教育

对全体医务人员加强医院内感染教育,以明确医务人员在医院内感染管理中的职责,增强预防与控制医院内感染的自觉性及自我防护意识。

(于德美)

第九节 艾滋病的预防与控制

一、艾滋病防治管理

为了预防、控制艾滋病的发生与流行,保障人体健康和公共卫生,根据传染病防治法,国家制定了艾滋病防治条例。该条例自 2006 年 3 月 1 日起施行。

(一)一般规定

(1)艾滋病防治工作坚持预防为主、防治结合的方针,建立政府组织领导、部门各负其责、全社会共同参与的机制,加强宣传教育,采取行为干预和关怀救助等措施,实行综合防治。

(2)任何单位和个人不得歧视艾滋病病毒感染者、艾滋病患者及其家属。艾滋病病毒感染者、艾滋病患者及其家属享有的婚姻、就业、就医、入学等合法权益受法律保护。

(3)县级以上人民政府统一领导艾滋病防治工作,建立健全艾滋病防治工作协调机制和工作责任制,对有关部门承担的艾滋病防治工作进行考核、监督。县级以上人民政府有关部门按照职责分工负责艾滋病防治及其监督管理工作。

(4)国务院卫生主管部门会同国务院其他有关部门制定国家艾滋病防治规划;县级以上地方人民政府依照本条例规定和国家艾滋病防治规划,制定并组织实施本行政区域的艾滋病防治行动计划。

（5）国家鼓励和支持工会、共产主义青年团、妇女联合会、红十字会等团体协助各级人民政府开展艾滋病防治工作。居民委员会和村民委员会应当协助地方各级人民政府和政府有关部门开展有关艾滋病防治的法律、法规、政策和知识的宣传教育，发展有关艾滋病防治的公益事业，做好艾滋病防治工作。

（6）各级人民政府和政府有关部门应当采取措施，鼓励和支持有关组织和个人依照本条例规定以及国家艾滋病防治规划和艾滋病防治行动计划的要求，参与艾滋病防治工作，对艾滋病防治工作提供捐赠，对有易感染艾滋病病毒危险行为的人群进行行为干预，对艾滋病病毒感染者、艾滋病患者及其家属提供关怀和救助。

（7）国家鼓励和支持开展与艾滋病预防、诊断、治疗等有关的科学研究，提高艾滋病防治的科学技术水平；鼓励和支持开展传统医药以及传统医药与现代医药相结合防治艾滋病的临床治疗与研究。国家鼓励和支持开展艾滋病防治工作的国际合作与交流。

（8）县级以上人民政府和政府有关部门对在艾滋病防治工作中做出显著成绩和贡献的单位和个人，给予表彰和奖励。对因参与艾滋病防治工作或者因执行公务感染艾滋病病毒，以及因此致病、丧失劳动能力或者死亡的人员，按照有关规定给予补助、抚恤。

（二）宣传教育

（1）地方各级人民政府和政府有关部门应当组织开展艾滋病防治以及关怀和不歧视艾滋病病毒感染者、艾滋病患者及其家属的宣传教育，提倡健康文明的生活方式，营造良好的艾滋病防治的社会环境。

（2）地方各级人民政府和政府有关部门应当在车站、码头、机场、公园等公共场所以及旅客列车和从事旅客运输的船舶等公共交通工具显著位置，设置固定的艾滋病防治广告牌或者张贴艾滋病防治公益广告，组织发放艾滋病防治宣传材料。

（3）县级以上人民政府卫生主管部门应当加强艾滋病防治的宣传教育工作，对有关部门、组织和个人开展艾滋病防治的宣传教育工作提供技术支持。医疗卫生机构应当组织工作人员学习有关艾滋病防治的法律、法规、政策和知识；医务人员在开展艾滋病、性病等相关疾病咨询、诊断和治疗过程中，应当对就诊者进行艾滋病防治的宣传教育。

（4）县级以上人民政府教育主管部门应当指导、督促高等院校、中等职业学校和普通中学将艾滋病防治知识纳入有关课程，开展有关课外教育活动。高等院校、中等职业学校和普通中学应当组织学生学习艾滋病防治知识。

（5）县级以上人民政府人口和计划生育主管部门应当利用计划生育宣传和技术服务网络，组织开展艾滋病防治的宣传教育。计划生育技术服务机构向育龄人群提供计划生育技术服务和生殖健康服务时，应当开展艾滋病防治的宣传教育。

（6）县级以上人民政府有关部门和从事劳务中介服务的机构，应当对进城务工人员加强艾滋病防治的宣传教育。

（7）出入境检验检疫机构应当在出入境口岸加强艾滋病防治的宣传教育工作，对出入境人员有针对性地提供艾滋病防治咨询和指导。

（8）国家鼓励和支持妇女联合会、红十字会开展艾滋病防治的宣传教育，将艾滋病防治的宣传教育纳入妇女儿童工作内容，提高妇女预防艾滋病的意识和能力，组织红十字会会员和红十字会志愿者开展艾滋病防治的宣传教育。

(9)地方各级人民政府和政府有关部门应当采取措施,鼓励和支持有关组织和个人对有易感染艾滋病病毒危险行为的人群开展艾滋病防治的咨询、指导和宣传教育。

(10)广播、电视、报刊、互联网等新闻媒体应当开展艾滋病防治的公益宣传。

(11)机关、团体、企业事业单位、个体经济组织应当组织本单位从业人员学习有关艾滋病防治的法律、法规、政策和知识,支持本单位从业人员参与艾滋病防治的宣传教育活动。

(12)县级以上地方人民政府应当在医疗卫生机构开通艾滋病防治咨询服务电话,向公众提供艾滋病防治咨询服务和指导。

(三)预防与控制

(1)国家建立健全艾滋病监测网络。国务院卫生主管部门制定国家艾滋病监测规划和方案。省、自治区、直辖市人民政府卫生主管部门根据国家艾滋病监测规划和方案,制定本行政区域的艾滋病监测计划和工作方案,组织开展艾滋病监测和专题调查,掌握艾滋病疫情变化情况和流行趋势。疾病预防控制机构负责对艾滋病发生、流行以及影响其发生、流行的因素开展监测活动。出入境检验检疫机构负责对出入境人员进行艾滋病监测,并将监测结果及时向卫生主管部门报告。

(2)国家实行艾滋病自愿咨询和自愿检测制度。县级以上地方人民政府卫生主管部门指定的医疗卫生机构,应当按照国务院卫生主管部门会同国务院其他有关部门制定的艾滋病自愿咨询和检测办法,为自愿接受艾滋病咨询、检测的人员免费提供咨询和初筛检测。

(3)国务院卫生主管部门会同国务院其他有关部门根据预防、控制艾滋病的需要,可以规定应当进行艾滋病检测的情形。

(4)省级以上人民政府卫生主管部门根据医疗卫生机构布局和艾滋病流行情况,按照国家有关规定确定承担艾滋病检测工作的实验室。国家出入境检验检疫机构按照国务院卫生主管部门规定的标准和规范,确定承担出入境人员艾滋病检测工作的实验室。

(5)县级以上地方人民政府和政府有关部门应当依照本条例规定,根据本行政区域艾滋病的流行情况,制定措施,鼓励和支持居民委员会、村民委员会以及其他有关组织和个人推广预防艾滋病的行为干预措施,帮助有易感染艾滋病病毒危险行为的人群改变行为。有关组织和个人对有易感染艾滋病病毒危险行为的人群实施行为干预措施,应当符合本条例的规定以及国家艾滋病防治规划和艾滋病防治行动计划的要求。

(6)县级以上人民政府应当建立艾滋病防治工作与禁毒工作的协调机制,组织有关部门落实针对吸毒人群的艾滋病防治措施。省、自治区、直辖市人民政府卫生、公安和药品监督管理部门应当互相配合,根据本行政区域艾滋病流行和吸毒者的情况,积极稳妥地开展对吸毒成瘾者的药物维持治疗工作,并有计划地实施其他干预措施。

(7)县级以上人民政府卫生、人口和计划生育、工商、药品监督管理、质量监督检验检疫、广播电影电视等部门应当组织推广使用安全套,建立和完善安全套供应网络。

(8)省、自治区、直辖市人民政府确定的公共场所的经营者应当在公共场所内放置安全套或者设置安全套发售设施。

(9)公共场所的服务人员应当依照《公共场所卫生管理条例》的规定,定期进行相关健康检查,取得健康合格证明;经营者应当查验其健康合格证明,不得允许未取得健康合格证明的人员从事服务工作。

(10)公安、司法行政机关对被依法逮捕、拘留和在监狱中执行刑罚以及被依法收容教育、强制戒毒和劳动教养的艾滋病病毒感染者和艾滋病患者,应当采取相应的防治措施,防止艾滋病传播。对公安、司法行政机关依照前款规定采取的防治措施,县级以上地方人民政府应当给予经费保障,疾病预防控制机构应当予以技术指导和配合。

(11)对卫生技术人员和在执行公务中可能感染艾滋病病毒的人员,县级以上人民政府卫生主管部门和其他有关部门应当组织开展艾滋病防治知识和专业技能的培训,有关单位应当采取有效的卫生防护措施和医疗保健措施。

(12)医疗卫生机构和出入境检验检疫机构应当按照国务院卫生主管部门的规定,遵守标准防护原则,严格执行操作规程和消毒管理制度,防止发生艾滋病医院感染和医源性感染。

(13)疾病预防控制机构应当按照属地管理的原则,对艾滋病病毒感染者和艾滋病患者进行医学随访。

(14)血站、单采血浆站应当对采集的人体血液、血浆进行艾滋病检测;不得向医疗机构和血液制品生产单位供应未经艾滋病检测或者艾滋病检测阳性的人体血液、血浆。血液制品生产单位应当在原料血浆投料生产前对每一份血浆进行艾滋病检测;未经艾滋病检测或者艾滋病检测阳性的血浆,不得作为原料血浆投料生产。医疗机构应当对因应急用血而临时采集的血液进行艾滋病检测,对临床用血艾滋病检测结果进行核查;对未经艾滋病检测、核查或者艾滋病检测阳性的血液,不得采集或者使用。

(15)采集或者使用人体组织、器官、细胞、骨髓等的,应当进行艾滋病检测;未经艾滋病检测或者艾滋病检测阳性的,不得采集或者使用。但是,用于艾滋病防治科研、教学的除外。

(16)进口人体血液、血浆、组织、器官、细胞、骨髓等,应当经国务院卫生主管部门批准;进口人体血液制品,应当依照药品管理法的规定,经国务院药品监督管理部门批准,取得进口药品注册证书。经国务院卫生主管部门批准进口的人体血液、血浆、组织、器官、细胞、骨髓等,应当依照国境卫生检疫法律、行政法规的有关规定,接受出入境检验检疫机构的检疫。未经检疫或者检疫不合格的,不得进口。

(17)艾滋病病毒感染者和艾滋病患者应当履行下列义务:①接受疾病预防控制机构或者出入境检验检疫机构的流行病学调查和指导;②将感染或者发病的事实及时告知与其有性关系者;③就医时,将感染或者发病的事实如实告知接诊医师;④采取必要的防护措施,防止感染他人。艾滋病病毒感染者和艾滋病患者不得以任何方式故意传播艾滋病。

(18)疾病预防控制机构和出入境检验检疫机构进行艾滋病流行病学调查时,被调查单位和个人应当如实提供有关情况。未经本人或者其监护人同意,任何单位或者个人不得公开艾滋病病毒感染者、艾滋病患者及其家属的姓名、住址、工作单位、肖像、病史资料以及其他可能推断出其具体身份的信息。

(19)县级以上人民政府卫生主管部门和出入境检验检疫机构可以封存有证据证明可能被艾滋病病毒污染的物品,并予以检验或者进行消毒。经检验,属于被艾滋病病毒污染的物品,应当进行卫生处理或者予以销毁;对未被艾滋病病毒污染的物品或者经消毒后可以使用的物品,应当及时解除封存。

(四)治疗与救助

(1)医疗机构应当为艾滋病病毒感染者和艾滋病患者提供艾滋病防治咨询、诊断和治疗服务。医疗机构不得因就诊的患者是艾滋病病毒感染者或者艾滋病患者,推诿或者拒绝对其他疾病进行治疗。

（2）对确诊的艾滋病病毒感染者和艾滋病患者,医疗卫生机构的工作人员应当将其感染或者发病的事实告知本人;本人为无行为能力人或者限制行为能力人的,应当告知其监护人。

（3）医疗卫生机构应当按照国务院卫生主管部门制定的预防艾滋病母婴传播技术指导方案的规定,对孕产妇提供艾滋病防治咨询和检测,对感染艾滋病病毒的孕产妇及其婴儿,提供预防艾滋病母婴传播的咨询、产前指导、阻断、治疗、产后访视、婴儿随访和检测等服务。

（4）县级以上人民政府应当采取下列艾滋病防治关怀、救助措施:①向农村艾滋病患者和城镇经济困难的艾滋病患者免费提供抗艾滋病病毒治疗药品;②对农村和城镇经济困难的艾滋病病毒感染者、艾滋病患者适当减免抗机会性感染治疗药品的费用;③向接受艾滋病咨询、检测的人员免费提供咨询和初筛检测;④向感染艾滋病病毒的孕产妇免费提供预防艾滋病母婴传播的治疗和咨询。

（5）生活困难的艾滋病患者遗留的孤儿和感染艾滋病病毒的未成年人接受义务教育的,应当免收杂费、书本费;接受学前教育和高中阶段教育的,应当减免学费等相关费用。

（6）县级以上地方人民政府应当对生活困难并符合社会救助条件的艾滋病病毒感染者、艾滋病患者及其家属给予生活救助。

（7）县级以上地方人民政府有关部门应当创造条件,扶持有劳动能力的艾滋病病毒感染者和艾滋病患者,从事力所能及的生产和工作。

（五）保障措施

（1）县级以上人民政府应当将艾滋病防治工作纳入国民经济和社会发展规划,加强和完善艾滋病预防、检测、控制、治疗和救助服务网络的建设,建立健全艾滋病防治专业队伍。各级人民政府应当根据艾滋病防治工作需要,将艾滋病防治经费列入本级财政预算。

（2）县级以上地方人民政府按照本级政府的职责,负责艾滋病预防、控制、监督工作所需经费。国务院卫生主管部门会同国务院其他有关部门,根据艾滋病流行趋势,确定全国与艾滋病防治相关的宣传、培训、监测、检测、流行病学调查、医疗救治、应急处置以及监督检查等项目。中央财政对在艾滋病流行严重地区和贫困地区实施的艾滋病防治重大项目给予补助。省、自治区、直辖市人民政府根据本行政区域的艾滋病防治工作需要和艾滋病流行趋势,确定与艾滋病防治相关的项目,并保障项目的实施经费。

（3）县级以上人民政府应当根据艾滋病防治工作需要和艾滋病流行趋势,储备抗艾滋病病毒治疗药品、检测试剂和其他物资。

（4）地方各级人民政府应当制订扶持措施,对有关组织和个人开展艾滋病防治活动提供必要的资金支持和便利条件。有关组织和个人参与艾滋病防治公益事业,依法享受税收优惠。

（六）法律责任

（1）地方各级人民政府未依照本条例规定履行组织、领导、保障艾滋病防治工作职责,或者未采取艾滋病防治和救助措施的,由上级人民政府责令改正,通报批评;造成艾滋病传播、流行或者其他严重后果的,对负有责任的主管人员依法给予行政处分;构成犯罪的,依法追究刑事责任。

（2）县级以上人民政府卫生主管部门违反本条例规定,有下列情形之一的,由本级人民政府或者上级人民政府卫生主管部门责令改正,通报批评;造成艾滋病传播、流行或者其他严重后果的,对负有责任的主管人员和其他直接责任人员依法给予行政处分;构成犯罪的,依法追究刑事责任:①未履行艾滋病防治宣传职责的;②对有证据证明可能被艾滋病病毒污染的物品,未采取控制措施的;③其他有关失职、渎职行为。

出入境检验检疫机构有前款规定情形的,由其上级主管部门依照本条规定予以处罚。

(3)县级以上人民政府有关部门未依照本条例规定履行宣传教育、预防控制职责的,由本级人民政府或者上级人民政府有关部门责令改正,通报批评;造成艾滋病传播、流行或者其他严重后果的,对负有责任的主管人员和其他直接责任人员依法给予行政处分;构成犯罪的,依法追究刑事责任。

(4)医疗卫生机构未依照本条例规定履行职责,有下列情形之一的,由县级以上人民政府卫生主管部门责令限期改正,通报批评,给予警告;造成艾滋病传播、流行或者其他严重后果的,对负有责任的主管人员和其他直接责任人员依法给予降级、撤职、开除的处分,并可以依法吊销有关机构或者责任人员的执业许可证件;构成犯罪的,依法追究刑事责任:①未履行艾滋病监测职责的;②未按照规定免费提供咨询和初筛检测的;③对临时应急采集的血液未进行艾滋病检测,对临床用血艾滋病检测结果未进行核查,或者将艾滋病检测阳性的血液用于临床的;④未遵守标准防护原则,或者未执行操作规程和消毒管理制度,发生艾滋病医院感染或者医源性感染的;⑤未采取有效的卫生防护措施和医疗保健措施的;⑥推诿、拒绝治疗艾滋病病毒感染者或者艾滋病患者的其他疾病,或者对艾滋病病毒感染者、艾滋病患者未提供咨询、诊断和治疗服务的;⑦未对艾滋病病毒感染者或者艾滋病患者进行医学随访的;⑧未按照规定对感染艾滋病病毒的孕产妇及其婴儿提供预防艾滋病母婴传播技术指导的。

出入境检验检疫机构有前款第①项、第④项、第⑤项规定情形的,由其上级主管部门依照前款规定予以处罚。

(5)医疗卫生机构违反本条例第三十九条第二款规定,公开艾滋病病毒感染者、艾滋病患者或者其家属的信息的,依照传染病防治法的规定予以处罚。

出入境检验检疫机构、计划生育技术服务机构或者其他单位、个人违反本条例第三十九条第二款规定,公开艾滋病病毒感染者、艾滋病患者或者其家属的信息的,由其上级主管部门责令改正,通报批评,给予警告,对负有责任的主管人员和其他直接责任人员依法给予处分;情节严重的,由原发证部门吊销有关机构或者责任人员的执业许可证件。

(6)血站、单采血浆站违反本条例规定,有下列情形之一,构成犯罪的,依法追究刑事责任;尚不构成犯罪的,由县级以上人民政府卫生主管部门依照献血法和《血液制品管理条例》的规定予以处罚;造成艾滋病传播、流行或者其他严重后果的,对负有责任的主管人员和其他直接责任人员依法给予降级、撤职、开除的处分,并可以依法吊销血站、单采血浆站的执业许可证:①对采集的人体血液、血浆未进行艾滋病检测,或者发现艾滋病检测阳性的人体血液、血浆仍然采集的;②将未经艾滋病检测的人体血液、血浆,或者艾滋病检测阳性的人体血液、血浆供应给医疗机构和血液制品生产单位的。

(7)违反本条例第三十六条规定采集或者使用人体组织、器官、细胞、骨髓等的,由县级人民政府卫生主管部门责令改正,通报批评,给予警告;情节严重的,责令停业整顿,有执业许可证件的,由原发证部门暂扣或者吊销其执业许可证件。

(8)未经国务院卫生主管部门批准进口的人体血液、血浆、组织、器官、细胞、骨髓等,进口口岸出入境检验检疫机构应当禁止入境或者监督销毁。提供、使用未经出入境检验检疫机构检疫的进口人体血液、血浆、组织、器官、细胞、骨髓等的,由县级以上人民政府卫生主管部门没收违法物品以及违法所得,并处违法物品货值金额3倍以上5倍以下的罚款;对负有责任的主管人员和其他直接责任人员由其所在单位或者上级主管部门依法给予处分。未经国务院药品监督管理部门批准,进口血液制品的,依照药品管理法的规定予以处罚。

(9)血站、单采血浆站、医疗卫生机构和血液制品生产单位违反法律、行政法规的规定,造成他人感染艾滋病病毒的,应当依法承担民事赔偿责任。

(10)公共场所的经营者未查验服务人员的健康合格证明或者允许未取得健康合格证明的人员从事服务工作,省、自治区、直辖市人民政府确定的公共场所的经营者未在公共场所内放置安全套或者设置安全套发售设施的,由县级以上人民政府卫生主管部门责令限期改正,给予警告,可以并处500元以上5 000元以下的罚款;逾期不改正的,责令停业整顿;情节严重的,由原发证部门依法吊销其执业许可证件。

(11)艾滋病病毒感染者或者艾滋病患者故意传播艾滋病的,依法承担民事赔偿责任;构成犯罪的,依法追究刑事责任。

(七)基本用语的含义

(1)艾滋病,是指人类免疫缺陷病毒(艾滋病病毒)引起的获得性免疫缺陷综合征。

(2)对吸毒成瘾者的药物维持治疗,是指在批准开办戒毒治疗业务的医疗卫生机构中,选用合适的药物,对吸毒成瘾者进行维持治疗,以减轻对毒品的依赖,减少注射吸毒引起艾滋病病毒的感染和扩散,减少毒品成瘾引起的疾病、死亡和引发的犯罪。

(3)标准防护原则,是指医务人员将所有患者的血液、其他体液以及被血液、其他体液污染的物品均视为具有传染性的病原物质,医务人员在接触这些物质时,必须采取防护措施。

(4)有易感染艾滋病病毒危险行为的人群,是指有卖淫、嫖娼、多性伴、男性同性性行为、注射吸毒等危险行为的人群。

(5)艾滋病监测,是指连续、系统地收集各类人群中艾滋病(或者艾滋病病毒感染)及其相关因素的分布资料,对这些资料综合分析,为有关部门制订预防控制策略和措施提供及时可靠的信息和依据,并对预防控制措施进行效果评价。

(6)艾滋病检测,是指采用实验室方法对人体血液、其他体液、组织器官、血液衍生物等进行艾滋病病毒、艾滋病病毒抗体及相关免疫指标检测,包括监测、检验检疫、自愿咨询检测、临床诊断、血液及血液制品筛查工作中的艾滋病检测。

(7)行为干预措施,是指能够有效减少艾滋病传播的各种措施,包括针对经注射吸毒传播艾滋病的美沙酮维持治疗等措施;针对经性传播艾滋病的安全套推广使用措施,以及规范、方便的性病诊疗措施;针对母婴传播艾滋病的抗病毒药物预防和人工代乳品喂养等措施;早期发现感染者和有助于危险行为改变的自愿咨询检测措施;健康教育措施;提高个人规范意识以及减少危险行为的针对性同伴教育措施。

二、性病防治管理

为预防、控制和消除性病的发生与蔓延,保护人体健康,国家制定了性病防治管理办法。该办法所称性病包括:《传染病防治法》乙类传染病中的艾滋病、淋病和梅毒;软下疳、性病性淋巴肉芽肿、非淋菌性尿道炎、尖锐湿疣、生殖器疱疹。

国家对性病防治实行预防为主、防治结合、综合治理的方针。各级卫生行政部门应在各级人民政府的领导下,开展性病防治工作。

(一)防治管理机构

县以上卫生行政部门根据工作需要可设性病防治机构,并健全疫情报告监测网络。性病防治机构是指县以上皮肤病性病防治院、所、站或卫生行政部门指定承担皮肤病性病防治机构职责的医疗预防保健机构。

1.省级性病防治机构的主要职责

(1)研究拟定所在地区性病防治工作规划,报经批准后组织实施。

(2)负责所在地区性病的监测,以及性病疫情的统计、分析和预测工作。

(3)负责所在地区性病防治的技术指导和培训工作。

2.其他性病防治机构的主要职责

(1)根据性病防治规划制定具体实施办法。

(2)负责所在地区性病的监测,以及性病疫情的统计、分析和预测工作。

(3)对特定人群进行预防性体检。

(4)对性病患者进行随访指导。

(5)开展性病防治知识的宣传工作。

(6)培训性病防治专业人员。

3.医疗预防保健机构

开展专科性性病防治业务的应当经所在地卫生行政部门许可,并符合下列条件。

(1)具有性病防治专业技术人员。

(2)具有性病辅助诊断技术设备和人员。

4.个体医师从事专科性性病诊断治疗业务

必须经执业所在地卫生行政部门许可。

(二)预防的规定

(1)性病防治机构要利用多种形式宣传性病的危害、传播方式和防治知识。医学院校应增加性病防治教学内容。

(2)性病防治机构应严格执行各项管理制度和技术操作规程,防止性病的医源性感染,推广使用一次性用品和注射器。

(3)对特定职业的从业人员和有关出入境人员的健康体检和健康管理,按有关法律法规办理。

(4)各级医疗预防保健机构在发现孕妇患有性病时,应当给予积极治疗。各级医疗预防保健机构要建立新生儿1%硝酸银点眼制度。

(三)治疗的规定

(1)凡性病患者或疑似患有性病的,应当及时到性病防治机构进行诊断治疗。

(2)性病防治机构要积极协助配合公安、司法部门对查禁的卖淫、嫖娼人员,进行性病检查。

(3)性病防治机构和从事性病诊断治疗业务的个体对诊治的性病患者应当进行规范化治疗。

(4)性病防治机构和从事性病诊断治疗业务的个体在诊治性病患者时,必须采取保护性医疗措施,严格为患者保守秘密。

(5)性病患者在就诊时,应当如实提供染病及有关情况,并遵照医嘱进行定期检查彻底治疗。

(6)对艾滋病患者的治疗和管理,按照《艾滋病监测管理的若干规定》执行。

(四)报告的规定

(1)性病防治机构和从事性病防治诊断治疗业务的个体发现艾滋病、淋病和梅毒及疑似患者时,必须按规定向所在地卫生防疫机构报告。

（2）各级医疗预防保健机构和个体发现该办法第二条第（二）款规定性病患者及疑似患者时，应当按规定向所在地县级性病防治机构报告。具体规定的报告办法由各省、自治区、直辖市卫生行政部门规定。

（3）性病防治机构对所在地区的艾滋病、淋病和梅毒疫情，必须及时向上级性病防治机构报告。性病防治机构对所在地区其他性病疫情，必须按月向上级性病防治机构报告。

（4）从事性病防治、卫生防疫、传染病管理监督的人员，不得隐瞒、谎报或者授意他人隐瞒、谎报疫情。

（五）处罚的规定

（1）未经卫生行政部门许可，擅自开展性病专科诊治业务的单位和个人，由卫生行政部门予以取缔。

（2）对违反该办法的单位和个人，由卫生行政部门根据情节，按照《传染病防治法》及有关法律法规的规定处理，并可建议有关部门给予行政处分。

（宋　红）

第十节　结核病的预防与控制

一、结核病防治机构的管理体系

结核病防治机构是指国家、省、地市和县级专门从事结核病防治管理的专业机构。在我国结核病防治机构有多种形式存在，大部分隶属各级疾病预防控制中心，小部分以结核病防治所、慢性病防治中心（站、院）的独立形式存在，还有个别地方由卫生行政部门指定综合性医院承担结核病防治机构的职责。

结核病防治机构作为卫生系统的一个重要组成部分，除了接受卫生系统的领导和管理外，还形成了其独特的管理体系。结核病防治机构管理体系包括国家、省、地市和县级四个层次，每个层次又分成卫生行政管理部门和业务管理部门。这些部门相互交织形成了一个完整的结核病防治网络系统。

（一）国家级结核病防治机构及其管理部门

国家级结核病防治机构的行政管理部门为卫健委，卫健委下设疾病控制局，疾病控制局下设结核病控制处，具体负责国家级结核病防治机构的行政管理。国家级结核病防治机构设置于中国疾病预防控制中心内，作为中国疾病控制中心的一个处室，以中国结核病预防控制中心的形式存在。另外，还同时设置中国疾病预防控制中心结核病防治临床中心。

（二）省级结核病防治机构及其管理部门

省级结核病防治机构的行政管理部门为各直辖市、省和自治区的卫生厅，卫生厅下设疾病控制处，具体负责省级结核病防治机构的行政管理。省级结核病防治机构大部分设置于同级疾病预防控制中心内，小部分以结核病防治研究所的独立形式存在。

（三）地市级结核病防治机构及其管理部门

地市级结核病防治机构的行政管理部门为各地市级卫生局，卫生局下设疾病控制科，具体负责地市级结核病防治机构的行政管理。地市级结核病防治机构大部分设置于同级疾病预防控制中心内,小部分以结核病防治所、慢性病防治中心(站、院)的独立形式存在。

(四)县级结核病防治机构及其管理部门

县级结核病防治机构的行政管理部门为各县级卫生局,卫生局下设疾病防治机构,具体负责县级结核病防治机构的行政管理。县级结核病防治机构大部分设置于同级疾病预防控制中心内,小部分以结核病防治所、慢性病防治中心(站、院)的独立形式存在。

(五)市级辖区结核病防治机构及其管理部门

市级内辖区,一部分不设置结核病防治机构。而部分设置结核病防治机构的区,多为本市级结核病防治机构的派出机构。

(六)县级以下的结核病防治机构及其管理部门

县级以下不设独立的结核病防治机构,一般在乡镇卫生院或社区卫生中心内设立疾病预防保健组,作为各级疾病控制机构的网底,承担其行政区域内的疾病预防保健任务,其行政管理部门为县级卫生局。此外,乡镇卫生院或社区卫生中心下还设村级卫生室。

二、结核病防治管理机构的职责

结核病防治管理机构分为结核病防治卫生行政管理机构(卫健委、卫生厅、卫生局)和结核病防治业务管理机构(疾病预防控制中心、结核病防治研究所、慢性病防治中心、站、院)两类。由于它们行政职能的不同,因此,它们承担着不同的管理职责。

(一)卫生行政机构主要职责

在政府的领导下,各级卫生行政部门对结核病防治工作进行统一监督管理,组织和协调结核病防治机构和医疗机构,实施本地区结核病防治规划。其职责如下。

(1)协助政府制订本地区结核病防治规划、实施计划和年度计划。

(2)协助政府制订本地区结核病防治经费预算,多方筹集经费,保证落实结核病防治经费。

(3)健全结核病防治网络,加强结核病防治能力建设。

(4)组织实施结核病控制措施,保证及时发现肺结核病患者并进行有效的治疗和管理,降低结核病疫情。

(5)将结核病防治工作列入医疗机构的工作目标之中,充分发挥医疗机构在结核病防治工作的作用。

(6)对结核病防治工作的实施情况进行督导检查。

(二)结核病防治业务管理机构的职责

结核病防治业务管理机构包括各级结核病防治专业机构和各类医疗机构。从国家到省、地、县都有结核病防治专业机构,它们按其管辖地域、覆盖人口和工作任务,配备相应的专职人员从事结核病控制工作。

1.国家级结核病防治业务管理机构

中国疾病预防控制中心结核病预防控制中心是负责全国结核病预防控制业务工作的组织协调和指导中心,是集结核病预防控制资源协调、业务指导、疫情监测管理、项目组织实施及技术人员培训等功能于一体的国家级结核病防治业务专业管理机构。

其主要职责是:为政府制订有关结核病预防控制法规、标准、规范及规划等提供技术支持,开展防治策略和控制措施研究;对全国结核病防治工作进行技术指导、督导检查和考核评价;对全国结核病防治机构实验室工作进行技术指导和质量控制；承担结核病监测、信息收集、处理、上报和专项分析；承担国家结核病防治指南的制订；实施健康教育策略的制订、评价与推广应用；负责国际合作、援助等项目的实施与管理；组织开展结核病防治的相关研究；开展对外交流与合作，引进和推广先进技术、新方法；培训专业技术人员，组织编写各类人员培训教材。

中国疾病预防控制中心结核病防治临床中心在中国疾病预防控制中心的领导下，协助中国疾病预防控制中心结核病预防控制中心，开展全国结核病防治人员和医疗单位有关人员的临床技术培训工作；编写结核病防治工作相关培训材料；开展结核病防治科研、临床技术咨询和指导；开展结核病诊断、治疗和抗结核病药物临床观察研究及耐药监测工作；协助开展结核病健康教育工作；参与结核病防治工作国内外技术交流与合作。

2.省级结核病防治业务管理机构

省级疾病预防控制中心和省级结核病防治研究所是负责全省结核病预防控制业务工作的组织协调和指导中心，是集结核病预防控制资源协调、业务指导、疫情监测管理、项目组织实施及技术人员培训等功能于一体的省级结核病防治业务专业管理机构。其主要职责如下。

（1）为政府制订有关结核病预防控制法规、标准、规范、规划、年度计划（含经费预算）等提供技术支持，并协助组织实施。

（2）做好辖区内肺结核病患者的报告、确诊、登记和治疗管理以及转诊、追踪和密切接触者检查的组织和技术指导工作。进行涂阴肺结核病患者诊断质量的评价。承担患者诊断和治疗工作的疾病预防控制（结核病防治）机构要完成区级的职责。

（3）在卫生行政部门组织下，对医疗机构疫情报告和管理情况进行督导、检查和指导。

（4）设立专职人员负责结核病报表收集、核对和上报工作，定期完成结核病月、季报表和年报表填报，并对信息质量进行督导。对信息资料进行及时评价，提出改进工作的建议。

（5）加强痰菌检查的质量控制，对所辖县区进行实验室痰涂片检查的质量保证工作，对有关人员进行培训。

（6）制订本辖区的培训计划，开展对本省地、市级结防机构业务人员和医疗保健单位有关人员的培训，并接受上级的培训。

（7）制订本辖区的健康促进计划，并组织实施。负责培训地市或县级健康促进人员，组织编发健康促进宣传材料，评价全省健康促进活动的质量。

（8）编制并上报药品计划，建立药品管理制度，保证货源充足，及时向市（地）或县提供抗结核药品。保证有专人管理药品，建立药品账目，保证药品库房条件达到要求。及时检查库存药品的有效期，保证账物相符。

（9）在卫生行政部门的领导下，组织本地区结核病防治工作的督导、检查和评价工作。

（10）开展结核病实施性研究工作。

3.地、市级结核病防治业务管理机构

地、市级疾病预防控制中心、结核病防治所或慢性病防治中心（站、院）是负责全地、市结核病预防控制业务工作的组织协调和指导中心，是集结核病预防控制资源协调、业务指导、疫情监测管理、项目组织实施及技术人员培训等功能于一体的地、市级结核病防治业务专业管理机构。其主要职责如下。

（1）为政府制订有关结核病预防控制法规、标准、规范、规划、年度计划（含经费预算）等提供技术支持，并协助组织实施。

(2)做好辖区内肺结核病患者的报告、确诊、登记和治疗管理以及转诊、追踪和密切接触者检查的组织和技术指导工作。进行涂阴肺结核病患者诊断质量的评价。承担患者诊断和治疗工作的疾病预防控制(结核病防治)机构完成区级的职责。

(3)在卫生行政部门的组织下,对各医疗机构的疫情报告和管理情况进行督导、检查和指导。对县级主要医疗机构的有关领导和医师进行培训。

(4)对所辖县区进行实验室痰涂片检查的质量保证工作。对有关人员进行培训。

(5)设立专职人员负责结核病报表的收集、核对和上报工作,定期完成结核病月、季报表和年报表填报,并对信息质量进行督导。对信息资料进行及时评价,提出改进工作的建议。

(6)制订本辖区培训计划,开展对本市(地)结防机构业务人员和医疗保健单位有关人员的培训,并接受上级的培训。

(7)制订本辖区健康促进计划,并组织实施。负责培训县级健康促进人员,组织编发健康促进宣传材料,评价全省健康促进活动的质量。

(8)编制并上报药品计划,建立药品管理制度,保证货源充足,及时向县区提供抗结核药品。保证有专人管理药品,建立药品账目,保证药品库房条件达到要求。及时检查库存药品的有效期,保证账物相符。

(9)在卫生行政部门领导下,组织本地区结核病防治工作的督导、检查和评价工作。

4.县级结核病防治业务管理机构

县级疾病预防控制中心、结核病防治所或慢性病防治中心(站、院)是负责全县结核病预防控制业务工作的组织协调和指导中心,是集结核病预防控制资源协调、业务指导、疫情监测管理、项目组织实施及技术人员培训等功能于一体的县级结核病防治业务专业管理机构。其主要职责如下。

(1)为政府制订有关结核病预防控制法规、标准、规范、规划和年度计划(含经费预算)等提供技术支持,并协助组织实施。

(2)做好肺结核病患者报告、确诊和登记工作。开展肺结核病患者筛查工作,负责落实肺结核可疑症状者、疑似患者诊断工作;完成肺结核病患者追踪工作和密切接触者检查。对肺结核患者的确诊主要由结核病诊断技术小组实施。不承担患者治疗工作的疾病预防控制(结核病防治)机构由各地结核病定点诊疗机构承担患者诊断的具体工作。

(3)负责实施肺结核病患者不住院化疗工作,应设立专职人员,负责管理活动性肺结核病患者化疗的工作,不承担患者治疗工作的疾病预防控制(结核病防治)机构由各地结核病定点诊疗机构承担患者治疗的具体工作。

(4)对开展痰涂片的医疗机构进行痰涂片质量保证工作。

(5)指导各医疗机构开展结核病转诊工作。在卫生行政部门的组织下,对各医疗机构的疫情报告和管理情况进行核实、检查、指导。对医疗机构的有关医师进行培训。

(6)设立专职人员负责结核病报表填报,定期完成结核病月、季报表和年报表填报,结核病定点诊治机构负责将所有三个登记本资料录入结核病管理信息系统。并对信息质量进行督导。对信息资料进行及时评价,提出改进工作的建议。

(7)制订本辖区培训计划,开展对本辖区医疗机构和乡镇级、社区有关人员的培训,并接受上级的培训。

(8)制订本辖区健康促进计划,并组织实施。负责培训县级健康促进人员,组织编发健康促进宣传材料,评价全县健康促进活动的质量。

(9)编制并上报药品计划,建立药品管理制度,保证货源充足。保证有专人管理药品,建立药品账目,保证药品库房条件达到要求。及时检查库存药品的有效期,日清月结,保证账物相符。

(10)在卫生行政部门领导下,组织本地区结核病防治工作督导、检查和评价工作。

5.乡镇卫生院或社区卫生中心疾病预防保健组

乡镇卫生院或社区卫生中心疾病预防保健组设专职或兼职结核病防治医师。负责其乡镇或社区卫生中心的结核病防治工作。其主要职责如下。

(1)负责村医结核病防治知识培训。

(2)对村医结核病的治疗管理工作进行定期督导、检查。

(3)对肺结核可疑症状者或疑似肺结核病患者的转诊及转诊工作的记录。

(4)执行统一化疗方案,对结核病患者进行规范管理。

(5)乡(镇、街道)预防保健机构负责本单位及所辖区域内疫情报告工作。

6.村级卫生室

村级卫生室设乡村医师,负责本级结核病防治工作。其主要职责如下。

(1)向村民和患者宣传结核病防治知识。

(2)将肺结核可疑症状者及时转至县结核病防治机构就诊、确诊,并做好转诊记录。

(3)执行县级结防机构制订的化疗方案,对结核病患者进行化疗管理,负责落实患者的短程化疗,负责督导患者按时按量服药。

(4)对上级通知需追踪的患者或可疑者进行追踪。

(5)督促患者按时复查、取药,按期留送合格的痰标本。

(6)负责对实施督导化疗的患者家庭成员或志愿者进行指导。

7.医疗机构

各级各类医疗机构(包括厂矿、企事业单位医疗机构)虽然不属于结核病防治机构。但是,它们作为当地的主要卫生医疗力量,要主动参与到当地的结核病防治工作之中。其主要职责如下。

(1)对初诊发现的肺结核病患者或肺结核可疑症状者,按国家有关法规及规定进行患者报告及转诊。

(2)负责对肺结核危重患者的抢救工作。在结核病防治工作中,按有关标准和规范对患者进行诊断和转诊。对收治住院的肺结核病患者,应及时向当地结核病防治机构报告,出院后应将治疗结果报告给患者居住地结防所(科),若患者需继续化疗,应将患者转至患者居住地结核病防治机构继续进行治疗管理。

(3)负责在医院内开展结核病健康教育活动。

三、结核病防治机构的资源配置

结核病防治机构作为结核病管理的主要业务机构,承担着所在区域结核病防治规划的制订、结核病预防控制资源的协调、业务指导、疫情监测管理、项目组织实施及技术人员培训等结核病防治业务专业管理工作。同时,一部分结核病防治机构还承担着结核病的临床诊疗和患者管治工作。因此,结核病防治机构需要良好的资源配置。

(一)资源配置的原则

(1)整合资源,合理布局。各地要根据实际情况,统筹规划省、市、县(市、区)级结核病防治机构的布局,本着填平补齐的原则建设业务用房和配备设备。

(2)完善功能、满足基本要求。结核病防治机构承担着辖区内的结核病防治工作,房屋、科室、设备的资源配备要满足结核病防治业务工作的要求。在一些省市,结核病防治机构如果同时承担麻风病防治、皮肤性病防治、精神疾病防治以及慢性非传染性疾病防治任务时,房屋、科室、设备的资源配备除要满足结核病防治业务工作的要求外,还要满足麻风病防治、皮肤性病防治、精神疾病防治以及慢性非传染性疾病防治任务工作的要求。

(3)分类指导、规范建设。结核病防治机构资源配置标准要根据覆盖人口及服务功能来确定资源配置的规模,实行统一技术规范,做到规模适宜、功能适用、装备合理,切实提高结核病预防控制能力。

(二)机构设置的要求

(1)原则上每个省、市、县(市)应有一所结核病防治机构,区级结核病防治机构的设置各地可根据实际情况和工作需要确定是否设置。

(2)结核病防治机构根据工作的需要设立的部门包括行政管理科室、业务科室和后勤保障科室。行政管理科室包括办公室、人事科、党团、工会和妇女组织。业务科室包括门诊部、诊室、治疗室、实验室(BSL-2级)、放射科、防治科、信息资料室和药房等科室。后勤保障科室包括总务科和消毒供应室等。同时承担麻风病防治、皮肤性病防治、精神疾病防治以及慢性非传染性疾病防治任务时,还应设立相应的麻风病防治科、皮肤性病防治科、精神疾病防治科和慢性非传染性疾病防治科等。

(三)工作人员的配备

(1)结核病防治机构工作人员的配备要严格准入制度,除行政管理人员外,严禁非专业技术人员进入结核病防治机构。同时,要优化结核病防治机构人员的学历和专业职称构成。各级结核病防治机构行政管理人员、专业技术人员和工勤人员所占比例为15%、80%和5%。省级以上的结核病防治机构专业技术人员的学历构成要求本科以上,并以研究生学历人员为主体。地级结核病防治机构专业技术人员的学历构成要求专科以上,并以本科学历人员为主体。县级结核病防治机构专业技术人员的学历构成要求中专以上,并以本科学历人员为主体。专业技术人员的职称构成省级结核病防治机构高、中、初级人员比例不应低于1:2:3;地级结核病防治机构高、中、初级人员比例不应低于1:4:6;县级结核病防治机构高、中、初级人员比例不应低于1:6:9。

(2)各级结核病防治机构的人员配备标准要根据机构管理区域的大小和服务人口的多少而定。但是,一个独立的结核病防治机构要正常运转,必须要有基本的人员配备。各级独立的结核病防治机构人员配备可参考下列标准。

(3)各级结核病防治机构同时承担麻风病防治、皮肤性病防治、精神疾病防治以及慢性非传染性疾病防治任务时,可根据具体需要增加人员配备标准。

(四)业务用房的配置

结核病防治机构房屋的建设应遵循以下原则。

(1)满足开展疾病预防控制工作的需要,业务用房、实验室、行政及保障等功能用房布局合理,既要符合建筑要求,又符合专业要求的原则。

(2)应贯彻适用、经济、环保、美观的原则。

(3)建筑材料和结构形式的选择,应符合建筑耐久年限、防火、抗震、防洪、建筑节能、保温隔热及施工等方面要求的原则。

独立的结核病防治机构要开展正常结核病防治工作,必须要有基本的业务活动场地用房。各级独立的结核病防治机构基本的业务活动场地用房可参考下列标准配置。

各级结核病防治机构同时承担麻风病防治、皮肤性病防治、精神疾病防治以及慢性非传染性疾病防治任务时,可根据具体需要增加业务活动场地用房建设标准。

四、结核病患者的发现

结核病患者的发现是指通过公认的、可靠的流行病学手段和临床程序以及以痰菌检查为代表的实验室方法完成对结核病患者的诊断,继而进行规范的抗结核病治疗,达到治愈患者,控制传染源的目的。目前世界卫生组织在全球推广应用并取得良好效果的现代结核病控制策略认为,发现和治愈肺结核患者是当前控制结核病疫情的最有效措施。通过 20 世纪 90 年代以来现代结核病控制策略的实践,我国结核病防治工作已经取得重大阶段性成果。至 2005 年底,新涂阳肺结核患者发现率达到 79%,新涂阳肺结核患者治愈率达到 91%。随着我国结核病防控体系不断扩展和完善,结核病患者将获得更高治愈率,以此为前提,加大患者发现的力度,使更多的结核病患者得到及时、规范的治疗对控制结核病疫情至关重要。

(一)发现对象

按照我国新修订的肺结核诊断标准,肺结核分疑似病例、确诊病例和临床诊断病例。其中,确诊病例和临床诊断病例是发现对象,痰涂片阳性的肺结核患者是主要的发现对象。在临床工作中,肺结核可疑症状者和疑似病例是发现结核病患者的重要线索,应引起包括结防机构、各级综合医疗机构的广大医务工作者高度重视。

1.肺结核可疑症状者和疑似病例

(1)肺结核可疑症状者:咳嗽、咳痰≥2 周、咯血或血痰是肺结核的主要症状,具有以上任何一项症状者为肺结核可疑症状者。此外,胸闷、胸痛、低热、盗汗、乏力、食欲减退和体重减轻等为肺结核患者的其他常见症状。这里需要提出的是,虽然多数肺结核病患者有咳嗽症状,但咳嗽并非结核病所特有。急性呼吸道感染、哮喘和慢性阻塞性肺病等一系列呼吸系统疾病也有咳嗽、咳痰症状,同样,咳嗽 2 周以上也不是一个特异性的条件,但按照惯例和早期的一些研究结果,2 周以上的咳嗽、咳痰一直被作为怀疑患有结核病的标准而被多数国家指南和国际指南所采纳,在结核病疫情高发地区尤其如此。

(2)肺结核疑似病例:5 岁以下儿童有肺结核可疑症状时,一般不主张以放射性检查为首选检查手段,如果有肺结核可疑症状同时有与涂阳肺结核患者密切接触史,或结核菌素试验强阳性,即可判断为肺结核疑似病例。5 岁以上就诊者,无论有无可疑症状,只要胸部影像学检查显示活动性肺结核影像学可疑的表现,即可作为肺结核疑似病例处理。特别需要强调的是,除了 X 线检查外,还需结合其他检查来确立结核病的诊断,否则容易导致结核病的过诊、漏诊和其他疾病的漏诊。

2.确诊病例

包括涂阳肺结核、仅培阳肺结核和病理学诊断为肺结核三类。

(1)涂阳肺结核:对所有肺结核疑似患者或具有肺结核可疑症状的患者(包括成年人、青少年和能够排痰的儿童)均应至少收集两份最好是 3 份痰标本用于显微镜或结核分枝杆菌培养检查,而 3 份痰标本中,至少含有一份清晨痰标本。随着实验室诊断技术不断发展,免疫学、分子生物学方法的探索和应用广受重视,但直至目前,结核菌培养阳性仍然是诊断结核病的"金标准"。而通过显微镜检查发现痰涂片中抗酸杆菌虽然对结核分枝杆菌不具有绝对特异性,但在结核病疫情高发地区,仍然作为确诊手段在结核病控制工作中广泛应用。

由于目前我国尚有很多结防机构的实验室因资源有限而不能开展培养,因此,从可操作性和服务可及性出发,将标准定为凡符合下列任一条件者可诊断为涂阳肺结核病例:①2 份痰标本直接涂片抗酸杆菌镜检阳性。②1 份痰标本直接涂片抗酸杆菌镜检阳性加肺部影像学检查符合活动性肺结核影像学表现,或者加 1 份痰标本结核分枝杆菌培养阳性。

(2)仅培阳肺结核:与培养相比,痰涂片镜检的敏感性只有 30%～40%。痰涂片阴性,同时肺部影像学检查符合活动性肺结核影像学表现加 1 份痰标本结核分枝杆菌培养阳性者可归为仅培阳肺结核。因此,在有条件的情况下,应对涂片检查为阴性的疑似病例收集痰标本进行培养,一方面为了避免结核病的过诊和漏诊,一方面还可使结核病患者得到明确的病原学诊断而获得及时治疗。

(3)病理学诊断:对肺部病变标本病理学诊断为结核病变者,即使没有病原学支持,也可确诊为肺结核。但由于开展此项检查技术要求高,不适用于大范围人群的结核病防治,目前一般仅限于疑难病例的鉴别诊断使用。

3.临床诊断病例

所谓临床诊断病例,也可称为活动性涂阴肺结核。此类病例诊断一般应包括三方面依据:一是至少3 个痰涂片镜检均为阴性且其中至少 1 份为清晨痰标本;二是胸部 X 线片显示与结核相符的病变,即与原发性肺结核、血行播散性肺结核、继发性肺结核、结核性胸膜炎任意一种肺结核病变影像学表现相符;三是对于一般广谱抗生素的治疗反应不佳或无反应,而在诊断性抗感染治疗过程中,注意不应使用氨基糖苷类或氟喹诺酮类等对结核分枝杆菌有杀灭作用的广谱抗生素。对经抗感染治疗仍怀疑患有活动性肺结核的患者可进行诊断性抗结核治疗,推荐使用初治活动性肺结核治疗方案,一般治疗 1～2 月。此类患者可登记在“结核病患者登记本”中,如最后否定诊断,应变更诊断。

临床诊断病例的确定因情况复杂多变,既需要系统性,又需要灵活性,临床医师根据患者实际情况掌握好这两方面的平衡对于避免结核病的过诊和漏诊具有重要意义。另外,结核菌素实验强阳性、抗结核抗体检查阳性、肺外组织病理检查为结核病变等均可作为涂阴肺结核的诊断参考,诊断流程详见“接诊和诊断程序”。符合临床诊断病例的特点,但确因无痰而未做痰菌检查的未痰检肺结核患者也可按涂阴肺结核的治疗管理方式采取治疗和管理。

(二)发现方式

长期以来,我国大部分地区在结核病防治工作中采用了“因症就诊”为主的被动的发现方式。目前随着我国疾病控制网络化建设的不断完善,以综合医院转诊和结核病防治机构追踪为标志的主动发现模式在结核病发现工作中发挥了越来越重要的作用。下文将以《中国结核病防治规划实施工作指南》中有关内容为线索,将目前我国肺结核患者发现方式做一系统阐释。

1.因症就诊

因症就诊指患者出现肺结核可疑症状后主动到结防机构就诊,是我国结核病控制患者发现的最主要方式。目前我国已经将完善社会动员和健康促进工作列为中国结核病控制策略的重要内容之一,制订并在全国范围内实施倡导、交流和社会动员策略(ACSM),与多部门合作,开展结核病防治健康促进工作。通过建立并充分利用《结核病防治健康教育材料资源库》,有计划、有针对性地在诸如学校、工厂、社区等地开展多种形式的健康促进活动,取得了较好的成效。随着社会民众结核病防治知识知晓率逐步提高,越来越多具有可疑症状的患者能够主动到疾控中心、结核病防治所、慢性病防治中心等结防机构就诊。

2.转诊和追踪

全国结核病防治规划中,特别强调了结核病患者归口管理和督导治疗,相应的在我国的结核病防治规划实施工作指南中也要求,各级综合医疗机构和结核病防治机构要在患者的发现、治疗等环节开展紧密合作,共同遏制结核病流行,简称"医防合作"。在医防合作中,卫生行政部门负责领导、协调开展转诊和追踪工作;要将肺结核患者转诊和追踪实施情况纳入对医疗卫生机构和结防机构目标考核内容,至少每年考核一次;应建立例会制度,定期听取医疗卫生机构和结防机构关于转诊和追踪工作的进展情况汇报,解决实施过程中出现的问题,并提出下一步工作要求。

转诊和追踪是医防合作的重要组成部分,是两个主体不同,相互关联的环节,其中转诊指患者出现肺结核可疑症状后到医疗卫生机构(不包括结防机构)就诊,经胸部 X 线或痰菌检查等诊断为肺结核或疑似肺结核患者后,患者携带医师填写的转诊单到结防机构就诊。医疗机构在具体执行的过程中,可以根据自身情况,采取感染科、呼吸科、实验室、放射科多科室共同转诊,或采取由医院预防保健科统一登记、转诊等模式,及时将应转诊对象转诊到结防机构接受治疗管理。

转诊的必要性是由结核病的特点和治疗要求决定的。结核病作为一种慢性传染性疾病,治疗需要长时间规则服药,否则极易产生耐药而治疗失败。在一般的综合医疗机构,结核病患者或许可以得到准确的诊断和正确的治疗方案,但是在至少 6~9 个月的治疗过程中,难以实施严格的治疗管理措施来保证患者规范治疗,而结核病专业机构则可以在诊断、治疗、跟踪随访、不良反应处理等各个环节实施严格管理和密切监测,保证患者坚持治疗和规律服药,提高结核病治愈率,减少因不规则服药而产生耐药、耐多药等不良后果。

追踪可以说是对转诊工作的重要补充,指对于医疗卫生机构疫情报告并转诊的肺结核和疑似肺结核患者,未按时到结防机构就诊,则须由结防机构或乡、村医师进行追踪,使其到结防机构接受检查和治疗。追踪工作与结核病网络报告关系密切,结防机构需要指定专人负责,对医疗卫生机构在疾病监测信息报告管理系统(以下简称"网络直报")中报告的肺结核患者或疑似肺结核患者信息进行浏览、核实,并与结防机构临床医师紧密协作,对转诊未到位的患者进行追踪。下面分别就转诊、追踪两个环节进行阐述。

(1)转诊。

转诊主体:各综合医疗单位、私营医疗机构门诊或住院部的医务人员,特别是呼吸科、感染科等密切相关科室的医师,通常采取首诊医师负责制原则。

转诊对象:在各综合医疗单位、私营医疗机构门诊就诊的不需要住院治疗的肺结核患者或疑似肺结核患者;需住院治疗者,出院后仍需治疗的肺结核患者均为转诊对象。在我国结核病网络报告系统中,对应转诊对象有更为明确的要求。

转诊程序:①填写转诊单和转诊登记本:转诊单一般由省级或市级结防机构根据国家结核病防治规划实施手册要求统一印制逐级分发至各级医疗机构,对需转诊对象,医疗卫生机构除填写传染病报告卡外,还要填写"肺结核患者或疑似肺结核患者转诊/推荐单"一式 3 份,一般采用复写纸方式以减少工作量,提高工作效率。一份留医疗卫生机构存档;一份由医疗卫生机构送达指定的结防机构;一份由患者携带,到指定的结防机构就诊。各级医疗机构应在感染科、医疗保健科或其他指定科室安排人员每天收集院内转诊单,并及时核对填写资料,对患者相关信息,尤其是患者联系信息不详的,要督促转诊医师及时更正。同时填写"医院肺结核患者及疑似肺结核患者转诊登记本"。②转诊前健康教育:结核病防治机构应在卫生行政部门协调下,积极开展对综合医疗机构医务人员在结核病健康教育方面的培训,使医疗卫生机构转诊医师或护士能够熟练掌握宣传教育技巧和内容,以保证患者转诊前能接受良好的健康教育。良好的健康教育即可由医师实施、也可由护士实施,许多医院根据自身实际情况,采取了委派专门护士进行健康教育的方式,效果非常理想。健康教育的内容应包括:向患者解释其可能患了肺结核,并讲解结核病相关知识和国家为结核病患者提供的各项优惠和减免政策,以及转诊到结防机构的必要性或原因等内容。③转诊:一般在进行健康教育后,即嘱咐患者及时到结防机构就诊。部分结核病防治机构为院所合一的模式或结核病防治专科医院,在患者的住院管理和门诊管理之间、普通门诊和肺结核门诊之间要建立规范的转诊机制,保证患者及时接受规范的督导治疗。

转诊要求:及时转诊;按照转诊程序规范转诊;患者转诊单填写不能漏项,患者联系地址和电话须填写清楚、准确;患者的住院和出院情况要及时在传染病信息报告系统中进行订正;各医疗机构根据自身特点,制订规范的转诊流程图。

转诊评价指标:转诊率和转诊到位率是目前评价转诊工作的主要指标。

在实际工作中,评价指标还应包括一些过程指标,如:是否将结核病转诊纳入了医疗机构考核体系;是否制订转诊制度和流程;是否建立了转诊患者登记本等,还要特别强调医疗卫生机构内各有关科室要及时详细填写门诊工作日志、放射科结核病患者登记本、实验室登记本、出入院登记本等,保证基础资料的完善。应鼓励部分有条件的医院对部分病情较重、传染性较强或耐药、耐多药患者采取救护车转送到结防机构等更为积极的做法,以提高转诊到位率、减少结核病的传播。

(2)追踪。

追踪主体:各级结防机构或乡村卫生医疗机构的医务人员。

追踪对象:辖区内、外医疗卫生机构报告或转诊现住址为本辖区的非住院肺结核患者或疑似肺结核患者,在报告后 24 h 内未到当地结防机构就诊者;在医疗卫生机构进行住院治疗的肺结核患者,出院后 2 d 内未与当地结防机构取得联系。

有关追踪对象的确定需要综合临床和网络信息,主要包括以下几个环节:①结防机构的工作人员需要每天将前一天医疗卫生机构网络直报的确诊或疑似肺结核患者逐一进行浏览、查重,对于重复报告的传染病报告卡按照有关要求进行删除。②查重后网络直报中的肺结核患者基本信息转录到"县(区)结防机构肺结核患者和疑似肺结核患者追踪情况登记本"(简称"追踪登记本"),追踪登记本也可以通过网络导出装订成册。③将"追踪登记本"信息与结防机构"初诊患者登记本"和"肺结核患者或疑似肺结核患者转诊/推荐单"进行核对并记录所有具有报告信息患者"转诊日期"及"追踪、到位信息"。④对"传染病报告卡""备注"栏中注明的住院患者,通过与报告医疗卫生机构住院部核实,确定患者已住院,则应在追踪登记本"备注"栏中注明。

追踪方法:①电话追踪是目前最为常用的追踪方法:由县(区)结防机构负责追踪的人员直接与患者电话联系了解患者未就诊原因,劝导患者到结防机构就诊和治疗。该方法的前提是转诊单或报告卡所填患者联系电话必须准确可靠,这也是转诊、报病阶段对临床医师和信息填报人员须反复强调的重点。②逐级开展现场追踪:对报病信息或转诊单上没有电话或通过电话追踪3 d 内未到位的患者,县(区)结防机构追踪人员与乡镇级卫生服务机构的医师电话联系,或将"患者追访通知单"传真或邮寄至乡镇医师,告知患者的详细情况。乡镇医师接到信息后,及时通知村医与患者进行联系,通过对患者进行结核病相关知识健康教育,说服患者到结防机构就诊;若5 d

内未到结防机构就诊,乡镇医师应主动到患者家中家访并劝导患者到结防机构就诊。同时电话通知或填写"患者追访通知单"第二联,向县(区)级结防机构进行反馈。经电话、乡(村)医师追踪,7 d内仍未到位的患者,县(区)结防机构追踪人员应主动到患者家中,充分与患者交流,了解患者未能及时到结防机构就诊的原因并努力劝导患者到结防机构就诊。

追踪评价指标:追踪率和追踪到位率是主要评价指标。

关于追踪工作的评价同样包括一些非量化指标,如是否建立了追踪流程和追踪制度;是否设立了结核病患者转诊、追踪登记本;是否与综合医疗机构建立了良好的反馈机制等。

(3)转诊、追踪的总体评价:转诊、追踪是两个紧密衔接的环节,实施的总体情况在很大程度上反映一个地区的医防合作成效。在数据录入质量较高的情况下,转诊追踪总体到位率目前可通过网络报表统计得出,是对转诊追踪情况的总体评价指标。

(4)转诊和追踪结果的反馈与激励措施:为强化各级医疗机构和结防机构医务人员对转诊追踪的认识,县(区)结防机构应每月采用反馈表的方式将患者转诊和追踪到位情况、结核病的核实诊断情况反馈给转诊单位、参与追踪的乡镇卫生院(社区卫生服务中心)医师和村卫生室(社区卫生服务站)医师,对他们的合作表示感谢,并结合本地实际和相关政策给予一定激励。

3.因症推荐

因症推荐大多适用于技术条件相对不足,自己没有能力对患者进行进一步诊治的单位。一般来说,咳嗽、咳痰≥2周、咯血或血痰是肺结核的主要症状,具有以上任何一项症状者均可考虑为肺结核可疑症状者。医务人员或有关人员应将发现的肺结核可疑症状者推荐并督促其到结防机构接受检查。积极、及时地推荐病例非常关键,常常取决于接诊医师对结核病防治工作的认识和重视程度。因此,有计划地开展结核病防治知识、政策等培训,是促进因症推荐成效的重要因素。

4.接触者检查

指对涂阳肺结核患者的密切接触者进行结核病可疑症状筛查或结核病检查。涂阳肺结核病患者是公认的传染源。据统计,一个涂片阳性肺结核病患者如果得不到正规治疗,一年中可传染10~15人,被感染者一生中发生结核病的可能性为5%~10%。因此,对涂阳肺结核患者的密切接触者进行筛查是更为积极地干预结核病传播链的重要举措。目前,我国已经将涂片阳性肺结核病患者的密切接触者筛查和检查纳入结核病防治免费政策,密切接触者检查已经成为结核病控制日常工作的重要内容。

(1)密切接触者含义:一般指新登记痰涂片阳性肺结核病患者(含初治和复治患者)的密切接触者,包括与痰涂片阳性肺结核病患者直接接触的家庭成员、同事、同学或同宿舍居住者。在判定密切接触者,分析其感染、发病可能性时,要综合考虑与病例接触时,病例是否处于传染期、病例临床表现、与病例的接触方式、接触时所采取的防护措施,以及暴露于病例污染的环境和物体的程度等因素,进行综合判断,在进行检查的同时,建议及时采取有针对性的防控措施。

(2)检查程序:①对每一位新登记涂片阳性肺结核病患者进行常规询问,调查其密切接触者信息,接触者中有肺结核可疑症状者,应填写在"涂阳肺结核病患者密切接触者登记本"上。②结防机构人员对新登记涂阳患者需进行有关密切接触者检查重要性的宣传教育。根据密切接触者范围、场所等实际情况,开展有针对性的结核病防治知识宣传或请患者将防治知识宣传卡或其他宣传资料转交给密切接触者,特别要注意通知已经出现或近期曾经出现肺结核可疑症状的密切接触者到结防机构检查。③密切接触者接受检查后,应及时将检查结果记录到"涂阳肺结核病患者密切接触者登记本"中。

（3）密切接触者检查方法及处理原则如下。

检查方法：①PPD皮试。适用于0～14岁儿童有肺结核病可疑症状者。②胸部X线片。适用于0～14岁儿童PPD硬结平均直径≥15 mm或有水疱等强烈反应者、≥15岁有肺结核可疑症状者。③痰涂片检查。适用于对0～14岁儿童胸片有异常阴影者、≥15岁有肺结核可疑症状者。

处理原则：①凡符合上述拍片和查痰标准的密切接触者的信息及检查结果，要登记在涂阳肺结核病患者密切接触者登记本上，也要登记在"初诊患者登记本"上。②对检查发现的肺结核病患者，按照《中国结核病防治规划实施工作指南》的要求进行治疗管理。③经检查没有异常发现的密切接触者，进行结核病知识宣传。宣传重点：一旦出现可疑肺结核病症状，应立即到指定的结防机构就诊；肺结核不可怕，绝大多数是可以治愈的。④对于学校内、工厂车间内等人群比较密集的场所，建议采取尤其积极主动的措施来进行密切接触者检查，避免结核病疫情暴发和流行。

5.健康检查

健康体检是一种主动发现结核病患者的手段，成本效益比较低，一般不作为患者发现的常规方法。更多适用情况是结核病防治机构积极与开展健康体检的机构合作，在进行健康体检时，特别关注结核病高发人群和重点行业人群，以便及时发现肺结核患者或疑似肺结核患者。健康体检的主要对象如下。

（1）高危人群：①农民工或来自结核病高发地区移民及求职者。②儿童及青少年中结核菌素反应强阳性者。③涂阳肺结核病患者的密切接触者。④糖尿病、接受免疫抑制剂治疗、矽肺、艾滋病病毒感染者及艾滋病患者。结核病和艾滋病病毒双重感染防治是目前结核病防治的重要挑战之一，在艾滋病病毒感染者和艾滋病患者中常规开展结核病调查已经逐步纳入我国艾滋病防治和结核病防治工作体系。⑤羁押人群。对于羁押人群中的结核病患者，大多地区采取了属地化管理的原则，其发现和治疗管理需要司法、监狱、当地结核病防治机构、卫生行政部门等有关各方充分沟通合作。由于羁押人群相对的独立性和固有的特殊性，因此，需要结核病防治机构进一步研究和探讨。

（2）重点人群：①教育系统的工作人员，主要包括托幼机构职工及大、中、小学教职工。②入伍新兵。③食品、卫生服务行业职工和劳动密集型企业职工。④来自偏远少数民族地区，到大中城市就读的学生。

6.结核病流行病学调查

虽然流行病学调查的主要目的是了解一个地区结核病疫情状况，但在调查过程中也会发现一部分结核病患者。

（三）接诊和诊断程序

1.问诊

问诊是接诊的第一环节，问诊的过程也是医师与患者交流的过程，富于技巧的良好问诊对于病情的判断、初步建立医患互信，乃至对后期患者的治疗都会产生深刻的影响。接诊医师应该详细询问初诊患者是否有咳嗽、咳痰、咯血、胸痛、发热、乏力、食欲减退、盗汗等症状，症状出现和持续时间，既往史（结核病史、抗结核治疗史、肝肾病史、药物过敏史、粉尘接触史与肺结核患者密切接触史等），是否已在其他地区结防机构登记和治疗等内容。

对推荐或转诊来的患者要询问发病过程、诊疗经过、诊断结果和治疗情况,并保存其推荐/转诊单,特别要关注治疗方案是否准确、治疗过程中是否有中断现象、不良反应发生等方面的信息,为患者病情判断和治疗管理打下良好基础。

对已在其他地区登记和治疗的患者,要按照"跨区域管理"有关流程(见第五节)在网络直报系统中查阅本单位是否收到该患者转入信息,若无转入信息,则要通过电话等方式与首次登记治疗单位联系,获取该患者既往治疗信息,确保患者得到准确、及时、规范的治疗。

2.填写"初诊患者登记本"

"初诊登记本"是目前结防机构普遍使用的结核病患者登记工具,记录内容是重要的"第一手资料",由县(区)结防机构接诊医师认真填写。凡初次就诊患者都要在"初诊患者登记本"上登记。目前全国结防机构统一执行《中国结核病防治规划实施工作指南》中的规范,部分地区开始逐步推广电子病案、无纸化办公系统,"初诊患者登记本"纸质版仍然需要妥善保留存档。下表为"初诊患者登记本"样板及其填写说明。

3.痰涂片显微镜检查

随着现代结核病诊断技术不断进展,越来越多的快速诊断技术开始在临床应用,但作为结核病控制工作中广泛应用的结核病诊断技术,痰涂片显微镜检查仍是目前肺结核患者诊断不可替代的重要手段。

(1)查痰对象:前来就诊的肺结核患者、疑似肺结核患者和肺结核可疑症状者,对转入患者或在经住院治疗后转诊者,如在外院或外地结防机构就诊时已经做过痰检,根据病历资料或网上转入信息核实后,可参考结果直接登记。

(2)收集3份合格痰标本:对初诊患者,要求当天在门诊留1份"即时痰"标本,同时发给患者两个标记患者姓名的痰标本盒,嘱患者次日带"夜间痰"和"晨痰"进行检查。应告诉初诊患者留取合格痰标本的方法,保证其提供的痰标本是从肺深部咳出的黏性或脓性痰。

(3)乡镇查痰点:一般查痰在县或区级结防机构实验室进行,为减轻部分边远地区、交通不便地区的患者负担,提高结核病防治服务可及性,我国在部分地区设置了乡镇查痰点,一般设立在镇级中心卫生院检验室,相关人员需要接受结防机构检验人员专业培训,工作环境和实验操作要接受上级实验室的质量控制。特别强调所有检查玻片要妥善保存,阳性涂片由当地县级结防机构进行复核后才生效,以保证结果准确性。

4.痰分枝杆菌培养和菌型鉴定

鉴于痰涂片检查无法区别结核分枝杆菌和非结核分枝杆菌,建议在有条件的实验室在进行直接痰涂片检查结果的同时,开展痰分枝杆菌培养、药敏试验、菌型鉴定甚至分子生物学检测等技术资源要求较高的项目以更好地明确诊断和指导治疗。

5.胸部影像学检查

胸部X线检查目前对结核病诊断仍然是重要的手段之一,特别是在基层医疗单位。病原学检查和组织病理检查是肺结核诊断的确切依据,但在上述两项无法满足的时候,胸部X线检查结果就显得尤为关键。因此,大部分肺结核患者均采用X线诊断技术。但为减少放射性损伤,对于孕妇、婴幼儿、儿童患者或疑似病例,应严格掌握指征,防止滥用;对成人亦应尽量减少不必要的重复检查。一般来说,0～14岁儿童肺结核可疑症状者、结核菌素试验强阳性者拍胸部正位片1张,胸部正位片显示异常可加拍侧位片1张;对≥15周岁肺结核可疑症状者直接拍摄胸片检查,但如患者可提供近2周内胸片或胸片报告单,可借阅其胸片核实情况,不再重复拍胸片检查。

胸部 CT 扫描在结核病诊断与鉴别诊断中的价值已经得到了广泛的认可,其优点主要在于:对缺乏病原学诊断的肺部肿块、囊肿阴影、空洞、结节和浸润型阴影的鉴别诊断;血行播散型肺结核早期发现;胸内肿大淋巴结、淋巴结隐匿部位病灶的鉴别诊断;胸腔积液,特别是少量、包裹性胸腔积液和胸膜病变的鉴别诊断等。

6.结核菌素试验

我国是结核病高流行国家,儿童普种卡介苗,因此阳性结果对诊断结核病、区别人工和自然感染结核菌的意义不大。但强阳性结果仍然对结核病诊断具有一定的参考价值。临床上结核菌素试验常应用于0~14 岁儿童肺结核可疑症状者、与涂阳肺结核患者密切接触的 0~14 岁儿童或需与其他疾病鉴别诊断的患者。

7.结核病分类

按照《中华人民共和国卫生行业标准》,结核病分为以下 5 类。

(1)原发性肺结核(简写为Ⅰ),为原发结核杆菌感染所致病症,包括原发综合征和胸内淋巴结结核。

(2)血行播散性肺结核(简写为Ⅱ),包括急性、亚急性、慢性血行播散性肺结核。

(3)继发性肺结核(简写为Ⅲ),是肺结核中的最常见类型,包括浸润性、纤维空洞性及干酪性肺炎、气管支气管结核、结核球等。

(4)结核性胸膜炎(简写为Ⅳ),包括干性、渗出性结核性胸膜炎和结核性脓胸。

(5)其他肺外结核(简写为Ⅴ),包括骨关节结核、结核性脑膜炎、肾结核、肠结核等。

8.结核性胸膜炎诊断要点

(1)确诊依据包括病原学和病理学两方面:①病原学,胸腔积液涂片或培养查到结核分枝杆菌。②病理学,胸膜活检符合结核病变病理学特征。

(2)诊断:缺乏上述两项依据者,若具有典型的胸膜炎症状及体征,同时符合以下辅助检查指标中至少一项者或临床上可排除其他原因引起的胸腔积液,可诊断为结核性胸膜炎。①结核菌素皮肤试验反应强阳性或血清抗结核抗体阳性。②胸腔积液常规及生化检查符合结核性渗出液改变。③肺外组织病理检查证实为结核病变。

(四)肺结核疫情报告

1.报告依据

2004 年 12 月 1 日起施行的《中华人民共和国传染病防治法》中,将肺结核病列为乙类传染病。各责任报告单位和报告人应按照乙类传染病报告要求,对肺结核病例限时进行报告。

2.责任报告单位及报告人

各级疾病预防控制机构、各类医疗卫生机构和采供血机构均为责任报告单位;其执行职务的人员、乡村医师和个体开业医师均为责任疫情报告人。

3.报告对象

凡在各级各类医疗卫生机构就诊的肺结核患者(包括确诊病例、临床诊断病例和疑似病例)均为病例报告对象,在报告中分为涂阳、仅培阳、菌阴和未痰检 4 类。需特别提出的是,为使报告信息准确反映疫情状况,对于明确的陈旧性肺结核病例、刚刚完成规范疗程的肺结核病例,均不作为报告对象。

4.报告时限

根据我国《传染病法实施办法》有关规定,责任疫情报告人发现乙类传染病患者、病原携带者和疑似传染病患者时,城镇于 12 h 内,农村于 24 h 内向发病地的卫生防疫机构报出传染病报告卡。

结合上述要求和目前我国肺结核病监测网络现状,我国《结核病防治规划实施工作指南》中要求,凡肺结核或疑似肺结核病例诊断后,实行网络直报的责任报告单位应于 24 h 内进行网络报告;未实行网络直报的责任报告单位应于 24 h 内寄出或送出"中华人民共和国传染病报告卡"(以下简称"传染病报告卡")给属地疾病预防控制机构。县(区)级疾病预防控制机构收到无网络直报条件责任报告单位报送的传染病报告卡后,应于 2 h 内通过网络直报进行报告。

5.报告程序与方式

传染病报告实行属地化管理。传染病报告卡由首诊医师或其他执行职务的人员负责填写。现场调查时发现的传染病病例,由属地结防机构的现场调查人员填写报告卡。肺结核病疫情信息实行网络直报,没有条件实行网络直报的医疗卫生机构,应在 24 h 内将传染病报告卡寄出或送给属地县级疾病预防控制机构。军队医疗卫生机构向社会公众提供医疗服务时,发现传染病疫情应当按照国务院卫生行政部门的规定向属地疾病预防控制机构报告。

6.传染病报告卡的订正与查重

各级政府卫生行政部门指定的结核病防治机构应当对辖区内各类医疗保健机构的结核病疫情登记报告和管理情况定期进行核实、检查、指导,及时对报告卡进行订正和查重,内容主要如下。

(1)重新填写传染病报告卡:同一医疗卫生机构发生报告病例诊断变更、死亡或填卡错误时,应由该医疗卫生机构及时进行订正报告,并重新填写传染病报告卡,卡片类别选择"订正"项,并注明原报告病名。对报告的疑似病例,应及时进行排除或确诊。转诊病例发生诊断变更或死亡时,由转诊医疗卫生机构填写订正卡并向患者现住址所在地县(区)级结防机构报告。

(2)患者现住址和联系方式的核实:强调准确填写患者联系电话,便于后期对患者进行随访,对于调查核实现住址查无此人的病例,应由核实单位更正为地址不详。

(3)对肺结核患者进行追踪及报告卡订正:结防机构对其他单位报告的病例进行追踪调查,发现报告信息有误、变动或排除病例时应及时订正。

(4)重报卡的删除:结防机构及具备网络直报条件的医疗卫生机构每天对报告信息进行查重,对重复报告信息进行删除。

(5)追踪到位情况订正:在"追踪登记本"的"到位情况"和"到位诊断结果"栏目中填写患者的到位情况和核实诊断结果;根据实际情况对网络直报中的原始报告信息予以订正,对于需抗结核治疗的患者进行"收治"并录入患者的相关信息。

五、肺结核患者的登记管理

通过世界银行贷款结核病控制项目,国家"十五""十一五"结核病防治规划,全球基金结核病防治项目等结核病防治项目的实施,我国逐步建立起一套较为完善的肺结核患者登记管理体系。其主要内容包括患者诊断、治疗、随访、转归等各环节情况,主要形式有纸质登记资料和 2004 年建立并投入使用的结核病网络登记管理系统,本节仅就纸质登记系统管理进行阐述,网络登记系统将在有关章节作详细介绍。

(一)结核病患者登记的意义和方法

对肺结核患者进行登记管理是现代结核病控制策略的重要基础,是实现肺结核患者规范治疗的基本保证,根本目的在于提高结核病治愈率,控制结核病疫情。目前全国结核病防治机构采用统一内容的结核病患者登记本,初步实现了肺结核病患者登记和管理标准化。对耐药、耐多药等特殊情况下的结核病患者登记管理体系尚处于项目试点阶段,有待进一步完善并逐渐推广。

1.对确诊结核病患者进行登记的必要性

首先,长期以来的结核病控制工作实践表明,以县为单位对结核病患者登记是对患者实施较长时间的科学管理,保证和监测治疗效果的有效方法。及时、准确登记患者,全程系统地收集每一个个案的治疗管理信息,不仅有利于患者的治疗效果,更重要的是将个案信息分类汇总获取的防治信息,对于及时发现防治工作中出现的问题、考核评价整体防治效果和调整改进防治措施都具有指导意义;最后,通过不断完善登记系统,获取高质量的年度登记率等流行病学数据可以更为准确地反映结核病发病和患病趋势,节约开展大规模流行病学调查所需的人力、物力和财力等宝贵资源。

2.登记单位和责任人

县(区)级结防机构或承担患者治疗管理任务的市级结防机构负责本辖区结核病患者的登记工作。由于目前采用纸质和网络信息并行的方法,门诊医师和信息资料管理人员应紧密沟通,共同负责,保证网络报告数据的高质量。一般来讲,门诊医师负责纸质材料的填写,信息资料管理人员负责将门诊原始资料进行网络录入,也有部分结防机构可在门诊直接完成电脑录入患者病案信息,减少了重复环节,提高了数据的准确性和及时性。

3.登记对象和分类

随着我国结核病控制工作的拓展,目前,所有的活动性肺结核患者都被纳入登记管理。同时,新结核性胸膜炎患者和其他肺外结核患者也成为登记对象。此外,下列患者也应进行重新登记:复发、返回、初治失败、其他几类。

4.结核病患者登记本登记内容和登记方法

结核病患者登记本主要填写患者基本信息、登记分类、治疗期间随访检查结果以及转归等内容。结合我国结核病防治工作进展和新挑战,结核病患者登记本也进行了相应的调整,增加了流动人口跨区域管理、TB/HIV检测、耐多药结核病管理、系统管理率等内涵。《中国结核病防治规划实施工作指南》在患者登记本填写说明中详细列出了登记本中相关名词的定义和具体填写方法,是我国统一标准、统一要求的登记管理模式。

随着中国结核病管理信息系统的不断完善,病案资料录入良好的县(区),可通过计算机直接生成"结核病患者登记本",可定期打印留存以便于工作中浏览和核查。但无论是纸质还是网络记录资料,均为重要的原始资料,要求准确、完整、及时、妥善保管,并不得随意涂改。

(二)肺结核患者病案记录

我国目前已经在全国结防机构推广使用了统一内容的肺结核患者病案,下简称"病案记录"。对登记并进行治疗的活动性肺结核患者、结核性胸膜炎患者,应按"病案记录"的内容和要求进行记录;对未在结防机构治疗管理的肺外结核病患者,只填写病案首页的主要内容,包括姓名、性别、出生日期、职业、登记号、身份证号、民族和现住址等,然后存档保留。

但现有通用的结核病患者登记和病案记录尚未能满足耐药、耐多药结核病患者管理的需要。如何将全部的肺结核病患者整合入同一病案记录系统或网络报告系统,以更高效地利用各项数据资料是目前我国结核病控制工作面临的亟待解决的问题。2006年以来,我国已经通过在部分省市实施"中国第五轮全球基金结核病防治项目耐多药结核病防治项目"积累了一定的经验,对于耐药、耐多药等将来设计应用涵盖所有结核病患者的登记和病案记录系统作出了有益探索。

(三)肺结核患者联系卡

良好的医患沟通是提高患者治疗依从性的重要基础。为方便患者与医师保持联系,县(区)结防机构门诊医师要为每位确诊肺结核患者免费发放"联系卡",同时要对所有肺结核患者进行充分的结核病相关知识健康教育,告知规律治疗重要性和中断治疗的危害,提高患者治疗依从性。部分结核病防治机构设立健康教育室,安排专人(护士或医师)对患者进行更为专业的健康教育,收到了良好效果,值得借鉴。

对于流动人口结核病患者,必要时可采取一定的补助或激励措施,鼓励患者在治疗期间尽量不要离开居住地,如必须离开,提前通知负责治疗的医师,以便启动结核病跨区域管理机制,确保患者离开后在异地继续获得治疗及管理。

六、结核病患者的治疗管理

化学疗法已成为当今控制结核病流行的首要措施。在不住院条件下,采用统一的标准化治疗方案之后,实施有效的治疗管理是化疗成败的关键。只有积极有效地落实患者的治疗管理工作,确保患者能规律治疗,才能取得化疗的成功。活动性肺结核患者均为治疗管理对象。其中,涂阳肺结核患者是重点管理对象。

(一)治疗管理的目的

治疗管理的目的是在医务人员的督导下,确保肺结核病患者在全疗程中,规律、联合、足量和不间断地实施化疗,最终获得治愈。

(二)治疗管理的原则

化学疗法应以传染源为主要对象,即对全部痰细菌学检查阳性(含涂片、集菌和培养阳性)的肺结核病患者,实施在医务人员直接面视下的短程化疗,确保患者全程规律化疗。

(三)治疗管理的组织与分工

在不住院条件下,对活动性肺结核患者进行治疗管理的机构及相关人员分工如下。

1.县(区)结防机构

(1)执行统一的短程标准化治疗方案,为肺结核患者提供免费抗结核药品。

(2)向患者做好有关治疗的健康教育,使每一位患者了解治疗及管理的注意事项。

(3)给患者发放肺结核患者联系卡,与其签订治疗管理协议。

(4)通过电话、结核病管理信息系统或书面等形式,将患者的诊断信息告知乡镇卫生院(社区卫生服务中心)、村卫生室(社区卫生服务站)和厂矿、企事业单位医室的医护人员,并指导其开展对患者的治疗管理工作。

(5)定期对乡镇卫生院(社区卫生服务中心)、村卫生室(社区卫生服务站)和厂矿、企事业单位医室的医护人员和肺结核患者进行督导。

(6)对肺结核患者的治疗效果进行考核、分析和评价。

2.乡(镇)卫生院(社区卫生服务中心)

(1)接到县(区)结防机构确诊的肺结核患者诊断信息后,应立即对患者进行访视,并落实患者的治疗管理工作。同时要在"乡(镇)肺结核患者管理登记本"上进行登记。

(2)对每位患者在全疗程中至少访视4次,了解患者治疗情况,督导村卫生室(社区卫生服务站)医师和其他督导人员实施直接面视下的短程化疗。并将访视结果记录在"肺结核患者治疗记录卡"上。

3.村卫生室(社区卫生服务站)及企事业单位医务室的医护人员

(1)每次督导患者服药后按要求填写"肺结核患者治疗记录卡"。

(2)患者如未按时服药,应及时采取补救措施,防止患者中断服药。

(3)一旦发现患者出现不良反应或中断用药等情况,及时报告上级主管医师并采取相应措施。

(4)督促患者定期复查,协助收集痰标本。

(5)患者完成全程治疗后,督促患者将"肺结核患者治疗记录卡"送至县(区)结防机构归档保存。

(6)在村卫生室(社区卫生服务站)医师实施督导化疗有困难的地区,可选择具备一定文化水平的志愿者(如村干部、小学教师、学生等)或家庭成员进行培训,以代替村卫生室(社区卫生服务站)医师实施督导化疗。

(四)治疗管理的参与人员职责

1.参与肺结核患者督导治疗管理人员

(1)医务人员:县(区)结防机构、乡镇卫生院(社区卫生服务中心)和村卫生室(社区卫生服务站)承担预防保健工作任务的医务人员可对结核病患者进行督导治疗管理。

(2)家庭成员:结核病患者的配偶、父母、子女及与患者一起生活的其他家庭成员,年龄在15岁以上,具备小学及以上文化程度,经过村级医师培训后能够督促管理患者服药、复查和填写相关记录者也可对结核病患者进行督导治疗管理。

(3)志愿者:除医务人员和家庭成员外志愿承担对结核病患者治疗管理工作的人员,如教师、学生、已治愈的结核病患者及其他人员等。年龄在18岁以上,具备初中及以上文化程度,经过结防医师培训后能够督促管理患者服药、复查和填写相关记录者也可对结核病患者进行督导治疗管理。

2.督导治疗管理人员的选择

患者的治疗管理原则上由医务人员进行督导。如果患者居住地离村卫生室(社区卫生服务站)的距离超过1.5 km或者村级医师无法承担督导任务时,可以实行家庭成员督导或者志愿者督导。接受国家耐多药结核病治疗方案的患者必须由医务人员进行督导。

3.督导治疗管理人员的职责

(1)应根据肺结核患者实际情况确定服药地点和时间,面视患者服药。

督导治疗管理人员必须经过培训后方可参与患者服药督导工作。医务人员的培训应纳入常规的业务技术培训,家庭督导员和志愿者由村卫生室(社区卫生服务站)医师进行培训。

培训方法:由村卫生室(社区卫生服务站)医师向家庭督导员或志愿者讲述培训内容。培训结束后,考核督导员培训的主要内容。对不能正确回答的相关内容要重复培训。

培训内容:①结核病防治基本知识,如防止结核病传染的方法、治疗疗程等。②患者所用药物的名称、每次用药剂量和方法。③做到送药到手、看服到口,按照化疗方案的要求每天或隔天服药。患者误期未服,每天服药者应顺延服药时间,隔天服药者请在24 h内补上。④药物常见不良反应,如有不良反应及时督促患者找医师处理。⑤在患者服药期间,原则上在治疗满2个月、5个月、6个月(复治8个月)时,督促患者带晨痰和夜间痰到结防机构复查,具体时间详见"肺结核患者治疗记录卡"。⑥做好患者每次服药记录。

（2）患者如未按时服药，应及时采取补救措施。

（3）每次督导服药后按要求填写"肺结核患者治疗记录卡"。

（4）一旦发现患者出现不良反应或中断用药等情况，及时报告上级主管医师并采取相应措施。

（5）督促患者定期复查，协助收集痰标本。

（6）患者完成全程治疗后，督促患者及时将"肺结核患者治疗记录卡"送至县（区）结防机构归档保存。

（五）治疗管理的主要内容

（1）督导患者服用抗结核药物，确保患者做到全疗程规律服药。

（2）观察患者用药后有无不良反应，对有不良反应者应及时采取措施，最大限度地保证患者完成规定的疗程。

（3）督促患者定期复查，掌握其痰菌变化情况，并做好记录。痰菌检查结果是判断治疗效果的主要标准，国家对治疗期间随访的肺结核患者进行免费痰涂片检查。①初治涂阳、涂阴肺结核患者在治疗至第 2 个月末、5 个月末和疗程末（6 个月末）；复治涂阳肺结核患者在治疗至第 2 个月末、5 个月末和疗程末（8 个月末）要分别收集晨痰和夜间痰各 1 份进行涂片检查。②初、复治涂阳肺结核患者在治疗第 2 个月末，痰菌仍为阳性者，应在治疗第 3 个月末增加痰涂片检查 1 次。③确诊并登记的涂阴肺结核患者，即使患者因故未接受治疗，也应在登记后满 2 个月和满 6 个月时进行痰菌检查。

（4）采取多种形式对患者及其家属进行结核病防治知识的健康教育，提高患者的治疗依从性及家属督促服药的责任心。

（5）保证充足的药品储备与供应。

（六）治疗管理的方式

为保证肺结核患者在治疗过程中能坚持规律用药，完成规定的疗程，必须对治疗中的患者采取有效的管理措施。肺结核患者的治疗管理方式有全程督导化疗、强化期督导化疗、全程管理和自服药。

1.全程督导化疗

指在肺结核患者的治疗全过程中，患者每次用药均在督导人员直接面视下进行。涂阳患者和含有粟粒、空洞的新涂阴患者应采用全程督导化疗的治疗管理方式。

2.强化期督导

指在肺结核患者治疗强化期内，患者每次用药均在督导人员直接面视下进行，继续期采用全程管理。非粟粒、空洞的新涂阴肺结核以及结核性胸膜炎患者应采用强化期督导的治疗管理方式。

3.全程管理

指在肺结核患者治疗全过程中，通过对患者加强宣传教育，定期门诊取药，家庭访视，复核患者服药情况（核查剩余药品量、尿液抽检等），误期（未复诊或未取药）追回等综合性管理方法，以保证患者规律用药。具体做法如下。

（1）做好对肺结核患者初诊的宣传教育，内容包括解释病情、介绍治疗方案、药物剂量、用法和不良反应以及坚持规则用药的重要性。

(2)定期门诊取药,建立统一的取药记录,强化期每2周或1个月取药1次,继续期每月取药1次。凡误期取药者,应及时通过电话、家庭访视等方式追回患者,并加强教育,说服患者坚持按时治疗。对误期者城镇要求在3 d内追回,农村在5 d内追回。

(3)培训患者和家庭成员,使其能识别抗结核药物,了解常用剂量和用药方法,以及可能发生的不良反应,并督促患者规则用药。

(4)全程管理也应使用"肺结核患者治疗记录卡",由患者及家庭成员填写。

(5)家庭访视则是建立统一的访视记录,村卫生室(社区卫生服务站)医师接到新的治疗患者报告后应尽早做家庭访视,市区1周内,郊区10 d内进行初访,化疗开始后至少每月家庭访视1次。内容包括健康教育,核实服药情况,核查剩余药品量,抽查尿液,督促患者按期门诊取药和复查等。

(6)做好痰结核菌的定期检查工作,治疗期间按规定时间送痰标本进行复查。

4.自服药

其指虽然已对肺结核患者进行了规范化疗的宣传教育,但因缺少有效管理而自服药的患者。

(七)治疗管理的步骤

1.化疗前宣传教育

向患者及家庭成员详细说明肺结核治疗期间的各项要求,使患者能够主动配合治疗。每个患者宣传教育时限不少于10 min,宣传内容简明扼要,以便患者能够记住。宣传教育主要内容:①结核病是呼吸道传染病,在治疗的前2个月一定注意家人及周围人群的空气传播。②结核病是可以治好的,要树立坚定信心,充分与医师配合。③坚持按医师制订的化疗方案规则治疗,完成规定的疗程是治好结核病的关键。④服药后可能出现不良反应。如一旦出现不良反应,及时找医师处理,不要自行停药。⑤治疗满2个月、5个月、6个月(复治菌阳患者8个月)定期送痰到结防机构检查。每次复查痰时,请留好当天的晨痰进行检查。

2.发放联系卡

为每位确诊的肺结核患者免费发放"联系卡",方便患者与医师保持联系。

3.签订治疗协议

县(区)结防机构要与患者签订1份"××县(区)结核病控制免费治疗协议"。

4.落实督导治疗

县(区)级结防医师确定患者化疗方案后,填写"肺结核患者治疗管理通知单",并由患者带回,交给村卫生室(社区卫生服务站)医师保存。村卫生室(社区卫生服务站)医师接到"肺结核患者治疗管理通知单"后,马上落实督导治疗(医务人员、家庭成员或志愿者等督导)。县(区)结防机构同时填写1份"肺结核患者治疗管理通知单"发至乡镇卫生院(社区卫生服务中心)结防医师,乡镇卫生院(社区卫生服务中心)结防医师收到"肺结核患者治疗管理通知单"后,必须在3 d内访视村卫生室(社区卫生服务站)医师和患者,了解患者治疗管理落实情况。县(区)级结防医师也可用电话将肺结核患者通知和落实治疗管理的反馈告知乡镇卫生院(社区卫生服务中心)医师。

在肺结核患者治疗过程中,治疗管理人员应加强患者治疗依从性的健康教育,避免患者发生中断治疗。一旦发生中断治疗,督导人员应尽快采取措施追回中断治疗的患者,保证规范治疗。

(1)追踪对象:超过规定时间1周未到县结防机构取药的患者为追踪对象。

(2)追踪方式:①县结防机构电话与患者联系,了解中断原因,并督促患者及时到结防机构取药。同时电话通知乡、镇防痨医师,由乡、镇防痨医师通知村医师到患者家了解中断原因,督促患者到结防机构取药,并将追踪结果向县结防机构电话反馈。②若通知患者1周后仍未到县结防机构取药,县结防机构应到患者家进行家访,了解原因。③若患者离开当地,县结防机构应了解患者去向,同患者居住地结防机构联系,确保患者完成全程治疗。

5.药品保管

患者将抗结核药品带回后,交给村卫生室(社区卫生服务站)医师保存。对实施家庭成员或志愿者督导的患者,村卫生室(社区卫生服务站)医师每2周向负责督导治疗管理的人员发放1次药品。

6.实施督导服药

督导员必须为每例接受抗结核治疗的肺结核患者填写1份"肺结核患者治疗记录卡"。该卡由督导员保存并填写治疗记录。患者取药时要携带"肺结核患者治疗记录卡"。治疗结束时,村卫生室(社区卫生服务站)医师要督促患者将"肺结核患者治疗记录卡"送至县(区)结防机构保存。

7.督导与访视

县(区)、乡镇(社区卫生服务中心)两级医师定期进行督导,及时解决发现的问题,并做好记录。对实施家庭成员或志愿者督导的患者,村卫生室(社区卫生服务站)医师每两周访视1次患者。

对实施督导化疗的人员发放治疗管理补助费。发放原则:①督导管理患者完成规定的疗程并定期查痰,按规定的标准发放。②因特殊情况(死亡、药物不良反应)可以按照管理时间的比例发放。

8.治疗管理的评价、考核指标

考核评价应包括管理与疗效两方面的指标,以考核涂阳患者的化疗情况为重点。

(1)化疗管理考核指标:①治疗覆盖率指在一定地区、一定期间接受治疗的初治涂阳肺结核病患者数,占初治涂阳登记患者数的百分比。治疗覆盖率(%)=接受治疗的初治涂阳患者数/初治涂阳患者登记数×100%。②完成治疗率指一定地区、一定期间内完成规定疗程的患者数占涂阳患者登记数的百分比。完成治疗率(%)=完成治疗的(涂阳)患者数/涂阳患者登记数×100%③治疗督导率指一定地区、一定期间内接受督导化疗的涂阳患者数,占登记涂阳患者数的百分比。治疗督导率(%)=接受督导化疗的涂阳患者数/涂阳患者登记数×100%。

(2)治疗效果考核指标:涂阳患者转归队列分析指一定地区、一定期间涂阳患者完成规定疗程后,治愈、完成疗程、死亡、失败、丢失、迁出等各类转归患者占登记涂阳患者的百分比。①以治愈率为例,公式:治愈率(%)=治愈涂阳患者数/涂阳患者登记数×100%。注:实际应用时可把涂阳患者分为新发、复发、其他复治等,分别统计分析、评价。②化疗强化期(2个月末)痰菌转阴率指一定地区、一定时期内登记的涂阳患者中,完成强化期治疗时,痰菌阴转患者所占百分比。强化期痰菌转阴率(%)=强化期末痰菌阴性患者数/涂阳患者登记数×100%。③细菌学复发率指对完成疗程治愈的肺结核病患者,在停止治疗后的2年及5年,进行随访观察,考核其细菌学复阳比率。细菌学复发率(%)=其中2或5年内痰菌复阳的患者数/随访观察的患者数×100%。注:细菌学复发率用于评价化疗远期效果。

七、耐药结核病的管理

(一)耐药结核病的流行状况

耐药结核病已经对全球结核病控制工作构成了严峻挑战。目前全球大约20亿人感染结核分枝杆菌,其中近 5 000 万为耐药结核病患者。中国属于 22 个结核病高负担国家之一,位居全球结核病负担第 2 位,拥有全世界 16% 的结核患者,其中至少有 27.8% 的患者对 1 种一线药物耐受。WHO/IUATLD 的最新耐药监测估计,在新患者中,10.2% 的患者至少对 1 种抗结核药物耐药,耐多药结核(MDR-TB)耐药率1.1%;在复治患者中,18.4% 的患者至少对 1 种抗结核药物耐药,MDR-TB 耐药率 7.0%。由此估计全球每年新出现 30 万~60 万 MDR-TB 患者。WHO 估计我国耐多药结核病患者数约占全球的 1/4。

我国是全球耐药结核病疫情较高的国家之一。全国结核病耐药性基线调查报告(2007—2008 年)显示:涂阳肺结核患者菌株的耐多药率为 8.32%,其中初治涂阳肺结核患者菌株的耐多药率为 5.71%,复治涂阳肺结核患者菌株的耐多药率为 25.64%。据此估算,全国每年将新发耐多药肺结核患者 12.1 万,其中初治患者为 7.4 万例,复治患者为 4.7 万例。耐多药结核病控制已成为我国结核病控制工作中的重要内容之一。

(二)耐药结核病的定义

产生耐药为结核菌的重要生物学特性,从流行病学角度可分为原发性耐药和继发性耐药。按耐药的种类分为单耐药、多耐药和耐多药等。常见的耐药结核病的定义如下。

1.原发性耐药

其指无结核病史,未接受过抗结核治疗的患者首次感染耐药结核菌而发生的耐药结核病。

2.获得性耐药

其指感染敏感株的结核病患者在抗结核治疗中由于接受不适当治疗,治疗时间至少在 1 个月以上而出现耐药性。

3.单耐药

对 1 种抗结核药物耐药。

4.多耐药

对两种及两种以上的抗结核药物耐药(同时耐异烟肼和利福平除外)。

5.耐多药

其指结核杆菌对两种及两种以上的抗结核药物耐药,同时含耐异烟肼和利福平,即可定为耐多药结核病。

6.广泛耐药

其指在耐多药的基础上,对任何喹诺酮类药物以及 3 种二线注射药物(硫酸卷曲霉素、卡那霉素和阿米卡星)中至少 1 种耐药。

(三)耐药结核病的危险评估

耐药结核病诊断的第一步是确认高危人群,并快速进行结核病的实验室诊断。尤其在结核病高流行地区,结核病的诊断通常需要危险性评估。条件允许的情况下,一旦考虑结核病,就应该收集痰液或其他标本进行抗酸杆菌(AFB)涂片、培养和药物敏感试验。如果在数周甚至数月后获得药敏试验结果时再考虑耐药结核病的可能性,可能会导致患者接受不必要、不正确的治疗。因此,快速鉴别结核病患者是否为耐药患者具有重要意义:①采用最恰当的经验方案治疗患者。②降低传播。③减少可能出现的药物不良反应。④提供治愈的最好机会。⑤防止进一步耐药的发生。⑥为接触者提供合理的关怀。

获得药敏结果前,判定耐药结核病高危人群是早期发现工作的第一步,下面 4 种情况可视为耐药结核病的重要预测指征:①既往有结核病治疗史。②结核病治疗中临床和(或)胸部 X 线片表现恶化。③在耐药结核病高发地区或国家出生、居住或者经常到耐药结核病高发地区旅行者。④与耐药结核病患者密切接触,例如家庭成员、同事、羁押机构、流浪收容所等。

(四)耐药结核病治疗方案的选择

耐药结核病治疗方案选择理想的情况是,从每个患者分离出结核杆菌进行体外药物敏感试验,并根据药敏结果制订治疗方案。

1.选择药物

选择药物时要考虑:①耐药种类。②既往使用的药物种类。③患者的身体状况。④药物不良反应。⑤药物的可获得性。

2.一线药物的药敏试验结果

一线药物的药敏试验结果需要数周,二线药物的药敏试验结果需要 2 个月甚至更长的时间。因此,在以下几种情况下具有耐药高风险,在药敏结果出来之前就可以考虑耐药结核病的治疗:①结核病治疗失败的患者。②有抗结核治疗史。③与耐药结核病患者密切接触。

获得药敏试验结果后,可酌情修改方案。

3.目前 WHO 推荐的 MDR-TB 治疗策略

(1)标准化治疗:无个体药敏结果或只做一线药敏,根据耐药监测数据,对同一患者群使用统一治疗方案。

(2)经验治疗:无个体药敏结果或只做一线药敏,根据耐药监测数据及患者既往用药史设计个体化治疗方案。

(3)个体化治疗:根据既往用药史和药敏结果(包括二线)设计个体化治疗方案。

(4)先标准化疗治疗,后个体化治疗　开始时同一患者群使用统一方案,有药敏结果后调整为个体方案。

(5)先经验治疗,后个体化治疗　开始时根据患者用药史给予个体方案,待药敏结果回来后进一步调整。

4.注意事项

(1)对于高度可疑的耐药结核病患者,尤其是病情严重或病变广泛患者,采用经验性方案进行治疗。

(2)经验性治疗方案要基于可疑的耐药类型以及既往抗结核治疗史。经验性治疗方案要包括 4 种有效或基本有效药物。

(3)一定不要在治疗失败的方案中仅仅增加 1 种药物。

(4)MDR-TB 治疗用药数量要根据敏感药物种类、可用的一线药物以及病情的严重程度确定。

(5)目前公认,MDR-TB 的疗程为痰菌阴转后至少 18 个月。

(五)耐药结核病的管理

患者管理是结核病控制的重要组成部分。患者管理与患者关怀相一致,主要职责是通过合理应用资源,保证患者生理和心理或社会需求得到满足。管理者确保患者能够坚持并完成治疗直至治愈,同时对患者病情进行定期的、系统的回顾。

1.职能与职责

耐药结核病管理是困难和复杂的,需要医师、专家及其他服务提供者(例如宣传教育人员、DOT 人员、社会工作者、羁押所护士、校医及接触者的调查人员等)之间的高度协调。管理者主要职责：①通过DOT确保患者完成治疗。②对患者及其周围人员进行关于耐药结核病传播、治疗等知识的健康教育。③确保对患者进行所需的医疗评估，包括临床及药品毒性监测。④对传染源的接触者进行筛查、追踪到位、评估，必要时进行治疗。⑤定期对治疗结果进行评价，如果与预期不一致，进一步进行评价。⑥促进家庭、医疗服务提供者、实验室、药房、保险公司及公共卫生机构之间信息交流。⑦为确保患者获得更好的结果，在这些所有的系统之间建立联系。⑧确保需要时能够获得专家咨询及转诊。⑨为患者关怀人员提供培训、教育和资源。

2.确保治疗依从性

耐药肺结核患者常因疗程长、疗效差、不良反应发生率高等原因，较一般的结核患者更加容易发生中断治疗的问题。此外社会歧视、患者焦虑以及可能存在的失业等社会经济问题也是导致耐药肺结核患者治疗依从性差的重要原因。因此对于耐药肺结核患者，需要有足够的支持措施来保证良好的依从性。

(1)直接面视下治疗(DOT)：DOT是耐药结核病患者治疗的重要措施，全球结核病控制领域的专家将其作为一个重要的策略。然而，耐药结核病患者要获得如此的关怀标准，需要的时间及承诺要远大于药物敏感结核病，这是因为：①治疗耐药结核病往往需要应用二线药物或注射剂，部分药物需逐步加量或每天2～3次用药时才可以获得更好的耐受性，管理难度加大。②注射剂的应用较一般口服药物管理需要更多的医务人员、更多的时间及专业技术。③使用二线药物的患者治疗时间较长，需要全程监测药物的不良反应。

管理者应与DOT人员充分交流，确保管理者能够评估可能发生潜在药物毒性反应的症状及体征。任何药物的不良反应都应快速发现、报告和迅速采取措施。

(2)关注心理/社会需要：评估影响患者依从性的有利和不利因素，确保关注措施到位，如：精神疾病、药物滥用、无家可归者(流浪者)及健康保险等。受到耐药数量、类型以及病变程度影响，耐药结核病治疗管理相关的费用需求差别较大。对于经济较为困难或没有医疗保险的个人或家庭来说，药物、诊断及手术是一个不容忽视的经济负担。由于疾病传染期较长及就业歧视，许多患者会经历一段时间的失业，这也需要管理者对雇主进行干预及教育，从而为找不到工作的患者或其家人找到经济支持或提供其他帮助。成功帮助患者应对这些挑战的关键是通过利用社区资源与患者及其家庭建立信任关系。管理者应在发现第1例耐药结核病病例前熟悉环境及可利用的社区资源，以便于为患者更好地提供帮助。

(3)消除文化障碍：在我国，耐药结核病的诊断及治疗障碍主要如下。①结核病歧视。②对较高的诊断、治疗费用的忧虑。③一些患者倾向于寻求传统医疗。④患者更愿意相信综合医院的医师，而该医师可能并不熟悉耐药结核病的诊断和治疗。⑤害怕失业带来的经济压力。⑥由于许多国家和地区仍在很多领域存在不同程度的性别歧视，对于女性而言，往往面临较男性患者更多的困难和挑战。⑦如果耐药结核病导致患者失去朋友或家庭，那么他(她)将对结核病的诊断产生恐惧。

对于有语言或文化障碍的患者，利用当地卫生部门、社区领导、社区组织以及与患者的文化背景一致的卫生人员等资源帮助消除这种障碍，促进交流、沟通及理解。

(4)患者健康教育：所有耐药肺结核患者及其家属都应该接受有关耐药肺结核的宣传教育，包括结核病和耐药肺结核的基本常识、治疗的过程及要求、潜在的不良反应以及坚持治疗的必要性。宣传教育应该开始于治疗初始阶段，并贯穿治疗的整个过程。宣传教育可以由医师、护理人员、社区卫生人员进行。宣传教育材料要通俗易懂，适合大众的文化水平。由经过专门培训的门诊医师或督导人员向患者及家庭成员介绍结核病特别是耐药肺结核的知识,详细说明治疗期间的各项要求,使患者及其家属能够主动配合治疗。

宣传教育对象:①耐药肺结核患者。②耐药肺结核患者家属或亲友。③耐药肺结核患者密切接触者。

宣传方式及要求:①首先以口头方式将以上内容向患者进行讲解,语言应简明扼要、通俗易懂,便于患者理解记忆。②嘱患者将宣传教育内容重述一遍,确认患者是否理解、记住。③给患者分发健康教育材料。④每位患者宣传教育时长不少于 10 min。

宣传教育内容:①应注重个人卫生,培养良好生活习惯,防止疾病传播。②客观介绍耐药结核病相关知识及其病情转归。③坚持按医师制订的化疗方案规则治疗,服从医护人员的管理,完成规定的疗程是治好结核病的关键;要树立可以治愈的信心,充分与医师配合。④耐药肺结核不同于一般的结核病,疗程可能长达 24 个月甚至更长,每天要在医护人员的直接面视下服药。⑤服药期间如出现不良反应,应及时与督导医师沟通,不要随便自行停药。⑥治疗开始后应定期到所属的结防机构进行复查。

(5)激励及保障机制的应用:通常患者一旦感觉好转,继续治疗的愿望就会降低,这可能会影响到患者治疗计划的执行。激励及保障机制是协助患者继续完成疗程的另一个有效策略。激励机制是对患者的"小奖励",能够鼓励他们完成疗程及监测。保障机制能够协助患者克服困难,如有条件地区可适当考虑给予报销交通费用。

(6)法律措施:对处在传染期的耐药结核病患者,尽管采取了一些措施但患者依然没有坚持治疗,这时往往需要采取法律措施。管理者应了解关于处理该患者的相关知识,一旦这种情况发生时采取最小的限制措施。当出现长期的、严重的不坚持治疗的本地患者时,可根据有关法律和制度寻求帮助。但相关法律和制度的不完善和伦理学上存在的争议是许多地区和国家面临的共同挑战,增加了耐药结核病患者,特别是 MDR-TB、XDR-TB 管理的难度。

3.临床监测

现代结核病控制策略认为,监测和管理是结核病防治的必要内容。尽管面临诸多挑战,只要人力、财政资源充足,DOT 人员以及卫生人员受过良好培训,资源有限地区仍可以成功监测和管理大量的患者。长期以来世界范围内实施的结核病防治项目在耐药结核病疫情的临床监测上做了许多有益探讨,积累了许多可操作性较强的实践经验。

对耐药结核病的临床监测主要是指:治疗时,管理者必须对出现的药物毒副反应及临床反应进行必要的监测,将出现的异常结果和反应告知治疗医师或专家组。通过严密科学的监测,常可使问题得到及时发现和准确地处理,进而有助于患者、医务工作者、DOT 人员等相关人员保持信心。

(1)耐药结核病的管理评估指标:①痰涂片及培养是否阴转。②症状是否改善。③体重是否稳定地增加。④当体重或肝、肾功能改变时调整药物。

(2)具体的临床监测内容如下。

细菌学:①痰涂片阴转前每 2 周检测 3 次痰涂片。②收集痰标本至少间隔 8 h,至少收集 1 次晨痰标本。③收集标本时和(或)诱导痰时进行监督。④治疗 3 个月后如果痰培养持续阳性重复药敏试验。⑤一旦痰培养阴转,症状改善,每月至少 1 次痰涂片及培养,如果需要可以更频繁。如果患者不能自行收集痰液,应采取诱导痰。⑥治疗结束时检测痰涂片及培养。管理者的一个重要工作是为患者提供痰培养培养来进行细菌学评价,高质量的痰标本至少 5~10 mL,痰标本要送到结核病学实验室进行耐药检测，检测结果应尽快被告知治疗医师以指导临床治疗。

治疗药物监测：通常可通过询问，查看患者服药记录、空药盒等途径间接监测患者服药情况，必要时，特别是出现较严重不良反应时，管理者可采集、送检患者血标本进行血药浓度监测。

症状：①每个月对患者目前症状与诊断时的症状进行对比、评估，监测症状变化及药物不良反应。②治疗完成后至少要定期随访2年。③体重是评价临床改善的一个重要指标，治疗期间应每月进行体重检查直至稳定，随访过程中应维持体重的定期检查（每2～3个月）。此外，对体重持续大幅度下降的患者或者幼儿经常进行体重监测可以作为临床治疗效果的一个标准，并据此在体重增加时及时调整用药剂量。

4.关怀的持续性

当耐药结核病患者在门诊治疗期间更换医师时，患者管理者的作用显得尤为重要。还有一种情况就是，耐药结核病患者治疗期间在机构（比如医院或监狱）及社区间更换时，管理者为确保其治疗、监测及教育的可持续性，可重点关注以下几点：①与新的医师、DOT提供者、健康宣传教育人员等建立新的治疗管理组。②对新的关怀人员进行耐药结核病的培训及健康教育。③建立新环境下的可行的信息共享机制。

如果患者迁移出管理者的辖区，可参考流动人口结核病的跨区域管理模式，迁移之前应制订好具体的计划；即使患者出国，也应尽量使新的管理者了解患者的疾病状况及治疗史。在患者迁移期间需要给患者提供足够的药物直到他（她）在新的地方重新开始DOT；如果患者没有及时到达目的地，管理者应积极与其家庭成员及朋友联系，必要时动员更多社会服务资源共同帮助患者保持持续、规范的抗结核治疗。对在门诊治疗的耐药患者，应该做到下面几点：①由受过专业培训的医师或护士向患者解释DOT的绝对必要性，支持、鼓励患者接受DOT。②解释一些必要的感染控制措施，虽然可能为患者自身带来些许不便，但在保护卫生服务人员及其他患者安全方面具有重要意义。③对与传染源发生无保护暴露的工作人员进行合理的评估并根据评估结果采取进一步预防措施。④对有合并症的患者提供详细的、有针对性的指引，如糖尿病、营养不良及HIV感染等。⑤强调在治疗耐药结核病过程中集体治疗管理的重要性，许多国家和地区的耐药结核病防治经验认为，组织专家定期会诊对于诊断确认、治疗方案修订、不良反应处理等关键环节具有决定性作用。⑥充分动员更广泛的社会卫生资源、如私人医师、综合医院、专科医院等，在其有能力对患者进行必要的临床监测和随访、有能力通过药敏检测及血液学检查开展患者发现和患者随访工作的条件下，应予以支持鼓励其参与耐药结核病的防治和管理，共同为耐药结核病的控制工作发挥合力。

5.感染控制

目前公认，MDR-TB和XDR-TB是结核病控制的最严重挑战之一。为更有效地阻止耐药结核菌株传播，除尽早确诊并给予合理治疗外，还应该根据实际情况建立适当的感染控制措施。最为严格的控制措施通常是将传染性或具有潜在传染性的耐药结核病患者，尤其是耐多药结核病患者安排住在具有负压的病房里，而实际操作中，也有一些国家和地区根据患者自身情况和对治疗的反应、医院和门诊的基础条件、社区服务情况等综合因素进行考虑，采取门诊或家庭隔离治疗管理模式取得良好效果。

当处理可疑或确诊耐药结核病患者时，应严格遵守感染控制标准。然而，也有意见认为一些感染控制措施比如患者在家庭中实施隔离难以完全实现,他们认为没有必要实施或夸大了对耐药结核病患者的歧视。因此,目前包括一些发达国家在内,结核病防治工作者们都在努力寻求公众、患者家庭及接触者的安全、患者的心理健康、治疗效果、隔离患者所需资源与时机等诸多方面的最佳平衡。

(1)终止隔离:对 MDR-TB 患者何时终止隔离暂时还没有较为明确的指南,研究表明大多结核病传播发生在开始治疗之前或之初,通常认为涂阳比涂阴结核病的传染性大,耐药结核病亦如此,唯其传染性较敏感结核病维持更为长久。对于药物敏感结核病患者而言,经过适当的抗结核治疗,临床症状改善,连续 3 次痰涂片阴性,那么患者被认为没有传染性。而已有研究证实,涂阴活动性肺结核或涂阴培阳患者依然具有传染性,这一点基本上被大多数指南所忽略,因此目前许多版本的指南中感染控制只能减少传播的危险而不能绝对消除传播。

由于 MDR-TB 疫情播散造成的后果更为可怕,而且其潜在感染的窗口期预防和治疗目前尚缺乏有效方案,对重返家庭、学校、工作单位或人群密集场所的 MDR-TB 患者应给予高度重视;如果患者返回场所存在儿童、免疫力低下者以及既往与患者没有接触等人群,则需更加注意。一些专家认为耐多药结核病患者的潜在传染性和痰培养阳性持续的时间大约相等,因此建议患者治疗期间应考虑采取住院隔离措施,MDR-TB 患者直到痰培养阴性前不能去人群聚集场所。世界卫生组织近期发布的指南也建议,因痰培养阳性的耐多药结核病患者具有传染性,在痰培养阴性之前应避免乘坐飞机或其他公共交通工具旅行。

(2)终止隔离-家庭管理:不管因何种原因导致结核病患者采取家庭隔离治疗管理模式,在治疗患者的同时,须尽一切努力确保接触者的安全。一些国家和地区的耐药结核病防治工作中,患者采取家庭管理的决定须与当地卫生官员、结核病控制官员及专家协商后才能确定。如果家里有年幼儿童,接触者免疫力低下,或存在持续被传染的风险时,应采取更为有力的预防措施。当卫生人员和其他服务提供者进入具有潜在传染性的耐药结核病患者家庭实施 DOT 和(或)其他的卫生服务(如访谈患者等)时,必须采取与目前的感染控制策略相一致措施以有效预防职业暴露。当准备对传染性的结核病患者进行家庭关怀时,需要掌握更多患者的临床、社会等信息,可通过所在县区及以上的结核病防治机构、患者所在社区有关人员等进行了解。

长期住院进行隔离花费昂贵。一旦患者病情稳定并耐受治疗方案,可以采取其他安全措施。具体的治疗管理模式最终需要管理者、专家组根据耐药结核病病情和治疗状况、患者本人和家属意愿、社区或单位具体情况、区域性结核病防治规划中耐药结核病防治措施等各方信息汇总后集体讨论决定。

(宋　红)

第十一节　传染病预防控制的监督

一、监督依据

(1)《中华人民共和国传染病防治法》。

(2)《突发公共卫生事件应急条例》。

(3)《消毒管理办法》。

(4)《医院感染管理办法》。

(5)《传染性非典型肺炎防治管理办法》。

(6)《医疗机构传染病预检分诊管理办法》。

(7)《医疗机构发热门(急)诊设置指导原则(试行)》。

(8)《全国霍乱监测方案(试行)》。

二、监督检查内容与方法

(一)管理组织与制度

1.管理组织及职责

(1)预检分诊管理组织:二级以上综合医院应当设立感染性疾病科。感染性疾病科是临床业务科室,由发热门诊、肠道门诊、呼吸道门诊和传染病科统一整合设立,负责本医疗机构传染病的分诊工作和感染性疾病治疗,并对本医疗机构的传染病预检、分诊工作进行组织管理;没有设立感染性疾病科的医疗机构应当设立传染病分诊点。

(2)医院感染管理组织:住院床位总数在100张以上的医院应设立医院感染管理委员会和独立的医院感染管理部门;住院床位总数在100张以下的医院应指定分管医院感染管理工作的部门;其他医疗机构应有医院感染管理专(兼)职人员。

2.管理制度

(1)建立传染病预检、分诊制度,感染性疾病科和传染病分诊点标识明确,完善各项规章制度和工作流程。二级以上综合医院要根据《二级以上综合医院感染性疾病科工作制度和工作人员职责》(卫办医发〔2004〕166号)制定有关制度。

(2)建立医院感染管理责任制,制定并落实医院感染管理的规章制度和工作规范。

(3)消毒管理制度。

(4)医疗废物管理制度。

(二)传染病预防控制工作

1.感染性疾病科设置要求

(1)设计和建设要符合有关法律、法规和技术规范要求。

(2)设置相对独立,通风良好。

(3)内部结构布局合理、流程合理,分区清楚,具有消毒隔离条件,配备必要的医疗、防护设备和设施,符合医院感染预防与控制要求。

(4)二级综合医院感染性疾病科门诊应设置独立的挂号收费室、呼吸道(发热)和肠道疾病患者的各自候诊区和诊室、治疗室、隔离观察室、检验室、放射检查室、药房(或药柜)、专用卫生间。

(5)三级综合医院感染性疾病科门诊还应设置处置室和抢救室等。

(6)感染性疾病科病房应建筑规范、医疗设备和设施应符合有关规定。

2.传染病分诊点设置要求

传染病分诊点应标识明确,相对独立,通风良好,流程合理,具有消毒隔离条件和必要的防护用品。

3.发热门诊设置要求

(1)常年开诊,设在医疗机构内独立区域,与普通门诊相隔离,通风良好,有明显标识。

（2）分设候诊区、诊室、治疗室、检验室、放射检查室等，放射检查室可配备移动式X线机，有独立卫生间。

（3）室内配备必要的手消毒设备和设施。

4.肠道门诊设置要求

（1）设置相对独立，有明显标识；农村基层医疗单位确因人员与房屋条件不能单独设立时，也应在门诊指定专人负责或专桌诊治。

（2）分设诊疗室、观察室、药房以及专用厕所，指派专（兼）职医、护、检人员，配备专用医疗设备、抢救药品、消毒药械以及采集粪便标本的棉签和放置标本的碱性蛋白胨增菌液。

（3）室内配备必要的手消毒设备和设施。

（4）对就诊腹泻患者专册登记，做到"逢泻必登，逢疑必检"。

5.人员防护要求

（1）感染性疾病科和传染病分诊点应采取标准防护措施，配备防护服、防护口罩、防护眼镜或面罩、手套、鞋套等。

（2）应为就诊的呼吸道发热患者提供口罩。

6.人员培训要求

医疗机构应对医务人员进行岗前培训和在岗定期培训，培训的内容包括传染病防治的法律、法规、规范、标准，传染病流行动态、诊断、治疗、预防、职业暴露的预防和处理等内容。

7.传染病预检、分诊工作要求

医疗机构应实行预检、分诊制度，根据传染病的流行季节、周期和流行趋势做好特定的预检、分诊工作。感染性患者就诊流程应符合《感染性疾病患者就诊流程》和《急性呼吸道发热患者就诊规定》有关要求。

8.传染病疫情控制工作要求

（1）医疗机构应对传染病患者或者疑似传染病患者提供医疗救护、现场救援和接诊治疗，书写病历记录以及其他有关资料，并妥善保管；不得泄露传染病患者或疑似传染病患者个人隐私有关信息资料。

（2）发现法定传染病患者或者疑似传染病患者按照《传染病防治法》的规定采取相应的隔离控制措施。

（3）按照规定对使用的医疗器械进行消毒，对一次使用的医疗器具应在使用后按照规定予以销毁。

（4）不具备相应救治能力的应将患者及其病历记录复印件一并转至具备相应救治能力的医疗机构。

（5）对本单位内被传染病病原体污染的场所、物品以及医疗废物，应按照有关规定实施消毒和无害化处置；传染病患者或者疑似患者的排泄物应按照规定严格消毒，达到规定的排放标准后方可排入污水处理系统；传染病患者或疑似传染病患者产生的医疗废物应使用双层包装物并及时密封。

（6）应接受疾病预防控制机构对传染病预防工作的指导、考核，配合开展流行病学调查。

三、违法行为的处理

见表11-4。

表 11-4 医疗机构传染病控制措施违法案件案由参考表

序号	案由	违法行为	违反条款	处罚条款
1	未按照规定承担本单位的传染病预防、控制工作案	(1)未按照要求建立预检分诊制度等制度 (2)未按照规定建立感染性疾病科或设置不符合要求 (3)未按照要求开展医务人员培训 (4)未按照规定开展重点传染病预防控制工作	《传染病防治法》第二十一条、第五十一条第一款,《医疗机构传染病预检分诊管理办法》《传染性非典型肺炎防治管理办法》	
2	发现传染病疫情时,未按照规定对传染病患者、疑似传染病患者提供医疗救护、现场救援、接诊、转诊或者拒绝接受转诊案	医疗机构未按照规定对传染病患者、疑似传染病患者提供医疗救护、现场救援、接诊、转诊或者拒绝接受转诊	《传染病防治法》第五十二条	
3	未按照规定对本单位内被传染病病原体污染的场所、物品以及医疗废物实施消毒或者无害化处置案	(1)医疗机构未对本单位内被传染病病原体污染的场所(物品以及医疗废物)实施消毒或者无害化处置 (2)肠道门诊、发热门诊未按照《消毒管理办法》《医疗机构消毒技术规范》要求进行消毒处置	《传染病防治法》第三十九条第四款,《消毒管理办法》第八条	
4	在医疗救治过程中未按照规定保管医学记录资料案	医疗机构救治传染病例未按照规定保管医学记录资料案(医学记录资料是指医务人员在医疗活动过程中形成的文字、符号、图表、影像、切片等资料的总和,包括门(急)诊病历和住院病历	《传染病防治法》第五十二条第一款	
5	故意泄露传染病患者、病原携带者、疑似传染病患者、密韧接触者涉及个人隐私的有关信息、资料案	医疗机构(医务人员)故意泄露传染病患者、病原携带者、疑似传染病患者、密切接触者涉及个人隐私的有关信息、资料	了传染病防治法》第十二条第一款	《传染病防治法》第六十九条、《消毒管理办法》第四十五条

（陈晓光）

第十二节　传染病疫情报告与管理的监督

一、监督依据

(1)《中华人民共和国传染病防治法》。

(2)《突发公共卫生事件应急条例》。

(3)《突发公共卫生事件与传染病疫情监测信息报告管理办法》。

(4)卫健委(原卫生部)关于修改《突发公共卫生事件与传染病疫情监测信息报告管理办法》的通知。

(5)《传染病信息报告管理规范》。

(6)《国家突发公共卫生事件相关信息报告管理工作规范(试行)》。

二、监督检查内容与方法

(一)管理组织与制度

1.管理组织及职责

医疗机构应确定专门的部门或者人员承担传染病疫情报告工作,负责本单位传染病疫情报告卡的收发和核对,设立传染病报告登记簿,统一填报有关报表。

2.管理制度

医疗机构应建立健全传染病诊断、报告和登记制度,包括报告卡和总登记簿、疫情收报、核对、自查、奖惩工作制度,相关文件包括传染病防治工作领导机构组成与分工、专门部门或者人员工作职责、年度工作计划和总结、工作流程和要求、人员培训计划和教材、奖惩文件或记录等。

(二)传染病疫情报告工作

1.报告病种要求

(1)法定传染病。

(2)其他传染病,省级人民政府决定按照乙类、丙类管理的其他地方性传染病和其他暴发、流行或原因不明的传染病。

(3)不明原因肺炎病例和不明原因死亡病例等重点监测疾病。

2.报告程序与方式要求

(1)传染病报告实行属地化管理。

(2)报告法定传染病及省级人民政府决定按照乙类、丙类管理的其他地方性传染病和其他暴发、流行或原因不明的传染病均需填写《传染病报告卡》,《传染病报告卡》由首诊医师或其他执行职务的人员填写。

(3)传染病疫情信息实行网络直报;未实行网络直报的医疗机构在规定时限按要求将传染病疫情信息报告属地县级疾病预防控制机构。

(4)乡镇卫生院、城市社区卫生服务中心负责收集和报告责任范围内的传染病信息。

(5)军队医疗机构向社会公众提供医疗服务时,发现传染病疫情,应按照本规定向属地的县级疾病预防控制机构报告。

(6)新疆生产建设兵团传染病疫情报告工作管理按卫健委(原卫生部)有关规定执行。

3.报告时限要求

(1)发现甲类传染病和乙类传染病中的肺炭疽、传染性非典型肺炎、脊髓灰质炎、人感染高致病性禽流感的患者或疑似患者时,或发现其他传染病和不明原因疾病暴发时,应于2h内将传染病报告卡通过网络报告;未实行网络直报的应于2h内以最快的通讯方式(电话、传真)向当地县级疾病预防控制机构报告,并于2h内寄送出《传染病报告卡》。

(2)其他乙、丙类传染病患者、疑似患者和规定报告的传染病病原携带者在诊断后,实行网络直报的应于 24 h 内进行网络报告;未实行网络直报的应于 24 h 内寄送出《传染病报告卡》。

4.填报要求

(1)传染病报告病例分为疑似病例、临床诊断病例、实验室确诊病例、病原携带者和阳性检测结果五类。其中,病原携带者的病种包括霍乱、脊髓灰质炎、艾滋病以及卫健委(原卫生部)规定的其他传染病,阳性检测结果仅限采供血机构填写。炭疽、病毒性肝炎、梅毒、疟疾、肺结核需进行分型报告,其中炭疽分为肺炭疽、皮肤炭疽和未分型三类,病毒性肝炎分为甲型、乙型、丙型、戊型和未分型五类,梅毒分为一期、二期、三期、胎传、隐性五类,疟疾分为间日疟、恶性疟和未分型三类,肺结核分为涂阳、仅培阳、菌阴和未痰检四类;乙型肝炎、血吸虫病应分为急性和慢性。

(2)国家根据传染病预防控制需要开展的专项调查、报告和监测的传染病,按照有关要求执行。

(3)不明原因肺炎病例和不明原因死亡病例的监测和报告按照《全国不明原因肺炎病例监测实施方案(试行)》和《县及县以上医疗机构死亡病例监测实施方案(试行)》的规定执行。

5.《传染病报告卡》要求

(1)《传染病报告卡》为全国统一格式,用 A4 纸印刷,使用钢笔或圆珠笔填写,内容完整、准确,字迹清楚,填报人签名。

(2)网络直报医疗机构填报的《传染病报告卡》应保存 3 年;未实行网络直报的医疗机构,应对寄送出的《传染病报告卡》进行登记备案,记录需保存 3 年。

6.登记要求

(1)医疗机构所设与诊治传染病有关的科室应建立门诊日志,详细登记接诊患者,项目填写要详细、齐全,内容保证真实可靠。普通门诊日志至少包括姓名、性别、年龄、职业、住址、病名(诊断)、发病日期、就诊日期、初诊或复诊、接诊医师签名等;肠道门诊日志至少包括姓名、性别、年龄、工作单位、职业、住址、就诊日期、发病日期、主要症状、体征、初诊印象、检验结果、治疗方法等;发热门诊日志需在普通门诊日志项目上增加流行病学史和职业史。

(2)医疗机构应建立住院登记簿、传染病疫情登记簿、检验科登记簿、放射科登记簿等,均专册登记。住院登记簿至少包括姓名、性别、年龄、职业、住址、入院登记、入院诊断、出院日期、出院诊断等项目;传染病登记簿至少包括患者姓名(14 岁以下儿童填家长姓名)、性别、年龄、职业、住址、病名、登记日期、发病时间、诊断时间、报告时间、订正时间、填卡类型、实验室检测结果、报卡医师等项目;检验科登记簿和放射科登记簿至少包括姓名、性别、年龄、检测方法、检测结果、检测日期等项目。

7.培训要求

医疗机构应对医师和实习生进行有关传染病疫情监测信息报告工作的培训,包括医务人员上岗前培训和在职职工全员培训等。

8.自查工作

医疗机构应有专门人员定期对本机构疫情报告工作进行自查,自查科室为内科、外科、妇科、儿科、检验科、放射科等诊治传染病有关科室,自查内容包括:有关科室门诊日志和传染病登记簿上登记的传染病病例及疑似病例是否报告预防保健科,检验科和放射科的阳性结果是否及时反馈首诊医师等。

(三)检查方法

检查相关书面文件、资料记录情况,根据门诊日志、住院登记簿、检验科登记簿和放射料登记簿记录抽取一定数量病例,与预防保健科传染病登记簿记录及网络报告情况核对。

三、违法行为的处理

见表 11-5。

表 11-5 医疗机构传染病疫情报告违法案件案由参考表

序号	案由	违法行为	违反条款	处罚条款
1	医疗机构未建立传染病疫情报告制度案	未按照要求建立传染病疫情监测报告制度	《突发公共卫生事件与传染病疫情监测信息报告管理办法》第十条	《传染病防治法》第六十九条、《突发公共卫生事件与传染病疫情监测信息报告管理办法》第三十八条
2	医疗机构未指定相关部门和人员负责传染病疫情报告管理工作案	未按照要求指定专门的部门或者确立专门的人员负责传染病疫情报告管理工作	《传染病防治法》第二十一条、《突发公共卫生事件与传染病疫情监测信息报告管理办法》第十条	
3	医疗机构隐瞒(谎报、缓报)传染病疫情案	发现传染病疫情不按照规定报告	《传染病防治法》第三十七条、《突发公共卫生事件与传染病疫情监测信息报告管理办法》第七条	
4	医疗卫生人员隐瞒(谎报、缓报)传染病疫情案	执行职务的医疗卫生人员发现传染病疫情不按照规定报告	《传染病防治法》第三十条、第三十七条,《突发公共卫生事件与传染病疫情监测信息报告管理办法》第七条、第十六条、第十七条	《突发公共卫生事件与传染病疫情监测信息报告管理办法》第四十条
5	个体(私营医疗保健机构)瞒报(缓报、谎报)传染病疫情(突发公共卫生事件)案	个体(私营医疗保健机构)发现传染病疫情不按照规定报告	《传染病防治法》第三十条,《突发公共卫生事件与传染病疫情监测信息报告管理办法》第七条、第十六条、第十七条	《突发公共卫生事件与传染病疫情监测信息报告管理办法》第四十一条

（陈晓光）

第十二章 职业病的预防与控制

第一节 概　　述

一、职业病的概念

广义上讲,职业病是指与工作有关并直接与职业性有害因素有因果关系的疾病,即当职业性有害因素作用于人体的强度和时间超过机体所能代偿的限度时,其所造成的功能性和(或)器质性病理改变,并出现相应的临床征象,影响劳动能力,这类疾病统称为职业病。由于社会制度、经济条件和科学技术水平及诊断、医疗技术水平等的不同,各国均规定了各自的职业病名单,并用法令的形式所确定,即"法定职业病"。我国职业病诊断名词术语中所下的定义为:企业、事业单位和个体经济组织的劳动者在职业活动中,因接触粉尘、放射性物质和其他有毒、有害物质等职业病危害因素而引起的疾病。根据我国政府的规定,凡诊断为法定职业病的必须向主管部门报告,而且凡属法定职业病者,在治疗和休假期间及在确定为伤残或治疗无效而死亡时,应按劳动保险条例有关规定给予劳保待遇。有些国家如美国、日本、德国等按照法律规定,对法定职业病给予经济补偿,故又将其称为需补偿的疾病。

二、职业病范围

我国 1957 年公布的职业病名单中,确定了 14 种法定职业病。1987 年修订后的职业病名单中规定的职业病为 9 类 102 种。我国卫健委、劳动和社会保障部于 2002 年新颁发的《职业病目录》中规定的法定职业病有 10 类 115 种。根据 2013 年新修订的《职业病分类和目录》,新的目录共包括 10 类 132 种职业病。

三、职业病特点

人体直接或间接职业环境中有害因素时,不一定都发生职业病。职业病的发病过程,主要取决于三个条件:①有害因素的性质;②作用于人体的量;③个体危险因素。

职业病涉及的领域很广,病因比较复杂,疾病表现形式多种多样,但它们又有共同的特点。

(1)病因明确,职业性有害因素和职业病之间有明确的因果关系,在控制了相应的病因或限制了作用条件后,可减少或消除发病。

（2）疾病和病因一般存在明确的剂量-反应关系,职业病的病因大多可被识别和定量检测。

（3）发病有群体性:在接触同样有害因素的人群中,常有一定的发病率,很少出现个别患者的现象。即使在不同时间、不同地点、不同人群,如果接触同一种职业性有害因素,也可出现同一种职业病流行。

（4）一般情况下,大多数职业病若能早期诊断,合理处理,预后较好,康复也容易。

（5）目前多数职业病尚无特效疗法,发现愈晚,疗效也愈差,治疗个体无益于控制人群发病和保护群体健康,故应以预防为主,特别是第一级和第二级预防。

工作有关疾病与职业病相比,具有三个特点:①职业性有害因素是该病发生和发展的诸多因素之一,但不是唯一的直接因素。②职业性有害因素影响了健康,从而促使潜在的疾病显露或加重已有疾病的病情。③通过控制和改善劳动条件,可使所患疾病得到控制或缓解。

常见的工作有关疾病有矿工的消化性溃疡;建筑工的肌肉骨骼疾病(如腰背痛);与职业有关的肺部疾病等。

四、职业病的主要临床表现

职业性有害因素,特别是化学因素种类繁多,可累及不同系统,甚至多系统,出现各种各样的临床表现。

(一)神经系统

许多化学毒物可选择性地损害神经系统。人体的中枢神经系统尤其对毒物最敏感。以中枢和周围神经系统为主要毒作用靶器官或靶器官之一的化学物统称为神经毒物。常见的神经毒物有金属、类金属及其化合物、溶剂、农药;刺激性气体、窒息性气体;一些生物因素和物理因素,如森林脑炎病毒、快速减压、高温作业等也可引起职业性神经系统损害。职业性有害因素对神经系统损害的临床表现有类神经症、精神障碍、周围神经病、中毒性脑病和意识障碍。类神经症以脑衰弱综合征或神经衰弱样症状、癔症样表现及自主神经功能障碍较为多见,是许多轻度职业中毒早期常见表现,重者可出现精神病样症状、智能减退或意识障碍。精神障碍可见于四乙基铅、汽油、二硫化碳等中毒;铅、砷、二硫化碳等中毒可引起周围神经病;铅、汞、窒息性气体、有机磷农药等严重中毒可引起中毒性脑病和脑水肿。

(二)呼吸系统

呼吸系统是生产性毒物和生产性粉尘进入机体的主要途径,损害呼吸系统的职业性有害因素有呼吸道刺激物和生产性粉尘。呼吸道刺激物包括刺激性气体及刺激性金属,前者如氯气、光气、氮氧化物、二氧化硫等,后者如铍、镉、汞等。吸入高浓度上述毒物后,可引起呼吸道刺激性炎症,如急性咽喉炎、气管炎、支气管炎,严重时可引起化学性肺炎、肺水肿,甚至急性呼吸窘迫综合征(ARDS)。长期较低浓度吸入后,则可引起呼吸道慢性炎症,如慢性支气管炎、喘息性支气管炎以及慢性阻塞性肺病等。生产性粉尘包括无机粉尘和有机粉尘,无机粉尘可引起各种呼吸道急、慢性刺激性炎症、肺肉芽肿、肺纤维化等。有机粉尘大多属呼吸道致敏物,临床上常引起职业性哮喘、变应性肺泡炎等。

(三)消化系统

消化系统是毒物吸收、生物转化、排出和肝肠循环再吸收的场所,许多生产性毒物可损害消化系统,如急、慢性放射病和高温中暑皆可有明显的胃肠道症状;大剂量辐射可致肝脏损害;生物因素肠炭疽致病以急性胃肠炎和急腹症为主要临床表现;急、慢性汞中毒可出现口腔炎;经常接触酸雾或酸酐可引起牙酸蚀病；铅、汞等中毒可在牙龈处留有色素沉着，出现铅线、汞线；三氧化二砷、有机磷农药中毒可见急性胃肠炎；急性铅、铊中毒或慢性铅中毒急性发作时可出现腹绞痛。许多毒物以肝脏为主要毒作用靶器官而引起职业性中毒性肝病，如金属及非金属无机化合物的铅、铊、黄磷、磷化氢、砷化氢、三氧化二砷等；卤化烃类的四氯化碳、氯仿、三氯乙烷、氯乙烯等；芳香族氨基硝基化合物的苯胺、二甲苯胺、硝基苯、三硝基甲苯等；其他如乙醇、五氯酚、有机磷农药、有机氯农药等。急性中毒性肝病按临床特点可分肝病型、多系统损害型和隐匿型三种类型。肝病型最常见，其临床特点是在整个病程中以肝脏损害的临床表现为主。该型又可分为黄疸型、无黄疸型和重症型三种亚型。慢性中毒性肝病是由于在生产活动过程中，长期接触肝脏毒物所致，少数由于急性中毒性肝病演变而成。潜伏期一般2～5年，也有长达20年以上者。早期常表现为头晕、头痛、乏力等，以后出现食欲减退、腹胀、肝区不适和疼痛等，其中以乏力及肝区隐痛最为明显，主要体征为肝大。

(四)造血系统

职业性造血系统损害是指在生产活动中因接触化学物和物理因素引起的造血功能抑制、血细胞损害、血红蛋白变性、出/凝血机制障碍和恶变造成的血液病。不同毒物对造血系统损害有所不同，例如苯、三硝基甲苯、二硝基酚、四氯化碳等可抑制骨髓造血功能，引起再生障碍性贫血；苯还可引起白血病；苯胺、硝基苯、砷化氢、苯肼等能引起溶血性贫血；苯的氨基硝基化合物可引起高铁血红蛋白血症；铅可影响血红素合成，引起低色素性贫血；杀鼠剂敌鼠主要抑制凝血因子Ⅱ、Ⅶ、Ⅸ、Ⅹ在肝脏合成，并严重损害毛细血管壁而引起出血；Ⅹ线、γ射线、中子流等可抑制骨髓造血功能引起白细胞、血小板减少，甚至再生障碍性贫血。

(五)泌尿系统

职业性泌尿系统损害主要是指生产性毒物所引起的肾脏或泌尿道功能及结构损害，以重金属、有机溶剂、农药等引起的损害最为常见。其临床表现可分为急性中毒性肾病、慢性中毒性肾病、泌尿系统其他中毒性损害及泌尿系统肿瘤四种类型。例如铅、汞、镉、四氯化碳、砷化氢可致急、慢性肾病；芳香胺类、杀虫脒可致化学性膀胱炎；β-萘胺、联苯胺可致泌尿系统肿瘤。肾脏和膀胱受到大剂量电离辐射，也可出现急性或慢性损害。

(六)心血管系统

最常见的是化学物所致中毒性心脏损害。毒物对心血管系统的损害因化学物质种类、中毒程度及类型不同，临床表现也不一样，主要有心脏损害、心律失常、房室传导阻滞及血压异常等。其对心脏损害可由于化学物的直接作用，即直接抑制循环及血管运动中枢，直接与心肌蛋白或心肌细胞的各种酶结合，干扰心肌代谢及能量合成，导致心肌受损；或继发于组织缺氧、电解质紊乱等间接因素。许多金属毒物和有机溶剂可直接损害心肌，例如砷、铊、四氯化碳等。镍通过影响心肌氧化与能量代谢，引起心功能降低、房室传导阻滞；长期接触一定浓度的一氧化碳、二硫化碳的工人动脉粥样硬化、冠心病或心肌梗死的发病率明显增高；长期接触铅、二硫化碳者还可见血压增高。

(七)生殖系统

某些生产性毒物可对生殖系统造成损害。其毒作用包括对接触者的生殖及其对子代的发育过程的不良影响，即所谓生殖毒性和发育毒性。生殖毒性包括对接触者的生殖器官、内分泌系统、性周期和性行为、生育力、妊娠结局、分娩过程及哺乳等方面的影响；发育毒性不仅包括妊娠期接触化学物，还包括父母任何一方在受孕前或胎儿出生后到性成熟期间的接触对机体发育的影响,其表现有结构异常、发育迟缓、功能缺陷和死亡。这两种毒性实际上是互相关联的整体,难以截然分开,广义的生殖毒性包括发育毒性。具有生殖毒性和发育毒性的生产性毒物有铅、汞、锰、苯、甲苯、二甲苯、二硫化碳、氯乙烯等,其临床表现为性功能障碍、月经异常、精液质量异常、不孕、不育或生育力下降及妊娠结局异常等。例如铅、镉、汞等重金属可损害睾丸的生精过程,导致精子数量减少、畸形率增加、活动能力减弱;孕期接触高浓度汞、二硫化碳、苯系化合物的女工自然流产率和子代先天性缺陷发生率明显增高。多氯联苯、滴滴涕、二噁英等化学物具有雌激素样活性,可通过干扰激素平衡而使生殖细胞发生持久性损伤,被称为环境内分泌干扰物。

(八)皮肤

职业性皮肤病占职业病总数的0.37%,其致病因素可归纳为化学性、物理性及生物性三大类,其中化学因素占90%以上,物理因素在多数情况下可与化学因素协同作用促使发病,生物因素引起的职业性皮肤病在工业生产中比较少见。同一种致病物质可以引起不同类型的皮肤病,而同一种皮肤病也可由不同的致病物质引起。常见的职业性皮肤病有职业性皮炎、职业性痤疮、职业性黑变病、职业性皮肤溃疡等。职业性皮炎最多见,约占职业性皮肤病80%以上,按致病原因不同可将其分为接触性皮炎、光敏性皮炎和电光性皮炎。接触性皮炎按发病机制不同又可分为原发刺激性接触性皮炎和变应性接触性皮炎两型,后者又称变应性皮炎或过敏性皮炎。光敏性皮炎发病必须具备两个条件,首先是皮肤接触到光敏性物质,再经日光或人工光源照射后才能发病,主要是中长波紫外线作用。电光性皮炎是指接触人工紫外线光源引起的皮肤急性炎症,是纯物理因素引起的,主要见于电焊工及其辅助人员。痤疮是一种毛囊、皮脂腺的慢性炎症,是多因素疾病。职业性痤疮是由于职业原因接触致痤疮物引起的外源性痤疮,是常见的职业性皮肤病,其发病率仅次于职业性皮炎。皮肤黑变病是一组表现为皮肤色素沉着的色素代谢障碍性皮肤病。职业性黑变病是指劳动或作业环境中存在的有害因素引起的皮肤黑变病,占职业性皮肤病的2%~5%。生产性毒物可对皮肤造成多种损害,如酸、碱、有机溶剂等所致接触性皮炎;沥青、煤焦油等所致光敏性皮炎;煤焦油、石油等所致皮肤黑变病;铬、铍、砷化合物等所致职业性皮肤溃疡;沥青、页岩油等所致职业性疣赘;有机溶剂、碱性物质等所致职业性皮肤角化过度和皲裂;煤焦油、砷等可引起职业性皮肤肿瘤。

(九)其他

一些毒物可引起眼部病变,如刺激性化学物可引起角膜、结膜炎;腐蚀性化学物可使角膜和结膜坏死、糜烂;甲醇可引起视神经炎;三硝基甲苯、二硝基酚可致白内障。氟可引起氟骨症。氯乙烯可引起肢端溶骨症。黄磷可引起下颌骨破坏、坏死。吸入氧化锌、氧化铜等金属烟尘可引起金属烟热;吸入聚四氟乙烯、聚六氟丙烯热解物可引起聚合物烟尘热。

五、职业病诊断和处理原则

职业病诊断是一项政策性和科学性很强的工作,它直接关系到患者的健康和劳动保险待遇,也关系到国家和企业的利益,必须由具有职业病诊断权的医疗卫生机构进行。职业病诊断应根据国家颁布的职业病诊断标准及有关规定,依据准确可靠的职业接触史、生产环境劳动卫生学调查和临床资料进行综合分析,依据职业病诊断标准,排除非职业性疾病,由集体作出诊断。

职业病诊断依据如下。

（一）职业接触史

接触职业性有害因素的职业史是诊断职业病的先决条件。职业史内容应包括：①全面、系统地了解患者全部职业的工种和工龄；②接触有害因素的种类、方式、时间、浓度或强度，以及防护措施的使用情况；③同工种其他工人患病情况；④排除可引起类似职业中毒征象的非职业性接触，如家庭使用农药、有机溶剂、服药史等。

（二）生产环境劳动卫生学调查

生产环境与职业病的发生有密切直接关系，是诊断职业病的重要参考依据。深入现场调查，了解患者所在岗位的生产工艺过程，存在哪些职业性有害因素，其浓度或强度、接触时间、接触方式及防护情况，从而判断在该作业环境工作发病可能性。同时，结合历年生产环境中职业性有害因素的监测资料、工人健康状况及职业病发病情况的资料，必要时进行现场测定，进行分析。

（三）临床资料

1.疾病史

详细询问各种症状，特别是早期和典型症状出现时间、发展顺序、严重程度，分析判断其与接触职业性有害因素之间的关系。

2.体格检查

除一般常规检查外，根据疾病史和症状对职业性有害因素有可能造成损害的一些器官和系统做重点检查。

3.实验室检查

除一般检查项目外，还应根据职业性有害因素毒作用特点，有针对性地进行一些特殊检查，包括接触指标和效应指标的检查。临床检查结果可提供职业性有害因素作用于机体，并引起功能性或器官性损害的有关资料，可作为是否符合某种职业病临床表现的证据。

某些职业危害在疾病早期缺乏特异的临床症状时，需与非职业性疾病相鉴别，并应加强随访，作动态观察，及早做到明确诊断。

职业病诊断应由省级以上人民政府卫生行政部门批准的医疗卫生机构承担，承担职业病诊断的医疗卫生机构在进行职业病诊断时，应当组织3名以上取得职业病诊断资格的执业医师集体诊断，职业病诊断的证明书应当由参与诊断的医师共同签署，并经承担职业病诊断的医疗卫生机构审核盖章。用人单位和医疗卫生机构发现职业病患者或者疑似职业病患者时，应当及时向所在地区卫生行政部门报告，确认为职业病的，用人单位还应当向所在地劳动保障行政部门报告。卫生行政部门和劳动保障行政部门应依法做出处理。职业病的处理主要包括对职业病患者的治疗和及时依法落实职业病患者应享有的待遇。职业病患者依法享有国家规定的职业病待遇：①用人单位应当按照国家有关规定，安排职业病患者进行治疗、康复和定期检查；②用人单位对不宜继续从事原工作的职业病患者，应当调离原岗位，并妥善处理；③用人单位对从事职业病危害作业的劳动者，应当给予适当岗位津贴。

（林应庚）

第二节　职业性有害因素与职业性损害

一、职业性有害因素的来源和分类

职业性有害因素是指在生产工艺过程、劳动过程和生产环境中产生和(或)存在的,对职业人群的健康、安全和作业能力可能造成不良影响的一切要素或条件的总称。

不同生产劳动条件存在各种职业性有害因素,它们对健康的不良影响,可导致职业性损害。生产劳动条件包括:①生产工艺过程:随生产技术、机器设备、使用材料和工艺流程变化而改变;②劳动过程:涉及针对生产工艺流程的劳动组织、生产设备布局、作业者操作体位和劳动方式,以及智力和体力劳动比例等;③生产环境:即作业场所环境,包括按工艺过程建立的室内作业环境和周围大气环境,以及户外作业的大自然环境等。

职业性有害因素按其来源可分为三类。

(一)生产工艺过程中产生的有害因素

按其性质可分为三类。

1.化学因素

(1)生产性毒物:又称职业性毒物,是指生产过程中产生的,存在于工作环境中的毒物。生产性毒物的分类很多,一般综合性地分为以下几类。①金属及类金属:如铅、汞、铬、锰、砷、磷、硫等;②有机溶剂:如苯、甲苯、正己烷、三氯乙烯、二硫化碳、四氯化碳等;③刺激性气体和窒息性气体:前者如硫酸、醋酸等无机酸和有机酸,氧化亚氮、二氧化氮等氮的氧化物,氯及其他化合物等;后者如一氧化碳、氰化氢、硫化氢、甲烷等;④苯的氨基和硝基化合物:如苯胺、联苯胺、三硝基甲苯等;⑤高分子化合物生产中的毒物:如氯乙烯、氯丁二烯、丙烯腈、磷酸三甲苯酯、偶氮二异丁腈等;⑥农药:如有机磷类、氨基甲酸酯类、拟除虫菊酯类农药等。

(2)生产性粉尘:是指在生产过程中形成的,并能较长时间飘浮在空气中的固体微粒。包括无机粉尘,如石英、石棉、铝、铅、水泥等;有机粉尘,如皮毛、羽绒、棉、麻、合成纤维等;混合性粉尘。

2.物理因素

(1)异常气象条件:如高气温、高气湿、高气流、强热辐射、低气温等。

(2)异常气压:高气压,如潜水和潜涵作业;低气压,如高原作业。

(3)噪声、振动。

(4)非电离辐射:如紫外线、红外线、可见光、射频辐射、激光等。

(5)电离辐射:如 X 线、γ 射线、β 射线等。

3.生物因素

如屠宰、皮毛加工等作业,接触到炭疽杆菌、布鲁司菌等;森林作业,接触到的森林脑炎病毒;在粮食的收获、加工、储存的过程中,接触到谷物上的曲霉菌、青霉菌等。

(二)劳动过程中的有害因素

(1)劳动组织和制度不合理,劳动作息制度不合理等。

(2)劳动强度过大或生产定额不当,如安排的作业与劳动者生理状况不相适应等。

(3)精神(心理)性职业紧张。

(4)个别器官或系统过度紧张,如视力紧张等。

(5)长时间处于不良体位或姿势,或使用不合理的工具等。

(三)生产环境中的有害因素

1.自然环境中的因素

如炎热季节的太阳辐射、冬季的低温等。

2.厂房建筑布局不合理

如将有害工序、工种和无害工序、工种等安排在同一个车间内;工作场所缺乏卫生防护设施,如产生尘、毒的车间或岗位无除尘、排毒设施等。

3.由不合理生产过程所导致的环境污染。

在实际生产场所中,往往同一工作场所同时存在多种职业性有害因素对劳动者健康产生联合作用。因此,在识别、评价、预测和控制不良职业环境中有害因素对职业人群健康的影响应加以考虑。

二、职业性损害的概述

职业性有害因素在一定条件下对劳动者的健康和劳动能力产生不同程度的损害,称为职业性损害。劳动者接触职业性有害因素不一定发生职业性损害,只有当劳动者个体、职业性有害因素及有关的作用条件联系在一起,并达到引起职业性损害的条件时,才会造成职业性损害。作用条件如下。

(1)接触机会:如在生产过程中,劳动者是否经常接触某些职业性有害因素。

(2)接触方式:即劳动者以何种方式接触职业性有害因素,其可影响职业性有害因素进入人体的途径及损伤部位。

(3)接触时间:包括每天、每周、每年,甚至一生中累积接触职业性有害因素的总时间。

(4)接触职业性有害因素的浓度(强度)。

后两种因素是决定机体接受有害因素剂量(强度)的主要因素。

在同一工作场所从事同一种作业的劳动者中,由职业性有害因素所产生职业性损害的机会和程度可能有较大差别,这取决于劳动者本身的个体因素,包括遗传因素、年龄性别、健康状况、行为生活方式等。

职业性损害包括职业病、工作有关疾病和职业性外伤三大类。

三、职业性损害的预防和控制

(一)基本原则

1."三级预防"原则

(1)第一级预防:又称病因预防。即采取有效的措施,从根本上消除或最大可能地减少对职业性有害因素的接触和对职业人群健康的损害作用,也是职业性有害因素防制工作中最有效的措施。例如通过生产工艺改革和生产设备改进,合理利用防护设施和个人防护用品,使劳动者尽可能不接触或少接触职业性有害因素,或通过制订职业接触限值等,控制作业场所有害因素在职业安全卫生标准允许限度内。针对高危个体进行职业禁忌证检查。所谓职业禁忌证,是指劳动者从事特定或者接触特定职业病危害因素时,比一般职业人群更易于遭受职业病危害和罹患职业病或者可能导致原有自身疾病病情加重,或者在从事作业过程中诱发可能导致对他人生命健康构成危险的疾病的个人特殊生理或者病理状态。对有职业禁忌证者,不应参加相关的作业。

(2)第二级预防:又称临床前期预防。当第一级预防措施未能完全达到要求,职业性有害因素开始损及劳动者健康时,对作业人群实施职业健康监护,早期发现职业损害,及时合理处理,并进行有效治疗,防止损害的进一步发展。

(3)第三级预防:又称临床预防。当第一、第二级预防措施未能有效地防止和控制好职业性有害因素对劳动者健康的影响,有些劳动者已发展成职业病或工伤的患者,此时,应及时做出正确诊断和处理,包括脱离接触、实施合理有效治疗、预防并发症、促进患者尽快康复等。

从病因学上角度,职业性损害是完全可以预防的,故必须强调"预防为主",着重抓好第一级和第二级预防。

职业性损害可累及各器官、系统,涉及临床医学的各个分科,如内科、外科、神经科、皮肤科、眼科、耳鼻喉科等。所以,需要牢固掌握和充分运用临床多学科的综合知识和技能,处理职业性损害的早期诊断、治疗、康复,以及职业禁忌证、劳动能力鉴定等问题。

2."安全第一、预防为主"原则

"安全第一,预防为主"作为我国安全生产管理的方针,为政府和企业的生产安全管理,提供了宏观的策略导向。在这一方针指导下,各生产经营单位逐步形成了"企业负责,政府监察,行业管理,群众监督"的职业安全工作体制。这些制度的建立和配套措施的实施,是消除和控制职业性损害及安全生产事故发生最有效的方法。

(二)防制措施

根据以上原则,职业性损害的防制措施应包括法律措施、组织措施、技术措施和卫生保健措施等几个方面。

1.法律措施

2001年10月27日第九届全国人大常委会第二十四次会议正式通过了《中华人民共和国职业病防治法》,并从2002年5月1日起实施。此后,职业病防治法已经进行三次修订(2011年12月31日,2016年7月2日,2018年12月29日)。自《职业病防治法》实施以来,卫健委(原卫生部)又制定、发布了多个配套规章,制修订职业卫生标准六百余项,针对重点职业病危害,还制定了大量职业卫生技术规范。国务院于2009年8月印发了《国家职业病防治规划(2009—2015年)》,在分析我国职业病防治现状及问题的基础上,提出我国职业病防治的指导思想、基本原则、规划目标、主要任务及保障措施。我国职业病防治法律法规和标准体系已初步建立。《国家职业病防治规划(2021—2025)年)》已经职业病防治工作部际联席会议审议通过。随着健康中国战略的全面实施和平安中国建设不断深入,保障劳动者健康面临新的形势,规划提出了新的要求和任务,并从组织领导、法律法规、保障经费和督查评估等方面提供了保障措施,进一步完善职业病防治的标准体系。《职业病诊断与鉴定管理办法》已经2020年12月4日第2次委务会议审议通过。

职业卫生监督是指国家授权工业卫生监督机构,对辖区内的企业、事业单位或部门贯彻执行国家有关工业劳动卫生的法令、法规、条例、办法和工业卫生标准情况所进行的监察、督促,并对违反法规及规章事件进行处理的一种执法行为,是工业卫生机构代表国家依法行使保护职工健康权力的一种管理方式。职业卫生监督是依法对职业卫生和职业病防治进行管理的重要手段之一,可分为经常性卫生监督、预防性卫生监督和事故性卫生监督。

(1)经常性卫生监督:经常性卫生监督是指对企业在日常和生产过程中贯彻国家和地方劳动卫生法规、卫生标准的情况进行监督检查。主要包括监督企事业单位贯彻执行国家和地方劳动卫生法规、标准,不断改善劳动条件、对企事业单位进行分级监督管理、根据作业场所有害因素测定与职业性体检结果,对企事业单位提出卫生监督意见等。

(2)预防性卫生监督:属于预测和控制职业危害的前瞻性监督,指涉及所有生产设施的新建、改建、扩建、续建,以及技术改造和技术引进等工业企业建设项目的全过程进行卫生审查与评价,包括工业企业建设项目的可行性研究、初步设计、施工设计阶段的卫生审查,施工过程中一切卫生防护设施与主体工程同时设计、同时施工、同时投产使用,使之符合卫生学要求。对申请验收的建设项目,依经卫生行政部门认证的业务单位所进行的调查、监测与卫生学评价结果进行竣工验收。根据劳动卫生工作规范及卫健委有关文件的规定,预防性卫生监督实行分级管理。

(3)事故性职业卫生监督:包括现场调查与取证、事故分析、立案上报,并提出监督处理意见及做出案件的结案报告。凡是有死亡或同时发生三名以上急性职业中毒或发生职业性炭疽的,应限期治理或停产整顿。对违反国家劳动卫生法规受到行政处分或罚款处理、追究刑事责任的及其他须立案的,均可作为事故性监督的立案条件,按照事故性职业卫生监督程序进行及时的监督。

2.组织措施

(1)领导重视:用人单位(企业)负责人树立"企业经济效益与职工安全卫生同步发展"的观念,严格按有关职业卫生法规、条例和标准组织生产,履行控制职业病危害的承诺和义务,保障职工的合法权益。

(2)加强人员培训和健康教育:更新观念和知识,给广大劳动者以"知情权",让他们了解有关职业性有害因素对健康的影响和防护办法,以增强自我保护意识,并积极参与职业性有害因素和职业病危害的控制。

(3)建立健全合理的职业卫生制度:在组织劳动生产过程中,用人单位应根据有关的法律法规和单位的实际情况,建立起合理的职业卫生和劳动制度。

3.技术措施

(1)改革工艺过程,消除或减少职业性有害因素的危害。如在职业中毒的预防时,采用无毒或低毒的物质代替有毒物质,限制化学原料中有毒杂质的含量。如喷漆作业采用无苯稀料,并采用静电喷漆新工艺;在酸洗作业限制酸中砷的含量;在机械模型铸造时,采用无声的液压代替噪声高的锻压等。

(2)生产过程尽可能机械化、自动化和密闭化,减少工人接触毒物、粉尘及各种有害物理因素的机会。加强生产设备的管理和检查维修,防止毒物和粉尘跑、冒、滴、漏及防止发生意外事故。对于噪声,可使用一些材料和装置将噪声源封闭等。

(3)加强工作场所的通风排毒除尘。厂房车间内的气流影响毒物、粉尘的排出,可采用局部抽出式机械通风系统及除尘装置排出毒物和粉尘,以降低工作场所空气中的毒物粉尘浓度。

(4)厂房建筑和生产过程的合理设置。有生产性毒物逸出的车间、工段或设备,应尽量与其他车间、工段隔开,合理地配置,以减少影响范围。

(5)其他技术措施。如矿山的掘进采用水风钻,石英粉厂的水磨、水筛,铸造厂的水爆清砂。在风道、排气管口等部位安排各种消声器,用多孔材料装饰车间内表面吸收反射声,以降低噪声强度等。

4.卫生保健措施

(1)开展职业卫生技术服务:①建设项目职业病危害预评价和职业病危害控制效果评价:是职业卫生监督的重要内容,是预防、控制和消除职业病危害,从源头控制或消除职业病危害,防制职业病,保护劳动者健康。建设项目职业病危害预评价的目的是识别、分析建设项目可能产生的职业病危害因素,评价危害程度,确定职业病危害类别,为建设项目职业病危害分类管理提供科学依据。建设项目职业病危害控制效果评价的目的是明确建设项目产生的职业病危害因素,分析其危害程度及对劳动者健康的影响,评价职业病危害防护措施及其效果,对未达到职业病危害防护要求的系统或单元提出职业病防制措施的建议,并针对不同建设项目的特征,提出职业病危害的关键控制点和防护的特殊要求,为卫生行政部门对建设项目职业病防护设施竣工验收提供科学依据,为建设单位职业病防制的日常管理提供依据。②工作场所职业病危害因素的检测与评价:目的在于及时发现和动态掌握工作场所中潜在的职业性有害因素的种类、存在形式、浓度(强度)、消长规律等,为改善劳动条件和实施有效的干预措施提供依据。③职业健康监护:是指以预防职业病为目的,根据劳动者的职业史,通过定期或不定期的健康检查和健康相关资料的收集,连续性地监测劳动者的健康状况,分析劳动者健康变化与所接触的职业病危害因素的关系,并及时地将健康检查资料和分析结果报告给用人单位和劳动者本人,以便采取干预措施,保护劳动者健康。职业健康监护主要内容包括医学监护、接触控制和信息管理。医学监护:指对职业人群进行医学检查和医学实验以确定其处在职业危害中是否出现职业性疾病。职业健康检查包括上岗前、在岗期间(定期)、离岗时,应由省级卫生行政部门批准从事职业卫生检查的医疗卫生机构承担。主要内容包括就业前健康检查、定期健康检查、离岗或转岗时体格检查和职业病健康筛查。就业前健康检查是指对准备从事某种作业人员进行的健康检查,目的在于了解受检查者原来的健康状况和各项基础,可发现职业禁忌证,防止接触劳动环境中的有害因素而使原有疾病加重,或对某种有害因素敏感而容易发生职业病。职业禁忌证在我国《职业病范围和职业病患者处理办法》中作出明确的规定。定期健康检查是指按一定时间间隔对从事某种有害作业的职工进行健康状况检查。目的在于及时发现职业性有害因素对职业人群的健康损害和健康影响,对作业者进行动态健康观察,从而使作业者得到及时治疗或适当的保护措施,对作业场所中职业性有害因素能及时采取预防措施,防止新的病例继续出现,同时,也为生产环境的防护措施效果评价提供资料。关于定期检查的间隔时间,一般可根据毒物的特性、接触方式、接触程度及劳动条件等情况而定。职业性有害因素所致职业病的特殊体检项目根据国家颁布的《职业病诊断标准及处理原则》中的有关规定执行。离岗或转岗时体格检查是指职工调离当前工作岗位时或改换为当前工作岗位前所进行的检查。目的是为了掌握职工在离岗或转岗时的健康状况,分清健康损害责任,同时为离岗从事新岗位的职工和接受新岗位的职工的业主提供健康与否的基础资料。要求根据作业者拟从事工种和工作岗位,分析其可能存在的职业性有害因素及其对人体健康的影响,确定特定的健康检查项目。应考虑到有些职业性有害因素的健康危害效应是远期的,健康损害可能出现较晚,因此,还需要对接触这些有害因素的作业者进行离岗后的医学观察。职业病健康筛查是指对接触职业性有害因素的职业人群进行的筛选性医学检查。目的在于早期发现某种职业性疾病的可疑患者或发现过去没有认识的可疑的健康危害,并进一步进行确诊和早期采取干预措施或治疗措施,评价暴露控制措施及其他初级预防措施效果。接触控制:主要包括职业环境监测和接触评定。职业环境监测是对作业者作业环境进行有计划、系统的检测,分析作业环境中有害因素的性质、浓度(强度)及其时间、空间的分布及消长规律。职业环境监测是职业卫生的重要常规工作,按照《职业病防治法》要求,企业应该根据工作规范,定时地监测作业环境中有毒有害因素。通过职业环境监测,既可以评价作业环境的卫生质量,判断是否符合职业卫生标准要求,也可以估计在此作业环境下劳动的作业者的接触水平,为研究接触-反应(效应)关系提供基础数据,进而确认安全的接触限值。接触评定与效应评定相对应,是通过对毒理学测试、环境监测、生物监测、健康监护和职业流行病学调查的研究资料进行综合分析,定性和定量的认定和评定职业性有害因素的潜在不良作用,并对其进行管理,为评价接触-反应(效应)关系及危险度分析提供依据。接触评定的内容主要包括接触人群特征分析,包括接触人群的数量、性别、年龄分布等,接触途径及方式评定,接触水平的估测。除采用作业环境监测和生物监测的资料来估算接触水平外,还应注意所研究人群通过食物、饮水及生活环境等其他方式的接触。信息管理:信息管理是为了有效地开发和利用信息资源,以现代信息技术为手段,对信息资源进行计划、组织、领导和控制的社会活动。健康监护信息管理在于对职业健康监护的环境监测资料和有关个人健康资料,如劳动者的职业史、职业病危害接触史、职业健康检查结果和职业病诊疗等建立健康监护档案,并及时进行整理、分析、评价和反馈,实现职业健康监护工作信息化,利于职业病的防制。④其他职业卫生技术服务:如职业病防护设施与职业病防护用品效果评价、化学品毒性鉴定、放射卫生防护检测与评价等。取得职业卫生技术服务机构资质的单位,通过这些职业卫生技术服务,可为企业提供一系列职业病危害因素控制的资料和建议,也为有效地消除或控制职业病的危害提供依据。

(2)合理使用个体防护用品:个体防护用具主要有防毒防尘面具、防护服装及防护油膏等。防毒防尘面具包括各种口罩和面具,防护服装包括安全帽(或头盔)、工作服、手套、围裙、长筒靴、防护眼镜等。

(3)合理供应保健食品和饮料:如对接触职业性毒物的劳动者,应根据所接触毒物的毒作用特点,在保证平衡膳食的基础上,补充某些特殊需要的营养成分(如维生素、无机盐、蛋白质等)。

(林应庚)

第三节 职业性中毒

一、概述

毒物是指凡少量进入机体后,能与机体组织发生化学或物理化学作用,并能引起机体暂时的或永久的病理状态的物质。在工业生产中所接触的毒物,通常指化学物质,统称为工业毒物或生产性毒物。它们可能是生产过程中的原料、中间体、成品、副产品、废弃物和夹杂物。劳动者在职业活动中组织器官受到工作场所毒物的毒作用而引起的功能性和(或)器质性疾病称为职业中毒。

(一)来源及存在的形式

生产性毒物主要来源于原料、辅助原料、中间产品(中间体)、成品、副产品、夹杂物或废弃物;有时也可来自热分解产物及反应产物,例如聚氯乙烯塑料加热至160 ℃~170 ℃时可分解产生氯化氢、磷化铝遇湿分解生成磷化氢等。生产性毒物可以固态、液态、气态或气溶胶的形式存在。

(二)接触机会

在生产劳动过程中主要有以下操作或生产环节有机会接触到毒物,例如原料的开采与提炼,加料和出料;成品的处理、包装;材料的加工、搬运、储藏;化学反应控制不当或加料失误而引起冒锅和冲料,物料输送管道或出料口发生堵塞;作业人员进入反应釜出料和清釜;储存气态化学物钢瓶的泄漏;废料的处理和回收;化学物的采样和分析;设备的保养、检修等。

(三)进入人体的途径及代谢转化

生产性毒物主要经呼吸道吸收进入人体,亦可经皮肤和消化道进入。大多数毒物在体内呈不均匀分布,相对集中于某些组织器官,如铅、氟集中于骨骼,一氧化碳集中于红细胞。在组织器官内相对集中的毒物随时间推移而呈动态变化。进入机体的毒物,有的直接作用于靶部位产生毒效应,并可以原形排出。但多数毒物吸收后需经生物转化,即在体内代谢酶的作用下,其化学结构发生一系列改变,形成其衍生物以及分解产物,主要通过肾脏、呼吸道、消化道等途径排出体外。

(四)蓄积

进入机体的毒物或其代谢产物在接触间隔期内,如不能完全排出而逐渐在体内积累的现象称为毒物的蓄积。蓄积作用是引起慢性中毒的物质基础。当毒物的蓄积部位与其靶器官一致时,则易发生慢性中毒,例如有机汞化合物蓄积于脑组织,可引起中枢神经系统损害。当毒物的蓄积部位并非其靶器官时,又称该毒物的"储存库",如铅蓄积于骨骼内。储存库内的毒物处于相对无活性状态,在一定程度上属保护机制,对毒性危害起缓冲作用。但在某些条件下,如感染、服用酸性药物等,体内平衡状态被打破时,库内的毒物可释放入血液,有可能诱发或加重毒性反应。

有些毒物因其代谢迅速,停止接触后,体内含量很快降低,难以检出;但反复接触,因损害效应的累积,仍可引起慢性中毒。例如反复接触低浓度有机磷农药,由于每次接触所致的胆碱酯酶活力轻微抑制的叠加作用,最终引起酶活性明显抑制,而呈现所谓功能蓄积。

(五)职业中毒分类

根据接触生产性毒物剂量大小、时间长短、发病缓急,职业性中毒可分三种类型。

1.急性职业中毒

急性职业中毒指劳动者在职业活动中,短时间内吸收大剂量毒物所引起的中毒,一般指接触毒物数小时内发病;

2.慢性职业中毒

慢性职业中毒指劳动者在职业活动中,长期吸收较小剂量毒物所引起的中毒,一般指接触毒物3个月以上时间发病。在慢性中毒病程中,有时可出现临床表现的急性发作。例如,慢性铅中毒时可有铅绞痛急性发作;

3.亚急性职业中毒

亚急性职业中毒一般指劳动者在职业活动中,接触毒物数天至3个月而引起机体功能和(或)器质性损害。

(六)职业中毒治疗原则

治疗可分为病因治疗、对症治疗和支持疗法三类。病因治疗的目的是尽可能消除或减少致病的物质基础,并针对毒物致病的机制进行处理。及时合理的对症处理是缓解毒物引起的主要症状,促进机体功能恢复的重要措施。支持疗法可改善患者的全身状况,促进康复。

(七)预防措施

预防职业中毒必须采取综合治理措施,从根本上消除、控制或尽可能减少毒物对劳动者的侵害。应遵循"三级预防"原则,推行"清洁生产",重点做好"前期预防"。具体控制措施可概括为以下几方面。

1.根除毒物

从生产工艺流程中消除有毒物质,可用无毒或低毒物质代替有毒或高毒物质。例如用硅整流器代替汞整流器,用无汞仪表代替汞仪表;使用二甲苯代替苯作为溶剂或稀释剂等。

2.降低毒物浓度

减少人体接触毒物水平,以保证不对接触者产生明显健康危害是预防职业中毒的关键。其中心环节是加强技术革新和通风排毒措施,将环境空气中毒物浓度控制在最高容许浓度以下。

3.工艺、建筑布局

有毒物逸散的作业,应根据毒物的毒性、浓度和接触人数等对作业区实行区分隔离,以免产生叠加影响。有害物质发生源,应布置在下风侧;如布置在同一建筑物内时,放散有毒气体的生产工艺过程应布置在建筑物的上层。对容易积存或被吸附的毒物如汞,可产生有毒粉尘飞扬的厂房,建筑物结构表面应符合有关卫生要求,防止粘积尘毒及二次飞扬。

4.个体防护

个体防护是预防职业中毒的重要辅助措施。个体防护用品包括呼吸防护器、防护帽、防护眼镜、防护面罩、防护服和皮肤防护用品等。选择个人防护用品应注意其防护特性和效能。在使用时,应对使用者加以培训;平时经常保持良好的维护,才能很好发挥效用。

在有毒物质作业场所,还应设置必要的卫生设施,如盥洗设备、淋浴室、更衣室和个人专用衣箱。对能经皮吸收或局部作用危害大的毒物还应配备皮肤和眼睛的冲洗设施。

5.职业卫生服务

应对作业场所空气中毒物浓度进行定期或不定期的监测和监督;对接触有毒物质的人群实施健康监护,认真做好上岗前和定期健康检查,排除职业禁忌证,发现早期的健康损害,并及时采取有效的预防措施。

6.安全卫生管理

管理制度不全、规章制度执行不严、设备维修不及时及违章操作等常是造成职业中毒的主要原因。因此,采取相应的管理措施来消除可能引发职业中毒的危险因素具有重要作用。应积极做好管理部门和作业者职业卫生知识的宣传教育,使有毒作业人员充分享有职业中毒危害的"知情权",企业及安全卫生管理者应力尽"危害告知"义务,双方共同参与职业中毒危害的控制和预防。

二、常见的金属及类金属毒物

(一)铅

1.理化特性

铅(Pb)为灰白色重金属,加热至 400 ℃~500 ℃即有大量铅蒸气逸出,在空气中迅速氧化为铅的氧化物,并凝集成铅烟。铅的氧化物大多不溶于水,但可溶于酸。

2.接触机会

主要的接触机会:①铅矿开采及含铅金属与合金的冶炼;②蓄电池制造业;③交通运输业,如火车轴承挂瓦;④桥梁船舶修造业,如涂含铅防锈漆的钢板焊接或熔割;⑤电力电子业,如电缆包铅、保险丝和电子显像管制造;⑥其他行业,如颜料、油漆、印刷、玻璃、陶瓷、橡胶、塑料、制药等行业。

3.毒理

(1)吸收:在生产条件下,铅及其化合物主要以粉尘、烟或蒸气的形态经呼吸道进入人体,经消化道可摄入少量,铅及其无机化合物不能通过完整的皮肤吸收。铅在肺内沉积吸收率一般为30%~50%,在胃肠道内吸收率为7%~10%,空腹时可达45%。

(2)分布:血液中的铅90%以上与红细胞结合,约10%在血浆中。血浆中的铅由两部分组成,一部分是活性较大的可溶性铅,主要为磷酸氢铅($PbHPO_4$)和甘油磷酸铅,另一部分是血浆蛋白结合铅。进入血液中的铅初期随血液循环分布于全身各组织器官中,软组织以肝、肌肉、皮肤、结缔组织含量较高,其次为肺、肾、脑。几周后约有90%贮存在骨内,骨铅最初以不稳定的形式存在,后来以不溶性的正磷酸铅[$Pb_3(PO_4)_2$]形式存在。骨铅可分两部分,一部分处于较稳定状态,半减期约为20年;另一部分具有代谢活性,半减期约为19 d,可迅速向血液和软组织转移,骨铅与血液和软组织中的铅保持着动态平衡。

(3)代谢:铅在体内的代谢与钙相似,凡能促使钙在体内贮存或排出的因素,均可影响铅在体内的贮存和排出。高钙饮食有利于铅在骨内贮存,而缺钙、感染、饥饿、饮酒、创伤、发热和服用酸性药物造成体内酸碱平衡紊乱时,均可使骨铅向血液转移,常可诱发铅中毒症状发作或使其症状加重。

(4)排出:体内的铅主要经肾脏随尿排出,其次随粪便排出,少量可经唾液、汗液、乳汁、月经等排出。乳汁内的铅可影响婴儿,血铅可通过胎盘进入胎儿体内而影响子代。

(5)中毒机制:铅作用于全身各系统器官,主要累及神经系统、血液系统、消化系统、肾脏等。铅可影响体内许多生物化学过程,其中毒机制尚未完全阐明。卟啉代谢障碍是铅中毒较为严重的表现和早期变化之一。

铅对血液系统的作用是由于它抑制卟啉代谢过程中所必需的一系列含巯基的酶,导致血红蛋白合成障碍。铅主要抑制δ-氨基-γ-酮戊酸脱水酶(ALAD),粪卟啉原氧化酶和亚铁络合酶,还可抑制δ-氨基-γ-酮戊酸合成酶(ALAS)和粪卟啉原脱羧酶等。ALAD 受抑制后,δ-氨基-γ-酮戊酸(ALA)形成卟胆原的过程受阻,血中 ALA 增加并由尿排出。粪卟啉原氧化酶受抑制,则阻碍粪卟啉原Ⅲ氧化为原卟啉Ⅸ,而使血和尿中粪卟啉增多。亚铁络合酶受抑制后,原卟啉Ⅸ不能与二价铁结合形成血红素。同时红细胞游离原卟啉(FEP)增加,后者可与红细胞线粒体内的锌结合,形成锌原卟啉(ZPP),红细胞锌原卟啉(ZPP)也增加。由于血红蛋白合成障碍,导致骨髓内幼红细胞代偿性增生。

铅对神经系统的毒作用除了其直接作用外,还由于血液中增多的 ALA 可通过血-脑屏障进入脑组织,与γ-氨基丁酸(GABA)竞争突触后膜上的 GABA 受体,产生竞争性抑制作用,干扰了神经系统功能,出现意识、行为及神经效应等改变。铅还能影响脑内儿茶酚胺代谢,使脑内和尿中高香草酸(HVA)和香草扁桃酸(VMA)显著增高,最终导致中毒性脑病和周围神经病。

铅可抑制肠壁碱性磷酸酶和 ATP 酶的活性,使肠壁或小动脉壁平滑肌痉挛收缩,肠道缺血引起腹绞痛。

铅可影响肾小管上皮线粒体的功能,抑制 ATP 酶的活性,引起肾小管功能障碍甚至损伤,造成肾小管重吸收功能降低,同时还影响肾小球滤过率。

4.临床表现

(1)急性中毒:工业生产中急性铅中毒极其罕见,但可见到亚急性铅中毒。急性中毒多因误服大量铅化合物所致。主要表现为口内有金属味、恶心、呕吐、阵发性腹绞痛、便秘或腹泻等消化系统症状。此外,还可有头痛、血压升高、尿少及肝、肾功能损害等。严重者可出现痉挛、抽搐、昏迷和循环衰竭。

(2)慢性中毒:职业性铅中毒多为慢性中毒,早期表现为乏力、关节肌肉酸痛、胃肠道症状等,随着病情的进展出现神经、消化、血液等系统症状。①神经系统:主要表现为类神经症、周围神经病,严重者可出现中毒性脑病。类神经症是铅中毒早期和常见症状,主要表现为头痛、头昏、乏力、失眠、多梦、记忆力减退等。周围神经病可分感觉型、运动型和混合型。感觉型表现为肢端麻木,四肢末端呈手套、袜套样感觉障碍。运动型先出现握力减退,继之伸肌无力和麻痹,甚至出现"腕下垂""足下垂"。中毒性脑病表现为头痛、恶心、呕吐、高热、烦躁、抽搐、嗜睡、精神障碍、昏迷等症状,在职业性中毒中已极其少见。②消化系统:轻者表现为消化不良,重者出现腹绞痛。消化不良症状,常有食欲减退、口内有金属味、腹胀、恶心、便秘和腹部隐痛等。腹绞痛多为突然发作,常在肚脐周围,亦可在上、下腹部,呈持续性疼痛阵发性加重,每次发作自数分钟至数小时。发作时面色苍白、烦躁不安、出冷汗,可伴有呕吐、血压升高和眼底动脉痉挛。检查时腹部常平软,或腹壁稍紧张,按压腹部疼痛稍感缓解,无固定压痛点,无明显反跳痛,肠鸣音可减弱、正常或阵发性增强。口腔卫生差者可在齿龈边缘见到约 1 mm 蓝灰色线,称为"铅线"。③血液系统:可出现轻度贫血,多呈低色素正细胞型贫血,亦有小细胞型贫血。外周血可有网织红细胞、点彩红细胞和碱粒红细胞增多。④其他系统:由于慢性铅中毒主要损害肾小管,肾小球滤过率和内生肌酐的清除率降低,而出现氨基酸尿、糖尿及低分子蛋白尿等。铅可引起男性精子数目减少、活动能力降低和畸形率增加。女性对铅更为敏感,接触大量铅的女工可出现不育、流产、死胎、胎儿畸形。

5.治疗原则

(1)驱铅疗法:常用金属络合剂驱铅,首选依地酸二钠钙(CaNa$_2$-EDTA);也可以用二巯丁二钠(Na-DMS)和二巯基丁二酸(DMSA)。

(2)对症疗法:根据病情给予支持疗法,如适当休息、合理营养等;如有类神经症状可给以镇静剂,腹绞痛发作时可静脉注射葡萄糖酸钙或皮下注射阿托品。

(二)汞

1.理化特性

汞(Hg)又称水银,为银白色液态金属,比重 13.59,熔点 −38.87 ℃,沸点 357 ℃。汞在常温下即能蒸发,气温愈高蒸发愈快,汞蒸气比空气约重 6 倍。汞表面张力大、黏度小、易流动,在生产和使用过程中一旦流散或溅落即形成许多小汞珠,无孔不入地留存于地面、工作台等处的缝隙中。汞蒸气可被吸附于墙壁、天花板、衣物上,洒落和吸附的汞则成为作业场所的二次污染源。汞不溶于水和有机溶剂,可溶于热硫酸、硝酸和类脂质中。汞能与金、银等金属生成汞齐。

2.接触机会

汞在自然界中广泛存在,职业接触常见于以下几种情况。

(1)汞矿开采及冶炼:尤其是火法冶炼,将矿石放在炉中焙烧分解出汞蒸气,再冷凝成金属汞。

(2)化学工业:用汞作为生产汞化合物的原料;氯碱行业用汞作阴极电解食盐制造氯气和烧

碱;有机合成工业,如乙炔法生产氯乙烯用 $HgCl_2$ 作触媒。

(3)仪表行业:如温度计、气压计、血压计、流量计的制造、校验和维修。

(4)电气行业:如荧光灯、汞整流器、X 线球管、石英灯、电子管等的生产和维修。

(5)其他行业:如用银汞齐填补龋齿,用汞齐法提取金银等贵重金属及镀金、镏金,用雷汞制造起爆剂雷管,用金属汞作钚反应堆的冷却剂,用硝酸汞处理毛绒制毡,用醋酸苯汞处理皮革等。

3.毒理

(1)吸收:在生产条件下,金属汞主要以蒸气形态经呼吸道进入人体。汞蒸气具有高蒸气压、高脂溶性和单原子性质故易透过肺泡壁,吸入肺内的汞蒸气约有 80% 吸收入血。金属汞经消化道吸收量甚微,基本不能通过完整的皮肤吸收,但汞盐和有机汞易被消化道吸收。汞的无机化合物虽可经呼吸道和皮肤吸收,但吸收量不大,主要侵入途径是消化道,经消化道吸收率取决于其溶解度,一般仅为 7%～15%,溶解度较高的可达 30%。

(2)分布:汞及其化合物进入机体后,在血液内通过过氧化氢酶将其氧化为二价汞离子,最初分布于红细胞和血浆中,主要与血红蛋白和血浆蛋白的巯基结合。血浆中的蛋白结合汞不仅与红细胞中的汞形成动态平衡,而且还不断地解离成低分子的"可扩散"汞,进而分布于全身各组织器官中。汞及其化合物进入体内的初期,在体内各组织中的含量与其血流量有关,并且大致平衡。数小时后开始向肾脏转移,肾脏中汞含量高达体内总汞量的 70%～80%,主要分布在肾皮质,以近曲小管含量为最多,并大部分与金属硫蛋白结合形成较稳定的汞硫蛋白,贮存于近曲小管上皮细胞中。汞可通过血-脑屏障进入脑组织,以小脑和脑干含量最多。汞也能通过胎盘进入胎儿体内,可影响胎儿的发育。

(3)排出:体内的汞主要经肾脏随尿排出,在尚未产生肾损害时,尿排汞量约占总排汞量的 70%,汞经尿排出较为缓慢,在停止接触后 300 d 在尿中可检出较多量的汞,脱离汞作业多年,尿汞仍可高于正常值。少量汞可随粪便、呼气、汗液、唾液、乳汁等排出。

(4)中毒机制:汞中毒机制尚不完全清楚。目前研究认为,Hg^{2+} 与酶、结构蛋白质等大分子物质发生共价结合,造成功能和结构损伤。体内的 Hg^{2+} 具有高度亲电子性,可与体内含有硫、氧、氮等电子供体的巯基、羰基、羧基、羟基、氨基等共价结合,使体内这些最重要的活性基团失去活性,而影响机体的生理生化功能,尤其是 Hg^{2+} 对巯基有高度亲和力。血液和组织中的汞易与蛋白质及酶系统中的巯基结合,可通过抑制多种含巯基酶及与低分子巯基化合物结合,影响机体正常代谢。例如,与含巯基的硫辛酸、泛酰硫氢乙胺与辅酶 A 结合,影响大脑丙酮酸代谢。汞作用于还原型谷胱甘肽,损害其氧化还原功能。汞与体内蛋白质结合可由半抗原成为抗原,引起变态反应,出现肾病综合征。

4.临床表现

(1)急性中毒:职业性急性中毒很少发生,多见于意外事故,因短时间吸入大量高浓度汞蒸气所致。患者起病急骤,有咳嗽、咳痰、胸闷、胸痛、呼吸困难等呼吸道症状和头痛、头晕、全身酸痛、乏力、寒战、发热等全身症状,以及胃肠道与口腔炎症症状,如恶心、呕吐、腹痛、腹泻、流涎及牙龈肿痛、溃疡、出血等,严重者可发生化学性支气管炎或肺水肿。部分患者 2～3 d 后可出现肾损害和汞毒性皮炎。

(2)慢性中毒:职业性汞中毒多为慢性,系长期接触一定浓度的汞蒸气所引起。初期常表现为神经衰弱综合征,如头晕、头痛、健忘、失眠、多梦、食欲减退等,部分患者可伴有心悸、多汗、皮肤划痕试验阳性等自主神经功能紊乱,病情进一步发展则出现易兴奋症、震颤、口腔牙龈炎三大典型表现。①易兴奋症：为慢性汞中毒时所特有的精神症状和性格改变，具有重要的诊断意义。如急躁、易怒、胆怯、害羞、多疑、好哭等；②震颤：最初为眼睑、舌、手指出现细小震颤，病情加重时向肢体发展，则为粗大的抖动式震颤。手腕、前臂，甚至小腿、两脚也有震颤，震颤为意向性，即震颤开始于动作时，在动作过程中加重，动作完成后停止，越想加以控制，震颤愈明显；③口腔牙龈炎：主要表现有牙龈肿痛、易出血、流涎、舌和口腔黏膜肿胀、牙齿松动脱落等；④其他：除上述中枢神经系统和口腔病变外，汞还可引起肾脏损害、生殖功能异常、汞毒性皮炎和影响免疫功能。一般表现为近端肾小管功能障碍，如出现低分子蛋白尿、氨基酸尿和糖尿等，严重者可出现肾病综合征。动物实验和接触人群调查结果表明，汞可引起性欲减退、月经失调、精子畸形和不育等。

5.处理原则

驱汞治疗主要应用巯基络合剂，常用二巯基丙磺酸钠（Na-DMPS）和二巯丁二钠（Na-DMS）。急性中毒时，可用二巯基丙磺酸钠 $125\sim250$ mg，肌内注射，每 $4\sim6$ h 1 次，2 d 后 125 mg，每天1次，疗程视病情而定。

对症治疗原则与内科相同。急性中毒时应迅速脱离现场，脱去被污染的衣服，静卧保暖；特别要注意的是口服汞盐患者不应洗胃，需尽快服蛋清、牛奶或豆浆等，以使汞与蛋白质结合，保护被腐蚀的胃壁。也可用 $0.2\%\sim0.5\%$ 的活性炭洗胃，同时用 50% 硫酸镁导泻。

（三）其他金属及类金属

1.锰

锰（Mn），浅灰色、质脆金属，反应活泼，溶于稀酸。在锰矿开采、运输和加工，制造锰合金过程中，可以接触到金属锰。常见的锰化合物有二氧化锰、四氧化三锰、氯化锰、硫酸锰、铬酸锰、高锰酸钾等，多用于制造干电池，焊料、氧化剂和催化剂等。用锰焊条进行电焊作业时，可以接触到锰烟尘。

锰中毒的毒作用机制不十分清楚。锰对线粒体有特殊亲和力，在有线粒体的神经细胞和神经突触中，抑制线粒体三磷酸腺苷酶和溶酶体中的酸性磷酸酶活力，从而影响神经突触的传导能力。锰还引起多巴胺和5-羟色胺含量减少。锰又是一种拟胆碱样物质，可影响胆碱酯酶合成，使乙酰胆碱蓄积，这可能与锰中毒时出现帕金森病样症状有关。

生产中过量吸入锰烟及锰尘可引起中毒，急性锰中毒十分少见。慢性中毒主要表现为锥体外系神经障碍，早期主要表现为类神经征，继而出现锥体外系神经受损症状，肌张力增高，手指明显震颤，腱反射亢进，并有神经情绪改变。严重患者锥体外系神经障碍恒定而突出，表现为帕金森病样症状；还可出现中毒性精神病的表现，如感情淡漠、不自主哭笑、强迫观念、冲动行为等。

锰中毒早期可用金属络合剂治疗；肌张力增强者可用苯海索（安坦）或左旋多巴治疗；凡诊断为锰中毒者，包括已治愈的患者，不得继续从事锰作业；神经系统器质性疾病、明显的神经症、各种精神病、明显的内分泌疾病均属于职业禁忌证。

2.镉

镉（Cd）是一种微带蓝色的银白色金属，质软，延展性较好，耐磨，易溶于硝酸，但难溶于盐酸和硫酸。常见的镉化合物有氧化镉（CdO）、硫化镉（CdS）、硫酸镉（$CdSO_4$）和氯化镉（$CdCl_2$）等。单纯镉矿少见，主要和锌、铅及铜矿共生。镉及其化合物主要用于电镀，以及工业颜料、塑料稳定剂、镍镉电池、光电池及半导体元件制造等。镉合金用于制造高速轴承、焊料、珠宝等。从事上述职业（包括金属冶炼、电镀及镉的工业应用等）均可接触镉及其化合物。

镉可经呼吸道和消化道进入人体。经呼吸道吸入的镉尘和镉烟，因粒子大小和化学组成不同,有10%～40%经肺吸收。吸收入血液循环的镉大部分与红细胞结合,主要与血红蛋白结合,亦可与金属硫蛋白结合,后者是一种可诱导的低分子蛋白。血浆中的镉主要与血浆蛋白结合。镉蓄积性强,体内生物半减期长达8～30年,主要蓄积于肾脏和肝脏,肾镉含量约占体内总含量的1/3,而肾皮质镉含量约占全肾的1/3。镉主要经肾脏缓慢排出。镉具有明显的慢性毒性,可致机体多系统、多器官损害。镉中毒机制目前尚不十分清楚。研究表明,镉与巯基、羟基等配基的结合能力大于锌,因此可干扰以锌为辅基的酶类,主要是置换酶中的锌而使酶失活或发生改变,导致机体功能障碍。

急性吸入高浓度镉烟(每立方米数毫克或数十毫克)数小时后,出现咽喉痛、头痛、肌肉酸痛、恶心、口内有金属味,继而发热、咳嗽、呼吸困难、胸部压迫感,胸骨后疼痛等。严重者可发展为突发性化学性肺炎,伴有肺水肿,肝、肾损害,可因呼吸衰竭死亡。低浓度长期接触可发生慢性中毒,最常见的是肾损害。肾小球滤过功能多为正常,而肾小管重吸收功能下降,以尿中低分子蛋白(分子量30 000以下)增加为特征,如β_2-微球蛋白。继续接触,可发展成Fanconi综合征,伴有氨基酸尿、糖尿、高钙和高磷酸盐尿。肾小管功能障碍可引起肾石症和骨软化症。也可引起呼吸系统损伤和肺气肿。有报道慢性接触镉者可出现嗅觉减退及贫血(主因红细胞脆性增加),可致肺部损害,如肺气肿等。流行病学调查表明,接触镉工人中肺癌及前列腺癌发病率增高。

急性吸入氧化镉烟者常应入院观察,应注意急性肺损伤,加强对症治疗。早期可短期、小剂量使用肾上腺皮质激素治疗,有利于防止肺水肿。严重者可用EDTA等络合剂治疗,但应严密监视肾功能,因络合剂可增加肾毒性。禁用二巯丙醇。慢性中毒者,包括肾损伤、肺气肿及骨病,应脱离进一步接触,加强对症处理,积极促进康复。

3.砷

砷(As)在自然界中主要伴生于各种黑色或有色金属矿中。砷有灰、黄、黑三种同素异构体,不溶于水,溶于硝酸和王水,在潮湿空气中易氧化。砷的化合物种类很多,主要为砷的氧化物和盐类,常见有三氧化二砷、五氧化二砷、砷酸铅、砷酸钙、亚砷酸钠等。含砷矿石、炉渣遇酸或受潮及含砷金属用酸处理时可产生砷化氢。

铅、铜、金及其他含砷有色金属冶炼时,砷以蒸气状态逸散在空气中,形成氧化砷。处理烟道和矿渣、维修燃烧炉等都可接触三氧化二砷粉尘。从事含砷农药(如砷酸铅、砷酸钙)、含砷防腐剂(如砷化钠)、除锈剂(如亚砷酸钠)等制造和应用的工人可接触砷。此外,砷化物在玻璃工业中常作为颜料,砷合金用作电池栅极、半导体元件、轴承及强化电缆铅外壳。工业中,在有氢和砷同时存在的条件下,如有色金属矿石和炉渣中的砷遇酸或受潮时,可产生砷化氢。

(1)砷化合物:砷化合物可经呼吸道、消化道或皮肤进入体内。职业性中毒主要由呼吸道吸入所致。吸收入血的砷化合物主要与血红蛋白结合,随血液分布到全身各组织和器官,并沉积于肝、肾、肌肉、骨、皮肤、指甲和毛发。五价砷和砷化氢在体内转变为三价砷,吸收的三价砷大部分通过甲基转移酶两次甲基化生成单甲基砷酸和二甲基砷酸从尿中排出,少量砷可经粪便、皮肤、毛发、指甲、汗腺、乳腺及肺排出。砷可通过胎盘屏障。

砷是一种细胞原生质毒。在体内,砷是亲硫元素,三价砷极易与巯基(—SH)结合,从而引起含巯基的酶、辅酶和蛋白质生物活性及功能改变,尤其是甲基化三价砷毒性最强,这是砷中毒重要毒性机制。砷与酶作用可有单巯基反应和双巯基反应两种方式,前者主要形成As-S复合物,使酶中活性巯基消失而抑制酶的活性,此时加入过量单巯基供体,如GSH即可使酶活性恢复。后者是砷与酶或蛋白中的两个巯基反应,形成更稳定的环状化合物。单巯基供体不能破坏此环状化合物使酶活性恢复,只有二巯基化合物供体才能破坏该环状结构,将巯基游离,使酶活性恢复。砷与丙酮酸氧化酶辅酶硫辛酸的反应,以及用二巯丙醇(BAL)恢复其活性就基于这一机制。此外,砷进入血液循环后,可直接损害毛细血管,引起通透性改变。

急性砷化合物中毒比较少见。主要表现为呼吸道症状,如咳嗽、喷嚏、胸痛、呼吸困难,以及头痛、头晕、全身衰弱,甚至烦躁不安、痉挛和昏迷。恶心、呕吐和腹痛、腹泻等消化道症状出现较晚。严重者多因呼吸和血管中枢麻痹而死亡。职业性慢性中毒主要由呼吸道吸入所致,除一般类神经症外,主要表现为皮肤黏膜病变和多发性神经炎。皮肤改变可主要表现为脱色素和色素沉着加深、掌跖部出现点状或疣状角化。慢性中毒可发展为 Bowen 病、基底细胞癌和鳞状细胞癌。砷诱导的末梢神经改变主要表现为感觉异常和麻木,严重病例可累及运动神经,伴有运动和反射减弱。此外,呼吸道黏膜受砷化物刺激可引起鼻出血、嗅觉减退、喉痛、咳嗽、咳痰、喉炎和支气管炎等。

砷是确认的人类致癌物,职业暴露主要致肺癌和皮肤癌,也有报道与白血病、淋巴瘤及肝癌等有关。

砷可通过胎盘屏障并引起胎儿中毒、胎儿体重下降或先天畸形。

急性职业性中毒应尽快脱离现场,并使用解毒剂。经口中毒者应迅速洗胃、催吐,洗胃后应给予氢氧化铁或蛋白水、活性炭至呕吐为止并导泻。一经确诊,应使用巯基络合剂,首选二巯基丙磺酸钠,肌内注射,成人每次 5 mg/kg,第 1 d 6～8 h 1 次,第 2 d 8～12 h 1 次,以后每天 1～2 次,1 个疗程 5～7 d,直到尿砷低于 50 μg/d。亦可用二巯丙醇肌内注射或二巯丁二钠静脉注射,并辅以对症治疗。

(2)砷化氢:是强烈溶血性毒物,毒作用主要表现为大量溶血引起的一系列变化。溶血的机制还不十分清楚,一般认为是由于砷化氢和血红蛋白结合后形成过氧化物,通过谷胱甘肽过氧化物酶的作用,大量消耗维持红细胞膜完整性的还原型谷胱甘肽所致。

砷化氢急性中毒,可在吸入砷化氢数小时至十余小时内发生,出现急性溶血引发的症状和体征,腹痛、黄疸和少尿三联征是砷化氢中毒的典型表现。尿中可见大量血红蛋白、血细胞及管型尿,伴有头痛、恶心、腹疼、腰痛、胸部压迫感、皮肤青铜色、肝大、脾大等症状,严重者可导致急性肾衰竭。

砷化氢中毒需严密监视血细胞变化和肾功能,碱性尿可减少血红蛋白在肾小管沉积和引起肾损伤,血浆游离血红蛋白高于 150 mg/L 时或少尿是换血的指征。如果发生急性肾衰竭,应进行血液透析,二巯丙醇对砷化氢中毒无效。

4.铬

铬(Cr),银灰色、硬而脆的金属,溶于稀盐酸及硫酸。铬的价态对铬化合物毒性起重要作用,六价铬毒性最大,其次是三价铬,工业接触的铬多为六价。常用的六价铬化合物有铬酸酐、铬酸盐、重铬酸钾等。

铬矿开采、冶炼、镀铬、不锈钢弧焊等作业可以接触到铬,使用铬酸盐的颜料、染料、油漆、鞣皮、橡胶、陶瓷等工业,照相、印刷制板用作感光剂等,可接触到各种铬的化合物。

铬酸盐可经呼吸道、消化道和皮肤吸收。六价铬在细胞内被转变成三价铬后,通过和蛋白质及核酸紧密结合发挥毒性作用。低浓度可致敏,高浓度对皮肤有刺激和腐蚀作用。

急性接触高浓度铬酸或铬酸盐,可刺激眼、鼻、喉及呼吸道黏膜,引起灼伤、充血、鼻出血等。慢性接触可发生以鼻黏膜糜烂、溃疡和鼻中隔穿孔为主的铬鼻病。皮肤可发生"铬疮",

表现为不易愈合的侵蚀性溃疡。六价铬是确认的人类致癌物,从事铬化合物生产工人肺癌发病率增高。

急性吸入性损伤应住院观察,严密注意肾功能改变;慢性鼻黏膜和皮肤溃疡可用10%依地酸二钠钙软膏涂抹;凡出现鼻中隔穿孔者,应调离铬作业。应采取防护措施和改善卫生条件,减少工人对铬化合物接触,以降低对呼吸道和鼻黏膜的刺激,并规劝接触铬工人戒烟。

5.镍

镍(Ni),银白色、坚韧并带磁性的金属,可溶于硝酸,镍可形成液态羰基镍。常用的化合物有一氧化镍、氧化镍、氢氧化镍、硫酸镍、硝酸镍等,毒性最大的化合物是羰基镍。

镍矿开采、冶炼,不锈钢生产,铸币、电池、原子能工业应用等可接触到镍及其各种镍合金。羰基镍用于精炼、有机合成、橡胶工业等。

可溶性镍化合物和羰基镍易经呼吸道吸收并与清蛋白结合,但并不在组织中蓄积,主要经尿排出,半减期约1周。不溶性镍化合物可蓄积在呼吸道,这可能是致癌的原因。镍还易透过胎盘屏障。

可溶性镍化合物主要引起接触性皮炎和过敏性湿疹,高浓度镍气溶胶也可引起鼻炎、鼻窦炎、嗅觉缺失、鼻中隔穿孔,偶可诱发镍性哮喘。镍烟可引起类似金属烟尘热症状。接触羰基镍可引起头痛、疲劳、恶心、呕吐,严重者可发生肺水肿。镍化合物及镍精炼工人鼻和呼吸道肿瘤发病率增高。

镍皮炎可用局部激素疗法并脱离进一步接触,严重过敏者应脱离镍作业;接触羰基镍应注意呼吸道症状和全身毒性,防止肺水肿发生,可检测尿中镍含量,过度接触可用二乙基二硫代甲酸钠驱镍。

6.铊

铊(Tl),银灰色金属,易溶于硝酸和浓硫酸。常用的化合物有醋酸铊、硫酸铊等。铊可用于制造合金、光电管、光学透镜、颜料等;硫酸铊可用作杀虫剂和灭鼠剂。

铊属高毒类,具有蓄积毒性,为强烈的神经毒物。可通过消化道、皮肤和呼吸道吸收,尤其可溶性铊盐,口服0.5~1.0 g即可致命。铊可迅速分布到机体各组织中的细胞内,铊和钾类似,可稳定地和一些酶结合,包括Na^+-K^+-ATP酶。铊还可和巯基结合干扰细胞内呼吸和蛋白质合成,铊和维生素B_2结合可能是其神经毒性的原因。铊还可通过血-脑屏障在脑内蓄积而产生明显的神经毒作用。

职业性铊中毒可表现为急性或慢性中毒,由于短期内吸入较大量或长期慢性接触含铊烟尘、蒸气、气溶胶或可溶性铊盐引起。急性中毒表现为胃肠道刺激症状,上行性神经麻痹,精神障碍。2~3周后可发生脱发,包括头发和体毛,是铊中毒特异性体征之一,但也有中毒患者不发生脱发。慢性中毒主要有周围神经损害、毛发脱落及皮肤干燥,并伴疲劳和虚弱感,可发生失眠和内分泌紊乱,包括阳痿和闭经。严重时出现中毒性脑病或中毒性精神病。

对于铊作业,应严格按照操作规程,严禁在接触铊的工作场所进食和吸烟。误服时应催吐,用1%鞣酸或硫酸钠洗胃,洗胃后使用普鲁士蓝,重度中毒可考虑血液透析或血液灌流等治疗。慢性铊中毒尚无特效治疗方法。

三、有机溶剂

有机溶剂是指能溶解油脂、树脂、橡胶和染料等物质的有机化合物。种类繁多、用途广泛。

多具有挥发性、可溶性和易燃性。除作为溶剂外,还可作为燃料、萃取剂、稀释剂、麻醉剂、清洁剂及灭火剂等。有机溶剂能使皮肤脱脂或使脂质溶解而成为原发性皮肤刺激物,导致皮炎;易挥发的脂溶性有机溶剂都能引起中枢神经系统的抑制;有少数溶剂对周围神经系统呈特异毒性,如二硫化碳、正己烷和甲基正-丁酮能使远端轴突受累,引起感觉运动神经的对称性混合损害,三氯乙烯能引起三叉神经麻痹;长期接触刺激性较强的溶剂还可致慢性支气管炎;有机溶剂能使心肌对内源性肾上腺素的敏感性增强;可导致肝细胞损害,其中一些具有卤素或硝基功能团的有机溶剂,对肝毒性尤为明显。有些有机溶剂可以导致肾脏、血液、生殖系统的损害,甚至导致肿瘤。

(一)苯

1.理化特性

苯(C_6H_6)属芳香族烃类化合物,纯苯为无色透明具有特殊芳香气味的油状液体。沸点 80.1 ℃,蒸气比重 2.77,易挥发、易燃、易爆,易溶于乙醇、乙醚、汽油、丙酮等有机溶剂。商品苯中常混有甲苯、二甲苯、微量酚和二硫化碳等。

2.接触机会

苯的用途十分广泛,与苯有关的工业生产。

(1)制苯工业:煤焦油提炼、石油裂解重整或用乙炔人工合成。

(2)溶剂与稀释剂:用于油漆、喷漆、皮鞋、橡胶、油墨、树脂、生药提取和药物重结晶。

(3)化工原料:如制造含苯环的染料、药物、香料、农药、塑料、炸药、合成纤维、合成橡胶等。

3.毒理

(1)吸收:苯主要以蒸气形态通过呼吸道进入人体,皮肤能吸收少量,消化道吸收完全,但实际意义不大。

(2)代谢:吸收进入体内的苯约 50% 以原形由呼吸道排出;约 10% 以原形蓄积在体内富含脂肪组织中,逐渐氧化代谢;约 40% 在肝微粒体上的细胞色素 P450 作用下被氧化成环氧化苯,然后进一步羟化形成氢醌或邻苯二酚。环氧化苯不经酶作用可转化为酚,在环氧化物水化酶作用下则转化为二氢二醇苯,或被谷胱甘肽-S-环氧化物转移酶转化成谷胱甘肽结合物。二氢二醇苯可再转化为邻苯二酚。邻苯二酚再经氧化断环形成黏糠酸,然后大部分再分解为水和二氧化碳。

(3)排出:黏糠酸分解产物水和二氧化碳可由肾及肺排出,酚类等代谢产物可与硫酸根或葡萄糖醛酸结合随尿排出,环氧化苯及小量苯可直接与乙酰半胱氨酸结合成苯硫醇尿酸由肾脏排出。

(4)中毒机制:蓄积在体内的苯主要分布在骨髓、脑及神经系统等含类脂质多的组织,尤以骨髓含量最多,约为血液中的 20 倍。

苯的骨髓毒性和致白血病作用机制仍不完全清楚,目前认为:①主要是其在体内的代谢产物酚类所致,特别是氢醌和邻苯二酚能直接抑制造血细胞的核分裂。②苯的代谢产物以骨髓基质为靶部位,干扰细胞因子对骨髓造血干细胞生长和分化的调节作用。③苯的代谢产物可与 DNA 共价结合,形成 DNA 加合物,抑制 DNA 转录作用,这些代谢产物也能与染色体 DNA 共价结合。④近年来,国内外进行的苯激活原癌基因方面的研究认为,苯致急性骨髓性白血病可能与 *ras*、*c-fos*、*c-myc* 等癌基因的激活有关。

4.临床表现

(1)急性中毒:为短时间吸入大量苯蒸气所致。除咳嗽、流泪等黏膜刺激症状外,主要表现为神经系统麻醉症状。轻者出现头晕、头痛、恶心、呕吐、兴奋或酒醉状态。严重者意识模糊、昏迷、抽搐,甚至因呼吸和循环衰竭死亡。实验室检查尿酚和血苯可增高。轻度中毒白细胞计数一般正常或有轻度增高,数天即可恢复正常。重度中毒急性期粒细胞可增高,以后可降低,血小板亦有下降趋势,经治疗短期内血象改变均可逐渐恢复。

(2)慢性中毒。①神经系统:多数患者有头晕、头痛、记忆力减退、失眠、乏力等类神经症。有的患者伴有自主神经功能紊乱,如心动过速或过缓、皮肤划痕反应阳性。个别患者有四肢末端麻木和痛觉减退。②造血系统:早期以白细胞持续降低为主要表现,主要是中性粒细胞减少,因此淋巴细胞相对值增加,但其绝对数仍然减少。粒细胞质中可出现中毒颗粒及空泡,随后血小板减少,可有出血倾向。严重中毒呈现幼红细胞成熟障碍,发生再生障碍性贫血,表现为全血细胞减少。极个别的病例甚至发生白血病,苯引起的白血病以急性粒细胞性白血病为多见,其次为急性红白血病和急性淋巴细胞性白血病。慢性苯中毒个别患者可先出现血小板或红细胞减少。③其他:经常接触苯,手的皮肤可因脱脂而变得干燥以至皲裂,严重者可出现湿疹样皮疹、脱脂性皮炎等。苯还可损害生殖系统,接触苯女工自然流产率和胎儿畸形率增高。苯对免疫系统也有影响,接触苯工人血 IgG、IgA 明显降低,IgM 增高。此外,职业性苯接触工人染色体畸变率可明显增高。

5.诊断

(1)急性苯中毒:急性苯中毒的诊断是根据短期内吸入大量高浓度苯蒸气,临床表现有意识障碍,并排除其他疾病引起的中枢神经功能改变,方可诊断急性苯中毒;又按意识障碍程度,分为轻度和重度二级。

(2)慢性苯中毒:慢性苯中毒的诊断是根据较长时期密切接触苯的职业史,临床表现主要有造血抑制,亦可有增生异常,参考作业环境调查及现场空气中苯浓度测定资料,进行综合分析,并排除其他原因引起的血象改变,方可诊断为慢性苯中毒;慢性苯中毒又按血细胞受累及的系列和程度,以及有无恶变分为轻、中、重三级。只要出现全血细胞减少症、再生障碍性贫血、骨髓增生异常综合征或白血病之一,就可诊断为重度中毒。

6.治疗

(1)急性中毒:应迅速将中毒者移至空气新鲜处,立即脱去被污染的衣服,用肥皂水清洗被污染的皮肤,注意保暖和休息。急救原则与内科相同。

(2)慢性中毒:对症处理,治疗主要针对改善神经衰弱或出血症状,以及升高白细胞和血小板的药物。再生障碍性贫血的治疗,原则上与其他原因引起的再障相同。苯引起的继发性骨髓增生异常综合征及继发性白血病均应抗肿瘤化疗。

(二)其他有机溶剂

1.甲苯、二甲苯

(1)理化特性:甲苯、二甲苯均为无色透明、有芳香气味、易挥发的液体。甲苯沸点 110.7 ℃,二甲苯沸点 144 ℃。它们均不溶于水,而溶于乙醇、丙酮、乙醚等有机溶剂。

(2)接触机会:工业上可用作化工生产的中间体。在油漆、喷漆、橡胶等工业用作溶剂或稀释剂。

(3)毒理:甲苯、二甲苯可经呼吸道、皮肤和消化道吸收。主要分布在含脂肪的组织。甲苯 80%～90%在肝内氧化成苯甲酸,绝大部分与甘氨酸结合形成马尿酸随尿排出,少量苯甲酸与葡萄糖醛酸结合随尿排出。二甲苯 60%～80%在肝内氧化为甲基苯甲酸、二甲基苯酚及羟基苯甲酸等。甲基苯甲酸主要与甘氨酸结合成甲基马尿酸随尿排出。

(4)临床表现:甲苯、二甲苯引起的急性中毒很少见。短时间吸入高浓度甲苯、二甲苯可出现神经系统功能障碍和黏膜刺激症状。轻者表现为头痛、头晕、步态蹒跚、兴奋,重者出现恶心、呕吐、意识模糊、抽搐、甚至昏迷,呼吸道和眼结膜出现刺激症状。慢性中毒表现为类神经症,长期接触可有角膜炎、慢性皮炎及皲裂等,对血液系统影响不明显。

2.正己烷

(1)理化性质:正己烷是己烷(C_6H_{14})主要的异构体之一,化学分子式$CH_3(CH_2)_4CH_3$,分子量86.18。常温下为微有异臭的液体。易挥发,几乎不溶于水,易溶于氯仿、乙醚、乙醇。商品正己烷常含有一定量的苯或其他烃类。

(2)接触机会:正己烷用作提取植物油与合成橡胶的溶剂、试剂和低温温度计的溶液,还用于制造胶水、清漆、黏合剂和其他产品,尤其在鞋用黏合剂中使用较多。也有用做光学镜片等的清洗剂。

(3)毒理:正己烷在生产环境中主要以蒸气形式经呼吸道吸收,亦可经胃肠道吸收,而经皮肤吸收较次要。正己烷在体内的分布与器官的脂肪含量有关,主要分布于血液、神经系统、肾脏、脾脏等。正己烷急性毒性属低毒类。主要为麻醉作用和对皮肤、黏膜的刺激作用。高浓度可引起可逆的中枢神经系统功能抑制。

长期接触正己烷,可致多发性周围神经病变。正己烷中毒机制还不清楚。它可影响全身多个系统,且主要与其代谢产物2,5-己二酮有关。目前认为,正己烷诱发多发性周围神经病变是由于其代谢产物2,5-己二酮与神经微丝蛋白中的赖氨酸共价结合,生成2,5-二甲基吡咯加合物,导致神经微丝积聚,引起轴突运输障碍和神经纤维变性。也有人认为,2,5-己二酮可与神经纤维内糖酵解酶结合致细胞能量代谢障碍,导致了神经变性。2,5-己二酮也可进入眼房水和视网膜,并透过血-眼房水/视网膜屏障,引起光感细胞的丢失。

(4)临床表现。①急性中毒:急性吸入高浓度的正己烷可出现头晕、头痛、胸闷、眼和上呼吸道黏膜刺激及麻醉症状,甚至意识障碍。经口中毒,可出现恶心、呕吐、胃肠道及呼吸道刺激症状,也可出现中枢神经抑制及急性呼吸道损害等。②慢性中毒:长期职业性接触正己烷,主要累及以下系统。a.神经系统:以多发性周围神经病变最为重要,其特点为起病隐匿且进展缓慢。四肢远端有程度及范围不等的痛、触觉减退,多在肘及膝关节以下,一般呈手套袜子型分布。腱反射减退或消失,感觉和运动神经传导速度减慢。较重者可累及运动神经,常伴四肢无力、食欲减退和体重减轻,肌肉痉挛样疼痛,肌力下降,部分有肌萎缩,以四肢远端较为明显。神经肌电图检查显示不同程度的神经元损害。严重者视觉和记忆功能缺损。停止接触毒物后,一般轻、中度病例运动神经功能可以改善,而感觉神经功能难以完全恢复。近年发现,正己烷可引起帕金森病。b.心血管系统:表现为心律不齐,甚至出现心室颤动,心肌细胞可受损。c.生殖系统:正己烷对生殖系统的影响可表现为男性性功能障碍,如性欲下降等,重者出现阳痿。精液检查:精子数目减少,活动能力下降。对性激素的影响尚无定论。对女性生殖系统的影响研究较少。d.其他:血清免疫球蛋白IgG、IgM、IgA水平受到抑制。皮肤黏膜可因长期接触正己烷而出现非特异性慢性损害。

3.二硫化碳

(1)理化特性:二硫化碳(CS_2),常温下为液体。易挥发,与空气形成易燃混合物,几乎不溶于水,可与脂肪、苯、乙醇、醚及其他有机溶剂混溶,腐蚀性强。

(2)接触机会:CS_2主要用于粘胶纤维生产。在此过程中,CS_2与碱性纤维素反应,产生纤维素磺原酸酯和三硫碳酸钠。经纺丝槽生成黏胶丝,通过硫酸凝固为人造黏膜纤维,释放出多余的

CS_2；同时，三硫碳酸钠与硫酸作用时，除 CS_2 外还可产生硫化氢。另外，在玻璃纸和四氯化碳制造、橡胶硫化、谷物熏蒸、石油精制、清漆、石蜡溶解及用有机溶剂提取油脂时也可接触到 CS_2。

（3）毒理：CS_2 可通过呼吸道和皮肤进入体内，但皮肤吸收量少。吸入的 CS_2 有 40% 被吸收。其中 70%～90% 在体内转化，以代谢产物的形式从尿中排出。代谢产物 2-硫代噻唑烷-4-羧酸（TTCA）是 CS_2 经 P450 活化与还原型谷胱甘肽结合所形成的特异性代谢产物，被认为可作为 CS_2 的生物学监测指标。CS_2 可透过胎盘屏障。在 CS_2 接触女工胎儿脐带血中和乳母乳汁中可检测出 CS_2。CS_2 为气体性麻醉毒物，急性毒性以神经系统抑制为主，慢性毒性主要以神经精神异常、心血管系统及生殖系统损害等为主。

（4）临床表现。①急性中毒：目前较少见。若短时间吸入高浓度（3 000～5 000 mg/m³）CS_2，可出现明显的神经精神症状和体征，如明显的情绪异常改变，出现谵妄、躁狂、易激怒、幻觉妄想、自杀倾向，以及记忆障碍、严重失眠、噩梦、食欲丧失、胃肠功能紊乱、全身无力和性功能障碍等。②慢性中毒。a.神经系统：包括中枢和外周神经损伤，毒作用表现多样，轻者表现为易疲劳、嗜睡、乏力、记忆力减退，严重者出现神经精神障碍；外周神经病变以感觉运动功能障碍为主，常由远及近、由外至内进行性发展，表现为感觉缺失、肌张力减退、行走困难、肌肉萎缩等。中枢神经病变常同时存在。CT 检查显示有局部和弥漫性脑萎缩表现，肌电图检测可见外周神经病变，神经传导速度减慢。神经行为测试表明：长期接触 CS_2 可致警觉力、智力活动、情绪控制能力、运动速度及运动功能方面的障碍。b.心血管系统：CS_2 对心血管系统的影响屡有报道。如 CS_2 接触者中冠心病死亡率增高；与中毒性心肌炎、心肌梗死间可能存在联系等。此外，尚有出现视网膜动脉瘤、全身小动脉硬化等临床报告。c.视觉系统：CS_2 对视觉的影响早在十九世纪即有报道。可见眼底形态学改变，灶性出血、渗出性改变、视神经萎缩、球后视神经炎、微血管动脉瘤和血管硬化。同时，色觉、暗适应、瞳孔对光反射、视敏度，以及眼睑、眼球能动性等均有改变。眼部病变仍然可能作为慢性 CS_2 毒作用的早期检测指标。d.生殖系统：女性月经周期异常，出现经期延长、周期紊乱、排卵功能障碍、流产或先兆流产发生率增加。男性性功能出现障碍、性欲减退，甚至出现阳痿。精液检查：精子数目、形态及功能均可发生异常。

四、苯的氨基和硝基化合物

（一）概述

苯或其同系物（如甲苯、二甲苯、酚）苯环上的氢原子被一个或几个氨基（—NH_2）或硝基（—NO_2）取代后，即形成芳香族氨基或硝基化合物。因苯环不同位置上的氢可由不同数量的氨基或硝基、卤素或烷基取代，故可形成种类繁多的衍生物。比较常见的有苯胺、苯二胺、联苯胺、二硝基苯、三硝基甲苯、硝基氯苯等，其主要代表为苯胺和硝基苯。

1.理化性质

该类化合物理化性质具有许多共同点：沸点高、挥发性低，常温下呈固体或液体状态，多难溶或不溶于水，而易溶于脂肪、醇、醚、氯仿及其他有机溶剂。如苯胺的沸点为 184.4 ℃，硝基苯为 210.9 ℃，联苯胺高达 410.3 ℃。

2.接触机会

该类化合物广泛应用于制药、染料、油漆、印刷、橡胶、炸药、农药、香料、油墨及塑料等生产工艺过程中。如苯胺常用于制造染料和作为橡胶促进剂、抗氧化剂、光学白涂剂、照相显影剂等；联苯胺常用于制造偶氮染料和作为橡胶硬化剂，也用来制造塑料薄膜等；三硝基甲苯主要在国防工业、采矿、筑路等工农业生产中使用较多。

3.毒理

在生产条件下,主要以粉尘或蒸气的形态存在于空气中,可经呼吸道和完整皮肤吸收。对液态化合物,经皮肤吸收途径更为重要。在生产过程中,劳动者常因热料喷洒到身上或在搬运及装卸过程中外溢的液体经浸湿的衣服、鞋袜沾染皮肤而导致吸收中毒。

该类化合物吸收进入体内后在肝脏代谢,经氧化还原代谢后,大部分代谢最终产物经肾脏随尿排出。

该类化合物主要引起血液及肝、肾等损害,由于各类衍生物结构不同,其毒性也不尽相同。如苯胺形成高铁血红蛋白(MetHb)较快;硝基苯对神经系统作用明显;三硝基甲苯对肝和眼晶状体损害明显;邻甲苯胺可引起血尿;联苯胺和萘胺可致膀胱癌等。虽然如此,该类化合物的主要毒作用仍有如下一些共同点。

(1)血液损害。①高铁血红蛋白形成:高铁血红蛋白的形成剂可分为直接和间接作用两类。前者有亚硝酸盐、苯肼、硝酸甘油、苯醌等,而大多数苯的氨基硝基化合物属间接作用类,该类化合物经体内代谢后产生的苯基羟胺(苯胲)和苯醌亚胺这两种物质为强氧化剂,具有很强的形成高铁血红蛋白的能力。此外,也有些苯的氨基硝基化合物不形成高铁血红蛋白,如二硝基酚、联苯胺等。苯的氨基硝基类化合物种类较多,其致高铁血红蛋白的能力也强弱不等。有报道,下述化合物高铁血红蛋白的形成能力强弱依序为:对硝基苯>间位二硝基苯>苯胺>邻位二硝基苯>硝基苯。②硫血红蛋白形成:若每个血红蛋白中含一个或以上的硫原子,即为硫血红蛋白。正常情况下占0～2%。苯的氨基硝基类化合物大量吸收也可致血中硫血红蛋白升高。据报道,硫血红蛋白含量>0.5 g时即可出现发绀。硫血红蛋白的形成不可逆,故因其引起的发绀症状可持续数月之久(红细胞寿命多为120 d)。③溶血作用:苯的氨基硝基化合物或经生物转化产生的中间产物,如苯基羟胺等可引起高铁血红蛋白血症,机体可能因此消耗大量的还原性物质(包括GSH、NADPH等),后者为清除红细胞内氧化性产物和维持红细胞膜正常功能所必需,故此类化合物可导致红细胞破裂,产生溶血。溶血作用虽与高铁血红蛋白的形成密切相关,但溶血程度与之并不呈平行关系。有先天性葡萄糖-6-磷酸脱氢酶(G-6-PD)缺陷者,更容易引起溶血。此类化合物形成的红细胞珠蛋白变性,致使红细胞膜脆性增加和功能变化等,也可能是其引起溶血的机制之一。④形成变性珠蛋白小体:又名赫恩滋小体。苯的氨基硝基化合物在体内经代谢转化产生的中间代谢物可直接作用于珠蛋白分子中的巯基(—SH),使珠蛋白变性。初期仅2个巯基被结合变性,其变性是可逆的;到后期,4个巯基均与毒物结合,变性的珠蛋白则常沉积在红细胞内。赫恩滋小体呈圆形,或椭圆形,直径0.3～2.0 μm,具有折光性,多为1～2个,位于细胞边缘或附着于红细胞膜上。赫恩滋小体的形成略迟于高铁血红蛋白,中毒后2～4 d可达高峰,1～2周才消失。但高铁血红蛋白形成和消失的速度、溶血作用的轻重等与赫恩滋小体的形成和消失均不相平行。⑤贫血:长期较高浓度的接触可能致贫血(如2,4,6-三硝基甲苯等),出现点彩红细胞、网织红细胞增多,骨髓象显示增生不良,呈进行性发展,甚至出现再生障碍性贫血。

(2)肝肾损害:某些苯的氨基硝基化合物可直接损害肝细胞,引起中毒性肝病,以硝基化合物所致肝脏损害较为常见,如三硝基甲苯、硝基苯、二硝基苯及2-甲基苯胺、4-硝基苯胺等。肝脏病理改变主要为肝实质改变,早期出现脂肪变性,晚期可发展为肝硬化。严重的可发生急性、亚急性黄色肝萎缩。某些苯的氨基和硝基化合物本身及其代谢产物可直接作用于肾脏,引起肾实质性损害,出现肾小球及肾小管上皮细胞发生变性、坏死。中毒性肝损害或肾损害亦可由于大量红细胞破坏,血红蛋白及其分解产物沉积于肝脏或肾脏,而引起继发性肝损害或肾损害,此种损害一般恢复较快。

(3)神经系统损害:该类化合物多易溶于脂肪,进入机体后易与含大量类脂质的神经细胞发生作用,引起神经系统的损害。重度中毒患者可有神经细胞脂肪变性,视神经区可受损害,发生视神经炎、视神经周围炎等。

(4)皮肤损害和致敏作用:有些化合物对皮肤有强烈的刺激作用和致敏作用,一般在接触后数天至数周后发病,脱离接触并进行适当治疗后多可痊愈。个别过敏体质者,接触对苯二胺和二硝基氯苯后,还可发生支气管哮喘,临床表现与一般哮喘相似。

(5)晶状体损害:三硝基甲苯、二硝基酚、二硝基邻甲酚可引起眼晶状体混浊,最后发展为白内障。

(6)致癌作用:目前此类化合物中已公认能引起职业性膀胱癌的毒物为 4-氨基联苯、联苯胺和 β-萘胺等。

4.中毒的处理

(1)急性中毒的处理。①应立即将中毒患者撤离中毒现场,脱去污染的衣服、鞋、袜。皮肤污染者可用 5%醋酸溶液清洗皮肤,再用大量肥皂水或清水冲洗;眼部受污染,可用大量生理盐水冲洗。②注意维持呼吸、循环功能,可以吸氧,必要时可辅以人工呼吸,给予呼吸中枢兴奋药及强心、升压药物等。③高铁血红蛋白血症的处理:a.5%~10%葡萄糖溶液 500 mL 加维生素 C 5.0 g静脉滴注,或 50%葡萄糖溶液 80~100 mL 加维生素 C 2.0 g 静脉注射。适用于轻度中毒患者。b.亚甲蓝的应用:常用 1%亚甲蓝溶液 5~10 mL(1~2 mg/kg)加入 10%~25%葡萄糖液 20 mL 中静脉注射,1~2 h 可重复使用,一般用 1~2 次。亚甲蓝作为还原剂可促进 MetHb 还原,其作用机制是亚甲蓝能作为中间电子传递体加快正常红细胞 MetHb 的酶还原系统的作用速度,促进 NADPH 还原 MetHb(图 12-1)。亚甲蓝的不良反应是注射过快或一次应用剂量过大易出现恶心、呕吐、腹痛,甚至抽搐、惊厥等。c.甲苯胺蓝和硫堇:甲苯胺蓝和硫堇也可使MetHb 还原,加快还原速度。常用 4%甲苯胺蓝溶液 10 mg/kg,缓慢静脉注射,每 3~4 h 1 次。0.2%硫堇溶液 10 mL,静脉注射或肌内注射,每 30 min1 次。d.10%~25%硫代硫酸钠 10~30 mL静脉注射。④溶血性贫血的治疗:可根据病情严重程度采取综合治疗措施。糖皮质激素治疗为首选方法,一般应大剂量静脉快速给药。严重者可采用置换血浆疗法和血液净化疗法。⑤中毒性肝损害的处理:除给予高糖、高蛋白、低脂肪、富维生素饮食外,应积极采取"护肝"治疗。⑥其他:对症和支持治疗,如有高热,可用物理降温法或用人工冬眠药物并加强护理工作,包括心理护理等。

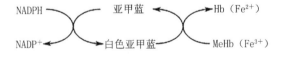

图 12-1　亚甲蓝解毒机制示意图

(2)慢性中毒的处理:慢性中毒患者应调离岗位,避免进一步的接触,并积极治疗。治疗主要是对症处理。

(二)苯胺

1.理化性质

苯胺又称阿尼林、氨基苯等。化学式 $C_6H_5NH_2$,分子量 93.1。纯品为无色油状液体,易挥发,具有特殊气味,久置颜色可变为棕色。稍溶于水,易溶于苯、乙醇、乙醚、氯仿等。

2.接触机会

苯胺主要由人工合成,自然界中少量存在于煤焦油中。苯胺广泛用于印染业及染料、橡胶硫化剂及促进剂、照相显影剂、塑料、离子交换树脂、香水、制药等生产过程中。

3.毒理

苯胺可经呼吸道、皮肤和消化道吸收,经皮吸收容易被忽视而成为引起职业中毒的主要原因。液体及其蒸气都可经皮吸收,其吸收率随室温和相对湿度的提高而增加。经呼吸道吸入的苯胺,90%可在体内滞留,经氧化后可形成毒性更大的中间代谢产物苯基羟胺(苯胲),然后再氧化生成对氨基酚,与硫酸、葡萄糖醛酸结合,经尿排出。少量苯胺以原形由呼吸道排出。

苯胺的急性毒性:大鼠吸入 4 hLC$_{50}$ 为 774.2 mg/m^3,小鼠 LC$_{50}$ 为 1 120 mg/m^3,人经口MLD 估计为 4 g。

苯胺中间代谢产物苯基羟胺有很强的形成高铁血红蛋白的能力,使血红蛋白失去携氧功能,造成机体组织缺氧,引起中枢神经系统、心血管系统及其他脏器的一系列损害。

4.临床表现

(1)急性中毒:短时间内吸收大量苯胺,可引起急性中毒,以夏季为多见。早期表现为发绀,最先见于口唇、指端及耳垂等部位,其色调与一般缺氧所见的发绀不同,呈蓝灰色,称为化学性发绀。当血中高铁血红蛋白占血红蛋白总量的 15%时,即可出现明显发绀,但此时可无自觉症状。当高铁血红蛋白增高至 30%以上时,出现头昏、头痛、乏力、恶心,手指麻木及视力模糊等症状。高铁血红蛋白升至 50%时,出现心悸、胸闷、呼吸困难、精神恍惚、恶心、呕吐、抽搐等;严重者可发生心律失常、休克,以致昏迷、瞳孔散大,甚至危及生命。较严重中毒者,中毒 3~4 d 后可出现不同程度的溶血性贫血,并继发黄疸、中毒性肝病和膀胱刺激症状等。肾脏受损时,出现少尿、蛋白尿、血尿等,严重者可发生急性肾衰竭。少数见心肌损害。

(2)慢性中毒:长期慢性接触苯胺可出现类神经症,如头晕、头痛、倦乏无力、失眠、记忆力减退、食欲减退等症状,并出现轻度发绀、贫血和肝大、脾大等体征。红细胞中可出现赫恩滋小体。皮肤经常接触苯胺蒸气后,可发生湿疹、皮炎等。

(三)三硝基甲苯

1.理化特性

三硝基甲苯俗称黄色炸药,有六种异构体,本品为 α 异构体,即 2,4,6-三硝基甲苯,呈灰黄色结晶。不溶于水,溶于有机溶剂,突然受热易引起爆炸。

2.接触机会

TNT 主要用于国防工业、也用于采矿、筑路、开凿隧道及各项基本建设等。

3.毒理

TNT 可经皮肤、呼吸道及消化道进入人体,在生产条件下,主要经皮肤和呼吸道吸收。由于TNT 具有亲脂性,易吸附在皮肤表面,经皮吸收是 TNT 慢性中毒的主要原因。进入体内的TNT 通过氧化、还原、结合等途径进行代谢,其多种代谢产物可与葡萄糖醛酸结合经尿排出。接触 TNT 的工人尿中可检出 TNT 的代谢产物有十余种,以 4-氨基-2,6-二硝基甲苯含量为最高。因此,尿 4-氨基-2,6-二硝基甲苯和 TNT 含量可作为职业接触的生物监测指标。

TNT 主要毒作用为肝、眼晶状体、血液和神经系统损害,其毒作用机制尚未完全阐明。动物实验证明,TNT 在肝、肾、脑、晶状体、睾丸、红细胞等器官或组织接受来自还原型辅酶Ⅱ的一个电子,被还原活化为TNT硝基阴离子自由基,后者可使分子氧成为活性氧,活性氧可诱发脂质过氧化,与生物大分子共价结合,并引起细胞内钙稳态紊乱,导致细胞膜结构和功能破坏,细胞内代谢紊乱甚至细胞死亡,从而对机体产生损害。

4.临床表现

(1)急性中毒:在生产条件下,TNT急性中毒很少见。轻度中毒患者有头晕、头痛、恶心、呕吐、上腹痛、面色苍白、发绀、尿频、尿急、排尿困难等。重度中毒除上述症状加重外,尚有意识不清、呼吸浅表、大小便失禁、瞳孔散大、角膜及腱反射消失,甚至因呼吸麻痹而死亡。

(2)慢性中毒:长期接触TNT所致的慢性中毒主要损害肝、眼晶状体和血液等。①肝脏:肝脏损害表现有乏力、食欲减退、恶心、呕吐、肝区痛、肝大,多无黄疸,肝功能试验可异常。②晶状体:白内障是TNT慢性中毒常见并具有特征性的体征。发病初期双眼晶状体周边部呈环形混浊,环为多数尖向内、底向外的楔形混浊融合而成,随着病情的进展晶状体中央部出现盘状混浊。TNT白内障与TNT中毒性肝病发病不平行,其特点为一般接触TNT 6个月至3年即可发生;白内障形成后,即使脱离接触仍可进展或加重;一般不影响视力,晶状体中央部混浊时可使视力下降。③血液系统:TNT可引起血红蛋白、血小板和中性粒细胞减少,出现贫血;也可出现赫恩滋小体,严重者可出现再生障碍性贫血。在目前生产条件下,TNT对血液系统的损害极少见。④生殖系统:接触TNT男工有性功能障碍、精子数量减少、精子畸形率增高、血清睾酮含量下降等。女工表现为月经周期异常、月经过多或过少、痛经等。⑤皮肤:TNT接触者裸露部位,如手、前臂、颈部等皮肤可出现过敏性皮炎、黄染、严重时呈鳞状脱屑。⑥其他:长期接触TNT的工人可出现类神经症,伴有自主神经功能紊乱。部分工人出现心肌及肾脏损害。

五、刺激性气体

刺激性气体是指对眼、呼吸道黏膜和皮肤具有刺激作用的一类有害气体。在化学工业、冶金、医药等行业常见。常见的有氯、氨、光气、氮氧化物、氟化氢、二氧化硫、三氧化硫、硫酸二甲酯等。

(一)毒理

刺激性气体以局部损害为主,刺激作用过强时可引起全身反应。其病变程度主要取决于毒物的浓度、吸收速率和接触时间,病变的部位则与毒物的水溶性有关。水溶性较高的氯、氨等气体接触湿润的眼结膜和上呼吸道黏膜,易溶解附着在局部立刻产生刺激作用,引起眼和上呼吸道炎症;高浓度吸入则侵犯全呼吸道,引起化学性肺炎和肺水肿。水溶性低的二氧化氮、光气等初期对上呼吸道刺激性较小,但易进入呼吸道深部,可引起支气管炎和细支气管炎,有时合并肺炎;吸入高浓度时损伤肺泡引起肺水肿。液态的刺激性毒物如氢氟酸等直接接触皮肤、黏膜可发生灼伤。

中毒性肺水肿是指吸入高浓度刺激性气体后所引起的肺间质及肺泡腔液体过多积聚为特征的疾病,是肺微血管通透性增加和肺水运行动态失衡的结果。机制如下。

(1)直接损伤肺泡壁导致其通透性增加:吸入高浓度刺激性气体可直接损伤肺泡上皮细胞及表面活性物质,导致肺泡壁毛细血管通透性增加,形成肺泡型肺水肿。

(2)肺泡间隔毛细血管通透性增强:毒物直接破坏毛细血管内皮细胞,使内皮细胞突起回缩,裂隙增宽,液体渗出。进入血液循环中的毒物或炎性介质、缺氧、神经体液反射、交感或副交感神经兴奋,使毛细血管痉挛或扩张,造成渗出增加导致肺间质水肿。

（3）肺淋巴循环受阻：肺内液体增多，使邻近血管的淋巴管肿胀，阻力增加；由于交感神经兴奋，右淋巴总管痉挛，肺动脉高压，右心功能衰竭，静脉回流障碍，均能影响肺内液体排出。

（二）临床表现

1.急性中毒

（1）眼和上呼吸道炎症：出现畏光、流泪、流涕、咽痛、声音嘶哑、呛咳、胸闷以及结膜与咽部充血、水肿等。高浓度的氯、氨、二氧化硫、硫酸二甲酯等可引起喉头痉挛和声门水肿，由于缺氧、窒息而发生发绀及猝死。

（2）化学性气管炎、支气管炎及肺炎：出现刺激性阵发性呛咳、胸闷、胸痛、气急等。听诊两肺有散在干、湿啰音，X线检查上化学性气管、支气管炎仅见肺纹理增强，化学性肺炎可见肺纹理增强、边缘不清，肺野内可见局灶性大片密度增高的阴影。支气管黏膜损伤严重时，可发生黏膜坏死脱落，易引起突然的呼吸道阻塞或肺不张。

（3）中毒性肺水肿：其临床过程可分四期。①刺激期：吸入刺激性气体后，在短时间内发生呛咳、流涕、咽痛、胸闷、头痛、头晕、恶心、呕吐等症状。②潜伏期：此期长短取决于毒物的毒性及浓度，一般为 2～6 h。患者自觉症状减轻，病情相对稳定，但肺部病变仍在发展。本期末可出现轻度症状与体征，如胸闷，气短，肺部有少许干性啰音，肺纹理增多、模糊不清等。③肺水肿期：突然出现加重的呼吸困难、咳嗽，大汗淋漓、烦躁不安，咳大量泡沫样血痰，口唇和指端发绀、两肺有大量湿性啰音。X线检查可见两肺广泛分布的片絮状阴影，有时可融合成大片状或呈蝶状分布。血气分析氧分压/氧浓度（PaO_2/FiO_2）≤40.0 kPa（300 mmHg）。该期可并发混合性酸中毒、自发性气胸、纵隔气肿、继发肺部感染以及心、肝、肾等脏器损伤。肺水肿发生后若控制不力，有可能发展为急性呼吸窘迫综合征。④恢复期：肺水肿如无严重并发症，治疗得当，一般 3～4 d 症状减轻，X线改变约 1 周内消失，7～11 d 可基本恢复。肺功能基本正常，大多不留后遗症。氨、八氟异丁烯等所致肺水肿可留有部分间质纤维化，肺功能轻度或中度减退。

（4）急性呼吸窘迫综合征（ARDS）：由刺激性气体引起的急性呼吸窘迫综合征表现为以进行性呼吸窘迫、低氧血症为特征的急性呼吸衰竭，以往临床上统称为中毒性肺水肿。两者除了严重程度的差别外，还存在着量变到质变的本质变化。临床过程分四个阶段：①原发疾病症状；②原发病后 24～48 h，出现呼吸急促发绀；③出现呼吸窘迫，肺部有水泡音，X线检查有散在浸润阴影；④呼吸窘迫加重，出现意识障碍，胸部 X 线检查有广泛毛玻璃样融合浸润阴影。以上过程大体与中毒性肺水肿相似，但其在疾病程度上更为严重，有明显的呼吸窘迫、低氧血症，呼吸频率＞28 次/分钟，血气分析氧分压/氧浓度（PaO_2/FiO_2）≤26.7 kPa（200 mmHg），胸部 X 线检查显示两肺广泛多数呈融合的大片状、密度均匀的阴影。

2.慢性影响

长期接触低浓度刺激性气体可引起慢性结膜炎、鼻炎、咽炎和支气管炎，同时常伴有类神经症和消化系统等全身症状。急性氯气中毒后可遗留喘息性支气管炎；二异氰酸甲苯酯（TDI）可引起支气管哮喘；接触甲醛等可引起过敏性皮炎；长期接触无机氟及酸雾可产生牙酸蚀病。

（三）治疗原则

1.现场处理

立即脱离现场，保持安静、温暖。眼部污染、皮肤污染灼伤应迅速用清水或中和剂彻底清洗。出现刺激反应者应密切观察，并予以对症治疗，必要时给予预防性治疗药物。如吸入雾化剂、吸氧、注射肾上腺糖皮质激素等。

2.保持呼吸道通畅

根据吸入毒物的种类不同,尽早雾化吸入4％碳酸氢钠、2％硼酸或醋酸以中和毒物,并可适当加入抗生素、糖皮质激素、支气管解痉剂等。雾化吸入去泡沫剂1％二甲硅油(消泡净)以清除气道水泡,增加氧的进入量,必要时施行气管切开术。

3.合理氧疗

重视合理氧疗,维持水、电解质平衡,给予对症及支持治疗,并预防肺水肿和并发症。

4.中毒性肺水肿的治疗原则

(1)迅速纠正缺氧,轻症可鼻导管或鼻塞给氧,重症应用间歇正压给氧或应用呼气末正压通气疗法,呼气末压力宜在0.5 kPa(5 cmH₂O)左右。

(2)降低毛细血管通透性,改善微循环,应尽早、足量、短期使用肾上腺糖皮质激素。

(3)保持呼吸道通畅,可吸入去泡沫剂二基硅油。

(4)控制液体入量,纠正水、电解质失衡。

(5)积极治疗并发症。急性呼吸窘迫综合征治疗原则大体与肺水肿相似,更强调尽快改善缺氧,使用呼气末正压通气,早期、大量、短程、冲击使用糖皮质激素。

六、窒息性气体

(一)概念

窒息性气体是指被机体吸入后,可使氧(O₂)的供给、摄取、运输和利用发生障碍,使全身组织细胞得不到或不能利用氧,而导致组织细胞缺氧窒息的有害气体的总称。中毒后可表现为多个系统受损,但首先是神经系统最为突出。窒息性气体中常发生于局限空间作业场所。局限空间,虽不是特定的窒息性气体,但由于其空间小、进出口小而少、通风差,很容易形成缺氧,导致其中的作业人员缺氧窒息。另外还可造成有毒有害气体累积,引起中毒,或受到火灾、爆炸的伤害。我国这方面的教训太多、生命代价太大,须引起高度重视。

常见的窒息性气体:一氧化碳(CO)、硫化氢(H₂S)、氰化氢(HCN)和甲烷(CH₄)。

(二)分类

窒息性气体按其作用机制不同分为两大类。

1.单纯窒息性气体

本身无毒,或毒性很低,或为惰性气体,但由于它们的高浓度存在对空气氧产生取代、排挤作用,致使空气氧含量减少,肺泡气氧分压降低,动脉血氧分压和血红蛋白(Hb)氧饱和度下降,导致机体组织缺氧窒息的气体产生。如氮、氢、甲烷、乙烷、丙烷、丁烷、乙烯、乙炔、二氧化碳、水蒸气和氦、氖、氩等惰性气体等。

单纯性窒息气体所致危害与氧分压降低程度成正比,仅在高浓度时,尤其在局限空间内,才有危险性。

在101.3 kPa大气压下,空气氧含量为20.96％。若低于16％即可致缺氧、呼吸困难;若低于6％可迅速导致惊厥、昏迷,甚至死亡。

二氧化碳主要起单纯性窒息性气体作用。但当其浓度超过正常值的5～7倍时,尚可引起中毒性知觉丧失。

2.化学窒息性气体

化学窒息性气体是指不妨碍氧进入肺部,但吸入后,可对血液或组织产生特殊化学作用,使血液对氧的运输、释放或组织利用氧的机制发生障碍,引起组织细胞缺氧窒息的气体。如一氧化碳、硫化氢、氰化氢、苯胺等。

窒息性气体按其中毒机制不同又分为两类。

(1)血液窒息性气体:阻止 Hb 与氧结合,或妨碍 Hb 向组织释放氧,影响血液对氧的运输功能,造成组织供氧障碍而窒息。如一氧化碳、一氧化氮以及苯胺、硝基苯等苯的氨基、硝基化合物蒸气等。

(2)细胞窒息性气体:主要抑制细胞内呼吸酶,使细胞对氧的摄取和利用机制障碍,生物氧化不能进行,发生所谓的细胞"内窒息"。如硫化氢、氰化氢等。

窒息作用也可由麻醉剂和麻醉性化合物(如乙醚、氯仿、氧化亚氮、二硫化碳)所引起,它们对神经组织包括呼吸中枢均有影响,过量吸入可引起呼吸抑制,最终导致呼吸衰竭。

(三)常见窒息性气体的接触机会

1.一氧化碳(CO)

接触 CO 的作业有七十余种,主要包括①冶金工业,如炼焦、金属冶炼、羰基法提取纯金属镍以及羰基镍和羰基铁的制取等;②机械制造业的铸造、锻造、热处理;③化工工业,用 CO 做原料制造光气、甲醇、甲酸、甲醛、草酸、丙烯酸、合成氨、丙酮等,用煤、重油或天然气制取氮肥等;④燃气制取,如煤气、水煤气等;⑤采矿爆破作业;⑥耐火材料、玻璃、陶瓷、建筑材料等工业,使用的窑炉、煤气发生炉等;⑦内燃机尾气;⑧火灾现场;⑨家禽孵育;⑩其他,家庭煤炉燃烧不完全,煤气灶、燃气热水器泄漏等。

2.硫化氢(H_2S)

工业上很少使用 H_2S,多为工业生产或生活中产生的废气,或是某些化学反应产物,或以杂质形式存在,多见于含硫矿物或硫化物的还原及动植物蛋白质腐败有关环境。①工业:含硫石油开采、炼制和加工中的脱硫和废气排放;②金属工业:含硫矿石中镍、铊、锑、铜、镍、钴等金属的炼制提纯,煤的低温焦化;③化学工业:如硫酸精炼、二硫化碳及其他化工原料制造;含硫药品,化肥,农药对硫磷、乐果等的制造;④染料工业:含硫染料的合成与使用;⑤化纤工业:化学纤维如人造丝制造,制毡、亚麻浸渍等;⑥橡胶工业:如橡胶的硫化;⑦皮革工业:鞣革;⑧造纸工业;⑨食品工业:如制糖、酿酒、酱菜等食品加工;⑩环卫和其他行业:对粪坑、污水管道、阴沟、地沟、沟渠、船舱等进行粪便、淤泥、污物、垃圾清理,疏通下水道,垃圾、污水处理,开挖和整治沼泽地等作业均可接触 H_2S。

3.氰化氢(HCN)

氰化物种类很多,包括无机氰酸盐类和有机氰类化合物。在化学反应过程中,尤其在高温或与酸性物质作用时,能放出氰化氢气体。主要接触作业有以下几种。①电镀、采矿冶金工业:镀铜、镀金、镀银,氰化法富集铅、锌、金、银等贵重金属提取,钢的淬火,金属表面渗碳;②含氰化合物的生产:氢氰酸生产,制造其他氰化物、药物、合成纤维、塑料、橡胶、有机玻璃、油漆等;③化学工业:制造各种树脂单体如丙烯酸树脂、甲基丙烯酸树脂、乙二胺和丙烯腈和其他腈类的原料;④染料工业:活性染料中间体三聚氯氰的合成;⑤摄影;⑥农业:如熏蒸灭虫剂、灭鼠剂等;⑦军事:用作战争毒剂;⑧某些植物:如苦杏仁、木薯、白果等也含有氰化物,大量接触可引起严重中毒,甚至死亡。

4.毒理

(1)毒作用机制:不同种类的窒息性气体,致病机制不同,但其主要致病环节都是引起机体组织细胞缺氧。

机体对氧的利用过程：空气中的氧经呼吸道吸入到达肺泡，扩散入血后与红细胞中的 Hb 结合为氧合血红蛋白（HbO_2），随血液循环输送至全身各组织器官，与组织中的气体交换进入细胞。在细胞内呼吸酶的作用下，参与糖、蛋白质、脂肪等营养物质的代谢转化，生成二氧化碳和水，并产生能量，以维持机体的生理活动。窒息性气体可破坏上述过程中的某一环节，而引起机体缺氧窒息。

一氧化碳主要与红细胞的 Hb 结合，形成碳氧血红蛋白（HbCO），以致使红细胞失去携氧能力，从而组织细胞得不到足够的氧气。

硫化氢进入机体后的作用是多方面的。主要是硫化氢与氧化型细胞色素氧化酶中的 Fe^{3+} 结合，抑制细胞呼吸酶的活性，导致组织细胞缺氧；硫化氢可与谷胱甘肽的巯基结合，使谷胱甘肽失活，加重了组织细胞的缺氧；另外，高浓度硫化氢通过对嗅神经、呼吸道黏膜神经及颈动脉窦和主动脉体的化学感受器的强烈刺激，导致呼吸麻痹，甚至猝死。

氰化氢进入机体后，氰离子直接作用于细胞色素氧化酶，使其失去传递电子能力，结果导致细胞不能摄取和利用氧，引起细胞内窒息。

甲烷本身对机体无明显毒性，其造成的组织细胞缺氧，实际是由于吸入气中氧浓度降低所致的缺氧性窒息。

（2）毒作用特点：①脑对缺氧极为敏感。轻度缺氧即可引起智力下降、注意力不集中、定向能力障碍等；较重时出现头痛、耳鸣、恶心、呕吐、乏力、嗜睡，甚至昏迷；进一步发展可出现脑水肿。②不同的窒息性气体，中毒机制不同，治疗须按中毒机制和条件选用特效解毒剂。③慢性中毒尚无定论。长期反复接触低浓度一氧化碳，可有明显的神经功能和循环系统影响，但缺乏客观体征，且可对一氧化碳产生耐受性；氰化氢长期接触，可出现慢性刺激症状、类神经症、自主神经功能紊乱、肌肉酸痛及甲状腺肥大等，但无特异指标，诊断尚有困难；硫化氢的慢性影响也类似。故有人认为所谓慢性中毒只是反复急性轻度中毒的结果。

（五）临床表现

1.缺氧症状

缺氧是窒息性气体的共同致病环节，是窒息性气体中毒的共有表现。但不同种类的窒息性气体，因其独特毒性的干扰或掩盖，缺氧的临床表现并非完全相同。

2.脑水肿

主要表现是颅压增高。

3.其他

急性一氧化碳中毒时面颊部呈樱桃红色，色泽鲜艳而无明显青紫。急性氰化物中毒表现为无发绀性缺氧及末梢性呼吸困难，缺氧性心肌损害和肺水肿。

4.实验室检查

急性一氧化碳中毒，可定性、定量测定血中 HbCO；急性氰化物中毒，可测定尿中硫氰酸盐含量（正常参考值上限：不吸烟者 5 mg/L，吸烟者 10 mg/L）；急性硫化氢中毒，测定尿硫酸盐含量或进行分光光度计检查，可发现硫化血红蛋白。

（六）治疗

1.治疗原则

窒息性气体中毒病情危急，抢救应分秒必争。包括有效的解毒剂治疗，及时纠正脑缺氧和积极防治脑水肿,这些措施是治疗窒息性气体中毒的关键。

2.现场急救

窒息性气体中毒存在明显剂量-效应关系,特别强调迅速阻止毒物继续吸收,尽快解除体内毒物毒性。窒息性气体中毒的抢救,关键在于及时,要重在现场抢救。①尽快脱离中毒现场,立即吸入新鲜空气。入院患者虽已脱离现场,仍应彻底清洗被污染的皮肤。②严密观察生命体征。危重者易发生中枢性呼吸循环衰竭,一旦发生,应立即进行心肺复苏。呼吸停止者,立即人工呼吸,给予呼吸兴奋剂。③并发肺水肿者,给予足量、短效糖皮质激素。

3.氧疗法

氧疗法是急性窒息性气体中毒急救的主要常规措施之一。采用各种方法给予较高浓度(40%～60%)的氧,以提高动脉血氧分压,增加组织细胞对氧的摄取能力,激活受抑制的细胞呼吸酶,改善脑组织缺氧,阻断脑水肿恶性循环,加速窒息性气体排出。

4.尽快给予解毒剂

(1)急性氰化物中毒:采用亚硝酸钠-硫代硫酸钠联合解毒疗法进行驱排;近年来有人采用高铁血红蛋白(MtHb)形成剂10% 4-二甲基氨基苯酚(4-DMAP),效果良好,作用快,血压下降等不良反应小;重症者可同时静脉注射15%硫代硫酸钠50 mL,以加强解毒效果。亚甲蓝也可代替亚硝酸钠,即亚甲蓝-硫代硫酸钠疗法,但剂量应大。或用对氨基苯丙酮(PAPP)治疗。

(2)硫化氢中毒:可应用小剂量亚甲蓝(20～120 mg)。理论上也可给予氰化氢解毒剂,但硫化氢在体内转化速率甚快,且上述措施会生成相当量 MtHb 而降低血液携氧能力,故除非在中毒后立即使用,否则则可能弊大于利。

(3)一氧化碳中毒:无特殊解毒药物,但高浓度氧吸入,可加速 HbCO 解离,可视为"解毒"措施。

(4)苯的氨基或硝基化合物:可致高铁血红蛋白血症,以小剂量亚甲蓝还原目前仍不失为最佳解毒治疗。

(5)单纯窒息性气体中毒:无特殊解毒剂,但二氧化碳中毒可给予呼吸兴奋剂,严重者用机械过度通气,以促进二氧化碳排出,也可视作"解毒"措施。

5.积极防治脑水肿

脑水肿是缺氧引起的最严重后果,也是窒息性气体中毒死亡的最重要原因,是急性窒息性中毒抢救成败的关键。要点:早期防治,力求脑水肿不发生或程度较轻。

除了防治缺氧性脑水肿的基础措施外,还应采取如下措施:①给予脑代谢赋活剂,如 ATP、细胞色素 C、辅酶 A、或能量合剂同时应用、肌苷、谷氨酸钠、γ-氨酪酸、乙酰谷氨酰胺、胞磷胆碱、二磷酸果糖、脑活素等;②利尿脱水,常用药物为 20%甘露醇或 25%山梨醇,也可与利尿剂交替使用;③糖皮质激素的应用,对急性中毒性脑水肿有一定效果。常用地塞米松,宜尽早使用,首日应用较大的冲击剂量。

6.对症支持疗法

(1)谷胱甘肽:作为辅助解毒剂,加强细胞氧化,加速解毒。

(2)低温与冬眠疗法:可减少脑氧耗量,降低神经细胞膜通透性,并有降温作用,以保护脑细胞,减轻缺氧所致脑损害。

(3)二联抗生素:预防感染。

(4)抗氧化剂:对活性氧包括氧自由基及其损伤作用具有明显抵御清除效果。用维生素 E、大剂量维生素C、β-胡萝卜素及小剂量微量元素硒等抗氧自由基。

(5)纳洛酮：为一特异性阿片受体拮抗剂、卓越的神经元保护剂,对一氧化碳中毒患者起到有效的治疗作用,并有可能抑制一氧化碳中毒后的大脑后脱髓鞘和细胞变性,减少一氧化碳中毒后迟发性脑病的发生率。

(6)苏醒药：常用的有乙胺硫脲(克脑迷,抗利痛)、甲氯芬酯(氯酯醒,遗尿丁)、胞磷胆碱、吡拉西坦(脑复康)等,配合其他脑代谢赋活药物,常可有较好效果。

(7)钙通道拮抗剂：可阻止Ca^{2+}向细胞内转移,并可直接阻断血栓素的损伤作用,广泛用于各种缺血缺氧性疾病。常用药物有心可定、维拉帕米、硝苯地平等。

(8)缺氧性损伤的细胞干预措施：缺氧性损伤的分子机制主要有二,即活性氧生成及细胞内钙超载,故目前的细胞干预措施主要针对这两点,目的在于将损伤阻遏于亚细胞层面,使其不进展为细胞及组织损伤。

(9)改善脑组织灌流：主要措施有如下几种。①维持充足的脑灌注压：要点是使血压维持于正常或稍高水平,故任何原因的低血压均应及时纠正,但也应防止血压突然增加过多,引起颅内压骤增。紧急情况下可用4℃～10℃生理盐水或右旋糖酐-40(300～500 mL/0.5 h)经颈动脉直接快速灌注,以达降温、再通微循环目的。②纠正颅内"盗血"：可采用中度机械过度换气法进行纠正。因$PaCO_2$降低后,可使受缺氧影响较小的区域血管反射性收缩,血液得以重新向严重缺氧区灌注,达到改善脑内分流,纠正"盗血"的目的。一般将$PaCO_2$维持在4 kPa即可,$PaCO_2$过低可能导致脑血管过度收缩,反有加重脑缺氧之虞。③改善微循环状况：可用右旋糖酐-40,有助于提高血浆胶体渗透压、回收细胞外水分、降低血液黏度、预防和消除微血栓,且可很快经肾小球排出而具有利尿作用;一般可在24 h内投用1 000～1 500 mL。

(10)控制并发症：①预防硫化氢中毒性肺水肿的发生发展,早期、足量、短程应用激素;②预防一氧化碳中毒迟发性神经精神后发症,作高压氧治疗或面罩加压给氧。

(11)对角膜溃疡等进行对症处理。

(七)预防原则

窒息性气体事故的主要原因:设备缺陷与发生跑、冒、滴、漏;缺乏安全作业规程或违章操作;家庭室内用煤炉取暖。中毒死亡多发生在现场或送院途中。现场死亡除窒息性气体浓度高外,主要由于发生不明窒息事故,不作通风,缺乏急救的安全措施而致救者也窒息死亡;缺乏有效的防护面具;劳动组合不善,在窒息性气体环境单独操作而得不到及时发现与抢救,或窒息昏倒于水中溺死。

据此,预防窒息性气体中毒的重点在于:①严格管理制度,制订并严格执行安全操作规程;②定期设备检修,防止跑、冒、滴、漏;③窒息性气体环境设置警示标识,装置自动报警设备,如一氧化碳报警器等;④加强卫生宣教,做好上岗前安全与健康教育,普及急救互救知识和技能训练;⑤添置有效防护面具,并定期维修与效果检测;⑥高浓度或通风不良的窒息性气体环境作业或抢救,应先进行有效的通风换气,通风量不少于环境容量的3倍,佩戴防护面具,并有人保护。高浓度硫化氢、氰化氢环境短期作业,可口服4-DMAP 180 mg和对氨基苯丙酮(PAPP)90 mg,进行预防,20 min即显效。4-DMAP作用快、药效短;PAPP作用慢,药效持久。

七、农药

农药按其化学性质可分为有机汞、有机氯、有机磷、有机氮、氨基甲酸酯、拟除虫菊酯类等;按用途可分为杀虫剂、杀螨剂、杀线虫剂、杀鼠剂、除草剂、植物生长调节剂等。近年来,由于害虫对许多农药产生了耐药性,农民应用混配农药增多,故混配农药中毒人数有增长的趋势。

农药的职业性接触机会:①在农药的合成、加工及包装过程中,工人可吸入较高浓度的农药,皮肤亦可被污染;②在施用农药过程中,特别是配药、喷药及检修喷药器械时可吸入,皮肤、衣服均可被污染;③在装卸、运输、供销及保管过程中,如不注意防护,也可能有过量接触。

(一)有机磷农药中毒

诊断:根据短时间接触较大量有机磷农药的职业史,以自主神经、中枢神经和周围神经系统症状为主的临床表现,结合血液胆碱酯酶活性的测定,参考作业环境的劳动卫生学调查资料,进行综合分析,排除其他类似疾病后,方可诊断。

1.接触反应

具有下列之一者:①全血或红细胞胆碱酯酶活性在 70% 以下,尚无明显中毒的临床表现;②有轻度的毒蕈碱样自主神经症状和(或)中枢神经系统症状,而全血或红细胞胆碱酯酶活性在 70% 以上。

2.诊断及分级标准

(1)急性中毒。①轻度中毒:短时间内接触较大量有机磷农药后,在 24 h 内出现较明显的毒蕈碱样自主神经和中枢神经系统症状;②中度中毒:在轻度中毒的基础上,出现肌束震颤等烟碱样表现。全血或红细胞胆碱酯酶活性一般在 30%～50%;③重度中毒:除上述胆碱能兴奋或危象的表现外,还具有肺水肿、昏迷、呼吸衰竭和脑水肿其中之一。全血或红细胞胆碱酯酶活性一般在 30% 以下。

(2)中间期肌无力综合征:在急性中毒后 1～4 d,胆碱能危象基本消失且意识清晰,出现肌无力为主的临床表现者。

(3)迟发性多发性神经病:在急性重度和中度中毒后 2～4 周,胆碱能症状消失,出现感觉、运动型多发性神经病。神经-肌电图检查显示神经源性损害。全血或红细胞胆碱酯酶活性可正常。

(二)氨基甲酸酯类农药

氨基甲酸酯类农药是继有机氯和有机磷后发展起来的一类合成农药,广泛用于杀灭农业和卫生害虫,具有速效、内吸、触杀、残留期短及对人、畜毒性较低的特点。常用品种有西维因、呋喃丹、速灭威、涕灭威、残杀威等。

1.理化特性

大多数品种为白色结晶,易溶于有机溶剂,难溶于水。储存稳定性良好,遇碱易分解,温度升高时降解速度加快。

2.毒理

该类农药可通过呼吸道、消化道、皮肤和黏膜吸收,但多数品种经皮肤吸收缓慢、吸收量低。进入机体后,很快分布到全身组织和器官中,例如肝、肾、脑、脂肪和肌肉等。这类农药生物转化的基本形式为水解、氧化和结合,主要从尿排出,少量经肠道排出,由于代谢与排出迅速,一般在体内无蓄积。不同品种的毒性存在明显差别,大部分品种经口属中等毒性,经皮属低毒类。该类农药对动物和人的急性毒作用机制是抑制体内的胆碱酯酶,与有机磷农药不同之处在于:①该类农药进入体内后大多不需经代谢转化而直接抑制胆碱酯酶,即以整个分子与酶形成疏松的复合物;②与乙酰胆碱酯酶的结合是可逆的,逆转后能重新获得有活性的酶;③多数氨基甲酸酯对红细胞胆碱酯酶的亲和力明显大于血浆胆碱酯酶,故其中毒程度与红细胞胆碱酯酶受抑制程度明显相关;④肟类复能剂可以影响氨基甲酰化胆碱酯酶复能。

3.临床表现

急性中毒潜伏期较短,职业中毒一般为 2~4 h。其临床表现与有机磷中毒相似,轻度中毒时中枢神经系统和毒蕈碱样症状较轻,有的病例可伴有肌束震颤等烟碱样症状,但持续时间较短。急性中毒通常发病较急、病情较轻、病程较短、恢复较快。重度中毒表现为癫痫、昏迷、肺水肿、脑水肿或呼吸衰竭等。该类农药无慢性中毒。

4.治疗原则

迅速离开中毒现场,脱去污染的衣服,用肥皂和温水彻底清洗污染的皮肤、头发和指甲;轻度中毒者可不用特效解毒药物,必要时可口服或肌内注射阿托品,但不必阿托品化;重度中毒者根据病情应用阿托品,并尽快达到阿托品化;单纯氨基甲酸酯杀虫剂中毒不用肟类复能剂;对症处理原则与内科相同。

(三)拟除虫菊酯类农药

拟除虫菊酯类农药为人工合成的结构上类似天然除虫菊素的一类农药。我国自 1980 年开始进口、试制和应用,使用量仅次于有机磷,应用较广的有二十多种,其中以溴氰菊酯、氰戊菊酯、氯氰菊酯和氯菊酯应用较多。此类农药除具杀虫作用外,还兼有杀螨、杀菌和抑制真菌作用,并且杀虫谱广、药效高,对人、畜毒性一般较低,在环境中残留时间短。

1.理化特性

大多数品种为黄色或黄褐色黏稠油状液体,溴氰菊酯为白色粉末状结晶,多数品种难溶于水,易溶于甲苯、二甲苯及丙酮等有机溶剂中。遇碱易分解,宜避光保存。

2.毒理

本类农药可经呼吸道、皮肤及消化道吸收,吸收后迅速分布到各器官组织,在哺乳动物体内被肝脏的酶水解及氧化。排出的代谢产物如若为酯类,一般皆以游离的形式随尿排出;若是酸类则主要以与葡萄糖醛酸结合物的形式由尿排出。粪中还可排出一些未经代谢的溴氰菊酯。拟除虫菊酯属于神经毒物,其毒作用机制尚未完全阐明。一般认为其神经毒性是:①该类农药抑制了神经系统 Ca^{2+}/Na^{+}-ATP 酶和 Na^{+}/K^{+}-ATP 酶,导致细胞膜内、外离子转运失衡,而引起神经传导阻滞;②和神经细胞膜受体结合,使膜通透性改变;③作用于神经细胞膜的 Na^{+} 通道,使去极化后的 Na^{+} 通道闸门关闭延缓,钠通道开放延长,产生一系列兴奋症状;④抑制中枢神经细胞膜 γ-氨基丁酸受体,使中枢神经的兴奋性增高等。

3.临床表现

(1)皮肤和黏膜刺激症状:患者可出现流泪、畏光、眼痛、眼睑红肿、结膜充血、水肿等。生产性中毒者约有半数面部出现烧灼感、针刺感、蚁走感,少数患者皮肤出现红色丘疹伴有痒感。

(2)全身症状:一般较轻,有头痛、头晕、乏力、恶心、呕吐等中毒症状。较重者可出现呼吸困难、流涎、肌肉抽动,甚至阵发性抽搐及意识障碍,少数病例可伴有肺水肿,严重者可因呼吸循环衰竭而死亡。生产性中毒多为轻度中毒,生活性中毒可见重度中毒,迄今为止尚未见接触者有慢性中毒的报道。

4.诊断

(1)接触反应:接触后出现面部异常感觉(烧灼感、针刺感或紧麻感),皮肤、黏膜刺激症状,而无明显全身症状者。

(2)轻度中毒:除上述临床表现外,出现明显的全身症状,包括头痛、头晕、乏力、食欲减退及恶心、呕吐,并有精神萎靡、口腔分泌物增多或肌束震颤者。

(3)重度中毒:除上述临床表现外,具有阵发性抽搐、重度意识障碍及肺水肿表现之一者,可诊断为重度中毒。

5.治疗原则

立即脱离现场,皮肤污染者立即用肥皂水等碱性液体或清水彻底清洗,出现接触反应者应立即脱离接触,严密观察,必要时可给予对症治疗。迄今为止,本病尚无特效解毒疗法,以对症治疗和支持疗法为主。阿托品虽可减轻口腔分泌和肺水肿,但切忌剂量过大,以免引起阿托品中毒。出现抽搐者可给予抗惊厥剂。

(林应庚)

第四节　生产性粉尘与尘肺

一、概述

生产性粉尘是指在生产过程中形成的并能较长时间飘浮在空气中的固体微粒。生产性粉尘可致多种职业性肺部疾病,是威胁职业人群健康的重要职业性有害因素之一。生产性粉尘还可造成环境污染,危害居民健康。

(一)生产性粉尘来源及分类

1.生产性粉尘来源

生产性粉尘常见于工农业生产中,如矿山开采、筑路、矿石粉碎及生产中的固体物质的破碎和机械加工;水泥、玻璃、陶瓷、机械制造、化学工业等生产中的粉末状物质的配料、混合、过筛、运转等;皮毛及纺织业的原料处理等。此外,生产环境中沉积的降尘也可因机械振动、气流变化等形成二次扬尘,可成为生产性粉尘另一来源。

2.生产性粉尘分类

(1)无机粉尘:包括矿物性粉尘,如石英、石棉、滑石、煤等;金属性粉尘,如铝、铅、锰、锌、铁、锡等及其化合物;人工无机尘,如水泥、玻璃纤维、金刚砂等。

(2)有机粉尘:包括动物性粉尘,如兽毛、羽绒、骨质、丝等;植物性粉尘,如棉、麻、亚麻、谷物、木、茶等;人工有机尘,如合成染料、合成树脂、合成纤维、TNT炸药、有机农药等。

(3)混合性粉尘:在生产环境中大部分生产性粉尘是以两种或多种粉尘的混合形式存在,称为混合性粉尘。如煤矽尘、混合性皮毛粉尘。

(二)生产性粉尘的理化特性及卫生学意义

1.粉尘的化学组成

这是直接决定其对人体危害性质和严重程度的重要因素,据其化学成分不同可分别致纤维化、刺激、中毒和致敏作用。含有游离二氧化硅的粉尘,可引起矽肺。粉尘中含矽量越高,病变发展越快,危害性就越大;如果粉尘含铅、锰等有毒物质,吸收后可引起相应的全身铅、锰中毒;有机粉尘可引起呼吸道炎症和变态反应等肺部疾病。

2.浓度和暴露时间

浓度高和暴露时间也是决定其对人体危害严重程度的重要因素。生产环境中的粉尘浓度越高,暴露时间越长,进入人体内的粉尘剂量越大,对人体的危害就越大。

3.分散度

分散度是用粉尘颗粒大小的组成描述某一生产过程中物质被粉碎的程度。以粉尘粒径大小的数量或质量组成的百分比表示,前者称为粒子分散度,粒径较小的颗粒越多,分散度越高;后者称为质量分散度,粒径较小的颗粒占总质量百分比越大,质量分散度越高。粉尘粒子分散度越高,粉尘的颗粒越细小,在空气中飘浮的时间越长,沉降速度越慢,被人体吸入的机会就越多;而且,分散度越高,表面积越大,越易参与理化反应,对人体危害越大。当粉尘粒子比重相同时,分散度越高,粒子沉降速度越慢;而当尘粒大小相同时,比重越大的尘粒沉降越快。当粉尘质量相同时,其形状越接近球形,在空气中所受阻力越小,沉降速度越快。

不同种类的粉尘由于粉尘的密度和形状的不同,同一粒径的粉尘在空气中的沉降速度不同,沉积在呼吸道内的部位也不同,为了互相比较,专家们提出空气动力学直径这一概念。尘粒的空气动力学直径(AED)是指某一种类的粉尘粒子,不论其形状,大小和密度如何,如果它在空气中的沉降速度与一种密度为 1 的球形粒子的沉降速度一样时,则这种球形粒子的直径即为该种粉尘粒子的空气动力学直径。同一空气动力学直径的尘粒,在空气中具有相同的沉降速度和悬浮时间,在通过除尘装置或进入粉尘采样系统中时具有相同的概率,并趋向于沉降在人体呼吸道内的相同区域。一般认为,AED 小于 15 μm 的粒子可进入呼吸道,其中 10～15 μm 的粒子主要沉积在上呼吸道,因此把直径小于 15 μm 的尘粒称为可吸入性粉尘;5 μm 以下的粒子可到达呼吸道深部和肺泡区,称之为呼吸性粉尘。

4.硬度

硬度越大的粉尘,对呼吸道黏膜和肺泡的物理损伤越大。

5.溶解度

有毒粉尘如铅等,溶解度越高毒作用越强;相对无毒尘如面粉,溶解度越高作用越低;石英尘很难溶解,在体内持续产生危害作用。

6.荷电性

固体物质在被粉碎和流动的过程中,相互摩擦或吸附空气中的离子带电。同性电荷相排斥增强了空气中粒子稳定程度,异性电荷相吸引使尘粒在撞击中聚集而沉降。荷电尘粒在呼吸道内易被阻留。

7.爆炸性

有些粉尘达到一定的浓度,遇到明火、电火花和放电时会爆炸,导致人员伤亡和财产损失,加重危害。煤尘的爆炸极限是 35 g/m^3,面粉、铝粉末为 7 g/m^3,硫磺为 2.3 g/m^3,糖为 10.3 g/m^3。

(三)生产性粉尘对机体健康的影响

1.粉尘在呼吸道的阻留和清除

粉尘粒子随气流进入呼吸道后,通过撞击、截留、重力或静电沉积、布朗运动而沉降。粒径较大的尘粒在大气道的气流方向改变之处发生撞击而沉降;纤维状粉尘主要沉积方式是截留;直径小于 0.5 μm 尘粒主要通过布朗运动沉降;而进入小气道和肺泡直径大于 1 μm 的尘粒主要沉降方式为重力沉积;带电荷较多的尘粒在呼吸道表面可发生静电沉积。

机体清除沉积于呼吸道表面的粉尘主要通过鼻腔、喉、气管支气管树的阻留作用,黏液纤毛系统和肺泡巨噬细胞的吞噬作用三种方式。粉尘粒子随气流吸入时通过撞击、截留、重力沉积、静电沉积作用阻留于呼吸道表面,气道平滑肌的异物反应性收缩可增大粉尘截留,并启动咳嗽和喷嚏反射,排出粉尘;沉积在具有纤毛结构的呼吸道表面的尘粒,可由纤毛的摆动而随黏液移出;沉积在肺泡腔的尘粒则被巨噬细胞吞噬成为尘细胞,尘细胞通过阿米巴样运动和肺泡的缩张活动移至具纤毛上皮结构的支气管,再经纤毛运动而移出,小部分尘粒和尘细胞可进入肺淋巴系统,沉积于肺门和支气管淋巴结。呼吸系统通过上述作用可使绝大部分粉尘被排出,只有1%～3%的尘粒沉积在体内。粉尘在肺脏的过量沉积可引起肺组织发生病理改变。

2.生产性粉尘对人体的致病作用

生产性粉尘的理化性质,作用部位和性质的不同可引起不同的病理损害。

(1)尘肺:是由于在职业活动中长期吸入生产性粉尘并在肺内潴留而引起的以肺组织弥漫性纤维化为主的全身性疾病。按所接触粉尘的性质可将尘肺分为以下五类。①矽肺:长期吸入含游离二氧化硅的粉尘所致。②硅酸盐肺:长期吸入含结合型二氧化硅(如石棉、滑石、水泥、云母等)的粉尘引起。③炭尘肺:长期吸入煤、炭黑、石墨、活性炭等粉尘引起。④混合性尘肺:长期吸入游离二氧化硅和其他粉尘的混合性粉尘而引起,如煤矽肺等。⑤其他尘肺:如长期吸入铝及其氧化物而引起的铝尘肺;吸入电焊烟所致的电焊工尘肺等。

(2)其他呼吸系统疾病。①粉尘沉着症:某些生产性粉尘如锡、钡、铁、锑尘,沉积于肺部后,可引起一般性异物反应,并继发轻度肺间质非胶原型纤维增生,但肺泡结构保留,脱离接尘作业后,病变并不进展甚至会逐渐减轻,X线阴影消失。②粉尘性支气管炎、肺炎、支气管哮喘等。③有机粉尘引起的肺部病变:吸入棉、大麻、亚麻等粉尘可引起棉尘病。棉尘病是由于长期吸入棉、麻、软大麻等有机粉尘引起,多在周末或放假休息后再工作时发生,以支气管痉挛、气道阻塞为主的疾病,又称"星期一热",临床上具有特征性的胸部紧缩感、胸闷、气短、可伴有咳嗽、偶有咳痰,并有急性通气功能下降。吸入霉变枯草尘、禽类排泄物和含异体血清蛋白的动、植物性粉尘等可引起以肺泡变态反应为主的职业性急性变应性肺泡炎,如农民肺、蔗渣尘肺、禽类饲养工肺等。

(3)局部作用:尘粒对呼吸道黏膜可产生局部刺激作用,引起鼻炎、咽炎、气管炎等。刺激性强的粉尘(如铬酸盐尘等)还可引起鼻腔黏膜充血、水肿、糜烂、溃疡,甚至导致鼻中隔穿孔;金属磨料粉尘可引起角膜损伤;粉尘堵塞皮肤的毛囊、汗腺开口可引起粉刺、毛囊炎、脓皮病等;沥青粉尘可引起光感性皮炎。

(4)急、慢性中毒:吸入铅、锰、砷等粉尘,可致中毒。

(5)肿瘤:吸入石棉、放射性矿物质、镍、铬酸盐尘等可致肺部肿瘤或其他部位肿瘤。

(四)尘肺的预防

1.技术措施

(1)改革工艺过程,革新生产设备:即"革",是消除粉尘危害的根本途径。如用人造砂代替石英砂作为铸型材料;采用远距离操作、隔离室监控、计算机控制等措施避免粉尘接触;风力运输、负压吸砂减少粉尘外逸。

(2)湿式作业:即"水",是一种非常经济实用的技术措施,如用湿式碾磨石英、耐火原料,湿式凿岩,井下爆破后冲洗岩帮,高压注水采煤等。

(3)密闭、抽风、除尘:即"密""风",密闭尘源与局部抽风相结合,防止粉尘外逸,含尘空气在排出之前应先进行除尘处理。

2.卫生保健措施

(1)个人防护:即"护",粉尘作业的个人防护,比较常用的防护措施是戴防尘口罩或普通纱布口罩,必要时应用送风式防尘头盔。

(2)健康检查:即"查",健康检查是职业健康监护的主要内容,接尘工人必须在上岗前和在岗期间定期健康检查,脱离接尘岗位也应做健康检查。

3.组织措施

(1)加强宣传教育:即"教",加强宣传教育使企业法人代表和劳动者都能正确认识粉尘危害。

(2)加强监督管理:即"管",防尘设备的维护管理和防尘管理制度的落实。

二、矽肺

矽肺是由于在生产过程中因长期吸入游离二氧化硅粉尘而引起的以肺组织纤维化为主的疾病。据调查,我国累计矽肺病例占尘肺总病例接近50%,位居第一,矽肺是尘肺中危害最严重的一种。

(一)矽尘与矽尘作业

在自然界中,游离二氧化硅分布很广,在16 km以内的地壳内约占5%,在95%的矿石中均含有数量不等的游离二氧化硅。游离二氧化硅(SiO_2)粉尘,俗称矽尘,石英中的游离二氧化硅达99%,故常以石英尘作为矽尘的代表。游离二氧化硅按形态结构可分为结晶型、隐晶型和无定型三种。结晶型SiO_2的硅氧四面体排列规则,如石英、鳞石英、方石英、柯石英和超石英。隐晶型SiO_2的硅氧四面体排列不规则,主要有玉髓、玛瑙、火石等;无定型SiO_2主要存在于硅藻土、硅胶和石英熔炼产生的二氧化硅蒸气和在空气中凝结的气溶胶中。

通常接触含有10%以上游离二氧化硅的粉尘作业,称为矽尘作业。常见的矽尘作业有矿山采掘中的凿岩、掘进、爆破、运输、选矿等;修建水利工程、开山筑路、水利电力工程开挖隧道;铸造车间的原料粉碎、配料、铸型、开箱、清砂、喷砂等作业。

(二)影响矽肺的发病因素

矽肺的发病与粉尘中游离二氧化硅的含量和类型、现场粉尘浓度和分散度、矽尘作业的工龄、防护措施密切相关。此外,个体因素如年龄、营养、个人卫生习惯以及呼吸道疾病,特别是肺结核均影响矽肺发病。

粉尘中游离二氧化硅含量越高,发病时间越短,病变越严重。各种不同石英变体的致纤维化能力依次为鳞石英>方石英>石英>柯石英>超石英;晶体结构不同,致纤维化能力各异,依次为结晶型>隐晶型>无定型。

矽肺的发生发展及病变程度还与肺内粉尘蓄积量有关。肺内粉尘蓄积量主要取决于粉尘浓度、分散度、接尘时间和防护措施等。空气中粉尘浓度越高,分散度越大,接尘工龄越长,再加上防护措施差,吸入并蓄积在肺内的粉尘量就越大,越易发生矽肺,病情越严重。

工人的个体因素如年龄、营养、遗传、个体易感性、个人卫生习惯以及呼吸系统疾病对矽肺的发生也起一定作用。既往患有肺结核,尤其是接尘期间患有活动性肺结核、其他慢性呼吸系统疾病者易患矽肺。矽肺的发生还可能与某种遗传机制或个体易感性有关。

在生产环境中很少有单纯石英粉尘存在,大部分情况下是多种粉尘同时存在。因此,还必须考虑混合性粉尘的联合作用。例如,开采铁矿时,粉尘中除含有游离二氧化硅外,还有铁、氧化铝、镁、磷等;煤矿粉尘中除游离二氧化硅外,还有煤和其他元素;在钨矿开采和选矿时,有二氧化硅、钨、锰、铁共存。

矽肺发病一般较慢，多在持续吸入矽尘5～10年后发病，有的长达15～20年。但发病后，即使脱离粉尘作业，病变仍可继续发展。少数由于持续吸入高浓度、高游离二氧化硅含量的粉尘，在1～2年内即可发病，称为"速发型矽肺"。有的接尘工人虽吸入较高浓度矽尘，但脱离矽尘作业时X线检查未发现明显异常或尚不能诊断为矽肺，脱离矽尘作业若干年后被诊断为矽肺，称为"晚发型矽肺"。

（三）发病机制

目前矽肺的发病机制仍不完全清楚。有机械刺激学说、硅酸聚合学说、表面活性学说、免疫学说等，但均不能圆满解释其发病过程。石英尘粒表面羟基活性基团，即硅烷醇基团，可与肺泡巨噬细胞膜构成氢键，产生氢的交换和电子传递，造成细胞膜通透性增高、流动性降低，功能改变；石英直接损害巨噬细胞膜，改变细胞膜通透性，促使细胞外钙离子内流，当其内流超过Ca^{2+}/Mg^{2+}-ATP酶及其他途径排钙能力时，细胞内钙离子浓度升高，也可造成巨噬细胞损伤及功能改变；尘细胞可释放活性氧（ROS），激活白细胞产生活性氧自由基，参与生物膜脂质过氧化反应，引起细胞膜的损伤；肺泡Ⅰ型上皮细胞在矽尘作用下，变性肿胀，脱落，当肺泡Ⅱ型上皮细胞不能及时修补时，基底膜受损，暴露间质，激活成纤维细胞增生；巨噬细胞损伤或凋亡释放脂蛋白等，可成为自身抗原，刺激产生抗体，抗原抗体复合物沉积于胶原纤维上发生透明变性。

近年来，矽肺纤维化发病的分子机制研究有了一定的进展。矽尘进入肺内损伤或激活淋巴细胞、上皮细胞、巨噬细胞、成纤维细胞等效应细胞，分泌多种活性分子。这些活性分子包括细胞因子、生长因子、细胞黏附分子、基质金属蛋白酶/组织金属蛋白酶抑制剂（MMPs/TIMPs）等。细胞因子按其作用不同分为Th1型与Th2型细胞因子。Th1型细胞因子IFN-γ、IL-2和TNF-α等在肺损伤早期激活淋巴细胞，主要参与组织炎症反应过程。Th2型细胞因子IL-4、IL-6、IL-10等促进成纤维细胞增生、活化，启动纤维化的进程。Th2型细胞因子反应占优势时，诱导TGF-β1等分泌增加。TGF-β1促进成纤维细胞增生，通过其信号传导途径合成胶原蛋白，并抑制胶原蛋白等的降解，形成纤维化。新近发现的CD4+、CD25+调节性T淋巴细胞通过细胞—细胞接触和分泌细胞因子IL-10、TGF-β两种方式抑制Th1型细胞因子的产生，调控Th1型向Th2型反应极化的进程，在矽肺纤维化发生发展中可能起到重要作用。矽尘颗粒、效应细胞、活性分子等之间相互作用，构成复杂的细胞分子网络，通过多种信号传导途径，激活胞内转录因子，调控胶原蛋白等的合成，最终形成肺纤维化。

矽肺发病机制尚未完全阐明。

（四）病理改变

矽肺病例尸检肉眼观察，可见肺体积增大，晚期肺体积缩小，一般含气量减少，色灰白或黑白，呈花岗岩样。肺重量增加，入水下沉。触及表面有散在、孤立的结节如砂粒状，肺弹性丧失，融合团块处质硬似橡皮。可见胸膜粘连、增厚。肺门和支气管分叉处淋巴结肿大，色灰黑，背景夹杂玉白色条纹或斑点。

矽肺的基本病理改变是肺组织弥漫性纤维化和矽结节形成。矽结节是矽肺特征性病理改变。矽肺病理改变有四型。

1.结节型矽肺

由于长期吸入游离二氧化硅含量较高的粉尘而引起的肺组织纤维化病变，其典型的病变为矽结节。肉眼观，矽结节稍隆起于肺表面呈半球状，在肺切面多见于胸膜下和肺组织内，大小为

1~5 mm。镜下观,可见不同发育阶段和类型的矽结节。早期矽结节胶原纤维细且排列疏松,间有大量尘细胞和成纤维细胞。结节越成熟,胶原纤维越粗大密集,细胞越少,终至胶原纤维发生透明性变,中心管腔受压,成为典型矽结节。典型的矽结节是由多层同心圆状排列的胶原纤维构成,其中央或偏侧有闭塞的小血管或小气管,横断面似葱头状。有的矽结节以缠绕成团的胶原纤维为核心,周围是呈漩涡状排列的尘细胞、尘粒及纤维性结缔组织。粉尘中游离二氧化硅含量越高,矽结节形成时间越长,结节越成熟,典型。有的矽结节直径虽很小,但很成熟,出现中心钙盐沉着,多见于长期吸入低浓度高游离二氧化硅含量粉尘进展缓慢的病例。淋巴结内也可见矽结节。

2.弥漫性肺间质纤维化型矽肺

当粉尘中游离二氧化硅含量较低,或吸入游离二氧化硅含量较高,但粉尘量较少时,发病缓慢,病变多为弥漫性间质纤维化型。其病理特点是在肺泡和肺小叶间隔及小血管和呼吸性支气管周围,纤维组织呈弥漫性增生,相互连接呈放射状、星芒状,引起肺泡容积缩小。

3.矽性蛋白沉积型矽肺

矽性蛋白沉积型矽肺又称急性矽肺,多见于短期内接触高浓度、高分散度游离二氧化硅尘的青年工人。其病理特征为肺泡内有大量蛋白分泌物,称之为矽性蛋白,继而发生纤维化病变。

4.团块型矽肺

团块型矽肺是上述类型矽肺进一步发展,病灶融合而成。矽结节增多、增大、融合形成团块状,多见于两肺上叶后段和下叶背段。肉眼观,病灶为黑或灰黑色,索条状,呈圆锥、梭状或不规则形,界限清晰,质地坚硬;切面可见原结节轮廓、索条状纤维束、薄壁空洞等病变。镜下除可观察到结节型、弥漫性间质纤维化型病变、大量胶原纤维增生及透明性变外,还可见被压神经、血管及所造成的营养不良性坏死,薄壁空洞及钙化病灶;萎缩的肺泡组织泡腔内充尘细胞和粉尘,周围肺泡壁破裂呈代偿性肺气肿,贴近胸壁形成肺大疱;胸膜增厚,广泛粘连。病灶如被结核菌感染,形成矽肺结核病灶。

矽肺结核的病理特点是既有矽肺又有结核病变。镜下观,中心为干酪样坏死物,在其边缘有数量不多的淋巴细胞、上皮样细胞和不典型的结核巨细胞,外层为环形排列的多层胶原纤维和粉尘。也可见到以纤维团为结节的核心,外周为干酪样坏死物和结核性肉芽组织。坏死物中可见大量胆固醇结晶和钙盐颗粒,多见于矽肺结核空洞,呈岩洞状,壁厚不规则。

多数矽肺病例,由于长期吸入混合性粉尘,兼有结节型和弥漫性肺间质纤维化型病变,难分主次,称混合型矽肺;有些严重病例兼有团块型病变。

(五)临床表现

1.症状和体征

矽肺患者早期无明显症状、体征,或只有很轻微的自觉症状,但 X 线检查上已呈现较显著的矽肺影像改变。随着病程进展,尤其出现并发症后,症状、体征才渐趋明显。最常见的症状是胸闷、气短、胸痛、咳嗽、咳痰、心悸等,并逐渐加重和增多。体征可有干、湿性啰音、哮鸣音等。

2.X 线表现

矽肺 X 线检查影像是肺组织矽肺病理形态在 X 线检查的反映,是"形"和"影"的关系,与肺内粉尘蓄积、肺组织纤维化的病变程度有一定相关,但由于多种原因的影响,并非完全一致。比较典型的有类圆形、不规则形小阴影及大阴影,这些是矽肺诊断的重要依据。肺纹理、肺门、胸膜等改变对矽肺诊断也有重要参考价值。

(1)类圆形小阴影:类圆形小阴影是矽肺最常见和最重要的一种 X 线表现形态,可以看成是矽结节的影像学反映。其形态呈圆形或近似圆形,边缘整齐或不整齐,直径小于 10 mm。按直径大小可分为 p($<$1.5 mm)、q(1.5~3.0 mm)、r(3.0~10.0 mm)三种类型。p 类小阴影主要是不太成熟的矽结节或非结节性纤维化灶的影像,q、r 类小阴影主要是成熟和较成熟的矽结节,或为若干个小矽结节的影像重叠。早期多分布于双肺中、下肺区,随病情进展,数量增多,直径增大、密集度增加,波及双肺上区。

(2)不规则形小阴影:是指粗细、长短、形态不一的不规则形致密阴影,宽度小于 10 mm。阴影之间可互不相连,或杂乱无章的交织在一起,呈网状或蜂窝状;致密度多持久不变或缓慢增高。多由于接触游离二氧化硅含量较低的粉尘所致,病理基础主要为肺间质纤维化。按宽度大小可分为 s($<$1.5 mm)、t(1.5~3.0 mm)、u(3.0~10.0 mm)三种类型。早期多见于双肺中、下肺区,弥漫分布,随病情进展,数量增多、宽度增大、密集度增加,波及双肺上区。

(3)大阴影:在 X 线胸片上,肺野内直径或宽度大于 10 mm 的阴影为晚期矽肺的重要 X 线表现。形态为长条形、椭圆形和圆形,多出现在双肺中、上肺区,多对称呈八字形。其病理基础主要为团块型纤维化。大阴影周围一般有肺气肿带的 X 线表现。

(4)其他:胸膜粘连增厚,以肋膈角变钝或消失最常见,晚期膈面粗糙,由于肺纤维组织收缩和膈胸膜粘连,可呈"天幕状"阴影;肺门阴影可扩大,密度增高,边缘模糊不清,甚至有增大的淋巴结阴影;肺气肿为弥漫性、局灶性、边缘性及泡性肺气肿,严重者可见肺大疱;肺纹理增多、增粗,甚至扭曲变形、紊乱断裂。

3.肺功能改变

矽肺早期即有肺功能损害,但临床肺功能检查多属正常。随着病变进展,肺弹性下降,可出现肺活量及肺总量降低;伴肺气肿和慢性炎症时,肺活量进一步降低,最大通气量减少,所以矽肺患者的肺功能以混合性通气功能障碍多见。当肺泡大量损害、毛细血管壁增厚时,可出现弥散功能障碍。

4.并发症

肺结核是矽肺最为常见和危害最大的并发症。矽肺一旦合并结核,可加速矽肺病情恶化,矽肺并结核是患者死亡的最常见原因。其他并发症有肺部感染、肺心病、自发性气胸等。

(六)诊断

1.诊断原则和方法

根据可靠的生产性粉尘接触史、现场劳动卫生学调查资料,以技术质量合格的高仟伏 X 线后前位胸片表现作为主要依据,参考受检者的动态系列胸片及尘肺流行病学调查情况,结合临床表现和实验室检查,排除其他肺部类似疾病后,对照尘肺诊断高仟伏标准片作出尘肺病的诊断和 X 线分期。对于职业史不清或只有单张胸片及胸片质量不佳者,应尽量查清职业史,重新拍摄出质量良好的 X 线检查,再行诊断,避免误诊和漏诊。按照《职工工伤与职业病致残程度鉴定》(GB/T16180-2014),由职业病执业医师组成的诊断组诊断,发给尘肺病诊断证明书,患者享受国家相应医疗和劳动保险待遇。

对于少数生前有较长时间接尘职业史,未被诊断为尘肺者,根据本人遗愿或死后家属提出申请,进行尸体解剖。根据详细可靠的职业史,由具有尘肺病理诊断权的病理专业人员按照《尘肺病理诊断标准》(GBZ20-2014)提出尘肺的病理诊断报告,患者历次 X 线检查、病历摘要或死亡志及现场劳动卫生学资料是诊断的必需参考条件。该诊断可作为享受职业病待遇的依据。

2.尘肺诊断标准

(1)尘肺一期:符合下列条件之一者。①全肺各切面(大体和镜检)尘肺结节总数≥20个,<50个。②全肺尘性弥漫性肺纤维化达到1级(1度)及以上。③全肺尘斑-气肿面积≥30%,<75%。④按结节、尘斑、弥漫性肺纤维化综合评分法计算20～49分。

(2)2尘肺二期:符合下列条件之一者。①全肺各切面(大体和镜检)尘肺结节总数在50个及以上。②全肺尘性弥漫性肺纤维化达到2级(2度)及以上。③全肺尘斑-气肿面积占75%及以上。④按结节、尘斑、弥漫性肺纤维化综合评分法计算50分及以上。

(3)3尘肺三期:符合下列条件之一者。①肺内出现2 cm×2 cm×2 cm尘性块状纤维化。②尘性弥漫性肺纤维化达到3级(3度)及以上。

(七)治疗与处理

1.治疗

目前尚无根治办法。我国学者多年来研究了数种治疗矽肺药物,在动物模型上具有一定的抑制胶原纤维增生等作用,临床试用中有某种程度上的减轻症状、延缓病情进展的疗效,但有待继续观察和评估。大容量肺泡灌洗术是目前尘肺治疗的一种探索性方法,可排出一定数量的沉积于呼吸道和肺泡中的粉尘,一定程度上缓解患者的临床症状,延长尘肺的进展,但由于存在术中及术后并发症,因而存在一定的治疗风险,远期疗效也需要继续观察研究。尘肺患者应及时脱离粉尘作业,并根据病情需要进行综合治疗,积极预防和治疗肺结核及其他并发症,以期减轻临床症状、延缓病情进展、延长寿命、提高生活质量。

(1)保健康复治疗。及时脱离接尘作业环境,定期复查、随访,积极预防呼吸道感染等并发症的发生;进行适当的体育锻炼,加强营养,提高机体抵抗力,进行呼吸肌功能锻炼;养成良好的生活习惯,饮食、起居规律,戒掉不良的生活习惯,如吸烟、酗酒等,提高家庭护理质量。

(2)对症治疗。镇咳:可选用适当的镇咳药治疗,但患者痰量较多时慎用,应采用先祛痰后镇咳的治疗原则;通畅呼吸道:解痉、平喘、清除积痰(侧卧叩背、吸痰、湿化呼吸道、应用祛痰药);氧疗:根据实际情况可采取间断或持续低流量吸氧以纠正缺氧状态,改善肺通气功能和缓解呼吸肌疲劳。

(3)并发症治疗。①积极控制呼吸系统感染:尘肺的机体抵抗力降低,尤其呼吸系统的清除自净能力下降,呼吸系统炎症,特别是肺内感染(包括肺结核)是尘肺患者最常见的、最频发的并发症,而肺内感染又是促进尘肺进展的重要因素,因而尽快、尽早控制肺内感染对于尘肺患者来说尤为重要。抗感染治疗时,应避免滥用抗生素,并密切关注长期使用抗生素后引发真菌感染的可能。②慢性肺源性心脏病的治疗:应用强心剂(如洋地黄)、利尿剂(如选用氢氯噻嗪)、血管扩张剂(如选用酚妥拉明、硝普钠)等措施对症处理。③呼吸衰竭的治疗:可采用氧疗、通畅呼吸道(解痉、平喘、祛痰等措施)、抗炎、纠正电解质紊乱和酸碱平衡失调等措施综合治疗。

2.职业病致残程度鉴定

尘肺患者确诊后,应依据其X线诊断尘肺期别、肺功能损伤程度和呼吸困难程度,进行职业病致残程度鉴定。按《职工工伤与职业病致残程度鉴定》,尘肺致残程度,由重到轻依次如下。

(1)一级:尘肺三期伴肺功能重度损伤及(或)重度低氧血症[$PO_2<5.3$ kPa(<40 mmHg)]。

(2)二级:尘肺三期伴肺功能中度损伤及(或)中度低氧血症;尘肺二期伴肺功能重度损伤及/或重度低氧血症[$PO_2<5.3$ kPa(40 mmHg)];尘肺三期伴活动性肺结核。

(3)三级:尘肺三期;尘肺二期伴肺功能中度损伤及(或)中度低氧血症;尘肺二期合并活动性

肺结核。

(4)四级:尘肺二期;尘肺一期伴肺功能中度损伤或中度低氧血症;尘肺一期伴活动性肺结核。

(5)六级:尘肺一期伴肺功能轻度损伤及(或)轻度低氧血症。

(6)七级:尘肺一期,肺功能正常。

3.患者安置原则

(1)尘肺一经确诊,不论期别,均应及时调离接尘作业。不能及时调离的,必须报告当地劳动、卫生行政主管部门,设法尽早调离。

(2)伤残程度轻者(六级、七级),可安排在非接尘作业从事劳动强度不大的工作。

(3)伤残程度中等者(四级),可安排在非接尘作业做些力所能及的工作,或在医务人员的指导下,从事康复活动。

(4)伤残程度重者(一级、二级、三级),不担负任何工作,在医务人员指导下从事康复活动。

三、煤工尘肺

煤工尘肺(CWP)是煤矿工人长期吸入生产性粉尘所引起尘肺的总称。在煤矿开采过程中由于工种不同,工人可分别接触煤尘、煤矽尘和矽尘,从而引起肺的弥漫性纤维化,统称为煤工尘肺。

(一)煤工尘肺类型

(1)在岩石掘进工作面工作的工人,包括凿岩工及其辅助工,接触游离二氧化硅含量较高的岩石,所患尘肺为矽肺,发病工龄 10~15 年,进展快,危害严重。

(2)采煤工作面工人,包括采煤机手、回采工、煤仓装卸工等,主要接触单纯性煤尘(煤尘中游离二氧化硅含量在 5% 以下),其所患尘肺为煤肺,发病工龄多在 30 年以上,病情进展缓慢,危害较轻。

(3)接触煤矽尘或既接触矽尘,又接触煤尘的混合工种工人,其尘肺在病理上往往兼有矽肺和煤肺的特征,这类尘肺称为煤矽肺,是我国煤工尘肺最常见的类型,发病工龄多在 15~20 年,病情发展较快,危害较重。

(二)煤工尘肺的发病情况

煤工尘肺因开采方式不同有很大差异。露天煤矿工人的尘肺患病率很低,井下开采工作面的粉尘浓度和粉尘分散度均高于露天煤矿,尘肺患病率和发病率均较高。我国地域广大,地层结构复杂,各地煤工尘肺患病率有很大差异,在 0.92%~24.10%,其中矽肺占 11.4%,煤矽肺占 87.6%,煤肺占 1.0%。

(三)病理改变

煤工尘肺的病理改变随吸入的矽尘与煤尘的比例不同而有所差异,除了凿岩工所患矽肺外,基本上属混合型,多兼有间质弥漫性纤维化和结节型两者特征。主要病理改变有以下几种。

1.煤斑

煤斑又称煤尘灶,是煤工尘肺最常见的原发性特征性病变,是病理诊断的基础指标。肉眼观察:呈灶状,色黑,质软,直径 2~5 mm,境界不清,多在肺小叶间隔和胸膜交角处,表现为网状或条索状。镜下所见:煤斑是由很多的煤尘细胞灶和煤尘纤维灶组成。煤尘细胞灶是由煤尘以及尘细胞,聚集在肺泡、肺泡壁、细小支气管和血管周围形成。随着病灶的发展出现纤维化,早期以网状纤维为主,晚期可有少量的胶原纤维,构成煤尘纤维灶。

2.灶周肺气肿

灶周肺气肿是煤工尘肺病理的又一特征。常见的有两种:一种是局限性肺气肿,为散在分布于煤斑旁的扩大气腔,与煤斑共存;另一种是小叶中心性肺气肿,在煤斑中心或煤尘灶周边,有扩张的气腔,居小叶中心。病变进一步进展,可形成全小叶肺气肿。

3.煤矽结节

肉眼观察:呈圆形或不规则形,大小为 2～5 mm 或稍大,色黑,质坚实。镜下观察:典型煤矽结节由漩涡样排列的胶原纤维构成,可发生透明性变,胶原纤维之间有煤尘沉着,周边有大量尘细胞、成纤维细胞、网状纤维和少量的胶原纤维,向四周延伸呈放射状;非典型煤矽结节无胶原纤维核心,胶原纤维束排列不规则并较为松散,尘细胞分散于纤维束之间。

4.弥漫性纤维化

在肺泡间隔、小叶间隔、小血管和细支气管周围和胸膜下,出现程度不同的间质细胞和纤维增生,并有煤尘和尘细胞沉着,间质增宽。晚期形成粗、细不等的条索和弥漫性纤维网架,肺间质纤维增生。

5.大块纤维化

大块纤维化又称为进行性块状纤维化(PMF),是煤工尘肺的晚期表现。肺组织出现 2 cm×2 cm×1 cm 的一致性致密的黑色块状病变,多分布在两肺上部和后部。病灶多呈不规则形,边界清楚。镜下分两种类型:一为弥漫性纤维化,在大块纤维中及其周围有很多煤尘和尘细胞,见不到结节改变;另一为大块纤维化病灶中可见煤矽结节。有时在团块病灶中见到空洞形成,洞内积储墨汁样物质,周围可见明显代偿性肺气肿。

(四)临床表现与诊断

1.症状、体征和肺功能改变

煤工尘肺早期一般无症状,只有当并发支气管或肺部感染时才会出现呼吸系统症状和体征,如气短、胸痛、胸闷、咳嗽、咳痰等。煤工尘肺患者由于广泛的肺纤维化,呼吸道狭窄,特别是由于肺气肿,导致肺通气功能、弥散功能和毛细血管气体交换功能减退或障碍。

2.X 线检查

主要表现为圆形小阴影、不规则形小阴影和大阴影,还有肺纹理和肺门阴影的异常变化。

(1)圆形小阴影:煤工尘肺 X 线表现以圆形小阴影较为多见,多为 p、q 类圆形小阴影。圆形小阴影的病理基础是矽结节、煤矽结节及煤尘纤维灶。掘进作业工人,接触含游离二氧化硅较高的混合性粉尘,以典型的小阴影居多;采煤作业为主的工人,接触煤尘并混有少量岩尘所患尘肺,X 线检查上圆形小阴影多不太典型,边缘不整齐,呈星芒状,密集度低。

(2)不规则形小阴影:较圆形小阴影少见。多呈网状,有的密集呈蜂窝状,病理基础为煤尘灶、弥漫性间质纤维化、细支气管扩张、肺小叶中心性肺气肿。

(3)大阴影:矽肺和煤矽肺患者胸片上可见到大阴影,大阴影多是由小阴影增大、密集、融合而形成;也可由少量斑片、条索状阴影逐渐相连并融合呈条带状。周边肺气肿比较明显,形成边缘清楚、密度较浓、均匀一致的大阴影。煤肺患者中大阴影罕见。

此外,煤工尘肺的肺气肿多为弥漫性、局限性和泡性肺气肿。泡性肺气肿表现为成堆小泡状阴影,直径为 1～5 mm,即所谓"白圈黑点"。肺纹理增多、增粗、变形、紊乱;肺门阴影增大,密度增高,有时可见到淋巴结蛋壳样钙化或桑椹样钙化阴影;可见肋膈角闭锁及粘连。

四、硅酸盐肺

硅酸盐是由二氧化硅、金属氧化物和结合水组成的矿物,按其来源分天然和人造两种。天然硅酸盐广泛存在于自然界中,如石棉、滑石、云母等。人造硅酸盐多由石英和碱类物质焙烧而成,如玻璃纤维、水泥等。硅酸盐有纤维状(如石棉)和非纤维状(如水泥、云母等)之分。纤维是指纵横径比>3:1的尘粒。直径<3 μm,长度≥5 μm的纤维为可吸入性纤维;直径≥3 μm,长度≥5 μm的纤维为非可吸入性纤维。

长期吸入硅酸盐尘所致的尘肺,统称为硅酸盐肺。在我国现行《职业病目录》中列有石棉肺、滑石尘肺、云母尘肺和水泥尘肺。

(一)硅酸盐肺特点

(1)病理改变主要为弥漫性肺间质纤维化。组织切片可见含铁小体,如石棉小体、滑石小体等,但其数量多少与肺组织纤维化程度不一定平行,仅可作为吸入硅酸盐尘指标。

(2)X线检查表现以不规则小阴影并交织呈网状为主。

(3)自觉症状和体征较明显。肺功能损害出现较早,早期为气道阻塞和进行性肺容量降低;晚期出现"限制性综合征",气体交换功能障碍。

(4)并发症以气管炎、肺部感染、胸膜炎为多见。肺结核合并率较矽肺低。

(二)石棉肺

石棉是一种具有纤维结构的硅酸盐矿物,含铁、镁、钙、铝等氧化物和结合型二氧化硅。分为蛇纹石类和闪石类两大类。蛇纹石类主要为温石棉,为银白色片状结构,呈中空的管状纤维丝,其纤维质地柔软,具可织性,工业用途大。闪石类石棉纤维为链状结构,直、硬而脆,包括青石棉、铁石棉、直闪石、透闪石、阳起石。青石棉直径最细,易沉着于肺组织中,且穿透力强,因而致病作用最强。石棉不但可致肺组织纤维化,引起石棉肺,且石棉可引起胸膜和腹膜恶性间皮瘤和肺癌。

石棉肺是指在生产过程中长期吸入石棉粉尘所引起的以肺组织纤维化为主的疾病。

1.主要接触作业和影响发病因素

石棉矿的开采;石棉加工厂的开包、扎棉、梳棉;石棉布、石棉瓦等石棉制品的制作;造船、建筑等行业的保温、耐火材料的制造、维修以及其他石棉制品的检修等均可产生大量石棉粉尘,其中以石棉加工厂开包、扎棉、梳棉为甚。

石棉肺的发病工龄一般为5~15年。少数工人脱离接触石棉尘作业后可发生晚发型石棉肺。石棉种类、纤维直径和长度、纤维浓度、接尘时间(工龄)、接触者个人防护、个体差异以及工作场所是否混有其他粉尘等是影响石棉肺发病的主要因素。

2.病理改变

(1)弥漫性肺间质纤维化:石棉肺的主要病理改变是肺间质弥漫性纤维化。由于进入呼吸道的石棉纤维易随支气管长轴进入肺下叶,故石棉肺的纤维化病变自上而下逐渐加重,双侧下叶尤甚。肺间质纤维化在血管和支气管周围更为明显。随着病变进展,两肺切面上出现粗、细不等灰白色弥漫性纤维化索条和网架,此改变为石棉肺病理典型特征。少数晚期石棉肺患者可以出现大块纤维化病变,其多发生在两肺下区。

(2)胸膜改变:胸膜增厚和胸膜斑是石棉肺主要病理特征之一。胸膜斑是由玻璃样变的粗大胶原纤维束在胸膜壁层和(或)脏层局部形成纤维斑片,多见于壁层胸膜。胸壁下后方的外侧面和脊柱旁以及膈肌的中心腱为常发部位,可为单侧或双侧。胸膜斑呈灰白或浅黄色,表面光滑,境界清楚,形似胼胝体或软骨,有的可伴钙化。胸膜斑也可以是接触石棉的非石棉肺患者唯一病变。

(3)石棉小体:石棉肺组织切片中可见长 $10\sim300~\mu m$,粗 $1\sim5~\mu m$,形成黄色或黄褐色,形似哑铃、串球或火柴状,铁反应呈阳性的石棉小体。石棉小体是由成纤维细胞等分泌胶原蛋白和黏多糖所形成的薄膜,将石棉纤维包裹而成。其数量多少与肺纤维化程度不一定平行。

3.临床表现与诊断

(1)症状和体征:自觉症状出现较矽肺早,主要为咳嗽和呼吸困难。咳嗽一般为阵发性干咳或伴小量黏液性痰,痰难以咳出。呼吸困难早期出现于体力活动时,随着病情发展逐渐明显。晚期患者可出现气急、一时性局限性胸痛。并发肺癌或恶性间皮瘤者,有持续性胸痛。

特征性体征是双下肺区出现捻发音,随病情加重,捻发音可扩展至中、上肺区,声音由细小变粗糙。晚期出现杵状指(趾)等体征,伴肺源性心脏病者,可有心肺功能不全症状和体征。

(2)肺功能改变:患者肺功能改变出现较早。随病情进展,肺活量、用力肺活量和肺总量下降,呈现出限制性肺通气功能损害,此特征为石棉肺典型肺功能改变。弥散量下降也是早期石棉肺肺功能损害表现之一。

(3)X线检查:主要表现为不规则小阴影和胸膜改变。不规则小阴影是诊断石棉肺的主要依据。早期在两侧肺下区近肋膈角出现密集度较低的不规则小阴影,随病情进展,小阴影增多增粗,呈网状并向中、上肺区扩展。

胸膜改变包括胸膜斑、胸膜增厚和胸膜钙化。胸膜斑多见于双肺下侧胸壁 6～10 肋间,也可发生于膈胸膜和心包膜。弥漫性胸膜增厚的 X 线影像呈不规则形阴影,以中、下肺区明显,可有点、片或条状钙化影。晚期石棉肺可因纵隔胸膜增厚并与心包膜及肺组织纤维化交错重叠,致心缘轮廓不清,可形成"蓬发状心影",此影像是Ⅲ期石棉肺主要诊断依据之一。

(4)并发症:晚期石棉肺患者易并发呼吸道及肺部感染较矽肺多见,但合并结核者比矽肺少,由于反复感染,往往可致心力衰竭。石棉肺患者并发肺心病的概率较矽肺患者并发肺心病的概率高,且较为严重。肺癌和恶性间皮瘤是石棉肺的严重并发症。

(5)诊断:石棉肺按《尘肺诊断标准》进行诊断和分期。

4.治疗与处理

处理原则同矽肺。目前尚无治疗石棉肺有效疗法,主要采用对症治疗,增强机体抵抗力,积极防治并发症等。

(三)其他硅酸盐尘肺

1.滑石尘肺

滑石尘肺是长期吸入滑石粉尘而引起的以慢性肺组织纤维增生为主要损害的疾病。

(1)理化性质、接触机会:滑石是由含镁的硅酸盐或碳酸盐蚀变而成,其形状多种多样,有颗粒状、纤维状、片状及块状等。根据性状不同,可分为纤维状滑石和颗粒状滑石。纤维状滑石中含少量石棉类物质。纯滑石为白色,不溶于水,具有化学性质稳定、润滑性、耐热、耐水、耐酸碱、耐腐蚀、不易导电、吸附性强等性能,广泛应用于橡胶、建筑、纺织、造纸、涂料、陶瓷、雕刻、高级绝缘材料、医药及化妆品生产等,日常生活接触的机会也很多。

(2)病理改变:尸检在肺实质内可见到结节型改变、弥漫性肺间质纤维化型和异物肉芽肿型三种基本病理改变,并可找到滑石颗粒。胸膜改变也常见到。

(3)临床表现:滑石尘肺病程进展缓慢,发病工龄一般在 10 年以上,有的报告显示在 20～

33年。早期无明显症状,随病情发展,部分患者可有咳嗽、咳痰、胸痛、气急等症状。有的异物肉芽肿病例,可出现进行性呼吸困难。滑石尘肺患者 X 线表现由于接触滑石粉尘中所含杂质不同,其病变类型不同,可有不规则的 s 型、t 型小阴影,也可有 p 型、q 型圆形小阴影,晚期病例可见大阴影出现。在胸壁、膈肌可见滑石斑阴影。

2.云母尘肺

云母尘肺是由于长期吸入云母粉尘而引起的慢性肺组织纤维增生的疾病。

(1)理化性质、接触机会:云母为天然的铝硅酸盐,自然界分布很广,成分复杂,种类繁多,其晶体结构均含有硅氧层,应用最多的为白云母。云母的共同特点是柔软透明、富有弹性,易剥离成薄片状,具有耐酸、隔热、绝缘等性能,因此广泛用于电器材料和国防工业。

(2)病理改变:主要为肺纤维化和不同程度的结节肉芽肿,肺泡间隔、血管和支气管周围结缔组织增生和脱屑性支气管炎,伴有明显支气管扩张和局限性肺气肿,肺内可见云母小体。

(3)临床表现:云母尘肺的发病工龄视工种而异,采矿工平均 25 年,云母加工工人在 20 年以上。临床症状主要表现为胸闷、胸痛、气急、咳嗽、咳痰等,无阳性体征,且很少有其他合并症。X 线表现属于弥漫性纤维化型尘肺,早期类似石棉肺改变,以两肺弥漫性不规则小阴影(s 型)为主,也可见边缘模糊的圆形小阴影(p 型),一般分布在两肺中、下肺区,肺门不大,但密度高。胸膜改变不明显。

3.水泥尘肺

水泥尘肺是由于长期吸入高浓度水泥粉尘而引起的一种尘肺。

(1)理化性质、接触机会:水泥分为天然水泥和人工水泥。天然水泥是将水泥样结构的自然矿物质经过煅烧、粉碎而成;人工水泥又称为硅酸盐水泥,它是以石灰石、黏土为主要原料与少量校正原料,如铁粉等经破碎后按一定比例配合、磨细、混匀而成原料,原料在水泥窑内煅烧至部分熔融,即为熟料,再加适量石膏、矿渣或外加剂磨细、混匀而成水泥。

(2)病理改变:水泥尘肺的发生除了粉尘浓度、工龄和个体因素外,与水泥的化学组成有密切关系。水泥原料粉尘引起的属混合尘肺,水泥成品粉尘引起的尘肺为水泥尘肺。病理改变以尘斑和尘斑灶周围肺气肿为主要改变,并有间质纤维化,偶见大块纤维化形成。

(3)临床表现:发病工龄较长,病情进展缓慢。一般接触粉尘 20 年以上。临床症状主要表现是以气短为主的呼吸系统自觉症状,其次为咳嗽、咳痰和慢性鼻炎等,体征多不明显。X 线表现既有不规则小阴影改变,又有圆形小阴影改变。

(林应庚)

第五节　物理因素职业病

一、概述

生产和工作环境中与劳动者健康相关的物理因素有气象条件、生产性噪声与振动、电离辐射和非电离辐射等。这些物理因素一般多为自然存在的因素,有明确的来源,强度一般不均匀,具有特定的物理参数。其对人体的损害效应常表现为在某一强度范围内对人体无害,高于或低于这一范围才对人体产生不良影响,并且影响的部位和表现形式可能完全不同。预防控制措施不是设法消除或替代,也不能一概而论地降低其水平,而应是采取措施将其控制在"正常范围"或是"适宜范围"之内。除了某些放射性物质进入人体可以产生内照射以外,绝大多数物理因素在脱离接触后,体内便不再残留。对物理因素所致损伤或疾病的治疗,不需要采取"驱除"或"排出"的方法,而主要是针对损害的组织器官和病变特点采取相应的治疗措施。

二、不良气象条件

不良气象条件包括高温、低温、异常气压,异常气压又包括高气压、低气压,这些不良气象条件会对劳动者的健康造成不同的影响。如高温可引起中暑,低温导致冻伤,高气压会引起减压病,低气压能造成高原病,这些都属于职业病,是职业卫生的重要内容。

(一)生产环境的气象条件及特点

生产环境中的气象条件主要包括气温、气湿、气流、热辐射等,这些因素构成了工作场所的微小气候。

1.气温

生产环境中气温高低主要取决于大气温度,同时也受生产性热源(在生产过程中能散发热量的生产设备、中间产品或产品等)、太阳辐射和人体散热等影响,所产生的热能通过传导和对流,加热生产环境中的空气,并通过辐射加热四周的物体,从而形成二次热源,导致受热空气的面积增大,温度进一步升高。

2.气湿

生产环境中的气湿常以相对湿度表示。相对湿度在30%以下称为低气湿,在80%以上称为高气湿。高气湿主要来自水分的蒸发和蒸汽的排放,如纺织、印染、造纸、制革、缫丝、屠宰和潮湿的矿井、隧道等作业。低气湿可见于冬季高温车间中的作业。

3.气流

生产环境中的气流大小受外环境风力、车间内热源所形成对流气流、通风设备送风或吸入气流以及物体机械运动所形成气流的影响。室内、外温差愈大,产生的气流也愈强。

4.热辐射

物体因本身的温度因素而以电磁辐射的形式向外散发的能量称为热辐射。热辐射主要指红外线和部分可见光的辐射,它们不直接加热空气,但可加热周围物体,称之为辐射热。太阳和车间内热源被称为第一辐射源。吸收第一辐射源能量而变热的物体可成为第二辐射源。当周围物体表面温度超过人体体表温度时,周围物体向人体发射热辐射使人体受热,称为正辐射;反之,人体体表温度高于周围物体表面温度,人体则可向周围物体辐射散热,称为负辐射。负辐射有利于机体散热,在防暑降温上有一定意义。热辐射的强度以每分钟、每平方厘米被照射表面接受多少焦耳(J)热量表示$[J/(cm^2 \cdot min)]$。

生产环境中的气象条件不仅受厂房建筑、通风设备、工艺过程和热源情况的影响,而且与地理位置、自然季节和昼夜时间有关。因此,在不同地区和不同季节,生产环境的气象条件差异很大,同一工作场所在一天内的不同时间和同一工作地点的不同高度,气象条件也会有显著的变化。由于各种气象条件都可影响机体的生理功能,故在做卫生学评价和制定预防措施时必须综合考虑多种因素。

(二)高温作业

1.干热作业

如冶金行业的炼钢、炼焦、炼铁、轧钢和机械行业的铸造、锻造、热处理等车间;玻璃、陶瓷、搪瓷、砖瓦等工业炉窑车间;轮船和火力发电的锅炉间等。这些生产场所的气象特点是气温高、热辐射强度大,而相对湿度较低,从而形成干热环境。

2.湿热作业

其气象特点是高气温、高气湿,而热辐射强度不大。高湿度的形成,主要是由于生产过程中产生大量水蒸气或生产上要求车间内保持较高的相对湿度所致。如印染、缫丝、造纸等工业中的液体加热或蒸煮车间;机械行业的酸洗、电镀以及屠宰车间、潮湿矿井等。

3.夏季露天作业

如夏季的农业劳动、建筑和搬运等。此类作业除气温高、太阳热辐射强外,劳动者还受到被加热的地面和周围物体的二次热辐射作用。露天作业中的热辐射强度虽较高温车间低,但其作用的持续时间较长,加之中午前后气温较高,形成高温与热辐射的联合作业环境。

(三)高温作业对机体的影响

1.机体生理功能调节

高温作业时,机体可出现一系列生理功能变化,其主要表现为体温调节、水盐代谢、循环系统、消化系统、神经系统和泌尿系统等的适应性调节。

(1)体温调节:影响体温调节的主要因素为劳动强度和气象条件,起主要作用的是气温和热辐射。高温环境中劳动者因机体的热负荷加重,使机体中心血液温度增高时,在中枢神经(下丘脑)调节下,可反射性地引起散热反应,即出现皮肤血管扩张,大量血液流向体表,使皮肤温度上升,汗腺分泌活动增强,机体通过对流、热辐射和汗液蒸发途径散热,同时产热也会稍降低,从而使机体产热与散热处于动态平衡,以保持体温在正常范围。当环境温度高于皮肤温度或热辐射强度很大时,人体的对流、热辐射散热受阻,机体主要散热途径仅为汗液蒸发。若空气的相对湿度高、气流小,此途径散热效率也会明显降低,则会出现热蓄积,如蓄热过量,超出体温调节能力则可因机体过热而发生中暑。

(2)水盐代谢:出汗是处于高温环境的机体重要的散热途径。但大量出汗造成的水、盐大量丢失,可导致水、盐代谢障碍,甚至引起热痉挛。机体出汗量可作为评价高温作业者受热程度和劳动强度的综合指标。一个工作日出汗量以 6 L 为生理最高限度。高温作业者大量出汗可造成氯化钠、氯化钾等盐分的大量丢失,体内缺盐时尿中的盐含量明显减少,因此尿盐含量可作为判断体内是否缺盐的指标。在正常饮食条件下从事轻体力劳动的人,尿盐量为 10~15 g/24 h,如果尿盐含量降至 5 g/24 h 以下,则提示有缺盐的可能。

(3)循环系统:高温作业时,机体为有效地散热,皮肤血管扩张,末梢循环血量增加。为适应劳动需求,工作肌群也需足量的血液灌注。出汗丧失大量水分和体液转移到肌肉使有效循环血量减少。心跳加快,每分心排血量加大,心肌负荷加重,可造成心脏代偿性肥大。机体可出现收缩压增高而舒张压相对稳定、脉压加大,这是高温作业工人生理适应表现。如果高温作业工人劳动时心率已增加到最高值,而机体蓄热又不断增加,心排血量不可能再增加来维持血压和肌肉灌流,则可能导致热衰竭发生。

(4)消化系统:高温作业时,高温致唾液分泌抑制,胃酸降低,胃肠蠕动差,消化道血流量少,引起食欲减退,消化不良,胃肠道疾病增多。

(5)神经系统:高温使体温调节中枢的兴奋性增高,因负诱导致使中枢神经系统的运动区受抑制,表现为注意力不集中,肌肉工作能力下降,准确性、协调性和反应速度降低,易发生工伤事故。

(6)泌尿系统:高温使大量汗液蒸发,肾血流量和肾小球滤过率下降,引起尿液大量减少,尿液浓缩,肾负荷加重,尿中可出现蛋白、红细胞管型,甚至发生肾功能不全。

2.热适应

热适应是指人体在热环境工作一段时间后对热负荷产生的适应反应。从事高温作业数周后,机体可出现热适应反应,体温调节能力增强,机体产热减少,出汗量增加,汗液蒸发率提高。皮肤温度和机体中心温度先后降低。心脏每搏输出量增加,心率减低,血压稳定。醛固酮分泌增加,肾小管和汗腺对氯化钠重吸收功能增强,汗液中无机盐成分减少。

热适应的状态并不稳定,停止接触热一周左右返回到适应前的状况,即脱适应。病愈或休假重返工作岗位者应注意重新适应。热适应者对热的耐受能力增强,这不仅可提高高温作业的劳动效率,且有助于防止中暑发生。但人体热适应有一定限度,超出限度仍可引起生理功能紊乱。因此,绝对不能放松防暑保健工作。

(四)高温作业所致的疾病

高温可导致急性热致疾病(如刺热、痱子和中暑)和慢性热致疾病(慢性热衰竭、高血压、心肌损害、消化系统疾病、皮肤疾病、热带性嗜睡、肾结石、缺水性热衰竭等)。中暑是其中较常见而且重要的一种。中暑是高温环境下由于热平衡和(或)水、盐代谢紊乱等而引起的一种以中枢神经系统和(或)心血管系统障碍为主要表现的急性热致疾病。

1.致病因素

气温高、气湿大、气流小、热辐射强、劳动强度大、劳动时间过长是中暑的主要致病因素,体弱、肥胖、睡眠不足、未产生热适应等是其诱发因素。

2.诊断

(1)诊断原则:根据高温作业的职业史,出现以体温升高、肌痉挛、晕厥、低血压、少尿、意识障碍为主的临床表现,结合辅助检查结果,参考工作场所职业卫生学调查资料,综合分析,排除其他原因引起的类似疾病,方可诊断。

(2)中暑先兆:在高温作业环境下工作一定时间后,出现头晕、头痛、乏力、口渴、多汗、心悸、注意力不集中、动作不协调等症状,体温正常或略有升高但低于 38.0 ℃,可伴有面色潮红、皮肤灼热等,短时间休息后症状即可消失。

(3)热痉挛:在高温作业环境下从事体力劳动或体力活动,大量出汗后出现短暂、间歇发作的肌痉挛,伴有收缩痛,多见于四肢肌肉、咀嚼肌及腹肌,尤以腓肠肌为著,呈对称性;体温一般正常。

(4)热衰竭:在高温作业环境下从事体力劳动或体力活动,出现以血容量不足为特征的一组临床综合征,如多汗、皮肤湿冷、面色苍白、恶心、头晕、心率明显增加、低血压、少尿,体温常升高但不超过 40 ℃,可伴有眩晕、晕厥,部分患者早期仅出现体温升高。实验室检查可见血细胞比容增高、高钠血症、氮质血症。

(5)热射病(包括日射病):在高温作业环境下从事体力劳动或体力活动,出现以体温明显增高及意识障碍为主的临床表现,表现为皮肤干热,无汗,体温高达 40 ℃ 及以上,谵妄、昏迷等;可伴有全身性癫痫样发作、横纹肌溶解、多器官功能障碍综合征。

3.治疗

一旦发生中暑,应尽快送医院采取救治措施,否则可能发生中暑死亡。存在高温危害和职业性中暑风险的用人单位应与有救治能力且距离最近的医疗机构签订协议,确保能够及时送医并取得最佳救治效果。

中暑的治疗原则,依其症状表现的轻重和特点进行对症处理。

(1)中暑先兆:立即脱离高温环境,到通风阴凉处休息、平卧。予含盐清凉饮料及对症处理,并密切观察。

(2)热痉挛:纠正水与电解质紊乱及对症治疗。

(3)热衰竭:予物理降温和药物降温,并注意监测体温,纠正水与电解质紊乱,扩充血容量、防止休克。

(4)热射病:快速降温,持续监测体温,保护重要脏器功能,呼吸循环支持,改善微循环,纠正凝血功能紊乱,对出现肝肾功能衰竭、横纹肌溶解者,早期予以血液净化治疗。

(五)防暑降温措施

1.技术措施

(1)合理设计工艺过程:科学、合理地设计工艺流程,改进生产设备和操作方法,提高生产的机械化、自动化水平,减少工人接触高温作业机会,是防暑降温的根本措施。热源的布置应符合下列要求:①尽量布置在车间外面;②采用热压为主的自然通风时,尽量布置在天窗下面;③采用穿堂风为主的自然通风时,尽量布置在夏季主导风向的下风侧;④对热源采取隔热措施;⑤使工作地点易于采用降温措施,热源之间可设置隔墙(板),使热空气沿着隔墙上升,经过天窗排出,以免扩散到整个车间。热成品和半成品应及时运出车间或堆放在下风侧。

(2)隔热:隔热是防暑降温的一项重要措施,是降低热辐射有效方法,分热绝缘和热屏挡两类。

(3)通风降温。①自然通风:自然通风是充分利用风压和热压差的综合作用使室内外空气进行交流换气;②机械通风:在自然通风不能满足降温需求或生产上要求保持车间一定温湿度情况下,可使用机械通风,如风扇、喷雾风扇等。

2.保健措施

(1)供应含盐饮料和补充营养:一般每人每天供水 3～5 L,盐 20 g 左右,如三餐膳食中已供盐 12～15 g,饮料中只需补盐 8～10 g。饮料含盐量以 0.1%～0.2% 为宜,饮水应少量多次,适量补充水溶性维生素等。

(2)个人防护:高温作业的工作服应用耐热、导热系数小而透气性好的织物制成。按不同作业要求,可佩戴工作帽、防护眼镜、手套、面罩、鞋盖、护腿等个人防护用品。

(3)预防保健:加强对高温作业工人的上岗前和入暑前的健康检查,凡有心血管系统器质性疾病、持久性高血压、中枢神经系统器质性疾病和明显呼吸系统、消化系统或内分泌系统以及肝、肾疾病者均不宜从事高温作业。

3.组织措施

认真贯彻执行国家有关防暑降温法规和劳动卫生标准,制定合理的劳动休息制度,进行高温作业前热适应锻炼。

三、噪声

噪声是影响范围很广的一种职业性有害因素,在许多生产劳动过程中都有可能接触噪声。长期接触一定强度的噪声,可以对人体产生不良影响。

(一)基本概念

1.声音

振动物体的振动能量在弹性介质中以波的形式向外传播,传到人耳引起的音响感觉称为声音。振动物体每秒钟振动次数称为频率,用 f 表示,单位为赫兹(Hz)。声波频率在 20~20 000 Hz 范围称为声频,低于 20 Hz 声波属次声,高于 20 000 Hz 声波属超声。

2.噪声和生产性噪声

无规则、非周期性振动所产生的声音为噪声。从卫生学角度讲,凡是有损听力、有害健康或有其他危害,使人感到厌烦或不需要的声音都属于噪声。噪声具有声音的一切特性,是声音的一种。生产过程中产生噪声称为生产性噪声。

3.声压

声波在空气中传播时,引起介质质点振动,使空气产生疏密变化。这种由于声波振动而对介质产生的压力称为声压。以符号 P 表示,单位为帕(Pa),$1 \text{ Pa} = 1 \text{ N/m}^2$。

4.听阈

使正常青年人耳刚能引起音响感觉的声压称为听阈声压,简称听阈,1 000 Hz 纯音的听阈为 20 μPa(微帕)。

5.痛阈

使正常青年人耳刚能感到疼痛的声压称为痛阈声压,简称痛阈,1 000 Hz 纯音的痛阈为 20 Pa(帕)。

6.声压级

为便于计算和测量,在声音强度测量中,使用对数级来表示其大小,即声压级(LP),单位为分贝(dB)。

$$LP = 20 \log P/P_0 (dB)$$

式中:LP——声压级(dB);P——被测声压;P_0——基准声压(即 1 000 Hz 纯音听阈声压)。

听阈的声压级为 0 dB,痛阈的声压级为 120 dB。普通谈话为 60~70 dB,载重卡车行驶声音 80~90 dB。

7.响度和响度级

人耳对声音强弱的主观感觉量,称为响度。响度的大小与声波能量强弱和频率高低有关。

由于能量强度相同而频率不同的声波在人耳产生的音响感觉存在差异,为了使不同频率的声音产生的音响感觉能互相比较,则以 1 000 Hz 的标准声产生的音响感觉为基准,与之产生同样音响感觉声音的响度均以此标准音的声压级表示,称之为响度级,其单位为方。如频率为 300 z,强度为 40 dB 的声音,其响度与 1 000 Hz 标准音的 30 dB 声音相同,则前者的响度级为 30 方。响度级可由等响曲线图中查得。从等响曲线也可看出,人耳对高频,特别是 2 000~5 000 Hz 声音敏感,对低频声不敏感。

8.声级

为准确地评价噪声对人体的影响,测量噪声的声级计中设置了几种滤波器,即根据人耳的感音特性,模拟 40 方、70 方、100 方等响曲线,设计了"A""B""C"三种频率计权网络。经频率计权网络滤波后所测得的声压级称为声级,分别以 dB(A)、dB(B)、dB(C)表示。其中 A 声级是由国际标准化组织(ISO)推荐的用作噪声卫生学评价的指标。C 声级可作为总声级。

(二)生产性噪声分类及主要接触机会

生产性噪声来源有如下 3 种。

(1)机械性噪声:由于机械的撞击、摩擦、转动等产生的噪声,如织布机、球磨机、冲压机等产生的声音。

(2)流体动力性噪声:由于气体压力或体积突然变化或流体流动所产生的声音,如空压机、汽笛等产生的声音。

(3)电磁性噪声:由于电机交变力相互作用而产生的声音,如电动机、变压器发出的声音。

根据噪声强度随时间而出现的变化,生产性噪声可分为连续声和间断声。连续声按其声压值波动是否大于 5 dB,又可分为稳态声和非稳态声。间断声中,声音持续时间小于 0.5 s,间隔时间大于 1 s,声压变化大于 40 dB 者称为脉冲噪声。生产性噪声多为多频率,且各频段声波强度各不相同声音的混合。

在工农业生产中,接触噪声的职业种类甚多,主要集中在机械制造、矿山、建筑、建材、纺织、发动机制造与维修、运输等行业。就我国职业性接触噪声的强度和接触人数而言,以使用风动工具和纺织机械工种为甚。

(三)噪声对人体的危害

噪声对人体的危害是全身性的,噪声不仅可致听觉系统损伤,也可引起听觉外系统危害。

1.听觉系统危害

长期接触强烈的噪声,听觉系统首先受损,听力的损伤有一个从生理改变到病理改变的过程。噪声引起听觉器官的损伤变化一般由暂时性听阈位移逐渐发展为永久性听阈位移。

(1)暂时性听阈位移(TTS):人接触噪声后引起听阈变化,脱离噪声环境后经过一段时间听力可恢复到原来水平。根据变化程度不同分为听觉适应和听觉疲劳。①听觉适应:短时间暴露在强烈噪声环境中,听觉器官敏感性下降,脱离接触后对外界的声音有"小"或"远"的感觉,听力检查听阈可提高 10~15 dB(A),脱离噪声环境后数分钟内即可恢复正常。听觉适应是一种生理保护现象。②听觉疲劳:较长时间停留在强烈噪声环境中,引起听力明显下降,离开噪声环境后,听阈提高超过 15~30 dB(A),需要数小时甚至数十小时听力才能恢复。听觉疲劳是一种生理性疲劳。

(2)永久性听阈位移(PTS):随着接触噪声时间的延长,在前一次接触噪声引起的听力改变尚未完全恢复前再次接触噪声,使听觉疲劳逐渐加重,听力改变不能恢复而成为永久性听阈位移。永久性听阈位移属不可逆的病理性改变,通过扫描电子显微镜可以观察到听毛倒伏、稀疏、脱落,听毛细胞出现肿胀、变性或消失。

永久性听阈位移早期常表现为高频听力下降,听力曲线在 3 000~6 000 Hz,尤其常在 4 000 Hz 处出现"V"型凹陷,对高频声听力困难,而语言频段未受损,因此主观无耳聋感觉,能进行交谈和社交活动。这是噪声引起听力损伤的早期特征性改变。

随着接触噪声时间延长,耳蜗病理损伤加重,听力损伤进一步发展,听力损失不能完全恢复,不仅高频听力受损,而且语言频段(500~2 000 Hz)听力下降,表现为主观感觉语言说话听力障碍,日常生活谈话困难,社交活动受影响,听力曲线从低频到高频呈倾斜性下降,以高频听损为重,甚至出现职业性噪声聋。职业性噪声聋是指劳动者在工作场所中,由于长期接触噪声而发生的一种渐进性的感音性听觉损伤。

(3)爆震性耳聋:在某些生产条件下,如进行爆破,由于防护不当或缺乏必要的防护设备,可因强烈爆炸所产生的振动波造成急性听觉系统的严重外伤,引起听力丧失,称为爆震性耳聋。根据损伤程度不同可出现鼓膜破裂,听骨破坏,内耳组织出血,甚至同时伴有脑震荡。患者主诉耳鸣、耳痛、恶心、呕吐、眩晕,听力检查严重障碍或完全丧失。

2.听觉外系统危害

噪声还可引起听觉外系统的损害。主要表现在神经系统、心血管系统等,如易疲劳、头痛、头晕、睡眠障碍、注意力不集中、记忆力减退等一系列神经症状。高频噪声可引起血管痉挛、心率加快、血压增高等心血管系统的变化。长期接触噪声还可引起食欲减退、胃液分泌减少、肠蠕动减慢等胃肠功能紊乱的症状。噪声可使肾上腺皮质功能亢进,女性可出现月经紊乱,男性可出现精子数量减少、活动能力下降。

(四)职业性噪声聋的诊断和处理

职业性噪声聋属我国法定的职业病,应根据国家《职业性噪声聋诊断标准》(GBZ49-2014)进行诊断。根据明确的职业噪声接触史,有自觉的听力损失或耳鸣的症状,纯音测听为感音性聋,结合历年职业健康检查资料和现场卫生学调查,并排除其他原因所致听觉损害,方可诊断。

1.诊断原则

根据连续 3 年以上职业性噪声作业史,出现渐近性听力下降、耳鸣等症状,纯音测听为感音神经性聋,结合职业健康监护资料和现场职业卫生学调查,进行综合分析,排除其他原因所致听觉损害,方可诊断。

2.诊断分级

符合双耳高频(3 000 Hz、4 000 Hz、6 000 Hz)平均听阈≥40 dB 者,根据较好耳语频(500 Hz、1 000 Hz、2 000 Hz)和高频 4 000 Hz 听阈加权值进行诊断和诊断分级。

(1)轻度噪声聋:26 dB～40 dB。

(2)中度噪声聋:41 dB～55 dB。

(3)重度噪声聋:≥56 dB。

3.处理原则

(1)噪声聋患者均应调离噪声工作场所。

(2)对噪声敏感者(上岗前职业健康体检纯音听力检查各频率听力损失均≤25 dB,但噪声作业 1 年之内,高频段 3 000 Hz、4 000 Hz、6 000 Hz 中任一耳,任一频率听阈≥65 dB)应调离噪声作业场所。

(3)对话障碍者可配戴助听器。

(4)如需劳动能力鉴定,按 GB/T16180 处理。

(五)影响噪声危害的因素

1.强度和频谱特性

噪声的强度越大、频率越高则危害越大。

2.接触时间和方式

同样的噪声,接触时间越长危害越大,噪声性耳聋的发生率与工龄有密切的关系;持续接触方式的危害高于间断接触。

3.噪声的性质

脉冲声的危害高于稳态声,窄频带噪声的危害高于宽频带噪声。

4.个体敏感性与个体防护

对噪声敏感和机体健康状态不佳,特别是有耳病者会加重噪声的危害程度。佩戴防声耳塞等可推迟或减轻噪声性听力损伤。

5.其他有害因素同时存在

有高温、寒冷和毒物等有害因素存在时可加重噪声的危害。

(六)控制噪声危害措施

1.控制、消除噪声源

通过技术手段改革工艺过程和生产设备,控制和消除噪声源是噪声危害控制的根本措施。采用无声或低声设备代替高噪声的设备;将噪声源移到车间外;合理配置声源,避免高、低噪声源的混合配置。

2.控制噪声的传播

采用吸声、隔声、消声、减震的材料和装置,阻止噪声的传播。如隔声防护林带、隔声室、隔声带、用吸声材料装修车间等措施。

3.加强个人防护

当生产现场的噪声控制不理想或特殊情况下高噪声作业时,合理使用防声耳塞、耳罩等个人防护用品是保护听觉器官的一项有效措施。如防护耳塞、防护耳罩、头盔等,其隔声效果可高达20～40 dB。

4.工业噪声卫生标准

严格执行《工作场所有害因素职业接触限值第 2 部分物理因素》(GBZ2.2-2007)的规定,每周工作 5 d,每天工作 8 h,工人工作地点稳态噪声限值为 85 dB(A),非稳态噪声等效声级的限值为 85 dB(A)。每周工作日不是 5 d,需计算 40 h 等效声级,限值为 85 dB(A)。

5.健康监护

定期对接触噪声的工人进行健康检查,特别是听力检查,观察听力变化情况,以便早期发现听力损伤,及时采取有效的防护措施。参加噪声作业的工人应进行就业前体检,取得听力的基础材料,凡有听觉器官疾病、中枢神经系统和心血管系统器质性疾病或自主神经功能失调者,不宜参加强噪声作业。

6.合理安排劳动和休息

噪声作业工人可适当安排工间休息,休息时应离开噪声环境,使听觉疲劳得以恢复。并应经常检测车间噪声情况,监督、检查预防措施执行情况及效果。

四、振动

(一)基本概念

1.振动

一个质点或物体在外力作用下沿直线或弧线围绕于一平衡位置的来回重复运动,称为振动。

2.振幅

振动物体离开平衡位置的最大距离称为振幅,其大小以 cm 表示。

3.频率

单位时间内完成的振动次数称为频率,单位为赫兹(Hz)。人体皮肤及肢体的振动感受器可感觉1~1 000 Hz的振动。人体对不同频率振动的感觉阈存在较大差异。

4.加速度

振动物体在单位时间内的运动速度变化值称为加速度,单位为 m/s²。

5.振动频谱

振动频率是影响振动对人体作用的重要因素之一。20 Hz 以下低频率大振幅的全身振动主要影响前庭及内脏器官;40~300 Hz 高频振动对末梢循环和神经功能的损害较明显。生产性振动很少由单一频率构成,绝大多数都含有极其复杂的频率成分,因此,通过对振动的频谱特性分析可了解振动频谱中振动强度分布特征及其对机体的危害性,此措施为制定防振措施提供依据。

6.共振频率

任何物体均有其固有频率,给该物体再加上一个振动(称为策动)时,如果策动力的频率与物体的固有频率基本一致时,物体的振幅达到最大,该现象称为共振,因此,该物体的固有频率又可称为共振频率。物体产生共振时,因其从外界的策动源处获得最多的能量,可使其振动强度加大。人们接触振动物体时,如果策动力的频率与人体固有频率范围相同或相近,则可引起共振,从而加重振动对人体的影响。

7.4 h 等能量频率计权振动加速度

振动对机体的不良影响与振动频率、强度和接触时间有关。我国目前以 4 h 等能量频率计权振动加速度进行卫生学评价。在日接振时间不足或超过 4 h 时,将其换算为相当于接振 4 h 的频率计权振动加速度值。

(二)生产性振动分类和主要接触机会

生产性振动按其作用于人体的部位和传导方式,分手传振动又称局部振动和全身振动。

1.局部振动常称作手传振动或手臂振动

局部振动是指生产中使用手持振动工具或接触受振工件时,直接作用或传递到人的手臂的机械振动或冲击。常见的接触机会:①使用风动工具(如凿岩机、风铲、铆钉机、气锤、捣固机)作业;②使用电动工具(如电锯、电钻、电刨、砂轮机等)作业及油锯、抛光机等其他高速转动工具的作业。

2.全身振动

全身振动是人体足部或臀部接触并通过下肢或躯干传导到全身的振动。如汽车、拖拉机、收割机、火车、船舶等交通工具的驾驶以及钻井平台、混凝土搅拌台、振动筛操作台等操作。某些作业,如驾驶手扶拖拉机等可同时接触局部和全身振动。

(三)手臂振动病

手臂振动病又称局部振动病,属我国法定职业病,是长期从事手传振动作业所引起的以手部末梢循环和(或)手臂神经功能障碍为主的疾病。该病还可引起手臂骨关节-肌肉的损伤,振动性白指是其典型临床表现。

1.临床表现

患者症状多为神经衰弱综合征和手部症状。神经衰弱综合征多表现为头痛、头晕、失眠、乏力、心悸、记忆力减退及记忆力不集中等。手部的症状是麻、痛、胀、凉、汗、僵、颤。多汗一般在手掌,手麻、手痛多在夜间发作,影响睡眠。临床检查有手部痛觉、振动觉、两点分辨觉减退。前臂感觉和运动神经传导速度减慢。

手臂振动病的重要且有诊断意义的症状是振动性白指,又称职业性雷诺现象。振动性白指是以寒冷为诱因的间歇性手指发白或发绀,患指由灰白变苍白,常见部位是示指、中指和无名指的远端指节,可由远端向近端发展,以致全手指变白,故有"死手""死指"之称。严重者还会出现骨关节改变,以指骨、掌骨、腕骨为主,表现为骨皮质增生,骨关节变形,手部指间肌和鱼际肌萎缩等。

2.诊断和处理

根据我国《职业性手臂振动病诊断标准》(GBZ7-2014),依据患者长期从事手传振动作业的职业史和主要临床表现,结合末梢循环功能和周围神经功能检查,进行综合分析,排除其他疾病,可做出诊断。

(1)诊断原则:根据一年以上连续从事手传振动作业的职业史,以手部末梢循环障碍、手臂神经功能障碍和(或)骨关节肌肉损伤为主的临床表现,结合末梢循环功能、神经肌电图检查结果,参考作业环境的职业卫生学资料,综合分析,排除其他病因所致类似疾病,方可诊断。

(2)诊断分级。①轻度手臂振动病:出现手麻、手胀、手痛、手掌多汗、手臂无力、手指关节疼痛,可有手指关节肿胀、变形,痛觉、振动觉减退等症状体征,可有手部指端冷水复温试验复温时间延长或复温率降低,并具有下列表现之一者。a.白指发作未超出远端指节的范围;b.手部神经-肌电图检查提示神经传导速度减慢或远端潜伏期延长。②中度手臂振动病:在轻度的基础上,具有下列表现之一者。a.白指发作累及手指的远端指节和中间指节;b.手部肌肉轻度萎缩,神经-肌电图检查提示周围神经源性损害。③重度手臂振动病:在中度的基础上,具有下列表现之一者。a.白指发作累及多数手指的所有指节,甚至累及全手,严重者可出现指端坏疽;b.出现手部肌肉明显萎缩或手部出现"鹰爪样"畸形,并严重影响手部功能。

(3)处理:根据病情进行综合性治疗。应用扩张血管及营养神经的中西医药物治疗,并可结合采用物理疗法、运动疗法等。

(四)全身振动的危害

适宜的全身振动非但无害且有益健康,但在生产过程中,工人接触的全身振动的强度大,时间长,可产生多器官、系统的不良影响。

强烈的全身振动可引起机体不适,甚至难以忍受。大强度的剧烈全身振动可引起内脏位移,甚至造成机械性损伤。全身振动还可使交感神经处于紧张状态,出现血压升高,心率加快,心排血量减少,心电图出现异常改变。全身振动可抑制机体胃肠蠕动和胃酸分泌,产生上腹饱满、胀痛等胃肠道症状。坐姿接触全身振动(如驾驶拖拉机等)者脊柱肌肉劳损和椎骨退行性变、椎间盘脱出症等高发。女性接触全身振动,可出现经期延长,经量过多和痛经以及子宫下垂、流产及异常分娩率上升。全身振动还可引起姿势平衡和空间定向障碍,注意力不集中等神经系统反应,影响工作效率,甚至引发工伤事故。

运动病亦称晕动病,该病是由不同方向的振动加速度反复过度刺激前庭器官所引起的一系列急性反应症状。患者先出现疲劳,出冷汗,面色苍白等,继之眩晕、恶心、呕吐,血压下降,视物模糊,频繁呕吐还可引起水、电解质紊乱,少数严重反应者甚至出现休克。一般患者在脱离振动环境后经休息可缓解,必要时可给予抗组织胺或抗胆碱类药物,如氢溴酸东莨菪碱。

(五)影响振动危害的因素

1.频率与振幅

大振幅、低频率的振动主要作用于前庭,并可引起内脏位移。小振幅、高频率的振动主要对组织内神经末梢产生影响。

2.加速度

振动的加速度越大危害越大。

3.接触振动时间

每天接触振动时间和接触振动工龄均为影响振动危害性的重要因素。接振时间越长,职业性健康损害越严重。

4.体位和操作方式

人体对振动的敏感程度与体位有关。就全身振动而言,立姿对垂直振动较敏感,卧位则对水平振动较敏感。用肩、腹和下肢紧贴振动物体的操作,会使身体自然缓冲振动传导的作用降低,加大振动的危害性。工具的重量和被加工物体的硬度通过影响操作体位和肢体紧张度而影响振动的危害性大小。

5.环境条件

寒冷季节或寒冷的工作环境可增加手臂振动病的发生率。

(六)振动危害的预防措施

1.减低或消除振动源的振动

通过工艺改革减轻或消除振动源的振动是控制振动危害的根本措施。如用水爆清砂代替风铲清砂,用液压、焊接工艺代替锻压、铆接工艺等。

2.加强个体防护

如佩戴双层衬垫无指或泡沫塑料衬垫手套以减轻振动并加强保暖。在工作间隙用 40 ℃～60 ℃热水浸手,有助于振动性白指的预防。

3.预防保健及组织措施

(1)加强上岗前和在岗期间健康检查:发现职业禁忌证和早期发现健康损害。

(2)加强保暖:对接触振动工人应加强保暖措施,车间气温应不低于 16 ℃。

(3)限制接触振动强度和时间:按《工作场所有害因素职业接触限值第 2 部分物理因素》(GBZ2.2-2007)要求,所使用的振动工具手柄或工件的手传振动 4 h 等能量频率计权振动加速度限值不得超过 5.0 m/s^2。

五、电离辐射和非电离辐射

非电离辐射与电离辐射均属于电磁辐射。电磁辐射以电磁波的形式在空间向四周辐射传播,它具有波的一切特性,其波长(λ)、频率(f)和传播速度(c)之间的关系为 λ＝c/f。电磁辐射在介质中的波动频率,以"赫"(Hz)表示,常采用千赫(kHz)、兆赫(MHz)和吉赫(GHz)。

(一)电离辐射

凡能引起物质电离的辐射称为电离辐射。如属于电磁波谱的 X 线和 γ 射线;属粒子型辐射的 α 射线、β 射线、中子、质子等。电离辐射可由人工辐射源产生,也可来自自然界的宇宙射线及地壳中的铀、镭、钍等。与职业卫生有关的辐射类型主要有五种,即 X 线、γ 射线、α 粒子、β 粒子和中子(n)。

1.接触机会

(1)射线发生器的生产和使用:如加速器、X 线、γ 射线等医用设备和工农业生产中各种辐射装置的生产与使用。

(2)核工业系统:放射性矿物的开采、冶炼和加工,核电站等核反应堆的建设与维护以及核事故抢险等。

(3)放射性核素的生产、加工和使用:如放射性发光涂料、放射性诊断试剂等生产与使用。

(4)伴生或共生天然放射性核素矿物的开采:如稀土矿、钨矿、铅锌矿等开采与加工。

(5)医疗照射。

2.电离辐射的作用方式和影响因素

电离辐射以外照射和内照射两种方式作用于人体。外照射的特点是只要脱离或远离辐射源,辐射作用即停止。内照射是由于放射性核素经呼吸道、消化道、皮肤或注射途径进入人体后,对机体产生作用。其作用直至放射性核素排出体外,或经 10 个半衰期以上的蜕变,才可忽略不计。

电离辐射对机体的损伤,受辐射因子和机体两方面因素的影响。

(1)电离辐射因素。①辐射的物理特性:辐射的电离密度和穿透力,是影响损伤的重要因素。例如,α 粒子的电离密度虽较大,但穿透力很弱,其主要危害是进入人体后的内照射,而外照射的作用很小;β 粒子的电离能力较 α 为小,但高能 β 粒子具有穿透皮肤表层的能力;X 线和 γ 射线的穿透力远较 β 粒子强,尤其是高能 X 线或 γ 射线,可穿透至组织深部或整个人体组织,具有强大的贯穿辐射作用。②剂量与剂量率:电离辐射的照射剂量与生物效应间的普遍规律是,剂量愈大,生物效应愈强,但并不完全呈直线关系。剂量率是单位时间内机体所接受的照射剂量,常以 Gy/d、Gy/h 或 Gy/min 表示。一般情况下,剂量率大,效应也大。③照射部位:照射的几何条件不同,使机体各部位接受不均匀照射,而影响吸收剂量。以腹部照射的反应最强,其次为盆腔、头颈、胸部和四肢。④照射面积:受照面积愈大,作用愈明显。同样的照射量,局部照射作用不明显,若全身接受照射面积达 1/3,则可产生明显的辐射效应。

(2)机体因素:种系演化愈高,机体组织结构愈复杂,辐射易感性愈强。组织对辐射的易感性与细胞的分裂活动成正比,与分化程度成反比。辐射敏感性还与细胞间期染色体的体积成正比,即与细胞的 DNA 含量有关。具有增殖能力的细胞,所处的细胞周期不同,辐射敏感性也不同,以 DNA 合成期敏感性最高。不同种类细胞的辐射敏感性,由高至低可依次排列:淋巴细胞、原红细胞、髓细胞、骨髓巨核细胞、精细胞、卵细胞、空肠与回肠的腺窝细胞、皮肤及器官的上皮细胞、眼晶状体上皮细胞、软骨细胞、骨母细胞、血管内皮细胞、腺上皮细胞、肝细胞、肾小管上皮细胞、神经胶质细胞、神经细胞、肺上皮细胞、肌细胞、结缔组织细胞和骨细胞。

3.电离辐射生物效应

电离辐射按剂量-效应关系分类,可分为随机性效应和确定性效应。随机性效应是指辐射效应的发生概率(而非其严重程度)与剂量相关,不存在剂量阈值。主要有致癌效应和遗传效应。确定性效应是指辐射效应的严重程度取决于所受剂量的大小,且有个明确的剂量阈值,在阈值以下不会见到有害效应,如放射性皮肤损伤、放射性生育障碍等。电离辐射按效应发生的个体分类,可分为躯体效应和遗传效应。胎儿宫内受照发生的胚胎和胎儿效应是一种特殊的躯体效应。电离辐射按效应的类型分类,可分为大剂量照射的急性效应、低剂量长期照射的慢性效应以及受照后发生的远期效应等。

电离辐射可以引起生物体内分子水平的变化特别是生物大分子的改变,如核酸、蛋白质(包括酶类)等,使其发生电离、激发或化学键的断裂等,从而造成生物大分子结构和性质的改变。这种作用发生最早,称之为直接作用。另外,细胞内、外都含有大量的水分子,射线作用于水分子,引起其电离和激发,形成化学性质非常活泼的产物,如激发态的水分子、氢自由基、羟自由基水合电子等,它们又继而作用于生物大分子使其发生改变,这一系列作用称为间接作用。

上述作用的结果是细胞的损伤,特别是 DNA 的损伤。当一个器官或组织中有足够多的细胞因损伤而死亡或丧失分裂繁殖功能,就会发生确定性效应。如改变了结构与功能的躯体细胞仍能保持其繁殖能力,则可能在体内形成突变的细胞克隆,最终有可能致癌。当损伤发生在性腺生殖细胞,则可能将错误的遗传信息传递给后代而引起遗传效应。此外,有些实验表明,较低剂量的辐射可以刺激多种细胞功能,包括繁殖与修复功能、免疫增强效应及体内激素平衡的改变等,这类效应称之为低剂量刺激效应。

电离辐射的过量照射可致人体发生放射性疾病,放射性疾病包括:①全身性放射性疾病,如急、慢性放射病;②局部放射病,如急、慢性放射性皮炎等;③电离辐射所致的远期损伤,如放射线所致的白血病、皮肤癌等肿瘤。

4.放射病

放射病是指一定剂量的电离辐射作用于人体所引起的全身性放射性损伤,临床上分为急性、亚急性和慢性放射病。放射病属我国法定职业病。

(1)外照射急性放射病:是指人体一次或短时间(数天)内受到多次全身照射,吸收剂量达到 1 Gy 以上所引起的全身性疾病。多见于事故性照射和核爆炸。病程具有明显的时相性,有初期、假愈期、极期和恢复期四个阶段。根据临床表现可分为三种类型。①骨髓型(1～10 gy):最为多见,主要引起骨髓等造血系统损伤。临床表现为白细胞计数减少和感染性出血。口咽部感染灶最为明显。时相性特征多见于此型。②胃肠型(10～50 gy):表现为频繁呕吐、腹泻,水样便或血水便,可导致失水,并常发生肠麻痹、肠套叠、肠梗阻等。③脑型(>50 gy):受照后患者短时出现精神萎靡,很快转为意识障碍、共济失调、抽搐、躁动和休克。

根据明确的大剂量照射史、初期表现、血象检查结果和估算受照剂量,按照外照射急性放射病诊断标准(GBZ104-2017)进行诊断。急性放射病的治疗主要包括应用抗放射药物、改善微循环、防感染、防治出血、造血干细胞移植和应用细胞因子等。

(2)外照射亚急性放射病:是指人体在较长时间(数周到数月)内受电离辐射连续或间断较大剂量外照射,累积剂量大于 1 Gy 时所引起的一组全身性疾病。

造血功能障碍是外照射亚急性放射病的基本病变,主要病理变化为造血组织破坏、萎缩、再生障碍;骨髓细胞异常增生;骨髓纤维化。

诊断须依据受照史,受照剂量、临床表现和实验室检查,并结合健康档案综合分析,排除其他疾病,按照外照射亚急性放射病诊断标准(GBZ99-2002)作出正确诊断。治疗原则是保护和促进造血功能恢复,改善全身状况,预防感染和出血等并发症。

(3)外照射慢性放射病:是指放射工作人员在较长时间内连续或间断受到超当量剂量限值 0.05 Sv 的外照射,而发生的全身性疾病。在累积当量剂量达到 1.5 Sv 以上时,出现以造血组织损伤为主,并伴有其他系统症状。

早期临床症状主要为无力型神经衰弱综合征。表现为头痛、头昏,睡眠障碍,疲乏无力,记忆力下降等,伴有消化系统障碍和性功能减退。早期可无明显体征,后期可见腱反射、腹壁反射减退等神经反射异常。妇女可表现有月经紊乱,经量减少或闭经。

实验室检查方面,外照射慢性放射病患者的外周血细胞有不同程度的减少,并与辐射损伤的严重程度和受照射的累积剂量密切相关。骨髓造血细胞的增生程度是外照射慢性放射病诊断的主要依据。外周血淋巴细胞染色体畸变率是辐射效应的一个灵敏指标。

依据外照射慢性放射病诊断标准(GBZ105-2017),诊断的原则:根据职业受照史、受照剂量、临床表现和实验室检查、结合职业健康档案进行综合分析,排除其他原因所致的类似疾病,方可做出诊断。

(4)内照射放射病:是指大量放射性核素进入体内,作为放射源对机体照射而引起的全身性疾病。内照射放射病比较少见,临床工作中见到的多为放射性核素内污染,即指体内放射性核素累积超过其自然存量。

(5)放射性复合伤:是指在战时核武器爆炸及平时核事故发生时,人体同时或相继出现以放射损伤为主的复合烧伤、冲击伤等的一类复合伤。

5.电离辐射远后效应

电离辐射可诱发人类恶性肿瘤。铀矿工肺癌发病率的增加和镭接触工人骨肉瘤的发生,引起了人们普遍的关注。日本原子弹爆炸幸存者的长期随访研究,以及其后的辐射致癌实验研究,对人类辐射致癌提供了大量的流行病学调查结果和理论依据。已知电离辐射可诱发的人类恶性肿瘤,包括白血病、甲状腺癌、支气管肺癌、乳腺癌和皮肤癌等。我国已颁布了放射性肿瘤病因判断标准(GBZ97-2009)和放射性皮肤癌诊断标准(GBZ219-2009)。

除了前述的恶性肿瘤之外,常见的电离辐射远后效应有血液系统疾病(贫血、白血病)、寿命缩短、胚胎效应和遗传效应等。

6.放射卫生防护

放射卫生防护的目标是防止对健康危害的确定性效应,同时采取积极措施,尽可能减少随机效应的发生率,使照射剂量达到可接受的安全水平。我国从1974年起就颁布了一系列放射卫生防护规定和标准,2002年所制定的《电离辐射防护与辐射源安全基本标准》(GB18871-2002)是我国现行的放射防护标准,它包括行为准则和剂量限值两个部分。放射防护的要点:①执行防护三原则,即任何照射必须具有正当理由;防护应当实现最优化;应当遵守个人剂量限值的规定。②外照射防护,必须具备有效的屏蔽设施,与辐射源保持一定的安全距离以及合理的工作时间。③内照射防护,主要采取防止放射性核素经呼吸道、皮肤和消化道进入人体的一系列相应措施,同时应十分重视防止放射性核素向空气、水体和土壤逸散。

(二)非电离辐射

非电离辐射包括射频辐射、紫外线、可见光、红外线、激光等。

1.射频辐射

高频电流通过电路时,其周围伴有与其频率相同的交变电磁场。电磁场能量以波的形式向四周空间发射的过程称为电磁辐射。电磁辐射的波谱很宽,频率在100~300 gHz的电磁辐射称为射频辐射,包括高频电磁场和微波。

(1)主要接触机会:广播、电视、雷达发射塔,移动、寻呼通信基站,频率在300~300 gHz;工业高频感应加热(热处理、焊接、冶炼)、医疗射频设备的使用频率为300~30 MHz;微波加热设备频率固定在2 450 MHz、915 MHz;微波通讯频率在3~300 gHz。

(2)射频辐射对机体的危害:因为高频和微波的波谱相近,微波的量子能量水平比高频高,所以对人体的影响既有相同的作用,又有其独特的作用。

高频和微波相同的作用。①神经系统是反应最敏感和最常见的表现,有类神经症和自主神经功能紊乱,如头痛、头昏、乏力、白天嗜睡、夜间失眠、多梦、记忆力减退、手足多汗、易脱发等。

②心血管系统:主要是自主神经功能紊乱,以副交感神经反应占优势者居多。具体表现为心动过缓、血压下降、心悸、心前区疼痛和压迫感。心电图检查可有窦性心律不齐、心动过缓、右束支传导阻滞等功能变化。

微波独有的作用:微波除上述作用外,还可引起眼睛和血液系统的改变。①眼睛:长期接触大强度微波的工人,可发现眼晶状体混浊、视网膜改变。②血液:外周血白细胞计数、血小板计数下降。

(3)高频和微波防护措施:对高频和微波发射塔、通信基站建设项目应开展预防性卫生监督;对辐射源进行场源良导体屏蔽;对接触高频和微波的职工进行健康教育,提高自我防护意识,穿工作服、戴防护眼镜;加强健康监护。

2.红外辐射

红外线亦称热射线,可分为长波红外线(远红外线)、中波红外线及短波红外线(近红外线)。长波红外线波长为 3 μm 至 1 mm,能被皮肤吸收,产生热的感觉。中波红外线波长为 1 400 nm 至 3 μm,能被角膜及皮肤吸收。短波红外线波长为 760~1 400 nm,被组织吸收后可引起灼伤。凡温度高于绝对零度(-273 ℃)以上的物体,都能发射红外线。物体温度愈高,辐射强度愈大,其辐射波长愈短(即近红外线成分愈多)。

(1)接触机会:暴露在太阳光下的露天作业,开放的火焰、熔融状态的金属和玻璃、烘烤等作业。

(2)红外辐射对机体的危害:主要是红外线的致热作用造成皮肤和眼睛的损伤。①皮肤:较大强度的红外线可致皮肤局部温度升高,血管扩张,出现红斑反应,反复照射出现色素沉着。过量照射,除急性皮肤烧伤外,还可进入皮下组织,使血液及深部组织加热。②眼睛:可伤及眼角膜、虹膜、晶状体、视网膜。长期暴露于低能量的红外线,可导致慢性充血性睑缘炎,而短波红外线能被角膜吸收产生角膜的热损伤,并能透过角膜伤及虹膜。如果工龄长,还可出现晶状体混浊,表现为白内障;波段小于 1 μm 的红外线和可见光可达到视网膜,主要损伤黄斑区,多见于弧光灯、电焊、乙炔焊操作者。

(3)红外辐射的防护:反射性铝制遮盖物和铝箔衣服可减少红外线暴露量及降低熔炼工、热金属操作工的热负荷。严禁裸眼观看强光源。热操作工应戴能有效过滤红外线的防护眼镜。

3.紫外辐射(UV)

波长范围在 100~400 nm 的电磁波称为紫外线。太阳辐射是紫外线的最大天然源,可分为远紫外线(190~300 nm)和近紫外线。根据生物学效应又可分成三个区带:①远紫外区(短波紫外线,UV-C),波长 290~100 nm,具有杀菌和微弱致红斑作用,为灭菌波段;②中紫外线区(中波紫外线,UV-B),波长 290~320 nm,具有明显的致红斑和角膜、结膜炎症效应,为红斑区;③近紫外区(长波紫外线,UV-A),波长 320~400 nm,可产生光毒性和光敏性效应,为黑线区。波长短于 160 nm 的紫外线可被空气完全吸收,而长于此波段则可透过真皮、眼角膜甚至晶状体。

(1)接触机会:凡物体温度达 1 200 ℃以上,辐射光谱中即可出现紫外线,随温度的增高紫外线的波长变短,强度变大。电焊、气焊、电炉炼钢、紫外线照射等工作场合均可接触紫外线。

(2)紫外辐射对机体的危害。①皮肤:皮肤对紫外线的吸收,随波长而异。受到强烈的紫外线辐照,可引起皮肤红斑、水疱、水肿;停止照射后 24 h 后可有色素沉着;接触 300 nm 波段,可引起皮肤灼伤;波长 297 nm 的紫外线对皮肤的作用最强,可引起皮肤红斑并残留色素沉着;长期暴露于紫外线下可使皮肤皱缩、老化,更有甚者诱发皮肤癌。②眼睛:吸收过量波长为250～320 nm的紫外线,可被角膜和结膜上皮所吸收,引起急性角膜结膜炎,称为"电光性眼炎",多见于无防护的电焊操作工或辅助工;在阳光照射的冰雪环境下作业时,大量反射的紫外线可引起角膜、结膜损伤,称为雪盲症。其发作需经过一定的潜伏期,一般为 6～8 h,故常在夜间或清晨发作,起初仅有眼睛异物感或不适,后有眼部烧灼感或剧痛,伴有高度畏光、流泪和视物模糊。检查可见球结膜充血、水肿,瞳孔缩小,对光反射迟钝,眼睑皮肤潮红。

(3)紫外辐射的防护措施:以屏蔽和增大与辐射源的距离为原则。电焊工及其辅助工必须佩戴专门的面罩和防护眼镜,以及适宜的防护服和手套。电焊工操作时应使用移动屏障围住操作区,以免其他工种工人受到紫外线照射。非电焊工禁止进入操作区域裸眼观看电焊。电焊时产生的有害气体和烟尘,宜采用局部排风加以排除。接触低强度 UV 源(如低压水银灯、太阳灯、黑光灯等)操作,可使用玻璃或塑料护目镜、风镜以保护眼睛。

(林应庚)

第六节　职业性肿瘤

一、概述

在工作环境中长期接触致癌因素,经过较长的潜伏期而患某种特定肿瘤,称职业性肿瘤或职业癌。能引起职业性肿瘤的致病因素称为职业性致癌因素,包括化学、物理和生物性因素等,最常见的是化学性因素。

职业性肿瘤的历史可追溯到1775 年,英国外科医师 Percival Pott 首次报告扫烟囱工的阴囊癌,其后陆续发现职业性致癌物质或致癌生产过程。迄今国际癌症研究机构(IARC)确认与工农业生产原料有关的人类化学致癌物或生产过程有四十多种。由于职业性肿瘤和非职业性肿瘤在发展过程和临床症状上没有差异,加上诊断职业性肿瘤具有职业病的法律补偿性质,根据本国实际情况是否把某种致癌物所致肿瘤列为职业病各国有所不同,因此规定的职业性肿瘤名单也有所不同。我国在调查研究的基础上,确定的职业性肿瘤:①联苯胺所致膀胱癌;②石棉所致肺癌、间皮瘤;③苯所致白血病;④氯甲醚所致肺癌;⑤砷所致肺癌、皮肤癌;⑥氯乙烯所致肝血管肉瘤;⑦焦炉逸散物所致肺癌;⑧铬酸盐制造业所致肺癌。

二、职业性肿瘤的特征

(一)潜伏期

在首次接触致癌物到肿瘤发生有一个明显的间隔期,称为潜伏期。有证据表明,肿瘤是从DNA 一个碱基对发生突变的非正常细胞引发的,但最终是否发展或何时发展成为肿瘤,受一系列因素影响,如细胞损伤的修复能力,肿瘤发生的内、外源促进因子以及免疫系统的有效性等。因此,不同的致癌因素可有不同的潜伏期。潜伏期最短 4～6 年,如放射线致白血病;最长达40 年以上,如石棉诱发间皮瘤;但对大多数职业性肿瘤,潜伏期为 12～25 年。职业肿瘤发病年龄比非职业性同类肿瘤提前。

(二)阈值问题

大多数毒物的毒性作用存在阈值或阈剂量,即超过这个剂量时才可引起健康损害,并以此作为制订安全接触剂量的依据。但是对职业性致癌物来说,是否存在阈值尚有争论。主张致癌物无阈值的理由是在一个单个细胞内的 DNA 改变就可能启动肿瘤发生过程,那么这个细胞只要一次小剂量接触致癌物,甚至一个致癌物分子就可能导致 DNA 改变,就会启动肿瘤发生,即所谓"一次击中"学说。按照这种观点,致癌物不存在安全接触剂量,人类不应该接触任何致癌物。主张有阈值的理由是即使单个致癌分子可诱导细胞的基因改变,但致癌分子达到它的靶器官的可能性在小剂量时是很小的;致癌物可与细胞亲核物质如蛋白或 DNA 的非关键部分作用而代谢,而细胞本身具有修复 DNA 损伤的能力,机体的免疫系统又有杀伤癌变细胞的能力;大多数致癌物的致癌作用发展过程均有早期变化(增生、硬化等),具有此种作用确定阈值就更有可能。目前主张有阈值者获较多支持,一些国家已据此规定了"尽可能低"的职业致癌物接触的"技术参考值",但阈值问题并没有解决。

(三)剂量-反应关系

大量研究证明,对大多数致癌物来说明显存在剂量-反应关系,即在暴露致癌物的人群中,接触大剂量的致癌物要比接触小剂量的肿瘤发病率和死亡率都高。动物实验和流行病调查研究均支持这一结论。

(四)好发部位

职业性肿瘤往往有比较固定的好发部位或范围,多在致癌因素作用最强烈、最经常的部位发生。由于皮肤和肺是职业致癌物进入机体的主要途径和直接作用的器官,故职业性肿瘤也多见于皮肤和呼吸系统,但有时可能累及同一系统的邻近器官;同一致癌物也可能引起不同部位的肿瘤,如砷可诱发肺癌和皮肤癌;还有少数致癌因素引起肿瘤范围广,如电离辐射可引起白血病、肺癌、皮肤癌、骨肉瘤等。

(五)病理类型

职业性肿瘤往往由于致癌物不同而各具一定的病理类型。接触强致癌物以及高浓度接触所致肺癌多为未分化小细胞癌,反之则多为腺癌。铬多致鳞癌,氯乙烯致肝血管肉瘤。但是上述病理学特点不是绝对的,仅供与非职业性肿瘤作鉴别时参考。

三、职业性致癌物分类

根据流行病学研究和动物实验结果,职业性致癌物可分为三类。

(一)确认致癌物及生产过程

指在流行病学调查中已有明确的证据表明对人有致癌性的致癌物或生产过程。如联苯胺、β-萘胺所致膀胱癌,苯所致白血病,砷及其化合物所致肺癌、皮肤癌,镍及其化合物(氧化镍和硫化镍)所致肺癌和鼻窦癌,紫外线辐射所致皮肤癌,芥子气所致肺癌等。

(二)可疑致癌物

可疑致癌物分两种情况,一种是动物实验证据充分,但流行病学资料有限;另一种是动物致癌试验阳性,特别是与人类血缘关系相近的灵长类动物中致癌试验阳性,对人致癌可能性很大,但缺少对人类致癌的流行病学证据。这也是目前流行病学研究的重点。如镉及其化合物、铍及其化合物、甲醛等。

（三）潜在致癌物

潜在致癌物指在动物实验中已获得阳性结果，但在人群中尚无资料表明对人有致癌性，如钴、锌、硒等。

四、常见的职业性肿瘤

（一）职业性呼吸系统肿瘤

在职业性肿瘤中，呼吸道肿瘤占极高比例。目前已知对人类呼吸道有致癌作用的物质有砷、石棉、煤焦油类物质、氯甲醚类、铬、镍、芥子气、异丙油、放射性物质等。吸烟已被证明是肺癌发生的最危险因素，吸烟对职业性呼吸道肿瘤可有明显影响或相乘作用。目前已知砷、石棉、铬、氯甲醚类等可引起职业性呼吸系统肿瘤，另外接触放射性物质、芥子气、异丙油、镍精炼、多环芳烃等，均可使呼吸道肿瘤增多。

（二）职业性皮肤癌

这是最早发现的职业性肿瘤，约占人类皮肤癌的 10%。职业性皮肤癌与致癌物的关系，往往是最直接、最明显，经常发生在暴露部位和接触局部。能引起皮肤癌的主要化学物有煤焦油、沥青、蒽、木馏油、页岩油、杂酚油、蜡、氯丁二烯、砷化物、X 线等。以煤焦油类物质所致接触工人的皮肤癌最多见。

（三）职业性膀胱癌

此类肿瘤在职业性肿瘤中也占相当的地位，在膀胱癌死亡病例中有 20% 可找出可疑致癌物的接触史。主要的致膀胱癌物质为芳香胺类。高危职业有生产萘胺、联苯胺和 4-氨基联苯的化工行业。以萘胺、联苯胺为原料的染料、橡胶添加剂、颜料等制造业，使用芳香胺衍生物作为添加剂的电缆、电线行业。

（四）其他职业性肿瘤

苯致白血病、氯乙烯致肝血管肉瘤、石棉致胸腹膜间皮瘤等。

五、职业性肿瘤的预防原则

职业性肿瘤由于致癌因素比较清楚，可采取相应的措施加以预防，或将其危险度控制在最低水平。

（一）加强职业性致癌因素的控制和管理

对目前已知的职业性致癌因素采取有效的控制和管理措施是降低职业性肿瘤发病的重要手段。这包括建立致癌物管理登记制度；对环境中致癌物浓度进行经常性定期监测，准确估计人体接触水平；改革工艺流程，加强卫生技术措施，包括加强原料选用，降低和规定产品中致癌杂质含量。对于不能立即改变工艺路线或目前也无法代替的致癌物，工业部门需采取严格综合措施，控制工人接触水平。至于新化学物质，则应作致癌性筛试，发现致癌性强者，应停止生产和使用。

（二）健全医学监护制度

对肿瘤高危人群医学监护只有在下列情况下才有效。

（1）筛检方法易行且敏感。

（2）可能检出肿瘤前期的异常改变或在早期阶段的肿瘤。

（3）准备好有效的干预措施足以降低"早期"肿瘤的发生率和死亡率。这包括建立致癌物管理登记制度和对环境中致癌物浓度进行经常性定期监测，准确估计人体接触水平。

(三)加强宣传教育注意个人卫生

原则与预防其他职业中毒相同,应特别强调的是:①处理致癌物时,应严防污染厂外环境;②工作服应集中清洗、去除污染,禁止穿回家;③许多致癌物与吸烟有协同作用,应在接触人群中开展戒烟的宣传。④增进职业健康促进教育。

(四)建立致癌危险性预测制度

致癌危险性预测与流行病学调查和动物实验密切相关。致癌危险性预测,对加强预防为主,有效管理致癌因素,为制定法规提供依据,均具有重要意义。

(林应庚)

第十三章 >> 消毒供应中心

第一节 物品的回收、分类

一、回收

(一)目的
对重复使用的医疗器械、器具和物品进行集中回收处理,防止污染扩散,减轻临床负担。

(二)操作规程
1.工作人员着装

穿隔离衣,戴网帽、口罩。

2.回收工具

密闭回收车、密封回收容器或贮物袋,密闭回收车要有污车标记。车上备有手套和快速手消毒液。回收工具存放在标示明确,固定的存放区域。

3.回收

(1)使用科室包括门诊、病区和手术室,应将重复使用的污染诊疗器械、器具和物品直接放置于密封的容器或贮物袋中,并注明科室、物品名称、数量。

(2)沾染较多血液和污物的器械应在使用科室进行简单冲洗,如手术器械、阴道窥镜、直肠窥镜,来不及处理的采用保湿液保湿并且密封储存。

(3)消毒供应中心回收人员每天定时回收,回收时与使用科室负责人员当面点清已封存好的物品名称、数量,并做好登记,双方签字。在诊疗场所不再对污染的诊疗器械、器具和物品进行拆封清点,以减少对环境的污染。

(4)回收时,污染器械应放在有盖的容器中或使用密封专用车。精密器械应单独放置在容器中运送,防止损坏。

(5)被朊病毒、气性坏疽及突发原因不明的传染病病原体污染的诊疗器械、器具和物品,使用者应用双层黄色胶袋密封,胶袋外标明科室、传染病名称、器具数量,由消毒供应中心单独回收处理。

(6)在回收过程中,应尽量缩短回收时间,防止有机污染物的干涸,降低清洗难度。

(7)保障运输过程中装载物不会发生掉落等意外,任何的撞击对手术器械都会造成一定的伤害,同时也会出现污染的问题。

(8)维护装载物的安全性,任何人不得私自打开/拆开密封容器。也就是说负责运送的操作人员对内装物品不具数量的责任,如容器在运送途中有打开过的迹象,责任就在运送人员,而如果封存完整则问题就出在临床或消毒供应中心两者上。

(9)使用后的医疗废弃物和材料,不得进入消毒供应中心处理或转运。

(10)回收人员将回收污染器械物品通过消毒供应中心污物接收口与接收分类人员交接,无误后整理、清洗、消毒回收工具。

4.回收工具的处理

回收车、容器等用具,每次使用后用消毒液擦拭消毒,清水冲洗后擦干备用。消毒液通常使用含氯消毒剂擦拭消毒。

(三)质量标准

(1)按规定的时间到科室对被污染的、可重复使用的医疗器械器具和物品进行回收。

(2)与科室责任人做好交接登记,包括日期、时间、科室、物品名称、数量,交与接人员同时签全名。

(3)不在科室内清点数目,直接把科室移交的被封存的污染物品放入密封污物车或密封容器中。分类清楚、摆放整齐,运输途中无丢失、拆封、器械损坏。

(4)严格遵守消毒隔离原则,不得污染环境及工作人员,包括消毒供应中心到科室之间途经的场所、通道、电梯、门等,携带快速手消毒液。

(5)做好个人防护,回收人员必须戴口罩、戴手套,不得徒手操作。

(四)注意事项

(1)回收科室物品时,与科室主管人员当面交接,并认真做好每项登记。

(2)采用密封回收方式,不得将污染液体外漏,以防污染环境。

(3)消毒供应中心回收人员将回收的物品送到去污区及时清点数目,发现与登记不符按规定时间与科室联系,要求科室增补或记账赔偿。

二、分类

(一)目的

将回收后的污染器械、器具、物品进行接收、清点、检查和分类,保证物品数量准确、结构完整,同时防止器械在清洗过程中被损坏、洗不干净,以及工作人员被锐器刺伤。

(二)操作规程

(1)工作人员着装:穿隔离衣、戴圆帽、戴口罩、戴手套、穿防护鞋。

(2)在消毒供应中心的去污区,回收人员与接收分类人员对回收的诊疗器械、器具和物品进行清点数目、检查其结构的完好性,并做好登记,包括:日期、科室、物品名称、数量、清点人员签字。发现问题立即与相关科室联系。

(3)根据器械物品材质、结构、污染程度、污染物性质、精密程度等进行分类处理。根据器械的材质可分为金属、橡胶、玻璃等,根据形状可分为尖锐器械、单管腔类器械,套管腔类器械、轴节器械、盆、盘、瓶等。各种分类的物品应放置在不同的容器或清洗装置上,注明标记防止混乱。

(4)根据器械、物品的材质、结构、污染程度,选择清洗的方式,如手工清洗、超声清洗机清洗、全自动消毒清洗机清洗。

(5)标有"特殊感染"的器械,按国家规定选择处理方法。

(6)一些专科器械可根据使用科室的要求,进行特别处理。

(三)质量标准

(1)数目清点及时准确,器械、器具、物品结构完好。

(2)分类清晰、摆放整齐。

(3)选择清洗方法正确。

(四)注意事项

(1)做好接收分类前的准备工作。将各类清洗容器、篮筐、清洗架等摆放在分类操作台上或周围,便于分类时物品有序摆放,操作便捷。

(2)尖锐器械摆放方向一致,避免清洗时人员被刺伤。

(3)对缺失、损坏的器械,在与科室及时沟通的同时要与护士长请领补充,以保证器械数量,使无菌物品正常供应。

(4)做好自身防护,严格按要求着装,手套破损时及时更换。

(韩秀山)

第二节　物品的检查、制作、包装

一、检查

(一)目的

保证器械物品的清洗、消毒、干燥质量,以及器械物品的功能完好,便于临床科室使用。

(二)操作规程

(1)物品准备:设备设施(应备带光源的放大镜、带光源的包布检查操作台)、棉签、纱布等。

(2)着装:戴圆帽、口罩,穿专用鞋,戴手套。

(3)器械检查:在打开光源的放大镜下逐个查看器械,如刀子、剪子、各种钳子表面、轴节、齿牙是否光亮、洁净,用棉签检查穿刺针座内部是否清洁。用纱布检查管腔器械腔体内部是否洁净,擦拭器械表面观察是否有油污。

(4)将检查出的有污渍、锈迹的器械进行登记,并由传递窗传回去污区,重新浸泡、去污、除锈、清洗处理,按登记数目及时索要,保证临床供应数目相对恒定。

(5)检查有轴节松动的器械,将轴节螺钉拧紧。穿刺针尖有钩、不锋利的可在磨石上修复。检查剪刀是否锋利,尖部完好。

(6)将不能修复的损坏器械进行登记,交护士长报损并以旧换新。

(7)检查合规的器械进入包装程序。

(8)敷料检查:将各种敷料如包布、手术中单、手术衣等单张放在打开光源的包布检查操作台上检查,检查是否有小的破洞、棉布纱织密度是否均匀、清洁、干燥。检查手术衣带子是否齐全、牢固,袖口松紧是否适度。洗手衣腰带、橡皮带、扣子是否整齐牢固。

(9)将不合规的手术敷料挑拣并登记数量,以备到总务处报损,领取新敷料。护士长补充当天检出的敷料,保证临床和手术室无菌物品的供应。

(10)检查质量合规的敷料进入包装程序。

(三)质量标准

1.日常检查有记录

其意义有二,首先便于器械物品流通时的查找,保证器械物品数量的恒定,满足临床工作需要;其次,为管理者提供数据资料,便于管理者发现问题,保证器械物品清洗、消毒质量,使灭菌合格率达100%。

2.每周定期抽查有记录

记录内容包括:检查时间、检查内容、检查者、责任人、出现的问题、原因分析、整改措施。

3.每月定期总结有记录

记录整月出现的问题整改后的效果,对屡次出现而本科室采取积极措施不能解决的问题,报有关职能部门请求帮助解决。

(四)注意事项

(1)有效应用带光源放大镜和操作台,使其保持功能完好。

(2)各项检查记录要翔实,不能流于形式,对工作确实起到督促指导作用,以保证工作质量。

(3)定期进行清洗、消毒等各个环节质量标准的培训学习,对检查中发现的问题及时组织讨论,查找原因,提高消毒供应中心全员的责任心和业务水平。

二、制作

(一)目的

根据临床各个科室的工作特点和需要,制作出不同规格、数量、材质的无菌物品。

(二)操作规程

制作过程是消毒供应中心一项细致而严谨的工作。把好这一关,不但能满足临床工作需要,提高临床科室对消毒供应中心的满意度,而且能降低消耗,避免浪费。需要制作的物品种类繁多,大体可遵循如下原则。

(1)明确物品的用途。

(2)明确物品制作的标准。

(3)物品、原料准备。

(4)制作后、包装前检查核对(此项工作需双人进行)相关信息。

(5)放置灭菌检测用品(生物或化学指示物)。

(6)进入包装流程。

(三)质量标准

(1)用物准备齐全,做到省时省力。

(2)物品制作符合制作标准。

(3)器械、物品数量和功能满足临床科室需要。

(4)例行节约原则,无浪费。

(四)注意事项

(1)敷料类、器械包类分室制作,以防棉絮污染。

(2)临床科室的特殊需求,要与科室护士长或使用者充分沟通并得到其认可后制作。

(3)定期随访临床科室使用情况,根据反馈信息及时调整制作方法。

三、包装

(一)目的

需要灭菌的物品,避免灭菌后遭受外界污染,需要进行打包处理。

(二)操作规程

1.包装材料的准备

根据包装工艺和消毒工艺的需要选择包装材料的材质、规格。无菌包装材料包括医用皱纹纸、纸塑包装袋、棉布、医用无纺布等。

(1)医用皱纹纸。有多种规格型号,用于包装各种诊疗器械及小型手术器械,为一次使用包装材料,造价贵,抗拉扯性差。

(2)纸塑包装袋。用于各种器械和敷料的包装,需要封口机封口包装。为一次性使用包装材料,造价贵,对灭菌方式有要求,高温高压蒸汽灭菌的有效期相对低温灭菌短,适用于低温灭菌。

(3)棉布。用于各种器械、敷料的包装。要求在140支纱/平方英寸以上,为非漂白棉布。初次使用应使用90℃水反复去浆洗涤,防止带浆消毒后变硬、变色。严禁使用漂白剂、柔顺剂,防止对棉纱的损伤和化学物品的残留。棉质包布可重复使用,价格低廉,其适用于高温高压蒸汽灭菌,皱褶性、柔顺性强,抗拉扯性强。但需要记录使用次数,每次使用前要检查其质量完好状态。当出现小的破洞、断纱、致密度降低(使用30~50次后)时,其阻菌效果降低,应检出报废。

(4)医用无纺布。用于各种器械、敷料的包装。其皱褶性、柔顺性强,抗拉扯性次于棉布。阻菌性强,适用于高温高压蒸汽灭菌和指定低温灭菌的包装。为一次性使用包装材料,造价贵。

(5)包装材料的规格根据需要包装的物品大小制定。

2.包装

(1)打器械包和敷料包的方法通常采用信封式折叠或包裹式折叠,这样打开外包装平铺在器械台上,形成了一个无菌界面,有利于无菌操作。这种打包方法适用于布类、纸类和无纺布类包装材料。①信封式包装折叠方法:内层包装,将内外双层包布平铺在打包台上,将器械托盘沿包布对角线放置包布中央,将离身体近的一角折向器械托盘,将角尖向上反折,将有侧一角折向器械,角尖向上反折,重复左侧,将对侧一角盖向器械,此角尖端折叠塞入包内,外留置角尖约5 cm长度。外层包布的包装方法同内层。用封包胶带粘贴两道封严包裹,在一侧封包胶带上粘贴5 cm长带有化学指示剂的胶带。并贴上标有科室、名称、包装者、失效日期的标示卡。②包裹式包装折叠方法:内层包装,将内外双层包布平铺在打包台上,将器械托盘沿包布边缘平行的十字线放置包布中央,将身体近侧一端盖到器械托盘上,向上反折10 cm,将对侧一端盖到器械托盘上,包裹严密,边缘再向上反折10 cm,将左右两侧分别折叠包裹严密。外层包布的包装方法同内层。用封包胶带粘贴两道封严包裹,在一侧封包胶带上粘贴5 cm长带有化学指示剂的胶带。并贴上标有科室、名称、包装者、失效日期的标示卡。

(2)用包装袋包装的物品,应根据所包装物品的大小选择不同规格的包装袋,剪所需要的长度,装好物品,尖锐物品应包裹尖端,以免穿破包装袋。包装袋内放化学指示卡,能透过包装材料看到指示卡变色的包外不再贴化学指示标签。用医用封口机封口。在封口外缘注明科室、名称、包装者、失效日期。

(三)质量标准

(1)包装材料符合要求。有生产许可证、营业执照、卫生检验报告。

(2)物品齐全。

(3)体积、重量不超标。用下排气式压力蒸汽灭菌器灭菌,灭菌包体积不超过 30 cm×30 cm×25 cm,预真空或脉动真空压力灭菌器灭菌,灭菌包体积不超过 30 cm×30 cm×50 cm,敷料包重量不超过 5 kg。金属器械包重量不超过 7 kg。

(4)标示清楚。包外注明无菌包名称、科室、包装者、失效日期。

(5)植入性器械包内中央放置生物灭菌监测指示剂或五类化学指示卡或称爬行卡,其他可放普通化学指示卡以监测灭菌效果。

(6)准确的有效期。布类和医用皱纹纸类包装材料包装的物品有效期为 1 周,其他根据包装材料使用说明而定。

(7)清洁后的物品应在 4 h 内进行灭菌处理。

(8)包布干燥无破洞,一用一清洗。

(9)封口应严密。

(四)注意事项

(1)手术器械应进行双层包装,即包装两次。

(2)手术器械筐或托盘上垫吸水巾。

(3)手术器械码放两层时中间放吸水巾,有利于器械的干燥。

(4)纸塑包装袋封口和压边宽度不少于 6 mm。

(5)新的棉布包装必须彻底洗涤脱浆后使用,否则变硬、变黄呈地图状。每次使用后要清洗。

(6)化学气体低温灭菌应使用一次性包装材料。

(7)等离子气体低温灭菌使用专用的一次性包装材料。

(韩秀山)

第三节 水 消 毒

一、饮用水消毒

饮用水消毒的关键是要去除或灭活自然水中的病原微生物并保持水质在供应过程中不被二次污染。目前为止,含氯消毒剂在全世界的饮用水消毒中占主导地位。据文献报道,美国几乎所有地表水都用含氯消毒剂处理,西欧 98% 的饮用水用含氯消毒剂处理。此外,含氯消毒剂也广泛应用于西非、澳大利亚和中国对饮用水的处理。

WHO 的《水处理和病原体控制:达到安全饮用水的有效处理过程》中提到饮用水消毒过程包括三个阶段:①氧化预处理过程,在消毒前加入氧化剂;②初次消毒过程,是主要的消毒过程,杀灭过滤后剩余的微生物;③二次消毒过程,维持饮用水在供水管网中的质量。

此外,为保证饮用水安全,减少饮用水中残余消毒剂和消毒副产物(DBPs)对人体的危害,WHO 制定了《饮用水水质标准》,限定饮用水中各类化学物质的含量。

（一）消毒方法

1.常用消毒方法

常见的饮水消毒方法有氯（液氯/氯气/次氯酸盐）、氯胺、二氧化氯、臭氧、紫外线和混合氧化剂等。传统氯消毒虽具有高效、稳定和廉价的优势，在全世界饮用水消毒中占主导地位，但含氯消毒剂会与水中有机物反应产生 DBPs，已有研究证实 DBPs 与人体癌症的发生和出生缺陷相关；此外，含氯消毒剂对水中原虫的杀灭能力不强。因此，如何改进消毒工艺、提高饮用水水质、降低水中 DBPs 是饮用水消毒关注的重点和难点。

氯胺与游离氯相比杀菌效果弱，但它比游离氯稳定且产生的 DBPs 少，因此氯胺在饮用水消毒中占有重要地位，美国约 30% 的饮用水二次消毒采用氯胺。也有研究比较氯胺与游离氯对水中腺病毒、肠道病毒和诸如病毒消毒效果，结果显示，氯胺对病毒杀灭效果强于游离氯。

二氧化氯消毒效果强，分解迅速，不容易产生 DBPs，但二氧化氯会产生无机消毒副产物。美国约 8% 饮用水处理过程使用二氧化氯，作用的平均浓度为 1.18 mg/L，作用时间 13.8 min。

紫外线（UV）消毒具有高效、广谱的特性，与氯消毒相比，可有效杀灭水中贾第虫和隐孢子虫；但紫外线无持续的消毒效果，可能存在水体二次污染情况，且还有光复活现象。因此，紫外线通常与其他消毒剂联合应用于饮用水消毒。紫外线消毒也可用于居家或非集中供水地区对饮用水的消毒。

臭氧（O_3）可有效杀灭多种细菌和病毒，对隐孢子虫有很好的杀灭作用，还能破坏藻类毒素（如微囊球藻毒素），改善水的嗅和味、去除色度等。受臭氧在水中溶解度和稳定性的影响，臭氧单独使用效果有限，通常与其他方法联合应用，如 O_3/UV，O_3/过氧化氢等。

2.新型消毒方法

（1）日光消毒法：日光消毒（SODIS）系统利用日光（紫外线）穿透透明的塑料容器达到消毒作用，作用原理包括紫外线辐射，对水中溶解氧的氧化反应和加热原理，其优点是简单方便、廉价实用，可以用于非集中供水的地区。为达到消毒效果，日光消毒适用于对小容量（10 L 左右）和低浑浊度的水进行消毒。有研究证实应用 SODIS 对饮用水消毒可降低部分地区儿童腹泻发生率。有研究用光激发半导体产生杀灭微生物的活性氧，这种光催化作用可加强日光消毒饮用水的效果，将是一种廉价、简便的饮用水消毒方法。

（2）滤膜技术：滤膜技术可作为传统饮用水消毒技术的替代，因为它不需要添加化学剂就能产生高质量的纯净水，避免形成 DBPs。但应用成本高，也无法在水路运送的过程中避免二次污染。

（3）金属消毒剂：一些金属离子如银、铜等离子具有杀菌作用，在欧洲有用银离子进行饮用水消毒的例子。有研究证明银可以安全、有效地对饮用水消毒，可替代含氯消毒剂的使用，银离子也不会和水中的有机物反应形成 DBPs，但使用成本较高。

（4）纳米技术：研究显示用银为载体的纳米材料对饮水消毒取得很好的效果。纳米过滤器可用于水的净化，它能够有效滤过阳离子、天然有机质、污染有机质等。

（5）超声波消毒：超声波可像消毒剂一样灭活微生物，但应用成本太高。

（二）饮用水消毒难点

1.生物膜问题

尽管饮用水中营养物质少且有残留的消毒剂，但集中供水的水管内普遍存在生物膜，依附于物体表面或颗粒物上的能够形成生物膜的微生物比浮游微生物对消毒剂的抗性更强。

2007年,美国学者用萎缩杆菌芽孢代替炭疽杆菌芽孢模拟水路生物膜试验,结果显示用有效氯浓度为10 mg/L的消毒剂作用6 d,可使芽孢下降2个对数值,但仍有约4×10^3 CFU/cm² 菌量在铁片上被检测到,继续增加有效氯浓度也不能提高消毒效果。美国一项研究显示,一氯胺对生物膜中芽孢的杀灭效果强于含氯消毒剂。

2.原虫问题

阿米巴原虫常见于自然水和饮用水管路中,一些病原体,如土拉弗朗西斯菌(F.tularensis)、鼻疽伯克氏菌(B.pseudomallei)、鼠疫耶尔森菌(Y.pestis)和炭疽杆菌芽孢能够与阿米巴原虫共生。当鼻疽伯克氏菌与棘阿米巴原虫共存时,鼻疽伯克氏菌对游离氯的抗性增加1 000～10 000倍,而且在接触游离氯期间,鼻疽伯克氏菌仍能在虫体内复制。此外,阿米巴原虫对腺病毒也有保护作用。意大利一项研究显示,当阿米巴原虫与人类腺病毒5型共同培养时,用5 mg/L的次氯酸钠作用后,仍能在虫体胞浆中找到病毒。

隐孢子虫和蓝氏贾第鞭毛虫(简称两虫)是饮用水中常见的、导致人体腹泻的水中原生动物,我国饮用水标准中明确规定了两虫的指标。常用的含氯消毒剂不能有效杀灭两虫,先过滤再用含氯消毒剂效果会更好。紫外线(UV)是常用的、可有效杀灭两虫的方法,紫外线合并氯消毒对隐孢子虫的杀灭效果强于单独氯消毒。光催化(TiO_2)技术是新兴的消毒技术,研究显示其配合氯消毒或紫外线辐照消毒可提高消毒效果,有效杀灭两虫。

3.病毒问题

WHO提出的对人类健康有中度到高度影响的介水传播病毒有腺病毒、星状病毒、甲肝、丙肝病毒、轮状病毒、诺如病毒、柯萨奇病毒和脊髓灰质炎病毒。对水中病毒的检测相对困难,需要时间、实验室和特殊仪器,并且有些病毒很难培养,目前仅美国、加拿大等少数国家规定了饮用水中病毒含量。病毒体积微小,很难通过滤过作用去除,需要靠化学消毒剂去除,如含氯消毒剂、氯胺、紫外线、臭氧和二氧化氯等。我国医院污水处理工程技术规范中提到氯、次氯酸钠和二氧化氯对病毒杀灭效果差,还需考虑水中原虫对病毒的保护作用和不同消毒剂对病毒有效剂量问题。

(三)居家饮用水消毒

WHO推荐的家庭处理水的方法有加热法、紫外线法、过滤法和化学方法。

1.加热和紫外线法

加热和紫外线法是简单、有效的居家水处理方式,一般用于非集中供水的地区或发展中国家的农村,需要用户自行对饮用水消毒。最常见的方式是用燃料煮沸加热水,利用热能杀菌。还有一种更廉价的方式是利用太阳能消毒,将透明瓶子(如矿泉水瓶)放在阳光下晒几个小时就能达到消毒效果,或将瓶子的一面涂上黑色或放在黑色的表面上,能更多的吸收阳光中的紫外线和热能。居家用的商用紫外线灯,波长一般在200～320 nm,由于紫外线消毒效果持续时间短,适于消毒完立即使用的居家用水处理。

2.过滤法

居家处理水的方式还可以通过沉淀和过滤。目前已有一些商业化用品,如用沙子、多孔陶瓷或纤维膜作为净水器过滤装置。

3.化学法

居家化学法处理水方式有:混凝沉淀法,用铝盐或铁盐等物质通过混凝沉淀降低水的浑浊度;吸附法,用木炭或活性炭吸附;离子交换,用于降低水质硬度;化学消毒法,种类见表13-1。

表 13-1　用于家用饮用水处理的化学消毒法（WHO）

消毒方法	应用于社区	应用于家庭
游离氯（次氯酸钠）	是	是
电解氯化钠	是	是（有限的地区）
氯胺（一氯胺）是	少见	少见
臭氧	是	少见
二氧化氯	是	少见
酸性物质（无机酸）和氢氧化物	有限	有限
氯化－凝集沉淀－过滤反应	是	是

二、生活污水消毒

（一）生活污水消毒现状

生活污水中营养物质丰富，适合微生物的生长与繁殖，生活污水中存在大量的细菌和致病微生物。为节约水资源，大部分生活污水处理后需要再利用，若消毒不彻底，可能引起经水传播疾病，如伤寒、痢疾、霍乱等。我国实施《城镇污水处理厂污染物排放标准》，该标准规定了水质中粪大肠菌群数的排放限值。常用的污水消毒方法有氯消毒、二氧化氯、O_3、UV、过氧乙酸（PAA）等。

（二）常用消毒方法

1.氯消毒

氯消毒是使用最广泛的水消毒方式之一，具有高效、廉价和使用方便的特点，国内外的饮用水消毒中，氯消毒是最主要的消毒方法。但随着人们对 DBPs 认识逐渐增强，也意识到 DBPs 对健康的危害。此外，氯消毒在灭活水中隐孢子虫和蓝氏贾第鞭毛虫效果有限。

2.二氧化氯

二氧化氯被认为是氯消毒最理想的替代品，除了有高效和广谱的消毒效果外，不会与水中的有机物产生 DBPs，是安全有效的消毒剂。但二氧化氯会产生一些无机消毒副产物，生产工艺复杂，只能现场制备，存储和运输也存在安全问题。

3.臭氧

臭氧是一种强氧化剂，有很强的杀菌功效，产生 DBPs 少，常用于饮用水和泳池水的消毒，也用于生活污水的消毒处理。臭氧的工艺设备昂贵，在使用过程中会产生醛、酮、羧酸和溴酸盐等消毒副产物。

4.紫外线消毒

紫外线在国内外的污水处理应用逐渐广泛，除了具有高效消毒效果且不产生 DBPs 外，还能对水中两虫有较好的杀灭效果。但紫外线无持续消毒作用，有光复活效应，对水质要求较高，且紫外灯管需定期更换。

5.过氧乙酸（PAA）

PAA 消毒对设备要求低，产生很少的持续的有毒物质或致突变物质，无残留毒性，消毒效果强。我国用 PAA 进行污水消毒的研究较少，国外相关研究显示 PAA 可用于污水的消毒，且消毒效果优于紫外线。PAA 联合金属离子（铜离子或银）的使用可增强消毒效果。

(三)新型消毒方法

1.高级氧化法(AOPs)

高级氧化法是指一系列利用羟基自由基(·OH)来除去污水中有机污染物(以及部分无机污染物)的化学氧化技术。高级氧化法是强氧化剂(如臭氧、过氧化氢)与催化剂(二价铁离子或 TiO_2)或与光照(紫外线或可见光)的组合。常见方法有 Fenton，H_2O_2/UV，TiO_2/UV，O_3/UV 等。

光催化作用被认为是"绿色"的高级氧化技术，目前已经广泛应用到饮用水和污水处理中，可以氧化水中绝大多数有机污染物和部分无机污染物。光催化作用有两种基本形式，TiO_2 和非 TiO_2 模式，TiO_2 是最常用模式。

2.电离辐射

电离辐射消毒是相对新型的消毒方法。韩国有学者比较了电离辐射、UV 和 O_3 法对二级出水消毒效果和成本效益分析，结果显示电离辐射消毒效果不受污水水质的影响并能强效抑制细菌再生，与 UV 和 O_3 相比耗电低，可以用来替代传统消毒方法。

3.铜电凝和电生成过氧化氢集成法

该方法是联合多种电化学方法去除工业废水中的有机质，先电凝铜离子再用电化学法产生 H_2O_2，可以有效降低工业废水中的化学需氧量(COD)、5 日生化需氧量(BOD_5)、颜色和粪大肠菌群数量，实用性较强。

三、泳池水消毒

美国 CDC 对泳池水消毒建议是水中氯的浓度为 $1.0\sim3.0$ mg/L，由于水中的物质(阳光、污物和来自游泳者身体上的物质)会降低氯的浓度，因此要经常监测浓度确保有效性。对水的 pH 监测也很重要，美国 CDC 建议 pH 为 $7.2\sim7.8$，过高或过低的 pH 会影响含氯消毒剂的消毒效果并会带来眼睛和皮肤的损伤。

泳池水消毒方法多样，以含氯消毒剂为主，也有部分使用 UV 或臭氧消毒，但后者没有持续的消毒作用。WHO 建议在开放或半开放泳池，水中游离氯的浓度不能超过 3 mg/L，可以联合应用 O_3 或 UV 来降低含氯消毒剂的使用，保护人体健康。

四、饮用水消毒副产物对健康影响

在全世界广泛使用含氯消毒剂对饮用水和污水消毒处理的同时也要关注消毒剂对人体和环境带来的影响，已有一些水中微生物对消毒剂抗性增加和消毒副产物引起出生缺陷和肿瘤的报道。

(一)DBPs 与癌症的发生风险

多项研究显示 DBPs 中的三卤甲烷(THMs)与癌症发生相关，尤其是与大肠癌和膀胱癌发生相关。

澳大利亚的一项研究评估 50 个区域人群暴露于 THMs 5 年后，人群大肠癌发病风险。结果显示，长期暴露于三溴甲烷可以增加男性结肠癌的发病风险，IRR(发病率比)为 1.035(95% CI:$1.017\sim1.053$)。

膀胱癌与饮用水中 DBPs 关系的流行病学调查表明，长期饮用氯消毒的水，可能会导致膀胱癌发病率增加。一项汇总 5 467 个研究对象(2 381 病例，3 086 对照)的 meta 分析显示，男性在家庭环境中暴露于 THMs 平均水平(TTHM)>50 $\mu g/L$ 与暴露 THMs 水平(TTHM)$\leqslant5$ $\mu g/L$

相比,患膀胱癌的风险增高,OR 为 1.47(95%CI:1.05～2.05)。研究推测,通过沐浴、游泳等方式接触氯化水比经口暴露氯化饮用水更容易患膀胱癌。

(二)DBPs 与生殖缺陷风险

关于 THMs 对生殖发育影响的几次大型流行病学调查结果都表明,日常饮用水中 THMs 与低出生体重、自发性流产、生长发育迟滞、神经管缺损、唇腭裂等先天性畸形均有不同程度的关联,提示 THMs 对人类的健康具有潜在的发育毒性。

Qiang 等人通过收集中国 2 009 例男性的尿液和精液,研究暴露于饮用水中的 DBPs 对男性精子的影响。结果显示,暴露于水中消毒副产物三氯乙酸可能会降低男性精子质量。

W right 等收集了美国马萨诸塞州 196 000 名新生儿的资料和同一时期当地饮用水 DBPs 水平,研究妇女在妊娠末 3 个月暴露于 THMs 对胎儿发育的影响,结果得出 THMs 与新生儿低出生体重发生率间存在暴露剂量反应关系。

在英格兰进行的 THMs 与婴儿死产率和低出生体重率的干预性试验研究,该研究调查了干预前和干预后 258 个不同用水地区并记录了当地新生儿情况。结果显示,通过干预措施,三氯甲烷降低最多的地区,当地新生儿低出生和极低出生体重率下降幅度也最多(9%和 16%)。该试验证明三氯甲烷浓度的降低与新生儿低出生体重率下降有相关性。

(三)DBPs 与其他风险

澳大利亚的一项研究显示,使用含氯消毒剂可对室内泳池空气质量产生影响。泳池内游泳者的多少能够影响水中 DBPs 浓度,游泳者的汗液和尿液中的碳酰胺可与池水中的含氯消毒剂形成三氯胺,三氯胺挥发到室内空气中影响空气质量。为降低 DBPs 对健康和环境的影响,可以选用活性炭过滤方式或高级氧化法作为泳池消毒法。

Villanueva 等人的研究显示,暴露于游泳池中的 DBPs 可能会增加膀胱癌的危险性,同时发现游泳池工作人员及经常游泳者的呼吸道症状,如哮喘的患病率都有增加。

(韩秀山)

第四节　生物法消毒

一、概述

生物法消毒是利用动物、植物、微生物及其代谢产物消除或杀灭环境中的致病微生物,从而达到控制疾病发生和传播的目的。随着近代生命科学与生物技术的迅速发展,生物法消毒也取得了突破性进展,不断发现一些具有消毒杀菌功能的新物种,如噬菌体等。生物消毒剂是利用动植物天然抑菌成分、抗菌肽、生物酶类及基因工程方法生产的生物酶类、多肽和化学方法合成多肽等配制成的消除或杀灭致病微生物的消毒剂。这方面的研究进展主要有在以下几个方面。

(1)利用现代生物学技术对靶生物进行选种、诱变和转基因操作,获得消毒功能更优的物种。

(2)利用重组 DNA 技术对有消毒潜力但资源少、成本高的溶杀菌(病毒)生物酶类进行基因工程高表达,实现规模化生产。

(3)利用化学方法合成或半合成具有消毒功能的抗菌肽及天然活性物质。

（4）对具有消毒功能的生物酶类及天然活性物质进行化学修饰与改造，以期延长其半衰期、增加其稳定性或增加其杀菌谱。

（5）多种天然活性物质的复配新制剂。

（6）抗病毒作用的新物质与新技术。

二、生物法消毒研究和应用

（一）细菌用于生物法消毒

1.噬菌蛭弧菌

噬菌蛭弧菌是寄生于其他细菌，并能导致宿主细胞裂解的一类细菌。比一般细菌小，能通过细菌滤器，有类似噬菌体的作用。单细胞，弧形或逗点状，有时呈螺旋状，大小 $0.3\sim0.6~\mu m\times0.8\sim1.2~\mu m$，或仅为杆菌长度的 $1/3\sim1/4$。运动活跃，革兰染色阴性。当它遇到宿主菌时，立即用无鞭毛的一端吸附固着于宿主细胞壁，在酶促作用下，借助其快速转动产生机械的转孔效应，侵入细胞壁与细胞膜之间生长繁殖，待宿主细胞破裂后释放出新的子代又可感染其他宿主菌。从自然界分离的都呈依赖寄生型，对宿主的选择范围比氏菌体的广，常可感染多株某种或多种不同种属的细菌，多为革兰阴性菌如志贺菌、沙门菌、大肠埃希菌、欧文菌、变形弧菌、假单胞杆菌等菌属。对革兰阳性菌只有粪链球菌、乳酸菌等类。

噬菌蛭弧菌对宿主菌和宿主细胞的条件不十分严格。Huang 等发现，蛭弧菌在 70 ℃或 100 ℃作用 10 min 致死的宿主菌中发育，并将其裂解。Naron 等在 70 ℃ 15 min 热处理的致死宿主菌中也发现了相同现象，但加热时间较长的宿主菌则不宜作为蛭弧菌的营养。蛭弧菌属于嗜氧菌，不能分解碳水化合物，但分解蛋白质能力强，显然以利用多肽和氨基酸作为碳源和能源为主。

蛭弧菌可对水中多种细菌有寄生裂解的作用。Shilo 在以色列海水和湖水等中发现嗜菌蛭弧菌。Mockbntnba 等报道，在含有沙门氏菌和志贺菌的河水中加入蛭弧菌，可明显影响两者的生存。经蛭弧菌作用后，在河水中，20 ℃和 4 ℃时，沙门氏菌的生存时间为 $25\sim37$ d，志贺菌的为 $19\sim29$ d。秦生巨证实，在实验室灭菌自来水和灭菌湖水中，蛭弧菌对埃尔托弧菌，福氏痢疾杆菌和大肠埃希菌均有清除作用。作用 7 d 后，清除率可分别达到 98％和 99％以上。在模拟自然条件的河水中，蛭弧菌对埃尔托弧菌，大肠埃希菌群有显著净化效果，并可减少水中细菌总数。

目前已经有多种含有蛭弧菌的生物消毒产品问世，分别用于畜禽细菌病的防治、污水处理、微生物环境修复等。

2.枯草杆菌

枯草杆菌利用微生物生长过程中的竞争、抗生等相互关系，可以将一些有益微生物开发成药品。目前已经有一些细菌被开发成为药品。如用于烧伤感染的枯草杆菌喷剂，可以有效防治金黄色葡萄球菌、铜绿假单胞菌等致病菌感染。还有用于治疗肠道菌群失调的微生态制剂等。

3.疫苗

疫苗是由特定细菌、病毒、立克次体、螺旋体、支原体等微生物以及寄生虫制成的主动免疫制品。凡将特定细菌、病毒等生物及寄生虫毒力致弱或采用异源毒制成的疫苗称活疫苗，用物理或化学方法将其灭活制成的疫苗称灭活疫苗，目前国际上已经有数十种疫苗用于临床。

4.微生态制剂

微生态学是近年来发展的一门新兴生命科学。在人的胃肠道栖息着大约 1 014 个，约

400 种,占粪便湿重的 10%～40%。依作用特点分类,可以把微生态制剂分为药用型、助消化促生长型和综合型。药用型主要由正常消化道优势菌群的乳酸菌、双歧杆菌等种、属菌株组成,具有很强的调整消化道内环境和微生物区系平衡的作用。助消化促生长型主要由真菌、酵母、芽孢杆菌等具有很强消化能力的种属菌株组成,在消化道中能产生多种消化酶,丰富的 B 族维生素、维生素 K、未知生长因子和菌体蛋白等,添加于饲料中主要起辅助消化,促进生长的作用,同时也有一定的防治疾病的作用。综合型由多种、属菌株配合而成,有的还配有多种消化酶或细菌、酵母提取物,具有一定整肠保健,防治疾病作用,又有较好的辅助消化,促进生长等作用。

依据菌种类型可以分为乳酸菌制剂、芽孢杆菌制剂和酵母类制剂。乳酸杆菌属是动物肠道中的正常微生物,该制剂应用历史最早,制剂各类最多。当前,作为饲料添加剂应用较多的为嗜酸乳酸杆菌、双歧乳酸杆菌及粪链球菌。芽孢杆菌在动物肠道微生物群落中存在数量极少,生产中主要应用的有地衣多糖芽孢杆菌、枯草杆菌及东洋杆菌。芽孢杆菌与其他益菌产品相比,具有更多的优点:耐酸、耐碱、耐高温(90 ℃～100 ℃)及耐挤压,在配合饲料制粒进程中以及通过酸性胃环境都能保持高度的稳定性,进入肠道上段迅速发育转变成具有新陈代谢作用的营养型细菌。另外它具有较强的蛋白酶、脂肪酶和淀粉酶等多种有效的酶促活性。Soggard 的研究表明,芽孢杆菌还具平衡或稳定乳酸杆菌的作用。酵母类制剂在动物肠道微生物群落中存在数量也极少,常用的酿酒酵母培养物,多用于反刍动物,而很少用于单胃动物。目前,比较典型的微生态制剂产品是由日本硫球大学教授比嘉照夫研制的 EM 制剂,EM 制剂是由光合菌、酵母菌和乳酸菌等 10 属 80 多种微生物复合培养成的有效生物群,用于饲料中能增强畜禽免疫力,促进生长,改善环境卫生,而且具有天然无毒,无残留等优点,因而被世界各国的畜牧业广泛应用。

(二)植物用于生物法消毒

水葫芦,学名"凤眼莲",原产南美,大约于二十世纪初传入我国,它是一种水生漂浮植物,在自然水体净化中有不小的应用前景。水葫芦生长繁殖速度十分惊人,其庞大的根系可附着大量的微生物,起到净化水质的作用。但是,近年来它被视作一种"毒草",一种污染环境的有害生物,困扰着我国绝大多数的南方城市。每年夏秋之间,江河里的水葫芦大肆泛滥,政府已投入大量的财力、物力和人力,科研攻关和人工防除,但其危害和潜在的生物多样性破坏隐患依然存在。

(三)生物法消毒在污水、污泥净化中的应用

生物法是利用微生物处理废水的方法。通过构筑物中微生物的作用,把废水中可生化的有机物分解为无机物,以达到净化的目的。同时,微生物又可用废水中有机物合成自身,使净化得以持续进行。生物法分为好氧微生物处理法,厌氧微生物处理法。好氧微生物处理法包括活性污泥法、生物膜法、氧化塘法。

1.好氧微生物处理法

活性污泥法又称曝气法。是利用含有好氧微生物的活性污泥,由通气条件下,使污水净化的生物学方法。此法自英国人 Ardern 和 Lockett 创建以来,经过反复改造,发展至今,已成为处理有机废水最主要的方法。

生物膜法是以生物膜为净化主体的生物处理法。生物膜是附着在载体表面,以菌胶团为主体所形成的黏膜状物,由于膜中的微生物不断生长繁殖致使膜逐渐加厚。膜的形成有一定规律,初生、生长及老化剥落过程,脱落后再形成新的膜,这是生物膜的正常更新,剥落的膜随水排出。

氧化塘也称稳定塘,是利用自然生态系统净化污水的一处大面积、蔽开式的污水处理池塘。氧化塘是利用细菌和藻类的共生关系来分解有机污染物的一种废水处理法。细菌利用藻类光合作用产生的氧和空气溶解在水中的溶解氧氧化分解塘内的有机污染物;藻类利用细菌氧化分解产生的无机物和小分子有机物作为营养源繁殖自身。如此不断循环,使有机物逐渐减少,污水得以净化。过多的细菌和藻体易被微型动物捕食。

其中常见的细菌主要有生枝动胶杆菌、假单胞菌属、无色杆菌属、黄杆菌属、节杆菌属、亚硝化单胞菌。原生动物以纤毛虫、钟虫属最为常见。冬季褶累枝虫占绝对优势。5 月和 6 月,有肋纤虫为活性污泥动物群落的优势种群。纤毛虫和后口动物总数越多,污水净化效能越强,污泥的沉降性越好。游泳类纤毛虫总数与出水 BOD5 值呈正相关,固着类纤毛虫的多样性值与出水的总氮呈正相关,爬行类纤毛虫的多样性值与出水的硝态氮和出水总磷都呈正相关,与厌氧段总磷呈负相关。研究结果表明,微型动物种群动态规律与污水处理效果关系密切,该厂污水处理系统中四系列的硝化和反硝化显著,活性污泥的运转效能良好,各种主要污染物得到有效净化。

2.厌氧生物处理

厌氧生物处理是在缺氧条件下,利用厌氧性微生物(包括兼性厌氧微生物)分解污水中有机污染物的方法。因为发酵产物产生甲烷,又称甲烷发酵。此法既能消除环境污染,又能开发生物能源,所以倍受人们重视。污水厌氧发酵是一个极为复杂的生态系统,它涉及多种交替作用的菌群,各要求不同的基质和条件,形成复杂的生态体系,甲烷发酸包括 3 个阶段。

(1)液化阶段:由厌氧或兼性厌氧的细菌将复杂有机物如纤维素、蛋白质、脂肪等分解为有机酸、醇等。Siebert 等发现在厌氧发酵污泥里发现大多为梭状芽孢杆菌属的细菌。另外,Hobson等认为作为蛋白质分解的细菌是梭状芽孢杆菌属和类杆菌。他们成功的分离出革兰阳性弯曲杆菌,主要生成丙酸,并且生成少量的蚁酸,丁二酸等。

(2)产氢产醋酸阶段:由产氢产醋酸细菌群利用液化阶段产生的各种脂肪酸、醇等进一步转化为醋酸、H_2 和 CO_2。Kirsch 指出,在此阶段的优势细菌是不形成革兰阴性孢子的绝对厌氧杆菌。在分离细菌 72 菌株里面革兰阳性孢子形成细菌占 3%,革兰阴性孢子非形成细菌占 25%,这些细菌把碳水化合物发酵成各种酸。

(3)产甲烷阶段:产甲烷菌利用醋酸、甲酸、甲醇、CO_2、H_2 等、形成甲烷。产甲烷菌属于古细菌,严格厌氧,主要包括甲烷杆菌属、甲烷八叠球菌属和甲烷球菌属等。产甲烷菌是严格厌氧菌。

三、生物消毒剂

生物消毒剂是利用从动植物组织中提取的天然抑菌成分、多肽、生物酶类及基因工程方法生产的生物酶类、多肽和化学方法合成多肽等配制成的消除或杀灭致病微生物的消毒剂。生物消毒剂具有以下几个特点:①杀菌活性强,催化活性生物酶只需非常低的杀菌浓度。②杀菌特异性强,各种生物酶及部分抗菌多肽只选择性杀灭一种(类)病原菌,而对有益菌无作用。常常通过多种生物酶的复配技术增加其杀菌谱。③与大多数抗生素有协同作用,并且对耐药菌的杀菌作用与敏感菌相同。④易溶于水的特点使其制剂更易,使用更安全,且对皮肤黏膜无刺激。⑤绿色环保,消毒后无残留危害。

对于生物类杀菌物质的研究,根据其性质及来源主要有以下几大类。

(一)植物源消毒剂

植物是生物活性化合物的天然宝库,其产生的次生代谢产物超过 40 万种,主要化学物质为萜类、生物碱、黄酮、甾体、酚类及独特的氨基酸和多糖等。目前人们已经从植物、微生物中提取抗真菌、细菌、病毒、线虫、杀虫等活性物质。从现有的研究结果看,高等植物中抗菌的有效成分主要为香精油,香精油为酯、醛、酮和萜烯的化合物,另外还有萜类、生物碱类、黄酮类、甾体类、有机酸、蛋白质等也具有抗菌作用。因此,开发利用植物资源用于生物消毒剂的前景十分广阔。

(二)抗菌肽

抗菌肽是生物体经诱导产生的一种具有生物活性的小分子多肽,一般由 20～60 个氨基酸组成,分子量在 2 000～7 000 D。到目前为止,从生物体中分离获得的抗菌肽已近 1 000 种。大部分抗菌肽具有耐强碱性、热稳定性及广谱抗菌等特点。国内外研究成果表明,抗菌肽对部分细菌、真菌、原虫、病毒及癌细胞等均具有强大的杀伤作用。

绝大多数已研究的抗菌肽中都有一个相同结构:两性表面结构,一端疏水性和一端表面正电荷。大部分抗菌肽以这一高度阳离子化和疏水性的两性表面结构特性结合于外来细胞生物膜上而起作用,使得它们有着相同的抗菌活性。它们都能非特异和生物膜结合。目前已基本弄清了抗菌肽的活性机制,一般认为是抗菌肽以其疏水端插入细胞膜,并在膜上形成孔道,致使细胞内外渗透压改变,细胞内容物尤其是钾离子大量渗出,细菌因此死亡。

随着对抗菌肽功能结构的深入研究,许多天然抗菌肽及其类似物已被陆续合成出来。化学合成方法的日趋成熟,为筛选高抗菌活性或者广泛抗菌谱的抗菌肽提供了有力的保证。国际上已有多条人工合成抗菌肽进入临床研究。

1.天然抗菌肽分类、结构和功能

(1)抗菌肽的分类:随着抗菌肽研究的深入,发现不同的抗菌肽其结构和功能有一定的差异。为了便于研究本文根据多肽氨基酸组成和高级结构可以将抗菌肽分为以下几类:①α-螺旋抗菌肽;②富含半光氨酸的抗菌肽;③线性非 α-螺旋抗菌肽;④含有修饰氨基酸的抗菌肽。

(2)抗菌肽的结构特点和作用机制:抗菌肽的结构和功能密切相关,来自不同物种的抗菌肽一级结构有很多相似之处。例如昆虫抗菌肽分子的 N 端富含清水性的氨基酸,特别是碱性氨基酸。而 C 端则含较多的疏水氨基酸残基,在其末端都酰基化。碱性带正电荷的头部有利于抗菌肽分子与细菌细胞膜上酸性得磷脂头负电荷之间相互作用,使抗菌肽易于吸附到膜上。疏水的尾部有利于进入膜的脂双层和形成两性螺旋,这是裂解细菌的主要部分。C 端得都酰基化对抗菌肽的广谱抗菌有重要作用。

2.抗菌肽的应用

(1)抗菌肽的基因表达研究:目前影响抗菌肽大量使用的关键因素是传统的生产手段得到的抗菌肽价格太高。从生物体中提取很难规模化。因此需要生物工程表达抗菌肽。然而,由于抗菌肽的抗菌活性使得表达出的抗菌肽抑制了宿主菌的生长,很难大量表达。研究表明将抗菌肽和带负电荷酸性多肽基因融合表达可以得到抗菌肽。

(2)抗菌肽在转基因方面的应用:在植物转基因方面,有学者以抗菌肽 B 与水稻 A 基因构建成一个嵌合基因,构建成载体 Pcb,应用基因枪法将其导入水稻未成熟胚,获得转基因水稻植株,证明转基因水稻株增强了对水稻白叶枯病和细条病的抗性。有研究者应用花粉管通道技术将天蚕抗菌肽基因导入烟草子房,获得抗青枯病转基因株系。研究发现在转基因烟草中胞外表达的修饰 magainin-Myp30 能显著减少 oomycetes peronospora tabacine 感染所引起的损害并减少病原体的产孢能力。用合成的多肽 ESF12(它模拟的是在天然 magainins 中发现的两亲螺旋的基因)进行克隆转化,和其他未转化的植物相比导致了病原体抗药性增加。最近报道了在烟草中成功表达了 esculentin-1,它是在 rana esculenta 的皮肤分泌物中发现的一种微量的具有很强抗菌活性的 46 残基多肽。该多肽对体内 pseudomonas syringae pv.Tabaci 及培养基中的植物病原体具有转基因抵抗力。说明根和茎中的表达是一样的。中国农业科学院贾士荣等将抗菌肽用于转基因防治动物和植物性病原微生物的感染,已经申请专利。

在动物转基因方面,有研究将抗菌肽基因转入蚊子体内以抗疟疾,将 LL-37 抗菌肽基因转化动物模型后,得到的转化子可以降低囊性纤维化动物的细菌感染率。将卫士素基因转化巨噬细胞后提高了巨噬细胞对结核杆菌的抗性。

(3)抗菌肽作为抗感染药品开发的情况:随着抗生素研究的深入开展、耐药性细菌的频繁出现,已有越来越多的制药公司把目光聚焦到抗菌肽的开发上。

目前抗菌肽对 FDA 来说也是一个全新的产品,而且由于抗菌肽在体内和体外实验时的差别,长期安全性的评估问题等,使得 pexiganan 暂时没有获得批准。但是作为抗菌药的开发并没有停止。

(4)抗菌肽在食品防腐剂、饲料添加剂中的应用:微生物在生长的过程中会分泌一些抑制外源微生物生长的抗菌肽如乳酸链球菌素,枯草杆菌素等。研究表明 Nisin 对革兰阳性菌有很好的杀菌效果,可用于食品保鲜。另外,一些公司正在研究把 Nisin 用于食品保鲜方面,美国有13 个专利保护 Nisin 用于食品防腐。

乳酸链球菌素(Nisin)是第一个被 FDA 批准用于食品防腐剂的抗菌肽,是由乳酸链球菌产生的一种多肽抗菌素类物质,由 34 个氨基酸组成。乳酸链球菌素的抗菌谱比较窄,它只能杀死或抑制革兰阳性菌,特别是细菌孢子,对阴性菌、酵母菌均无作用。如乳制品中的金黄色葡萄球菌、溶血链球菌、肉毒梭菌等;啤酒中的乳杆菌、明串球菌;罐头食品中的嗜酸脂肪芽孢杆菌、热解糖梭菌、致黑梭菌、肉毒梭菌、巴氏梭菌、乳杆菌属、凝结芽孢杆菌、多黏芽孢杆菌、软化芽孢杆菌等均对乳酸链球菌素很敏感,一般 10~50 ppm 即有效。现在国内有几家单位在大量生产,如浙江省天台制药厂银象分厂等。它是一种高效、无毒的天然食品防腐剂。室温下、酸性加热条件下均很稳定。如在 pH 2.0、121 ℃加热 30 min,产品仍很稳定。

(5)消毒领域中的应用:目前,抗菌肽消毒产品还较少,具有自主知识产权的高科抗菌肽(GK-1)的系列产品,包括口腔消毒喷雾剂、消毒纱布、足部消毒剂、洗面奶、消毒湿巾、空气消毒过滤网等消毒产品已进入市场。

(6)化妆品中的应用:①从蝇蛆中提取抗菌肽用于化妆品中,有学者提出了工程蝇蛆深度开发的研究方向,提示可以从蝇蛆中提取抗菌肽等有效成分,进一步用于医药和化妆品中。同时还可以从蝇蛆中提取甲壳素,制备壳聚糖等。②从蜗牛中提取的抗菌肽用于化妆品中可以治疗粉刺。Elicina 霜能够有效治疗粉刺,它含有从蜗牛中提取的天然物质其中含有抗菌肽,抗菌肽可以有效治疗粉刺的感染。该产品可以有效去除皱纹和粉刺等,为智利生产的产品。

(7)在畜牧业上的应用:抗菌肽是目前饲料添加剂中广泛使用的抗生素种类之一,包括杆菌肽、黏菌素和持久霉素等,其分子结构中基本组成单位是由多种氨基酸组成的肽链。大量研究资料表明,抗生素肽在沸水煮 30 min 仍不变性失活,能耐受饲料制粒时的高温作用;规模化发酵生产抗生素肽时经高温浓缩工序,可充分杀灭菌体而不导致抗生素肽失活,产品在应用后不会出现工程菌的扩散而导致环境生态问题;肽类抗生素作为饲料添加剂对革兰阳性菌有强烈的抑制作用,对革兰阴性菌的抑制作用较弱,能够促进畜禽生长,提高饲料利用率,在肠道内抗菌肽几乎不被吸收,仅在消化道内发挥作用,动物采食后在体内一般无残留,在饲料中长期添加肽类抗生素,细菌不易获得耐药性,使用效果稳定,属无毒副作用、无残留、无致细菌耐药性的一类环保型饲料添加剂。试验研究表明,抗生素肽用作畜禽及水产饲料添加剂,代替抗生素预防及治疗仔猪白痢及雏鸡白痢有明显效果,对猪大肠埃希菌、门氏菌、金黄色葡萄球菌、铜绿假单胞菌及白色念珠菌均有明显杀菌作用。

有报道,柞蚕抗菌肽应用于预防及治疗鸡的白痢效果明显。应用含抗菌肽的柞蚕免疫血淋巴粉添加于断奶仔猪料,饲喂试验结果表明,蚕抗菌肽可减轻断奶仔猪的腹泻。有学者应用含抗菌肽的蚕免疫血淋巴粉添加于断奶猪料,饲喂试验研究表明,蚕抗菌肽可减轻断奶仔猪的腹泻。

Lee 等从猪小肠中分离出一种相对分子质量为 4 719 的肽——抗生素肽(PR-39)。它属于富含 Pro-Arg 的肽家族,不裂解野生型大肠埃希菌,但对突变型 K12 有作用。PR-39 在一个单层囊泡中可以诱导钙的降低和电流的线性增加,此诱导与肽浓度和膜上甘油磷酸酯(带负电荷)有关;另外,还发现一种抗生素肽 cecropin P1,它是以裂解细菌来完成杀菌作用的。Lucca 研究表明,惜古比天蚕的抗菌肽 A 具抗黄曲真菌;惜古比天蚕的抗菌肽 B 具抗黄曲真菌、尖镰孢霉、藤仓镰孢霉;杂合肽抗尖镰孢霉、藤仓镰孢霉、灰葡萄孢霉、木霉、根串株霉和青霉。

除畜禽本身可产生内源抗菌肽外,食物蛋白经酶解也可得到有效的抗菌肽,其中最令人感兴趣的是从乳蛋白中获得的抗菌肽。现已从乳清蛋白中的乳铁蛋白中得到几种抗菌肽。乳铁蛋白是一种结合铁的糖蛋白,作为一种原型蛋白,被认为是宿主抗细胞感染的一种很重要的防卫机制。研究人员利用胃蛋白酶分裂乳铁蛋白,提纯出了三种抗菌肽,它们可作用于产肠毒素的大肠埃希菌,均呈阳离子形式。其中两种肽可抑制致病菌和食物腐败菌;第三种肽在浓度为 2 μmol/L 时,就可抑制单核细胞增生性李氏杆菌的生长。

(8)作为一种靶向病原微生物的载体:最近已经提出 dermaseptins 在一种新型药物传递系统中的可能应用。该系统利用的是 dermaseptins 对人 RBCs 的原生质膜的良好亲和性。用 dermaseptin 的一种衍生物暂时搭载该多肽之后,它就可以在血液循环中被传送,当它遇到与之亲和性更大的目标微生物时它就自发转移到微生物膜上并发挥它的膜溶解活性。在体内和体外评价时发现,K_4-S4(1-13)a 结合到 RBCs 上以及将 RBC-结合肽转运到微生物的原生质膜上都是很迅速的,并且与受体是无关的。这种"亲和性驱动的分子转运"的原理的一个预期的广泛应用是将 K_4-S4(1-13)a 这样的多肽作为一个"钩子"使用的可能性,药物可以锚接在"钩子"上并被转运到它们的特定目标(例如一个膜受体)上。

(三)噬菌体

噬菌体作为细菌分类、疾病诊断、基因工程中已经有广泛的研究。噬菌体可以专一感染某种细菌,钻入细菌细胞并复制自己。然后,它们会制造出特定的酶,快速裂解细菌细胞壁,杀死细菌并释放出新生的病毒,噬菌体可以专一感染某种细菌,产生的裂解酶可以高度专一地裂解细菌。用这种裂解酶做成喷剂就可以有效消灭细菌感染,代替消毒剂,甚至抗生素。

裂解酶含有结构相同的氨基端,具有裂解细菌肽聚糖的活性,羧基端有特异性结合到细菌细胞壁的糖决定簇。这些酶一般都是特异性的裂解宿主细菌。因为这些裂解酶具有高度的特异性,用这些裂解酶制成生物消毒剂后可以特异性的杀死特定的病原菌,而对其他细菌没有作用,与传统的抗生素有很大的区别。已经相继发现了可以杀灭炭疽热芽孢杆菌,化脓性肺炎链球菌,肺炎链球菌的噬菌体裂解酶,在体外实验和动物实验中得到了证实。

洛克菲勒大学的研究人员正在研究病毒产生的蛋白质,以期将来有一天作为一种新方法用来预防医院和护养院中常见的细菌感染。大多数情况下,人类是这些细菌的储存库,例如人类的鼻子或咽喉经常在不知不觉中携带这些细菌。噬菌体能钻入细菌细胞并复制自己,制造出特定的裂解酶,快速裂解细菌细胞壁。以这些细菌为靶标的噬菌体裂解酶进行口服或鼻喷能够减少或消除细菌。在动物模型实验中,Fischetti 等将链球菌以口服或鼻喷的方式引入到小鼠中,结果发现,单次使用噬菌体裂解酶就能将这些细菌完全消灭。而且不会伤害人体细胞或生活在鼻子或咽喉中的有益微生物,并且有助预防感染。

Fischetti 等已经从一种炭疽热芽孢杆菌中分离到的 γphage 中分离到 PlyG 裂解酶,体内、外研究表明该裂解酶可以特异性的杀死多种炭疽热芽孢杆菌,而且对繁殖体和孢子均有效。研究人员希望这种酶能尽快用于炭疽热芽孢杆菌的检测和治疗。两种噬菌体裂解酶 Pal 和 Cpl-1 合用能够有效治疗青霉素耐药或敏感的肺炎链球菌的感染,而且它们有协同作用。

目前粪肠球菌的耐药性越来越严重,甚至已经出现了对万古霉素耐药性。研究发现一种噬菌体裂解酶 PlyV12 能够有效杀灭粪肠球菌,包括对万古霉素耐药的菌株。

(四)生物酶

生物酶广泛存在与高等动物组织及其分泌物、原生动物、昆虫、植物(木瓜、无花果汁)和各种微生物中。二十世纪初曾报道,枯草杆菌能产生一种溶菌因子。青霉素发明人 Fleming 在多种组织及微中,证实该溶菌因子的存在,并命名为溶菌酶。溶菌酶,亦称细胞壁溶解酶,是能使微生物细胞壁溶解而死亡的一类蛋白酶,多为阳离子或中性蛋白质。在一个新鲜鸡卵中含量可达 $50 \sim 75$ mg。

1.生物酶的杀菌作用

具有底物专一性,一种酶只作用于一种特定底物,能杀灭革兰阳性菌者一般对革兰阴性菌的杀灭作用较弱。酶制剂通过水解作用,裂解细菌细胞壁特定结构,使胞内物质外渗,细胞破裂,起抑菌或杀菌作用。另外,酶的杀菌作用常是酶群的复合作用,如溶葡萄球菌素的溶菌作用,除溶葡萄球菌酶外,还有酰胺酶等 3 种生物酶;植物组织崩解酶则是由纤维素酶、半纤维素酶和果胶酶等组成的酶群。生物酶的杀菌作用常是粗酶比纯化的酶好。即因酶群复合作用所致。这类制剂主要具有以下两个特点,这是由酶的化学本质决定的。

2.催化剂本质

酶是一种高效、高度专一、和生命活动密切相关的、蛋白质性质的生物催化剂。这一本质特性解释了它作为消毒剂的高效和安全性;作为一种催化剂,它在作用过程中本身不消耗,因此理论上它可以反复使用。

3.酶群作用

消毒目的是消除外环境中的各种有害微生物。鉴于酶的高度专一特性,酶制剂只能是通过酶群,通常是由几种酶协同作用,使细菌细胞壁发生溶解,起到消毒作用。

下面详述几种在消毒领域研究和应用比较活跃的酶。

(1)溶菌酶和溶葡萄球菌酶:溶菌酶是一类能使细菌、酰胺酵母菌或细菌细胞壁溶解,导致微生物死亡的溶菌因子。

(2)几丁质酶:几丁质酶是由 N-乙酰葡萄糖胺以 β-1,4 键链接而成的线性多糖,是大部分细菌细胞壁的结构物质。近年来,一些研究表明,细菌细胞壁的几丁质容易被染病植株产生的几丁质酶所酶解。一般认为,植物几丁质酶直接或间接地参与了寄主和病原菌之间的相互作用。直接的作用是植物几丁质酶能够裂解细菌细胞壁从而杀死细菌;间接作用是通过几丁质寡聚物而诱导植物的抗性。

Broglie 等发现,转基因烟草植株能够表达菜豆几丁质酶基因,从而比非转基因植物有更强的抗立枯丝核菌攻击的能力。并建议调控几丁质酶基因的表达,保护植物免受病原微生物的侵染。Broglie 等进一步发现用菜豆几丁质酶处理立枯丝核菌,生长的菌丝顶端出现畸形。通过超微结构观察和 N-乙酰葡萄糖胺残基的细胞化学定位发现,菜豆几丁质酶对生长的立枯丝核菌的抑制作用主要是细胞壁的变化,大部分细胞壁被破坏,导致细胞质外流直至杀死细菌。

(3)过氧化物酶:细菌和其他微生物很容易吸附在天然或人造的系统表面,形成一层生物膜。这些生物膜会给食品工业,医疗等方面造成巨大的损失。例如在食品加工业,在加工设备的表面形成的生物膜,诸如李斯特菌形成的菌膜会造成食品污染,进而威胁到人类的健康。在医疗上,附在隐形眼镜、导尿管、胃镜等表面的病原微生物形成的生物膜会造成一系列感染疾病。目前常用的消毒剂多为化学类的消毒剂。但是化学类消毒剂如酒精、过氧水、抗生素等不仅会对环境造成污染,还会腐蚀设备或有一定的毒副作用。已经发现一些过氧化物酶对病原微生物有很好的杀菌效果。目前发现的有乳过氧化物酶(LPO),卤素过氧化物酶,葡萄糖氧化酶等。

卤素过氧化物酶在过氧化氢存在下氧化卤化物,如溴化物、氯化物、碘化物,并且产生杀灭细菌的物质。Hansen 等报道了使用弯孢菌卤素高氧化物酶系统可以快速杀灭细菌(假单胞菌、大肠埃希菌、表皮葡萄球菌、李斯特菌),酵母(假丝酵母和红酵母)和丝状真菌(曲霉、黑曲霉、杂色曲霉、青霉等)。H_2O_2 的使用量为单独使用时的 1% 左右,大大降低了 H_2O_2 的副作用和对医疗器械的腐蚀。

C Johansen 等报道了一种可以对医疗器械消毒的复合酶。在钢铁和聚丙烯材料的表面制作了金黄色葡萄球菌、表皮葡萄球菌、荧光假单胞菌、铜绿假单胞菌的菌膜生物模型。同时在唾液覆盖的羟基磷灰石表面同样制作了转糖链球菌、黏放线菌和具核梭杆菌的菌膜生物模型。酶的抗菌活性通过荧光显微镜监测菌膜上细菌细胞的变化和电导检测 CO_2 的变化来反应。结果表明葡萄糖氧化酶和乳酸过氧化酶能够杀死生物膜上的细菌,但是不能去除生物膜。一种复合的多糖水解酶能够去除钢铁和聚丙烯材料表面的菌膜但是没有明显的杀菌活性。将上述两种酶复合物混合后即可以杀菌又可以去除菌膜。

Corinne Wi 等研究了乳过氧化物酶(LPO)的分布和抗菌作用。发现 LPO 抗生素是乳腺和唾腺分泌物的组分,在呼吸道分泌物中也含有 LPO 酶活性。发现在稀释的分泌物中可以检测到 LPO 样特性的抗菌物质。该种抗菌物质显示出 LPO 依赖的抗铜绿假单胞菌的活性。而且该系统还显示了有抗洋葱假单胞菌,流感嗜血杆菌的活性。

(4)核酶:是具有酶活性的一段 RNA。具有高特异性和无毒性等特点,是近年来抗病毒研究热点之一。虽然核酶抗病毒作用目前多处于实验研究阶段,但已经露出了希望的曙光。随着全球科技工作者的进一步努力,核酶抗病毒的治疗一定会有光辉的前景。

自首次利用反义核酸在体外成功抑制 Rous 肉瘤病毒后,国内外纷纷开展核酶的抗病毒作用研究。Sarver 和 Rossi 等率先将核酶应用到抗 HIV 感染的研究中。他们设计了一种锤头状核酶,体外实验表明可准确剪切 HIV-1 的 gagRNA,然后构建了该核酶的载体,使之在 CD4$^+$ 细胞中稳定表达,当用 HIV-1 攻击 CD4$^+$ 细胞时,转染核酶的 CD4$^+$ 细胞中,gagRNA 水平及其编码的 P24 的水平均比对照细胞明显降低。说明核酶在细胞水平可以有效抑制 HIV-1 的复制。同时他们还证实核酶在 CD4$^+$ 中长期表达,并没有对细胞产生不良影响。

Weizsacker 等构建了一个串联核酶,在体外观察其抗乙肝病毒的效果,结果在核酶和底物量为 1:1 的浓度下,37 ℃作用 10min,80% 的底物完全降解,说明在体外该核酶能够有效地抑制乙肝病毒的复制。但是作为药物进入体内,核酶还需要解决好体内的稳定性,使得核酶能够耐受体内的 RNA 酶的作用。Goodchild 设计了一种核酶在其 3' 末端连接了一段 DNA,同时又对核酸的侧翼序列进行了甲基化修饰,使得核酶在体内的切割效率提高了 20 倍。Taylon 等设计的 DNA-RNA 嵌合体在体外提高了其催化活性,并增加了体内的稳定性。

另外,有研究利用重组病毒载体将构建的核酶基因导入细胞内,使得核酶在细胞内表达。有文献报道构建的表达发夹状核酶重组腺病毒相关病毒载体,能够定位整合,转导效率很高,对该载体的进一步完善正在实验中。其他还有载体介导和导向基因治疗等方法。

(韩秀山)

第五节　臭氧消毒

臭氧是一种强氧化剂和催化剂,具有广谱、高效的杀菌作用。臭氧用于消毒已有近百年的历史,最初用于水消毒,现已成为重要的消毒方法。目前 O_3 主要用于饮水消毒、污水处理、空气消毒、食品保鲜、冷藏冷冻物品除菌、医院消毒、家庭消毒等方面,在工农业中的应用也日趋广泛和深入,但尚未充分发挥其优势。

一、臭氧的理化性质

臭氧"ozone"一词源于希腊语"ozein",有气味的意思,常态下臭氧是淡蓝色气体,有特殊的刺激性气味。它是由三个氧原子组成的氧气(O_2)的同素异形体,三个氧原子呈三角排列,带有一个正电荷和一个负电荷,夹角为 $116°49'\pm30''$,O—O 键长为 $0.127\,8\,nm\pm0.000\,3\,nm$。臭氧在水中的溶解度为 3%,是 O_2 的 10 倍。臭氧不稳定,很容易在短时间内衰变为氧气形式,其反应式为:$2O_3 3O_2$,>>在水中臭氧的半衰期与温度和 pH 及臭氧浓度有关,pH 越大,温度越高,浓度越大,分解越快,在 20 ℃,pH 为 7.6 时半衰期为 $21\sim22$ min。

臭氧具有极强的氧化能力,其标准氧化还原电位达 2.07 V,仅次于氟(2.87 V),大大高于过氧化氢(1.78 V)、二氧化氯(1.50 V)和氯(1.36 V)。这种强氧化性对微生物具有较强的杀灭作用。由于 O_3 的不稳定性和毒性使其使用受限,但随着对臭氧发生方法和使用手段的不断改进使其在消毒领域内的应用范围不断拓宽。

二、臭氧发生的方法

产生臭氧的方法很多,自然界中臭氧主要是通过化学反应产生的。最常见的是大气的臭氧层,是由太阳光中的紫外线产生,臭氧还可产生于雷暴雨和瀑布之中,期间极端的高电压加上雷暴雨可使氧气电离成单原子氧,并在几分之一秒内和氧分子结合成臭氧,清新舒爽的感觉就是源于臭氧浓度的提高。人工的臭氧发生方法除了传统的无声放电法、光化学紫外线法、电解法等外,还有电化学沿面放电法、陡变电场法等,下面介绍几种常用的发生方法。

(一)无声放电法

无声放电法又称为电晕放电法,本法不能得到纯臭氧,只得到含臭氧的气体,原理是空气或氧气通过一对高压电极使氧分子在高速运动的电子的轰击下发生电离,使氧分子聚合成臭氧。臭氧发生器主要有管式和板式两种,板式在高压电极板和低压电极板间形成放电空间,将氧电离成单个原子,再和氧分子结合成臭氧;管式有立管式和卧管式两种,在管周围形成放电空间,产生出臭氧。板式臭氧发生器的臭氧产量高,但价格贵,管式臭氧产量低,但价格便宜。总体来说该法臭氧产率较低(3%),而电能消耗又大,但仍是消毒中较常用的臭氧发生方法。目前我国有各种规格的管式臭氧发生器,功率分别为 30 W、15 W、10 W、8 W、4 W 等。无声放电法在产生臭氧的同时也产生氮氧化物(NO_x)。

(二)电解法

电解法可能是最高效率的臭氧制取技术,比无声放电法制作容易,体积小,重量轻,近年来得到重视。电解法主要分为化学电解和膜电解(PEM),PEM 电解技术是采用低压直流电导通特制的固态膜电极正负两极电解去离子水,使水在特制的阳极溶界面上失去电子使氢氧分离,氧在高密度电流作用下获得能量,并聚合成臭氧。PEM 电解法臭氧技术与其他臭氧发生技术相比具有操作方便、安全系数高、使用寿命长、臭氧浓度高、纯度高等特点。PEM 电解法臭氧发生系统的整体装置主要由 1 个阴极和 1 个阳极溶液环绕一个或多个固态膜电极,以特殊材料作为介电体在低电压高密度电流的状态下运行产出臭氧,只要有电和少量的纯水即可获得高纯度、高浓度的臭氧。且 PEM 电解法臭氧发生装置的臭氧源为水,水分解产生氢、氧和臭氧,氢通过阴极直接被排放到空气中,因此经电解所获得的气体中主要为氧和臭氧,故制取的臭氧纯度和浓度均较高(常规下臭氧浓度 20%)。无任何有害物质伴生,也不产生 NO_x。人工 PEM 电极采用 3.5 V 低压直流电电源,属非消耗型,使其使用寿命得到了大大延长(常态下为 10 000 h 以上)。

(三)光化学法(紫外线法)

波长小于 200 nm 的紫外线可以使空气中的氧分子电离产生臭氧,这种方法臭氧产量低,自然界中的臭氧层主要经此法形成。在人工消毒中常联合紫外线共同起杀菌作用,如高臭氧紫外线灯等。

(四)沿面放电法

高频陶瓷沿面放电等离子体臭氧发生技术是近几年才发展起来的一种新型的臭氧发生方法,是由日本的增用闪一教授发明的,它克服了无声放电法中空间气体导热性差,以致大量热量难以传导出去,造成放电空间气温大幅上升,加速已生成 O_3 热分解的不足,把气体柱状放电改成沿面放电,加上高频电压,使臭氧生成量大幅度提高,臭氧发生器的体积大大缩小。高频陶瓷沿面放电臭氧生成技术主要有以下特点:由柱状放电改成沿介质体表面放电,O_3 发生器的体积成数十倍地缩小;采用沿面放电技术,使介质表面的热量迅速及时往外传导,避免了 O_3 的再分解和还原,提高了 O_3 的生产效率,降低了能耗;采用高频高压电源,强化电晕放电,使 O_3 的产量进一步提高,可产生 $2×10^5$ ppm 的高浓度 O_3。该技术使 O_3 发生器的小型化、微型化成为现实。

沿面放电技术产生 O_3 的原理是:高频高压强电场作用下,气体沿电介质表面发生脉冲电晕放电,产生低温等离子体,使氧分子在 10 ns 内分解成单原子氧,在数 10 ns 内与氧分子结合成 O_3。其中产生的低温等离子体的有些成分对微生物具有较强的杀灭作用,其在环境中的应用被誉为二十一世纪世界环境科学的四大关键技术之一。

三、臭氧对微生物的杀灭作用

臭氧因其强氧化性而成为一种高效消毒剂,可以杀灭各种微生物,但对不同微生物其杀灭作用有所区别。

(一)对细菌繁殖体

臭氧对细菌繁殖体具有较好的杀灭作用。但不同病原体对臭氧的抵抗力不同,一般认为对臭氧较敏感的菌有：枯草杆菌、肠系膜杆菌、金黄色葡萄球菌、大肠埃希菌等，普通变形杆菌的抵抗力稍强；无色杆菌、假单胞菌的抵抗力最强。敏感菌和抗力强的细菌之间杀灭浓度相差两倍。臭氧对空气、物体表面及水中细菌的杀灭作用不同。

1.对空气中细菌繁殖体的杀灭作用

臭氧对空气中人工污染的微生物的杀灭效果较好，对自然菌的杀灭率则差。如用无声放电法产生的臭氧对空气中人工污染的白色葡萄球菌，作用 3 min，臭氧浓度为 51.4 mg/m³，杀灭率达 99.99％。也有报道，用臭氧消毒 45 min，对空气中大肠埃希菌和金黄色葡萄球菌的杀灭率均达 99.9％以上。我们测定了用沿面放电臭氧发生技术研制成的空气消毒器的杀菌效果，发现仅作用 1 min 就可把空气中污染的金黄色葡萄球菌杀灭 99.99％以上，10 min 可全部杀灭。1 min 的臭氧浓度仅为 2.14 mg/m³ 左右，比其他方法产生的臭氧效果好，可能沿面放电法在产生臭氧的同时，还在陶瓷片周围产生等离子体，其杀菌效果为臭氧和等离子体共同作用的结果。低浓度臭氧对细菌繁殖体的杀灭效果有所不同，36 μg/m³ 作用 10 min，对空气中金葡菌的杀灭率为 92.1％±2.7％，对大肠埃希菌杀灭率为 40.5％±6.1％。对空气中铜绿假单胞菌的杀灭作用，用 0.43 mg/m³ 作用 5 min，可杀灭 99.91％，1.07 mg/m³ 作用 30 min，杀灭率达 100％。可见臭氧对空气中几种微生物的杀灭效果依次为白色葡萄球菌＞大肠埃希菌＞铜绿假单胞菌。但是臭氧对空气中的自然菌的杀灭作用则稍差些，有报道对手术室内自然菌作用 30 min，杀灭率仅为 73.8％，60 min 也只达 90.47％；如把手术室温度提高到 30 ℃，在相对湿度（RH）为 74％时，用臭氧消毒 30 min，对自然菌的杀灭率可提高到 93％。

2.臭氧对表面上细菌繁殖体的杀灭作用

臭氧对物体表面上污染的细菌繁殖体的杀灭效果国内研究较多，但结果很不一致。有学者报告在温度为 20 ℃～25 ℃，RH 为 48％的条件下，臭氧对表面上大肠埃希菌作用 30 min（浓度为 0.258 mg/L），可杀灭 99.9％～99.99％。而有学者的试验结果显示，臭氧浓度为 0.49 mg/L，作用 60 min 时，可杀灭物体表面 99.99％的金葡菌和大肠埃希菌。郭英兰等对光氧消毒仪（利用紫外线照射压缩空气产生臭氧）的表面消毒效果进行检测，臭氧浓度为 9.37 mg/m³，作用 5 min，可杀灭大肠埃希菌 99.9％、金葡菌 99.8％以上，作用 30 min（浓度 78.64 mg/m³），两者杀灭率均达 99.99％。有学者对臭氧消毒盒无声放电法产生臭氧的表面杀菌作用进行了测试，结果 O₃ 浓度为 0.388 mg/L，作用 40 min 可全部杀灭大肠埃希菌，对金葡菌的杀灭率为 99.87％，可能与染菌量多有关。还有报道，在臭氧浓度为 385 mg/m³ 时，作用 5 min，对大肠埃希菌的杀灭率为 99.06％，金葡菌为 98.70％，铜绿假单胞菌对 O₃ 的抵抗力稍强，在 770 mg/m³ 的 O₃ 作用 5 min，杀灭率为 99.18％。总之，O₃ 对表面上细菌繁殖体的杀灭作用各家报道不一，可能与菌量、菌片干燥程度、臭氧浓度测定仪的准确度、试验条件及操作等有关。

3.臭氧对水中细菌繁殖体的杀灭作用

臭氧用于水消毒是其最重要的应用之一，历史悠久，对饮用水来说用臭氧处理也是其最佳消毒方法，因为对水中微生物的杀灭效果值得赞赏。臭氧对水中枯草杆菌较有效，对大肠埃希菌、霍乱弧菌、伤寒杆菌、小肠结肠炎耶尔森菌、铜绿假单胞菌、Aeromonas hydrophila、单核细胞增多性李斯特菌和金葡菌的杀灭效果也较好，在臭氧浓度为 0.35 mg/L 时，可至少减少 5 个对数的上述菌量（对照组菌量为 10⁶ CFU/mL），而用 0.5 mg/L 氯消毒效果很差，浓度增加到 2 mg/L 时效果才和臭氧接近。可见臭氧在水中杀菌效果远较氯好。如用 1 mg/L 浓度的臭氧水，作用 30 s 即可杀灭 99.99％以上的大肠埃希菌、铜绿色极毛杆菌和金黄色葡萄球菌。低浓度臭氧对人工污染的水中大肠埃希菌的杀灭效果较好,用 0.11 mg/L 作用 45 min,杀灭率可达 99.99%,而对自然水中细菌的杀灭效果则较差,同样用 0.11 mg/L 作用 45 min,仅杀灭 97.17%。

臭氧还可用于海水的消毒,Sugita 等对海水中的鱼致病菌如 Enterococcus seriolicida、Vibrio anguilla rum 和 Pasteurella piscicida 在臭氧化海水中的灭活情况进行测定表明,当臭氧量在 0.04～0.06 mg/L 以上时,三种菌均明显减少,而臭氧量在 0.028 mg/L 以下时,基本无杀灭作用。但是对混合微生物杀灭 99% 和 99.9% 的浓度-接触时间(Ct)则分别为 0.200 (mg·min)/L 和 0.621 (mg·min)/L;说明大于 1.0 mg/L 浓度的臭氧仅几分钟就可有效地对海水中的鱼致病菌进行消毒。

另外在临床上,随着耐药菌株的不断出现,消毒剂抗性也成为导致院内感染的重要环节,尤其是耐甲氧苯青霉素金黄色葡萄球菌(MRSA),在过去十年中成为感染治疗中的突出问题,而臭氧对 MRSA 同样具有消毒效果,用杀灭甲氧苯青霉素敏感菌(MSSA)所需臭氧浓度的 1.5 倍,就足以杀灭临床上分离的 MRSA。

臭氧在水中分解也较快,曾有报道臭氧水放在一敞口的容器中可保持 20 min 的杀菌作用,30 min 后这种效果明显下降。

(二)对细菌芽孢

臭氧对空气、水中和表面上的芽孢均有杀灭作用,用管式臭氧发生器对气溶胶中的枯草杆菌黑色变种芽孢进行消毒,在 18 ℃～24 ℃,RH 为 90%～95%,15 min 的杀灭率就达 99.94%,用沿面放电等离子体臭氧发生器作用 15 min 可把 99.9% 的枯草杆菌黑色变种芽孢杀灭,20 min 杀灭率达 100%。对水中枯草杆菌芽孢,用 0.35 和 0.70 mg/L 的臭氧浓度均可使之减少 3 个对数。臭氧对物体表面上的芽孢作用较差,有人用 600 mg/h 的臭氧发生器产生的臭氧通入一个 0.013 m³ 的密闭干燥器内,作用 1 h,只杀灭 99% 的蜡样杆菌芽孢。从实验动物身上分离出的芽孢在 428 mg/m³ 臭氧浓度、60% 的 RH 时,杀芽孢的 D 值为 200 min 以上,甚至高达 1 000 min,但在 90%RH 下,作用 6 h 可有效杀灭芽孢。另外二株从动物实验室分离的芽孢,在滤纸上当 RH 为 90%、臭氧浓度为 428 mg/m³ 时作用 6 h 被杀灭。

(三)对病毒

由于病毒病的广泛流行,人们在选择消毒方法时越来越看重对病毒的灭活作用,对病毒的灭活效果越来越成为评价一种消毒剂或消毒器械消毒效果的指标之一。臭氧可以杀灭病毒,Sato 等研究表明,臭氧在高湿情况下在浓度大于 214 mg/m³ 时可以很好地杀灭 4 种动物病毒:HVJ、鼠特发性脑脊髓炎病毒(TMEV)、呼吸道肠道病毒 3 型(RV)和鼠肝炎病毒(MHV),在 22 ℃～25 ℃,RH 为 80% 时,642 mg/m³ 的臭氧作用 1 h 使 TMEV 滴度降为 0,其他三种病毒均比 TMEV 更敏感。现在国外已将臭氧用于实验室动物 RNA 病毒(不管有无包膜)的消毒和动物间、清洁间、安全柜等的消毒,Wells 等将臭氧通入含人免疫缺陷病毒Ⅰ型(HIV-1)的液体中,在 1 200 mg/L 浓度下作用 2 h 使 11 个对数病毒被灭活,而同样浓度和时间对血浆中的Ⅷ因子和Ⅷ因子的免疫亲和纯化剂的作用却很小,因此臭氧还可作为灭活人体血液和血制品中病毒的手段。目前肠道病毒对人类的危害较大,很容易经饮水传播,Shin 等的研究表明臭氧对肠道病毒的灭活效果较好,实验使用反转录 PCT(TR-PCR)的方法检测病毒活力及其传染性,研究发现,0.37 mg/L 浓度的臭氧在 pH7、5 ℃下作用 10 s,可使肠道流感病毒数量减少 3 个 $\log_{10}$ 以上,而用 3.75 mg/L 的游离氯作用 30 min,肠道流感病毒仍具有传染性。Vanden 等也分析了不同水溶液中在臭氧持续通入的情况下三种肠道病毒(脊髓灰质炎病毒、轮状病毒及细小病毒)的灭活动力学,并用一个数学模型来描述感染滴度下降的反应速率,在一个相当于乙状结肠的模型中,观察病毒灭活速率的连续反应的对数随臭氧浓度变化而变化的情况。臭氧对其他病毒也有杀灭作用,国内研究发现 4 mg/L 的臭氧水作用 20 s,对单纯疱疹病毒、柯萨奇病毒和流感病毒都有灭活效果。不同浓度的臭氧水对 HBsAg 均有不同程度的破坏,2.1 mg/L 浓度的臭氧作用 60 min 可将 HBsAg 全部破坏。臭氧对空气表面的 HBsAg 破坏作用不如水中,13.6 mg/m³ 的臭氧作用 30 min,可使 HBsAg 破坏 99.9% 以上,用 4.9 mg/m³ 作用 10 min,可破坏 99.99% 的 HAAg,13.6 mg/m³ 作用 10 min,可使 100% 的 HAAg 破坏。但是臭氧对骨骼移植物上 HIV 病毒的灭活效果较差。

(四)对真菌

臭氧对真菌的杀灭作用和细菌繁殖体相似,开启臭氧发生器 30 min,对青霉菌的杀灭率为 93.8%,对毛霉菌的杀灭率为 100%。沿面放电等离子体臭氧对空气中白色念珠菌的杀灭作用较好,作用 6 min 杀灭率为 100%。

(五)对其他微生物

臭氧对水中隐孢子虫囊的杀灭作用也较好,Perrine 等报道浓度为 0.44~1.09 mg/L 的臭氧水作用 4.6~8 min 可有效杀灭隐孢子虫囊。臭氧在水中灭活孢子虫囊的效果比二氧化氯、氯和单氯胺均好,1 mg/L 的臭氧作用 5 min 可使 90% 以上的虫囊灭活,1.3 mg/L 的 ClO_2 作用 1 h 使 90% 灭活,而 80 mg/L 的氯和 80 mg/L 的单氯胺作用 90 min 才使 90% 灭活。隐孢子虫囊比贾第鞭毛虫囊对臭氧的抗性强。除臭氧外,单用消毒剂不大可能使饮用水中的 Parvun 隐孢子虫囊灭活。

四、臭氧对微生物杀灭作用的机制

臭氧杀灭微生物的作用机制一般认为主要靠其分解后产生的新生氧的氧化能力,此外臭氧在水中分解后所形成的自由基如氢氧基(HO_2)和羟基(OH)等也有很强的氧化能力,在消毒过程中起重要作用。

臭氧对细菌的杀灭机制以往认为臭氧先与细胞壁的脂类双键起作用,穿破细胞壁,进入细胞内,作用于外壳脂蛋白和内面的脂多糖,使细胞的通透性发生改变,导致细胞溶解死亡。我们对臭氧杀灭细菌作用机制的研究结果显示:在透射电子显微镜下,正常的大肠埃希菌胞壁结构完整,胞浆内核质区明显。随等离子体臭氧作用时间的延长,胞壁开始肿胀、疏松,胞壁和胞膜的结构受到破坏,胞浆内物质,包括核质、蛋白质等开始漏出,直到胞壁和胞膜完全破裂,细胞也溶解为碎片。透射电镜证明,等离子体臭氧作用于大肠埃希菌的细胞壁和细胞膜,破坏了其屏障作用,使细胞的通透性增加,内容物流出而使细胞死亡。但是臭氧究竟作用于细菌胞壁或胞膜的什么成分,Komanapalli 等研究认为,臭氧作用于大肠埃希菌细胞膜上的 3-磷酸甘油醛脱氢酶、非蛋白性硫氢基和所有含硫氢基的化合物,主要攻击目标是细胞膜上的硫氢基,使膜构成成分受损伤,导致新陈代谢障碍并抑制其生长,臭氧继续渗透破坏膜内组织,直至将其杀灭。臭氧还能破坏细菌的 DNA,在作用后的电泳带上可见拖尾现象,还通过破坏细菌的 DNA 修复系统达到灭活作用。此外臭氧可断裂细胞的碳-氮联结,使其解聚而致细胞死亡。目前认为臭氧对细菌杀灭的过程是首先氧化细菌细胞壁的组成成分,穿透入细胞内,然后氧化胞内所有基本成分(包括酶、蛋白质、DNA、RNA),当细胞膜受损,胞壁破裂时细胞完全溶解。

国外认为臭氧是一种较好的杀病毒制剂,其对病毒的作用机制是直接破坏其核糖核酸

(RNA)或脱氧核糖核酸(DNA),并使逆转录酶灭活,或者扰乱病毒结合到靶细胞受体上的能力。

五、臭氧消毒效果的影响因素

尽管臭氧的消毒效果主要取决于微生物对臭氧的易感性、接触时间和臭氧浓度,但臭氧对微生物的杀灭作用还受很多因素的影响,如温度、相对湿度、有机物浓度、pH 等等。

(一)臭氧的浓度

臭氧浓度越高,杀菌作用越强,同样作用 5 min,81 mg/m³ 的臭氧对白色葡萄球菌的杀灭率达 99.99%,而 21 mg/m³ 的杀灭率仅为 95.06%。不同浓度的臭氧对水中 HBsAg 的灭活效应不同,随臭氧浓度的增加,同样时间对 HBsAg 的杀灭率也越高。用臭氧杀灭空气中的金黄色葡萄球菌,当浓度为 0.21 mg/L 时,作用 10 min,只杀灭 90.81%,当浓度为 0.72 mg/L 时,同样时间能杀灭 99.99%。

(二)作用时间

随时间的延长,臭氧对微生物的杀灭效果不断提高。

(三)温度

一般消毒剂受温度影响较大,随温度的升高,杀灭微生物的作用不断增强,而臭氧则不同,其消毒效果受温度的影响相对较小。若水温为 4 ℃～6 ℃时,臭氧的杀菌作用为 1;在 18 ℃～21 ℃时则为 1.6;在 36 ℃～38 ℃时达到 3.2。我们的试验结果显示,当 RH 为 50% 时,在 8 ℃～12 ℃时,臭氧对空气中枯草杆菌黑色变种芽孢的杀灭率为 88.77%,18 ℃～23 ℃时杀灭率为91.28%,27 ℃～32 ℃时则为 91.89%,差别非常显著(P<0.01)。

(四)相对湿度

臭氧对微生物的杀灭作用受湿度的影响比其他消毒剂大,尤其在杀灭空气中微生物时,相对湿度(RH)越高,臭氧杀菌效果越明显。如把温度固定在 20 ℃～22 ℃,对空气中枯草杆菌黑色变种芽孢的杀灭效果:RH 在 40% 以下时杀灭率仅为 31.9%,RH 为 70%～74% 时,杀灭率达90.76%,而 RH 升高到 90% 以上时,杀灭效果明显增强,达 99.96%。在 25 ℃时,其他条件一致的情况下,RH 为 40% 和 70% 时,臭氧对白色念珠菌的杀灭率分别为 86.0% 和 99.93%;40% 不能破坏 HBsAg,而 70% 则完全破坏。可见相对湿度对臭氧杀菌效果的影响较大。之所以在高湿条件下细菌易被臭氧杀灭,是因为高湿空气中细胞吸收水分使胞膜膨胀变薄,更易被臭氧攻击损伤而致细胞破裂死亡。也有人认为高湿时芽孢表面聚集的水分可加快臭氧与芽孢结构中有机物的反应。

(五)有机物

空气或水中有机物可能会保护细菌免受杀灭,因此,需延长作用时间或加大臭氧剂量。低浓度的有机物(如 10%)对空气中微生物的杀灭作用影响不大,但对水中或表面细菌的杀灭效果影响很大,10% 的有机物就使臭氧对表面上大肠埃希菌的杀灭率由 99.93% 下降到 89.38%,对水中细菌的杀灭影响更大,8.0 mg/L 的臭氧水对大肠埃希菌作用 1 min 的杀灭率为 100%,而含有10 g/L 的蛋白胨时作用 10 min 杀灭率也只有 65.96%。如果菌液中含有 50% 的有机物,则细菌完全受有机物的保护,臭氧对其几乎没有作用。

(六)pH

当水的 pH 高时,臭氧消毒效果不佳,也可能与高 pH 时臭氧分解快有关,故应增加臭氧的量。

(七)载体表面性质

臭氧对不同载体表面上微生物的杀灭作用相差较大。有人将芽孢杆菌悬液滴到滤纸片、木条、食物颗粒、布片和不锈钢盘子上,待干后暴露于臭氧中,428 mg/m³臭氧作用 6 h可杀灭滤纸上的芽孢,但要杀灭木条、棉衣片和不锈钢盘上的芽孢则需要更高浓度或更长时间,而即使在 1 070～2 140 mg/m³浓度下作用 6 h 或 428 mg/m³作用 24 h 都不能杀灭食物颗粒上的芽孢,提示饮食中的蛋白质可能起到了很好的保护作用。有学者发现不同表面上的细菌被臭氧杀灭情况不同,0.258 mg/L 的臭氧作用 30 min,对布、纸、有机玻璃表面上大肠埃希菌的杀灭率为99.99%,高于玻璃、铝、聚氯乙烯薄膜表面的杀灭率(99.9%),且潮湿表面上大肠埃希菌易被杀灭。

(八)水的纯度

水的浑浊度对臭氧消毒有一定影响,浑浊度在 5 mg/L 以下时,一般认为影响不大。0.11 mg/L 的臭氧作用 45 min,对饮用水中污染的大肠埃希菌的杀灭率为 99.99%,对自然水中细菌的杀灭率只有 97.1%,而用 1.37 mg/L 只能使医院污水中细菌总数减少 65%。杀灭率的变化除了混合菌的影响外,主要与水的浑浊度有关,越浑浊杀灭效果越差,越纯净杀灭效果越好。

(九)其他

臭氧用于表面消毒时如能使柜内臭氧空气流动,则杀菌效果明显上升,因为气体流动后使臭氧与微生物接触机会增多,使微生物被杀灭的机会也增多。此外流动的臭氧水对物体表面的杀菌效果也优于静止的臭氧水。

六、臭氧在消毒中的应用

臭氧作为消毒剂有其独特的优势:在杀灭细菌和病毒方面比氯更有效;消毒后物品无任何有害残留物,不污染环境;被作用的微生物不会在条件适宜后复活,也不会产生耐药性;由于在现场发生臭氧,因此使用中不存在运输安全问题;消毒后的副产品只有氧气。鉴于上述特点,加上近几年臭氧发生技术和方法的成熟和完善,臭氧在消毒中的应用日益广泛,主要有以下几个方面。

(一)物品消毒

臭氧对物体表面上污染的微生物有杀灭作用,但杀灭效果相差较大。可能臭氧消毒受载体表面很多因素的影响,如菌片干湿度、涂布均匀程度、菌片厚薄、放置位置等等。目前臭氧用于物品表面消毒的应用也较多。如床单臭氧消毒器,患者出院后将用过的棉被、床垫和枕头在病床原位用一次性消毒床罩覆盖,四周压在床垫下,臭氧发生器的气管连接床罩气嘴,接通电源后,臭氧发生器产生的高浓度臭氧经增压泵加压渗透入被消毒物品的表面和深层,经 30～45 min,即可对床上用品进行有效消毒。通过臭氧消毒箱,可以对餐具、玩具、物品、医疗用品等进行消毒和灭菌,尤其是消毒碗柜,臭氧气体可弥漫在餐具周围进行杀菌,耗电少,杀菌效果好,弥补了红外线型和紫外线型消毒碗柜的不足,而且餐具潮湿的表面环境更有利于臭氧对病原体的杀灭。臭氧型食品、果蔬储藏柜,不但可杀灭食品上的大部分细菌,还可分解某些化学药剂,食品储藏时间可大大延长。在农牧业中将臭氧用于种蛋的消毒,比常规的甲醛熏蒸时间短,残余气体分解快,使用经济、方便,且臭氧还有一定的滞后杀菌作用,使种蛋的孵出率明显提高。臭氧已推广应用到养猪场,对密封好的猪舍内充入臭氧,既能除菌又能消除猪尿粪的异味,还可将臭氧水喷淋需要消毒的地方,甚至给猪喂饲臭氧水,可改善其肠道微生物环境,减少以宿主营养为生的细菌数量,降低宿主营养消耗。

(二)在食品行业中的应用

臭氧可以杀灭食物上的微生物,起到消毒作用;另外臭氧以其强大的氧化作用可快速分解产生臭味及其他气味的有机或无机物质,臭味的主要成分是胺(R_3N)、硫化氢(H_2S)、甲硫醇(CH_3SH)等,臭氧可使其氧化分解为无味物质,达到除臭净化的目的;臭氧可以氧化分解蔬菜、瓜果生理代谢作用呼吸出的催熟剂—乙烯气体(C_2H_4),推延后熟和老化,而臭氧本身就可杀灭食物上的霉菌,因此用臭氧可以保持食物新鲜,防止腐烂。臭氧的消毒可自行分解为氧气,无残余污染,臭氧杀菌浓度对食品是极微弱的氧化浓度,对食品无害,而高湿环境中臭氧的杀菌效果更好,这对食品行业特别适合。臭氧的以上特性使其在食品行业的应用极其广泛。

(1)冷库消毒:法国 Cologne 冷冻厂首先用臭氧进行冷藏肉表面杀菌,现在很多大型冷冻厂将臭氧用于肉类、水果、鸡蛋、家禽的贮藏和酿酒工业。冷库消毒要求臭氧浓度在 $12.8\sim21.4$ mg/m³,作用一段时间后封库 24 h 以上,可杀灭 90% 的细菌和 80% 的霉菌,用臭氧还可除去鱼类变质后的腥臭味。一些速冻食品、冷饮、肉蛋奶制品加工车间和包装车间,用臭氧消毒效果很好,一般用 $1\sim2$ mg/m³ 对空气中细菌的杀灭率 80% 以上,大大优于一般紫外线消毒,而且可以使车间内物品表面也能得到消毒。

(2)蔬菜水果防霉保鲜。臭氧可以在杀菌防腐、延缓新陈代谢两方面起作用,一般分三个阶段:空库消毒,入库杀菌和日常防霉。蔬菜瓜果的包装纸箱要侧面开孔,保证臭氧进入,日常补充空气时同时通入臭氧。现臭氧已用于蒜薹、苹果、梨及葡萄等蔬菜、水果的保鲜,效果很好,间断通入臭氧浓度不超过 2.0 ppm,对果蔬无任何伤害,且出库后一段时间仍保持新鲜。家庭中也可将臭氧通入水中或利用臭氧消毒水发生器将蔬菜水果浸泡在臭氧水中一段时间,既可清洁消毒又可去除蔬菜上的残留农药,保持新鲜,尤其适用于生食蔬菜瓜果的清洗消毒和保鲜。

此外臭氧还用于农产品外销前的清洗,既节约水源,又达到产品清洁和保鲜作用,延长保质期。

(3)饮料业消毒:臭氧用于饮料行业消毒已有多年历史,如瓶装矿泉水、纯水等。目前全世界 90% 以上瓶装水用臭氧消毒,当臭氧溶解度在 $0.4\sim0.5$ mg/L 时即可达到质量标准。臭氧用于贮水罐、管道、过滤器消毒等也很有效。在饮料业的灌装间安装臭氧发生设备对空气进行杀菌净化,防止空气中的细菌落下污染水。

(4)水产品的消毒:随着工业的发展,海水的污染越来越严重,海水中鱼的生存和养殖也受到很大威胁,Sugita 等的研究标明,臭氧能杀死鱼类致病菌如 Enterococcus seriolicida、Vibrio anguilla rum 等等,只需 1.0 mg/L 作用几分钟就可有效地对海水进行消毒,而且可氧化重金属离子和有机物,还能有效净化海水。有人将臭氧用于水生贝壳类动物的消毒,这些水产品常被 Vibrio vulnificus 污染,将臭氧放入进行净化处理的再循环人工海水中,24 h 后,贝类动物肉中的 Vibrio vulnificus 平均减少 99%,臭氧浓度大到 3 mg/L 时,净化过程中并不对贝类动物产生副作用。因此臭氧消毒技术在国外已广泛应用于水产养殖,如对虾的养殖等,有研究报道不同发育时期的中国对虾对臭氧耐受能力依次为无节幼体＜蚤状幼体＜糠虾＜受精卵＜仔虾,一般在对虾育苗生产中建议采用 0.2 mg/L 浓度的臭氧对海水进行消毒处理,不会对虾生长产生影响。

(三)在临床医学中的应用

臭氧在临床上不但可以用于空气消毒、物品表面消毒,臭氧水还可对医疗仪器和设备进行消毒,如重复使用的透析器等,还能杀灭 MRSA,因此有人预料臭氧的广泛应用可减少对新产生的耐药菌株因消毒不够而产生的细菌感染,从而可减少院内感染。但臭氧在临床上的应用近年来研究较多的则是其治疗作用,现臭氧已用于多种疾病的治疗,如用含臭氧 0.8 mg/L 的生理盐水冲洗鼻窦和上颌窦,或用臭氧-氧气的混合气体充入窦内,均可收到较好的治疗效果。臭氧还可用于治疗外周血管病(PVD),因为臭氧可降低血红蛋白的氧亲和力,使游离血红蛋白增多。下肢动脉硬化的患者经臭氧治疗后,间歇性跛行减少,患者无痛行走的距离增加,经检查发现血的黏稠度下降。有人将含臭氧的溶液用于 40 个实验动物和 58 位患弥散性化脓性腹膜炎的患者,发现解毒作用极其显著,早期就可降低血白细胞等,还可降低血浆中胆红素、中等大小分子及微生物的浓度,试验组和对照组的死亡率分别为 5.2% 和 16.6%。最近人们对臭氧的生物学效应越发感兴趣,研究发现,臭氧的强氧化作用可以刺激提高人体细胞内的抗氧化酶,从而抑制氧化过程。臭氧用于治疗多种疾病,其给药途径有:大份额自血疗法,小份额直肠吹入法,臭氧化橄榄油法,低气压臭氧应用法,臭氧气体应用法,皮下注射法,肌内注射法,体腔注射法等。其中将血持续暴露于臭氧的自血疗法途径看来是安全、简便、价廉和适用于不同病理过程的方法。有人认为合理地使用适量臭氧可去除活性氧自由基(ROS),就像多种具有天然生物功能的生化活性剂一样,臭氧可作为生物调节剂,上升调节细胞内的抗氧化酶,最终抑制由于退行性疾病和年龄所造成的持续终生的氧化压力,从而缓解疾病进程,甚至还能延缓衰老,故臭氧在美容业的作用不断显现。由此可见臭氧的毒性是可以驯服并为人类服务的。

七、毒性及对物品的损害

臭氧用于消毒的原则是人不在条件下,空气中臭氧浓度为 0.04～0.09 mg/m³ 时,人便可嗅知,我国卫健委制定的《工业卫生标准》中规定臭氧安全标准是 0.32 mg/m³,国际臭氧协会的标准是 0.21 mg/m³ 下工作 8～10 h,即使在这浓度下有人也会有轻微口干感觉。一般人在 1～2 mg/m³ 时接触 15 h,有口干不适;2～4 mg/m³ 接触 1 h,即会咳嗽,疲乏;4～8 mg/m³ 接触 45 min,可引起强烈咳嗽;10～20 mg/m³ 时,可引起脉搏加快、疲倦、头痛,接触 1 h,可发生肺气肿,甚至死亡。有人在情况下,空气中臭氧的容许浓度为 0.2 mg/m³。国内有报道对低浓度臭氧过敏的病例,表现为咳嗽、胸闷、气急、呼吸困难、脉快等症状。美国对臭氧浓度规定以 MAC 值来表示,MAC 是指人暴露于某环境中一段时间时该环境中的最大容许臭氧浓度。如果 8 h/d,一周工作 5 d,MAC 值是 0.128 mg/m³(0.06 ppm);如果暴露时间不超过 15 min,则 MAC 值为 0.64 mg/m³(0.3 ppm)。近年来随着臭氧的广泛应用,有关臭氧毒性成了人们最关注的问题,因此,国外对其毒性的研究也成为热门课题,而国内有关报道则较少。综合而言,其毒性包括呼吸道-肺部毒性和神经系统毒性,而研究较多的是肺部损伤。动物实验表明,臭氧破坏动物肺表面活性剂的活性,降低肺泡表面的张力,进一步研究证明活性剂中主要是疏水表面活性蛋白 SP-B 和(或)SP-C 的活性受到改变,这种改变引起高蛋白性肺水肿,导致肺功能下降。也有研究认为,臭氧作用于肺组织的同时也可能作用于受体系统而影响肺功能。臭氧作为光化学烟雾的主要氧化剂,可能具有潜在的呼吸道致癌或致癌过程的启动子的作用,臭氧可导致支气管气管上皮(TE)细胞中 DNA 断裂,致使肺部受损伤。Chen 等(1997)研究报道,活体暴露于臭氧后可引起呼吸道上皮损伤及脂质过氧化,不饱和脂肪酸的氧化可产生主要由氢氧自由基介导的反应产物,这些反应产物和其他有机物分子反应导致细胞损伤。Paz 等报道多不饱和脂肪酸和臭氧发生反应产生的不同反应物,可通过肺毛细血管屏障到达远处组织,引起肺外病变,如神经系统损伤,在人类中表现为疲劳,嗜睡,头痛等,在动物中也有睡眠紊乱等有关脑部的生化改变。最近的研究表明,人暴露于高浓度臭氧可致哮喘,肺功能不全,甚至哮喘致死,尤其是儿童,原因是臭氧导致肺功能急性改变,中性粒细胞渗透,胞浆内释放某些物质,引起过敏性支气管狭窄。但不同人体对臭氧的易感性不同,人群研究证明臭氧诱导的损伤程度和很多遗传因素水平有关,如肿瘤坏死因子(TNF)、淋巴毒(LTA)、Toll-like 受体 4 基因(TLR4)、锰超氧化物歧化酶(SOD2)和谷胱甘肽过氧化酶(GPX1)基因等。

臭氧用于表面消毒时,浓度较高时对有的物质有腐蚀性,如作用后可使纺织品褪色、金属制品锈蚀,尤其是橡胶类制品,经臭氧作用后易变硬变脆,甚至老化,开裂等。

八、臭氧浓度的测定

臭氧浓度的表示方法有两种:质量浓度及体积浓度。质量浓度是以单位体积内含某种物质的质量数来表示,常用单位有 mg/m^3、mg/L、$\mu g/m^3$。体积浓度是指 100 万个体积气体中含有某种气体体积数,用 ppm 或 ppb 表示。两者换算关系为:$1ppm = 2.143\ mg/m^3$(标准状态下,即 0 ℃,101.325 kPa)。

臭氧浓度的测定方法很多,主要分为 2 大类:化学分析法及仪器法。

(一)化学分析法

1.碘化钾法

原理是臭氧与碘化钾(KI)水溶液反应可游离出碘,再用硫代硫酸钠($Na_2S_2O_3$)对游离出的碘进行滴定。其反应式为:

$$O_3 + 2KI + H_2O > O_2 + I_2 + 2KOH$$
$$I_2 + 2Na_2S_2O_3 > 2NaI + Na_2S_2O_6$$

具体滴定法采用《消毒技术规范》,此法可用于气体或液体中碘的浓度测定。

2.硼酸碘化钾吸光光度法

硼酸碘化钾吸光光度法是用含有硫代硫酸的硼酸碘化钾溶液作吸收采样,气体中的臭氧和其他氧化剂将吸收液中的碘化钾氧化,析出碘分子,在 352 nm 处以水为参比测定吸光度,减去零气体的吸光度。此法可用于测定气体中臭氧浓度,最低检测浓度为 $0.006\ mg/m^3$,但受 SO_2、H_2S 等还原气体的干扰。

(二)仪器法

仪器法中有化学发光法、紫外吸收法及电化学或传感器法。

化学发光法中有:罗丹明 B 法,一氧化氮法和乙烯法。罗丹明 B 法是一种发光染料,含有臭氧的气体通入焦性没食子酸-罗丹明 B 乙醇溶液时,没食子酸被臭氧氧化,产生的中间体使罗丹明 B 被激发光,峰值波长为 584 mm,光强与臭氧浓度成正比,测定范围在 3~140 ppm,最小可测 1 ppb,该法不受其他气体干扰。一氧化氮法是利用一氧化氮和臭氧接触发生化学发光原理来制成的,发光峰值波长为 1 100 mm,检测范围 0~50 ppm,最小可检量为 1 ppb。乙烯法原理是臭氧与乙烯发生均相化学发光反应,生成激发态甲醛,而激发态甲醛瞬间回到基态,放出光子,用光电倍增管接收发光光强,其波长峰值为 435 mm。可检范围 0.01~200 ppm,最低可检量为 $0.005\ mg/m^3$。

紫外吸收法的原理是臭氧分子对波长为 254 nm 处的紫外光具有吸收特性,测定紫外光通过臭氧后减弱的程度(I/I_0),求出臭氧浓度。检测范围可在 0~1 ppm,0~100 ppm,0~1 000 ppm 或 0~10 000 ppm,最小可检量为 1 ppb。

电化学式传感器法是近年来国外开发的小型臭氧传感器,臭氧分辨率可达 20 ppb。

近年来国外开发的臭氧浓度测定仪种类较多,可用于不同条件和不同浓度下的臭氧浓度监测,既有小型手掌式的低浓度监测仪,也有较大体积专业用的高浓度测定仪。小型的可用于监测环境中的臭氧浓度,仪器量程有低、中、高之分,分别为 $0\sim0.5$ ppm、$0\sim20$ ppm、$0\sim50$ ppm。专业用的臭氧分析仪可检测高达 900 g/m³ 的臭氧浓度,可进行全流程或部分流量控制,内置臭氧破坏装置,有电子微控,自动显示结果。还有水中臭氧浓度分析仪,利用微处理器控制仪通过传感器来持续自动测定水中的臭氧浓度。

化学法和仪器法各有其优缺点,前者所需仪器简单,但操作较繁;后者操作简单,但仪器较贵。从发展趋势看,臭氧分析仪的普及是必然的。

(韩秀山)

第六节　醇类消毒剂消毒

醇类消毒剂是一类古老的消毒剂,具有速效、无毒、对皮肤黏膜有刺激性、对金属无腐蚀性、受有机物影响很大,易挥发、不稳定等特点。具有杀菌作用的醇类化合物有乙醇、异丙醇、甲醇、正丙醇、正丁醇、正戊醇、已醇、庚醇、辛醇、苯甲醇、二苯乙醇、乙二醇、丙二醇、三乙烯二醇、二氯苯甲醇、三氯叔丁醇、苯氧乙醇等。由于毒性、杀菌作用、价格等方面的原因,大多数醇类化合物没有在消毒上普遍应用,而应用比较多的只有乙醇和异丙醇。

一、乙醇

乙醇是一种应用非常广泛的消毒剂,它消毒效果可靠、对物品损害小,不仅本身是一种广谱杀菌剂,而且又是良好的有机溶液,对其他消毒剂例如戊二醛、碘附和氯己定等有增效或协同作用,目前仍在广泛应用。由于乙醇是中效消毒剂,因此它对芽孢无杀灭作用。近年来的研究发现,乙醇对肝炎病毒具有灭活作用。

（一）理化性质

乙醇的分子式为 C_2H_5OH,分子量为 46.07,结构式为 CH_3-CH_2-OH。乙醇为无色透明液体,易燃,易挥发,比重 0.8129,沸点 78 ℃。能与水、甘油、氯仿和乙醚以任何比例混合,市面上销售的乙醇一般不低于 94.58%（V/V）。用于消毒的浓度一般为 $70\%\sim80\%$。

（二）消毒机制

（1）乙醇对蛋白质凝固变性作用,对微生物代谢的干扰作用和对细胞的溶解作用。

（2）醇具有脱水作用,其分子能进入蛋白质的肽链内,使菌体蛋白变性沉淀。这种变性作用是在有水存在的情况下进行的,故并非醇的浓度越高作用越强,而是乙醇浓度在 70% 左右时杀菌作用是最强的。

（3）乙醇能抑制细菌的快速繁殖,这种作用是通过抑制细菌的酶来实现的。而适当浓度的乙醇,可渗透到微生物的细胞内,使细菌细胞破坏溶解。

（三）杀菌作用

乙醇对细菌繁殖体、病毒、分枝杆菌、真菌均有杀灭作用,对细菌芽孢仅能抑制其发芽。

1.细菌繁殖体

用50%～70%乙醇,可在1 min内杀灭化脓性链球菌、肺炎双球菌、淋病双球菌和伤寒杆菌。Harrington和Walker进行研究,用不同浓度的乙醇对干布和湿布上的大肠埃希菌进行杀灭试验,结果证明60%～99%的乙醇在5 min内能杀灭湿布上的大肠埃希菌,但当大肠埃希菌被干燥后,则只需要50%～60%浓度的乙醇。他还对铜绿假单胞菌、表皮葡萄球菌、金黄色葡萄球菌和伤寒杆菌进行观察,得到同样结论。

2.病毒

一些研究表明乙醇对病毒有较强的杀灭作用。对亲脂病毒杀灭作用强,而对亲水病毒作用较弱。Klein等研究了乙醇对7种病毒10 min临界杀菌浓度,结果:脊髓灰质炎1型病毒,70%;柯萨奇病毒B-1型,60%;埃可病毒6型,50%;腺病毒2型,50%;单纯疱疹病毒,30%;牛痘病毒;40%,流感病毒,30%。乙醇对新城鸡瘟病毒、马脑炎病毒等也有良好的杀灭作用。张文福等对常用消毒剂杀灭流感病毒的效果进行了研究,结果表明:75%乙醇(体积分数)作用1 min,对流感病毒的杀灭对数值≥5.55,作用2 min可完全灭活病毒。近年来研究证明,乙醇对甲型、乙型和非甲非乙型肝炎病毒,均有良好的杀灭作用。但乙醇对脊灰病毒的杀灭作用较弱,对艾滋病病毒具有较好的灭活作用。

3.分枝杆菌

Smith在研究中观察到,用乙醇杀灭痰液中的结核杆菌,浓度为95%时,需15 s,70%时需30 s,50%时需60 s。乙醇是杀灭结核杆菌最快的杀菌剂。95%的乙醇适合杀灭潮湿的结核杆菌,70%的乙醇对潮湿和干燥的结核杆菌均有杀灭作用。

4.细菌芽孢

乙醇是一种中效消毒剂,单独应用时,对细菌芽孢无杀灭作用,但是乙醇可抑制芽孢发芽。

5.真菌

乙醇对真菌有抑制和杀灭作用,70%～96%的乙醇都具有杀灭真菌的作用,而90%乙醇的效果最好。还有研究证明,杀灭组织内的新生隐球菌、皮炎芽生菌、粗球孢子菌和荚膜组织胞浆菌,70%乙醇的作用效果最好。

(四)影响杀菌作用的因素

1.浓度

在有一定水分的情况下,乙醇才能发挥其杀菌作用,浓度太高,不利于乙醇向微生物内部穿透,特别是在高浓度乙醇作用下,菌体外可以很快形成固化层,使乙醇不能进入菌体深部发挥作用,影响消毒效果,浓度太低,虽然容易渗透,但达不到杀菌剂量。一般来说,65%～80%的乙醇杀菌效果最强。浓度低于50%时仅有抑菌作用。

2.有机物

乙醇可以使蛋白质变性、凝固形成保护层,使乙醇无法发挥杀菌作用。因此不宜用乙醇来消毒被血液、脓和粪便污染的表面。

3.温度

当温度升高时,杀菌作用也随之增强。

(五)乙醇的应用

乙醇是非选择性消毒剂,由于其挥发,常用于需要快速发挥作用而不需要持续作用情况下的消毒。最常用的是皮肤消毒、表面消毒和诊疗器材的消毒。

1.皮肤消毒

(1)外科洗手消毒:多年来我国外科手术前手的消毒是,先用肥皂流水洗刷3次,然后用70%乙醇浸泡5 min。如果使用得当,这样的消毒方法是可靠的但比较繁琐。可以替代的方法是,使用速干性消毒剂,这种消毒剂用氯己定和其他消毒剂加入乙醇配制,作用1 min,即可杀灭手上污染的自然菌。

(2)手的卫生消毒:在日常生活中用70%乙醇消毒手,可以取得良好的消毒效果。一般要求,使乙醇的作用时间至少保持15 s。近来,魏秋华等对用三氯羟基二苯醚和乙醇复配成的洗手消毒液性能进行了研究,结果表明:该复方洗手消毒液对细菌繁殖体和真菌杀灭效果良好。在70%乙醇中加入0.1%氯己定,对消毒效果有明显的增强作用,这种消毒液可直接喷洒在手上,或制成湿性消毒纸巾。曾文明等对乙醇与其他因子(银离子)的协同作用进行了研究,结果表明,乙醇与银离子对金黄色葡萄球菌有明显的协同杀菌作用,但有机物和酸根离子对其杀菌作用有明显的影响。另外,医院临床上还推广六步洗手法。

2.表面消毒

乙醇常被用于环境表面和医疗器材表面的消毒。对于涂有醇溶性涂料的表面不适用。

(1)物体表面:被一般细菌污染的表面,可用70%～75%乙醇浸泡或擦拭消毒,包括桌面,椅面、床头柜,电话机,推车表面等。

(2)医疗器材和用品表面:由于乙醇不能杀灭芽孢,对亲水病毒作用也不强,故不宜单独作一类危险器材的灭菌,尤其是手术器械的灭菌。但可用于一般医疗用品和器材的消毒,体温计的消毒首选方法是用75%乙醇浸泡10 min以上。对于一些不进入无菌组织和无菌体腔、器官的医疗器材,均可用70%～75%乙醇浸泡或擦拭消毒;例如,阴道内镜、口腔镜、鼻腔镜、麻醉器材、血压计、叩诊锤、听诊器等。

(3)生活用品表面:日常生活中用的工具、文具、玩具等,可用70～75%乙醇浸泡或擦拭消毒,浸泡时间一般应在3 min以上。

3.传染患者排泄物

乙醇可用于消毒肺结核患者的痰液,一般用1体积的痰液加2倍体积的95%乙醇,作用30～60 min。70%的乙醇用于干燥的结核杆菌的消毒。消毒时痰液要与乙醇消毒剂完全接触。

4.乙醇作为其他消毒剂的增效剂

近年来的研究表明,乙醇和氯己定、苯扎溴铵(新洁尔灭)、含碘消毒剂和戊二醛合用,可以大大提高其杀菌作用,乙醇作为助溶剂和增效剂应用于中药消毒剂,很好地提高了中药消毒剂的消毒效果。目前用乙醇配制的复方消毒剂已在医院和人们的日常生活中广泛应用。

5.其他

乙醇可用于标本的防腐固定。用低浓度的乙醇给高热患者擦澡可起到降温的作用。

(六)毒性和对物品的损坏

乙醇对黏膜有刺激性,一般不用于黏膜消毒。如经常用乙醇和含醇类的复方消毒剂洗手,可致皮肤失去脂类物质,皮肤干燥,粗糙和裂口,因此应加入皮肤调理剂甘油或树脂。使用浓度的乙醇消毒剂对人无毒,但内服可致乙醇中毒。人在的情况下,空气中乙醇的允许浓度为1 500 mg/m³。

乙醇对消毒物品一般无损害,但橡胶制品和塑料制品长时间接触乙醇会变硬,对纤维内镜,用乙醇消毒可使其胶合处变软。

(七)含量测定

一般采用酒精比重计检测乙醇样品的比重,然后折算成有效成分含量。

1.气相色谱法

(1)色谱参考条件。色谱柱:2.0 m×4 mm 玻璃柱;固定相:GDX-102(60～80 目);柱温 180 ℃;进样口温度和检测器温度 230 ℃;载气(N_2)流速 45 mL/min;氢气流速 45 mL/min;空气流速 450 mL/min。

(2)标准曲线的绘制:配制乙醇浓度分别为 0.1%、0.2%、0.3%、0.5%、1.0% 及 2.0% 的乙醇标准系列,取 1 μL 标液进入气相色谱仪测其峰高,以乙醇峰高对其含量绘制标准曲线。

(3)样品测定:直接取 1 μL 样品溶液或稀释液进入气相色谱仪测其峰高,与标准系列比较而定量。

(4)计算:$X = C*(V_1/V_2)$。

式中:X 为样品中乙醇浓度,%;C 为样品测定溶液中乙醇浓度,%;V_1 为样品稀释后定容的体积,ml;V_2 为取样品原液的体积,ml。

本方法检出限 0.1%,方法线性范围 0.0%～2.0%,加标回收率 99.5%,相对标准偏差 <10%。

乙醇的含量测定方法也适用于甲醇、异丙醇的含量测定。

2.比重法

本方法适用于仅含乙醇和水的溶液。于约 20 ℃在量筒中加入适量乙醇样品熔液,其量使酒精比重计放入后能充分浮起为准。将比重计下按后,缓慢松手,当其上浮静止且溶液无气泡时,读取液面处比重计刻度即为其百分含量。

二、异丙醇

异丙醇有与乙醇相似的特性和作用,但毒性要比乙醇高。国外研究表明,异丙醇的杀菌作用比乙醇强,且稀释后不易失效。

(一)理化性质

异丙醇为无色透明可燃性液体,分子式:C_3H_8O,分子量:60.10,比重 0.79,沸点 82.5 ℃,燃点 11.7 ℃,能溶于水,可替代乙醇使用。与水和大多数的有机溶剂可以混溶。

(二)杀菌机制和杀菌作用

异丙醇的杀菌机制与乙醇相似,主要是靠其蛋白变性作用,通过对菌体结构蛋白和酶蛋白的破坏,起到杀菌作用。

和乙醇一样,异丙醇也是一种中效消毒剂。可以杀灭细菌繁殖体、病毒、真菌、分枝杆菌,但不能杀灭细菌芽孢。近年研究发现,异丙醇对肝炎病毒有杀灭作用。用异丙醇和氯己定配制的速效手消毒剂,在 1 min 内杀灭大肠埃希菌、金黄色葡萄球菌和破坏甲型肝炎病毒抗原及乙型肝炎病毒抗原。异丙醇的杀菌作用与乙醇相似,对某些细菌甚至比乙醇的作用还强。

据 Ponell 研究结果表明,在 20 ℃时,异丙醇的浓度为 50%～91%,作用 1 min 可杀灭金黄色葡萄球菌,同等温度下,浓度大于 30% 时,作用 5 min 可杀灭大肠埃希菌。当浓度低于 30% 时,不能杀灭金黄色葡萄球菌和大肠埃希菌。

Tilley 研究表明,异丙醇对脂类包封的肠道病毒和医院常见的耐药菌株(粪链球菌)的杀灭作用比乙醇好。

（三）影响因素

异丙醇的杀菌作用受浓度、温度、有机物等因素的影响。一般来说,异丙醇在 50％以上浓度均有杀菌作用,以 65％～80％浓度时杀菌作用强,使用浓度为 70％～80％。温度升高时,杀菌作用也随之递增。有机物对细菌的保护可影响消毒效果。因此,对污染血、脓和粪便等的物体应先清洗干净后再进行消毒。

（四）消毒应用

由于异丙醇杀菌作用强,渗透性强,价格较低,故在消毒应用方面,国外多用异丙醇而对乙醇应用较少。目前异丙醇是一种很受重视的消毒剂,一般来说,凡是可以用乙醇消毒的地方,均可用异丙醇消毒。

1.手的消毒

用 70％异丙醇和 0.5％氯己定加入增效剂、稳定剂、皮肤调理剂配成的复方消毒剂,可用于外科洗手消毒,一般每次用 3 mL,搓至肘部以下前臂和手,作用 1 min 后即可达到消毒效果。用 70％异丙醇和 0.1％氯己定,加入稳定剂,增效剂和皮肤调理剂,可用于手的卫生消毒,作用 1 min 即可达到消毒效果。也可制成消毒湿巾,用于手消毒。在国外,也有用葡萄糖酸氯己定和异丙醇配制而成的速效手消毒剂,或用表面活性剂 N-乙基-N,N-二甲基十六烷铵和异丙醇配制手消毒剂,均有较好消毒效果。林辉等对使用异丙醇复配成手消毒液杀菌效果的比较试验表明,异丙醇复配的受消毒液对试验菌具有良好的杀灭作用。

2.皮肤消毒

异丙醇可以代替乙醇用于注射部位皮肤消毒,或用作一般细菌污染后的皮肤消毒。

3.表面消毒

异丙醇可用于环境物品表面的擦拭消毒和各种用品的浸泡消毒。一般使用浓度 70％,作用时间 3 min 以上。对涂有醇溶性涂料的表面慎用。

4.医疗用品的消毒

凡可用乙醇消毒的医疗用品和器材均可用异丙醇消毒。一般用 70％异丙醇浸泡或擦拭,作用时间 5～60 min。亦可配成复方消毒液,用戊二醛 2％,碳酸氢钠 0.3％,异丙醇 70％配置的溶液,用作器械消毒。

（五）毒性和对物品的损害

异丙醇为低毒消毒剂,空气中允许浓度为 980 mg/m³。气体中浓度达到 1 368 mg/m³ 时,对呼吸道黏膜和结膜有刺激作用,人吸入后会有不适感觉,如持续吸入可导致组织坏死。异丙醇液体的溶脂力强,经常使用可致皮肤脱脂。

异丙醇对一般消毒物品无损害,但可致醇溶性涂料溶解。

（六）含量测定

异丙醇含量测定的方法同乙醇。

（韩秀山）

第七节　微　波　消　毒

波长为 0.001～1 m,频率为 300～300 000 MHz 的电磁波称为微波。物质吸收微波能所产生的热效应可用于加热,在加热、干燥和食品加工中,人们发现微波具有杀菌的效能,于是又被逐渐用于消毒和灭菌领域。近年来,微波消毒技术发展很快,在医院和卫生防疫消毒中已有较广泛的应用。

一、微波的发生及特性

微波是一种波长短而频率较高的电磁波。磁控管产生微波的原理是使电子在相互垂直的电场和磁场中运动,激发高频振荡而产生微波。磁控管的功率可以做得很大,能量由谐振腔直接引出,而无须再经过放大。现代磁控管一般分为两类:一类是产生脉冲微波的磁控管,其最大输出功率峰值可达 10 000 kW,另一类是产生连续微波的磁控管,如微波干扰及医学上使用的磁控管,其最大输出功率峰值可达 10 kW。用于消毒的微波的频率为 2 450 MHz 及 915 MHz,由磁控管发生,能使物品发热,热使微生物死亡。微波频率高、功率大,使物体发热时,内外同时发热且不需传导,故所需时间短,微波消毒的主要特点如下。

(一)作用快速

微波对生物体的作用就是电磁波能量转换的过程,速度极快,可在 10^{-9} s 之内完成,加热快速、均匀,热力穿透只需几秒至数分钟,不需要空气与其他介质的传导。用于快速杀菌时是其他因子无法比拟的。

(二)对微生物没有选择性

微波对生物体的作用快速而且不具选择性,所以其杀菌具有广谱性,可以杀灭各种微生物及原虫。

(三)节能

微波的穿透性强,瞬时即可穿透到物体内部,能量损失少,能量转换效率高,便于进行自动化流水线式生产杀菌。

(四)对不同介质的穿透性不同

对有机物、水、陶瓷、玻璃、塑料等穿透性强,而对绝大部分金属则穿透性差,反射较多。

(五)环保、无毒害

微波消毒比较环保、无毒害、无残留物、不污染环境,也不会形成环境高温。还可对包装好的,较厚的或是导热差的物品进行处理。

二、微波消毒的研究与应用

(一)医疗护理器材的消毒与灭菌

微波的消毒灭菌技术是在微波加热干燥的基础上发展而来的,这一技术首先是在食品加工业得到推广应用,随着科技的发展,微波的应用越来越广泛。现在微波除了用于医院和卫生防疫消毒以外,还广泛用于干燥、筛选及物理、化工等行业。但是微波消毒目前仍处于探索研究阶段,许多实验的目的主要是探索微波消毒的作用机制。目前使用较多的有以下几种。

1.微波牙钻消毒器

目前市场上,已有通过国家正式批准生产的牙钻涡轮机头专用微波消毒装置,WBY 型微波牙钻消毒器为产品之一,多年临床使用证明,该消毒器有消毒速度快,效果可靠,不损坏牙钻,操作简单等优点。

2.微波快速灭菌器

型号为 WXD-650A 的微波快速灭菌器是获得国家正式批准的医疗器械微波专用灭菌设备,该设备灭菌快速,5 min 内可杀灭包括细菌芽孢在内的各种微生物,效果可靠,可重复使用,小型灵活,适用范围广,特别适合用于需重复消毒、灭菌的小型手术用品,它可用于金属类、玻璃陶瓷类、塑料橡胶类材料的灭菌。

3.眼科器材的专用消毒器

眼科器械小而精细、要求高、消毒后要求不残留任何有刺激性的物质,目前眼科器械消毒手段不多,越来越多的眼科器械、仿人工替代品、角膜接触镜(又称隐形眼镜)等物品的消毒开始使用微波消毒。

4.口腔科根管消毒

王金鑫等(2003)将 WB-200 型电脑微波口腔治疗仪用于口腔急、慢性根尖周炎及牙髓坏死患者根管的治疗,微波消毒组治愈率 95.2%、好转率 3.1%、无效率 1.8%,常规组分别为 90.0%、5.0%、5.0%,统计学处理显示,两者差别显著。

5.微波消毒化验单

用载体定量法将菌片置于单层干布袋和保鲜袋内,用 675 W 微波照射 5 min,杀菌效果与双层湿布袋基本一致,照射 8 min,对前两种袋内的大肠埃希菌、金黄色葡萄球菌、枯草杆菌黑色变种芽孢平均杀灭率均达到 99.73%~99.89%,而双层湿布包达到 100%。周惠联等报道,利用家用微波炉对人工染菌的化验单进行消毒,结果以 10 张为一本,800 W 照射 5 min,以 50 张为一本,照射 7 min,均可完全杀灭大肠埃希菌、金黄色葡萄球菌和铜绿假单胞菌,但不能完全杀灭芽孢;以 50 张为一本,800 W 作用 7 min 可以杀灭细菌繁殖体,但不能杀灭芽孢。

6.微波消毒医用矿物油

医用矿物油类物质及油纱条的灭菌因受其本身特性的影响,仍是医院消毒灭菌的一个难题。常用的干热灭菌和压力蒸汽灭菌都存在一些弊端,而且灭菌效果不理想。采用载体定性杀菌试验方法,观察了微波灭菌器对液状石蜡和凡士林油膏及油纱布条的杀菌效果。结果液状石蜡和凡士林油膏经 650 W 微波灭菌器照射 20 min 和 25 min,可全部杀灭嗜热脂肪杆菌芽孢;分别照射 25 min 和 30 min,可全部杀灭枯草杆菌黑色变种芽孢,但对凡士林油纱布条照射 50 min,仍不能全部杀灭枯草杆菌黑色变种芽孢,试验证明,微波照射对液状石蜡和凡士林油膏可达到灭菌效果。

(二)食品与餐具的消毒

由于微波消毒快捷、方便、干净、效果可靠,将微波应用于食品与餐具消毒的报道亦较多。将 250 mL 酱油置玻璃烧杯中,经微波照射 10 min 即达到消毒要求。有学者将细菌总数为 $312×10^6$ CFU/g 的塑料袋装咖喱牛肉置微波炉中照射 40 min,菌量减少至 $413×10^2$ CFU/g。市售豆腐皮细菌污染较严重,当用 650 W 功率微波照射 300 g 市售豆腐皮 5 min,可使之达到卫生标准。用微波对牛奶进行消毒处理,亦取得了较好的效果。用微波炉加热牛奶至煮沸,可将铜绿假单胞菌、分枝杆菌、脊髓灰质炎病毒等全部杀灭;但白色念珠菌仍有存活。用 700 W 功率微波对餐茶具,如奶瓶、陶瓷碗及竹筷等照射 3 min,可将污染的大肠埃希菌全部杀灭,将自然菌杀灭

99.17%以上;照射5 min,可将HBsAg的抗原性破坏。专用于餐具和饮具的WX-1微波消毒柜,所用微波频率为2 450 MHz,柜室容积为480 mm×520 mm×640 mm。用该微波消毒柜,将染有枯草杆菌黑色变种(ATCC9372)芽孢、金黄色葡萄球菌(ATCC6538)、嗜热脂肪杆菌芽孢及短小芽孢杆菌(E601及ATCC27142)的菌片放置于成捆的冰糕棍及冰糕包装纸中,经照射20 min,可达到灭菌要求。

(三)衣服的消毒

用不同频率的微波对染有蜡状杆菌(4 001株)芽孢的较大的棉布包(16 cm×32 cm×40 cm)进行消毒,当微波功率为3 kW时,杀灭99.99%芽孢,2450 MHz频率微波需照射8 min,而915 MHz者则仅需5 min。微波的杀菌作用随需穿透物品厚度的增加而降低。如将蜡状杆菌芽孢菌片置于含水率为30%的棉布包的第6、34和61层,用2 450 MHz频率(3 000 W)微波照射2 min,其杀灭率依次为99.06%、98.08%和91.57%。关于照射时间长短对杀菌效果影响的试验证明,用2 450 MHz频率(3 000 W)微波处理,当照射时间由1 min增加至2、3、4 min时,布包内菌片上的残存芽孢的对数值由3.8依次降为1.4、0.7和0。在一定条件下,微波的杀菌效果可随输出功率的增加而提高。当输出功率由116 000 W增至216 000 W和316 000 W时,布包内菌片上的残存蜡状杆菌芽孢的对数值依次为3.0、1.5和0。将蜡状杆菌芽孢菌片置于含水率分别为0、20%、30%、45%的棉布包中,用450 MHz(3 000 W)微波照射2 min。结果,残存芽孢数的对数值依次为3.31、2.39、1.51和2.62。该结果表明,当含水率在30%左右时最好,至45%其杀菌效果反而有所降低。吴少军报道,用家用微波炉,以650 W微波照射8 min,可完全杀灭放置于20 cm×20 cm×20 cm衣物包(带有少量水分)中的枯草杆菌黑色变种芽孢。丁兰英等报道,用915 MHz(10 000 W)微波照射3 min,可使马鬃上蜡状杆菌芽孢的杀灭率达100%。

(四)废弃物等的消毒

用传送带连续照射装置对医院内废物,包括动物尸体及组织、生物培养物、棉签,以及患者的血、尿、粪便标本和排泄物等进行微波处理。结果证明,该装置可有效地杀灭废弃物中的病原微生物。为此,他建议在医院内,可用这种装置代替焚烧炉。在德国(1991),污泥的农业使用有专门法规,如培育牧草用的污泥,必须不含致病微生物。传送带式微波处理为杀灭其中病原微生物的方法之一。用微波-高温压力蒸汽处理医疗废物,效果理想。处理流程见图13-1。

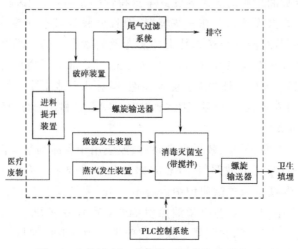

图13-1 微波高温高压处理医疗废物流程图

(五)固体培养基的灭菌

金龟子绿僵菌是一种昆虫病原真菌,在农林害虫生物防治中应用广泛。为了大批量培养绿僵菌,其培养基的灭菌工作十分重要。目前常用的灭菌方法是传统的压力蒸汽灭菌法,存在灭菌时间长,不能实现流水作业等缺点。微波灭菌具有灭菌时间短、操作简便以及对营养破坏小等特点。

为探讨微波对金龟子绿僵菌固体培养基的灭菌效果及其影响因素,用家用微波炉、载体定量法对农业用绿僵菌固体培养基灭菌效果进行了实验室观察,结果随着负载量的增大,杀菌速度降低。负载量为 200 g 以下时,微波处理 3 min,全部无菌生长。负载量为 250 g 时,微波照射 4 min,存活菌数仍达 100 CFU/g,试验证明,随着微波处理时间的延长,灭菌效果增强。以100 g 固体培养基加 60 g 水的比例经微波处理效果比较好,灭菌处理 3 min 均能达到灭菌目的。微波对绿僵菌固体培养基灭菌最佳工艺为:100 g 的固体培养基加 60 g 水,浸润 3 h,在 800 W 的微波功率处理 3 min,可达到灭菌效果。

三、影响微波消毒的因素

(一)输出功率与照射时间

在一定条件下,微波输出功率大,电场强,分子运动加剧,加热速度快,消毒效果就好。

(二)负载量的影响

杨华明以不同重量敷料包为负载,分别在上、中、下层布放枯草杆菌芽孢菌片,经2 450 MHz、3 000 W照射 13 min,结果 4.25~5.25 kg 者,杀灭率为 99.9%;5.5 kg 者,杀灭率为 99.5%;6.0 kg者,杀灭率为 94.9%。

(三)其他因素

包装方法、灭菌材料含湿量、协同剂等因素对微波杀菌效果的影响也是大家所认同的,这些因素在利用微波消毒时应根据现场情况酌情考虑。

四、微波的防护

微波过量照射对人体产生的影响,可以通过个体防护而减轻,并加以利用,因此在使用微波时需要采取的防护措施如下。

(一)微波辐射的吸收和减少微波辐射的泄漏

当调试微波机时,需要安装功率吸收天线,吸收微波能量,使其不向空间发射。设置微波屏障需采用吸收设施,如铺设吸收材料,阻挡微波扩散。做好微波消毒机的密封工作,减少辐射泄漏。

(二)合理配置工作环境

根据微波发射有方向性的特点,工作点应置于辐射强度最小的部位,尽量避免在辐射束的前方进行工作,并在工作地点采取屏蔽措施,工作环境的电磁强度和功率密度,不要超过国家规定的卫生标准,对防护设备应定期检查维修。

(三)个人防护

针对作业人员操作时的环境采取防护措施。可穿戴喷涂金属或金属丝织成的屏障防护服和防护眼镜。对作业人员每隔 1~2 年进行一次体格检查,重点观察眼晶状体的变化,其次为心血管系统,外周血象及男性生殖功能,及早发现微波对人体健康危害的征象,只要及时采取有效的措施,作业人员的安全是可以得到保障的。

(张　燕)

第八节 超声波消毒

近 20 年来,人们一直在努力寻找一种更迅速、更便宜而又能克服高温(饱和蒸汽或干热)消毒灭菌方法和化学消毒法的弱点的消毒方法,超声波消毒就是其中的一种。随着超声波的使用越来越广泛,人们对其安全性产生了担忧。事实上,临床实践证明,即使以超过临床使用数倍的剂量也难以观察到其对人体的损伤,现在普遍认为,强度小于 20 mW/cm² 的超声波对人体无害,但对大功率超声波照射还是应注意防护。

一、超声波的本质与特性

超声波和声波一样,也是由振动在弹性介质中的传播过程形成的,超声波是一种特殊的声波,它的声振频率超过了正常人听觉的最高限额,达到 20 000 Hz 以上,所以人听不到超声波。

超声波具有声波的一切特性,它可以在固体、液体和气体中传播。超声波在介质中的传播速度除了与温度、压强以及媒介的密度等有关外,还与声源的振动频率有关。在媒介中传播时,其强度随传播距离的增长而减弱。超声波也具有光的特性。可发生辐射和衍射等现象,波长越长,其衍射现象越明显。但由于超声波的波长仅有几毫米,所以超声波的衍射现象并不明显。高频超声波也可以聚焦和定向发射,经聚焦而定向发射的超声波的声压和声强可以很大,能贯穿液体或固体。

二、超声波消毒的研究与应用

(一)超声波的单独杀菌效果

用 2.6 kHz 的超声波进行微生物杀灭实验,发现某些细菌对超声波是敏感的,如大肠埃希菌、巨大芽孢杆菌、铜绿假单胞菌等可被超声波完全破坏。此外,超声波还可使烟草花叶病毒、脊髓灰质炎病毒、狂犬病毒、流行性乙型脑炎病毒和天花病毒等失去活性。但超声波对葡萄球菌、链球菌等效力较小,对白喉毒素则完全无作用。

(二)超声波与其他消毒方法的协同作用

虽然超声波对微生物的作用在理论上已获得较为满意的解释。但是,在实际应用上还存在一些问题。例如超声波对水、空气的消毒效果较差,很难达到消毒作用,而要获得具有消毒价值的超声波,必须首先具有高频率、高强度的超声波波源,这样,不仅在经济上费用较大,而且与所得到的实际效果相比是不经济的。因此,人们用超声波与其他消毒方法协同作用的方式,来提高其对微生物的杀灭效果。例如,超声波与紫外线结合,对细菌的杀灭率增加;超声波与热协同,能明显提高对链球菌的杀灭率;超声波与化学消毒剂合用,即声化学消毒,对芽孢的杀灭效果明显增强。

1.超声波与戊二醛的协同消毒作用

据报道,单独使用戊二醛完全杀灭芽孢,要数小时,在一定温度下戊二醛与超声波协同可将杀灭时间缩短为原来的1/2～1/12。如果事先将菌悬液经超声波处理,则它对戊二醛的抵抗力是一样的。将戊二醛与超声波协同作用,才能提高戊二醛对芽孢的杀灭能力(表 13-2)。

表 13-2　超声波与戊二醛协同杀菌效果

戊二醛含量(%)	温度(℃)	超声波频率(kHz)	完全杀灭芽孢所需时间(min)
1	55	无超声波	60
1	55	20	5
2	25	无超声波	180
2	25	250	30

2.超声波与环氧乙烷的协同消毒作用

Boucher 等用频率为 30.4 kHz,强度为 2.3 W/cm² 的连续性超声波与浓度 125 mg/L 的环氧乙烷协同,在 50 ℃恒温,相对湿度 40％的条件下对枯草杆菌芽孢进行消毒,作用 40 min 可使芽孢的杀灭率超过 99.99％,如果单用超声波时只能使芽孢的菌落数大约减少 50％。因此认为环氧乙烷与超声波协同作用的效果比单独使用环氧乙烷或超声波消毒效果好,而且还认为用上述频率与强度的超声波,在上述的温度与相对湿度的条件下,与环氧乙烷协同消毒是最理想的条件。环氧乙烷与超声波协同消毒在不同药物浓度、不同温度条件及不同作用时间的条件下消毒效果有所不同。环氧乙烷与超声波协同消毒在相同药物浓度、相同温度时,超声波照射时间越长,杀菌率越高;在相同药物浓度、相同照射时间下,温度越高,杀菌率越高;而在相同照射时间、相同温度下,药物浓度越高,杀菌率也越高。

3.超声波与环氧丙烷的协同消毒作用

有报道,在 10 ℃,相对湿度为 40％的条件下,暴露时间为 120 min 时,不同强度的超声波与环氧丙烷协同消毒的结果不同,在环氧丙烷浓度为 500 mg/L,作用时间为 120 min 时,用强度为 1.6 W/cm² 的超声波与环氧丙烷协同作用,可完全杀灭细菌芽孢。在相同条件下,单独使用环氧丙烷后,不能完全杀灭。而且,在超声波与环氧丙烷协同消毒时,存活芽孢数是随声强的增加而呈指数下降。

4.超声波与强氧化高电位酸性水协同杀菌

强氧化高电位酸性水是一种无毒无不良气味的杀菌水,技术指标是:氧化还原电位(ORP)值≥1 100 MV,pH≤2.7,有效氯≤60 mg/L。如单独使用超声波处理 10 min,对大肠埃希菌杀灭率为 89.9％;单独使用强氧化高电位酸性水作用 30 s,对大肠埃希菌杀灭率为 100％;超声波与氧化水协同作用 15 s,杀灭率亦达到 100％。单用超声波处理 10 min、单独用强氧化高电位酸性水作用 1.5 min,可将悬液内 HBsAg 阳性血清的抗原性完全灭活,两者协同作用仅需 30 s 即可达到完全灭活。

5.超声波与其他消毒液的协同杀菌作用

据闫傲霜等试验表明,用超声波(10 W/cm²)与多种消毒液对芽孢的杀灭均有协同作用,特别是对一些原来没有杀芽孢作用的消毒剂,如氯己定、苯扎溴铵(新洁尔灭)、醛醇合剂等,这种协同作用不仅对悬液中的芽孢有效,对浸于液体中的载体表面上的芽孢也有同样效果。Ahemd 等报道,超声波可加强过氧化氢的杀菌作用,使其杀芽孢时间从 25 min 以上缩短到 10~15 min。Jagenberg-Werke 用超声波使过氧化氢形成气溶胶,使之均匀附着在消毒物表面,从而提高消毒效果。

Burleson 用超声波与臭氧协同消毒污水,有明显增效作用,可能是因为超声波:①增加臭氧溶解量;②打碎细菌团块和外围有机物;③降低液体表面张力;④促进氧的分散,形成小气泡,增加接触面积;⑤加强氧化还原作用。声化学消毒的主要机制是由于超声波快速而连续性的压缩与松弛作用,使化学消毒剂的分子打破细菌外层屏障,加速化学消毒剂对细菌的渗透,细菌则被进入体内的化学消毒剂的化学反应杀死。超声波本身对这种化学杀菌反应是没有作用的,但它能加速化学消毒剂在菌体内的扩散。在声化学消毒中,超声波的振幅与频率最为重要。

(三)超声波的破碎作用

利用高强度超声波照射菌液,由于液体的对流作用,整个容器中的细菌都能被破碎(图13-2)。超声波的破碎作用应用于生物研究中,能提高从器官组织或其他生物学基质中分离病毒及其他生物活性物质(如维生素、细菌毒素等)的阳性率。

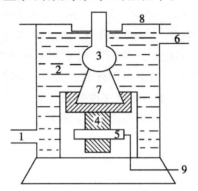

1.冷却水进口;2.冷却水;3.处理容器;4.换能器;5.高频线圈;

6.冷却水出口;7.增幅杆;8.固定容器装置;9.电源输入

图13-2 超声波细胞破碎器结构示意图

三、影响超声波消毒效果的因素

超声波的消毒效果受到多种因素的影响,常见的有超声波的频率、强度、照射时间、媒质的性质、细菌的浓度等。

(一)超声波频率

在一定频率范围内,超声波频率高,能量大,则杀菌效果好,反之,低频率超声波效果较差。但超声波频率太高则不易产生空化作用,杀菌效果反而降低。

(二)超声波的强度

利用高强度超声波处理菌液,由于液体的对流作用,整个容器中的细菌都能被破碎。据报道,当驱动功率为 50 W 时,容器底部的振幅为 10.5 μm,对 50 mL 含有大肠埃希菌的水作用 10~15 min 后,细菌 100% 破碎。驱动功率增加,作用时间减少。

(三)作用时间和菌液浓度

超声波消毒的消毒效果与其作用时间成正比,作用时间越长,消毒效果越好。作用时间相同时,菌液浓度高比浓度低时消毒效果差,但差别不很大。有人用大肠埃希菌试验,发现 30 mL 浓度为 3×10^{6} CFU/mL 的菌液需作用 40 min,若浓度为 2×10^{7} CFU/mL 则需作用 80 min。15 mL 浓度为 4.5×10^{6} CFU/mL 的菌液只需作用 20 min 即可杀死。另有人用大肠埃希菌、金黄色葡萄球菌、枯草杆菌、铜绿假单胞菌(绿脓杆菌)试验发现,随超声波作用时间的延长,其杀灭率皆明显提高,而且在较低强度的超声波作用下以铜绿假单胞菌提高最快,经统计学处理发现,铜绿假单胞菌、枯草杆菌的杀灭率和超声波作用时间之间的相关系数有统计学意义。

(四)盛装菌液容器

R.Davis 用不锈钢管作容器,管长从 25 cm 不断缩短,内盛 50％酵母菌液 5 mL,用 26 kHz 的超声波作用一定时间,结果发现,细菌破碎的百分数与容器长度有关,在 10～25 cm 之间,出现 2 个波峰和 2 个波谷,两波峰或两波谷间相距约 8 cm。从理论上说盛装容器长度以相当于波长的一半的倍数为最好。

(五)菌液容量

由于超声波在透入媒质的过程中不断将能量传给媒质,自身随着传播距离的增长而逐渐减弱。因此,随着被处理菌悬液的菌液容量的增大,细菌被破坏的百分数降低。R.Davis 用 500 W/cm² 的超声波对 43.5％的酵母菌液作用 2 min,结果发现,容量越大,细菌被破坏的百分数越低。此外被处理菌悬液中出现驻波时,细菌常聚集在波节处,在该处的细菌承受的机械张力不大,破碎率也最低。因此,最好使被处理液中不出现驻波,即被处理菌悬液的深度最好短于超声波在该菌悬液中波长的一半。

(六)媒质

一般微生物被洗去附着的有机物后,对超声波更敏感,另外,钙离子的存在,pH 的降低也能提高其敏感性。

(张　燕)

第九节　电离辐射灭菌

20 世纪 50 年代,美国科学家用电子加速器进行实验,证明电子辐射能使外科缝合线灭菌,这种利用 γ 射线、X 射线或离子辐射穿透物品、杀死其中的微生物的低温灭菌方法,统称为电离辐射灭菌。由于电离辐射灭菌是低温灭菌,不发生热的交换,与常用的压力蒸汽灭菌相比,具有穿透力强、灭菌彻底、可对包装后的产品灭菌、不污染环境、在常温常湿下处理等优点,所以尤其适用于怕热怕湿物品的灭菌,而且适合大规模的灭菌。目前,不少国家对大量医疗用品、药品、食品均采用辐射灭菌。对电离辐射中的安全问题,各国都有不同的法律和规章制度来保证。

一、辐射能的种类

电离辐射能可以大致分为两类:即电离辐射(非粒子性的)和粒子辐射(加速电子流)。按其来源分为 X 射线、γ 射线。

(一)γ 射线

γ 射线是光子流,其波长很短,由于它们不带电,所以在磁场中不发生偏转。γ 射线通常是在原子核进行衰变或衰变中伴随发射出来的。原子核发生 α 或 β 衰变时,所产生的子核常常处于较高的状态——核激发态,而当子核从激发态跃迁到能量较低的激发态或基态时,就会放出 γ 射线。

(二)X 射线

与 γ 射线的本质是一样的,统属电磁辐射。但它们发起的方式不同,X 射线的发射是从原子发生的,当有一个电子从外壳层跃迁到内壳层时将能量以 X 线发射出来,或用人工制造的加速器产生的快中子轰击重金属所产生。

(三)粒子辐射

粒子的辐射有多种,有天然的和人为的,包括 α 射线、β 射线、高能电子、正电子、质子、中子、重于氢的元素离子、各种介子。天然存在的 α、β 射线穿透力弱,不适用于辐射加工。而人为的正电子、质子、中子、介子和重离子束穿透物质的能力有限,且价格昂贵难于生产,另一方面会导致被照物质呈现明显的放射性。电子加速器将电子加速到非常高的速度时,即获得了能量和穿透力,实际上是将电子获得的能量限制在不超过 10 MeV 的水平上(如果再增加能量将可能使被照物质获得放射性),其在单位密度的物质里的穿透深度是 0.33 cm/MeV,远低于 γ 射线。

二、电离辐射剂量和剂量单位

(一)能量

电子伏特(eV)指单个电子在 1 V 电压作用下移动获得的能量。1 电子伏特(eV)等于 1.602×10^{-19} 焦耳(J),该单位可用于电磁辐射和粒子辐射。1 MeV$=10^6$ eV。

(二)吸收剂量

电离辐射照射物体时,通过上述的种种作用,将全部或部分能量传给受照射物体,或者说,受照射物体吸收电离辐射的全部或部分能量,这个能量通常称为剂量。

(三)照射量

照射量是 X 或 γ 射线在每单位质量空气中释放出来的所有电子被空气完全阻止时,在空气中产生的带正电或负电的离子总电荷,照射量的单位是伦琴(R)。

(四)剂量当量

一定的吸收剂量所产生的生物效应,除了与吸收剂量有密切关系外,还与电离辐射的类型、能量及照射条件等因素有关。对吸收剂量采用适当的修正因子后就可以与生物效应有直接的联系。这种经过修正的吸收剂量就称为剂量当量,专用单位是雷姆(rem)。

(五)放射性强度及其单位

放射性强度是用来描写放射性物质衰变强弱的,表示单位时间内发生衰变的原子核数(以每秒若干衰变数表示),放射性强度常用的单位为居里(Ci),其定义为某一放射源每秒能产生 $3.7 \times 1\ 010$ 次原子核衰变,该源的放射性强度即为 1 Ci。

三、电离辐射装置

大规模辐射灭菌通常使用两种类型的辐射源,一种是用放射性核素(如 60钴)作辐射源的装置,另一种是将电子加速到高能的电子加速器。

(一)60钴辐射源装置

60钴(60Co)是放射性核素,它是在反应堆中用于照射 59Co 产生的人工放射性核素,其半衰期为 5.3 年,每年放射性强度下降12.6%,60Co 是一种发电中核产物的副产品,造价相当低廉。常用的源强为 105～106 Ci,辐射装置必须放在能防辐射的特殊混凝土中,不用时放射源放入深水井中,工作人员可安全进入,需要照射时升到照射位置即可。

(二)60铯辐射源装置

60铯也可释放 γ 射线,是一种常用的 γ 射线辐射源。

(三)电子加速器

电子加速器实质上是把带电的粒子,例如电子或质子,或其他的重离子,在强电场力的作用下,经过真空管道,加速到一定能量的设备。辐射灭菌应用的加速器与工业上应用的加速器一样,必须具备以下的一些基本要求:①能连续地可靠工作;②有足够大的输出功率;③性能稳定;④有较高的效率;⑤操作方便,维修简单;⑥屏蔽条件良好,可以保证操作人员安全。加速的电场,可以是静电场,也可以是高频周期电场。一般将加速器分为两种:一种是脉冲流加速器,另一种是直流加速器。电子加速器的发明和完善,逐步替代了放射性核素的地位,与放射性核素相比,具有功率大、可以随时停机、停机后不消耗能量,没有剩余射线、可以直接利用电子进行辐射,射线的利用率高等特点。通常用于辐照灭菌的机器是 $5\sim10$ MeV 的电子加速器。

四、影响辐射灭菌效应的因素及剂量选择

(一)影响因素

1.微生物的种类和数量

微生物对辐射固有的耐受性叫抗性,不同类型的微生物对辐射灭菌的效应是不同的,同一菌种其含菌量不同,则辐射敏感性也不同。

电离辐射灭菌剂量的确定与物品的初始污染菌对辐射的敏感性和拟达到的灭菌保证水平等因素有关。在众多因素中,以初始污染菌的数目与灭菌剂量的关系最为密切。初始污染菌量越多,灭菌后留下杀死的菌体多,这些死菌体都将成为致热原,因此必须降低产品的初始污染菌量。初始污染菌量与三大污染要素有关,即原料、环境和人员因素,操作技术因素,产品的存贮条件(时间、温度、湿度)因素等。

初始污染菌数量是决定该产品辐照灭菌剂量的一个重要依据,也关系到其他医疗产品辐射灭菌剂量和临床应用的安全性。

(1)样品细菌回收率计算:平均回收率=(洗脱的平均菌数/洗脱前染菌平均菌数)×100%。

(2)校正因子的计算:校正因子=100/平均回收率。

(3)辐照剂量的确定:根据初始污染菌数,查找 ISO1137 标准附录 B 方法 1 获得最低灭菌剂量。

辐照产品初始污染菌情况是企业生产先进程度评判的重要指标之一,反映了企业生产环境的控制能力。因此,企业应通过改进生产工艺、治理生产环境,以高标准的卫生环境设施,精密的卫生学测试手段和易于清扫、消毒、净化、秩序井然的生产控制水平来降低初始污染菌量,确保产品卫生质量。

2.介质

微生物所依附的介质对辐射效应影响很大。辐射灭菌间接作用是主要的,不同介质辐射后产生不同的自由基,这些不同的自由基和微生物相互作用的效果不同,因此,不同介质对辐射效应的影响是比较明显的。

3.温度

许多生物大分子和生物系统的辐射敏感性随照射时温度降低而降低,这种效应主要原因是温度降低,使早期辐射作用产生的自由基减少或在低温下(冰点以下)限制了水自由基的扩散,从而减少了酶分子和自由基相互作用的机会,所以高温可使酶对辐射敏感增加。

4.氧气

在氧气或空气中照射生物大分子(酶和核酸),其辐射敏感性一般比在真空或在惰性气体中照射高。但这种现象是只在于电离辐照干燥的生物大分子产生的。如在稀水溶液中,氧的增强

作用极小或不增强,甚至还出现防护作用。这主要是因为氧气与辐射诱发的自由基具有高度亲和力,在水溶液中氧有清除水产生的自由基的作用。

5.化学药剂

化学药品中的保护剂使微生物不敏感,如含巯基化合物、抗坏血酸盐、乙醇、甘油、硫脲、二甲亚砜、甲酸钠、蛋白等;而敏化剂使微生物致敏,如氨基苯酚、碘乙酰胺、N-乙基马来酰亚胺、卤化物、硝酸盐、亚硝酸盐、维生素 K 等。

(二)剂量选择

剂量的选择直接关系到辐射灭菌的效果,通常考虑如下。

1.从微生物学角度计算灭菌剂量

一般采用下式计算:$SD = D_{10} \times \log(\frac{N_0}{N})$

式中:SD:灭菌剂量;D_{10}:杀灭 90% 指示菌所需剂量;N_0:灭菌前污染菌数;N:灭菌后残存菌数。

指示菌一般采用短小芽孢杆菌芽孢;灭菌前的污染菌数 N_0 是影响灭菌剂量的重要因素,不必每次都测,但应定期测定,以观察有关变化及特殊情况;灭菌后的残余细菌数,一般采用 10^{-6},这一数值是以灭菌处理 100 万个试样品,全部作灭菌试验时,试验样品残余细菌发现率在 1 或 1 以下。

2.从被灭菌的材料方面确定灭菌剂量

射线辐照被消毒用品,由于射线与物质发生一系列物理化学变化,将对材料产生影响,因此要综合考虑材料性能和微生物杀灭条件来确定灭菌剂量。

3.2.5Mrad 剂量的确定

不论灭菌的医疗用品类型如何,在大多数国家,最小或平均的吸收剂量以 2.5Mrad 被认为是合适的灭菌剂量。

五、辐射灭菌的应用

(一)医疗用品的灭菌

1.使用情况

辐射灭菌应用于医疗用品是从 20 世纪 50 年代逐步发展起来的。1975 年,世界上只有65 个 γ 射线辐照消毒装置,10 多台加速器用于辐射消毒,其中绝大多数是在 60 年代末到 70 年代初投入运行的。目前,辐射灭菌用于医疗用品的灭菌已经非常普遍,我国各大中城市、医学院校几乎都有放射源,并且对外开展辐射灭菌技术服务,灭菌服务的领域已经延伸到敷料、缝合线、注射器和输液器、采血器械、导管和插管、手术衣、精密器械、人工医学制品、各种化验设备、节育器材、一次性使用医疗用品、患者和婴幼儿日常用品等。

2.可用辐射灭菌的医疗用品

有手术缝合线、注射针头、塑料检查手套、气管内插管、产科毛巾、输血工具、牙钻、脱脂棉、卫生纸、塑料皮下注射器、塑料及橡皮塞导管、塑料解剖刀、覆盖纱布、输血器杯、血管内开口术套管、外科刀具、透析带、人造血管、塑料容器、人工瓣膜、采血板、手术敷料、病员服、被褥等。

3.灭菌效果

用酶联免疫吸附法确定电离辐射杀灭乙肝病毒的效果,用物理性能试验,确定其对高分子材料的影响。结果以 ⁶⁰钴为照射源,当剂量 20 kGy 时灭菌效果可靠,且不改变被消毒物(包括镀铬金属、乳胶、聚丙烯等)材料的理化性质,患者使用电离辐射灭菌后的物品无不良反应,进一步证明了电离辐射灭菌法是一种较为理想的灭菌方法。

(二)药品的辐射灭菌

1.应用情况

因为很多药品对湿、热敏感,特别是中药材、成药由于加工和保管困难,难于达到卫生指标,我国自20 世纪 70 年代以来,已对数百个品种的中成药做了研究,对其质量控制和保存作出了突出贡献。西药方面,药厂对抗生素、激素、甾体化合物、复合维生素制剂等大都采用辐射灭菌。照射后发现,经 2 Mrad 照射后除了少数例外,一般稳定性可保存四年,没有发现不利的化学反应。污染短小芽孢杆菌的冷冻干燥青霉素,用 γ 射线照射发现与在水中有同样的 D 值为 200 krad,没有发现有破坏效应,试验中发现大剂量照射对牛痘苗中病毒可能有些破坏,同时发现电离辐射对胰岛素有有害的影响。

2.可用于辐射灭菌的药品

(1)抗生素类:青霉素 G 钾(钠)、苯基青霉素钠、普鲁卡因青霉素油剂(或水混悬液),氯唑西林、氨苄西林、链霉素、四环素、金霉素、红霉素、万古霉素、硫酸多粘菌素,两性霉素 B,利福平,双氢链霉素、土霉素、氯霉素、卡那霉素、硫酸新霉素等。

(2)激素类:丙酸睾酮及其油溶液、己烯雌酚、醋酸孕烯醇酮、可的松、雌二醇、孕甾醇、醋酸可的松、泼尼龙等。

(3)巴比妥类:巴比妥、戊巴比妥、阿普巴比妥钠、苯巴比妥、异戊巴比妥、甲苯比妥等。

(三)食品的辐射灭菌

1.国内外食品辐照灭菌研究概况

我国自 1958 年开始食品照射研究以来,先后开展了辐射保藏粮食、蔬菜、水果、肉类、蛋类、鱼类和家禽等的研究,获得了较好的杀虫、灭菌和抑制发芽、延长保存期和提高保藏质量的效果。辐射杀菌过程包括以下步骤:①加热到 65 ℃～75 ℃。②在真空中包装。即在不透湿气、空气、光和微生物的密封容器中包装。③冷却至辐射温度(通常为－30 ℃)。④辐射 4～5 Mrad 剂量。在辐射工艺方面,辐射源和辐射装置不断增加和扩大,已经实现了食品辐照的商业化。1982 年不完全统计,世界上约有 300 个电子束装置和 110 个钴源装置用于辐射应用。1980 年 10 月底联合国粮农组织(FAO)、国际原子能机构(IAEA)和世界卫生组织(WHO)三个组织,组成辐照食品安全卫生专家委员会,通过一项重要建议"总体剂量为 100 万 rad(1 Mrad)照射的任何食品不存在毒理学上的危害,用这样剂量照射的食品不再需要作毒理试验"。这一决定大大有利于减少人们对辐照食品是否安全卫生的疑虑,亦进一步推动食品辐照加工工业的发展。

2.食品辐射灭菌的发展

近年来,世界各国批准的辐射食品品种有了很大发展,1974 年只有 19 种,1976 年增加到25 种,目前已有超过 40 个国家的卫生部门对上百种辐射食品商业化进行了暂行批准,这些食品包括谷物、土豆、洋葱、大蒜、蘑菇、可可籽、草莓、肉类半成品、鱼肉、鸡肉、鲜鱼片、虾、患者灭菌食物等,随之而来的是一批商业化的食品加工企业诞生。

(四)蛋白制品辐射灭菌

近年来,γ 射线辐照灭活蛋白制品中病毒的研究越来越多,如处理凝血因子、清蛋白、纤维蛋白原、α_1-蛋白酶抑制剂、单克隆抗体、免疫球蛋白等。

1.γ射线处理凝血因子Ⅷ

γ射线辐照处理冻干凝血因子Ⅷ，14 kGy剂量可灭活≥4 log的牛腹泻病毒（BVDV），23 kGy剂量可灭活4 log的猪细小病毒（PPV），在经28 kGy和42 kGy γ射线辐照后，凝血因子Ⅷ活性分别可保留65%和50%。

2.γ射线处理单克隆抗体

液态和冻干状态下的单克隆抗体在加和不加保护剂抗坏血酸盐的情况下分别用15、45 kGy的γ射线辐照，ELISA试验显示：15 kGy辐照下，加保护剂的液态单克隆抗体，其活性及抗体结合力与照射前基本一致，不加保护剂的抗体活性下降了3个数量级。在45 kGy剂量辐照下，加保护剂的抗体结合力依然存在，而不加保护剂的抗体结合力消失。冻干状态下的单克隆抗体经45 kGy辐照后，不加保护剂组仍有抗体结合力，而加保护剂组抗体结合力更强，且前后试验对照发现不加保护剂时经45 kGy，辐照冻干状态产品比液态产品表现出更强的抗体结合力。同样，在不加保护剂的情况下分别用15、45 kGy的γ射线辐照，SDS-PAGE显示，在重链和轻链的位置上没有可观察到的蛋白条带，相反，加保护剂后有明显的蛋白条带。PCR试验显示，加和不加保护剂的样品在45 kGyγ射线辐照后，PPV的核酸经PCR扩增后无可见产物。研究表明，加保护剂或将样品处理成冻干状态均能降低γ射线辐照对蛋白活性的损伤。

3.γ射线处理蛋白制品

（1）处理纤维蛋白原：在27 kGy剂量照射下，至少有4 log的PPV被灭活，在30 kGy剂量照射下，光密度测量显示，纤维蛋白原的稳定性＞90%。

（2）处理清蛋白：SDS-PAGE显示，随着照射剂量从18 kGy增加到30 kGy，清蛋白降解和聚集性都有所增加，HPLC试验显示，二聚体或多聚体含量有所增加。

（3）处理α_1-蛋白酶抑制剂：30 kGy剂量照射下，≥4 log的PPV被灭活，当照射剂量率为1 kGy/h时，α_1-蛋白酶在25 kGy剂量照射下活性保留90%以上，在剂量增加到35 kGy时，其活性保留大约80%。

（4）处理免疫球蛋白（I VIG）：50 kGy剂量照射下，SDS-PAGE显示，I VIG基本未产生降解，也没有发生交联，免疫化学染色显示，Fc区的裂解≤3%，免疫学实验表明照射前后IVIG的Fab区介导的抗原抗体结合力和Fc区与Fcγ受体结合力均没有大的改变，定量RT-PCR显示，照射前后I VIG的Fc区介导1L-1βmRNA表达的功能性是一致的。

（5）处理冻干免疫球蛋白：30 kGy处理冻干IgG制品中德比斯病毒灭活对数值≥5.5TCID50。IgG制品外观无变化，pH与未处理组相近，运用抗坏血酸、抗坏血酸钠、茶多酚等作为保护剂，效果明显。

一般情况下，20～50 kGy剂量的γ射线辐照几乎能灭活所有的病毒，但灭活病毒的同时，辐照剂量越大，对蛋白制品成分的损伤也越大，如何在灭活病毒的同时又保留蛋白有效成分、不破坏蛋白成分的活性，这将是γ射线辐照应用于蛋白制品病毒灭活的关键。下列条件可减少蛋白成分损伤：①清蛋白含量高；②加入辛酸钠；③低照射剂量率；④缺氧状态。加入抗氧化剂或自由基清除剂，或者利用一种手段使辐照过程中产生最小量的活性氧都可减少射线对蛋白成分的损伤。冻干状态下的蛋白制品由于所含水分少，经电离辐射后所产生自由基少，对蛋白制品的损伤也会减弱。

（6）消毒冻干血浆：^{60}Coγ射线经30 kGy的辐照剂量能完全灭活冻干血浆中的有包膜病毒和无包膜病毒，照射后的血浆清蛋白等成分含量略有下降，凝血因子活性减少了30%～40%，因此消毒效果可靠但对血浆蛋白活性有一定影响。

(五)辐射灭菌的优缺点

1.优点

(1)消毒均匀彻底:由于射线具有很强的穿透力,在一定剂量条件下能杀死各种微生物(包括病毒),所以它是一种非常有效的消毒方法。

(2)价格便宜、节约能源:在能源消耗方面辐射法也比加热法低几倍。

(3)可在常温下消毒:特别适用于热敏材料,如塑料制品、生物制品等。

(4)不破坏包装:消毒后用品可长期保存,特别适用于战备需要。

(5)速度快、操作简便:可连续作业,辐射灭菌法将参数选好后,只需控制辐射时间,而其他方法须同时控制很多因素。

(6)穿透力强:常规的消毒方法只能消毒到它的外部,无法深入到内部,如中药丸这种直径十几毫米的固态样品,气体蒸熏或紫外线无法深入到它的中心去杀死菌体,从这一角度,辐射灭菌是个理想的方法。

(7)最适于封装消毒:目前世界大量高分子材料应用于注射器、导管、连管、输液袋、输血袋、人工脏器、手套、各式医用瓶、罐和用具。而且很多国家对这些医疗用品采取"一次性使用"的政策。为此出厂前要灭菌好,并要求在包装封装好后再灭菌,以防止再污染,对这种封装消毒的要求,辐射处理是一种好方法。

(8)便于连续操作:因为"一次性使用"的医疗用品用量很大,所以消毒过程要求进行连续的流水作业,以西欧、北美为例,这种用品的消耗量从 1970 年的 10 亿打(120 亿件)增加到 1980 年的 30 亿打(360 亿件),澳大利亚每年灭菌一次性使用的注射器 8 000 万只,此外还有大量的缝合线、针头,等等。只有采取连续操作流水作业,才能满足需要,一炉一炉、一锅一锅地消毒,远不能满足需要。

2.缺点

(1)一次性投资大。

(2)需要专门的技术人员管理。

六、电离辐射的损伤及防护

使用电离辐射灭菌时,不得不考虑电离辐射的损伤,一是对人的不慎损害;二是对被辐照物品的损害;三是要做好防护。

(一)电离辐射的损害

1.电离辐射对人体的损害

当电离辐射作用于人体组织或器官时,会引起全身性疾病,因接触射线的剂量大小、时间长短、发病缓急也有所不同,多数专家认为,本病的发展是按一定的顺序呈阶梯式发展的,电离辐射是引起放射病的特异因子。

2.对物品的损害

电离辐射对物品的损害主要表现在对稳定性产生的影响,电离辐射对聚合分子可引起交联或降解,并放出 H_2、C_2H_6、CO、CO_2 或 HCl 等气体,高剂量可使其丧失机械强度,如聚烯烃类塑料可变硬、变脆,聚四氟乙烯可破碎成粉末。但常用的塑料在灭菌剂量范围内影响不大,如聚乙烯和酚醛照射 8 Mrad 无明显破坏,甚至照射 100 Mrad 损坏也不大。

(二)电离辐射的防护

电离辐射作用于机体的途径有内照射和外照射,从事开放源作业的危害主要是内照射,从事封闭源接触的主要是外照射。

1.内照射防护

根据开放源的种类和工作场所进行分类和分级,对不同类、不同级的开放型工作单位的卫生防护均应按有关规定严格要求。

2.外照射防护

从事这一行的操作人员须经专门的培训,合格后方可上岗,并且在操作过程中采取以下的防护措施。①时间防护:尽量减少照射时间。②距离防护:尽可能增加作业人员与辐射源的距离。③屏蔽防护:尽量在屏蔽条件下作业。④控制辐射源的强度。

(张　燕)

第十节　热力消毒与灭菌

在所有的可利用的消毒和灭菌方法中,热力消毒是一种应用最早、效果最可靠、使用最广泛的方法。热可以杀灭一切微生物,包括细菌繁殖体、真菌、病毒和细菌芽孢。

一、热力消毒与灭菌的方法

热力消毒和灭菌的方法分为两类:干热和湿热消毒灭菌。由于微生物的灭活与其本身的水量和环境水分有关,所以两种灭菌方法所需的温度和时间不同。表 13-3 所提供的数据可作为实际应用时的参考。

表 13-3　不同温度下干、湿热灭菌的时间

灭菌方法	温度(℃)	持续时间(min)
干热	160	120
	170	60
	180	30
湿热(饱和蒸汽)	121	20
	126	15
	134	4

(一)干热消毒与灭菌

干热对微生物的作用主要有氧化、蛋白质变性、电解质浓缩引起中毒而致细胞死亡。

1.焚烧

焚烧是一种灭菌效果很好的方法,可直接点燃或在焚烧炉内焚烧,适用于对尸体、生活垃圾、诊疗废弃物、标本等废弃物的处理。

2.烧灼

烧灼是直接用火焰灭菌。适用于微生物实验室的接种针、接种环、涂菌棒等不怕热、损坏小

的金属器材的灭菌,在应急的情况下,对外科手术器械亦可用烧灼灭菌。烧灼灭菌温度很高,效果可靠,但对灭菌器械有一定的损伤性或破坏性。

3.干烤

干烤灭菌是在烤箱内进行的,烤箱又可分为重力对流型烤箱、机械对流型烤箱、金属传导型烤箱、电热真空型烤箱等四类,适用于在高温下不损坏、不变质、不蒸发的物品的灭菌,例如玻璃制品、金属制品、陶瓷制品、油脂、甘油、液状石蜡、各种粉剂等。不适用于对纤维织物、塑料制品、橡胶制品等的灭菌。对导热性差的物品或放置过密时,应适当延长作用时间;金属、陶瓷和玻璃制品可适当提高温度,从而缩短作用时间。但对有机物品,温度不宜过高,因为超过170 ℃时就会炭化。常用温度为160 ℃～180 ℃,灭菌时间为30～120 min。

使用烤箱灭菌时,应注意下列事项:①器械应洗净后再烤干,以防附着在其表面的污物炭化;②玻璃器皿干烤前亦应洗净并完全干燥,灭菌时勿与烤箱的底及壁直接接触,灭菌后应待温度降至40 ℃以下再打开烤箱,以防炸裂;③物品包装不宜过大,放置的物品勿超过烤箱内容积的2/3,物品之间应留有空隙,以利于热空气对流,粉剂和油脂不宜太厚,以利热的穿透;④灭菌过程中不得中途打开烤箱放入新的待灭菌物品;⑤棉织品、合成纤维、塑料制品、橡胶制品、导热性差的物品及其他在高温下易损坏的物品,不可用干烤灭菌;⑥灭菌时间应从烤箱内温度达到要求温度时算起。

4.红外线辐射灭菌

红外线辐射被认为是干热灭菌的一种。红外线是波长0.77～1 000 μm的电磁波,有较好的热效应,以1～10 μm波长最强。红外线由红外线灯泡产生,不需要经空气传导,加热速度快,但热效应只能在直射到的物体表面产生。因此不能使一个物体的前后左右均匀加热。不同颜色对红外线的吸收不同,颜色越深吸收越多,反之则少。离光源的距离越近受热越多,反之则少。

(二)湿热消毒与灭菌

1.煮沸消毒

煮沸消毒方法简单、方便、经济、实用,且效果比较可靠。在家庭和基层医疗卫生单位,煮沸消毒目前仍然是一种常用的消毒方法。煮沸消毒的杀菌能力比较强,一般水沸腾以后再煮5～15 min即可达到消毒目的。当水温达到100 ℃时,几乎能立刻杀死细菌繁殖体、真菌、立克次体、螺旋体和病毒。水的沸点受气压的影响,不同高度的地区气压不同,水的沸点亦不同。因此,地势较高的地区,应适当延长煮沸时间。煮沸消毒时,在水中加入增效剂,如2%碳酸钠,煮沸5 min即可达到消毒要求,同时还可以防止器械生锈。对不能耐热100 ℃的物品,在水中加入0.2%甲醛,煮80 ℃维持60 min,也可达到消毒。肥皂(0.5%)、碳酸钠(1%)等亦可作为煮沸消毒的增效剂。但选用增效剂时,应注意其对物品的腐蚀性。

煮沸消毒适用于消毒食具、食物、棉织品、金属及玻璃制品。塑料、毛皮、化学纤维织物等怕热物品则不能用煮沸法消毒。煮沸消毒可用煮锅,亦可用煮沸消毒器。国产煮沸消毒器有两类:电热煮沸器和酒精灯加热煮沸器。

煮沸消毒时应注意:消毒时间应从水煮沸后算起,煮沸过程中不要加入新的消毒物品,被消毒物品应全部浸入水中,消毒物品应保持清洁,消毒前可作冲洗。消毒注射器时,针筒、针心、针头都应拆开分放,碗、盘等不透水物品应垂直放置,以利水的对流。一次消毒物品不宜过多,一般应少于消毒器容量的3/4。煮沸消毒棉织品时,应适当搅拌。

2.流通蒸汽消毒法

流通蒸汽消毒法又称为常压蒸汽消毒,是在 1 个大气压下,用 100 ℃左右的水蒸气进行消毒。其热力穿透主要依靠两个因素:①水蒸气凝聚时释放的潜伏热(2 259.4 J/g);②水蒸气凝聚收缩后产生的负压(体积缩小 99.94%)。蒸汽一方面放出潜伏热,一方面由于产生的负压,使外层的水蒸气又补充进来。因此热力不断穿透到深处。

流通蒸汽消毒设备很多,最简单的工具是蒸笼。其基本结构包括蒸汽发生器、蒸汽回流罩、消毒室与支架(图 13-3),所需时间同煮沸法。

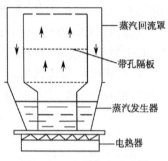

图 13-3　流通蒸汽消毒器

流通蒸汽有较强的杀菌作用,它可以使菌体蛋白含水量增加,使其易被热力所凝固,加速微生物的灭活。这种消毒方法常用于食品、餐具消毒和其他一些不耐高热物品的消毒。流通蒸汽消毒的作用时间应从水沸腾后有蒸汽冒出时算起。

流通蒸汽也可采用间歇灭菌,尤其是对细菌芽孢污染的物品,即:第 1 d、第 2 d、第 3 d 各消毒 30 min,间隔期间存放在室温中。对不具备芽孢发芽条件的物品,则不能用此法灭菌。

3.巴斯德消毒法

巴斯德消毒法起源于对酒加热 50 ℃~60 ℃以防止其腐败的观察,至今国内外仍广泛应用于对牛奶的消毒,可以杀灭牛奶中的布鲁司菌、沙门菌、牛结核杆菌和溶血性链球菌,但不能杀灭细菌芽孢和嗜热性细菌。牛奶的巴氏消毒有两种方法:一是加热至 62.8 ℃~65.6 ℃,至少保持30 min,然后冷却至 10 ℃以下;二是加热至 71.7 ℃,保持至少 15 min,然后冷却至 10 ℃以下。巴氏消毒法可用于血清的消毒和疫苗的制备。对血清一般加热至 56 ℃,作用 1 h,每天1 次,连续 3 d,可使血清不变质。制备疫苗时一般加热至 60 ℃,作用 1 h。

4.低温蒸汽消毒

低温蒸汽消毒最初用于消毒羊毛毡,它的原理是:将蒸汽输入预先抽真空的压力锅内后,其温度的高低取决于蒸汽压的大小,因此,可以通过控制压力锅的压力来精确地控制压力锅内蒸汽的温度,消毒时多采用 60 ℃~80 ℃。

5.热浴灭菌

将物品放于加热的介质中,例如油类、甘油、液状石蜡或各种饱和盐类溶液,将温度维持在一定的高度上进行灭菌,称为热浴灭菌法。热浴灭菌是在不具备专门的压力蒸汽灭菌设备或其他特殊情况下使用的一种简易方法。由于它不能处理大型物品,并需专人守候调节控制温度,使用受到限制。可用于小量药品的灭菌,热浴可在一般煮锅中进行,必须有一温度计用以测定介质的温度。

6.压力蒸汽灭菌

压力蒸汽灭菌除具有蒸汽和高压的特点外,因处于较高的压力下,穿透力比流通蒸汽要强,温度要高得多。

1)常用压力蒸汽灭菌器及其使用方法:常用的压力蒸汽灭菌器有下排气式压力蒸汽灭菌器、预真空压力蒸汽灭菌器和脉动真空压力蒸汽灭菌器。前者下部设有排气孔,用以排出内部的冷空气,后两者连有抽气机,通入蒸汽前先抽真空,以利于蒸汽的穿透。

(1)手提式压力蒸汽灭菌器:是实验室、基层医疗、卫生、防疫单位等常用的小型压力蒸汽灭菌器。由铝合金材料制造,为单层圆筒,内有1个铝质的盛物桶,直径28 cm,深28 cm,容积约为18 L。灭菌器12 kg左右,使用压力<1.4 kg/cm²。

主要部件:压力表1个,用以指示锅内的压力;排气阀1个,下接排气软管,伸至盛物桶的下部,用以排除冷空气;安全阀1个,当压力锅内的压力超过1.4 kg/cm²时,可自动开启排气。

使用方法:在压力锅内放入约4 cm深的清水;将待消毒物品放入盛物桶内,注意放入物品不宜太多,被消毒物品间留有间隙,盖上锅盖,将排气软管插入盛物桶壁上的方管内,拧紧螺丝将压力锅放火源上加热,至水沸腾10～15 min后,打开排气阀,放出冷空气,至有蒸汽排出时,关闭排气阀,使锅内压力逐渐上升;至所需压力时,调节火源,维持到预定时间,对需要干燥的固体物品灭菌时,可打开放气阀,排出蒸汽,待压力恢复到"0"位时,打开盖子,取出消毒物品;若消毒液体,则应去掉火源,慢慢冷却,以防止因减压过快造成猛烈沸腾而使液体外溢和瓶子破裂。

(2)立式压力蒸汽灭菌器:是一种老式压力锅,亦是下排气式。由双层钢板圆筒制成,两层之间可以盛水,盖上有安全阀和压力表,内有消毒桶,桶下部有排气阀,消毒桶容积为48 L。压力锅一侧装有加水管道和放水龙头。灭菌器全重60 kg左右,可用于实验室、医院及卫生防疫机构的消毒和灭菌。使用时需加水16 L左右。使用方法同手提式压力蒸汽灭菌器。一般物品灭菌常用1.05 kg/cm²压力,在此压力下温度为121 ℃,维持15 min。

(3)卧式压力蒸汽灭菌器:这种灭菌器的优点是,消毒物品的放入和取出比较方便。消毒物品不至于因堆放过高影响蒸汽流通,多使用外源蒸汽,不会发生因加水过多而浸湿消毒物品。卧式压力蒸汽灭菌器常用于医院和消毒站,适用于处理大批量消毒物品。

卧式压力蒸汽灭菌器有单扉式和双扉式两种。前者只有一个门,供放入污染物品和取出消毒物品,后者有前后两个门,分别用于取出消毒物品和放入污染物品。主要部件有:消毒柜室和柜室压力表,夹层外套和外套夹层压力表,蒸汽进入管道和蒸汽控制阀,压力调节阀,柜室压力真空表,空气滤器等。柜室内有蒸汽分流挡板和放消毒物品的托盘,门上有螺旋插销门闩,使用压力为2.8～5.6 kg/cm²。

(4)预真空压力蒸汽灭菌器:是新型的压力蒸汽灭菌器,这种灭菌器的优点是:灭菌前先抽真空,灭菌时间短,对消毒物品损害轻微,在消毒物品放置拥挤重叠情况下亦能达到灭菌,甚至有盖容器内的物品亦可灭菌,而且工作环境温度不高,消毒后的物品易干燥等。整个灭菌过程采用程序控制,既节省人力又稳定可靠。缺点是价格较贵,发生故障时修理较困难。

(5)脉动真空压力蒸汽灭菌器:依据真空泵的不同可分为水循环式和低压蒸汽喷射式真空泵两种。脉动真空压力蒸汽灭菌器是目前医学领域使用最广泛、最安全有效的医疗器械灭菌方法。对脉动真空压力蒸汽灭菌监测6 480锅次,包内化学指示卡监测合格率99.9%,温度监测合格率99.8%,生物指示剂监测合格率100%,因此,运行良好的脉动真空压力蒸汽灭菌器灭菌效果可靠。

(6)快速压力蒸汽灭菌器:随着医疗技术的快速发展,医院手术及口腔、内镜诊疗患者的增多,医疗器械库存不足的问题日益突出,传统的消毒灭菌方法渐渐不能满足临床的需要,一系列快速灭菌方法便应运而生,快速压力灭菌技术就是其中之一。新的快速压力蒸汽灭菌器体积小,智能化程度高,基本能满足临床的需要。但是也暴露了不少问题,一是缺乏过程监控和结果的监测记录;二是存在二次污染的问题;三是器械灭菌前很多清洗不彻底,因此要加强培训和管理。

2)压力蒸汽灭菌的合理应用:压力蒸汽灭菌虽然具有灭菌速度快、温度高、穿透力强、效果可靠等优点,但如果使用不得当,亦会导致灭菌的失败。

(1)压力蒸汽灭菌器内空气的排除:压力蒸汽灭菌器内蒸汽的温度不仅和压力有关,而且和蒸汽的饱和度有关。如果灭菌器内的空气未排除或未完全排除,则蒸汽不能达到饱和,虽然压力表达到了预定的压力,但蒸汽的温度却未达到要求的高度,结果将导致灭菌失败。在排除不同程度的冷空气时。

检查灭菌器内冷空气是否排净的方法是:在排气管的出口处接一皮管,将另一端插入冷水盆中,若管内排出的气体在冷水中产生气泡,则表示尚未排净,仍需继续排气;若不产生气泡,则表示锅内的冷空气已基本排净。如果待灭菌器内有一定量的蒸汽之后再排气,则有利于空气的排净。

(2)灭菌的时间计算:应从灭菌器腔内达到要求温度时算起,至灭菌完成为止。灭菌时间的长短取决于消毒物品的性质、包装的大小、放置位置、灭菌器内空气排空程度和灭菌器的种类。灭菌时间由穿透时间、杀灭时间和安全时间三部分组成。穿透时间随不同包装、不同灭菌物品而不同。杀灭微生物所需时间,一般用杀灭脂肪嗜热杆菌芽孢所需时间来表示。在 121 ℃时需 12 min,132 ℃时需 2 min,115 ℃时需 30 min。安全时间,一般为维持时间的一半。

(3)消毒物品的包装和容器要合适:消毒物品的包装不宜过大、过紧,否则不利蒸汽的穿透。下排气式的敷料包一般不应大于30 cm×30 cm×25 cm、预真空和脉动真空的敷料包不应大于30 cm×30 cm×50 cm。盛装消毒物品的盛器应有孔,最好用铁丝框。过去常将消毒物品,尤其是注射器,放入铝饭盒内,但饭盒加盖后蒸汽难以进入,内部的空气亦不易排出,按规定时间灭菌常不能达到预期效果。顾德鸿(1984)研制的注射器灭菌盒,解决了这一问题。该盒的盖和底上有许多小孔,内面各固定一张耐高压滤纸,蒸汽可以自由通过而尘埃和细菌则不能进入。

(4)消毒物品的合理放置:消毒物品过多或放置不当均可影响灭菌效果。一般来说,消毒物品的体积不应超过灭菌室容积的 85%,也不能少于 15%,防止小装量效应;放置消毒物品时应注意物品之间留有一定空隙,以利于蒸汽的流通;大敷料包应放在上层,以利于内部空气的排出和热蒸汽的穿透,空容器灭菌时应倒放,以利于冷空气的排出,垂直放置消毒物品可取得更佳的灭菌效果。

(5)控制加热速度:使用压力蒸汽灭菌时,灭菌时间是从柜室内温度达到要求温度时开始计算的。升温过快,柜室温度很快达到了要求温度,而消毒物品内部达到要求温度则还需较长时间,因此,在规定的时间内往往达不到灭菌要求,所以必须控制加热速度,使柜室温度逐渐上升。

(6)消毒物品的预处理:带有大量有机物的物品,应先进行洗涤,然后再高压灭菌;橡皮管灭菌前应先浸泡于 0.5%氢氧化钠或碱性洗涤剂磷酸三钠溶液中,使溶液流入管内,并应注意防止发生气泡,然后煮沸 15~20 min,以除去管内遗留的有机物。煮沸后用自来水冲洗干净管内外遗留的碱性洗涤液,再用蒸馏水冲洗,并随即进行压力灭菌。由于管内有水分,温度升高快,易达到灭菌效果。

(7)防止蒸汽超热:在一定的压力下,若蒸汽的温度超过饱和状态下应达到的温度 2 ℃以上,即成为超热蒸汽。超热蒸汽温度虽高,但像热空气一样,遇到消毒物品时不能凝结成水,不能释放潜热,所以对灭菌不利。防止超热现象的办法是:勿使压力过高的蒸汽进入柜室内,吸水物品灭菌前不应过分干燥,灭菌时含水量不应低于5%;使用外源蒸汽灭菌器时,不要使夹套的温度高于柜室的温度,两者应相接近,控制蒸汽输送管道的压力,勿使蒸汽进入柜室时减压过多,放出大量的潜热,灭菌时不要先用压力高的蒸汽加热到要求温度,然后再降低压力,蒸汽发生器内加水量应多于产生蒸汽所需水量。

(8)注意安全操作:每次灭菌前应检查灭菌器是否处于良好的工作状态,尤其是安全阀是否良好;加热和送气前检查门或盖是否关紧,螺丝是否拧牢,加热应均匀,开、关送气阀时动作应轻缓;灭菌完毕后减压不可过猛,压力表回归"0"位时才可打开盖或门;对烈性污染物灭菌时,应在排气孔末端接一细菌滤器,防止微生物随冷空气冲出形成感染性气溶胶。

除各种专用的高压灭菌器之外,炊事压力锅亦可用于消毒灭菌,适用于家庭、没有压力灭菌器的基层医疗卫生单位和私人诊所的消毒灭菌。在野战和反生物战条件下,家用压力锅亦是简单、方便、效果可靠的消毒灭菌器材。

家用压力锅使用方法:首先根据压力锅的大小加入适量的水;将消毒物品放在锅内的支架上,勿使物品靠得太紧,密封盖口,放热源上加热,待有少量蒸汽从排气孔排出时,将限压阀扣在排气孔的阀座上,当限压阀被排出的蒸汽抬起时减少加热,维持压力15~20 min,然后退火,冷却,取下限压阀,使蒸汽排出,待蒸汽排尽后,打开压力锅,取出消毒物品。有报道以脂肪嗜热杆菌芽孢为指示菌,检查了家用压力锅对牙科器材的灭菌效果,结果试验组芽孢条全部被灭菌,而对照组均有菌生长,认为家用压力锅是一种快速、有效、廉价的灭菌方法,可用于少量器械的灭菌。

二、热对微生物的杀灭作用和影响因素

(一)热对微生物的杀灭作用

热可以杀灭各种微生物,但不同种类的微生物对热的耐受力不同。细菌繁殖体、真菌和病毒容易杀灭。细菌芽孢的抵抗力比其繁殖体抗热力强得多,炭疽杆菌的繁殖体在80 ℃只能存活2~3 min,而其芽孢在湿热120 ℃,10 min才能杀灭,肉毒杆菌芽孢对湿热亦有较强的抵抗力,在120 ℃可存活4 min,而在100 ℃需作用330 min才能杀死。立克次体对热的抵抗力较弱,一般能杀灭细菌繁殖体的温度亦可杀灭立克次体。大多数病毒对热的抵抗力与细菌繁殖体相似。抵抗力较强的病毒例如脊髓灰质炎病毒,在湿热75 ℃,作用30 min才能杀死。而婴儿腹泻病毒对湿热70 ℃可耐受1 h以上,在100 ℃时5 min才能灭活。肝炎病毒亦是抗热力较强的病毒,甲型肝炎病毒在56 ℃湿热30 min仍能存活,煮沸1 min可破坏其传染性,压力蒸汽121 ℃能迅速致其死亡。乙型肝炎病毒在60 ℃能存活4 h以上,85 ℃作用60 min才能杀死,压力蒸汽121 ℃作用1 min才能将其抗原性破坏,它对干热160 ℃能耐受4 min,180 ℃作用1 min可以灭活。因为病毒抗原的破坏晚于病毒的杀灭,所以用乙型肝炎表面抗原作为乙型肝炎病毒灭活指标的方法有待商榷。

在不同温度下培养的微生物对热的抵抗力也不一样。一般来说,在最适宜温度下培养的微生物和生长成熟的微生物抵抗力强,不易杀灭(表13-4)。

从表13-4可以看出,无论是干热还是湿热,对繁殖体微生物的杀灭作用都比对芽孢的杀灭作用大得多。热对不同芽孢的灭活能力不同。用饱和蒸汽121 ℃灭活106个枯草杆菌黑色变种芽孢,所需时间<1 min,而在同样暴露的情况下,杀灭嗜热脂肪杆菌芽孢105个,则需要12 min。但在干热灭菌时,枯草杆菌黑色变种芽孢的抵抗力则比嗜热脂肪杆菌芽孢更强。

表 13-4　热对各种微生物的致死时间

抵抗力	微生物	热致死时间(min)				
		煮沸	压力蒸汽			干热
		100 ℃	121 ℃	130 ℃	160 ℃	180 ℃
弱	非芽孢菌、病毒、真菌和酵母菌	2	1	<1	3	<1
较弱	黄丝衣菌素、肝炎病毒、产气荚膜杆菌	5	2	<1	4	
中等	腐败梭状杆菌(芽孢)、炭疽杆菌芽孢	10	3	<1	6	<1
高等	破伤风杆菌(芽孢)	60	5	1	12	2
特等	类脂嗜热杆菌芽孢、肉毒杆菌芽孢	500	12	2	30	5
	泥土嗜热杆菌芽孢	>500	25	4	60	10

(二)微生物热灭活的影响因素

一般认为,影响微生物热死亡的因素可以概括为 3 类:①由遗传学决定的微生物先天的固有抗热性;②在细菌生长或芽孢形成的过程中,环境因素对其抗热力的影响;③在对细菌或芽孢加热时,有关环境因素的影响。

1.影响微生物对热抵抗力的因素

(1)微生物的种类:不同种类的微生物或同种微生物的不同株,对热的抵抗力有很大的差别。由强到弱依次为朊病毒>肉毒杆菌芽孢>嗜热脂肪杆菌芽孢、破伤风杆菌芽孢>炭疽杆菌、产气荚膜杆菌>乙型肝炎病毒、结核杆菌、真菌>非芽孢菌和普通病毒。

(2)微生物的营养条件:研究证明,不同营养条件下生长的微生物的抗热力不同。不同培养基上生长的微生物 D_{100} 值变化范围相差 10 倍。不同的培养基成分,例如糖、氨基酸、脂肪酸、阳离子、磷酸盐等,均可影响微生物生长的数量,亦可影响微生物的抵抗热的能力。干酪素消化培养基、各种植物抽提物培养基均能形成抵抗力强的芽孢。在培养基内加入磷或镁,甚至加入可利用的碳水化合物、有机酸或氨基酸时,微生物的抗热性也增高,表 13-5 列出了不同蛋白质含水量与凝固温度的关系。

表 13-5　蛋白质含水量与凝固温度的关系

卵清蛋白含水量(%)	凝固温度(℃)
50	56
25	74~80
18	80~90
6	145
0	160~170

(3)生长温度的影响:微生物生长环境的温度对其抗热力有明显的影响。有报道,炭疽杆菌(B.anthracis)芽孢的抵抗力随培养温度的升高而增强;一些嗜热杆菌芽孢在较高温度下生长,抗热力更强。生长在 30 ℃、45 ℃、52 ℃的凝结杆菌芽孢,随温度升高,抵抗力增强。

(4)菌龄和生长阶段:一般认为,成熟的微生物比未成熟的微生物抵抗力强。繁殖体型微生物在不同生长阶段对热的抵抗力亦不相同。耐热链球菌在生长对数期的早期,对热的抵抗力强;大肠埃希菌试验证明,在静止期对热的抵抗力较强,增长最快时抗力最强。

(5)化学物质:化学处理可以改变芽孢的抗热能力。钙离子可使芽孢的抗热力增强,而水合氢离子(hydronium)可使芽孢的抵抗力降低。两种状态的芽孢之间对湿热的 D 值相差大于10 倍。

2.微生物所处的环境

(1)有机物的影响:当微生物受到有机物保护时,需要提高温度或延长加热时间,才能取得可靠的消毒效果。用热杀灭在脂肪内的芽孢比杀灭在磷酸盐缓冲液中的芽孢困难得多。不同类型的脂肪提高芽孢抗热力的作用大小不同,依次为:橄榄油<油酸甘油酯<豆油<葵酸甘油酯<月桂酸甘油酯。

(2)物体的表面性质:污染在不同物体表面的微生物对热的抵抗力不同。污染在 3 种不同载体上的微生物,加热时其 D 值依次为:沙>玻璃>纸。

3.加热环境的影响

(1)pH 和离子环境:培养液的 pH、缓冲成分、氯化钠、阳离子、溶液的类型等,对热力消毒均有一定的影响。

(2)相对湿度:相对湿度是(relative humidity,RH)指实际水蒸气的压力与在同等条件下饱和水蒸气压力之比,是微生物周围大气中水分的状况。湿热灭菌时 RH＝100％,干热灭菌时RH<100％,可以是0～100％之间的任何数值。干热灭菌时,微生物的灭活率是其水含量的函数,而微生物的含水量是由其所处的环境 RH 决定的,所以灭活率随灭菌环境的 RH 变化,RH越高,灭菌效果越好。

(3)温度:温度表示热能的水平,是热力消毒和灭菌的主要因素。无论是干热还是湿热,均是随温度的升高,微生物灭活的速度加快。在干热灭菌时,细菌芽孢热灭活的 Z 值变化范围是15 ℃～30 ℃;在湿热灭菌中,Z 值的范围是 5 ℃～12 ℃。干热和湿热灭菌 Z 值的差别,可能是由于它们的作用机制不同造成的。

(4)大气压:气压直接影响水及蒸汽的温度,气压越高,水的沸点越高。不同海拔高度的大气压不同,水的沸点也不同,故在高原上煮沸消毒时应适当延长消毒时间。

(5)被消毒物品的种类及大小:物品的传热能力可影响消毒效果。例如,煮沸消毒金属制品,一般 15 min 即可,而消毒衣服则需 30 min。密封瓶子中的油比水更难消毒,因为油不产生蒸汽,与干热相似。被消毒物品的大小,对热力消毒也有影响,过大的物品其内部不易达到消毒效果,故需要根据物品的种类和大小确定消毒的时间。

三、热力灭菌效果的检测

(一)压力蒸汽灭菌器灭菌效果的监测

1.工艺监测

压力蒸汽灭菌工艺监测包括灭菌设备故障检查,确保灭菌温度、时间、蒸汽质量不出问题,及灭菌物品包装材料、大小、摆放等。

2.留点温度计测试法

留点温度计的构造和体温表相同,其最高指示温度为 160 ℃。使用时先将温度计内的水银柱甩到50 ℃以下,然后放入消毒物品内的最难消毒处,灭菌完毕后取出观察温度示数。留点温度计指示的温度即灭菌过程中达到的最高温度。缺点是不能指示达到所指示温度的持续时间,仅可根据所达到的温度分析消毒效果。

3.化学指示剂测试法

化学指示器材是检测压力蒸汽灭菌的最常用器材,主要有:①指示胶带和标签:这类器材使用时贴于待灭菌包外,灭菌处理后色带颜色由淡黄色变为黑色,用以指示已经灭菌处理,但不能指示灭菌效果;②化学指示卡:分 121 ℃和 132 ℃指示卡两种,既可指示灭菌时的温度,又可以指示达到灭菌温度的持续时间,用于间接指示压力蒸汽灭菌效果,使用时放于待灭菌包内,灭菌后取出观察指示色块是否达到标准颜色,以判断是否达到灭菌要求,使用很方便;③指示管:化学物质都有一定的熔点,只有当温度达到其熔点时才会熔化。熔化了的物质冷却后仍再凝固,但其形态可与未熔化时的晶体或粉末相区别。据此原理,可以把一些熔点接近于压力蒸汽灭菌要求温度的化学物质的晶体粉末装入小玻璃管内(一般长 2 cm,内径 0.2 mm)。高压灭菌时将指示管放入消毒物品内,灭菌完毕后取出观察指示管内的化学物质是否已熔化。但是无论加或不加染料的化学指示管,都只能指示灭菌过程是否达到了预定温度,而不能指示这一温度的持续时间,现在较少使用。

Brewer 等为了使指示管既能指示温度,又能指示温度持续的时间,精心设计了一种温度和时间控制管。Diack 指示管是国外专用于测试压力蒸汽灭菌效果的商品指示管之一。管内有 1 片 Diack 片,淡棕色,在温度为 120 ℃~122.2 ℃时,经 5~8 min 全部熔化,当温度为 118.3 ℃时需 20~30 min 才能熔化,使用时将其放在消毒物品内,消毒后可根据其是否熔化来分析灭菌效果。Brown 小管是装有红色液体的小玻璃管,国外市售品,当温度为 120 ℃时经 16 min,或 130 ℃时经 6.5 min,小管内的红色液体变为绿色。

近几年来,国外市场上一种新的检测管被引用在消毒灭菌效果的监测上,这种管用来模拟各种有腔导管的灭菌,效果比较可靠。

4.生物监测法

微生物学测试法是最可靠的检查方法,可直接取得灭菌效果资料。

(1)指示菌株:国际通用的热力灭菌试验代表菌株为嗜热脂肪杆菌芽孢(ATCC7953),它的抗湿热能力是所有微生物(包括芽孢)中最强的。煮沸 100 ℃死亡时间是 300 min;压力蒸汽 121 ℃时死亡时间是 12 min,132 ℃时死亡时间是 2 min;干热 160 ℃时死亡时间为 30 min,180 ℃时死亡时间为 5 min。这种芽孢对人不致病,在 56 ℃下生长良好,可以在溴甲酚紫葡萄糖培养基上生长,可使葡萄糖分解、产酸,使培养基由紫色变成黄色,用该菌制备生物指示剂要求含菌量在 $5.0 \times 10^5 \sim 5.0 \times 10^6$ CFU/片。

(2)菌片制备和测试方法:嗜热脂肪杆菌芽孢菌液的制备,载体(布片或滤纸片)的制作和染菌方法等,可参阅本篇第二十五章。

测试时将菌片装入灭菌小布袋内(每袋 1 片),以防止菌片被污染。然后将装有菌片的布袋放入消毒物品内部。灭菌后取出菌片,接种于溴甲酚紫蛋白胨液体培养管内,56 ℃下培养 48 h 观察初步结果,7 d 后观察最后结果。溴甲酚紫蛋白胨液体培养原为淡紫色,若培养后颜色未变,液体不发生浑浊,则说明芽孢已被杀灭,达到了灭菌效果;若变成了黄色,液体浑浊,则说明芽孢未被杀灭,灭菌失败。

常见的还有自含式生物指示剂,其将指示菌和培养液混为一体,不需要自己准备培养液,使用方法同菌片法,但培养时间由 7 d 缩短为 48 h,使用很方便,是目前医院中最为常用的生物指示剂。

5.温度×时间自动记录仪

温度×时间自动记录仪是一种较先进的压力、温度和时间测定仪,以电子形式记录,人机界面,具有较高的精度,灭菌过程完毕后,可以用智能信号转换器将整个灭菌过程的状态在电脑上重现。

(二)干热灭菌器灭菌效果的检查

1.热电偶和留点温度计测试法

使用方法同压力蒸汽灭菌。此法可指示灭菌物品包内部的温度。但由于一般烤箱都设有温度计,可以从外部直接观察烤箱内部的温度,所以这两种测试法并不太常用。

2.化学指示管

在压力蒸汽灭菌效果检查中应用仅能指示达到的温度而不能指示达到温度所需时间的化学指示管,在干热灭菌中一般是不用的。国外有专用于测定干热灭菌效果的指示管出售。Browne Ⅲ 号管在 160 ℃、60 min,可由红色变为绿色;Browne Ⅳ 号管在 170 ℃、30 min,可由红色变为蓝色。

3.生物监测法

使用菌株为枯草杆菌黑色变种芽孢(ATCC9372),含菌量在 $5.0 \times 10^5 \sim 5.0 \times 10^6$ CFU/mL。现在已经有商品化的生物监测管。

测试时将菌片装入灭菌试管内(每袋 1 片),灭菌器与每层门把手对角线内、外角处放置 2 个含菌片的试管,试管帽置于试管旁,关好柜门,经一个灭菌周期后,待温度降至 80 ℃,加盖试管帽后取出试管。在无菌条件下,加入普通营养肉汤培养基(5mL/管),于 37 ℃培养 48 h,初步观察结果,无菌生长管继续培养 7 d。若每个指示菌片接种的肉汤管均澄清,判为灭菌合格,若指示菌片之一接种的肉汤管浑浊,判为不合格,对难以判定的肉汤管,0.1 mL 接种于营养琼脂平板,37 ℃培养 48 h,观察菌落形态并作涂片镜检,判断是否有菌生长,若有菌生长为不合格,若无菌生长判为合格。生物监测管的使用同上,无须接种,取出直接培养即可。

四、过滤除菌

用物理阻留方法去除介质中的微生物,称为过滤除菌(fil tration sterilization)。大多数情况下,过滤只能除去微生物而不能将之杀死。处理时,必须使被消毒的物质通过致密的滤材从而将其中的微生物滤除,因此只适用于液体、气体等流体物质的处理。乳剂、水悬剂过滤后,剂型即被破坏,故不宜使用此法。过滤除菌的效率主要随滤材性能而异,微生物能否被滤除,则取决于它本身的大小。

近几年发展较快的是过滤除菌净化材料,特别是有机高聚物制备膜过滤材料,被认为是21 世纪最有发展前途的高科技产品之一。常用的高分子膜材料有纤维素类、聚砜类、聚丙烯腈(PAN)、聚偏氟乙烯(PVDF)、聚醚酮(PEK)、聚酰亚胺(PI)等工程高分子材料。高分子纳米滤膜(nanofiltration membrane)是近年国际上发展较快的膜品种之一,该类膜对相对分子质量在300 以上的有机物的截留率较高,对细菌、病毒的过滤效果较好。

(张　燕)

第十一节　其他物理消毒法

一、高压电场消毒

高压电场空气消毒机的关键技术是一体化多级离子电场(图13-4)，流经该消毒机的空气在高电压下被电离击穿，形成电流，整个电离空间全部导电。由于细菌、病毒等微生物体积小，且为有机体，其电阻远比空气要小，可受到电击而被杀灭。如果电压足够高，电流足够大，微生物体均可被瞬时电击炭化，有的机械采用三级离子电场，进一步提高了可靠性，保证了杀菌效果。

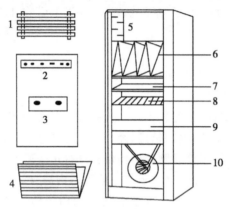

1.送风窗；2.操作器；3.高电压发生器；4.进风窗；5.负离子发生器；6.活性炭滤网；7.静电网；8.蜂窝状高压电场；9.出风口；10.风机

图 13-4　高电压空气消毒机

某品牌高电压空气消毒机对室内空气除尘、除菌，开机 74 min 后，实验室总除尘率为 57.96％，比对照室高 36.08％；开机 60 min，对金黄色葡萄球菌的消除率为 99.98％，开机 90 min，对枯草杆菌黑色变种芽孢的消除率为 99.82％；与臭氧消毒器比较，效果比臭氧消毒器好(表 13-6)。某品牌静电空气净化消毒器，开机 30 min 可使自然菌下降 88.83％，室内有人工作情况下，该机持续运行可使细菌总数保持在 200 CFU/m^3 以下，符合医院 Ⅱ 类环境标准，而用 30 W 紫外线灯照射 60 min 达不到相应的效果。

表 13-6　空气消毒机与臭氧消毒器空气除菌效果比较

试验菌株	消毒装置	作用时间(min)	消毒前菌数(CFU/m^3)	消毒后菌数(CFU/m^3)	消除率(％)
金黄色葡萄球菌	空气消毒器	30	76 820	21	99.97
	臭氧消毒器	30	50 893	22	99.96
枯草杆菌黑色变种芽孢	空气消毒器	60	14 043	108	99.23
	臭氧消毒器	60	29 675	3 727	87.44

对循环风紫外线空气消毒器和静电场空气消毒器两种不同原理的空气消毒器除菌效果进行

比较,作用 90 min 对空气中白色葡萄球菌的除菌率达到了 100％,在 53 m³ 房间现场消毒中,作用 90 min 对空气中自然菌的消除率分别为 93.37％ 和 94.65％。

某空气消毒净化机除菌因子包括过滤器(预过滤器、复合过滤器、活性炭膜)、负离子发生器、静电场、紫外线和纳米光触媒。净化机内静电场采用双重变异 15 000 V 高压静电蜂窝网,自主调控日式变频振荡释放强力活性氧,装有 20 W 紫外线灯 2 支,其辐射强度均为 90 μW/cm²。在常温常湿条件下,启动空气消毒净化机消毒作用 90 min,对 20 m³ 密闭气雾室内白色葡萄球菌的杀灭率为 99.95％。在低于常温(10 ℃～14 ℃)常湿(45～55％)条件下,启动该消毒净化机消毒作用 1.5～3.5 h,对 60 m³ 密闭房间空气中自然菌的消亡率为 99.12％。该净化机内装 20 W 紫外线灯,无机外辐射现象。

二、磁场消毒

近年来,国外报道了用磁场消毒饮用水的研究结果,使被消毒饮用水以 1 m/s 的速度通过具有 2 000～3 000 GS 密度的磁场,就可以达到消毒的目的。该方法可以考虑与其他方法并用,以减少消毒剂的用量。

利用高梯度磁滤法可以达到除菌的目的,即在传统净水工艺中免去了消毒工序,处理后不消毒就可以达到国家饮用水水质。磁化法杀菌的机制是磁产生的感应电流如果达到一定的阈值,会使细菌细胞破坏,或改变离子通过细胞膜的途径,使蛋白质变性或破坏核酸的活性。与传统净水工艺相比,前者是在投入混凝剂前加入 Fe_3O_4 磁铁粉,最后一道工序由砂滤改为磁滤,而且避免了氯化消毒产生有机卤代物的潜在危险。

三、光电阴极空气消毒系统

光电阴极空气消毒系统主要利用光触媒的净化原理,光触媒的主要成分为纳米级的二氧化钛。光电阴极空气消毒器利用紫外线光和二氧化钛的化学反应来消除细菌。消毒原理为二氧化肽吸收紫外线光,作为催化剂产生氢氧基,通过破坏细菌、真菌孢子和病原体的 DNA 起杀菌作用。同时二氧化钛受光后生成的氢氧自由基能对有机物质和有害气体进行氧化还原反应,将其转化为无害的水和二氧化碳,从而达到净化环境、净化空气的功效。

王晓俭等(2007)报道,采用定量抑菌试验和现场空气消毒试验方法观察光触媒杀菌脱臭装置抗菌和消毒空气效果,结果整合光触媒的过滤网样片经光触媒脱臭杀菌装置紫外线照射 1 h 后,染菌后继续在室温作用 18 h,对样片上大肠埃希菌的抑菌率为 90.72％。在 12 m³ 气雾室内经光触媒脱臭杀菌装置作用 1 h,对空气中人工污染的大肠埃希菌杀灭率为 99.89％。在 35 m³ 房间内,经该装置作用 1 h,对室内空气中自然菌消亡率为 90.91％。

除以上物理消毒方法外,还有激光消毒、脉冲消毒、阳极氧化消毒、电子消毒等方法,但均处在初步研究阶段。

(张　燕)

参 考 文 献

[1] 李大旭.公共卫生管理理论与实证研究[M].延吉:延边大学出版社,2019.

[2] 张晓丽.当代中国重大公共卫生事件研究[M].南京:东南大学出版社,2019.

[3] 刘丽.内科学实践技能指导[M].西安:西安交通大学出版社,2023.

[4] 范从华.突发公共卫生事件理论与实践[M].昆明:云南科技出版社,2020.

[5] 肖鹏.卫生法学[M].广州:华南理工大学出版社,2021.

[6] 董柏青.传染病预防控制技术与实践[M].北京:人民卫生出版社,2020.

[7] 汪春晖,张锦海,叶福强.传染病诊疗与社区防控指南[M].苏州:苏州大学出版社,2020.

[8] 蔡昉,王灵桂.健全国家公共卫生应急管理体系研究[M].北京:中国社会科学出版社,2021.

[9] 陈国林.内科学基础与疾病救治[M].北京:中国纺织出版社,2023.

[10] 刘玮.现代内科学诊疗要点[M].北京:中国纺织出版社,2022.

[11] 吕蕾.公共卫生与疾病预防控制[M].广州:世界图书出版广东有限公司,2021.

[12] 高锡刚,王明坤,高庆森,等.临床内科学诊断与治疗[M].哈尔滨:黑龙江科学技术出版社,2022.

[13] 徐玮,张磊,孙丽君,等.现代内科疾病诊疗精要[M].青岛:中国海洋大学出版社,2021.

[14] 王蓓,彭飞,杨亚娟.内科疾病健康宣教手册[M].上海:上海科学技术出版社,2020.

[15] 黄佳滨.实用内科疾病诊治实践[M].北京:中国纺织出版社,2021.

[16] 范新春,高德忠.预防接种与传染病控制[M].乌鲁木齐:新疆人民卫生出版社,2019.

[17] 王为光.现代内科疾病临床诊疗[M].北京:中国纺织出版社,2021.

[18] 吴丹,孙治国,姜岩.医院管理与公共卫生服务[M].北京:中国纺织出版社,2019.

[19] 彭文华.公共卫生事件中的刑法问题研究[M].北京:中国政法大学出版社,2021.

[20] 费春楠.传染病消毒方法与人员防护[M].天津:天津科技翻译出版有限公司,2020.

[21] 唐文娟.突发公共卫生事件健康科普策略与实践[M].上海:上海科学技术出版社,2022.

[22] 刘华之,陈世萍,丁琴丽.医院感染预防与控制研究[M].长春:吉林大学出版社,2019.

[23] 寇建琼,刘庆芬.突发公共卫生事件应急处置护理手册[M].昆明:云南科技出版社,2022.

[24] 赵晓宁.内科疾病诊断与治疗精要[M].开封:河南大学出版社,2021.

[25] 王伟,吴菁.突发公共卫生事件医院管理实践[M].北京:人民卫生出版社,2020.

[26] 金琦.内科临床诊断与治疗要点[M].北京:中国纺织出版社,2021.

[27] 邹琼辉.常见内科疾病诊疗与预防[M].汕头:汕头大学出版社,2021.

［28］厉有名,韩英,陈亮安.普通内科学［M］.北京:人民卫生出版社,2022.

［29］林玫,李永红.实用突发急性传染病疫情防控技术［M］.南宁:广西科学技术出版社,2019.

［30］胡晓江,徐金水,姜仑.国家基本公共卫生服务健康管理与实践手册［M］.南京:东南大学出版社,2020.

［31］赵淑堂.临床内科常见病理论与诊断精要［M］.哈尔滨:黑龙江科学技术出版社,2021.

［32］刘江波,徐琦,王秀英.临床内科疾病诊疗与药物应用［M］.汕头:汕头大学出版社,2021.

［33］徐晓霞.现代内科常见病诊疗方法与临床［M］.北京:中国纺织出版社,2021.

［34］陈晓庆.临床内科诊治技术［M］.长春:吉林科学技术出版社,2020.

［35］费沛.内科常见病诊断与治疗［M］.开封:河南大学出版社,2020.

［36］孙华君,林姗,徐雅萱,等.基本公共卫生服务质控中心绩效评价指标体系构建研究［J］.中国医疗管理科学,2023,13(1):45-50.

［37］杨登法,郭宇闻,杨婷,等.鹦鹉热衣原体肺炎的 CT 表现特征［J］.中国现代医生,2024,62(8):30-32.

［38］王倩,任琳,陈皓,等.不同剂量重组人脑利钠肽联合比索洛尔在老年急性心肌梗死患者 PCI后的应用对比［J］.国际老年医学杂志,2024,45(2):167-172.

［39］苗春云,张小阳,郗峰.职业卫生管理中存在的问题及解决对策［J］.中国卫生产业,2023,20(12):236-239.

［40］周淑媚,张美萍,方轶群,等.老年住院患者肺炎克雷伯菌感染危险因素及其毒力和耐药基因［J］.中华医院感染学杂志,2023,33(1):35-39.